PROTOCOLOS CLÍNICOS EM

# Endocrinologia e Diabetes

O GEN | Grupo Editorial Nacional – maior plataforma editorial brasileira no segmento científico, técnico e profissional – publica conteúdos nas áreas de ciências da saúde, exatas, humanas, jurídicas e sociais aplicadas, além de prover serviços direcionados à educação continuada e à preparação para concursos.

As editoras que integram o GEN, das mais respeitadas no mercado editorial, construíram catálogos inigualáveis, com obras decisivas para a formação acadêmica e o aperfeiçoamento de várias gerações de profissionais e estudantes, tendo se tornado sinônimo de qualidade e seriedade.

A missão do GEN e dos núcleos de conteúdo que o compõem é prover a melhor informação científica e distribuí-la de maneira flexível e conveniente, a preços justos, gerando benefícios e servindo a autores, docentes, livreiros, funcionários, colaboradores e acionistas.

Nosso comportamento ético incondicional e nossa responsabilidade social e ambiental são reforçados pela natureza educacional de nossa atividade e dão sustentabilidade ao crescimento contínuo e à rentabilidade do grupo.

PROTOCOLOS CLÍNICOS EM

# Endocrinologia e Diabetes

**Francisco Bandeira**

Professor Livre-Docente. Chefe da disciplina de Endocrinologia da Faculdade de Ciências Médicas da Universidade de Pernambuco (UPE) e da Unidade de Endocrinologia e Diabetes do Hospital Agamenon Magalhães (UED-HAM) – SES/UPE. Ex-Presidente da Comissão do Título de Especialista em Endocrinologia e Metabologia da Sociedade Brasileira de Endocrinologia e Metabologia (SBEM). Master do American College of Endocrinology (MACE).

**5ª edição**

gen | GUANABARA KOOGAN

- O autor deste livro e a editora empenharam seus melhores esforços para assegurar que as informações e os procedimentos apresentados no texto estejam em acordo com os padrões aceitos à época da publicação, *e todos os dados foram atualizados pelos autores até a data do fechamento do livro*. Entretanto, tendo em conta a evolução das ciências, as atualizações legislativas, as mudanças regulamentares governamentais e o constante fluxo de novas informações sobre os temas que constam do livro, recomendamos enfaticamente que os leitores consultem sempre outras fontes fidedignas, de modo a se certificarem de que as informações contidas no texto estão corretas e de que não houve alterações nas recomendações ou na legislação regulamentadora.
- Data do fechamento do livro: 09/05/2025.
- O autor e a editora se empenharam para citar adequadamente e dar o devido crédito a todos os detentores de direitos autorais de qualquer material utilizado neste livro, dispondo-se a possíveis acertos posteriores caso, inadvertida e involuntariamente, a identificação de algum deles tenha sido omitida.
- **Atendimento ao cliente: (11) 5080-0751 | faleconosco@grupogen.com.br**



  ***Uma editora integrante do GEN | Grupo Editorial Nacional***
  Travessa do Ouvidor, 11
  Rio de Janeiro – RJ – CEP 20040-040
  www.grupogen.com.br



- Capa: Bruno Sales
- Editoração eletrônica: R.O. Moura
- Ficha catalográfica

**CIP-BRASIL. CATALOGAÇÃO NA PUBLICAÇÃO**
**SINDICATO NACIONAL DOS EDITORES DE LIVROS, RJ**

---

B165p
5. ed.

Bandeira, Francisco
Protocolos clínicos em endocrinologia e diabetes / Francisco Bandeira ; editores Ana Carla Montenegro ... [et al.]. - 5. ed. - Rio de Janeiro : Guanabara Koogan, 2025.
24 cm.

Apêndice
Inclui índice
ISBN 978-85-277-4106-4

1. Endocrinologia. 2. Endocrinologia - Estudo de casos. 3. Diabetes. 4. Protocolos médicos. I. Montenegro, Ana Carla. II. Título.

25-97341.0 CDD: 616.4
CDU: 616.4:616.379-008.64

---

Gabriela Faray Ferreira Lopes - Bibliotecária - CRB-7/6643

# Editores Associados

## Ana Carla Montenegro

Graduação em Medicina pela Universidade Federal de Pernambuco (UFPE). Especialização em Endocrinologia pela Unidade de Endocrinologia e Diabetes do Hospital Agamenon Magalhães (UED-HAM) – SES/UPE. Mestrado em Ginecologia e Obstetrícia pela Universidade de Pernambuco (UPE). Doutorado em Neurociência pela UFPE. Membro da Associação Brasileira para o Estudo da Obesidade e Síndrome Metabólica (Abeso).

## Arthur Inojosa

Graduação em Endocrinologia pela Unidade de Endocrinologia e Diabetes do Hospital Agamenon Magalhães (UED-HAM) – SES/UPE. Mestrando em Ciências da Saúde pela Universidade de Pernambuco (UPE). Membro Titular da Sociedade Brasileira de Endocrinologia e Metabologia (SBEM).

## Érico Higino de Carvalho

Graduação em Medicina pela Universidade de Pernambuco (UPE). Especialização em Endocrinologia pela Sociedade Brasileira de Endocrinologia e Metabologia (SBEM). Mestrado em Ciências da Saúde pela UPE. Doutorado em Medicina Tropical pela Universidade Federal de Pernambuco (UFPE). Professor Adjunto pela UFPE. Coordenador do Serviço de Endocrinologia e Supervisor da Residência em Endocrinologia e Metabologia do Instituto de Medicina Integral Professor Fernando Figueira (IMIP). Membro da SBEM/PE.

## Fabio Moura

Graduação em Medicina pela Universidade Federal de Pernambuco (UFPE). Especialização em Endocrinologia e Metabologia pela Sociedade Brasileira de Endocrinologia e Metabologia (SBEM). Mestrado em Ciências da Saúde pela Universidade de Pernambuco (UPE). Médico do Hospital Universitário Oswaldo Cruz da UPE. Preceptor da Residência em Endocrinologia e Metabologia do Instituto de Medicina Integral Professor Fernando Figueira (IMIP).

## Leonardo Bandeira

Graduação em Medicina pela Universidade Federal de Pernambuco (UFPE). Especialização em Endocrinologia e Metabologia pela Santa Casa de Misericórdia de São Paulo. Doutorando em Endocrinologia na Escola Paulista de Medicina (EPM-Unifesp) e na Columbia University. *Fellow* em Endocrinologia pela Columbia University. Diretor do Departamento de Metabolismo Ósseo da Sociedade Brasileira de Endocrinologia e Metabologia (SBEM) Nacional. Diretor da SBEM/PE.

## Maria Paula Bandeira

Graduação em Medicina pela Faculdade Pernambucana de Saúde (FPS). Especialização em Endocrinologia Pediátrica pelo Instituto de Medicina Integral Professor Fernando Figueira (IMIP). Mestrado em Ciências da Saúde pela Universidade de Pernambuco (UPE). Preceptora da Residência em Endocrinologia e Metabologia pela Unidade de Endocrinologia e Diabetes do Hospital Agamenon Magalhães (UED-HAM) – SES/UPE. Membro da Sociedade Brasileira de Endocrinologia e Metabologia (SBEM).

## Narriane Holanda

Graduação em Medicina pela Universidade Federal de Campina Grande (UFCG). Especialização em Endocrinologia pela Sociedade Brasileira de Endocrinologia e Metabologia (SBEM)/Unidade de Endocrinologia e Diabetes do Hospital Agamenon Magalhães (UED-HAM) – SES/UPE. Mestrado em Saúde Pública pela Universidade Católica de Santos (UNISANTOS). Doutorado em Ciências da Saúde pela Universidade de Pernambuco (UPE). Membro da SBEM.

# Colaboradores

**Aiany Sabriny**
Graduação em Endocrinologia pela Unidade de Endocrinologia e Diabetes do Hospital Agamenon Magalhães (UED-HAM) – SES/UPE. Especialização em Clínica Médica pelo Hospital dos Servidores do Estado.

**Alexandre Hohl**
Graduação em Medicina pela Universidade Federal de Santa Catarina (UFSC). Especialização em Endocrinologia e Metabologia pela Sociedade Brasileira de Endocrinologia e Metabologia (SBEM). Mestrado em Neurociências pela UFSC. Doutorado em Ciências Médicas pela UFSC. Professor Adjunto de Endocrinologia e Metabologia pela UFSC. Presidente da Associação Brasileira de Estudos em Medicina e Saúde Sexual (ABEMSS) – gestão 2025/2026. Diretor da Associação Brasileira para o Estudo da Obesidade e Síndrome Metabólica (Abeso) – gestão 2025/2026 – e do Departamento de Endocrinologia Feminina, Andrologia e Transgeneridade da SBEM – gestão 2025/2026. Membro da SBEM e do Departamento de Diabetes tipo 2 e Pré-diabetes da Sociedade Brasileira de Diabetes (SBD) – gestão 2024/2025.

**Aline Alves Lopes Albuquerque**
Graduação em Medicina pela Universidade Federal da Paraíba (UFPB). Especialização em Endocrinologia e Metabologia pela Unidade de Endocrinologia e Diabetes do Hospital Agamenon Magalhães (UED-HAM) – SES/UPE. Mestrado em Ciências da Saúde pela Universidade de Pernambuco (UPE). Professora Adjunta da Afya Faculdade de Ciências Médicas de Jaboatão dos Guararapes. Membro da Sociedade Brasileira de Endocrinologia e Metabologia (SBEM).

**Aline Guerra Correia Nóbrega**
Graduação em Medicina pela Faculdade de Medicina de Juazeiro do Norte. Especialização em Endocrinologia e Metabologia pela Unidade de Endocrinologia e Diabetes do Hospital Agamenon Magalhães (UED-HAM) – SES/UPE. Membro da Sociedade Brasileira de Endocrinologia e Metabologia (SBEM).

**Alyne Layane Pereira Lemos**
Graduação em Medicina pela Faculdade de Medicina Estácio de Juazeiro do Norte. Especialização em Endocrinologia e Metabologia pela Unidade de Endocrinologia e Diabetes do Hospital Agamenon Magalhães (UED-HAM) – SES/UPE. Professora pela Universidade Regional do Cariri. Pós-graduação em Obesidade e Emagrecimento e em Medicina do Exercício e do Esporte pelo Centro de Ensino Albert Einstein, São Paulo (SP).

**Amanda de Souza Barros**
Graduação em Medicina pela Faculdade Pernambucana de Saúde (FPS). Especialização em Endocrinologia pela Unidade de Endocrinologia e Diabetes do Hospital Agamenon Magalhães (UED-HAM) – SES/UPE. Professora Auxiliar da Universidade de Pernambuco (UPE).

**Ana Carolina Miranda**
Graduação em Medicina pela Universidade de Pernambuco (UPE). Especialização em Endocrinologia e Metabologia pela Sociedade Brasileira de Endocrinologia e Metabologia (SBEM). Membro da SBEM.

**Andressa Santos**
Graduação em Medicina pela Universidade de Pernambuco (UPE). Especialização em Clínica Médica pelo Real Hospital Português de Beneficência em Pernambuco. Residente em Endocrinologia e Metabologia (2024-2026) pela Unidade de Endocrinologia e Diabetes do Hospital Agamenon Magalhães (UED-HAM) – SES/UPE.

**Anna Mirella Ribas**
Graduação em Medicina pela Faculdade Pernambucana de Saúde (FPS). Especialização em Endocrinologia e Metabologia pela Unidade de Endocrinologia e Diabetes do Hospital Agamenon Magalhães (UED-HAM) – SES/UPE. Membro da Sociedade Brasileira de Endocrinologia e Metabologia (SBEM).

**Arianna Barreto de Sousa Chacon**
Graduação em Medicina pela Faculdade de Ciências Médicas da Paraíba. Especialização em Endocrinologia e Metabologia pela Unidade de Endocrinologia e Diabetes do Hospital Agamenon Magalhães (UED-HAM) – SES/UPE.

**Breno Coimbra**
Graduação em Medicina pelo Instituto Tocantinense Presidente Antônio Carlos (ITPAC), campus de Araguaína (TO). Especialização em Endocrinologia pela Unidade de Endocrinologia e Diabetes do Hospital Agamenon Magalhães (UED-HAM) – SES/UPE. Professor Assistente do ITPAC, campus de Porto Nacional (TO). Perito criminal.

**Bruna Costi**
Graduação em Medicina pela Universidade de Pernambuco (UPE). Especialização em Endocrinologia pela Unidade de Endocrinologia e Diabetes do Hospital Agamenon Magalhães (UED-HAM) – SES/UPE. Mestrado em Ciências da Saúde pela UPE. Membro da Sociedade Brasileira de Endocrinologia e Metabologia (SBEM).

**Bruno Caldas**
Graduação em Medicina pela Universidade Federal de Campina Grande (UFCG). Especialização em Endocrinologia e Metabologia pela Unidade de Endocrinologia e Diabetes do Hospital Agamenon Magalhães (UED-HAM) – SES/UPE.

**Caio Chaves de H. Limeira**
Graduação em Medicina pela Universidade Potiguar.

**Caio Escarião de Oliveira**
Graduação em Medicina pela Universidade Federal da Paraíba (UFPB). Especialização em Clínica Médica pelo Hospital Metropolitano Norte Miguel Arraes de Alencar. Médico de Família pela Secretaria Municipal de Patos (PB).

**Carla Fernandes**
Graduação em Medicina pela Faculdade de Medicina Nova Esperança (FAMENE). Especialização em Endocrinologia pela Universidade Federal do Estado do Rio de Janeiro (UNIRIO). Professora Adjunta em Endocrinologia pela FAMENE.

### Carolina Aguiar Moreira

Graduação em Medicina pela Faculdade Evangélica do Paraná. Especialização em Endocrinologia pelo Serviço de Endocrinologia e Metabologia do Hospital de Clínicas da Universidade Federal do Paraná (SEMPR-UFPR). Mestrado em Medicina Interna pela UFPR. Doutorado em Medicina Interna/Endocrinologia pela Columbia University/UFPR. Professora Associada da UFPR. Coordenadora do Centro de Pesquisa Acadêmica do Instituto Pró-Renal e do Laboratório PRO. Membro da Sociedade Brasileira de Endocrinologia e Metabologia (SBEM) e da Associação Brasileira de Avaliação Óssea e Osteometabolismo (ABRASSO).

### Cesar Luiz Boguszewski

Graduação em Medicina pela Universidade Federal do Paraná (UFPR). Especialização em Endocrinologia e Metabologia pela UFPR. Mestrado em Medicina Interna pela UFPR. Doutorado em Endocrinologia e Metabologia pela University of Gothenburg. Professor Titular da UFPR. Membro da Sociedade Brasileira de Endocrinologia e Metabologia (SBEM), da Endocrine Society e da European Society of Endocrinology. Editor-chefe adjunto de *Archives of Endocrinology & Metabolism*.

### Clarissa Almeida

Graduação em Medicina pela Universidade Federal de Alagoas (UFAL). Residência em Endocrinologia pela Unidade de Endocrinologia e Diabetes do Hospital Agamenon Magalhães (UED-HAM) – SES/UPE.

### Cynthia Salgado

Graduação em Endocrinologia pela Unidade de Endocrinologia e Diabetes do Hospital Agamenon Magalhães (UED-HAM) – SES/UPE. Mestrado em Ciências das Saúde pela Universidade de Pernambuco (UPE). Membro da Sociedade Brasileira de Endocrinologia e Metabologia (SBEM).

### Daniella Rego

Graduação em Medicina pela Universidade Federal de Pernambuco (UFPE). Especialização em Endocrinologia pela Sociedade Brasileira de Endocrinologia (SBE). Mestrado em Neuropsiquiatria e Ciências do Comportamento pela UFPE. Professora Adjunta da Universidade Católica de Pernambuco (Unicap). Membro da Sociedade Brasileira de Endocrinologia e Metabologia (SBEM).

### Danielle Leal M. F. Lima

Graduação em Medicina pela Universidade Católica de Pernambuco (Unicap). Especialização em Endocrinologia e Metabologia pela Unidade de Endocrinologia e Diabetes do Hospital Agamenon Magalhães (UED-HAM) – SES/UPE.

### Débora Rodrigues de Melo Brito

Graduação em Medicina pela Universidade de Pernambuco (UPE). Especialização em Endocrinologia e Metabologia pelo Instituto de Medicina Integral Professor Fernando Figueira (IMIP). Professora Adjunta da Faculdade de Medicina do Sertão (PE). Título de Especialista pela Sociedade Brasileira de Endocrinologia e Metabologia (SBEM). Membro da SBEM.

### Edinaldo Spindola Lopes

Graduação em Medicina pela Universidade Federal de Pernambuco (UFPE). Especialização em Endocrinologia pela Unidade de Endocrinologia e Diabetes do Hospital Agamenon Magalhães (UED-HAM) – SES/UPE. Membro da Sociedade Brasileira de Endocrinologia e Metabologia (SBEM).

### Elaine Karoline Costa

Graduação em Medicina pela Universidade Potiguar. Especialização em Endocrinologia e Metabologia pela Unidade de Endocrinologia e Diabetes do Hospital Agamenon Magalhães (UED-HAM) – SES/UPE. Mestranda em Endocrinologia pela Universidade Federal do Rio Grande do Sul (UFRGS). *Fellow Researcher* em Endocrinologia Ginecológica pelo Hospital de Clínicas de Porto Alegre (HCPA).

### Elba Bandeira

Graduação em Medicina pela Universidade Federal de Pernambuco (UFPE). Especialização em Endocrinologia e Metabologia pela Associação Médica Brasileira (AMB) e pela Sociedade Brasileira de Endocrinologia e Metabologia (SBEM). Mestrado e Doutorado em Ciências da Saúde pela Faculdade de Ciências Médicas da Universidade de Pernambuco (UPE).

### Eliza G. C. Marabuco

Graduação em Medicina pelo Centro Universitário Barão de Mauá. Especialização em Endocrinologia e Metabologia pela Unidade de Endocrinologia e Diabetes do Hospital Agamenon Magalhães (UED-HAM) – SES/UPE.

### Ellyda Duarte

Graduação em Medicina pela Universidade de Pernambuco (UPE). Especialização em Endocrinologia pela Unidade de Endocrinologia e Diabetes do Hospital Agamenon Magalhães (UED-HAM) – SES/UPE. Membro da Sociedade Brasileira de Endocrinologia e Metabologia (SBEM).

### Emilliana Guerra

Graduação em Medicina pelo Centro Universitário Facid Wyden (UniFacid). Especialização em Endocrinologia pelo Instituto de Medicina Integral Professor Fernando Figueira (IMIP). Membro da Sociedade Brasileira de Endocrinologia e Metabologia (SBEM).

### Fábio R. Trujilho

Graduação em Medicina pela Fundação Técnico-Educacional Souza Marques. Especialização em Endocrinologia e Metabologia pelo Instituto Estadual de Endocrinologia e Diabetes do Rio de Janeiro (IEDE). Preceptor do Centro de Diabetes e Endocrinologia da Bahia (Cedeba). Membro da World Obesity Federation. Presidente da Federação Latino-Americana de Obesidade (FLASO) – gestão 2024/2027 – e da Associação Brasileira para o Estudo da Obesidade e Síndrome Metabólica (Abeso) – gestão 2025/2026. Coordenador do Departamento de Obesidade da Sociedade Brasileira de Endocrinologia e Metabologia (SBEM) – gestão 2025/2026.

### Felipe Mágero

Graduação em Medicina pela Faculdade Pernambucana de Saúde (FPS)/ Instituto de Medicina Integral Professor Fernando Figueira (IMIP). Especialização em Endocrinologia e Metabologia pela Unidade de Endocrinologia e Diabetes do Hospital Agamenon Magalhães (UED-HAM) – SES/ UPE. Mestrado em Ciências da Saúde pela Universidade de Pernambuco (UPE). Tutor da Faculdade Pernambucana de Saúde (FPS).

### Fernanda Carvalho

Graduação em Medicina pela Faculdade de Medicina de Juazeiro do Norte. Especialização em Endocrinologia e Metabologia pela Unidade de Endocrinologia e Diabetes do Hospital Agamenon Magalhães (UED-HAM) – SES/UPE. Preceptora da Faculdade de Medicina de Araripina e da Faculdade de Medicina de Juazeiro do Norte.

### Fernanda Cazzetta

Graduação em Endocrinologia e Metabologia pela Unidade de Endocrinologia e Diabetes do Hospital Agamenon Magalhães (UED-HAM) – SES/UPE. Mestranda em Ciências da Saúde pela Faculdade de Ciências Médicas da Universidade de Pernambuco (UPE).

### Fernanda Victor

Graduação em Medicina pela Universidade Federal do Ceará (UFC). Especialização em Endocrinologia e Metabologia pela Unidade de Endocrinologia e Diabetes do Hospital Agamenon Magalhães (UED-HAM) – SES/UPE. Mestrado em Ciências da Saúde pela Universidade de Pernambuco (UPE). Membro da Sociedade Brasileira de Endocrinologia e Metabologia (SBEM).

### Filipe Cruz Carneiro

Graduação em Medicina pela Universidade Federal da Paraíba (UFPB). Especialização em Endocrinologia pela UFPB.

### Francisco Victor Bandeira

Graduação em Medicina pela Faculdade de Medicina de Olinda (FMO). Especialização em Clínica Médica pelo Hospital da Restauração. Pós-graduando na Unidade de Endocrinologia e Diabetes do Hospital Agamenon Magalhães (UED-HAM) – SES/UPE.

### Gabriela Spinelli

Graduação em Medicina pela Faculdade Pernambucana de Saúde (FPS). Especialização em Endocrinologia e Metabologia pela Unidade de Endocrinologia e Diabetes do Hospital Agamenon Magalhães (UED-HAM) – SES/UPE. Membro da Sociedade Brasileira de Endocrinologia e Metabologia (SBEM).

### Graziela Batista de Sousa

Graduação em Medicina pela Universidade Federal da Paraíba (UFPB). Especialização em Endocrinologia e Metabologia pela Unidade de Endocrinologia e Diabetes do Hospital Agamenon Magalhães (UED-HAM) – SES/UPE. Membro da Sociedade Brasileira de Endocrinologia e Metabologia (SBEM).

### Gustavo Caldas

Graduação em Medicina pela Faculdade de Ciências Médicas da Universidade de Pernambuco (UPE). Especialização em Endocrinologia e Metabologia pela Sociedade Brasileira de Diabetes (SBD). Mestrado em Ciências da Saúde pela UPE. Professor de Pós-graduação em Endocrinologia e Diabetes pela Unidade de Endocrinologia e Diabetes do Hospital Agamenon Magalhães (UED-HAM) – SES/UPE. Membro da Sociedade Brasileira de Endocrinologia e Metabologia (SBEM).

### Gustavo Henrique Apolinario Vieira

Graduação em Odontologia pela Universidade Federal do Rio Grande do Norte (UFRN). Especialização em Periodontia pela Associação Brasileira de Odontologia (ABO/CE). Mestrado em Odontologia pela Universidade Federal do Ceará (UFC). Doutorado em Periodontia pela Universidade de São Paulo (USP).

### Ingrid Lima

Graduação em Medicina pela Universidade Federal do Rio Grande do Norte (UFRN). Especialização em Endocrinologista pela Universidade Federal da Paraíba (UFPB). Residência em Clínica Médica pela Universidade Federal do Ceará (UFC) e em Endocrinologia e Metabologia pela UFPB. Título de Especialista em Endocrinologia pela Sociedade Brasileira de Endocrinologia e Metabologia (SBEM). Membro da SBEM/PB.

### Isa Macedo

Graduação em Medicina pela Universidade Potiguar. Especialização em Clínica Médica pela Secretaria Estadual de Saúde da Paraíba (João Pessoa). Especializanda em Endocrinologia e Metabologia pela Unidade de Endocrinologia e Diabetes do Hospital Agamenon Magalhães (UED-HAM) – SES/UPE.

### Isabel Cristina do Nascimento Dantas

Graduação em Medicina pela Faculdade Pernambucana de Saúde (FPS)/ Instituto de Medicina Integral Professor Fernando Figueira (IMIP). Especialização em Endocrinologia pela Unidade de Endocrinologia e Diabetes do Hospital Agamenon Magalhães (UED-HAM) – SES/UPE. Título de Especialista pela Sociedade Brasileira de Endocrinologia e Metabologia (SBEM). Membro da SBEM.

### Isabel Oliveira

Graduação em Medicina pela Universidade de Pernambuco (UPE). Especialização em Endocrinologia e Metabologia pela Sociedade Brasileira de Endocrinologia e Metabologia (SBEM). Coordenadora de Endocrinologia do Hospital Santa Joana Recife. Preceptora da Residência de Clínica Médica do Hospital Santa Joana Recife.

### Ítalo Sérgio da Silveira Arruda

Graduação em Medicina pela Universidade Federal de Campina Grande (UFCG). Especialização em Endocrinologia e Metabologia pela Unidade de Endocrinologia e Diabetes do Hospital Agamenon Magalhães (UED-HAM) – SES/UPE.

### Jessica Fernandes de Lima

Graduação em Medicina pela Faculdade Pernambucana de Saúde (FPS). Especialização em Clínica Médica pelo Hospital da Restauração. Membro da Sociedade Brasileira de Endocrinologia e Metabologia (SBEM).

### Jonathan Nícolas dos Santos Ribeiro

Bacharelado em Educação Física pela Universidade de Pernambuco (UPE). Especialização em Fisiologia do Exercício Clínico pela Universidade Estácio de Sá. Mestrado em Educação Física pela Universidade Federal de Pernambuco (UFPE). Doutorado em Biologia Celular e Molecular Aplicada pela UPE.

### Josivan Gomes de Lima

Graduação em Medicina pela Universidade Federal do Rio Grande do Norte (UFRN). Especialização em Endocrinologia pela Unidade de Endocrinologia e Diabetes do Hospital Agamenon Magalhães (UED-HAM) – SES/UPE. Doutorado em Ciências da Saúde pela UFRN. Professor Adjunto da UFRN. Membro da Sociedade Brasileira de Endocrinologia e Metabologia (SBEM), da Sociedade Brasileira de Diabetes (SBD) e da Associação Brasileira para o Estudo da Obesidade e Síndrome Metabólica (Abeso).

### Karla Marques

Graduação em Medicina pela Universidade Federal de Pernambuco (UFPE). Especialização em Endocrinologia pela Unidade de Endocrinologia e Diabetes do Hospital Agamenon Magalhães (UED-HAM) – SES/UPE.

## Keilly Wanderley

Graduação em Medicina pela Universidade Federal da Paraíba (UFPB). Especialização em Endocrinologia e Metabologia pela Unidade de Endocrinologia e Diabetes do Hospital Agamenon Magalhães (UED-HAM) – SES/UPE. Professora Assistente da disciplina de Endocrinologia da UFPB.

## Kennyo E. F. Santos

Graduação em Medicina pela Universidade Federal do Rio Grande do Norte (UFRN). Especialização em Medicina Interna e Cardiologia pela Universidade de São Paulo (USP) e pelo Hospital Universitário Onofre Lopes (HUOL)/UFRN.

## Kyara Ramalho Freire

Graduação em Medicina pela Universidade Federal da Paraíba (UFPB). Especialização em Endocrinologia pela Unidade de Endocrinologia e Diabetes do Hospital Agamenon Magalhães (UED-HAM) – SES/UPE. Membro da Sociedade Brasileira de Endocrinologia e Metabologia (SBEM).

## Laís Mendes

Graduação em Medicina pela Universidade Federal de Campina Grande (UFCG). Especialização em Endocrinologia pela Unidade de Endocrinologia e Diabetes do Hospital Agamenon Magalhães (UED-HAM) – SES/UPE.

## Larissa B. Pimentel

Graduação em Medicina pela Universidade Federal de Campina Grande (UFCG). Especialização em Endocrinologia pela Universidade de Pernambuco (UPE). Mestrado em Endocrinologia pela UPE. Professora Adjunta da Universidade Federal do Rio Grande do Norte (UFRN).

## Larissa Frazão

Graduação em Medicina pela Universidade Federal da Paraíba (UFPB). Especialização em Endocrinologia pela Unidade de Endocrinologia e Diabetes do Hospital Agamenon Magalhães (UED-HAM) – SES/UPE. Mestrado em Ciências da Saúde pela Universidade de Pernambuco (UPE). Membro Titular da Sociedade Brasileira de Endocrinologia e Metabologia (SBEM).

## Larissa Pakuszevski Savi

Graduação em Medicina pela Universidade Estadual de Maringá (UEM). Especialização em Endocrinologia pela Universidade Federal do Paraná (UFPR).

## Laura Peixoto Lins

Graduação em Medicina pela Universidade de Pernambuco (UPE). Especialização em Clínica Médica pelo Hospital Barão de Lucena e em Endocrinologia pela Unidade de Endocrinologia e Diabetes do Hospital Agamenon Magalhães (UED-HAM) – SES/UPE.

## Leo Martins

Graduação em Medicina pela Universidade de Pernambuco (UPE). Especialização em Clínica Médica pelo Hospital Barão de Lucena. Residente em Endocrinologia pela Unidade de Endocrinologia e Diabetes do Hospital Agamenon Magalhães (UED-HAM) – SES/UPE.

## Leydiane Lima

Graduação em Medicina pela Faculdade de Ciências Médicas da Paraíba. Especialização em Endocrinologia pela Unidade de Endocrinologia e Diabetes do Hospital Agamenon Magalhães (UED-HAM) – SES/UPE. Residência em Clínica Médica pela Faculdade de Medicina de Jundiaí (FMJ). Membro da Sociedade Brasileira de Endocrinologia e Metabologia (SBEM).

## Lílian Barbosa de Souza

Graduação em Medicina pela Universidade de Pernambuco (UPE). Especialização em Endocrinologia e Metabologia pela Unidade de Endocrinologia e Diabetes do Hospital Agamenon Magalhães (UED-HAM) – SES/UPE. Residência em Clínica Médica pelo HAM.

## Lívia Laeny H. Pontes Farias

Graduação em Medicina pela Faculdade de Medicina Nova Esperança. Especialização em Endocrinologia pela Unidade de Endocrinologia e Diabetes do Hospital Agamenon Magalhães (UED-HAM) – SES/UPE. Membro Titular da Sociedade Brasileira de Endocrinologia e Metabologia (SBEM).

## Lívia Vilela de Carvalho

Graduação em Medicina pela Faculdade Pernambucana de Saúde (FPS). Especialização em Endocrinologia e Metabologia, Clínica Médica e Medicina de Família e Comunidade pela Unidade de Endocrinologia e Diabetes do Hospital Agamenon Magalhães (UED-HAM) – SES/UPE e pela Universidade Federal de Pernambuco (UFPE). Professora Associada do curso de Medicina pelo Centro Universitário Tabosa de Almeida (ASCES-UNITA).

## Louise Rayra Alves Bezerra

Graduação em Endocrinologia pela Unidade de Endocrinologia e Diabetes do Hospital Agamenon Magalhães (UED-HAM) – SES/UPE. Professora Adjunta da Estácio IDOMED Juazeiro do Norte.

## Lourena Rodrigues Lima

Graduação em Medicina pela Universidade Católica de Brasília. Especialização em Endocrinologia pela Unidade de Endocrinologia e Diabetes do Hospital Agamenon Magalhães (UED-HAM) – SES/UPE. Membro da Sociedade Brasileira de Endocrinologia e Metabologia (SBEM).

## Lucia Helena Coelho Nóbrega

Graduação em Medicina pela Universidade Federal do Rio Grande do Norte (UFRN). Especialização em Endocrinologia pela Unidade de Endocrinologia e Diabetes do Hospital Agamenon Magalhães (UED-HAM) – SES/UPE. Mestrado em Ciências da Saúde pela UFRN. Membro da Sociedade Brasileira de Endocrinologia e Metabologia (SBEM).

## Lucian Batista de Oliveira

Graduação em Medicina pela Universidade Federal de Campina Grande (UFCG). Especialização em Endocrinologia e Metabologia pela Unidade de Endocrinologia e Diabetes do Hospital Agamenon Magalhães (UED-HAM) – SES/UPE. Mestrado em Ciências da Saúde pela Universidade de Pernambuco (UPE). Doutorando em Ciências da Saúde pela UPE. Professor da disciplina de Endocrinologia pela UFCG.

## Luiz Henrique Maciel Griz

Graduação em Medicina pela Universidade de Pernambuco (UPE). Especialização em Metabolismo Ósseo pelo City Hospital/Universidade de Nottingham, Reino Unido. Mestrado em Hebiatria pela UPE. Doutorado em Ciências pela Fundação Oswaldo Cruz. Professor Adjunto de Endocrinologia pela UPE. *Fellow* da American College of Endocrinology. Membro da American Endocrine Society, da Associação Brasileira de Avaliação Óssea e Osteometabolismo (ABRASSO) e da Sociedade Brasileira de Endocrinologia e Metabologia (SBEM).

### Maíra Nóbrega

Graduação em Medicina pela Faculdade de Medicina de Juazeiro do Norte. Especialização em Endocrinologia pela Unidade de Endocrinologia e Diabetes do Hospital Agamenon Magalhães (UED-HAM) – SES/UPE. Mestrado em Educação voltada para o ensino na área de Saúde pela Faculdade Pernambucana de Saúde (FPS). Membro da Sociedade Brasileira de Endocrinologia e Metabologia (SBEM).

### Manoel Aderson Soares Filho

Graduação em Medicina pela Faculdade de Medicina de Juazeiro do Norte. Especialização em Endocrinologia e Metabologia pela Unidade de Endocrinologia e Diabetes do Hospital Agamenon Magalhães (UED-HAM) – SES/UPE. Professor Auxiliar do Centro Universitário Uninovafapi (PI).

### Marcela Corrêa

Graduação em Medicina pela Universidade Federal de Pernambuco (UFPE). Especialização em Endocrinologia pela Unidade de Endocrinologia e Diabetes do Hospital Agamenon Magalhães (UED-HAM) – SES/UPE.

### Marcela Pitaluga

Graduação em Medicina pelo Instituto Tocantinense Presidente Antônio Carlos (ITPAC). Especialização em Endocrinologia pela Unidade de Endocrinologia e Diabetes do Hospital Agamenon Magalhães (UED-HAM) – SES/UPE. Delegada da Associação Brasileira para o Estudo da Obesidade e Síndrome Metabólica (Abeso)/TO.

### Marcela Resende Sarmento

Graduação em Endocrinologia pela Unidade de Endocrinologia e Diabetes do Hospital Agamenon Magalhães (UED-HAM) – SES/UPE. Especialização em Endocrinologia e Metabologia pelo HAM. Membro da Sociedade Brasileira de Endocrinologia e Metabologia (SBEM).

### Marcelo Fernando Ronsoni

Graduação em Medicina pela Universidade Federal do Rio Grande do Sul (UFRGS). Especialização em Endocrinologia e Metabologia pela Universidade Federal de Santa Catarina (UFSC). Mestrado em Cuidados Intensivos e Paliativos pela UFSC. Doutorado em Ciências Médicas pela UFSC. Diretor do Departamento de Endocrinologia Feminina, Andrologia e Transgeneridade da Sociedade Brasileira de Endocrinologia e Metabologia (SBEM) – gestão 2025/2026.

### Marcio C. Mancini

Graduação em Medicina pela Faculdade de Medicina da Universidade de São Paulo (FMUSP). Especialização em Endocrinologia e Metabologia pelo Hospital das Clínicas da FMUSP (HCFMUSP). Doutorado em Endocrinologia e Metabologia pela FMUSP. Membro Titulado da Sociedade Brasileira de Endocrinologia e Metabologia (SBEM). Chefe do Grupo de Obesidade e Síndrome Metabólica da Disciplina de Endocrinologia e Metabologia do HCFMUSP. Vice-Presidente da Comissão de Residência Médica da Disciplina de Endocrinologia e Metabologia do HCFMUSP. Professor da Disciplina de Obesidade da Pós-Graduação da FMUSP. Editor-chefe adjunto de *Archives of Endocrinology & Metabolism*.

### Marcos Pereira de Oliveira Filho

Graduação em Medicina pela Faculdade de Ciências Médicas da Paraíba. Especialização em Endocrinologia pela Universidade Federal da Paraíba (UFPB).

### Maria Clara Pires D'Oliveira

Graduação em Medicina pela Faculdade de Medicina Nova Esperança. Especialização em Clínica Médica pela Universidade Federal da Paraíba (UFPB).

### Maria do Socorro C. Azevedo

Graduação em Medicina pela Universidade Federal da Paraíba (UFPB). Especialização em Endocrinologia pela Unidade de Endocrinologia e Diabetes do Hospital Agamenon Magalhães (UED-HAM) – SES/UPE.

### Maria Teresa Portela

Graduação em Medicina pelo Centro Universitário Uninovafapi (PI). Especialização em Endocrinologia e Metabologia pela Unidade de Endocrinologia e Diabetes do Hospital Agamenon Magalhães (UED-HAM) – SES/UPE. Membro da Sociedade Brasileira de Endocrinologia e Metabologia (SBEM).

### Mariana Andrade de Figueiredo Martins Siqueira

Graduação em Medicina pela Universidade de Pernambuco (UPE). Especialização em Endocrinologia e Metabologia pela Unidade de Endocrinologia e Diabetes do Hospital Agamenon Magalhães (UED-HAM) – SES/UPE e pela Sociedade Brasileira de Endocrinologia e Metabologia (SBEM). Residência em Clínica Médica pela Santa Casa de Misericórdia de Pernambuco e em Endocrinologia e Metabologia pelo HAM. Membro da SBEM.

### Mariana Vieira

Graduação em Medicina pelo Centro Universitário Unifacisa. Especialização em Endocrinologia e Metabologia pela Unidade de Endocrinologia e Diabetes do Hospital Agamenon Magalhães (UED-HAM) – SES/UPE.

### Marilia Martins Guimarães

Graduação em Medicina pela Universidade Federal de Minas Gerais (UFMG). Especialização em Endocrinologia e Endocrinologia Pediátrica pela Associação Médica Brasileira (AMB) e Sociedade Brasileira de Endocrinologia e Metabologia (SBEM). Mestrado e Doutorado em Endocrinologia pela Universidade Federal do Rio de Janeiro (UFRJ). Professora Associada Aposentada Colaboradora Voluntária da UFRJ. Membro da SBEM.

### Marisa Helena César Coral

Graduação em Medicina pela Universidade Federal de Santa Catarina (UFSC). Especialização em Endocrinologia e Metabologia pela Pontifícia Universidade Católica do Rio de Janeiro (PUC-Rio), realizado no Instituto Estadual de Diabetes e Endocrinologia Luiz Capriglione (IEDE). Mestrado em Endocrinologia e Metabologia pela PUC-Rio. Professora Adjunta da UFSC. Membro da Sociedade Brasileira de Endocrinologia e Metabologia (SBEM).

### Mateus Tínel

Graduação em Medicina pela Universidade Federal do Vale do São Francisco (Univasf). Especialização em Endocrinologia e Metabologia pela Unidade de Endocrinologia e Diabetes do Hospital Agamenon Magalhães (UED-HAM) – SES/UPE.

### Mirela Litvin

Graduação em Medicina pela Faculdade de Ciências Médicas da Paraíba (FCM-PB). Especialização em Endocrinologia pela Unidade de Endocrinologia e Diabetes do Hospital Agamenon Magalhães (UED-HAM) – SES/UPE. Membro da Sociedade Brasileira de Endocrinologia e Metabologia (SBEM).

### Mirna Alves de Sá

Especialização em Clínica Médica pelo Hospital Universitário Lauro Wanderley (HULW) e em Endocrinologia e Metabologia pela Unidade de Endocrinologia e Diabetes do Hospital Agamenon Magalhães (UED-HAM) – SES/UPE. Professora da disciplina Saúde do Adulto do Departamento de Clínica Médica da Faculdade de Medicina Nova Esperança (FAMENE). Preceptora de Endocrinologia da FAMENE.

### Mônica de Oliveira

Graduação em Medicina pela Universidade Federal de Pernambuco (UFPE). Especialização em Endocrinologia e Metabologia pela Associação Médica Brasileira (AMB). Mestrado em Medicina Interna pela Universidade de Pernambuco (UPE). Professora de Endocrinologia e Metabologia pelo Instituto de Medicina Integral Professor Fernando Figueira (IMIP). Membro da Sociedade Brasileira de Endocrinologia e Metabologia (SBEM).

### Morgana Barbosa Duarte

Graduação em Medicina pela Universidade Federal de Alagoas (UFAL). Especialização em Endocrinologia pela Unidade de Endocrinologia e Diabetes do Hospital Agamenon Magalhães (UED-HAM) – SES/UPE. Professora de Endocrinologia pelo Centro Universitário CESMAC – Maceió (AL).

### Nara Crispim

Graduação em Medicina pela Universidade Federal de Campina Grande (UFCG). Especialização em Endocrinologia/Nutrologia pela Unidade de Endocrinologia e Diabetes do Hospital Agamenon Magalhães (UED-HAM) – SES/UPE. Mestrado e Doutorado em Ciências da Nutrição pela Universidade Federal da Paraíba (UFPB). Preceptora da Residência de Endocrinologia do Hospital Universitário Lauro Wanderley (HULW). Coordenadora Clínica e Médica Nutróloga da Equipe Multidisciplinar de Terapia Nutricional (EMTN) do HULW. Presidente da Sociedade Brasileira de Endocrinologia e Metabologia (SBEM)/PB. Delegada da Associação Brasileira para o Estudo da Obesidade e Síndrome Metabólica (Abeso)/PB.

### Natalia Rocha da Silva

Graduação em Medicina pela Universidade CEUMA. Especialização em Endocrinologia pela Unidade de Endocrinologia e Diabetes do Hospital Agamenon Magalhães (UED-HAM) – SES/UPE.

### Nathalia Lobo Brito

Graduação em Medicina pela Faculdade de Medicina do Juazeiro do Norte. Especialização em Endocrinologia pela Unidade de Endocrinologia e Diabetes do Hospital Agamenon Magalhães (UED-HAM) – SES/UPE. Especialização em Clínica Médica pela Universidade Federal do Ceará (UFC). Mestranda em Biociências e Saúde pela Universidade do Oeste de Santa Catarina (Unoesc). Membro da Sociedade Brasileira de Endocrinologia e Metabologia (SBEM).

### Osmar Monte

Graduação em Medicina pela Faculdade de Ciências Médicas da Santa Casa de São Paulo (FCMSCSP). Especialização em Endocrinologia pela Sociedade Brasileira de Endocrinologia e Metabologia (SBEM). Doutorado pela FCMSCSP. Professor Emérito da FCMSCSP. Membro da SBEM. Membro Titular da Academia de Medicina de São Paulo.

### Paulo Bernardo Barros

Graduação em Medicina pela Universidade de Pernambuco (UPE). Especialização em Endocrinologia pela Unidade de Endocrinologia e Diabetes do Hospital Agamenon Magalhães (UED-HAM) – SES/UPE. Preceptor da Residência em Clínica Médica do Hospital Santo Amaro – Santa Casa de Misericórdia do Recife. Membro da Sociedade Brasileira de Endocrinologia e Metabologia (SBEM).

### Rafael Rabelo

Graduação em Medicina pela Universidade Federal de Pernambuco (UFPE). Especialização em Endocrinologia pela Unidade de Endocrinologia e Diabetes do Hospital Agamenon Magalhães (UED-HAM) – SES/UPE.

### Renata Dantas

Especialização em Endocrinologia e Metabologia pela Unidade de Endocrinologia e Diabetes do Hospital Agamenon Magalhães (UED-HAM) – SES/UPE.

### Renata de Castro

Graduação em Medicina pela Universidade Federal de Pernambuco (UFPE). Especialização em Endocrinologia e Metabologia pela Unidade de Endocrinologia e Diabetes do Hospital Agamenon Magalhães (UED-HAM) – SES/UPE. Membro Titular da Sociedade Brasileira de Endocrinologia e Metabologia (SBEM).

### Rodolpho Pinto de Mendonça

Graduação em Medicina pela Universidade Federal do Rio Grande do Norte (UFRN). Especialização em Endocrinologia pela Universidade Federal de São Paulo (Unifesp).

### Sergio Ricardo de Lima Andrade

Graduação em Medicina pela Universidade Federal de Campina Grande (UFCG). Especialização em Endocrinologia e Metabologia pela Unidade de Endocrinologia e Diabetes do Hospital Agamenon Magalhães (UED-HAM) – SES/UPE, e em Clínica Médica pelo Hospital Universitário Lauro Wanderley (HULW) da Universidade Federal da Paraíba (UFPB). Mestrado em Ciências da Saúde pela Universidade de Pernambuco (UPE).

### Simone van de Sande Lee

Graduação em Medicina pela Universidade Federal de Santa Catarina (UFSC). Especialização em Endocrinologia e Metabologia pela Sociedade Brasileira de Endocrinologia e Metabologia (SBEM). Doutorado em Clínica Médica pela Universidade Estadual de Campinas. Professora Associada da UFSC. Membro da Associação Brasileira para o Estudo da Obesidade e Síndrome Metabólica (Abeso), da Sociedade Brasileira de Diabetes (SBD) e da SBEM.

### Talitha Mey

Graduação pela Universidade de Pernambuco (UPE). Especialização em Endocrinologia pela Unidade de Endocrinologia e Diabetes do Hospital Agamenon Magalhães (UED-HAM) – SES/UPE.

### Tatiana Munhoz da Rocha Lemos Costa

Graduação em Medicina pela Universidade Federal do Paraná (UFPR). Especialização em Endocrinologia e Metabologia pelo Hospital de Clínicas (HC) da UFPR. Mestrado em Medicina Interna pelo HC-UFPR.

### Tatiane Santos

Graduação em Medicina pela Universidade Federal de Pernambuco (UFPE). Especialização em Clínica Médica pelo Hospital Miguel Arraes – SES/PE. Residente de Endocrinologia e Metabologia pela Unidade de Endocrinologia e Diabetes do Hospital Agamenon Magalhães (UED-HAM) – SES/UPE.

## Thaís Lima da Silva

Graduação em Medicina pela Universidade de Pernambuco (UPE). Especialização em Endocrinologia pela Unidade de Endocrinologia e Diabetes do Hospital Agamenon Magalhães (UED-HAM) – SES/UPE.

## Thiago Morais

Graduação pela Universidade Federal de Pernambuco (UFPE). Especialização em Cirurgia Plástica pela Universidade do Vale do Sapucaí (UNIVAS). Mestrado em Cirurgia Translacional pela Universidade Federal de São Paulo (Unifesp). Membro da Sociedade Brasileira de Cirurgia Plástica (SBCP).

## Thyago Bruno de Lira dos Santos

Graduação em Fisioterapia pela Universidade Católica de Pernambuco (Unicap). Especialização em Fisioterapia Cardiorrespiratória pela Universidade Federal de Pernambuco (UFPE). Mestrado em Ciências da Saúde pela Universidade de Pernambuco (UPE). Doutorando em Ciências da Saúde pela UPE. Pesquisador na Unidade de Endocrinologia e Diabetes pela Unidade de Endocrinologia e Diabetes do Hospital Agamenon Magalhães (UED-HAM) – SES/UPE.

## Thyciara Fontenele Marques

Graduação em Medicina pela Universidade Federal de Campina Grande (UFCG). Especialização em Endocrinologia e Metabologia pela Universidade de Pernambuco (UPE). Mestrado em Neurociências pela Universidade Federal de Pernambuco (UFPE). Professora Assistente da Universidade Regional do Cariri (URCA). Membro da Sociedade Brasileira de Endocrinologia e Metabologia (SBEM).

## Vanessa Leão de Medeiros

Graduação em Pediatria pelo Instituto de Medicina Integral Professor Fernando Figueira (IMIP). Especialista em Endocrinologia pela Unidade de Endocrinologia e Diabetes do Hospital Agamenon Magalhães (UED-HAM) – SES/UPE. *Fellow* em Endocrinologia Pediátrica pela University of Florida. Preceptora de Endocrinologia Pediátrica pelo IMIP.

## Victoria Stahlhofer Konze

Graduação em Medicina pela Universidade Católica de Pernambuco (Unicap). Especialização em Clínica Médica pelo Hospital Otávio de Freitas. Residente em Endocrinologia e Metabologia pela Unidade de Endocrinologia e Diabetes do Hospital Agamenon Magalhães (UED-HAM) – SES/UPE.

## Victoria Z. C. Borba

Graduação em Medicina pela Faculdade Evangélica de Medicina do Paraná. Especialização em Endocrinologia e Metabologia pela Universidade Federal do Paraná (UFPR). Mestrado em Medicina Interna pela UFPR. Doutorado em Endocrinologia pela Universidade Federal de São Paulo (Unifesp). Professora Associada de Endocrinologia da UFPR. Membro da Sociedade Brasileira de Endocrinologia e Metabologia (SBEM).

## Viviane Pereira de Araújo

Especialização em Endocrinologia pela Unidade de Endocrinologia e Diabetes do Hospital Agamenon Magalhães (UED-HAM) – SES/UPE.

## Wesdrey Dantas Fernandes

Graduação em Medicina pela Universidade Federal da Paraíba (UFPB). Especialização em Endocrinologia e Metabologia pela Unidade de Endocrinologia e Diabetes do Hospital Agamenon Magalhães (UED-HAM) – SES/UPE. Doutorando do Programa de Pós-graduação em Endocrinologia e Metabologia da Universidade Federal de São Paulo (Unifesp).

## Yasmim Mucida

Graduação em Medicina pelo Centro Universitário Christus, Fortaleza (CE). Pós-graduação em Endocrinologia pela Unidade de Endocrinologia e Diabetes do Hospital Agamenon Magalhães (UED-HAM) – SES/UPE.

# Prefácio à 5ª edição

O objetivo desta 5ª edição de *Protocolos Clínicos em Endocrinologia e Diabetes* é acompanhar as rápidas aquisições de dados científicos nas áreas de endocrinologia, diabetes e metabolismo, incorporando-as aos protocolos e algoritmos tão importantes para o melhor cuidado com o paciente.

Totalmente revisada, ampliada e atualizada, esta nova edição traz 10 novos capítulos, incluindo temas como lipodistrofias, lipedema e insuficiência cardíaca – tópicos usualmente não abordados em livros de endocrinologia, porém relevantes no contexto atual da nossa especialidade.

Outro destaque desta nova edição é a inclusão de sete novos editores associados, formando um grupo seleto de alta competência técnico-científica e clínica, possibilitando uma multiplicidade de olhares na revisão dos capítulos.

O formato em protocolos permite a consulta rápida dos mais atuais fluxogramas de diagnóstico e tratamento das doenças endócrino-metabólicas, sendo útil no dia a dia do endocrinologista, clínico-geral, pediatra, geriatra, cardiologista, nefrologista, hepatologista, nutricionista e outros profissionais de Saúde que cuidam de pacientes com distúrbios metabólicos.

O livro conta com casos clínicos comentados nos moldes da prova de Título de Especialista em Endocrinologia e Metabologia (TEEM), muitos deles oriundos diretamente de provas passadas, o que facilita sobremaneira a preparação para a aquisição do título.

Por fim, expresso os meus sinceros agradecimentos aos editores associados e aos colaboradores desta edição, pela competência na elaboração e revisão dos originais. Agradeço também ao GEN | Grupo Editorial Nacional, pelo zelo e pela presteza na produção desta obra.

**Francisco Bandeira**

# Prefácio à 4ª edição

Sejam bem-vindos à quarta edição dos *Protocolos Clínicos em Endocrinologia e Diabetes*. Esta obra, que vem totalmente revisada e ampliada e já com dados importantes publicados em 2021, conserva o que há de mais prático e objetivo para o dia a dia do endocrinologista, do clínico-geral, do médico-residente e de outros profissionais da saúde que desejam se atualizar com os protocolos internacionais das doenças endócrinas mais comumente encontradas na prática clínica.

Para aqueles que desejam se submeter ao exame para obtenção de Título de Especialista em Endocrinologia e Metabologia (TEEM), o formato conciso e objetivo deste livro permite a revisão global dos assuntos clínicos em período curto, além do exercício prático com os casos clínicos e suas condutas mais atuais.

Nesta nova edição, capítulos foram adicionados (abordando os temas pré-diabetes, endocrinopatias e SARS-CoV-2, e o uso da telemedicina e vacinas na pandemia do SARS-CoV-2), como também mais um caso clínico no contexto da pandemia da infecção pelo SARS-CoV-2. Nesse sentido, novas informações importantes foram acrescentadas sobre as características das vacinas atualmente em uso.

Nossos sinceros agradecimentos a todos aqueles que colaboraram com esta nova edição, dos coautores aos editores do GEN | Grupo Editorial Nacional.

**Francisco Bandeira**

# Prefácio à 3ª edição

A terceira edição de *Protocolos Clínicos em Endocrinologia e Diabetes* mantém seu formato conciso e dinâmico, que facilita e agiliza a consulta do leitor, e apresenta o diagnóstico e o tratamento das doenças endócrinas mais comuns na prática clínica. Esta obra, que abrange as constantes mudanças e evoluções na área da endocrinologia e da diabetologia, conta agora com 12 novos capítulos, abordando temas como hipotireoidismo subclínico, cirurgia bariátrica, distúrbios da diferenciação sexual, obesidade infantil, sarcopenia e fragilidade, entre outros assuntos de relevância na área.

Além disso, uma seção inteiramente destinada ao estudo de casos clínicos, muitos retirados da prova do Título de Especialista em Endocrinologia e Metabologia (TEEM) e comentados por especialistas de cada área, exemplificam situações clínicas para que o candidato ao concurso tenha a oportunidade de exercitar seu raciocínio clínico no mesmo formato do exame oficial.

Agradeço ao GEN | Grupo Editorial Nacional pela dedicação e presteza na elaboração desta edição e a todos os colaboradores pelo esmero na preparação e atualização dos capítulos e casos clínicos.

**Francisco Bandeira**

# Lista de Siglas

**1,25(OH)$_2$D:** 1,25-di-hidroxicolecalciferol ou 1,25-di-hidroxivitamina D ou calcitriol
**11-beta-HSD:** 11-beta-hidroxiesteroide-desidrogenase
**11-beta-OH:** 11-beta-hidroxilase
**11-DOC:** 11-desoxicorticosterona
**17-alfa-OH:** 17-alfa-hidroxilase
**17-alfa-OHP:** 17-alfa-hidroxiprogesterona
**17-beta-E2:** 17-beta-estradiol
**17-beta-HSD:** 17-beta-hidroxiesteroide-desidrogenase
**17-OH:** 17-hidroxilase
**17-OHP:** 17-hidroxiprogesterona
**18-OH:** 18-hidroxilase
**18-FDG-PET:** tomografia por emissão de pósitrons com fluorodesoxiglicose (do inglês *fluordeoxyglucose positron emission tomography*)
**21-OH:** 21-hidroxilase
**25(OH)D:** 25-hidroxicolecalciferol ou 25-hidroxivitamina D ou calcidiol
**3-beta-HSD:** 3-beta-hidroxiesteroide-desidrogenase
**5-alfa-R:** 5-alfa-redutase
**5-alfa-R2:** 5-alfa-redutase tipo 2
**5-HT2C:** 5-hidroxitriptamina (do inglês *5-hydroxytryptamine*)
**7-DHC:** 7-desidrocolesterol
**AACE:** American Association of Clinical Endocrinologists
**AAD:** American Academy of Dermatology
**ACC:** American College of Cardiology
**ACCORD:** *Action to Control Cardiovascular Risk in Diabetes*
**ACO:** anticoncepcionais orais
**ACOG:** American College of Obstetricians and Gynecologists
**ACTH:** hormônio adrenocorticotrófico (do inglês *adrenocorticotropic hormone*)
**ADA:** American Diabetes Association
**ADH:** hormônio antidiurético (do inglês *antidiuretic hormone*)
**ADO:** antidiabético oral
**ADVANCE:** *Action in Diabetes and Vascular Disease: Preterax and Diamicron MR Controlled Evaluation*
**AGCC:** ácidos graxos de cadeia curta
**AGE:** terminais de glicação avançada
**AHA:** American Heart Association
**aGnRH:** agonistas do GnRH
**AgRP:** peptídeo relacionado com o Agouti (do inglês *Agouti-related peptide*)
**AIMAH:** do inglês *ACTH-independent macronodular adrenal hyperplasia*
**Ahx:** ácido amino-hexaenoico
**AINH:** anti-inflamatórios não hormonais
**AIT:** ataque isquêmico transitório
**ALT:** alanina aminotransferase
**AMP:** monofosfato de adenosina (do inglês *adenosine monophosphate*)
**ANF:** adenomas hipofisários não funcionantes
**Anti-GAD:** anticorpo antidescarboxilase do ácido glutâmico (do inglês *glutamic acid descarboxilase*)
**Anti-TPO:** anticorpo antiperoxidase tireoidiana
**Anti-VEGF:** anticorpo antifator de crescimento do endotélio vascular (do inglês *anti-vascular endothelial growth factor*)
**AP:** aldosterona plasmática
**APA:** adenoma produtor de aldosterona
**Apo B:** apolipoproteína B
**arGLP-1:** agonista dos receptores de GLP-1
**ARP:** atividade da renina plasmática
**AS:** análogos da somatostatina
**ASBMR:** American Society for Bone and Mineral Research
**ASCVD:** doença aterosclerótica cardiovascular (do inglês *atherosclerotic cardiovascular disease*)
**ASI/LFSI:** atipia de significado indeterminado/lesão folicular de significado indeterminado
**ASMBS:** American Society for Metabolic and Bariatric Surgery
**AST:** aspartato aminotransferase
**AT:** adenoma tóxico
**ATA:** American Thyroid Association
**ATP:** trifosfato de adenosina (do inglês *adenosine triphosphate*)
**ATR:** acidose tubular renal
**AVE:** acidente vascular encefálico
**AVP:** arginina vasopressina
**b-ALP:** fosfatase alcalina específica do osso (do inglês *bone alkaline phosphatase*)
**BCAA:** aminoácidos de cadeia ramificada (do inglês *branched-chain amino acids*)
**BCC:** bloqueador dos canais de cálcio
**BCR:** bromocriptina
**BDFC:** bateria de desempenho físico curta
**BDNF:** fator neurotrófico derivado do cérebro (do inglês *brain-derived neurotrophic factor*)
**BE:** baixa estatura
**beta-hCG:** beta-gonadotrofina coriônica humana
**beta-HMB:** beta-hidroxibetametilbutirato

**BGAL:** banda gástrica ajustável laparoscópica
**BIA:** bioimpedância elétrica
**BMNT:** bócio multinodular tóxico
**BNF:** bulhas normofonéticas
**BPDDS:** derivação biliopancreática com *switch* duodenal (do inglês *biliopancreatic diversion with duodenal switch*)
**BRA:** bloqueadores de receptor de angiotensina
**BGYR ou DGYR:** *bypass* gástrico (ou derivação gástrica) em Y de Roux
**CA:** circunferência abdominal
**CAB:** cabergolina
**CART:** testes do reflexo cardiovascular autonômico (do inglês *cardiac autonomic reflex testing*)
**CAS:** escore de atividade clínica (do inglês *clinical activity score*)
**CaSR:** receptor sensível ao cálcio
**CBG:** globulina ligadora de corticosteroide
**CDT:** carcinoma diferenciado da tireoide
**CEA:** antígeno carcinoembrionário (do inglês *carcinoembryonic antigen*)
**CETP:** proteína de transferência de éster de colesterol
**CF:** colo do fêmur
**CGM:** monitoramento contínuo de glicose (do inglês *continuous glucose monitoring*)
**CFT:** carcinoma folicular da tireoide
**CHC:** carcinoma hepatocelular
**CK:** creatinoquinase
**CKD-EPI:** *Chronic Kidney Disease Epidemiology Collaboration*
**CL:** coluna lombar
**CLAD:** cromatografia líquida de alto desempenho
**ClCr:** *clearance* de creatinina
**CMT:** carcinoma medular da tireoide
**CMTF:** carcinoma medular da tireoide familiar
**CPK:** creatinofosfoquinase (do inglês *creatine phosphokinase*)
**CPT:** carcinoma papilífero da tireoide
**CPTVF:** carcinoma papilífero da tireoide variante folicular
**CQ:** circunferência do quadril
**CR:** cálculo renal
**CRH:** hormônio liberador de corticotrofina (do inglês *corticotropin-releasing hormone*)
**CSa:** cortisol salivar
**Ct:** calcitonina
**CT:** colesterol total
**CTE:** cirurgia transesfenoidal
**CTI:** centro de terapia intensiva
**CTX:** telopeptídeo C-terminal do colágeno tipo 1
**DAC:** doença arterial coronariana
**DAP:** doença arterial periférica
**DASH:** *dietary approaches to stop hypertension*
**DAT:** drogas antitireoidianas
**DBP:** derivação biliopancreática
**DCCT:** *Diabetes Control and Complications Trial*
**DCV:** doença cardiovascular
**DDAVP:** desmopressina
**DDS:** defeitos da diferenciação sexual
**DG:** doença de Graves
**DGH:** deficiência do hormônio do crescimento
**DHEA:** desidroepiandrosterona (do inglês *dehydroepiandrosterone*)
**DHT:** di-hidrotestosterona
**DI:** diabetes insípido
**DM:** diabetes melito
**DM1:** diabetes melito tipo 1
**DM2:** diabetes melito tipo 2
**DMG:** diabetes melito gestacional
**DMO:** densidade mineral óssea
**DMO-DRC:** distúrbios mineral e ósseo na doença renal crônica
**DOA:** doença óssea adinâmica
**DOC:** desoxicorticosterona
**DOTA:** ácido dietilenotriaminopentacético
**DOTATATE:** DOTA-octreotate
**DP:** desvio-padrão
**DPOC:** doença pulmonar obstrutiva crônica
**DPP-4:** dipeptidil peptidase-4
**DRC:** doença renal crônica
**DRGE:** doença do refluxo gastroesofágico
**DT:** *doubling time*
**DXA:** absorciometria por dupla emissão de raios-X (do inglês *dual energy X-ray absorptiometry*)
**E1:** estrona
**E2:** estradiol
**E3:** estriol
**EA:** esteroide anabólico
**EAS:** elementos anormais do sedimento
**EAU:** excreção de albumina urinária
**EBRT:** radioterapia de feixe externo
**EC:** ésteres de colesterol
**ECG:** eletrocardiograma
**EDTA:** ácido etilenodiamino tetra-acético (do inglês *ethylenediamine tetraacetic acid*)
**EFSA:** European Food Safety Authority
**EGFR:** receptor do fator de crescimento epidérmico (do inglês *epidermal growth factor receptor*)
**EH:** esteatose hepática
**EHH:** estado hiperglicêmico hiperosmolar
**ELISA:** ensaio de imunoabsorção enzimática (do inglês *enzyme-linked immunosorbent assay*)
**EMA:** European Medicines Agency
**ENMG:** eletroneuromiografia
**EPA:** ácido eicosapentaenoico (do inglês *eicosapentaenoic acid*)
**ER-alfa:** receptor de estrogênio alfa (do inglês *estrogen receptor alpha*)

**ESBL:** betalactamases de espectro estendido
**FA:** fosfatase alcalina
**FAN:** fator antinuclear
**FAOP:** fosfatase alcalina específica óssea
**FC:** frequência cardíaca
**FDA:** Food and Drug Administration
**FEBRASGO:** Federação Brasileira das Associações de Ginecologia e Obstetrícia
**FEO:** feocromocitoma
**FFMI:** índice de massa livre de gordura (do inglês *fat-free mass index*)
**FGF-21:** fator de crescimento de fibroblastos-21 (do inglês *fibroblast growth factor 21*)
**FGF-23:** fator de crescimento de fibroblastos-23 (do inglês *fibroblast growth factor 23*)
**FMR1:** do inglês *fragile X mental retardation 1*
**FPP-sintase:** farnesil pirofosfato sintase
**FPS:** fator de proteção solar
**FRAX®:** do inglês *Fracture Risk Assessment Tool*
**FSH:** hormônio folículo-estimulante (do inglês *follicle-stimulating hormone*)
**FSHR:** receptor de hormônio folículo-estimulante (do inglês *follicle-stimulating hormone receptor*)
**GC:** glicocorticoide
**GCP:** glicemia capilar periférica
**GGT:** gamaglutamil transferase
**G6PD:** glicose-6-fosfato desidrogenase
**GABA:** ácido gama-aminobutírico (do inglês *gamma-aminobutyric acid*)
**GH:** hormônio do crescimento (do inglês *growth hormone*)
**GHBP:** proteínas ligadoras de hormônio do crescimento (do inglês *growth hormone-binding protein*)
**GHR:** receptor do hormônio do crescimento (do inglês *growth hormone receptor*)
**GHRD:** deficiência do receptor do hormônio do crescimento (do inglês *growth hormone receptor deficiency*)
**GHRH:** hormônio liberador do hormônio do crescimento (do inglês *growth hormone-releasing hormone*)
**GIP:** polipeptídeo insulinotrópico dependente de glicose (do inglês *glucose-dependent insulinotropic polypeptide*)
**GJ:** glicemia de jejum
**GnRH:** hormônio liberador de gonadotrofina (do inglês *gonadotropin-releasing hormone*)
**GnRHa:** análogos do hormônio liberador de gonadotrofina
**GPP:** glicemia pós-prandial
**GV:** gastrectomia vertical
**HAC:** hiperplasia adrenal congênita
**HAIR-AN:** síndrome composta de hiperandrogenismo, resistência à insulina e acantose *nigricans* (do inglês *hyperandrogenism, insulin resistance and acanthosis nigricans*)
**HAS:** hipertensão arterial sistêmica
**HbA1c:** hemoglobina glicada
**HC:** hipotireoidismo central
**hCG:** gonadotrofina coriônica humana (do inglês *human chorionic gonadotropin*)
**HCSC:** hipercortisolismo subclínico
**HDL-c:** lipoproteína de alta densidade
**HGT:** hemoglicoteste
**HHS:** hipotálamo-hipófise-suprarrenal (eixo)
**HIIT:** treino intervalado de alta intensidade (do inglês *high-intensity interval training*)
**HLX:** hipofosfatemia ligada ao cromossomo X
**HNF-1α:** *hepatic nuclear factor 1-alpha*
**HNF-4α:** *hepatic nuclear factor 4-alpha*
**HOMA:** avaliação do modelo homeostático (do inglês *homeostatic model assessment*)
**HOMA2-β:** avaliação do modelo homeostático 2 da função das células beta
**HOMA2-IR:** avaliaçao do modelo homeostático 2 de resistência à insulina
**HP:** hiperaldosteronismo primário
**HPTP:** hiperparatireoidismo primário
**HPTS:** hiperparatireoidismo secundário
**HRpQCT:** tomografia computadorizada quantitativa periférica de alta resolução (do inglês *high resolution peripheral quantitative computed tomography*)
**HSRC:** hiperplasia suprarrenal congênita
**HSRCNC:** hiperplasia suprarrenal congênita forma não clássica
**IADPSG:** International Association of the Diabetes and Pregnancy Study Groups
**IAM:** infarto agudo do miocárdio
**IAP:** insuficiência adrenal primária
**IBP:** inibidor da bomba de prótons
**IC:** intervalo de confiança
**ICAM:** molécula de adesão celular intercelular (do inglês *intercellular adhesion molecules*)
**ICC:** insuficiência cardíaca congestiva
**ICMA:** imunoquimioluminescência
**ICP:** intervenção coronariana percutânea
**IDB:** índice dedo-braquial
**IDL-c:** lipoproteína de densidade intermediária
**IDSA:** Infectious Diseases Society of America
**IECA:** inibidores da enzima conversora da angiotensina
**IFMA:** método ensaio imunofluorométrico
**IFN-alfa:** interferon-alfa
**IgA:** imunoglobulina A
**IGF:** fator de crescimento semelhante à insulina (do inglês *insulin-like growth factor*)
**IGF-1:** fator de crescimento semelhante à insulina tipo 1
**IGF-2:** fator de crescimento semelhante à insulina tipo 2

**IGFBP1:** proteína de ligação do fator de crescimento semelhante à insulina 1 (do inglês *insulin-like growth factor binding proteins 1*)
**IGFBP2:** proteína de ligação do fator de crescimento semelhante à insulina 2 (do inglês *insulin-like growth factor binding protein 2*)
**IGFBP3:** proteína de ligação do fator de crescimento semelhante à insulina 3 (do inglês *insulin-like growth factor binding protein 3*)
**IgG:** imunoglobulina G
**IGH:** insensibilidade ao hormônio do crescimento
**IL:** interleucina
**ILA:** índice de líquido amniótico
**IM:** intramuscular (via)
**IMAO:** inibidor da monoaminoxidase
**IMC:** índice de massa corporal
**IMG:** índice de massa gorda
**IMM:** índice de massa muscular esquelética
**IMRT:** radioterapia de intensidade modulada
**IN:** intranasal (via)
**INR:** relação internacional normalizada
**IOM:** Institute of Medicine
**iPCSK9:** inibidor da pró-proteína convertase subtilisina/kexina tipo 9
**IPE:** injeção percutânea de etanol (do inglês *percutaneous ethanol injection*)
**IPSS:** Pontuação Internacional de Sintoma da Próstata (do inglês *International Prostate Symptom Score*)
**IRC:** insuficiência renal crônica
**IRMA:** anormalidades microvasculares intrarretinianas (do inglês *intraretinal microvascular abnormalities*)
**IRND:** inibidor da recaptação de noradrenalina e dopamina
**IS:** insuficiência suprarrenal
**ISCD:** International Society for Clinical Densitometry
**iSGLT-2:** inibidor do cotransportador de sódio e glicose 2 (do inglês *sodium/glucose cotransporter 2 inhibitor*)
**ISRS:** inibidor seletivo da recaptação de serotonina
**ITB:** índice tornozelo-braquial
**ITT:** teste de tolerância à insulina (do inglês *insulin tolerance test*)
**ITU:** infecção do trato urinário
**IV:** intravenosa (via)
**IWGDF:** *International Working Group on the Diabetic Foot*
**LAC:** líquen amiloidótico cutâneo
**LADA:** diabetes latente autoimune do adulto (do inglês *latent autoimmune diabetes in adults*)
**LAGB:** banda gástrica ajustável
**LCAT:** lecitina-colesterol aciltransferase
**LCR:** líquido cefalorraquidiano
**LDL-c:** lipoproteína de baixa densidade
**LES:** lúpus eritematoso sistêmico
**LH:** hormônio luteinizante (do inglês *luteinizing hormone*)
**LMT:** limite máximo tolerável
**Lp(a):** lipoproteína (a)
**LRP-5:** do inglês *low-density lipoprotein receptor-related protein 5*
**LSN:** limite superior de normalidade
**LT4:** levotiroxina
**MACE:** eventos cardíacos adversos maiores (do inglês *major adverse cardiac events*)
**MASDL:** doença hepática esteatótica associada à disfunção metabólica (do inglês *metabolic dysfunction-associated steatotic liver disease*)
**MCR-1:** receptor de melanocortina 1 (do inglês *melanocortin 1 receptor*)
**MC4R:** receptor de melanocortina 4 (do inglês *melanocortin 4 receptor*)
**MDRD:** modificação dietética na doença renal
**MEV:** mudanças no estilo de vida
**MGMT:** O-6-metilguanina-DNA metiltransferase
**MIBG:** metaiodobenzilguanidina
**MMI:** metimazol
**MODY:** diabetes de início na maturidade do jovem (do inglês *maturity-onset diabetes of the young*)
**MRSA:** *Staphylococcus aureus* resistentes à meticilina (do inglês *methicillin-resistant Staphylococcus aureus*)
**MS:** Ministério da Saúde
**MSH:** hormônio estimulante de melanócitos
**MSH6:** homólogo do MutS 6 (do inglês *MutS homolog 6*)
**MTO:** marcadores de *turnover* ósseo
**MV:** murmúrio vesicular
**NA:** neuropatia autonômica
**NAC:** neuropatia autonômica cardiovascular
**NAG:** neuropatia autonômica gastrintestinal
**NASH:** esteato-hepatite não alcoólica (do inglês *non-alcoholic steatohepatitis*)
**NC:** neuro-osteoartropatia de Charcot
**NEM-1:** neoplasia endócrina múltipla tipo 1
**NEM-2:** neoplasia endócrina múltipla tipo 2
**NF-κB:** fator nuclear kappa B
**NICE:** National Institute for Health and Care Excellence
**NIFTP:** neoplasia folicular não invasiva da tireoide com características nucleares semelhantes às papilares
**NIH:** National Institutes of Health
**NIPHS:** síndrome de hipoglicemia pancreatogênica não insulinoma (do inglês *non-insulinoma pancreatic hypoglycaemia syndrome*)
**NNT:** número necessário para tratar
**NPH (insulina):** *Neutral Protamine Hagedorn*
**NPY:** neuropeptídeo Y
**NTX:** telopeptídeo N-terminal do colágeno tipo 1
**Octreoscan:** cintilografia com AS (octreotida)

**ODR:** osteodistrofia renal
**OFC:** osteíte fibrosa cística
**OG:** oftalmopatia de Graves
**OI:** osteogênese imperfeita
**OIT:** osteomalacia induzida por tumor
**OMS:** Organização Mundial da Saúde
**OPAS:** Organização Pan-Americana da Saúde
**P1NP:** propeptídeo N-terminal do procolágeno tipo 1
**PA:** pressão arterial
**PAAF:** punção aspirativa com agulha fina
**PAD:** pressão arterial diastólica
**PAF:** polineuropatia amiloidótica familiar
**PAS:** pressão arterial sistólica
**PCI:** pesquisa de corpo inteiro
**PCR:** proteína C reativa
**PCR-US:** proteína C reativa ultrassensível
**PCSK9:** pró-proteína convertase subtilisina/kexina tipo 9 (do inglês *proprotein convertase subtilisin/kexin type 9*)
**PDE5:** fosfodiesterase tipo 5 (do inglês *phosphodiesterase type 5*)
**PEG:** polietilenoglicol
**PET:** tomografia com emissão de pósitrons (do inglês *positron emission tomography*)
**PET/CT:** tomografia computadorizada com emissão de pósitrons (do inglês *positron emission tomography/computed tomography*)
**PFE:** pico de fluxo expiratório
**PG:** prolactinoma gigante
**PHEX:** endopeptidases do cromossomo X
**PIG:** pequeno para a idade gestacional
**Pit-1:** fator de transcrição específico da hipófise 1
**PM:** pós-menopausa
**PMN:** polimorfonuclear
**POMC:** pró-opiomelanocortina
**PPAR:** receptor ativado por proliferadores de peroxissoma (do inglês *peroxisome proliferator-activated receptor*)
**PPC:** puberdade precoce central
**PPNAD:** hiperplasia micronodular pigmentosa primária (do inglês *primary pigmented nodular adrenocortical disease*)
**PPP:** puberdade precoce periférica
**PRL:** prolactina
**PRRT:** terapia com radionuclídeos receptores peptídico
**PSA:** antígeno prostático específico (do inglês *prostate-specific antigen*)
**PTH:** paratormônio
**PTHrP:** proteína relacionada ao paratormônio
**PTU:** propiltiouracila
**QM:** quilomícron
**RAC:** relação albumina/creatinina
**RAIU:** captação de iodo radioativo (do inglês *radioactive iodine uptake*)
**RANK:** receptor ativador do fator nuclear kappa-B
**RANKL:** ligante do receptor ativador do fator nuclear kappa-B
**RAR:** relação entre a aldosterona plasmática e a atividade plasmática de renina
**RCCP:** retardo constitucional do crescimento e da puberdade
**RCIU:** restrição do crescimento intrauterino
**RCR:** ritmo cardíaco regular
**RD:** retinopatia diabética
**RDP:** requerimento diário permitido
**RECIST:** *response evaluation criteria in solid tumors*
**RHAD:** raquitismo hipofosfatêmico autossômico dominante
**RHAR:** raquitismo hipofosfatêmico autossômico recessivo
**rhGH:** hormônio do crescimento humano recombinante (do inglês *recombinant human growth hormone*)
**RHLX:** raquitismo hipofosfatêmico ligado ao X
**RI:** resistência à insulina
**RIC:** relação insulina/carboidrato
**RM:** ressonância magnética
**RME:** requerimento médio estimado
**RN:** recém-nascido
**RR:** risco relativo
**RVD:** receptor de vitamina D
**SARM:** modulador seletivo do receptor de androgênio (do inglês *selective androgen receptor modulator*)
**SARRN:** síndrome da angústia respiratória do recém-nascido
**SARS-CoV-2:** vírus da síndrome respiratória aguda grave-2
**SBD:** Sociedade Brasileira de Diabetes
**SC:** subcutânea (via)
**SCA:** síndrome coronariana aguda
**SDHEA:** sulfato de desidroepiandrosterona
**SED:** síndrome do eutireoidiano doente
**SERM:** modulador seletivo do receptor estrogênico (do inglês *selective estrogen receptor modulator*)
**SF:** soro fisiológico
**SF-1:** fator esteroidogênico 1 (do inglês *steroidogenic factor*)
**SG:** soro glicosado
**SGLT-1:** cotransportador de sódio e glicose 1 (do inglês *sodium/glucose cotransporter 1*)
**SGLT-2:** cotransportador de sódio e glicose 2 (do inglês *sodium/glucose cotransporter 2*)
**SHBG:** globulina ligadora de hormônios sexuais (do inglês *sex hormone-binding globulin*)
**SHOX:** *short-stature homeobox-containing gene on chromosome X*
**SIT:** treinamento intervalado de velocidade (do inglês *sprint interval training*)

**SL:** sublingual (via)
**SNC:** sistema nervoso central
**SNP:** síndrome neuropsiquiátrica
**SOP:** síndrome dos ovários policísticos
**SPA:** síndrome poliglandular autoimune
**SPECT:** tomografia computadorizada com por emissão de fóton único (do inglês *single-photon emission computed tomography*)
**SPIOMET:** espironolactona, pioglitazona e metformina (do inglês *spironolactone, pioglitazone and metformin*)
**SPW:** síndrome de Prader-Willi
**SRAA:** sistema renina-angiotensina-aldosterona
**SSTR:** receptor de somatostatina (do inglês *somatostatin receptor*)
**StAR:** proteína de regulação aguda da esteroidogênese (do inglês *steroidogenic acute regulatory protein*)
**SUS:** Sistema Único de Saúde
**T3:** tri-iodotironina
**T3L:** tri-iodotironina livre
**T4:** tiroxina
**T4L:** tiroxina livre
**TACE/TAE:** quimioembolização transarterial/embolização transarterial
**TBG:** globulina ligadora de tiroxina (do inglês *thyroxine-binding globulin*)
**TBS:** escore ósseo trabecular (do inglês *trabecular bone score*)
**TC:** tomografia computadorizada
**TC-4D:** tomografia computadorizada quadridimensional
**TCE:** traumatismo cranioencefálico
**TCP:** túbulo contorcido proximal
**TDAH:** transtorno de déficit de atenção com hiperatividade
**TEP:** tromboembolismo pulmonar
**TERT:** transcriptase reversa da telomerase
**TEV:** tromboembolismo venoso
**TFG:** taxa de filtração glomerular
**TSH:** hormônio estimulador da tireoide
**TFGe:** taxa de filtração glomerular estimada
**Tg:** tireoglobulina
**TG:** triglicerídios
**TGO:** transaminase glutâmico-oxaloacética
**TGP:** transaminase glutâmico-pirúvica
**TH:** terapia hormonal
**TI:** tireoidite infecciosa
**TIA:** tireotoxicose induzida por amiodarona
**TI-RADS:** *thyroid imaging reporting and data system*
**TNM:** tumor-nódulo-metástase
**TOS:** The Obesity Society
**TOTG:** teste oral de tolerância à glicose
**T-Pit:** fator de transcrição TBX19
**TPO:** tireoperoxidase
**TPP:** tireoidite pós-parto
**TR:** tireoidite de Riedel
**TRAb:** anticorpo antirreceptor do hormônio estimulador da tireoide (do inglês *TSH receptor antibody*)
**TRE:** terapia de reposição estrogênica
**TRH:** hormônio liberador de tireotrofina (do inglês *thyrotropin-releasing hormone*)
**TRS:** terapia renal substitutiva
**TS:** tireoidite silenciosa
**TVP:** trombose venosa profunda
**UFC:** cortisol livre urinário (do inglês *urinary free cortisol*)
**UH:** unidades de Hounsfield
**UKPDS:** *United Kingdom Prospective Diabetes Study*
**US:** ultrassonografia
**VCAM:** molécula de adesão celular vascular (do inglês *vascular cell adhesion molecule*)
**VE:** ventrículo esquerdo
**VHS:** velocidade de hemossedimentação
**VIP:** polipeptídeo intestinal vasoativo (do inglês *vasoactive intestinal polypeptide*)
**Vitamina $D_2$:** ergocalciferol
**Vitamina $D_3$:** colecalciferol
**VLDL-c:** lipoproteína de muito baixa densidade
**VMH:** velocidade de marcha habitual
**$VO_2$ máx:** consumo máximo de oxigênio
**VPN:** valor preditivo negativo
**VPP:** valor preditivo positivo
**VR:** valor de referência
**WL:** perda de peso (do inglês *weight loss*)

# Sumário

# Parte 1

# Diabetes Melito

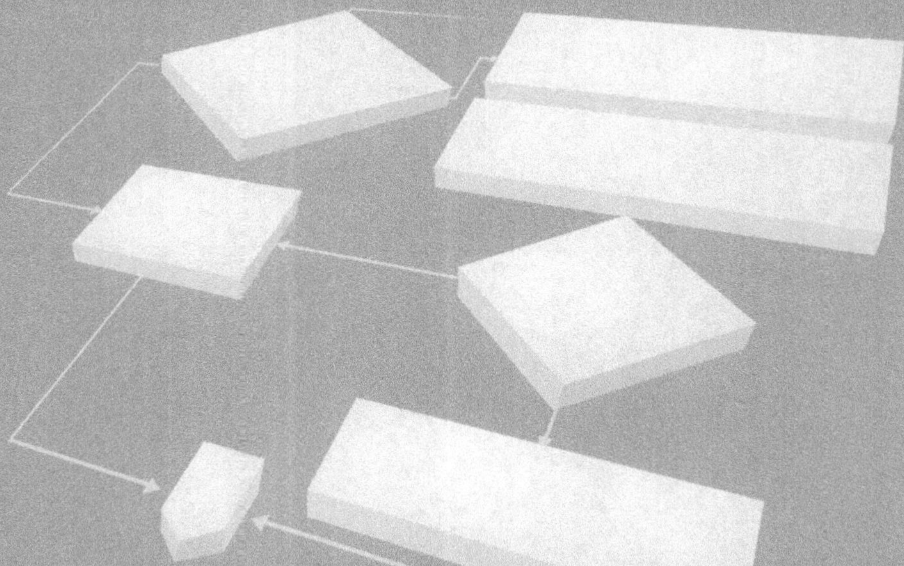

Capítulo 1

# Pré-Diabetes

Yasmim Mucida ▪ Renata de Castro ▪ Francisco Bandeira

## DEFINIÇÃO

Pré-diabetes é definido como estado intermediário de hiperglicemia em que os níveis glicêmicos estão acima do limite superior da normalidade, porém abaixo dos níveis considerados para o diagnóstico de diabetes melito (DM).

## EPIDEMIOLOGIA

De acordo com os dados mais recentes da International Diabetes Federation (IDF), a prevalência global de pré-diabetes e diabetes aumentou significativamente. Em 2021, cerca de 10,5% da população adulta global (de 20 a 79 anos) estava vivendo com diabetes, o que corresponde a aproximadamente 537 milhões de adultos. A previsão é de que esse número aumente para 783 milhões de adultos até 2045, o equivalente a um em cada oito no mundo. A prevalência de pré-diabetes está em torno de 10,6% da população adulta, afetando cerca de 541 milhões de pessoas.

Nos EUA, dados do Centers for Disease Control and Prevention (CDC) estimaram, em 2018, uma prevalência de pré-diabetes de 34,5% (88 milhões de adultos) na população acima de 18 anos. Entre os maiores de 65 anos, 24,2 milhões de pacientes estavam acometidos com pré-diabetes.

Assim como no DM, o aumento da prevalência de pré-diabetes está relacionado com a transição epidemiológica e nutricional e ao estilo de vida sedentário. Do mesmo modo, há aumento do risco de desenvolvimento de outras doenças, como as cardiovasculares e renais, além do próprio DM.

## FATORES DE RISCO

Os fatores de risco para o desenvolvimento do pré-diabetes são os mesmos observados no DM:

- Idade maior que 40 anos
- História familiar de diabetes
- Obesidade
- Sedentarismo
- Dieta rica em carboidratos
- Dislipidemia
- Tabagismo
- Hipertensão.

## FISIOPATOLOGIA

No pré-diabetes, observa-se a associação de mecanismos de diminuição da produção endógena de insulina e de resistência à sua ação, levando ao estado de hiperglicemia e suas consequências nos diversos órgãos do corpo. Esse estágio antecede o estabelecimento do diabetes propriamente dito.

Baseado em uma coorte alemã e outra do Reino Unido (*Tübingen Lifestyle Program e The Whitehall II*) foram identificados, recentemente, subgrupos de indivíduos com alto risco para o desenvolvimento de diabetes melito tipo 2. Um deles, com obesidade, aumento da gordura visceral e intrarrenal, apesar da metade ter normoglicemia, exibiu maior risco de doença renal crônica e maior mortalidade.

## DIAGNÓSTICO

O diagnóstico de pré-diabetes é extremamente importante para que possam ser identificados indivíduos de alto risco para o desenvolvimento de diabetes e, assim, serem realizadas intervenções no estilo de vida e terapêuticas.

Até 1997, diabetes era diagnosticado baseado em uma glicemia de jejum (GJ) acima de 140 mg/dℓ, determinada arbitrariamente. A partir de então, com base em estudos da época que demonstravam aumento significativo do risco de desenvolvimento de retinopatia a partir de níveis de GJ acima de 126 mg/dℓ, o comitê de especialistas da American Diabetes Association (ADA Expert Committee) estabeleceu esse valor como o novo ponto de corte para o diagnóstico de DM, acrescentando também o teste oral de tolerância à glicose (TOTG) 75 g e a hemoglobina glicada (HbA1c).

Os critérios diagnósticos propostos pela ADA e pela Organização Mundial da Saúde (OMS) baseiam-se nos seguintes achados (Tabela 1.1):

- OMS: GJ 110 a 125 mg/dℓ (6,1 a 6,9 mmol/ℓ) e TOTG 75 g de 140 a 199 mg/dℓ (7,8 a 11,0 mmol/ℓ)
- ADA: GJ 100 a 125 mg/dℓ (6,0 a 6,9 mmol/ℓ), TOTG 75 g de 140 a 199 mg/dℓ (7,8 a 11,0 mmol/ℓ) e HbA1c 5,7 a 6,4%.

O TOTG 75 g tem demonstrado maior sensibilidade na maioria das coortes e é, portanto, considerado o teste padrão-ouro para o diagnóstico de pré-diabetes na atualidade.

Alguns estudos anteriores, incluindo o *San Antonio Heart Study* (SAHS), já sugeriram o uso de uma nova ferramenta como marcador precoce de disglicemia: o TOTG 75 g após 1 h da administração do dextrosol, cujo ponto de corte é de 155 mg/dℓ. Observou-se que, a partir desse período, já havia resistência à insulina, aumento na reabsorção intestinal de glicose, diminuição e disfunção de células beta pancreáticas.

A frequência de indivíduos com TOTG 75 g normal, porém com TOTG 75 g 1 h alterado, variou nos estudos entre 11 e 16%, em geral, e entre 25 e 42%, nas coortes com pacientes de alto risco, o que sugere que esta ferramenta pode ser ainda mais útil para a triagem de pré-diabetes nos pacientes com o perfil do segundo grupo.

Mais recentemente, a IDF revisou evidências que apontam o TOTG 75 g 1 h como um preditor altamente sensível para a progressão ao diabetes tipo 2, bem como de complicações microvasculares e macrovasculares, de apneia obstrutiva do sono, de diabetes relacionado com fibrose cística e de doenças hepáticas relacionadas ao excesso de gordura, sendo superior à glicemia de jejum e à hemoglobina glicada (HbA1c), permitindo a detecção precoce de indivíduos em risco e melhor direcionamento para intervenções preventivas. Além disso, valores de TOTG 75 g após 1 h ≥ 209 mg/dℓ podem ser considerados diagnósticos para diabetes tipo 2, sugerindo a necessidade de redefinir os critérios diagnósticos atuais, priorizando o uso do TOTG 75 g após 1 h em estratégias de prevenção.

## TRATAMENTO

### Mudança no estilo de vida

As diretrizes da ADA recomendam que os indivíduos com pré-diabetes intensifiquem a atividade física (150 min por semana) associada a uma dieta com baixo índice de carboidratos.

Estudos recentes mostram que a perda de peso é um fator crucial na remissão do pré-diabetes e na prevenção do diabetes tipo 2. Análises realizadas a partir dos estudos *Prediabetes Lifestyle Intervention Study* (PLIS) e o *Diabetes Prevention Program* indicam que a perda de mais de 5% do peso corporal induziu a remissão do pré-diabetes para a regulação normal da glicose em 43% dos participantes, o que resultou em uma redução de 73% no risco de progressão para diabetes tipo 2.

Recomenda-se que diretrizes futuras considerem metas de remissão glicêmica com a perda de peso para maximizar a prevenção do diabetes tipo 2, pois a combinação dessas abordagens oferece maior proteção do que a perda de peso isolada.

### Medicamentoso

A metformina na dose de 1.700 mg/dia é o único fármaco recomendado atualmente para o tratamento de pacientes com pré-diabetes. Estudos mais antigos e com grandes populações, como o *Diabetes Prevention Program* e o *Diabetes Prevention Program Outcomes Study* (DPPOS), demonstraram neutralidade da metformina na redução

**TABELA 1.1** Critérios diagnósticos pré-diabetes.

| Exames | OMS | ADA |
|---|---|---|
| GJ (mg/dℓ) | 110 a 125 | 100 a 125 |
| TOTG 75 g (mg/dℓ) | 140 a 199 | 140 a 199 |
| HbA1c (%) | Não avalia | 5,7 a 6,4 |

ADA: American Diabetes Association; GJ: glicemia de jejum; HbA1c: hemoglobina glicada; OMS: Organização Mundial da Saúde; TOTG: teste oral de tolerância à glicose.

do risco de evolução do pré-diabetes para o diabetes, e a mudança do estilo de vida foi superior ao medicamento em ambos os estudos.

Embora a ADA defenda intervenções terapêuticas mais agressivas nos pacientes de muito alto risco e/ou com HbA1c acima de 6%, ainda não existe recomendação formal quanto ao uso de outros medicamentos.

Os estudos *Actos Now for the Prevention of Diabetes* (ACT NOW) e *Insulin Resistance Intervention and Stroke* (IRIS) avaliaram o uso da pioglitazona em pacientes com pré-diabetes, inclusive naqueles de alto risco para eventos cardiovasculares (especialmente acidente vascular encefálico, [AVE]) comparado ao placebo. Observou-se percentual significativo de conversão para euglicemia nos participantes em uso de pioglitazona, assim como melhora de aspectos cardiovasculares. No entanto, houve ganho de peso e aumento significativo na incidência de edema e de fraturas ósseas nesse grupo em comparação com o grupo placebo.

O estudo *Outcome Reduction with an Initial Glargine Intervention* (ORIGIN) avaliou o uso da insulina glargina em 1.456 pacientes com pré-diabetes em comparação com o tratamento padrão, e houve incidência de 25% de DM2 no grupo da insulina glargina *versus* 64% no grupo em tratamento padrão. Observou-se efeito neutro na prevenção de eventos cardiovasculares e no desenvolvimento de câncer. Como aspectos negativos, houve ganho de peso e hipoglicemias.

O estudo *Satiety and Clinical Adiposity – Liraglutide Evidence* (SCALE) comparou o uso da liraglutida na dose de 3 mg/dia, associada à mudança no estilo de vida, ao placebo em 2.254 pacientes com pré-diabetes. Em 160 semanas, 66% do grupo liraglutida apresentaram euglicemia em comparação com 36% do grupo placebo.

Outro estudo, o *Prevention of Diabetes Through the Lifestyle Intervention and Metformin in Prediabetes: The PRE-D Trial* (PRE-D trial), comparou dapaglifozina 10 mg/dia, metformina 1.700 mg/dia e mudança no estilo de vida isolada no tratamento de pacientes com pré-diabetes, observando discreta superioridade dos inibidores do cotransportador de sódio e glicose 2 (iSGLT-2) na redução da variabilidade glicêmica em comparação com as outras intervenções terapêuticas.

Diante desse panorama, observa-se uma tendência à mudança no protocolo de tratamento do pré-diabetes, visando a uma abordagem mais precoce e com terapias mais eficazes.

## PRÉ-DIABETES TIPO 1

O diabetes melito tipo 1 (DM1) é uma doença autoimune em que há destruição das células beta pancreáticas, resultando em deficiência insulínica. Ocorre frequentemente em pacientes jovens, e o diagnóstico, muitas vezes, é confirmado por meio das dosagens de autoanticorpos.

Embora as bases do tratamento intensivo do DM1 tenham sido estabelecidas há mais de 60 anos, ainda no início da década de 1990, tomando por base as evidências do estudo *Diabetes Control and Complications Trial* (DCCT), ainda hoje a mortalidade em adolescentes por hipoglicemia e cetoacidose permanece elevada. Além disso, sabe-se que a expectativa de vida dos pacientes com DM1 é reduzida em cerca de 10 anos, em comparação com a população geral, e a doença arterial coronariana precoce é o principal fator contribuinte para elevação desse índice.

Nesse sentido, levando em consideração a fisiopatologia autoimune do DM1, há anos vem-se estudando maneiras de se evitar a progressão ou postergar o diagnóstico da doença por meio de atuações terapêuticas em uma fase pré-sintomática, quando ainda há reserva de função pancreática.

Entre os indivíduos cujos familiares de primeiro grau têm DM1 e que carregam a presença de dois ou mais autoanticorpos, são grandes as chances de desenvolverem a doença ao longo dos anos. Ao realizar o rastreio nesse perfil de paciente, que ainda não abriu um quadro floreado com sintomas típicos de hiperglicemia ou cetoacidose, porém possui a presença de autoanticorpos, além de intolerância à glicose, caracteriza-se um estado que pode ser convencionalmente chamado "pré-diabetes tipo 1".

Esse grupo de indivíduos mostra-se ainda com substancial reserva pancreática, detectada por níveis significativos de peptídeo-C no sangue periférico, que deve ser preservada com muito empenho.

Deve-se atentar que o diagnóstico do DM1 é feito sobretudo na faixa etária de crianças e adolescentes, fato que causa grande impacto, a curto e longo prazos, na saúde individual do paciente e também para o sistema de saúde. Postergar em 2 ou 3 anos o início da doença propriamente dita, acarretando a necessidade de monitoramento estrita da glicose e insulinoterapia intensiva, significa que serão anos fundamentais em que se evitará a exposição do paciente às hiperglicemias do descontrole ou hipoglicemias, muitas vezes inerentes aos esquemas terapêuticos, mas igualmente deletérias. Trata-se de beneficiar o paciente com uma menor variabilidade glicêmica inicial, o que representará uma melhor memória metabólica, ocasionando maior controle das metas pelo tratamento necessário nos anos seguintes.

Várias terapêuticas nesse sentido não tiveram resultados relevantes até o surgimento do teplizumabe, um anticorpo monoclonal contra a cadeia ε da molécula de CD3 nas células T. Foi desenvolvido pelo grupo TrialNet entre 2011 e 2018, em um estudo multicêntrico e randomizado, em que 76 pacientes em risco de desenvolver DM1 (com características já mencionadas anteriormente) foram randomizados em um grupo que recebeu teplizumabe (1 vez/dia durante 14 dias) e outro grupo placebo, cujo desfecho primário era o tempo até o diagnóstico de DM1, tendo acompanhamento médio de 745 dias.

Dos 44 pacientes do grupo de teplizumabe, 19 tiveram o diagnóstico (43%) contra 23 dos 32 indivíduos (72%) que constituíram o grupo placebo, sendo a incidência anual de 14,9% contra 35,9%, respectivamente. O risco relativo (RR) do teplizumabe para o placebo foi de 0,412 (95%, IC = 0,216 a 0,783, p = 0,006).

Um ponto fraco do estudo foi o tamanho reduzido da amostra, mas, sem dúvidas, são dados animadores que podem modificar a maneira como encaramos atualmente o DM1.

## LEITURAS SUGERIDAS

American Diabetes Association. Standards of medical care in diabetes-2014. Diabetes Care. 2014;37:14-80.

Bergman M, Abdul-Ghani M, DeFronzo RA, et al. Review of methods for detecting glycemic Disorders. Diabetes Res Clin Pract. 2020;165(108233).

Bergman M, Manco M, Satman I, Chan J, Schmidt MI, Sesti G, et al. International Diabetes Federation position statement on the 1-hour post-load plasma glucose for the diagnosis of intermediate hyperglycaemia and type 2 diabetes. Diabetes Res Clin Pract. 2024;209:111589.

Centers for Disease Control and Prevention (CDC). National diabetes statistics report, 2021. Atlanta, GA: CDC, US Department of Health and Human Services; 2021.

Dayan C, Karah M, et al. Changing the landscape for type 1 diabetes: the first step to prevention. The Lancet. 2019; 394(10205):1286-96.

DeFronzo RA, Tripathy D, Schwenke, D, et al. Pioglitazone for diabetes prevention in impared glucose tolerance. N Engl J Med. 2011;364:1104-15.

Diabetes Prevention Program Research Group. 10-year follow-up of diabetes incidence and weight loss in the Diabetes Prevention Program Outcomes Study. The Lancet. 2009;374(9702):1677-86.

Diabetes Prevention Program Research Group. Reduction in the incidence of type 2 diabetes with lifestyle intervention or metformin. N Engl J Med. 2002;346(6).

Færch K, Blond MB, Bruhn L, Amadid H, Vistisen D, Clemmensen KKB, et al. The effects of dapagliflozin, metformin or exercise on glycaemic variability in overweight or obese individuals with prediabetes (the PRE-D Trial): a multi-arm, randomised, controlled trial. Diabetologia. 2021;64:42-55.

Fræch K, Nielsen LB, et al. Protocol for a randomised controlled trial of the effect of dapaglifozin, metformin and exercise on glycaemic variability, body composition and cardiovascular risk in prediabetes (the PRE-D Trial). BMJ Open. 2017;7(5).

International Diabetes Federation (IDF). IDF diabetes atlas. 8. ed. Brussels, Belgium: International Diabetes Federation; 2017.

Jumpertz von Schwartzenberg R, Vazquez Arreola E, Sandforth A, Hanson RL, Birkenfeld AL. Role of weight loss-induced prediabetes remission in the prevention of type 2 diabetes: time to improve diabetes prevention. Diabetologia. 2024.

Le Roux CW, Astrup A, Fujioka K, et al. 3 years of liraglutide verus placebo for type 2 diabetes risk reduction and weight management in individuals with prediabetes: a randomized, double-blind trial. The Lancet. 2017;389(10077):1349-409.

The IRIS Trial Investigators. Pioglitazone after ischemic stroke or transient ischemic attack. N Eng J Med. 2016;374: 1321-31.

The ORIGIN Trial Investigators. Basal insulin and cardiovascular and other outcomes in dysglycemia. N Engl J Med. 2012;367:319-28.

Wagner R, Heni M, Tabák AG, Machann J, Schick F, Randrianarisoa E, et al. Pathophysiology-based subphenotyping of individuals at elevated risk for type 2 diabetes. Nat Med. 2021;27(1):49-57.

Capítulo 2

# Diagnóstico e Tratamento do Diabetes Melito Tipo 2

Aiany Sabriny ▪ Isabel Cristina do Nascimento Dantas ▪ Lourena Rodrigues Lima ▪ Aline Guerra Correia Nóbrega ▪ Francisco Bandeira

## DEFINIÇÃO

O diabetes melito (DM) inclui um conjunto de distúrbios metabólicos de diferentes etiologias, caracterizado por hiperglicemia crônica, resultante, principalmente, da diminuição da sensibilidade dos tecidos à ação da insulina e/ou da deficiência de sua secreção. A longo prazo, a hiperglicemia associa-se a lesões em vários órgãos, principalmente nos olhos, rins, coração, nervos e vasos sanguíneos.

O DM também está relacionado com outras doenças, como hipertensão arterial, dislipidemia, alteração da função endotelial, aumento dos riscos cardio e cerebrovascular e doença arterial periférica.

## EPIDEMIOLOGIA

O DM constitui um sério problema de saúde pública e sua prevalência tem aumentado em proporções epidêmicas. De acordo com a International Diabetes Federation (IDF), em 2017, a prevalência mundial era de 425 milhões de pessoas acometidas pelo DM, entre 20 e 79 anos, com a estimativa de chegar aos 629 milhões em 2045.

O aumento da prevalência dessa enfermidade está associado a diversos fatores, como rápida urbanização, transições epidemiológica e nutricional, maior frequência de estilo de vida sedentário, excesso de peso, crescimento e envelhecimento populacional.

Além da prevalência crescente do DM, houve o aumento do risco de complicações inerentes à doença e de morbimortalidade. O risco relativo do desenvolvimento de doenças cardiovasculares entre pessoas com DM tem sido 2 a 4 vezes maior quando comparado àquelas sem diabetes. Houve um aumento de complicações, como neuropatia, nefropatia, retinopatia e amputações. Esse incremento nas complicações pode ser explicado por demora diagnóstica, inércia terapêutica, má adesão ao tratamento e falta de acesso ao sistema de saúde.

## CLASSIFICAÇÃO

Atualmente, classifica-se o DM em tipos 1 e 2 (DM1 e DM2), mais prevalentes além de tipos específicos de diabetes devido a outras causas, por exemplo, síndromes de diabetes monogênicas, doenças do pâncreas exócrino, diabetes induzido por medicamentos ou produtos químicos, diabetes secundário e diabetes gestacional (DMG), menos comuns (Quadro 2.1). Setenta e cinco a 85% dos pacientes são identificados com DM2.

**QUADRO 2.1** Classificação etiológica. (*Continuação*)

| Diabetes melito tipo 1* |
|---|
| • Mediação imunológica<br>• Idiopática |
| **Diabetes melito tipo 2*** |
| • Defeitos genéticos da função da célula beta:<br>▪ MODY<br>▪ DM neonatal<br>▪ DM mitocondrial |
| • Defeitos genéticos da ação da insulina:<br>▪ Resistência à insulina do tipo A<br>▪ Leprechaunismo<br>▪ Síndrome de Rabson-Mendenhall<br>▪ Diabetes lipoatrófico<br>▪ Outros |
| • Doenças de pâncreas exócrino:<br>▪ Pancreatite<br>▪ Traumatismo/pancreatectomia<br>▪ Neoplasia<br>▪ Fibrose cística<br>▪ Hemocromatose<br>▪ Pancreatopatia fibrocalculosa<br>▪ Outras |

(*continua*)

**QUADRO 2.1** Classificação etiológica. (*Continuação*)

| Diabetes melito tipo 2* |
|---|
| • Endocrinopatias:<br>▪ Acromegalia<br>▪ Síndrome de Cushing<br>▪ Glucagonoma<br>▪ Feocromocitoma<br>▪ Hipertireoidismo<br>▪ Somatostatina<br>▪ Outros |
| • Induzidos por fármacos ou produtos químicos, como:<br>▪ Vacor<br>▪ Pentamidina<br>▪ Ácido nicotínico<br>▪ Glicocorticoides (GC)<br>▪ Hormônio tireoidiano<br>▪ Diazóxido<br>▪ Agonistas beta-adrenérgicos<br>▪ Tiazídicos<br>▪ IFN-alfa<br>▪ Outros |
| • Infecções:<br>▪ Rubéola congênita<br>▪ Citomegalovírus |
| • Formas incomuns de diabetes mediadas imunologicamente:<br>▪ Síndrome de *stiff-man* (homem rígido)<br>▪ Anticorpo antirreceptor de insulina<br>▪ Outros |
| • Outras síndromes genéticas algumas vezes associadas ao diabetes:<br>▪ Síndrome de Down<br>▪ Síndrome de Klinefelter<br>▪ Síndrome de Turner<br>▪ Síndrome de Wolfram<br>▪ Ataxia de Friedreich<br>▪ Coreia de Huntington<br>▪ Síndrome de Laurence-Moon-Biedl<br>▪ Distrofia miotônica<br>▪ Porfiria<br>▪ Síndrome de Prader-Willi<br>▪ Outras |
| • Diabetes gestacional |

IFN-alfa: interferon-alfa; MODY: diabetes de início na maturidade do jovem.
*Pacientes com qualquer forma de diabetes podem necessitar de tratamento insulínico em algum estágio da doença. O uso da insulina, por si só, não classifica o paciente.

O DM2, em particular, é altamente heterogêneo, e uma classificação refinada poderia servir como ferramenta poderosa para individualizar os regimes de tratamento e identificar indivíduos com risco aumentado de complicações. Estudo realizado por pesquisadores escandinavos usou métodos de *clustering* para criar uma classificação orientada por dados para pacientes com diabetes. Foram identificados cinco subgrupos do DM, que apresentaram diferentes perfis fisiológicos e genéticos com desfechos variáveis. Por meio de seis parâmetros (anticorpos glutamato-descarboxilase; idade ao diagnóstico; índice de massa corporal, IMC; hemoglobina glicada; e avaliação do modelo homeostático 2 da função das células beta [HOMA2-B] e avaliação do modelo homeostático 2 de resistência à insulina [HOMA2-IR]), os pacientes foram divididos em três formas graves e duas formas leves da doença: uma correspondente ao DM1, e as quatro restantes representando subtipos de DM2 (Tabela 2.1). Esta heterogeneidade do DM2 em adultos foi reproduzida em nosso Serviço, como ilustra a Tabela 2.2. Os pacientes insulinopênicos, embora mais jovens, têm menor massa muscular do que os pacientes idosos.

**TABELA 2.1** Classificação do diabetes melito (DM) em cinco grupos.

| Grupos | Tipo | Denominação proposta |
|---|---|---|
| 1 | DM1 | Diabetes autoimune grave |
| 2 | DM2 | Diabetes insulinodeficiente grave |
| 3 | DM2 | Diabetes insulinorresistente grave |
| 4 | DM2 | Diabetes leve relacionado com obesidade |
| 5 | DM2 | Diabetes leve relacionado com idade |

Adaptada de Ahlqvist et al., 2018.

**TABELA 2.2** Tratamento do diabetes tipo 2 com base na presença de fatores de risco para doença cardiovascular, insuficiência renal ou cardíaca.

| Metformina 1ª linha, exceto se | |
|---|---|
| Indicativos de alto risco ou DCV estabelecida ou insuficiência cardíaca ou DRC | |
| Considerar independente de valor da HbA1c | |
| DCV predomina<br>• DCV prévia<br>• Alto risco de DCV | • Insuficiência cardíaca ou DRC predomina<br>• FE baixa<br>• DRC (TFG 30 a 60 mℓ/min/1,73 m² ou albuminúria) |
| arGLP-1 e/ou iSGLT-2 | iSGLT-2 com benefício comprovado |

arGLP-1: agonista dos receptores do GLP-1; DCV: doença cardiovascular; DRC: doença renal crônica; FE: fração de ejeção; HbA1c: hemoglobina glicada; iSGLT-2: inibidores do cotransportador de sódio e glicose 2; TFG: taxa de filtração glomerular.

# APRESENTAÇÃO CLÍNICA

Os casos de DM1, em sua quase totalidade, apresentam sintomas clássicos da hiperglicemia, como poliúria, polidipsia e polifagia, associados à perda ponderal. Sobrepeso e obesidade não descartam o diagnóstico do DM1. Pacientes portadores de DM2 podem ser assintomáticos ou oligossintomáticos. Nos casos em que houver dúvida, a dosagem de autoanticorpos auxilia no diagnóstico.

## Diabetes melito tipo 1

Há uma deficiência insulínica por destruição das células beta pancreáticas decorrente da insulinite autoimune, que ocorre frequentemente em jovens, com instalação rápida dos sintomas clínicos, propensão à cetose e presença de autoanticorpos circulantes (tipo 1A). Em outros casos, o processo etiopatogênico é desconhecido e não há evidências de autoimunidade (tipo 1B).

## Diabetes latente autoimune em adultos

Acomete adultos predominantemente na quinta década de vida e evolui com falência secretória de insulina. Os critérios diagnósticos são:

- Idade de diagnóstico entre 25 e 65 anos
- Ausência de cetoacidose diabética ou hiperglicemia acentuada no diagnóstico, ou imediatamente após, sem necessidade de insulina por pelo menos 6 a 12 meses (diferenciando-se do DM1 do adulto)
- Existência de autoanticorpos (especialmente o anticorpo antidescarboxilase do ácido glutâmico – anti-GAD).

## Diabetes melito tipo 2

É uma síndrome heterogênea com patogênese diversa, que envolve fatores genéticos e ambientais e resulta em defeitos da secreção e ação da insulina. Surge geralmente após os 40 anos e a maioria dos pacientes apresenta sobrepeso ou obesidade. Pode acometer crianças, adolescentes e adultos jovens, principalmente pela mudança do estilo de vida. Está associado com:

- História familiar de diabetes
- Obesidade
- Diagnóstico prévio de intolerância à glicose
- Diabetes gestacional ou macrossomia fetal
- Tabagismo
- Hipertensão arterial sistêmica (HAS)
- Dislipidemia.

## Diabetes monogênico

O diabetes monogênico corresponde a uma das formas de DM causadas por mutações patogênicas apresentadas em um único gene. O diabetes de início na maturidade do jovem (MODY, do inglês *maturity-onset diabetes of the young*) é a forma mais frequente de diabetes monogênico, sendo caracterizado por surgimento precoce, herança autossômica dominante e não dependente de insulina. Outros tipos de diabetes monogênico incluem o diabetes neonatal (NDM) e o diabetes mitocondrial.

### *MODY*

Diagnosticado na infância, na adolescência ou na idade adulta jovem, corresponde a um defeito primário na secreção de insulina, associado à disfunção da célula beta pancreática. Evolui com hiperglicemia em 95% dos afetados, geralmente antes dos 25 anos. Atualmente, seis principais subtipos de MODY foram identificados, decorrentes de mutações em diferentes genes e, logo, com apresentações clínicas heterogêneas. Representam 1 a 5% dos casos de DM (Tabela 2.3).

A maioria dos pacientes com MODY tem aspecto físico magro e responde bem ao uso de sulfonilureias e/ou alterações comportamentais (dieta e atividade física). Em alguns casos, podem ocorrer complicações microvasculares do diabetes, como retinopatia e nefropatia (MODY 1 e 3).

# DIAGNÓSTICO

## Laboratorial

O diagnóstico laboratorial baseia-se nos seguintes achados:

- Hemoglobina glicada (HbA1c) ≥ 6,5%
- Glicose de jejum (GJ) ≥ 126 mg/dℓ (7 mmol/ℓ)
- Glicose plasmática de 1 h no TTGO ≥ 209 mg/dℓ (11,61 mmol/ℓ) ou glicose plasmática de 2 h no TTGO ≥ 200 mg/dℓ (11,1 mmol/ℓ)
- Glicose ao acaso ≥ 200 mg/dℓ em pacientes com sintomas clássicos de hiperglicemia ou crise hiperglicêmica.

**TABELA 2.3** Dados clínicos e genéticos dos seis subtipos de MODY conhecidos e do MODY X.

| Tipo (MODY) | Gene | Achados | Hiperglicemia | Idade ao diagnóstico | Defeito primário |
|---|---|---|---|---|---|
| 1 | *HNF-4α* | Raro | Progressiva | Pós-puberal | Pâncreas/outros |
| 2 | *GCK* | 10 a 65% | Leve | Infância | Pâncreas/fígado |
| 3 | *HNF-1α* | 20 a 75% | Progressiva | Pós-puberal | Pâncreas/rim/fígado |
| 4 | *PDX-1* | Raro | Progressiva | Adultos jovens | Pâncreas/outros |
| 5 | *HNF-1β* | Raro | Progressiva | Pós-puberal | Pâncreas/rim/outros |
| 6 | *NEUROD 1* | Raro | – | Adultos jovens | Pâncreas/outros |
| 7 | *KLF11* | Raro | – | – | Pâncreas/outros |
| 8 | *CEL* | Raro | Progressiva | Adultos jovens | Pâncreas |
| 9 | *PAX4* | Raro | – | – | Pâncreas |
| 10 | *INS* | Raro | – | Infância<br>Adultos jovens | Pâncreas |
| 11 | *BLK* | Raro | Progressiva | – | Pâncreas |
| 12 | *ABCC8* | Raro | Progressiva | Pré-adolescente<br>Adultos jovens | Disfunção no canal de potássio sensível ao ATP |
| 13 | *KCNJ11* | Raro | Progressiva | Infância | Disfunção no canal de potássio sensível ao ATP |
| 14 | *APPL1* | Muito raro | – | Adultos jovens | Pâncreas |

Os valores de HbA1c, GJ, glicemia pós-TOTG precisam ser repetidos para o diagnóstico ou associar dois testes.

### *Hemoglobina glicada*

Os valores da HbA1c refletem a média das glicemias durante os últimos 2 a 3 meses, e o tempo médio de sobrevida das hemácias. Quanto maior a concentração de glicose plasmática e maior o período de contato, maior a porcentagem de HbA1c. Considera-se a HbA1c como padrão-ouro para o controle glicêmico. Em pacientes bem controlados, a HbA1c deve ser realizada 2 vezes/ano. E a cada 3 meses para os que necessitam de ajustes de tratamento.

Alguns fatores podem falsear os valores de HbA1c:

- Falsos positivos: doença renal crônica (DRC), hipertrigliceridemia, consumo de álcool, esplenectomia, anemia ferropriva, toxicidade por chumbo e por opiáceos
- Falsos-negativo: qualquer condição que diminua a meia-vida das hemácias (anemia hemolítica, esferocitose, eliptocitose, lise desencadeada por deficiência de glicose-6-fosfato desidrogenase – G6 PD), perdas sanguíneas, transfusão de sangue recente, gravidez ou parto recente, altas doses de vitamina C ou E, hemoglobinopatias, hemoglobina F e dapsona.

### *Teste oral de tolerância à glicose*

No adulto, faz-se a coleta da glicose de jejum e, em seguida, administra-se 75 g de glicose anidra dissolvida em água. Após 1 e 2 h, coleta-se nova amostra de glicose. É importante orientar que 3 dias antecedentes ao teste deve ser feita a ingestão de pelo menos 150 g de carboidrato/dia. Em crianças, a sobrecarga deve ser realizada a 1,75 g/kg de peso, sem ultrapassar 75 g de glicose. As indicações para o teste são:

- Diagnóstico de DM
- Diagnóstico de DMG
- GJ $\geq$ 100 e < 126 mg/dℓ ou HbA1c $\geq$ 5,7 e < 6,5%.

Estudos recentes evidenciaram que o TTGO-1 h discrimina melhor do que comparado à GJ e ao TTGO-2 h, além disso, ele identifica, de maneira semelhante, pessoas com DM e retinopatia apresentando boa acurácia na identificação de portadores de pré-diabetes e predição de evolução para DM2. Dessa maneira, quando houver indicação de realização do TTGO, é recomendado o uso de TTGO-1 h para o diagnóstico de DM2 e detecção de pré-diabetes, devido à sua praticidade e superioridade quando equiparado ao TTGO-2 h.

#### *Frutosamina*

Deve ser considerada em pacientes com condições que alterem os valores de HbA1c (p. ex., gravidez e hemoglobinopatias). Os valores da frutosamina refletem a média das glicemias durante as últimas 3 a 4 semanas.

#### *Peptídeo C*

A capacidade secretória do pâncreas é analisada pela dosagem do peptídeo C, que apresenta valores equimolares com a insulina. Pacientes portadores de DM1 apresentam valor basal de peptídeo C < 0,9 ng/mℓ e < 1,8 ng/mℓ após injeção de glucagon.

#### *Pré-diabetes*

O rótulo de pré-diabetes (GJ entre 100 e 125 mg/dℓ ou HbA1c entre 5,7 e 6,4% ou TOTG 75 g com 1 h entre 155 e 208 mg/dℓ ou com 2 h entre 140 e 199) pode promover tratamento precoce, reversão e melhora dos parâmetros. Para paciente com pré-diabetes, a mudança no estilo de vida (dieta e atividade física) e/ou a associação com fármaco antidiabético são medidas terapêuticas para a prevenção de DM. Com base nas intervenções do *Diabetes Prevention Program*, o tratamento não farmacológico mostrou-se eficaz para prevenção da progressão do Pré-DM em DM. Porém, populações específicas deste estudo (IMC ≥ 35, idade 25 a 44 anos, GJ 110 a 125 e diagnóstico prévio de DMG) se beneficiaram do uso da metformina.

O estudo *Atherosclerosis Risk in Communities* (ARIC) sugeriu que a HbA1c > 5,4% aumentaria o risco de DCV e DM. Por isso, é necessário intervir o mais precocemente possível para evitar essa progressão.

## TRATAMENTO

Recomenda-se individualizar a terapia e os objetivos do tratamento para cada paciente, analisando de modo abrangente, com base em anamnese, fatores de risco, comportamentos etnoculturais e ambiente. O conceito de atuar precocemente para alcançar a meta terapêutica é fundamental, já que a inércia no tratamento pode elevar de forma significativa o risco de complicações da doença. O controle glicêmico inicial leva a um efeito legado (memória metabólica) benéfico.

### Metas glicêmicas

Os resultados de alguns estudos ajudaram a estabelecer metas glicêmicas para pacientes com DM2. O *United Kingdom Prospective Diabetes Study* (UKPDS) introduziu o conceito de controle intensivo da glicose em pacientes com DM2. Entre os resultados, observou-se que os riscos de complicações podem ser reduzidos com o controle intensivo da glicose. Achados dos estudos *Action to Control Cardiovascular Risk in Diabetes* (ACCORD), *Action in Diabetes and Vascular Disease: Preterax and Diamicron MR Controlled Evaluation* (ADVANCE) e *Veterans Affair Diabetes Trial* (VADT) evidenciaram os benefícios do tratamento intensivo sobre os desfechos microvasculares. Entretanto, os resultados das metanálises desses ensaios mostraram que o tratamento glicêmico intensivo aumentou o risco de hipoglicemia grave.

As metas do controle glicêmico devem ser individualizadas e levar em consideração: idade do paciente, duração da doença, comorbidades, presença ou ausência de complicações do DM, *status* funcional do paciente e risco de hipoglicemia grave.

Os efeitos benéficos cardiovasculares (CV) e renais associados ao uso dos inibidores do SGLT-2 (iSGLT-2) e dos agonistas dos receptores de GLP-1 (arGLP-1) surgem como alternativas terapêuticas importantes para indivíduos com DM2 e alto risco cardiorrenal. Observa-se uma redução de 10% nos eventos CV com os iSGLT-2 e de 14% com os arGLP-1 em pacientes com risco elevado. Esses benefícios se aplicam a subgrupos com ou sem histórico de eventos CV favorecendo a recomendação dessas classes de fármacos como primeira escolha para pacientes de alto risco com DM2, independentemente do nível de HbA1c.

Os iSGLT-2 para pacientes DM2 com insuficiência cardíaca de fração de ejeção reduzida ou preservada para o controle glicêmico e prevenção de hospitalizações por insuficiência cardíaca.

Essa classe de fármaco também é recomendada para pacientes DM2 com DRC (com taxa de filtração glomerular estimada [TFGe] confirmada de 20 a 60 mℓ/min por 1,73 $m^2$ e/ou albuminúria), retardando, assim, a progressão da DRC, a redução de eventos cardiovasculares e de hospitalizações por insuficiência cardíaca.

A American Diabetes Association (ADA) tem recomendado os alvos apresentados a seguir, porque níveis acima desses valores estão relacionados com a elevação progressiva nos riscos de complicações macro e microvasculares e com o aumento na mortalidade cardiovascular:

- HbA1c < 7%
- GJ entre 80 e 130 mg/dℓ
- Glicemia pós-prandial (GPP) < 180 mg/dℓ.

Para pacientes com idade avançada, longa duração da doença, história de hipoglicemias graves, pouca expectativa de vida e múltiplas comorbidades, o controle menos agressivo deve permitir HbA1c < 8 a 8,5%.

Já os pacientes recém-diagnosticados, sem doença aterosclerótica preestabelecida, podem se beneficiar de um alvo glicêmico mais rigoroso, com HbA1c < 6,5%.

## Estratégias

### *Terapia nutricional*

Considera-se a terapia nutricional fundamental no tratamento. Os indivíduos portadores de diabetes ou pré-diabetes devem receber orientação e submeter-se a uma terapia nutricional com o objetivo de alcançar as metas do tratamento.

O estudo *The Diabetes Remission Clinical Trial* (DiRECT) demonstrou remissão do diabetes com dieta, com perda de peso significativa (10 a 15% do peso inicial) e manutenção a longo prazo quando a intervenção ocorreu nos primeiros 6 anos desde o diagnóstico. Esse fato ressalta a importância da terapia não farmacológica no controle glicêmico e do tratamento do diabetes em conjunto com a obesidade.

### *Atividade física*

Os portadores de diabetes devem ser aconselhados a fazer atividades físicas aeróbicas de intensidade moderada por, pelo menos, 150 min/semana (50 a 70% da taxa cardíaca máxima), ou por 30 a 60 min/dia, 5 vezes/semana. Na ausência de contraindicações, os portadores de DM2 devem ser incentivados a fazer exercícios de resistência 3 vezes/semana. Assim, o tratamento inicial consiste em dieta saudável associada a aumento da atividade física e controle do peso. A redução de 5 a 10% do peso corporal evidencia benefício na redução de hiperglicemia, e prevenir a sarcopenia ajuda no controle metabólico.

### *Associação de fármacos*

A terapia deve ser eficaz no controle glicêmico, com menor efeito colateral (principalmente ganho de peso e hipoglicemia), e ter boa tolerabilidade e custo favorável. A discussão do perfil de efeitos colaterais de qualquer medicação com antecedência aumentará a aceitação do paciente.

Avaliar e estratificar o risco CV, estabelecer IMC, TFG e HBA1c deve ser levado em consideração na primeira avaliação para definir o tratamento antidiabético adequado.

O tratamento medicamentoso pode ser realizado em monoterapia ou em combinação de fármacos. As recomendações tradicionais têm favorecido a adição gradual de fármacos a metformina; entretanto, existem dados favoráveis à terapia dupla inicial, que objetivam atingir metas glicêmicas mais rápidas. É válido ressaltar que, se pacientes apresentarem um alto risco cardiovascular, a classe de medicações do iSGLT-2 ou arGLP-1 deve ser considerada, sendo recomendada naqueles de muito alto risco cardiovascular, independentemente do uso da metformina. Em pacientes com obesidade e alto ou muito alto risco cardiovascular associado, os arGLP-1 ou coagonistas do GIP passam a ser a classe de escolha nesse perfil de pacientes. Para pacientes em prevenção secundária ou presença de múltiplos fatores de riscos cardiovasculares, recomenda-se a associação de antidiabéticos independente da HbA1c (Figura 2.1). O tratamento combinado do DM2 deve ser realizado com base na fisiopatologia e na redução de desfechos cardiovasculares e renais (Figura 2.2).

Em caso de HbA1c > 9% e/ou presença de sintomas de hiperglicemia, a insulina está indicada. Se a terapia combinada incluir insulina basal e falhar após 3 a 6 meses, convém optar por uma

*Cluster* 1: rastreado por baixos níveis de peptídeo C no sangue (insulinopênico)

*Cluster* 2: rastreado pela presença de síndrome metabólica (insulinorresistente)

*Cluster* 3: rastreado pela presença de obesidade (obeso)

*Cluster* 4: rastreado pela idade acima de 65 anos (idoso)

| | *Cluster* 1 | *Cluster* 2 | *Cluster* 3 | *Cluster* 4 |
|---|---|---|---|---|
| Idade (anos) | 62 | 58* | 60 | 72 |
| Duração do DM (anos) | 17* | 8,5 | 8,0 | 5 |
| TFG (mℓ/min/1,73 m²) | 87 | 84 | 91 | 78* |
| HbA1c (%) | 9,6* | 7,5 | 7,3 | 6,9 |
| HOMA-IR | 0,68 | 3,1* | 1,8 | 0,9 |

*P < 0,001

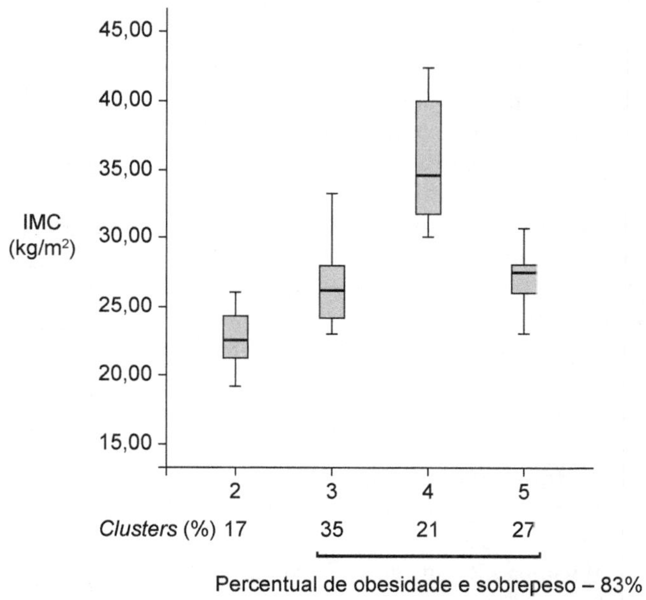


**FIGURA 2.1** Subclassificação do DM2. DM: diabetes melito; DM2: diabetes melito tipo 2; HbA1c: hemoglobina glicada; HOMA: avaliação do modelo homeostático (do inglês *homeostatic model assessment*); IMC: índice de massa corporal; TFG: taxa de filtração glomerular.

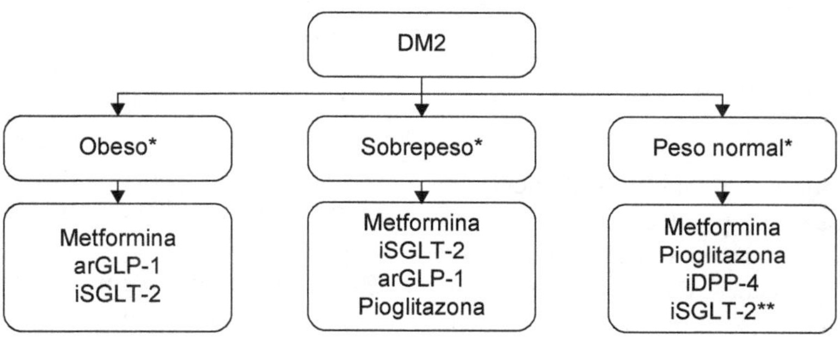


**FIGURA 2.2** Tratamento do DM2 com base na fisiopatologia e na redução de desfechos cardiovasculares e renais. *Listadas por ordem de preferência da classe terapêutica. Terapia tripla inicial preferida. Incluir insulina basal se HbA1c > 9% com sintomas. **Considerar em caso de DCV, IR ou insuficiência cardíaca. arGLP-1: agonistas dos receptores GLP-1; DCV: doença cardiovascular; DM2: diabetes melito tipo 2; iDPP-4: inibidores da dipeptidil peptidase 4; IR: insuficiência renal; iSGLT-2: inibidores do cotransportador de sódio e glicose 2.

estratégia insulínica mais complexa (basal-*plus* ou basal-*bolus*) associada com a combinação de um ou dois agentes não insulínicos.

## *Antidiabéticos*

### Biguanida

- Composto: metformina. Ocupa a posição de primeiro fármaco no tratamento do DM2 e na estratégia para sua prevenção
- Efeito fisiológico:
  - Fígado: inibição da gliconeogênese e da glicogenólise
  - Tecidos periféricos: aumento da sensibilidade à insulina nos tecidos muscular e adiposo, elevando a captação de glicose e intensificação do transporte, o que potencializa a ação da tirosinoquinase
  - Trato gastrinstestinal (TGI): redução da absorção intestinal de carboidratos e do *turnover* de glicose no leito esplâncnico
- Efeitos gerais:
  - Redução média da GJ: 60 a 70 mg/dℓ (média de 20 a 30%)
  - Redução média na HbA1c: 1,5 a 2%
- Posologia:
  - Metformina (Glifage®): comprimido de 500 mg, 850 mg e 1 g. Dose 2 a 3 vezes/dia (escalonar doses)
  - Metformina XR (Glifage XR®): comprimido de 500 mg, 750 mg, 850 mg e 1 g. Dose única ou 2 vezes/dia
  - Dose inicial: 500 a 850 mg/dia após as refeições. Dose máxima: 2.550 mg/dia (poucos benefícios com dose > 2 g/dia)
- Com a formulação de liberação estendida (Glifage XR®), a frequência dos sintomas gastrintestinais é menor.

#### *Vantagens*

Utilizada há um bom tempo no tratamento de DM2, não acarreta hipoglicemia, é neutra em relação ao peso e tem baixo custo. No estudo UKPDS, mostrou redução do risco cardiovascular e de mortalidade no seguimento a longo prazo.

#### *Desvantagens*

Efeitos adversos gastrintestinais são os mais comuns (diarreia, náuseas, dor abdominal). Há risco de acidose láctica (pacientes com disfunção renal). Não é recomendada em fase aguda da doença miocárdica isquêmica, sepse, cirrose, doença pulmonar obstrutiva crônica (DPOC) ou insuficiência cardíaca descompensadas. Deve-se suspender 48 h antes do uso de contrastes radiológicos (risco de acidose láctica). Na insuficiência renal, reduzir a dose quando TFG < 45 mℓ/min; e é contraindicada em TFG < 30 mℓ/min. Atentar para a redução de absorção de vitamina $B_{12}$ no íleo distal, o que pode ocasionar elevação da homocisteína, neuropatia e anemia megaloblástica.

### Sulfonilureias (praticamente em desuso)

- Efeito fisiológico: o mecanismo ocorre por meio da ligação à subunidade de receptor de sulfonilureia (SUR) nos canais de potássio, trifosfatos de adenosina (ATP) sensíveis, células beta e outros tecidos, que fecham esses canais pela subunidade Kir, desencadeando a despolarização. Isso causa influxo de cálcio, que libera insulina. Assim, aumentam a excreção pancreática de insulina, reduzem o débito hepático da glicose e causam maior utilização periférica da glicose
- Efeitos gerais:
  - Redução média da glicemia de jejum: 40 a 70 mg/dℓ
  - Redução média na HbA1c: 1 a 2%
- Posologia:
  - Glimepirida comprimido de 1, 2, 3, 4 e 6 mg. Dose única
    - Dose inicial: 1 a 2 mg/dia
    - Dose máxima: 8 mg/dia
  - Gliclazida MR (Diamicron®; Azukon®): comprimido de 30 e 60 mg. Dose única
    - Dose inicial: 30 mg/dia
    - Dose máxima: 120 mg/dia
  - Apresentações combinadas com metformina: glibenclamida (Glucovance®); glimepirida (Meritor®)
  - Dar preferência a glimepirida e gliclazida, pois têm maior especificidade ao receptor SUR, o que acarreta menores efeitos adversos.

#### *Vantagens*

Baixo custo. Bastante utilizada no tratamento da doença.

*Desvantagens*

Maior risco de hipoglicemia, ganho de peso e de falência secundária pancreática. Aumento potencial do risco cardiovascular. Necessidade de administração antes das refeições. Por terem metabolização renal, são contraindicadas com TFG < 30 mℓ/min (exceto glipizida, que tem metabolização hepática).

### Glinidas (em desuso)

- Compostos: repaglinida e nateglinida
- Efeito fisiológico: aumento da excreção pancreática de insulina pelo fechamento dos canais de Katp na membrana das células beta
- Efeito geral: redução média na HbA1c de 0,5 a 1%
- Posologia:
  - Repaglinida (Prandin®, Novonorm®, Posprand®): comprimido de 0,5, 1 e 2 mg. Dose 1 a 3 vezes/dia
    - Dose inicial: 0,5 a 2 mg/dia
    - Dose máxima: 16 mg/dia
  - Nateglinida (Starlix®, Starform®): comprimido de 120 mg. Dose 1 a 3 vezes/dia
    - Dose inicial: 120 mg/dia
    - Dose máxima: 360 mg/dia.

*Vantagens*

Rapidamente absorvidas e eliminadas, têm maior eficácia sobre a glicemia pós-prandial e apresentam baixo risco de hipoglicemia.

*Desvantagens*

Ganho de peso, hipoglicemia, necessidade de serem administradas antes das refeições.

### Tiazolidinediona

- Composto: Pioglitazona
- Efeito fisiológico: liga-se e ativa o receptor ativado por proliferadores de peroxissoma (PPAR), que regula a expressão gênica e reduz a lipólise. Com a diminuição da liberação de ácidos graxos livres circulantes, ocorre aumento da sensibilidade à insulina (fígado e músculos) e melhora da secreção de insulina pelo pâncreas (com diminuição do declínio da função das células beta pancreáticas). Ocorre aumento da lipogênese no tecido adiposo subcutâneo e estimulação da apoptose dos adipócitos viscerais
- Efeito geral: redução média na HbA1c em 0,5 a 1,5%
- Posologia:
  - Pioglitazona (Actos®, Stanglit®, Pioglit®): comprimido de 15, 30 e 45 mg. Dose única
    - Dose inicial: 15 a 30 mg/dia
    - Dose máxima: 45 mg/dia.

*Vantagens*

Metabolização hepática, assim não é necessário realizar o ajuste da dose diante de disfunção renal. Baixo custo, não induz à hipoglicemia, melhora o perfil lipídico e a doença hepática esteatótica associada à disfunção metabólica (MASLD, do inglês *metabolic dysfunction-associated steatotic liver disease*).

No estudo IRIS, a pioglitazona reduziu o risco de acidente vascular encefálico (AVE) recorrente ou de infarto agudo do miocárdio (IAM) em pessoas com resistência à insulina, sem diabetes franco e com história recente de AVE ou ataque isquêmico transitório (AIT). Na análise *post hoc* – desfecho secundário pré-especificado do IRIS –, a progressão de pacientes para diabetes ocorreu em 3,8% dos indivíduos randomizados que receberam pioglitazona e em 7,7% dos indivíduos com placebo, o que representou uma redução significativa de 52% no momento da apresentação do diabetes.

O estudo ACT-NOW também mostrou redução de progressão do pré-DM para diabetes com o uso da pioglitazona.

O estudo *Thiazolidinediones Or Sulfonylureas Cardiovascular Accidents Intervention Trial* (TOSCA.IT) comparou a adição de pioglitazona ou sulfonilureias à metformina no tratamento de pacientes com diabetes. Seus resultados mostraram melhor controle glicêmico, maior duração desse controle e menos episódios de hipoglicemia no grupo da pioglitazona. Outro achado foi a ausência de aumento de fraturas, efeito observado com a pioglitazona em outros estudos.

Seu estudo de segurança cardiovascular é o PROactive. O *endpoint* primário não foi significativo, porém, quando comparados os compostos isoladamente (IAM, síndrome coronariana aguda [SCA], AVE), apresentaram reduções com o uso da pioglitazona.

*Desvantagens*

Retenção hídrica, ganho de peso e aumento de risco de fraturas ósseas.

- Contraindicações:
  - Insuficiência cardíaca (absoluta em classe III ou IV da New York Heart Association, NYHA)
  - História de fratura ou alto risco de fratura
  - Câncer de bexiga ativo ou história de câncer de bexiga (associação controversa com a pioglitazona)
  - Edema de mácula.

## Inibidores da alfaglicosidase

- Compostos: acarbose, miglitol e voglibose. Somente a acarbose é comercializada no Brasil
- Efeito fisiológico: inibição por competição da ação da alfaglicosidase, enzima localizada nos enterócitos do intestino delgado e responsável pela hidrólise de oligossacarídios, dissacarídios e trissacarídios. Atraso na digestão e na absorção dos carboidratos complexos
- Efeito geral:
  - Redução média na HbA1c: 0,5 a 1%
- Posologia:
  - Acarbose (Aglucose®): comprimido de 50 a 100 mg. Dose 2 a 3 vezes/dia
  - Dose inicial: 25 mg antes das maiores refeições
  - Dose máxima: 150 mg (sem benefício no uso de doses > 150 mg).

*Vantagens*

Não induzem à hipoglicemia e diminuem os picos pós-prandiais.

*Desvantagens*

Efeitos colaterais gastrintestinais (flatulência, distensão abdominal, diarreia). Não promovem alteração no peso.

## Inibidores do cotransportador de sódio e glicose 2

- Compostos: empaglifozina, dapaglifozina e canagliflozina
- Efeito fisiológico: os rins participam do processo de metabolismo e homeostase da glicose. Cerca de 180 g de glicose são filtrados diariamente pelos rins, dos quais menos de 1% é excretado por conta da alta taxa de reabsorção no túbulo contorcido proximal. Em condições normais, a glicosúria só se torna evidente quando a carga tubular de glicose alcança 220 mg/min, o que corresponde a concentrações plasmáticas de 200 mg/dℓ. Parece haver um mecanismo de *feedback* na regulação da expressão dos cotransportadores de sódio e glicose (SGLT), pois as concentrações plasmáticas elevadas aumentam sua expressão. Sua inibição aumenta a excreção urinária de glicose e sódio (levando à diurese osmótica), reduz a glicemia, com perda de 200 a 300 calorias/dia, e provoca queda no limiar de excreção da glicose. Dois cotransportadores são responsáveis pela reabsorção renal: SGLT-1 e SGLT-2. O SGLT-1 é mais comum na borda em escova da mucosa do intestino delgado e tem importância maior na absorção intestinal de glicose. Também está presente no segmento S3 do túbulo contorcido proximal, mas sua participação na reabsorção da glicose filtrada é de aproximadamente 10%. O SGLT-2 é exclusivo da borda em escova do segmento S1 do túbulo contorcido proximal, respondendo por 90% da reabsorção renal da glicose. A ação ocorre na inibição dos SGLT-2
- Efeito geral: redução média na HbA1c: 0,7 a 1,1%
- Posologia:
  - Empagliflozina (Jardiance®): comprimido de 10 mg e 25 mg
  - Dapagliflozina (Forxiga®): comprimido de 5 mg e 10 mg
  - Canagliflozina (Invokana®): comprimido de 100 mg e 300 mg
  - Apresentações combinadas: empaglifozina + linagliptina (Glyxambi®); dapagliflozina + metformina (XigDuo® XigDuo XR®); dapaglifozina + saxagliptina (Qtern®).

*Vantagens*

O uso dos iSGLT-2 vai além do controle glicêmico. Seu efeito glicosúrico com o efeito diurético dessa classe de medicamentos tem tanto o potencial de melhorar a HbA1c dos pacientes com DM2 quanto de induzir perda calórica e diminuir eventos cardiovasculares e hospitalização por insuficiência cardíaca.

O *Empagliflozin Cardiovascular Outcome Event Trial in Type 2 Diabetes Mellitus Patients* (EMPA-REG), primeiro estudo de desfechos cardiovasculares a demonstrar segurança cardiovascular e diminuição dos chamados eventos cardíacos adversos maiores (MACE, do inglês *major adverse cardiac events*), foi conduzido com a empagliflozina. Assim, foram considerados os seguintes mecanismos:

- Redução da glicemia sem estímulo insulínico
- Redução da pressão arterial sem aumento da atividade adrenérgica, com redução do produto frequência cardíaca-pressão arterial e melhor eficiência energética cardíaca
- Redução do peso
- Redução do tecido adiposo visceral.

Tais mecanismos devem ser atribuídos a efeitos da classe terapêutica. Outros efeitos prováveis com responsabilidade na redução do risco cardiovascular e de progressão renal são:

- Redução da uricemia
- Aumento do HDL-c
- Retroalimentação (*feedback*) tubuloglomerular (vasoconstrição da artéria aferente e, consequentemente, queda da hiperfiltração glomerular).

No *Canagliflozin Cardiovascular Assessment Study* (CANVAS), os pacientes tratados com canagliflozina apresentaram menor risco de eventos cardiovasculares do que os que receberam placebo. Já no CANVAS-R, ensaio de desfechos renais, observou-se redução da taxa de declínio renal em 40%. O estudo *Dapagliflozin Effect on Cardiovascular Events–Thrombolysis in Myocardial Infarction 58* (DECLARE-TIMI 58) avaliou o efeito da dapagliflozina na incidência de eventos cardiovasculares em pacientes com DM2. Seus resultados apresentaram efeito benéfico nos desfechos cardiovasculares compostos (morte cardiovascular, hospitalização por insuficiência cardíaca) e renais (duplicação da creatinina, doença renal terminal e morte renal ou CV). Um estudo recente com a dapaglifozina, o *Dapagliflozin and Prevention of Adverse Outcomes in Heart Failure* (DAPAHF), reduziu desfechos de insuficiência cardíaca mesmo em pacientes sem diabetes. Isso reafirma que o uso das glifozinas vai além do controle glicêmico.

Os estudos de desfechos cardiovasculares estão listados na Tabela 2.4.

### *Desvantagens*

Recentemente, a sotagliflozina, um duplo inibidor do SGLT-1 e 2, demonstrou redução de MACE em pacientes com recente hospitalização por insuficiência cardíaca, inclusive aqueles com função ventricular preservada. Diarreia ocorreu em 6% *versus* 3% no grupo placebo.

**TABELA 2.4** Estudos clínicos de desfechos cardiovasculares com os inibidores do cotransportador de sódio e glicose 2.

| Estudo | Medicação | Número de participantes | Recrutamento | Resultado (redução de MACE) |
|---|---|---|---|---|
| EMPA-REG OUTCOME | Empaglifozina | 7.020 | Pacientes com DM2 e DCV estabelecida e IMC ≤ 45 kg/m² e TFG ≥ 30 mℓ/min/1,73 m² para receberem empagliflozina ou placebo | • Desfecho composto primário (MACE): empagliflozina (490 de 4.687 pacientes; 10,5%) × placebo (282 de 2.333; 12,1%)<br>• Razão de risco 0,86<br>• IC 95% (0,74 a 0,99)<br>• P = 0,04 para superioridade<br>• P < 0,001 para não inferioridade |
| CANVAS | Canagliflozina | 10.142 | Pacientes com DM2 e DCV estabelecida e idade ≥ 30 anos ou com DM2 e 2 ou mais fatores de risco para DCV e idade ≥ 50 anos para receberem canagliflozina ou placebo | • Desfecho composto primário (MACE): canagliflozina (26,9 participantes com um evento por 1.000 pacientes ao ano) × placebo (31,5 participantes)<br>• Razão de risco 0,86<br>• IC 95% (0,75 a 0,97)<br>• P = 0,02 para superioridade<br>• P < 0,001 para não inferioridade |

(*continua*)

**TABELA 2.4** Estudos clínicos de desfechos cardiovasculares com os inibidores do cotransportador de sódio e glicose 2. (*Continuação*)

| Estudo | Medicação | Número de participantes | Recrutamento | Resultado (redução de MACE) |
|---|---|---|---|---|
| DECLARE –TIMI 58 | Dapagliflozina | 17.160 | Pacientes com DM2 e DCV estabelecida ou fatores de risco para DCV para receberem dapagliflozina ou placebo | • Desfecho composto primário (MACE): dapagliflozina (756 de 8.582 pacientes; 8,8%) × placebo (803 de 8.578; 9,4%)<br>▪ Razão de risco 0,93<br>▪ IC 95% (0,84 a 1,03)<br>▪ P = 0,17 para superioridade<br>▪ P < 0,001 para não inferioridade<br>▪ MCV ou hospitalização por insuficiência cardíaca |
| – | – | – | – | • Dapagliflozina (417 de 8.582 pacientes; 4,9%) × placebo (496 de 8.578; 5,8%)<br>▪ Razão de risco 0,83<br>▪ IC 95% (0,73 a 0,95)<br>▪ P = 0,005 para superioridade |
| DAPA-HF | Dapaglifozina | 4.744 | Pacientes com insuficiência cardíaca (classe II, III ou IV, NYHA) e FE ≤ 40% com ou sem DM | • Desfecho composto primário (*piora da insuficiência cardíaca ou MCV): dapaglifozina (386 de 2.373 pacientes; 16,3%) × placebo (502 de 2.371; 21,2%)<br>▪ Razão de risco 0,74<br>▪ IC 95% (0,65 a 0,85)<br>▪ P < 0,001<br>* hospitalização ou ida à emergência para terapia intravenosa |

DCV: doença cardiovascular; DM: diabetes melito; FE: fração de ejeção; IC: intervalo de confiança; IMC: índice de massa corporal; MACE: eventos cardíacos adversos maiores (do inglês *major adverse cardiac events*); MCV ou hospitalização por insuficiência cardíaca: morte cardiovascular ou hospitalização por insuficiência cardíaca; TFG: taxa de filtração glomerular.

Custo elevado. Aumento do risco de infecção do trato urinário (ITU), seja bacteriana ou fúngica (vulvovaginites); porém, são pouco frequentes e têm baixa taxa de recidiva. Diminuição transitória na TFG. As gliflozinas, em geral, não são recomendadas em pacientes com ClCr < 45 mℓ/min (a empaglifozina pode ser usada com cautela com ClCr 30 a 45 mℓ/min), pois sua eficiência em reduzir a glicemia é atenuada. No entanto, os efeitos benéficos na pressão arterial e na proteção renal se mantêm.

Em pacientes com disfunção renal, devem ser utilizadas com precaução, pois a probabilidade de efeitos adversos relacionados com a contração do volume plasmático aumenta (especialmente em idosos). Embora possa haver aumento do glucagon, além de redução das necessidades de insulina e maior risco de cetoacidose euglicêmica, os dados sobre DM2 não indicam maior incidência de cetoacidose diabética após a introdução dos iSGLT-2 na prática clínica. Esse risco torna-se mais evidente no DM1, para o qual o uso dos iSGLT-2 é considerado experimental. Mesmo no estudo DECLARE, que apresentou diferença entre dapagliflozina e placebo, a incidência de cetoacidose diabética foi baixa nos dois grupos e dentro da expectativa para o DM2.

## Inibidores da dipeptidil peptidase-4

- Compostos: vildagliptina, sitagliptina, linagliptina, saxagliptina e alogliptina
- Efeito fisiológico: a dipeptidil peptidase-4 (DPP-4) é uma enzima expressa na maioria das células que desativam peptídeos bioativos, como o GLP-1 e o GIP; dessa maneira, a meia-vida do GLP-1 endógeno aumenta. Esses compostos aumentam a excreção de insulina (glicose-dependente) e diminuem a excreção de glucagon

- Efeito geral: redução média na HbA1c de 0,4 a 1%
- Posologia:
  - Vildagliptina (Galvus®): comprimido de 50 mg. Dose 2 vezes/dia
  - Sitagliptina (Januvia®): comprimido de 25 mg, 50 mg e 100 mg. Dose 100 mg/dia
  - Alogliptina (Nesina®): comprimido de 6,25 mg, 12,5 mg, 25 mg. Dose 25 mg/dia
  - Saxagliptina (Onglyza®): comprimido de 2,5 e 5 mg. Dose 5 mg/dia
  - Linagliptina (Trayenta®): comprimido de 5 mg. Dose 1 vez/dia
  - Evogliptina (Suganon): comprimido de 5 mg. Dose 1 vez/dia
  - Apresentações combinadas: vildagliptina + metformina (Galvusmet®); sitagliptina + metformina (Janumet®); alogliptina + metformina (Nesinamet®); saxagliptina + metformina (Kombiglyze®); linagliptina + metformina (Trayentaduo®); alogliptina + pioglitazona (Nesina Pio®).

Se os inibidores da DPP-4 forem usados em pacientes com DRC, a preferência é pela linagliptina, pois é eliminada principalmente pelo sistema êntero-hepático e não precisa de ajuste de dose. Os demais inibidores da DPP-4 necessitam de ajuste de dose de acordo com o estágio da DRC.

Os estudos de desfechos cardiovasculares estão representados na Tabela 2.5.

*Vantagens*

Não induzem à hipoglicemia, são bem tolerados, não há ganho de peso e diminuem os picos glicêmicos pós-prandiais.

**TABELA 2.5** Estudos clínicos de desfechos cardiovasculares com os inibidores da dipeptidil peptidase-4.

| Estudo | Medicação | Nº de participantes | Recrutamento | Resultado (redução de MACE) |
|---|---|---|---|---|
| SAVOR-TIMI 53 | Saxagliptina | 16.492 | Pacientes com DM2 e DCV estabelecida ou alto risco cardiovascular para receberem saxagliptina ou placebo | • Desfecho composto primário: saxagliptina (613 de 8.280 pacientes; 7,3%) × placebo (609 de 8.212; 7,2%)<br>• Razão de risco 1<br>• IC 95% (0,89 a 1,12)<br>• P = 0,99 para superioridade<br>• P < 0,001 para não inferioridade |
| EXAMINE | Alogliptina | 5.380 | Pacientes com DM2 e alto risco cardiovascular (história recente de SCA) para receberem alogliptina ou placebo | • Desfecho composto primário: alogliptina (305 de 2.701 pacientes; 11,3%) × placebo (316 de 2.679; 11,8%)<br>• Razão de risco 0,96<br>• IC 95% (1,16)<br>• P < 0,001 para não inferioridade |
| TECOS | Sitagliptina | 14.671 | Pacientes com DM2 e DCV estabelecida para receberem sitagliptina ou placebo | • Desfecho composto primário: sitagliptina (839 de 7.332 pacientes; 11,4%) × placebo (851 de 7.339; 11,6%)<br>• Razão de risco 0,98<br>• IC 95% (0,88 a 1,09)<br>• P < 0,001 para não inferioridade |
| CARMELINA | Linaglitpina | 6.979 | Pacientes com DM2 e alto risco cardiovascular e/ou renal para receberem linagliptina ou placebo | • Desfecho composto primário: linagliptina<br>• (434 de 3.494 pacientes; 12,4%) × placebo (420 de 3.485; 12,1%)<br>• Razão de risco 1,02<br>• IC 95% (0,89 a 1,17)<br>• P < 0,001 para não inferioridade<br>• P < 0,74 para superioridade |

DCV: doença cardiovascular; DM2: diabetes melito tipo 2; IC: intervalo de confiança; SCA: síndrome coronariana aguda.

### *Desvantagens*

Possuem efeito neutro em relação ao placebo nos desfechos cardiovasculares (MACE). Modesta redução da HbA1c (os inibidores de DPP-4 têm um efeito modesto nos níveis e na atividade de GLP-1 quando comparados com a administração de arGLP-1. Estudos relacionados com o risco de nasofaringite, infecção de vias respiratórias superiores, urticária e angioedema não foram confirmados. Contraindicados em pacientes com insuficiência cardíaca (classe III e IV), o uso da saxagliptina (o estudo SAVOR-TIMI 53 mostrou relevância estatística na incidência de hospitalização por insuficiência cardíaca) e alogliptina (seu estudo demonstrou maior tendência à hospitalização por insuficiência cardíaca).

Associações com inibidores da DPP4 e dos SGLT-2: Glyxambi® (empagliflozina + linagliptina: 10/5 mg ou 25/5 mg); Qtern® (dapagliflozina + saxagliptina: 5/2,5 mg); Qternmet XR® (dapagliflozina + saxagliptina + metformina: 5/2,5/1.000 mg) oferecem mecanismos de ação complementares no tratamento do DM2, resultando em maior queda da HbA1c que seus componentes individualmente, especialmente quando esta encontra-se acima de 8,5%.

As medicações injetáveis (insulina, arGLP-1, mimético da amilina) no tratamento do DM2 serão abordadas no Capítulo 11. Porém, vale ressaltar que foi aprovado pela Food and Drug Administration (FDA) um arGLP-1 oral no tratamento do DM2 (semaglutida, dose escalonada de 3 mg → 7 mg → 14 mg). O estudo PIONEER 6 evidenciou melhor controle glicêmico e redução do peso corporal com a semaglutida oral, em comparação ao placebo nos doentes com DM2 e moderada disfunção renal.

## Agonistas do receptor de GLP-1

- Compostos: liraglutida, dulaglutida, semaglutida (via subcutânea):
  - Liraglutida 6 mg/mℓ – 0,6 mg, 1,2 mg ou 1,8 mg/dia
  - Dulaglutida 0,75 mg/0,5 mℓ e 1,5 mg/0,5 mℓ – 0,75 mg ou 1,5 mg 1 vez/semana
  - Semaglutida injetável 1,34 mg/mℓ – 0,25 mg, 0,5 mg ou 1 mg 1 vez/semana
  - Semaglutida oral 3 mg, 7 mg e 14 mg – 1 vez/dia.
- Efeito fisiológico primário:
  - Aumentar a secreção de insulina dependente da glicose, reduzindo a secreção de glucagon.
- Mecanismo de ação:
  - Retarda o esvaziamento gástrico
  - Aumenta a saciedade.
- Efeitos gerais:
  - Redução de glicemia de jejum em 30 mg/dℓ e da HbA1c em 0,8 a 1,5%.

### *Vantagens*

- Metabolismo de glicose e lipídios:
  - Diminuem a resistência à insulina
  - Redução da variabilidade da glicose pós-prandial
  - Diminuem peso corporal e circunferência abdominal
  - Diminuem tecido adiposo pericárdico e visceral
  - Diminuem estatose hepática e doença hepática esteatótica associada à disfunção metabólica (MASLD, do inglês *metabolic dysfunction-associated steatotic liver disease*)
  - Diminuem LDL-c e triglicerídeos
  - Aumenta HDL-c
- Sistemas cardiorrenais:
  - Redução discreta da pressão arterial sistólica
  - Redução de eventos CV em pacientes com DCV aterosclerótica (liraglutida, dulaglutida e semaglutida injetável)
  - Aumenta função endotelial e cardíaca
  - Diminuem isquemia cardíaca e aterosclerose
  - Redução da albuminúria
- Demais vantagens:
  - Aumento da adiponectina
  - Redução da inflamação tecidual
  - Redução do estresse oxidativo.

### *Desvantagens*

- Efeitos adversos:
  - Sintomas gastrintestinais como náuseas, vômitos e diarreia
  - Hipoglicemias (raro, geralmente quando associado a secretagogos)
  - Pancreatite aguda (raro, observado nos arGLP-1 injetáveis)
- Contraindicações:
  - Hipersensibilidade a compostos da medicação

TABELA 2.6 Programa de estudos de semaglutida injetável (STEP).

| | STEP 1 | STEP 2 | STEP 3 | STEP 4 |
|---|---|---|---|---|
| **Grupo avaliado** | Obesos × placebo | DM2 × semaglutida 1 e placebo | MEV × placebo | 2,4 mg (20 semanas) × placebo |
| **Peso perdido** | 14,9% × 2,4% | 9,4% × 7% × 28,5% | 16% × 5,7% | Perda 7,9% × Ganho 6,9% |

MEV: mudanças no estilo de vida.

- Carcinoma medular de tireoide
- Pancreatite
- Uso associado de inibidores da DPP-4 ou tirzepatida
- Taxa de filtração glomerular < 15 mℓ/min/1,73 m².

## Coagonista do receptor GIP/GLP-1

- Composto:
  - Tirzepatida 0,5 mℓ – 2,5 mg, 5 mg, 7,5 mg, 10 mg, 12,5 mg ou 15 mg – 1 vez/semana
- Efeito fisiológico primário:
  - Liga-se aos receptores de GIP e GLP-1, aumentando a secreção de insulina dependente de glicose nas fases inicial e tardia e reduzindo os níveis de secreção de glucagon.
- Mecanismo de ação:
  - Retarda o esvaziamento gástrico
  - Aumenta a saciedade
  - Aumento da lipólise no período pós-absortivo.
- Efeitos gerais:
  - Redução da glicemia de jejum de 43 a 68 mg/dℓ e da HbA1c em > 2%.

### *Vantagens*

- Metabolismo de glicose e lipídios:
  - Diminuem a resistência à insulina
  - Redução da variabilidade da glicose pós-prandial
  - Diminuição acentuada do peso corporal e circunferência abdominal
  - Diminuem tecido adiposo pericárdico e visceral
  - Diminuem MASLD
  - Redução da fibrose hepática
  - Diminuem LDL-c e triglicerídeos
  - Aumenta HDL-c
- Sistemas cardiorrenais:
  - Redução discreta da pressão arterial sistólica
  - Redução de eventos CV em pacientes com DCV aterosclerótica ou risco equivalente (liraglutida, dulaglutida e semaglutida)
  - Aumenta função endotelial e cardíaca
  - Diminuem isquemia cardíaca e aterosclerose
  - Redução da albuminúria
- Demais vantagens:
  - Aumento da adiponectina
  - Redução da inflamação tecidual
  - Redução do estresse oxidativo.

### *Desvantagens*

- Efeitos adversos:
  - Distúrbios gastrintestinais como náuseas, diarreia
  - Hipoglicemia quando associado a secretagogos ou insulina
  - Aumento da frequência cardíaca
  - Fadiga
- Contraindicações:
  - Hipersensibilidade aos componentes da medicação
  - História familiar ou pessoal de carcinoma medular de tireoide
  - História familiar ou pessoal de neoplasia endócrina múltipla tipo 2 (NEM2)
  - Uso concomitante com arGLP-1 ou iDPP-4.

# CIRURGIA

A cirurgia bariátrica também é uma ferramenta para o controle glicêmico ou remissão do diabetes. Com a perda de peso, ocorre melhora da função das células beta pancreáticas, transição da flora intestinal, aumento de hormônios (GLP-1), diminuição de resistência periférica à insulina, entre outros benefícios. Está indicada em pacientes DM2 com obesidade grau III ou naqueles com obesidade e diabetes com menos de 10 anos de duração e refratariedade ao tratamento clínico.

**TABELA 2.7** Programa de estudos SURMOUNT – Tirzepatida.

| SURMOUNT | Grupo avaliado (Tirzepatida) | Conclusão |
|---|---|---|
| SURMOUNT 1 | Obesidade/sobrepeso × placebo | Perda de peso 15 a 20,9% |
| SURMOUNT 2 | DM × placebo | Perda de peso 12 a 15% e controle glicêmico |
| SURMOUNT 3 | MEV × placebo | Manutenção do peso perdido inicial + perda adicional |
| SURMOUNT 4 | 10 ou 15 mg (36 semanas) × placebo | Perda de peso contínua/perda adicional × reganho |
| SURMOUNT 5 | Tirzepatida × semaglutida | Superioridade da classe |
| SURMOUNT OSA 1 | Sem CPAP<br>SAOS × placebo | Redução do AIH (–25,3 eventos/h × –5,3 eventos/h) |
| SURMOUNT OSA 2 | Com CPAP<br>SAOS × placebo | Redução do AIH (–29,3 eventos/h × –5,5 eventos/h) |

AIH: índice de apneia e hipopneia; MEV: mudanças no estilo de vida; SOAS: síndrome da apneia obstrutiva do sono.

O estudo *Surgical Therapy and Medications Potentially Eradicate Diabetes Efficiently* (STAMPEDE) demonstrou baixas taxas de remissão do diabetes em pessoas com mais de 8 anos de diagnóstico que realizaram a cirurgia metabólica.

## LEITURAS SUGERIDAS


AACE/ACE Consensus statement consensus statement by the American Association of Clinical Endocrinologists and American College of Endocrinology on the comprehensive type 2 diabetes management algorithm - 2018 executive summary. Endocr Pract. 2018;24(1):91-120.

Ahlqvist E, Storm P, Käräjämäki A, Martinell M, Dorkhan M, Carlsson A, et al. Articles novel subgroups of adult-onset diabetes and their association with outcomes: a data-driven cluster analysis of six variables. Lancet Diabetes Endocrinol. 2018;6(5):361-9.

American Diabetes Association Professional Practice Committee. 2. Diagnosis and classification of diabetes: standards of care in diabetes-2024. Diabetes Care. 2024;47(1):S20-42.

Aronne LJ, Sattar N, Horn DB, et al. Continued treatment with tirzepatide for maintenance of weight reduction in adults with obesity: the SURMOUNT-4 randomized clinical trial. JAMA. 2024;331(1):38-48.

Bhatt DL, Szarek M, Steg PG, Cannon CP, Leiter LA, McGuire DK, et al.; SOLOIST-WHF Trial Investigators. Sotagliflozin in patients with diabetes and recent worsening heart failure. N Engl J Med. 2020 Nov. 16.

Bhatt DL, Verma S, Braunwald E. The DAPA-HF trial: a momentous victory in the war against heart failure. Cell Metab. 2019;30(5):847-9.

Cefalu WT, Kaul S, Gerstein HC, Holman RR, Zinman B, Skyler JS, et al. Cardiovascular outcomes trials in type 2 diabetes: where do we go from here? Reflections from a diabetes care editors' expert forum. Diabetes Care. 2018;41(January):14-31.

Chatterjee S, Khunti K, Davies MJ. Type 2 diabetes. Lancet. 2017;6736(17):1-13.

Dantas I, Bandeira F. Reproducibility of a novel classification of type 2 diabetes patients into subgroups (clusters) at a reference center in Brazil: differences in body composition analyses. American Diabetes Association 80th Scientific Sessions - a virtual experience. 1483-P; 2020.

Davies M, Færch L, Jeppesen OK, Pakseresht A, Pedersen SD, Perreault L, et al.; STEP 2 Study Group. Semaglutide 2,4 mg once a week in adults with overweight or obesity, and type 2 diabetes (STEP 2): a randomised, double-blind, double-dummy, placebo-controlled, phase 3 trial. Lancet. 2021 Mar 13;397(10278):971-84.

De Sousa SMC, Wu KHC, Colclough K, Rawlings L, Dubowsky A, Monnik M, et al. Identification of monogenic diabetes in an Australian cohort using the Exeter maturity-onset diabetes of the young (MODY) probability calculator and next-generation sequencing gene panel testing. Acta Diabetol. 2024 Feb;61(2):181-8.

Garber AJ, Abrahamson MJ, Barzilay JI, Blonde L, Bloomgarden ZT, Bush MA. Gu N, Park SI, Chung H, Jin X, Lee S, Kim TE. Possibility of pharmacokinetic drug interaction between a DPP-4 inhibitor and a SGLT2 inhibitor. Transl Clin Pharmacol. 2020;28(1):17-33.

Garvey WT, Frias JP, Jastreboff AM, le Roux CW, Sattar N, Aizenberg D, et al.; SURMOUNT-2 investigators. Tirzepatide once weekly for the treatment of obesity in people with type 2 diabetes (SURMOUNT-2): a double-blind, randomised, multicentre, placebo-controlled, phase 3 trial. Lancet. 2023 Aug 19;402(10402):613-26.

International Diabetes Federation (IDF). IDF Diabetes Atlas. 8. ed. Brussels, Belgium: International Diabetes Federation; 2017.

Jastreboff AM, Aronne LJ, Ahmad NN, Wharton S, Connery L, Alves B, et al.; SURMOUNT-1 Investigators. Tirzepatide once weekly for the treatment of obesity. N Engl J Med. 2022 Jul 21;387(3):205-16.

Kim GW, Chung SH. Clinical implication of SGLT2 inhibitors in type 2 diabetes. Arch Pharm Res. 2014;37(8):957-66.

Malhotra A, Grunstein RR, Fietze I, et al. On behalf of the SURMOUNT-OSA Investigators. Tirzepatide for the treatment of obstructive sleep apnea and obesity. N Engl J Med. 2024;391:1193-205.

Naylor R, Knight Johnson A, del Gaudio D. Maturity-onset diabetes of the young overview. In: Adam MP, Feldman J, Mirzaa GM, Pagon RA, Wallace SE, Amemiya A, eds.

GeneReviews. Seattle (WA): University of Washington, Seattle; May 24, 2018.

Rodriguez PJ, Goodwin Cartwright BM, Gratzl S, et al. Semaglutida vs. Tirzepatida para perda de peso em adultos com sobrepeso ou obesidade. JAMA Intern Med. 2024;184(9): 1056-64.

Rosenstock J, Perkovic V, Johansen OE, Cooper ME, Kahn SE, Marx N, et al. Effect of linagliptin vs. placebo on major cardiovascular events in adults with type 2 diabetes and high cardiovascular and renal risk: the CARMELINA Randomized Clinical Trial. JAMA. 2019;321(1):69-79.

Rubino D, Abrahamsson N, Davies M, Hesse D, Greenway FL, Jensen C, et al.; STEP 4 Investigators. Effect of continued weekly subcutaneous semaglutide vs placebo on weight loss maintenance in adults with overweight or obesity: the STEP 4 randomized clinical trial. JAMA. 2021 Apr 13; 325(14):1414-25.

Salguero MV, Arosemena M, Pollin T, Greeley SAW, Naylor RN, Letourneau-Freiberg L, et al. Formas monogênicas de diabetes. 2023 dez 20. Em: Lawrence JM, Casagrande SS, Herman WH, et al., editores. Diabetes na América [Internet]. Bethesda (MD): Instituto Nacional de Diabetes e Doenças Digestivas e Renais (NIDDK); 2023-. Disponível em: https://www.ncbi.nlm.nih.gov/books/NBK597414/.

Wadden TA, Bailey TS, Billings LK, Davies M, Frias JP, Koroleva A, et al. Effect of subcutaneous semaglutide vs placebo as an adjunct to intensive behavioral therapy on body weight in adults with overweight or obesity: the STEP 3 randomized clinical trial. JAMA. 2021;325(14):1403-13.

Wadden TA, Chao AM, Machineni S, Kushner R, Ard J, Srivastava G, et al. Author Correction: Tirzepatide after intensive lifestyle intervention in adults with overweight or obesity: the SURMOUNT-3 phase 3 trial. Nat Med. 2024 Jun;30(6):1784. Erratum for: Nat Med. 2023 Nov;29(11):2909-18.

Wilding JPH, Batterham RL, Calanna S, Davies M, Van Gaal LF, Lingvay I, et al.; STEP 1 Study Group. Once-weekly semaglutide in adults with overweight or obesity. N Engl J Med. 2021 Mar 18;384(11):989-1002.

Wiviott SD, Raz I, Bonaca MP, Mosenzon O, Kato ET, Cahn A, et al. Dapagliflozin and cardiovascular outcomes in type 2 diabetes. N Engl J Med. 201924;380(4):347-57.

Zhang H, Colclough K, Gloyn AL, Pollin TI. Monogenic diabetes: a gateway to precision medicine in diabetes. J Clin Invest. 2021 Feb 1;131(3):e142244.

Capítulo 3

# Diabetes Gestacional

Larissa Frazão ▪ Bruna Costi ▪ Larissa B. Pimentel ▪
Gustavo Caldas ▪ Luiz Henrique Maciel Griz

## DEFINIÇÃO

O diabetes melito gestacional (DMG) é a intolerância à glicose com início ou reconhecimento durante a gravidez, que não preenche critérios diagnósticos para diabetes melito franco. Trata-se do problema metabólico mais comum da gestação, com prevalência em 3 a 25% das gestações, dependendo do grupo e dos critérios diagnósticos utilizados. Na maior parte das vezes, a fisiopatologia está correlacionada com a resistência à insulina associada à inadequação da secreção pancreática. Sua incidência tem aumentado concomitante ao incremento de diabetes melito tipo 2 (DM2) e da obesidade nas mulheres.

## FATORES DE RISCO

Os fatores de risco mais importantes são:

- História prévia de DMG ou de recém-nascido (RN) > 4 kg
- História familiar de DM2
- Idade avançada (> 35 anos)
- Síndrome dos ovários policísticos (SOP) e/ou acantose *nigricans*
- Obesidade
- Glicosúria
- Baixa estatura (menos de 1,5 m).

## RASTREAMENTO E DIAGNÓSTICO

O rastreio universal é recomendado na primeira consulta de pré-natal com a mensuração da glicemia de jejum (GJ). Tradicionalmente, em pacientes sem diabetes prévio, é recomendada a realização do teste oral de tolerância à glicose (TOTG) entre 24 e 28 semanas de idade gestacional.

O diagnóstico é feito na presença de um ou mais dos seguintes critérios (Tabela 3.1):

- GJ: 92 a 125 mg/dℓ
- TOTG após 1 h (sobrecarga de 75 g de carboidrato) ≥ 180 mg/dℓ
- TOTG após 2 h (sobrecarga de 75 g de carboidrato) ≥ 153 mg/dℓ.

Por sua vez, é indicativo de DM preexistente a presença de um ou mais dos seguintes critérios:

- GJ ≥ 126 mg/dℓ
- TOTG após 2 h (sobrecarga de 75 g de carboidrato) ≥ 200 mg/dℓ
- Glicemia plasmática aleatória ≥ 200 mg/dℓ na presença de sintomas.

**TABELA 3.1** Diagnóstico de diabetes melito gestacional.

| Glicemia mg/dℓ | OMS (2013) Valor alterado diagnostica | NIH (2012) Dois valores alterados diagnosticam | ADA (2020), IADPSG (2010); OMS (2013); SBD (2020); OPAS, FEBRASGO e MS (2017) Valor alterado diagnostica |
|---|---|---|---|
| Jejum | 92 a 125 mg/dℓ | 95 mg/dℓ | 92 mg/dℓ |
| 1 h | 180 mg/dℓ | 180 mg/dℓ | 180 mg/dℓ |
| 2 h | 153 a 199 mg/dℓ | 155 mg/dℓ | 153 mg/dℓ |

ADA: American Diabetes Association; FEBRASGO: Federação Brasileira das Associações de Ginecologia e Obstetrícia; IADPSG: International Association of the Diabetes and Pregnancy Study Groups; MS: Ministério da Saúde; NIH: National Institute of Health; OMS: Organização Mundial da Saúde; OPAS: Organização Pan-Americana da Saúde; SBD: Sociedade Brasileira de Diabetes.

## TRATAMENTO

A mudança no estilo de vida é fundamental para o tratamento de todas as mulheres com DMG e, aproximadamente, 80 a 90% conseguem atingir as metas terapêuticas. O controle da glicemia diminui o risco de macrossomia, diminui a adiposidade neonatal e diminui a probabilidade de obesidade infantil.

As mulheres são aconselhadas a comer três refeições de tamanho pequeno a moderado associadas a dois a três lanches, sendo oferecidos carboidratos de grãos integrais, proteínas e gorduras insaturadas. Também podem ser orientadas a ingerir a ceia para neutralizar a tendência à cetose, que caracteriza o estado gravídico. Os carboidratos complexos são preferidos para obtenção de menores excursões glicêmicas pós-prandiais.

Após 5 a 7 dias do início das mudanças, analisa-se a glicemia capilar periférica (GCP) pré-prandial e 1 ou 2 h após as refeições (Tabela 3.2). O monitoramento contínuo de glicose (CGM) demonstrou melhorar a glicemia em gestações complicadas por DM1, contudo ainda são limitados os estudos que avaliam o seu uso no DMG.

A resposta fetal ao controle da glicemia materna pode ser obtida pela medida da circunferência abdominal (CA) fetal, pelo peso estimado e pela medida do índice de líquido amniótico (ILA). Tais medidas podem ser avaliadas em ultrassonografias seriadas entre 18 e 22 semanas de gestação e repetidas mensalmente a partir de 24 semanas.

O achado de CA fetal igual ou superior ao percentil 75 para idade gestacional é considerado indicador de crescimento excessivo e marcador indireto de hiperinsulinismo fetal. O peso fetal e o ILA com achados maiores que o percentil 70 indicam alteração no crescimento fetal, e maiores que o percentil 95 revelam poli-hidrâmnio. A avaliação em gestações complicadas com DM deve conter ultrassonografia precoce entre 8 e 12 semanas, para precisar a data correta da gravidez; entre 18 e 22 semanas, para a avaliação morfológica; e a partir de 24 semanas, seriada mensalmente, para avaliar crescimento fetal, com medidas do peso, CA fetal e ILA.

### Insulinização

Quando 20 a 25% dos valores das glicemias capilares não atendem aos alvos após a mudança do estilo de vida, a terapia medicamentosa deve ser iniciada. A insulina é considerada a terapia farmacológica de primeira linha para DMG, pois não atravessa a placenta em um grau significativo.

A hiperglicemia em jejum é tratada com insulina basal (ação prolongada ou intermediária), e a hiperglicemia pós-prandial é tratada com insulina prandial (ação rápida).

Uma vez definida a necessidade de insulinização, deve-se fazer o cálculo da dose inicial de acordo com o peso e a fase gestacional (Tabela 3.3). Após 5 a 7 dias do início da insulinização, analisa-se a GCP pré-prandial e 1 ou 2 h após as refeições (Tabela 3.2).

**TABELA 3.2** Parâmetros recomendados para controle do diabetes melito gestacional.

| Fonte | Critério | Alvo glicêmico |
|---|---|---|
| ACOG – alvos para DM1 ou DM2 | GJ | 90 mg/dℓ |
| | Pós-prandial (1 h) | 130 a 140 mg/dℓ |
| | Pós-prandial (2 h) | 120 mg/dℓ |
| NICE-2015 | GJ | 95 mg/dℓ |
| | 1 h após refeição | 140 mg/dℓ |
| | 2 h após refeição | 115 mg/dℓ |
| *Fifth International Workshop, Conference on Gestational Diabetes Mellitus*, alvo para controle glicêmico | GJ | 95 mg/dℓ |
| | Glicemia pós-prandial (1 h) | 140 mg/dℓ |
| | Glicemia pós-prandial (2 h) | 120 mg/dℓ |

ACOG: American College of Obstetricians and Gynecologists; DM1: diabetes melito tipo 1; DM2: diabetes melito tipo 2; GJ: glicemia de jejum; NICE: National Institute for Health and Care Excellence.

TABELA 3.3 Insulinização no diabetes melito gestacional.

| Semanas gestacionais | Dose total de insulina |
|---|---|
| 1 a 13 | 0,7 U/kg |
| 14 a 26 | 0,8 U/kg |
| 27 a 37 | 0,9 U/kg |
| 38 ao nascimento | 1 U/kg |

Os análogos de insulina glargina, detemir, insulina humana de ação intermediária e rápida (NPH, *neutral protamine Hagedorn*, e regular), asparte e lispro têm eficácia e segurança descritas na gravidez.

A NPH tem sido considerada a base do tratamento durante a gravidez devido ao seu longo histórico de segurança e eficácia, porém, mais recentemente, análogos de insulina ganharam aceitação crescente.

Considera-se continuar o tratamento com análogos de ação longa (glargina ou detemir) em mulheres com diabetes que tinham bom controle glicêmico com o tratamento antes da gestação. Para gestantes DM1 ou com história de hipoglicemia com uso da insulina NPH, deve ser considerado o uso da insulina detemir.

Com relação às insulinas prandiais, recomenda-se o uso de análogos de ação ultrarrápida (lispro e asparte), cujo uso é liberado durante a gestação, com melhor controle da glicemia pós-prandial e melhor perfil de segurança quanto à ocorrência de hipoglicemia. Na impossibilidade de uso dos análogos, pode-se fazer uso da insulina regular.

## Hipoglicemiantes orais

Atualmente, o tratamento da DMG com agentes orais é controverso, pois faltam dados consistentes com segurança a longo prazo para os filhos. A metformina e a glibenclamida são os dois hipoglicemiantes orais mais comumente estudados durante a gravidez.

### *Metformina*

A metformina atravessa livremente a placenta e a concentração fetal é semelhante ou superior à concentração materna. Quando comparada com a insulina, tem apresentado resultados mistos, a saber: menor ganho de peso materno, menor glicemia pós-prandial e menor hipertensão induzida pela gravidez; contudo, já foi relacionada a maiores taxas de nascimentos prematuros. Estudos a curto prazo sobre o desenvolvimento neurológico de filhos expostos à metformina têm sido tranquilizadores, embora o potencial de efeitos a longo prazo na programação metabólica do desenvolvimento fetal continua desconhecido.

Nas gestações em que a terapia com insulina não tem sido eficaz, a associação pode ser uma alternativa. Nas pacientes portadoras de SOP que estejam usando a metformina para tratamento de infertilidade e abortos recorrentes, a metformina pode ser mantida.

A dose inicial é de 500 mg, 1 a 2 vezes/dia. A dose máxima é 2.000 mg/dia. Os efeitos adversos são: flatulência, diarreia e risco aumentado de acidose láctica em pacientes com doença renal e hepática. É categoria B na gestação e considerada segura na amamentação.

### *Glibenclamida*

É uma sulfonilureia de segunda geração. Embora anteriormente se pensasse que a glibenclamida não atravessasse a placenta em quantidade significativa, estudos mais recentes, usando ensaios mais sensíveis, demonstraram transferência transplacentária significativa e altamente variável. Está correlacionada com maiores taxas de hipoglicemia e macrossomia fetal quando comparada à metformina e à insulina, respectivamente.

A dose inicial é de 1,25 mg ou 2,5 mg, 1 ou 2 vezes/dia. A dose máxima é de 20 mg/dia. Efeitos adversos incluem náuseas, vômitos, diarreia e erupções cutâneas. Pacientes com deficiência de glicose-6-fosfato desidrogenase (G6PD) podem desenvolver anemia hemolítica. É categoria B na gestação e considerada segura na amamentação.

## Manejo de pacientes com diabetes melito prévio à gestação

As pacientes com DM1 ou DM2 devem ser aconselhadas, antes da concepção, a alcançar valores de glicemias de jejum e HbA1c próximos ao normal. Aquelas que já utilizam insulina devem ser preferencialmente tratadas com esquema de múltiplas aplicações ou de infusão contínua.

A paciente deve ser rastreada para retinopatia antes de interromper o método contraceptivo. Se houver retinopatia, deve-se orientá-la sobre os riscos de agravamento da doença durante a gestação. Caso haja indicação de tratamento, a gestação deve ser adiada até o tratamento completo e a estabilização do quadro. As pacientes com retinopatia devem ser avaliadas logo após a concepção, a cada trimestre e 3 meses após o parto.

A pressão arterial deve estar controlada antes da concepção. Os inibidores da enzima conversora da angiotensina (IECA) e os bloqueadores de receptor de angiotensina (BRA) devem ser descontinuados antes da interrupção do método contraceptivo. Durante a gestação, o tratamento com IECA ou BRA é contraindicado, pois podem causar displasia renal fetal, oligoidrâmnio e restrição de crescimento intrauterino. Os fármacos anti-hipertensivos eficazes e seguros são metildopa, diltiazem, clonidina, labetalol e prazosina.

Na gravidez complicada com diabetes e hipertensão crônica, são aceitáveis níveis de pressão sistólica entre 110 e 129 mmHg e de pressão diastólica de 65 a 79 mmHg. Níveis menores podem prejudicar o crescimento fetal.

O rastreamento para nefropatia deve ser realizado antes da concepção, por meio de microalbuminúria, creatinina sérica e cálculo da taxa de filtração glomerular (TFG). As pacientes com disfunção renal devem ser avaliadas periodicamente durante a gestação.

Estatinas, fibratos e niacina não devem ser utilizados durante a gestação. As resinas trocadoras de ácidos biliares podem ser usadas para tratar hipercolesterolemia, mas seu uso raramente é necessário.

As pacientes com DM1 devem ser avaliadas com hormônio estimulador da tireoide (TSH) e anticorpo antiperoxidase tireoidiana (anti-TPO) antes da gestação. Já as diabéticas com sobrepeso ou obesidade devem perder peso antes de engravidar.

### Manejo no parto

O trabalho de parto espontâneo pode ser autorizado nos casos de DMG bem controlado. Se a indução do trabalho é considerada, sugere-se ser feita após 39 semanas. Em pacientes com pobre controle glicêmico, o manejo do parto é indicado com 38 semanas de gestação.

No parto programado, a dose matinal da insulina de ação longa ou intermediária deve ser suspensa ou administrada em um terço da dose, com monitoramento da glicemia capilar. Em partos espontâneos, caso a insulina já tenha sido administrada, recomenda-se monitorar por meio da glicemia capilar, que deve ser realizada a cada 2 h.

Os níveis de glicemia devem ser mantidos entre 72 e 126 mg/dℓ durante o trabalho de parto para reduzir os riscos de hipoglicemia fetal, alterações nos batimentos cardíacos e asfixia neonatal. Valores menores que 70 mg/dℓ indicam a necessidade de infusão de soro glicosado 5%, e maiores que 126 mg/dℓ, a necessidade de insulina.

### Manejo pós-parto

Em pacientes com DMG, recomendam-se suspensão da insulina no pós-parto e avaliação da glicemia capilar pré-prandial por 24 h. Deve ser realizado rastreamento com GJ e/ou TOTG após 6 semanas. Não há parâmetros para o rastreamento com HbA1c no pós-parto. Com relação ao DM1, a dose de insulina deve ser reduzida às doses anteriores à gestação.

O achado de intolerância à glicose exige um acompanhamento mais cauteloso e medidas mais agressivas de mudança de estilo de vida, pelo maior risco de desenvolvimento de DM2. Em pacientes com perfil glicêmico normal no pós-parto, deve-se seguir com dosagem de glicemia de jejum e HbA1c anuais por tempo prolongado, uma vez que os riscos de desenvolver DM2 continuam aumentados após o parto.

Os filhos de mães com DMG apresentam maior risco de obesidade e DM2 na infância e na adolescência, representando, portanto, uma população de risco. Devem receber aconselhamento para um estilo de vida saudável, a fim de evitar o surgimento de DM2. As pacientes com DM1 devem ser avaliadas para tireoidite pós-parto com dosagem de TSH, 3 e 6 meses após o parto.

## CONSIDERAÇÕES FINAIS

Um resumo das orientações para o cuidado de pacientes com DMG pode ser observado na Tabela 3.4.

**TABELA 3.4** Cuidado de pacientes com diabetes melito gestacional.

| Recomendações | NICE | ACOG | ADA |
|---|---|---|---|
| Alvo glicêmico | Jejum < 95 mg/dℓ<br>1 h pós-prandial<br>< 140 mg/dℓ<br>2 h pós-prandial<br>< 115 mg/dℓ | Jejum < 95 mg/dℓ<br>1 h pós-prandial<br>< 140 mg/dℓ<br>2 h pós-prandial<br>< 120 mg/dℓ | Jejum < 95 mg/dℓ<br>1 h pós-prandial<br>< 140 mg/dℓ<br>2 h pós-prandial<br>< 120 mg/dℓ |
| Alvo HbA1c | DM1 e DM2 sem hipoglicemia < 6,5% | DM1 e DM2 < 6% | DM1 e DM2 < 6 a 6,5% sem hipoglicemia<br>DM1 e DM2 < 7%, se necessidade de prevenir hipoglicemia |
| Mudança no estilo de vida | DMG: dieta e exercício se GJ < 126 mg/dℓ; se normalizar glicemia, manter o esquema | DMG: limitar ingesta de carboidratos em 33 a 40% das calorias do dia; preferir carboidratos complexos | DMG: terapia nutricional, atividade física e controle do peso |
| Terapia medicamentosa | DM1 e DM2: insulina NPH é a primeira escolha<br>DMG: metformina e adicionar insulina, se necessário | Insulina é preferível para qualquer tipo de DMG | Insulina é preferível para qualquer tipo de DMG |

DM1: diabetes melito tipo 1; DM2: diabetes melito tipo 2; DMG: diabetes melito gestacional; GJ: glicemia de jejum; HbA1c: hemoglobina glicada; NPH: *neutral protamine Hagedorn*.

## LEITURAS SUGERIDAS

Balsells M, García-Patterson A. Glibenclamide, metformina, and insulina for the treatment of gestational diabetes: a systematic review and meta-analysis. Br Med J. 2015; 350:h102.

Buchanan TA, Page KA. Approach to the patient with gestational diabetes after delivery. J Clin Endocrinol Metab. 2011;96(12):3592-8.

Feghali MN, Scifres CM. Novel therapies for diabetes melito in pregnancy. BMJ. 2018;362:k2034.

Hone J, Jovanovic L. Approach to the patient with diabetes during pregnancy. J Clin Endocrinol Metab. 2010; 95(8):3578-85.

International Association of Diabetes and Pregnancy Study Groups Consensus Panel. International Association of Diabetes and Pregnancy Study Groups recommendations on the diagnosis and classification of hyperglycemia in pregnancy. Diabetes Care. 2010;33(3):676-82.

Moore LE, editor. Diabetes in pregnancy: the complete guide the management. Springer; 2018.

Mustad VA, Huynh DTT, López-Pedrosa JM, Campoy C, Rueda R. The role of dietary carbohydrates in gestational diabetes. Nutrients. 2020;12(2):385.

NICE Guideline. Diabetes in pregnancy. Management of diabetes and its complications from preconception to the postnatal period. [Acesso em: 08 fev 2019] Disponível em: https://www.nice.org.uk/guidance/ng3?unlid=7937432842016825203051.

Sweeting A, Hannah W, Backman H, et al. Epidemiology and management of gestational diabetes. Lancet. 2024 Jul 13;404(10448):175-92.

Szmuilowicz ED, Josefson JL, Metzger BE. Gestational diabetes mellitus. Endocrinol Metab Clin North Am [Internet]. 2019;48(3):479-93.

William T, Cefalu M. Standards of medical care in diabetes. Diabetes Care. 2016;39(Supp 1):S1-2.

Capítulo 4

# Diabetes e Doença Cardiovascular

Aiany Sabriny ▪ Isabel Cristina do Nascimento Dantas ▪ Lívia Laeny H. Pontes Farias ▪ Francisco Bandeira

## INTRODUÇÃO

O diabetes melito (DM) e a doença cardiovascular (DCV) são um conjunto diversificado de condições, e sua fisiopatologia tem se mostrado diferente de acordo com o estado do diabetes. Pacientes com diabetes, quando comparados à população sem diabetes, têm mortalidade aumentada em cerca de 2 a 4 vezes, o que faz dessa doença um fator de risco isolado para DCV. Além disso, o DM associa-se a outros fatores relacionados com o aumento do risco cardiovascular, como hipertensão arterial sistêmica (HAS), doença arterial periférica, dislipidemia e obesidade. Assim, é de suma importância realizar a investigação e o rastreamento desse grupo de pacientes.

## GLICEMIA

As recomendações da hemoglobina glicada (HbA1c) variam de 6,5 a 8%, de acordo com a sociedade científica, mas é fundamental a individualização do tratamento. Em pacientes de baixo risco, por exemplo, sem DCV, a meta pode ser mais rígida (< 6,5%), desde que isso não acarrete efeitos adversos ao paciente. Essa medida é baseada na redução do risco microvascular, verificada em análises de subgrupos do *Diabetes Control and Complications Trial* (DCCT), do *United Kingdom Prospective Diabetes Study* (UKPDS) e do *Action in Diabetes and Vascular Disease: Preterax and Diamicron MR Controlled Evaluation* (ADVANCE), que evidenciaram redução do risco de complicações microvasculares com valores de HbA1c próximos à normalidade. Já nas condições clínicas de insuficiência renal ou hepática, que predispõem ao aumento da incidência de hipoglicemias, ou, ainda, hipoglicemias assintomáticas ou graves, idosos e pacientes com baixa expectativa de vida ou complicações micro ou macrovasculares significativas, o alvo glicêmico é mais elevado que os valores da normalidade.

Segundo o *Action to Control Cardiovascular Risk in Diabetes* (ACCORD), o controle glicêmico em indivíduos com longa duração de DM, que têm mantido controle metabólico inadequado por longos períodos, também pode ter metas mais flexíveis.

Pacientes com diabetes que mantiveram controle intensivo da glicemia desde o início do tratamento apresentam benefícios na redução de complicações micro e macrovasculares, conforme demonstrado pelo UKPDS. Por sua vez, aqueles com descompensação crônica da doença tiveram aumento da mortalidade.

## PRESSÃO ARTERIAL

A pressão arterial (PA) elevada em pacientes com diabetes melito tipo 2 (DM2) é fator de risco para doença cardiovascular e, por isso, sua medição deve ser realizada em todas as consultas de rotina.

A maioria dos pacientes com diabetes e hipertensão deve ser tratada com uma meta de pressão arterial sistólica (PAS) < 130 mmHg e uma meta de pressão arterial diastólica (PAD) < 80 mmHg, se puderem ser alcançados sem sobrecarga de tratamento.

Ensaios clínicos randomizados reiteram a importância do tratamento da hipertensão arterial adequado e a consequente redução nos eventos cardiovasculares, assim como nas complicações microvasculares.

Portanto, de acordo com as diretrizes de American College of Cardiology, International Society of Hypertension e European Society of

Cardiology, os pacientes com diabetes melito tipo 1 (DM1) ou DM2 com hipertensão devem, no mínimo, serem tratados com metas de PA < 130/80 mmHg.

O controle pressórico adequado intensivo promoveu redução de acidente vascular encefálico (AVE), chegando a 31% quando comparado a um controle menos rigoroso (5), e isso foi evidenciado em uma grande metanálise de estudo.

Além disso, evidências robustas ressaltam o maior benefício do tratamento anti-hipertensivo quando a pressão arterial média é ≥ 140 × 90 mmHg. Outro aspecto relevante é que o controle pressórico está diretamente relacionado à redução do risco de AVE, retinopatia e albuminúria.

Naqueles indivíduos acima de 80 anos, com diabetes, a condição geral do paciente deve ser levada em consideração no estabelecimento do alvo pressórico, considerados frágeis naqueles idosos em uma meta pressórica mais frouxa para a PAS 140 a 149 e PAD 70 a 79 mmHg.

## DOENÇA RENAL CRÔNICA

A presença de doença renal crônica (DRC) em pessoas com DM2 está diretamente relacionada com aumento no risco de morte e de eventos cardiovasculares. Assim, é de fundamental importância a identificação da DRC, para estabelecer a terapia e retardar a perda da função renal.

Sabe-se que bloqueadores do sistema renina-angiotensina-aldosterona (SRAA) causam queda inicial na taxa de filtração glomerular, seguida por melhora e consequente atraso da doença renal terminal em pacientes com diabetes. O bloqueio do SRAA retarda a progressão para macroalbuminúria. O estudo ACCORD mostrou que a macroalbuminúria foi menor no grupo tratado intensivamente em comparação com o grupo padrão (6,6 *versus* 8,7%).

Portanto, em pacientes com diabetes com albuminúria > 30 mg/24 h, o controle da PA deve ser mais rigoroso, com manutenção de PA ≤ 130/80 mmHg, exceto quando houver risco de hipotensão postural ou em pacientes idosos e/ou com DCV estabelecida de alto risco. Os inibidores da enzima conversora da angiotensina (IECA) ou bloqueadores de receptor de angiotensina (BRA) reduzem a PA e a albuminúria, retardando a progressão para a doença renal terminal. Esses medicamentos são indicados independentemente do nível pressórico.

As metas pressóricas nesse grupo de pacientes ainda são conflitantes; entretanto, está definido que a função renal deve ser rigorosamente monitorada durante o tratamento com medicamentos anti-hipertensivos. Quando se utilizam IECA, BRA ou diuréticos, é necessário monitorar creatinina e potássio, principalmente se a taxa de filtração glomerular (TFG) for < 45 mℓ/min e/ou $K^+$ > 4,5. Os objetivos da PA devem ser individualizados de acordo com idade, comorbidades e proteinúria.

## LIPÍDIOS

Pacientes com DM2, quando comparados com aqueles sem diabetes, têm risco significativamente aumentado de DCV. Assim como o controle glicêmico é fundamental para a prevenção de complicações microvasculares, o controle das concentrações de partículas de colesterol aterogênico é imprescindível para evitar a doença macrovascular. Para reduzir o risco significativo de doença aterosclerótica, incluindo doença arterial coronariana (DAC), nos pacientes com DM2 o tratamento intensivo precoce de dislipidemia é justificado.

Os principais fatores de risco clássicos que modificam a meta de lipoproteína de baixa densidade (LDL-c) para todos os indivíduos incluem tabagismo, hipertensão (PA ≥ 140/90 mmHg ou uso de medicamentos anti-hipertensivos), lipoproteína de alta densidade (HDL-c) < 40 mg/dℓ, história familiar e idade ≥ 45 anos para homens ou ≥ 55 anos para mulheres.

As diretrizes do American College of Cardiology (ACC-AHA) de 2018 para o manejo do colesterol apresentam novas determinações para pacientes com diabetes, as quais estão resumidas a seguir:

- Pacientes entre 40 e 75 anos, independentemente do risco cardiovascular em 10 anos, devem adotar terapia com estatina de intensidade moderada, além da terapia de estilo de vida saudável
- Pacientes entre 40 e 75 anos e LDL-c entre 70 e 189 mg/dℓ devem ser avaliados para o risco de evento primário em 10 anos usando escore de risco multicoorte de raça e sexo

- Pacientes com diabetes com múltiplos fatores de risco devem ter terapia com estatina de alta intensidade implementada, com o objetivo de reduzir o LDL-c em pelo menos 50% do valor basal e atingir uma meta de LDL-c < 70 mg/dℓ
- Pacientes com diabetes entre 40 e 75 anos e maior risco cardiovascular, especialmente aqueles com múltiplos fatores de risco cardiovascular e LDL-c ≥ 70 mg/dℓ. É possível associar ezetimiba ou um inibidor de PCSK9 à terapia máxima tolerada com estatina
- Pacientes > 75 anos em terapia com estatina devem manter o tratamento
- Pacientes com risco ≥ 20% de evento cardiovascular em 10 anos podem associar ezetimiba ao tratamento com estatinas já em dose máxima tolerada para reduzir os níveis de LDL-c em pelo menos 50%
- Pacientes > 75 anos devem iniciar terapia com estatina, quando avaliados os riscos e benefícios
- Pacientes entre 20 e 39 anos com DM de longa duração (≥ 10 anos de DM ≥ 20 anos de DM1), albuminúria (≥ 30 mcg de albumina/mg de creatinina), TFG < 60 mℓ/min/1,73 m$^2$, retinopatia, neuropatia ou índice tornozelo-braquial (ITB) < 0,9 devem iniciar terapia com estatina
- Pacientes com diabetes e intolerantes ao uso de estatina, recomenda-se o tratamento com ácido bempedoico para reduzir as taxas de eventos cardiovasculares como um plano alternativo de redução do colesterol.

Como tratamento de escolha, as estatinas apresentam duas intensidades relacionadas à dosagem que são recomendadas de acordo com o objetivo a ser alcançado na prática clínica. A terapia com estatina de alta intensidade com uma redução ≥ 50% no LDL-c e de moderada intensidade (redução de cerca de 30 a 49% do LDL-c). Geralmente, em pacientes com diabetes não se recomenda a terapia com estatina em baixa dose.

A intolerância às estatinas (geralmente efeito adverso relacionado ao músculo) pode limitar o uso desse fármaco. Segundo a American Diabetes Association (ADA), em etapas iniciais, pode ser realizada a troca entre estatinas, conforme abordagem clínica individual.

Além disso, outros agentes podem ser combinados com estatinas para otimizar a terapia quando as metas não forem atingidas (Quadro 4.1).

A ezetimiba inibe a absorção intestinal de colesterol, reduz a produção de quilomícrons, diminui o colesterol armazenado, aumenta os receptores de LDL-c e reduz a apolipoproteína B (Apo B), o colesterol não HDL-c, o LDL-c e os triglicerídeos.

No estudo *IMProved Reduction of Outcomes: Vytorin Efficacy International Trial* (IMPROVE-IT), o risco cardiovascular foi reduzido em 6,4% nos pacientes que usaram a associação sinvastatina-ezetimiba por 7 anos em comparação com sinvastatina isolada.

Os inibidores da PCSK9 (alirocumabe e evolocumabe) são anticorpos monoclonais que atuam inibindo uma proproteína que regula a reciclagem de receptores de LDL-c, levando a uma redução de cerca de 60% do LDL-c, devendo ser usado na prevenção primária em pacientes hétero e homozigotos para hipercolesterolemia familiar (Figura 4.1). A prevenção secundária deve ser feita nos pacientes com diagnóstico clínico de DAC que requerem terapia de redução do LDL-c (Figura 4.2). Essa classe de medicamentos atende a uma grande necessidade não satisfeita de redução mais agressiva de lipídios na terapia com estatinas, principalmente nos pacientes com diabetes.

Quando adicionados à dose plena de estatina, esses injetáveis (aplicados 1 a 2 vezes/mês) reduzem o LDL-c em aproximadamente 50%, aumentam o HDL-c e têm efeito favorável sobre outros lipídios. No estudo *Further Cardiovascular*

**QUADRO 4.1** Pacientes com meta de LDL-c não alcançada apesar de estatina com ou sem ezetimiba e candidatos à adição de inibidor da proteína PCSK9 ou ácido bempedoico.

| |
|---|
| História familiar heterozigótica:<br>• 79% não alcançaram a meta |
| Muito alto risco:<br>• 20% com LDL-c > 100 mg/dℓ<br>• 59% com LDL-c > 70 mg/dℓ |
| Intolerância ao uso de estatina:<br>• 10 a 15% dos pacientes em uso de terapia de alta intensidade |

LDL-c: lipoproteína de baixa densidade; PCSK9: pró-proteína convertase subtilisina/kexina tipo 9.

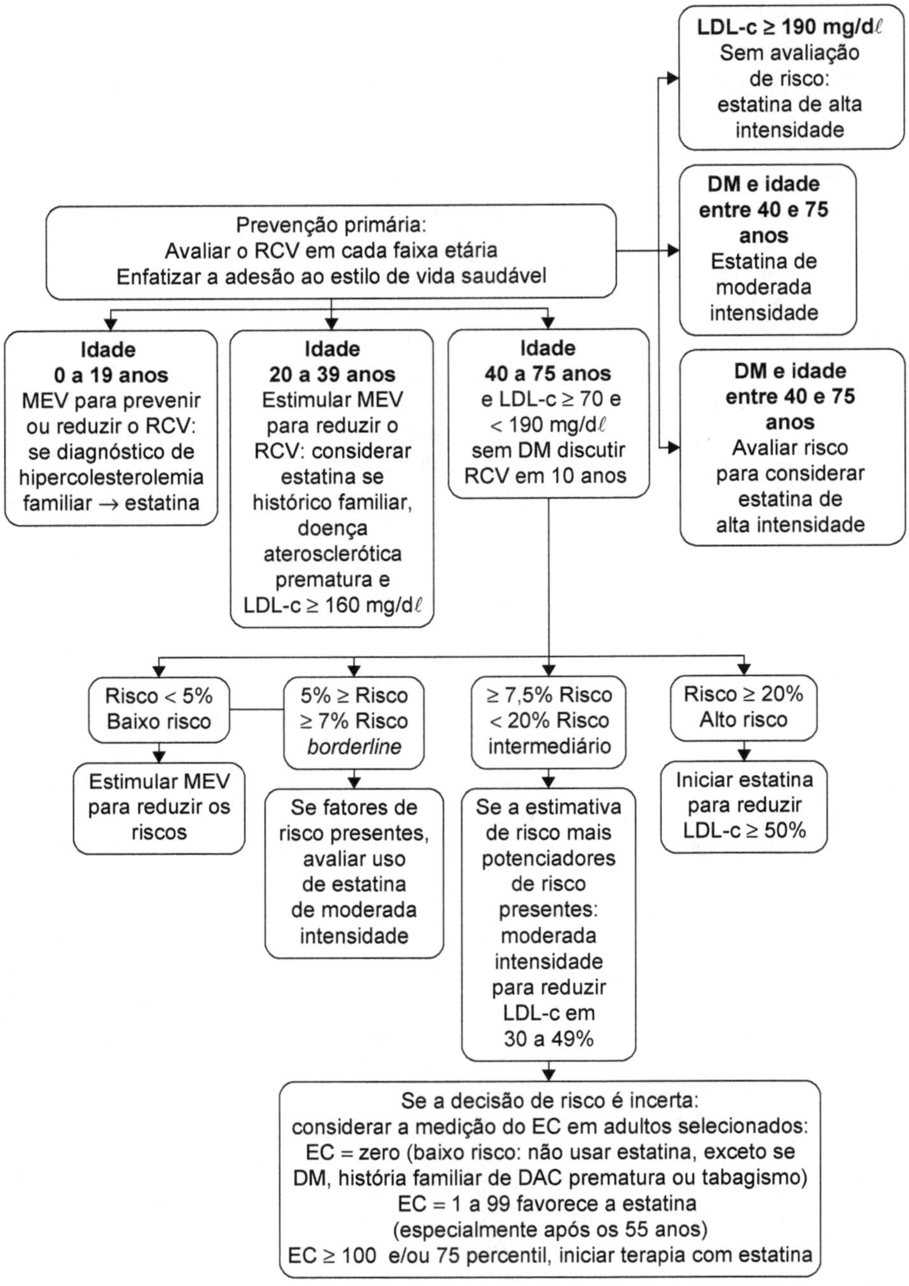


FIGURA 4.1 Prevenção primária. DAC: doença arterial coronariana; DM: diabetes melito; EC: ésteres de colesterol; LDL-c: lipoproteína de baixa densidade; MEV: mudanças no estilo de vida; RCV: risco cardiovascular.

*Outcomes Research with PCSK9 Inhibition in Subjects with Elevated Risk* (FOURIER), um de seus representantes, o evolocumabe, reduziu significativamente o risco de infarto agudo do miocárdio (IAM), AVE e revascularização coronariana. Além disso, uma análise de subgrupo de pacientes com diabetes administrando alirocumabe demonstrou que uma redução de 59% do LDL-c estava associada à diminuição do risco relativo de evento cardiovascular.

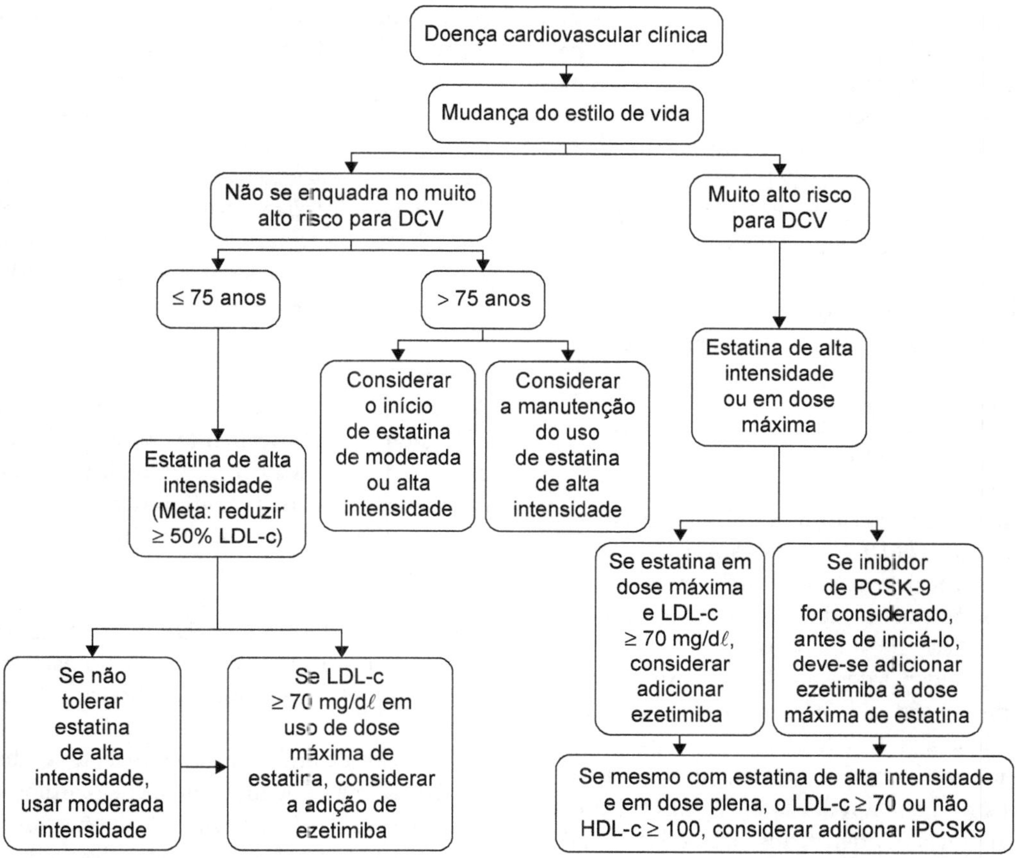


**FIGURA 4.2** Prevenção secundária em pacientes com doença aterosclerótica. DCV: doença cardiovascular; HDL-c: lipoproteína de alta densidade; iPCSK9: inibidor da pró-proteína convertase subtilisina/kexina tipo 9; LDL-c: lipoproteína de baixa densidade.

Além dos anticorpos monoclonais, surge, como nova opção, o inclisiran que corresponde à fita sintética de RNA acoplado à N-Acetilgalactosamina (GalNAc). Dessa maneira, interfere diretamente com a síntese da PCSK-9 no fígado, silenciando o mRNA após ser captado pelo hepatócito por meio do receptor para o GalNAc. É usado por via subcutânea em injeções semestrais de 284 mg (após 2 aplicações com intervalo de 3 meses entre estas), promovendo reduções sustentadas nos níveis de LDL-c ao redor de 50% independentemente do uso de estatinas. Além disso, é também uma alternativa para aqueles intolerantes a estatinas.

O ácido bempedoico atua na via de síntese do colesterol inibindo a ATP-citrato-liase e reduzindo a formação da acetil Co-A. Como só é ativado no fígado, não tem efeitos musculares. Reduz LDL-c entre 20 e 40% quando usado sozinho ou em associação ao ezetimiba. É indicado como um complemento à dieta em pacientes intolerantes a estatinas, em adição à terapia com estatina máxima tolerada para o tratamento de adultos com hipercolesterolemia familiar heterozigótica ou DCV estabelecida que requerem redução adicional do LDL-c. No estudo *Evaluation of Major Cardiovascular Events in Patients With, or at High Risk for, Cardiovascular Disease Who Are Statin Intolerant Treated With Bempedoic Acid or Placebo* (CLEAR), houve redução no risco de eventos cardiovasculares adversos no grupo do ácido bempedoico em comparação com o placebo em 13% (HR, 0,87; 95% CI, 0,79-0,96).

Os fibratos têm somente poucos efeitos na redução de colesterol aterogênico e são usados principalmente para diminuir os valores de triglicerídeos > 1.000 mg/dℓ, em virtude do elevado risco de pancreatite. A adição de fenofibrato às estatinas no estudo ACCORD não mostrou benefício. No entanto, em análise de subgrupos e metanálises dos principais ensaios de fibratos, houve redução do risco relativo para eventos de DCV entre pacientes com dislipidemia moderada (triglicerídeos > 200 mg/dℓ e HDL-c < 40 mg/dℓ).

A niacina diminui a Apo B, o LDL-c e os triglicerídeos de forma dose-dependente e é o mais potente agente modificador de lipídios para aumentar o HDL-c disponível atualmente.

## OBESIDADE

A perda de peso leva ao melhor controle pressórico em pacientes com DM2 e consequente diminuição do risco cardiovascular. O ensaio *Action for Health in Diabetes* (Look AHEAD) mostrou que perda de peso significativa leva à redução da PA sem a necessidade de aumento do uso de medicação anti-hipertensiva.

A mudança do estilo de vida deve ser veementemente indicada e se traduz por reeducação alimentar, prática de exercícios físicos (150 min/semana) e cessação do tabagismo. Estudos mostram que a redução de apenas 5% do peso corporal já traz benefícios metabólicos significativos com consequente redução do risco cardiovascular.

Para indivíduos com diabetes e sobrepeso ou obesidade, a farmacoterapia de escolha deve ser um agonista do receptor de GLP-1 (arGLP-1) ou polipeptídeo insulinotrópico dependente de glicose duplo e arGLP-1, com maior eficácia na perda de peso (ou seja, semaglutida ou tirzepatida), associadas a benefícios adicionais independentes do peso (p. ex., glicêmicos e cardiometabólicos). Medicamentos já se encontram disponíveis no tratamento e combate à obesidade. Fármacos como secretagogos, glitazonas e insulinas devem ser evitados, pois podem estar associados ao ganho de peso.

## TRATAMENTO

A restrição de sódio é recomendada para todos os pacientes com hipertensão. Abordagens dietéticas (dieta DASH, *dietary approaches to stop hypertension*) incluem um plano de refeições pobres em sódio e ricas em potássio, podendo ser recomendado para todos os pacientes com DM2 sem insuficiência renal.

Alguns estudos concluíram que a ingestão moderada de álcool está associada a menor incidência de doença e mortalidade cardiovascular. Já a prática de atividade física na redução da PA em hipertensos com DM2 parece ter um efeito mais modesto; ainda assim, é razoável recomendar um regime de atividade física moderada a intensa nessa população.

### Terapia farmacológica

A maioria dos pacientes com DM2 e hipertensão necessitará de medicamentos para atingir seu objetivo de PA. IECA, BRA 2, bloqueadores dos canais de cálcio (BCC) e diuréticos tiazídicos continuam os fármacos de primeira escolha.

O esquema terapêutico adequado deve ser baseado nas comorbidades associadas, como a presença de albuminúria, DCV, insuficiência cardíaca ou IAM, bem como etnia do paciente, possíveis efeitos colaterais metabólicos, dose e custos.

Em casos de indivíduos com diabetes e albuminúria acima de 30 mg/g ou doença cardiovascular estabelecida, IECA ou BRA são recomendados, já que atuam na redução dos desfechos renais e cardiovasculares. A associação progressiva de duas ou três classes de fármacos podem ser consideradas a fim de atingir metas de pressão arterial. Ainda que com três classes de fármaco, a meta ainda não tiver sido estabelecida, o uso de antagonistas do receptor de mineralocorticoide pode ser considerado. Devem ser investigadas e afastadas as possibilidades de hipertensão arterial resistente e hipertensão arterial secundária.

Outra classe de fármacos pode ser considerada de acordo com as comorbidades presentes, a exemplo de pacientes com insuficiência cardíaca de fração de ejeção reduzida, em que a classe dos betabloqueadores faz parte do tratamento e tem um efeito pequeno na redução do nível pressórico ou aqueles com sinais e sintomas de prostatismo, em que se beneficiam do uso de alfabloqueadores.

Pacientes com PA > 150/100 mmHg devem combinar dois agentes desde o início da terapêutica, pois é improvável que qualquer medicamento sozinho seja suficiente para atingir o alvo pressórico.

A combinação de IECA e BRA não é recomendada, pelo alto risco de hiperpotassemia; já a combinação de BCC ou outro agente pode ser usada com base nas características clínicas do paciente.

A metformina ainda é o medicamento de primeira escolha em DM2, salvo contraindicações. O esquema combinado deve ser escolhido conforme o perfil de segurança relacionado com hipoglicemias, peso e desfechos cardiovasculares (como inibidores do cotransportador de sódio e glicose 2 [iSGLT-2] e análogos de GLP-1). Se, por motivo de custos e/ou disponibilidade, optar-se pela classe das sulfonilureias, deve-se preferir a gliclazida.

Na classe dos agentes incretínicos, o estudo *Saxagliptin Assessment of Vascular Outcomes Recorded in Patients with Diabetes Mellitus* (SAVOR) mostrou segurança cardiovascular dos inibidores da dipeptidil peptidase-4 (DPP-4) saxagliptina, sem demonstrar aumento na taxa de eventos isquêmicos com relação ao placebo. No entanto, houve aumento do risco de hospitalização por insuficiência cardíaca.

Em um estudo de desfechos cardiovasculares, o EMPA-REG OUTCOME®, o iSGLT-2 empagliflozina mostrou redução de mortalidade por causa cardiovascular em pacientes com DM2 tanto com evento cardiovascular prévio como com doença cardiovascular estabelecida.

Dados publicados no estudo *Canagliflozin Cardiovascular Assessment Study* (CANVAS) sugerem que os benefícios cardiovasculares da empagliflozina também são observados com a canagliflozina, indicando efeito de classe dos iSGLT-2. A evidência para um efeito de classe também foi demonstrada por metanálises e estudos do mundo real, incluindo a eficácia comparativa de resultados cardiovasculares em novos usuários de bancos de dados (CVD-REAL) e da Rede de Melhoramento da Saúde (THIN). Esses achados também sugerem que os resultados do EMPA-REG OUTCOME podem ser aplicados a pacientes DM2 com um perfil de risco cardiovascular mais amplo, incluindo pessoas com baixo risco de DCV. Além desses estudos, recentemente, uma randomização com mais de 17 mil pacientes com DM2 (DECLARE-TIMI 58) que apresentavam ou estavam em risco de DCV aterosclerótica, tiveram menor taxa de morte cardiovascular ou hospitalização por insuficiência cardíaca em tratamento com dapagliflozina.

Evidências emergentes com alguns agonistas do receptor de GLP-1 apontam efeitos benéficos em uma série de fatores de risco ateroscleróticos e possível melhora de alguns desfechos cardiovasculares independentes desses efeitos.

Considerando-se esses benefícios, tem havido um interesse em avaliar a segurança cardiovascular do arGLP-1, bem como seu potencial para reduzir o risco de eventos cardíacos adversos maiores (MACE, do inglês *major adverse cardiac events*). Após o resultado clínico superior com liraglutida 1 vez/dia (LEADER), outras revisões buscaram mostrar os efeitos de GLP-1 1 vez/semana. No estudo *Trial to Evaluate Cardiovascular and Other Long-term Outcomes With Semaglutide in Subjects With Type 2 Diabetes* (SUSTAIN-6), em pacientes com DM2 com alto risco de DCV, o semaglutida mostrou redução significativa dos riscos cardiovascular e de AVE não fatal em comparação com placebo. Outro estudo de fase 3, *Researching Cardiovascular Events With a Weekly INcretin in Diabetes* (REWIND), está em andamento para avaliar os efeitos do dulaglutida em MACE.

Já o albiglutida teve sua segurança e eficácia comprovadas em monoterapia, reduzindo significativamente os níveis de HbA1c, sem ganho de peso, com boa tolerabilidade gastrintestinal e baixa taxa de hipoglicemia no programa HARMONY. Esses resultados justificam o uso da medicação como um dos tratamentos de escolha em pacientes com DM e eventos cardiovasculares anteriores.

Vale ressaltar que as evidências disponíveis para a redução de eventos cardiovasculares em pacientes com DM2 e DCV são derivadas de ensaios em que a maioria dos participantes foi tratada com metformina no início do estudo. Assim, o ACC recomenda que os pacientes com DM2 e DCV tratados com metformina devem ter um iSGLT-2 ou um arGLP-1 adicionado ao esquema terapêutico, com benefício cardiovascular comprovado (Tabelas 4.1 e 4.2).

Em relação às estatinas, pacientes assintomáticos com alto risco de DCV aterosclerótica não têm triagem recomendada, uma vez que, por serem de alto risco, já deveriam estar recebendo terapia médica intensiva (Quadros 4.2 a 4.4).

**TABELA 4.1** Doses dos inibidores do cotransportador de sódio e glicose 2 com dados de avaliação de desfechos cardiovasculares aprovados pela Food and Drug Administration.

| Fármaco | Doses (VO) | Indicações do uso | Ajuste na função renal |
|---|---|---|---|
| Empagliflozina | 10 mg/dia<br>25 mg/dia | Controle glicêmico em adultos com DM2<br>Redução do risco de morte por DCV em adultos com DM2 e DCV | Se TFG ≥ 45 mℓ/min/1,73 m², não precisa de ajuste de dose<br>Se TFG entre 30 e 45 mℓ/min/1,73 m², usar com cautela; não usar se TFG estiver persistentemente < 30 mℓ/min/1,73 m² |
| Canagliflozina* | 100 mg/dia<br>300 mg/dia, se TFG ≥ 60 mℓ/min/1,73 m² | Controle glicêmico em adultos com DM2 | Se TFG ≥ 60 mℓ/min/1,73 m², não precisa de ajuste de dose<br>Se TFG 45 a 59 mℓ/min/1,73 m², dose máxima de 100 mg/dia<br>Se TFG < 45 mℓ/min/1,73 m², não iniciar, e descontinuar se TFG estiver persistentemente < 45 mℓ/min/1,73 m² |
| Dapaglifozina | 5 mg/dia<br>10 mg/dia | Controle glicêmico em adultos com DM2<br>Redução do risco de morte por DCV em adultos com DM2 e DCV | Se TFG ≥ 60 mℓ/min/1,73 m², não precisa de ajuste de dose<br>Se TFG ≤ 45 mℓ/min/1,73 m², não usar |

DCV: doenças cardiovasculares; DM2: diabetes melito tipo 2; TFG: taxa de filtração glomerular; VO: via oral.
*O estudo CREDENCE, recentemente apresentado no congresso da American Diabetes Association, mostrou redução dos desfechos renais com canaglifozina 100 mg a partir de TFGe > 30 mℓ/min/1,73 m².

**TABELA 4.2** Doses do agonista duplo do receptor GIP e GLP-1 com dados de avaliação de resultados cardiovasculares aprovadas pela Food and Drug Administration.

| Fármaco | Doses (SC) | Indicações do uso | Ajustes |
|---|---|---|---|
| Liraglutida | Dose inicial 0,6 mg/dia<br>Titular lentamente até 1,8 mg/dia ou até dose máxima tolerada pelo paciente | Controle glicêmico em adultos com DM2<br>Redução do risco de morte por DCV em adultos com DM2 e DCV | Titular lentamente para evitar/reduzir náuseas e vômitos<br>Interromper uso na suspeita de pancreatite e não reiniciar se for confirmada<br>Não é necessário ajuste posológico nas insuficiências renal e/ou hepática; os dados na doença renal terminal são limitados |
| Semaglutida | Dose inicial 0,25 mg/dia<br>Titular lentamente até dose máxima tolerada pelo paciente | Controle glicêmico em adultos com DM2 | Titular lentamente para evitar/reduzir náuseas e vômitos<br>Interromper uso na suspeita de pancreatite e não reiniciar se for confirmada<br>Não é necessário ajuste posológico nas insuficiências renal e/ou hepática; os dados na doença renal terminal são limitados |
| Lixisenatida | Dose inicial 10 mg/dia<br>Titular até dose 20 mg/dia | Controle glicêmico em adultos com DM2 | Titular lentamente para evitar/reduzir náuseas e vômitos<br>Interromper uso na suspeita de pancreatite e não reiniciar se for confirmada<br>Se CrCl ≥ 30 mℓ/min, não é necessário ajustar a dose<br>Se CrCl entre 15 e 29 mℓ/min, monitorar função renal<br>Não usar se CrCl < 15 mℓ/min |

*(continua)*

**TABELA 4.2** Doses do agonista duplo do receptor GIP e GLP-1 com dados de avaliação de resultados cardiovasculares aprovadas pela Food and Drug Administration. (*Continuação*)

| Fármaco | Doses (SC) | Indicações do uso | Ajustes |
|---|---|---|---|
| Exenatida QW | 2 mg/semana | Controle glicêmico em adultos com DM2 | Interromper uso na suspeita de pancreatite e não reiniciar se for confirmada<br>Se CrCl ≥ 60 mℓ/min, não é necessário ajustar a dose<br>Se CrCl entre 30 e 59 mℓ/min, manter vigilância da função renal<br>Se CrCl < 30 mℓ/min, não usar |
| Tirzepatida | Dose inicial 2,5 mg/semana até a dose de 15 mg/semana | Controle glicêmico em adultos com DM2 | Titular lentamente para evitar/reduzir náuseas e vômitos<br>Interromper uso na suspeita de pancreatite, carcinoma medular de tireoide e neoplasia endócrina múltipla tipo 2 (NEM-2) |

DCV: doenças cardiovasculares; DM2: diabetes melito tipo 2; SC: subcutânea.

**QUADRO 4.2** Condições que apresentam risco muito alto de evento cardiovascular futuro.

| Evento aterosclerótico clínico |
|---|
| • SCA recente (nos últimos 12 meses) |
| • História de IAM (diferente do evento recente de SCA) |
| • História de AVE isquêmico |
| • Doença arterial periférica sintomática (história de claudicação com ITB < 0,85, revascularização ou amputação prévia) |
| **Fatores de alto risco** |
| • Idade ≥ 65 anos |
| • Hipercolesterolemia familiar heterozigótica |
| • História de cirurgia prévia de revascularização miocárdica ou ICP fora do(s) evento(s) principal(is) da DCV aterosclerótica |
| • DM |
| • Hipertensão |
| **Fatores de alto risco** |
| • DRC (TFGe 15 a 59 mℓ/min/1,73 $m^2$) |
| • Tabagismo atual |
| • LDL-c persistentemente elevado (LDL-c 100 mg/dℓ) apesar de dose máxima de terapia com estatina e ezetimiba |
| • História de ICC |

AVE: acidente vascular encefálico; CCR: doença cardiovascular; DM: diabetes melito; DRC: doença renal crônica; ICP: intervenção coronária percutânea; IAM: infarto agudo do miocárdio; ICC: insuficiência cardíaca congestiva; ITB: índice tornozelo-braquial; LDL-c: lipoproteína de baixa densidade; SCA: síndrome coronariana aguda; TFGe: taxa de filtração glomerular estimada.

**QUADRO 4.3** Potencializadores de risco cardiovascular.

| Potencializadores de risco |
|---|
| História familiar precoce |
| LDL-c persistentemente elevado ≥ 160 mg/dℓ |
| DRC |
| Síndrome metabólica |
| Condições específicas da mulher (pré-eclâmpsia, menopausa precoce) |
| Doenças inflamatórias (especialmente artrite reumatoide, psoríase, HIV) |
| Etnia (asiáticos) |
| **Lipídios/biomarcadores** |
| Triglicerídeos persistentemente elevados (≥ 175 mg/mℓ) |
| **Indivíduos selecionados** |
| PCR de alta sensibilidade ≥ 2 mg/ℓ |
| Níveis elevados de Lp(a) ≥ 50 mg/dℓ ou ≥ 125 nmol/ℓ |
| Apo B ≥ 130 mg/dℓ |
| ITB < 0,9 |

Apo B: apolipoproteína B; DRC: doença renal crônica; HIV: vírus da imunodeficiência humana; ITB: índice tornozelo-braquial; Lp(a): lipoproteína (a); LDL-c: lipoproteína de baixa densidade; PCR: proteína C reativa.

**QUADRO 4.4** Potenciadores de risco específico para o diabetes.

| Pacientes entre 20 e 39 anos com DM de longa duração (≥ 10 anos de DM2 ou ≥ 20 anos de DM1) |
|---|
| Albuminúria (≥ 30 µg de albumina/mg de creatinina) |
| TFG < 60 mℓ/min/1,73 m² |
| Retinopatia |
| Neuropatia |
| ITB < 0,9 |

DM: diabetes melito; DM1: diabetes melito tipo 1; DM2: diabetes melito tipo 2; ITB: índice tornozelo-braquial; TFG: taxa de filtração glomerular.

Em estudos prospectivos, o cálcio da artéria coronária foi estabelecido como um preditor independente de eventos futuros de DCV em pacientes com DM e é consistentemente superior ao UKPDS e ao Framingham Risk Score na previsão de risco nessa população. No entanto, um estudo observacional randomizado não demonstrou benefício clínico para a triagem de rotina de pacientes assintomáticos com DM2 e eletrocardiograma (ECG) normais. Apesar de apresentar imagem de perfusão miocárdica anormal em mais de 1 a cada 5 pacientes, os desfechos cardíacos foram essencialmente iguais (e muito baixos) nos triados e não rastreados. Assim, a triagem indiscriminada não é considerada custo-efetiva. Estudos descobriram que uma abordagem baseada em fatores de risco para a avaliação diagnóstica inicial e subsequente acompanhamento da DAC não identifica quais pacientes com DM2 terão isquemia silenciosa em testes de rastreamento. Qualquer benefício dos mais novos métodos não invasivos de triagem coronariana, como tomografia computadorizada (TC) e angiotomografia (angioTC), para identificar subgrupos de pacientes para diferentes estratégias de tratamento, ainda não foi comprovado. Além disso, seu uso rotineiro leva à exposição à radiação e pode resultar em testes invasivos desnecessários, como angiografia coronariana e procedimentos de revascularização. O equilíbrio final entre benefícios, custos e riscos de tal abordagem em pacientes assintomáticos permanece controverso, particularmente no cenário moderno de controle agressivo de fatores de risco de DCV aterosclerótica.

## Terapia antiplaquetária

O uso de ácido acetilsalicílico (AAS) já está bem estabelecido na redução de desfechos cardiovasculares em pessoas de alto risco com IM ou AVE prévios (prevenção secundária). Na prevenção primária, sem evento cardiovascular prévio, seu benefício é incerto.

O estudo randomizado *Study of Cardiovascular Events iN Diabetes* (ASCEND) mostrou benefício no uso de AAS na prevenção secundária de pacientes com diabetes. No entanto, as taxas absolutas mais baixas de eventos vasculares graves foram contrabalanceadas às taxas absolutas mais altas de sangramento. Além disso, os benefícios absolutos foram contrabalançados pelo risco de sangramento.

A ADA recomenda terapia com AAS (75 a 162 mg/dia) como estratégia de prevenção secundária em indivíduos com diabetes e doença cardiovascular estabelecida, podendo ser considerada como uma prevenção primária (Lpa > 50 mg/dℓ ou escore de cálcio em coronários > 300). Em indivíduos com alergia documentada à aspirina, clopidogrel (75 mg/dia) pode ser considerado.

O aumento da ingestão de ácidos graxos n-3 (ômega-3), principalmente contendo 4 gramas de ácido eicosapentaenoico (EPA) por dia, reduz eventos cardiovasculares em pacientes com hipertrigliceridemia e doença cardiovascular estabelecida, já em uso de estatinas.

### Revascularização

As evidências sugerem que, em comparação com a angioplastia percutânea com *stent* farmacológico, a melhor estratégia de tratamento em pacientes com diabetes multiarteriais é a cirurgia de revascularização miocárdica.

## PERSPECTIVAS

Novas medicações para redução da lipoproteína (a) (Lpa) estão em desenvolvimento, o que possibilitará um melhor controle das frações lipídicas, já que as estatinas não têm efeito sobre essa lipoproteína formada pela fusão da Apo B com a apo-A1 e que tem forte influência no desenvolvimento de aterotrombose e estenose aorta calcificada (tem sequência de aminoácidos semelhante ao plasminogênio). Os níveis de Lpa no sangue são determinados geneticamente, não sofrendo influências ambientais. Quando os seus níveis estão acima de 50 mg/dℓ há risco adicional independente do LDL-c. Embora os anti-PCSK-9 reduzam a Lpa em 20 a 30%, as novas moléculas interferidoras de RNA (olpasiran) e oligonucleotídio antissenso (pelacarsen) induzem a reduções mais expressivas, entre 60 e 80%. Os estudos avaliando desfechos cardiovasculares com essas medicações estão com o término previsto para 2026.

## LEITURAS SUGERIDAS


Ahmann AJ, Capehorn M, Charpentier G, Dotta F, Henkel E, Lingvay I, et al. Efficacy and safety of once-weekly semaglutide versus exenatide ER in subjects with type 2 diabetes (SUSTAIN 3): randomized clinical trial. Diabetes Care. 2018;41(2):258-66.

American Diabetes Association (ADA). Introduction: standards of medical care in diabetes – 2018. Diabetes Care. 2018;41(Supplement 1):S1-2.

Arguedas JA, Leiva V, Wright JM. Blood pressure targets for hypertension in people with diabetes mellitus. Cochrane Database Syst Rev 2013;10:CD008277.

ASCEND Study Collaborative Group, Bowman L, Mafham M, Wallendszus K, Stevens W, Buck G. Effects of n-3 fatty acid supplements in diabetes mellitus. N Engl J Med. 2018;379(16):1540-50.

Bangalore S, Kumar S, Lobach I, Messerli FH. Blood pressure targets in subjects with type 2 diabetes mellitus/impaired fasting glucose: observations from traditional and Bayesian random-effects meta-analyses of randomized trials. Circulation 2011;123:2799-810.

Brunström M, Carlberg B. Effect of antihypertensive treatment at different blood pressure levels in patients with diabetes mellitus: systematic review and meta-analyses. BMJ 2016;352:i717.

Cefalu WT, Kaul S, Gerstein HC, Holman RR, Zinman B, Skyler JS, et al. Cardiovascular outcomes trials in type 2 diabetes: where do we go from here? Diabetes Care. 2018; 41(1):14-31.

De Boer IH, Bangalore S, Benetos A, et al. Diabetes and hypertension: a position statement by the American Diabetes Association. Diabetes Care. 2017;40:1273-84.

Emdin CA, Rahimi K, Neal B, Callender T, Perkovic V, Patel A. Blood pressure lowering in type 2 diabetes: a systematic review and meta-analysis. JAMA. 2015;313:603-15.

Emerging Risk Factors C., Sarwar N, Gao P, Seshasai SR, Gobin R, Kaptoge S, et al. Diabetes mellitus, fasting blood glucose concentration, and risk of vascular disease: a collaborative meta-analysis of 102 prospective studies. Lancet. 2010;375(9733):2215-22.

Garber AJ, Abrahamson MJ, Barzilay JI. AACE/ACE Consensus statement by the American Association of Clinical Endocrinologists and American College of Endocrinology on the comprehensive type 2 diabetes management algorithm – 2018 executive summary. Endocr Pract. 2018;24(1): 91-120.

Hussain A, Al Rifai M, Mahtta D, Liu J, Jain V, Virani SS. Highlights from studies presented at the American Heart Association Scientific Session 2020: Navigating new roads in prevention. Curr Atheroscler Rep. 2021;23(1):4.

Keaney JF Jr., Rosen CJ. Vitamin D supplements and prevention of cancer and cardiovascular disease. N Engl J Med. 2019;380(1):91-3.

Kosiborod M, Lam CSP, Kohsaka S, Kim DJ, Karasik A, Shaw J, et al. Cardiovascular events associated with sglt-2 inhibitors versus other glucose-lowering drugs. J Am Coll Cardiol. 2018;71(23):2628-39.

Li Y, Rosenblit PD. Glucagon-like peptide-1 receptor agonists and cardiovascular risk reduction in type 2 diabetes mellitus: is it a class effect? Curr Cardiol Rep. 2018;20(11):113.

Nauck MA, Stewart MW, Perkins C, Jones-leone A, Yang F, Perry C, et al. Efficacy and safety of once-weekly GLP-1 receptor agonist albiglutide (HARMONY 2): 52 week primary endpoint results from a randomised, placebo-controlled trial in patients with type 2 diabetes mellitus inadequately controlled with diet and exercise. Diabetologia. 2016;59(2): 266-74.

Neal B, Perkovic V, Mahaffey KW, de Zeeuw D, Fulcher G, Erondu N, et al. Canagliflozin and cardiovascular and renal events in type 2 diabetes. N Engl J Med. 2017;377(7):644-57.

Ray KK, Wright RS, Kallend D, et al.; ORION-10 and ORION-11 Investigators. Two phase 3 trials of inclisiran in patients with elevated LDL cholesterol. N Engl J Med. 2020;382:1507-19.

Reboldi G, Gentile G, Angeli F, Ambrosio G, Mancia G, Verdecchia P. Effects of intensive blood pressure reduction on myocardial infarction and stroke in diabetes: a meta-analysis in 73,913 patients. J Hypertens. 2011;29:1253-69.

Rothwell PM, Cook NR, Gaziano JM, Price JF, Belch JFF, Roncaglioni MC, et al. Articles effects of aspirin on risks of vascular events and cancer according to bodyweight and dose: analysis of individual patient data from randomised trials. Lancet. 2018;6736(18):1-13.

Thomopoulos C, Parati G, Zanchetti A. Effects of blood-pressure-lowering treatment on outcome incidence in hypertension: 10 – Should blood pressure management differ in hypertensive patients with and without diabetes mellitus? Overview and meta-analyses of randomized trials. J Hypertens. 2017;35:922-44.

Tsimikas S. Lipoprotein(a) in the year 2024: a look back and a look ahead. Arterioscler Thromb Vasc Biol. 2024 Jul; 44(7):1485-90.

Unger T, Borghi C, Charchar F, et al. 2020 International Society of Hypertension global hypertension practice guidelines. Hypertension. 2020;75:1334-57.

Whelton PK, Carey RM, Aronow WS, et al. 2017 ACC/AHA/AAPA/ABC/ACPM/AGS/APhA/ASH/ASPC/NMA/PCNA guideline for the prevention, detection, evaluation, and management of high blood pressure in adults: a report of the American College of Cardiology/American Heart Association Task Force on Clinical Practice Guidelines. J Am Coll Cardiol. 2018;71:e127-e248.

Williams B, Mancia G, Spiering W, et al.; ESC Scientific Document Group. 2018 ESC/ESH guidelines for the management of arterial hypertension. Eur Heart J. 2018;39:3021-104.

Zelniker TA, Wiviott SD, Raz I, Im K, Goodrich EL, Bonaca MP, et al. Articles SGLT2 inhibitors for primary and secondary prevention of cardiovascular and renal outcomes in type 2 diabetes: a systematic review and meta-analysis of cardiovascular outcome trials. Lancet. 2018;6736(18):1-9.

Zinman B, Wanner C, Lachin JM, Fitchett D, Bluhmki E, Hantel S, et al. Empagliflozin, cardiovascular outcomes, and mortality in type 2 diabetes. N Engl J Med. 2015; 373(22):2117-28.

Capítulo 5

# Complicações Agudas do Diabetes

Yasmim Mucida ▪ Laís Mendes ▪ Bruna Costi ▪ Luiz Henrique Maciel Griz ▪ Francisco Bandeira

## INTRODUÇÃO

A cetoacidose diabética (CAD) e o estado hiperglicêmico hiperosmolar (EHH) constituem complicações metabólicas agudas graves em pacientes com diabetes melito (DM) e são considerados causas importantes de morbimortalidade, mesmo com critérios diagnósticos e protocolos de tratamento bem definidos.

A CAD é a complicação hiperglicêmica aguda mais comum do diabetes, com incidência anual estimada de quatro a oito episódios por 1 mil internações de pacientes com diabetes. Sua mortalidade tem diminuído ao longo dos anos nos EUA; no entanto, a mortalidade por EHH permaneceu elevada (aproximadamente 15%) em decorrência de fatores como desidratação grave, idade avançada e comorbidades.

O manejo dessas emergências representa um ônus econômico substancial, e o pronto reconhecimento dessas condições, bem como o tratamento adequado, são fundamentais para a obtenção dos melhores resultados.

## FISIOPATOLOGIA

As duas complicações resultam de uma condição fisiopatológica básica, a insulinopenia (absoluta ou relativa). Deficiência de insulina em associação com níveis circulantes aumentados de glucagon e outros hormônios contrarreguladores (catecolaminas, cortisol e hormônio do crescimento) se opõe à ação de qualquer resíduo circulante de insulina.

Esse ambiente hormonal aumenta a sensibilidade dos tecidos à insulina e a atividade da lipase no tecido adiposo, com consequente degradação de triglicerídeos em ácidos graxos, oxidados a corpos cetônicos (ácidos fortes), estimulados predominantemente pelo glucagon. Tanto a hiperglicemia quanto a cetonemia favorecem a diurese osmótica, aumentando a hipovolemia e a redução da filtração glomerular, o que cria um ciclo vicioso.

Geralmente, na CAD, esse déficit de insulina é mais grave, condição que proporciona o aparecimento da acidose e da cetose. No EHH, os níveis de insulina são suficientes para evitar lipólise e cetogênese.

A CAD ocorre mais frequentemente em pacientes com diabetes melito tipo 1 (DM1), mas também pode aparecer no tipo 2 (DM2) sob condições de extremo estresse, como infecções graves, trauma, emergências cardiovasculares ou, menos frequentemente, como manifestação inicial do DM2. De modo similar, o EHH ocorre com mais frequência no DM2, mas também pode ser visto no DM1 em associação à CAD em até 30% dos casos.

A CAD pode ocorrer com níveis glicêmicos não muito elevados, situação denominada "cetoacidose euglicêmica", em grávidas com diabetes, pacientes com gliconeogênese prejudicada decorrente do abuso de álcool e com o uso clínico de inibidores do cotransportador de sódio e glicose 2 (iSGLT-2).

## FATORES DE RISCO

O estudo 3C avaliou 849 indivíduos DM1 com idades entre 0 e 78 anos, em relação à associação de fatores socioeconômicos e clínicos que levam ao aumento do risco de desenvolvimento de complicações agudas, como cetoacidose diabética e hipoglicemias recorrentes. Foram obtidas informações por meio de questionários e da revisão de prontuário médico dos últimos 12 meses prévios ao estudo.

No que diz respeito à cetoacidose diabética, os resultados demonstraram que pacientes crianças e adolescentes (0 a 13 anos) apresentaram, de modo geral, risco mais elevado para desenvolver essa complicação aguda. Também apresentaram risco mais elevado para CAD pacientes com baixo peso em comparação com os pacientes com peso normal: OR (IC 95%), 6,87 (2,64; 17,87), pacientes com menor tempo de doença e aqueles com níveis de HbA1c mais elevados.

Sexo, renda familiar, nível de escolaridade dos pais, tipo de cobertura do plano de saúde e método de administração da insulina não foram associados ao aumento de risco para CAD na população desse estudo.

Os fatores precipitantes mais comuns para CAD e EHH são terapia inadequada ou inapropriada com insulina e infecção. Outros fatores incluem: infarto agudo do miocárdio (IAM), acidente vascular encefálico (AVE), tromboembolismo pulmonar (TEP), pancreatite, abuso de álcool e substâncias (glicocorticoides [GC], diuréticos tiazídicos, fenitoína, betabloqueadores, agentes simpaticomiméticos e antipsicóticos atípicos).

Faz-se obrigatória a busca por um fator precipitante em todos os quadros de CAD/EHH por meio de exames iniciais, como hemograma, culturas, ecocardiograma, marcadores de necrose miocárdica e radiografia de tórax. Solicitam-se exames mais específicos conforme a suspeita diagnóstica.

## Inibidores do cotransportador sódio-glicose-dependente

Os iSGLT-2 pertencem a uma classe relativamente nova de antidiabéticos orais responsabilizada por alguns casos de CAD e pelo aumento da incidência de CAD euglicêmica. O mecanismo é a diminuição da relação insulina/glucagon, o que causa aumento do catabolismo de ácidos graxos nas células hepáticas e consequente aumento dos níveis de beta-hidroxibutirato.

Estudos que analisam o uso dos iSGLT-2 (*Dapagliflozin Evaluation in Patients With Inadequately Controlled Type 1 Diabetes*, DEPICT-1, DEPICT-2; *Empagliflozin as Adjunctive to insulina thErapy*, EASE), com duração entre 18 e 52 semanas, avaliaram a combinação de iSGLT-2 com insulina basal-*bolus* para DM1. A incidência de CAD variou entre 0,8 e 6%, a única associação com incidência igual à do placebo foi empagliflozina 2,5 mg e insulina basal-*bolus* (0,8% *versus* 1,2%).

Em decorrência do risco de desenvolver CAD com o uso de iSGLT-2, a American Association of Clinical Endocrinology (AACE) e o American College of Endocrinology (ACE) publicaram um posicionamento oficial sobre o tema. No documento, defendem o uso dos medicamentos pertencentes à classe, mas também são apresentados quais cuidados devem ser adotados e informados ao paciente (Quadro 5.1).

A justificativa é que existem evidências de benefícios no uso desses fármacos em ensaios randomizados, bem como redução de eventos fatais. Além disso:

- A incidência de CAD em pacientes com DM2 não aumentou com a comercialização dos iSGLT-2
- Essa enfermidade é um evento raro em pacientes com DM2 (0,3%) em comparação aos claros benefícios da classe quanto aos desfechos cardiorrenais
- A maioria dos casos de CAD ocorre em pacientes insulinopênicos com diabetes latente autoimune do adulto (LADA) e DM1, porém com apresentação atípica, como níveis normais ou pouco elevados de glicemia

**QUADRO 5.1** Recomendações para minimizar riscos de complicações agudas do diabetes em inibidores do cotransportador de sódio e glicose 2 divulgadas pela American Association of Clinical Endocrinology e pelo American College of Endocrinology.

| |
|---|
| • Parar iSGLT-2 24 h antes de cirurgias eletivas, procedimentos invasivos e exercícios intensos |
| • Evitar, parar ou reduzir excessivamente as doses de insulina |
| • Parar iSGLT-2 em caso de cirurgia de urgência ou estresse intenso |
| • Mensurar cetonemia em pacientes sintomáticos |
| • Recomendar que os pacientes em uso de iSGLT-2 evitem uso abusivo de bebidas alcoólicas e dietas cetogênicas |

Adaptado de Handelsman et al., 2016.

- Os fatores predisponentes para desenvolvimento de CAD tanto em DM1 quanto em DM2 são cirurgia, exercício extenuante, IAM, AVE, infecções graves, jejum prolongado e situações de estresse, o que comumente altera o metabolismo de carboidratos para a oxidação de gorduras
- Nos pacientes em uso de iSGLT-2 com sintomas sugestivos de CAD (náuseas, vômitos, dor abdominal, fadiga e dispneia), o diagnóstico deve ser investigado. Recomenda-se mensurar o beta-hidroxibutirato em amostra sanguínea e pH arterial, sem descartar CAD quando a glicemia não estiver muito elevada. O iSGLT-2 deve ser suspenso em suspeita de CAD, devendo-se seguir os protocolos habituais.

### Análogos de GLP-1

Os análogos de GLP-1 pertecem a outra classe de medicações orais e injetáveis para o tratamento do diabetes tipo 2 e têm se destacado nos últimos anos pelo seu crescente uso. No entanto, casos de hipoglicemia relacionados com essa classe de fármacos são raros e ocorrem quando usada em associação à sulfonilureia ou insulina.

Em uma análise de farmacovigilância retrospectiva com base em dados do sistema de notificação de eventos adversos da Food and Drug Administration (FDA), foram identificados 1.164 casos de hipoglicemia associados ao uso de GLP-1s, afetando principalmente pacientes de meia-idade, predominantemente mulheres. Lixisenatida demonstrou a maior associação com hipoglicemia em comparação com outros GLP-1s. A liraglutida também apresentou uma associação significativa com hipoglicemia, resultando em uma das maiores taxas de hospitalização (62,50%) e uma taxa de mortalidade de 8,33%, a mais alta entre os GLP-1s analisados. Já a semaglutida mostrou uma associação menos intensa, com menor taxa de hospitalização (42,86%). Em média, a hipoglicemia ocorreu 5 dias após o início do tratamento com os GLP-1s, resultando em uma taxa geral de hospitalização de 56,08% e uma taxa de mortalidade de 3,53%. O estudo destaca a necessidade de um monitoramento cuidadoso dos pacientes que utilizam esses medicamentos, especialmente aqueles com maior risco de hipoglicemia.

## APRESENTAÇÃO CLÍNICA E DIAGNÓSTICO DIFERENCIAL

A CAD caracteriza-se por uma tríade: concentração aumentada de corpos cetônicos totais, acidose metabólica e hiperglicemia descontrolada; evolui rapidamente dentro de poucas horas após a precipitação. Já o EHH é definido por hiperglicemia, hiperosmolalidade e desidratação grave sem cetoacidose significativa; o desenvolvimento é insidioso, podendo ocorrer ao longo de dias ou semanas. O quadro clínico comum, decorrente da hiperglicemia, inclui poliúria, polifagia, polidipsia, perda de peso, fraqueza e sinais físicos de desidratação, como mucosa bucal seca, olho fundo, redução do turgor da pele, taquicardia, hipotensão e, em casos graves, choque.

Respiração de Kussmaul, hálito de cetona, náuseas, vômitos e dor abdominal também podem ocorrer, principalmente na CAD. A dor abdominal, que se relaciona com a gravidade da acidose, pode ser suficientemente grave para ser confundida com abdome agudo em 50 a 75% dos casos. Os pacientes podem apresentar hipotermia leve, até mesmo uma infecção. O nível de consciência na CAD pode variar. Em pacientes com EHH, os sintomas incluem turvação do sensório que progride para obnubilação mental ou coma. Ocasionalmente, podem apresentar déficit neurológico focal e convulsões.

Algumas situações configuram verdadeiras armadilhas na prática clínica. Uma delas, já mencionada, é a ocorrência de dor abdominal intensa simulando abdômen agudo na CAD, geralmente em paciente jovem, acompanhada ou não de febre, o que leva à realização de laparotomia exploradora "branca".

Outros falsos alertas são os achados de leucocitose, mesmo sem infecção, e o aumento falso positivo de amilase e lipase, não correlacionado com pancreatite aguda. A pesquisa de cetonúria também pode resultar negativa no início, pois as fitas só reagem para o acetoacetato, a última das cetonas a positivar-se na urina. As que estão presentes desde o início são a acetona e o beta-hidroxibutirato (> 2,7 mmol/ℓ), não detectados na cetonúria. Outras alterações incluem elevação da creatinina sérica, como resultado da desidratação ou interferência de corpos cetônicos.

Outras condições desencadeadoras de hiperglicemia, acidose e cetose e que devem, portanto, ser diferenciadas da CAD e do EHH são:

- Hiperglicemia:
  - DM
  - CAD/EHH
  - Intolerância à glicose
  - Estresse por hipoglicemia
- Cetose:
  - Hipoglicemia
  - Álcool
  - Jejum prolongado
- Acidose metabólica:
  - Acidose láctica
  - Acidose hiperclorêmica
  - Uremia
  - Fármacos.

## CRITÉRIOS DIAGNÓSTICOS

Em junho de 2024, um novo relatório de consenso foi publicado pela American Diabetes Association (ADA) sobre crises hiperglicêmicas em adultos com diabetes, atualizando o consenso anterior de 2001 e que havia sido revisado pela última vez em 2009. Esse relatório trouxe importantes atualizações nos critérios diagnósticos e no manejo de emergências hiperglicêmicas. A ADA convocou um painel de especialistas, incluindo internistas e diabetologistas, representando várias instituições renomadas, como a European Association for the Study of Diabetes (EASD), a Joint British Diabetes Societies for Inpatient Care (JBDS), a AACE e a Diabetes Technology Society (DTS).

Dentre as principais mudanças, no que diz respeito aos critérios diagnósticos para CAD, o valor de corte para hiperglicemia foi reduzido para uma glicemia ≥ 200 mg/dℓ. Foram também definidos valores de corte para as dosagens de corpos cetônicos (concentração de β-hidroxibutirato ≥ 3,0 mmol/ℓ ou cetonúria ≥ 2+). O ânion *gap* não faz mais parte dos critérios diagnósticos de primeira escolha, sendo uma opção apenas quando a mensuração de corpos cetônicos estiver indisponível. A presença de acidose metabólica está definida se pH < 7,3 e/ou concentração de bicarbonato < 18 mmol/ℓ. Em relação ao EHH, valores de glicemia ≥ 600 mg/dℓ definem o quadro. A osmolalidade sérica efetiva > 300 mOsm/kg ou osmolalidade sérica total > 320 mOsm/kg, a concentração de β-hidroxibutirato < 3,0 mmol/ℓ ou cetonúria < 2+ e pH ≥ 7,3, com concentração de bicarbonato ≥ 15 mmol/ℓ compõem os demais critérios diagnósticos.

Na Tabela 5.1 são apresentados os critérios diagnósticos e a classificação das complicações agudas do DM. Para calcular a osmolalidade sérica efetiva e o ânion *gap*, podem-se utilizar as fórmulas a seguir.

$$\text{Osmolalidade sérica efetiva} = \frac{2 \times (\text{Na}^+ \text{ medido}) + \text{glicose}}{18}$$

$$\text{Ânion } gap = (\text{Na}^+) - (\text{Cl}^- + \text{HCO}_3^-)$$

## TRATAMENTO

As primeiras medidas referem-se à estabilização clínica do paciente grave, que consiste em garantir vias respiratórias pérvias, acesso venoso central e instalação de sonda vesical. Além disso, após o primeiro atendimento em ambiente de urgência, o paciente deve ser manejado em centro de terapia intensiva (Figura 5.1).

### Hidratação

Recomenda-se inicialmente o uso de soro fisiológico (SF) 0,9%, 15 a 20 mℓ/kg/h ou 1 a 1,5 ℓ na primeira hora. A escolha da solução a ser continuamente reposta dependerá do grau de hidratação, da depleção de eletrólitos e do débito urinário.

Em pacientes com hiper ou normonatremia, aconselha-se 0,45% de cloreto de sódio (NaCl) infundido em 4 a 14 mℓ/kg/h, e com hiponatremia, 0,9% de NaCl. A meta é repor metade da perda estimada em 12 a 24 h.

Na CAD euglicêmica, deve-se utilizar soro glicosado 5 a 10% desde o início do tratamento, em conjunto com NaCl 0,9% ou solução balanceada.

Deve-se continuar terapia agressiva com SF em pacientes com hipotensão até a estabilização da PA. Necessita-se cuidado com pacientes idosos, com insuficiência cardíaca ou outras condições que restrinjam a reposição vigorosa de líquidos.

**TABELA 5.1** Diagnóstico e classificação das complicações agudas do diabetes melito.

| Critérios diagnósticos | CAD | | | EHH |
|---|---|---|---|---|
| | Leve | Moderada | Grave | |
| Glicemia (mg/dℓ) | Elevada ≥ 200 | Elevada ≥ 200 | Elevada ≥ 200 | ≥ 600 |
| pH arterial | 7,25 a 7,3 | 7 a 7,24 | < 7 | ≥ 7,3 |
| Bicarbonato sérico (mEq/ℓ) | 15 a 18 | 10 a 15 | < 10 | ≥ 15 |
| Cetonúria e/ou beta-hidroxibutirato* | Positiva (≥ 2+ ou β-hidroxibutirato ≥ 3 mmol/ℓ) | Positiva (≥ 2+ ou β-hidroxibutirato ≥ 3 mmol/ℓ) | Positiva (≥ 2+ ou β-hidroxibutirato ≥ 3 mmol/ℓ) | Negativa (< 2+ ou β-hidroxibutirato < 3 mmol/ℓ) |
| Osmolalidade (mOsm/kg) | Variável | Variável | Variável | > 320 |
| Alteração do sensório | Alerta | Alerta ou sonolento | Estupor ou coma | Estupor ou coma |

CAD: complicações agudas do diabetes; EHH: estado hiperglicêmico hiperosmolar.

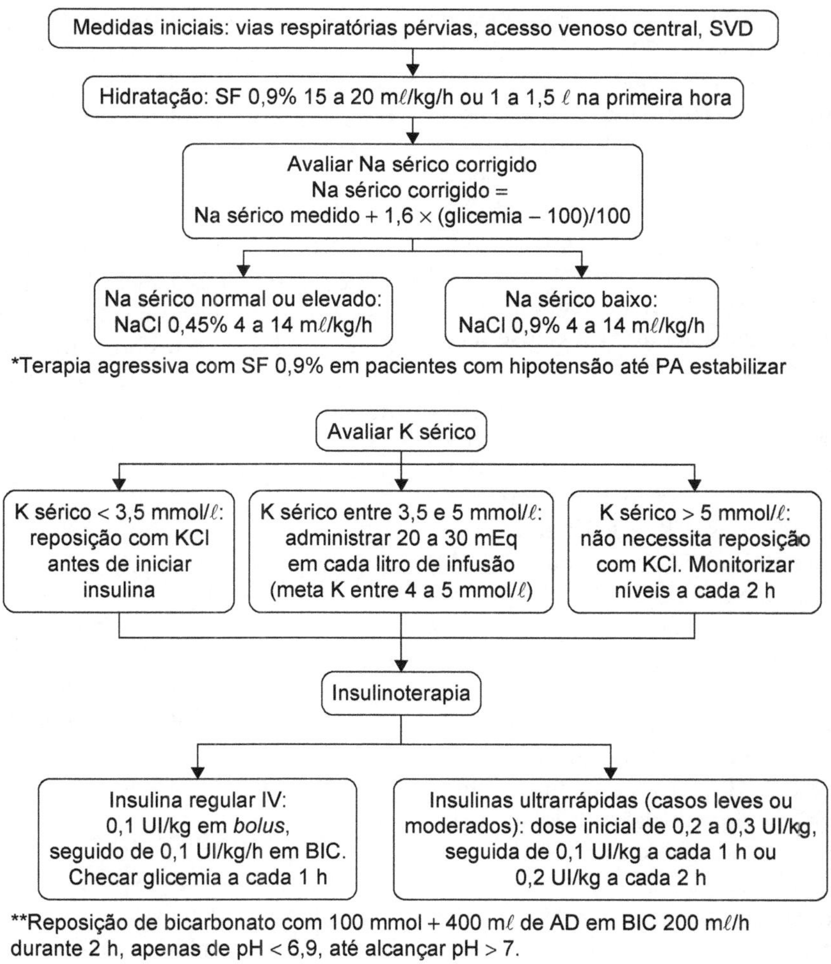


**FIGURA 5.1** Esquema de hidratação e reposição eletrolítica. BIC: bomba de infusão contínua de insulina; IV: intravenoso; K: potássio; KCl: cloreto de potássio; mEq: miliequivalentes; Na: sódio; NaCl: cloreto de sódio; PA: pressão arterial; SF: soro fisiológico; SVD: sondagem vesical de demora; UI: unidades internacionais.

## Insulinoterapia

Após o início da hidratação, a administração de insulina é o próximo passo essencial para restaurar o metabolismo celular, reduzir a gliconeogênese hepática e suprimir a lipólise e a cetogênese.

Recomenda-se a administração intravenosa (IV) de insulina regular em *bolus* de 0,1 U/kg, seguida de infusão contínua de insulina regular 0,1 U/kg/h como método de escolha em pacientes graves e com nível de consciência reduzido. A insulina só deve ser administrada se $K^+ > 3,3$ mEq/ℓ, pelo risco de arritmia associado à hipopotassemia.

Após administração de insulina, a glicose capilar deve ser monitorada a cada hora, e a taxa de redução de glicose deve ocorrer entre 50 e 70 mg/h. Se a meta não for alcançada, a dose deve ser dobrada. Quando a glicemia atingir 200 ou 300 (CAD e EHH, respectivamente), a dose deve ser diminuída para 0,05 U/kg/h. A glicemia deve ser mantida entre 150 e 200 mg/dℓ na CAD até a cetoacidose ter sido resolvida, e 250 a 300 mg/dℓ no EHH até a melhora do estado de consciência e a correção da hiperosmolaridade.

Na CAD, assim que a glicemia estiver abaixo de 200 mg/dℓ, a hidratação deve ser substituída para soro glicosado (SG) 5%, com redução da dose de insulina até que a acidose e a cetose sejam controladas, evitando rápida correção da hiperglicemia (associada à edema cerebral). No EHH, quando a glicemia estiver abaixo de 300 mg/dℓ, deve-se iniciar SG 5%. As perdas urinárias precisam ser repostas. Caso contrário, haverá atraso na restauração de íons $Na^+$, $K^+$ e déficit de água.

As vias subcutânea (SC) e intramuscular (IM) de insulina são tão eficazes quanto a IV, porém a IM apresenta como desvantagens ser mais dolorosa e poder causar hematomas em usuários de anticoagulantes e declínio mais lento da glicemia. Em pacientes com CAD leve a moderada e não complicada, pode-se também optar pelo análogo de insulina ultrarrápida (lispro, asparte ou glulisina), aplicação SC, na dose inicial de 0,2 a 0,3 U/kg, seguida de manutenção na dose de 0,1 U/kg a cada hora ou 0,2 U/kg a cada 2 h.

Para o tratamento da cetoacidose euglicêmica, que geralmente apresenta níveis glicêmicos abaixo de 200 mg/dℓ, a hidratação vigorosa deve ser priorizada, e o uso de insulina SC ultrarrápida é o preferido.

## Reposição de potássio

Para prevenir hipopotassemia, o potássio deve ser reposto se $K^+ < 5$ mEq/ℓ, em pacientes com adequado débito urinário. Adicionar 20 a 30 mEq de potássio por litro de fluido infundido é suficiente para manter o potássio entre 4 e 5 mEq/ℓ. Se houver hiperpotassemia e oligúria/anúria, deve-se realizar a hidratação antes de iniciar a reposição.

## Reposição de bicarbonato

Em pacientes com CAD com pH > 7, a terapia com insulina inibe a lipólise e corrige a cetoacidose sem a necessidade de bicarbonato.

Se pH < 6,9, devem ser administrados 100 mmol de bicarbonato de sódio associados a 400 mℓ de água destilada (AD), titulando-se 200 mℓ/h durante 2 h até alcançar o pH > 7. O tratamento pode ser repetido a cada 2 h, se necessário.

## Reposição de fosfato

A deficiência de fosfato é incomum e geralmente surge somente após o início da terapia com insulina. A reposição deve ser indicada apenas quando os níveis séricos de fósforo estiverem abaixo de 1 mg/dℓ ou em caso de fraqueza muscular, depressão cardíaca ou respiratória ou anemia. Uma solução contendo 20 a 30 mEq/ℓ de fosfato de potássio pode ser usada. No caso de depleções leves, a correção é feita pela ingestão de alimentos.

# MONITORAMENTO

O monitoramento do tratamento das crises hiperglicêmicas deve ser realizado por meio de verificação da glicemia capilar a cada 1 a 2 h. Sangue venoso para eletrólitos, creatinina, pH venoso e beta-hidroxibutirato (na CAD), osmolalidade (no EHH): a cada 2 a 4 h.

## Critérios de resolução

- Critérios de resolução para CAD:
  - Glicemia < 200 mg/dℓ
  - Bicarbonato plasmático ≥ 18 mEq/ℓ
  - pH ≥ 7,30
  - Concentração de β-hidroxibutirato < 0,6 mmol/ℓ

- Critérios de resolução para EHH:
  - Glicemia < 250 mg/dℓ
  - Osmolalidade plasmática < 300 mOsm/kg
  - Recuperação gradual do estado de consciência
  - Débito urinário > 0,5 mℓ/kg/h.

Uma vez resolvida a CAD, o paciente pode se alimentar e iniciar esquema de insulina em regime basal-*bolus* (múltiplas doses de insulina lenta e rápida). A insulina IV deve ser continuada por 2 h após dose de insulina SC, para manter níveis adequados de insulina plasmática. Se o paciente não puder se alimentar, deve-se manter a insulina IV e repor a hidratação. Os pacientes já diagnosticados com DM devem voltar a receber doses de insulina antes da CAD. Para pacientes com diagnóstico recente, calcula-se a dose de 0,5 a 0,8 U/kg/dia das duas insulinas até o estabelecimento dos valores adequados.

Uma revisão recente, publicada no *European Journal of Internal Medicine* em novembro de 2023, discute novas abordagens para o tratamento da CAD, como o uso de bombas de insulina automatizadas que permitem um ajuste mais preciso das doses de insulina, a monitorização contínua da glicose que facilita a detecção precoce de flutuações glicêmicas, e o uso de soluções balanceadas de reposição de fluidos, que têm mostrado reduzir a acidose mais rapidamente e melhorar os desfechos clínicos. O artigo também enfatiza a necessidade de uma abordagem multidisciplinar, envolvendo endocrinologistas, enfermeiros e outros profissionais de saúde para garantir um manejo seguro e eficaz.

## COMPLICAÇÕES

As complicações mais frequentes da CAD/EHH são: hipoglicemia secundária ao uso de insulina, que pode se manifestar sem sintomas adrenérgicos; hipopotassemia, que pode ser agravada pela administração de bicarbonato; e edema cerebral, raro em adultos e com incidência de 0,3 a 1% em crianças. Deve-se suspeitar de edema cerebral se o paciente apresentar cefaleia, diminuição do nível de consciência, alterações pupilares, bradicardia, papiledema, incontinência esfinctérica, PA elevada ou parada respiratória. Outras complicações são: infecções intercorrentes (mucormicose, papilite necrosante e otite externa maligna), necrose tubular aguda, coagulação intravascular disseminada e tromboembolismo venoso.

## LEITURAS SUGERIDAS

Barski L, Golbets E, Jotkowitz A, Schwarzfuchs D. Management of diabetic ketoacidosis. Eur J Intern Med. 2023: 117:38-44.

Gosmanov AR, Gosmanova EO, Dillard-Cannon E. Management of adult diabetic ketoacidosis. Diabetes Metab Syndr Obes. 2014;7:255-64.

Handelsman Y, Henry RR, Bloomgarden ZT, Dagogo-Jack S, DeFronzo RA, Einhorn D, et al. American Association of Clinical Endocrinologists and American College of endocrinology position statement on the association of SGLT-2 inhibitors and diabetic ketoacidosis. Endocr Pract. 2016;22(6):753-62.

Liu W, McGuire HC, Kissimova-Skarbek K, Zhou X, Han X, Wang Y, et al. Factors Associated with Acute Complications among Individuals with Type 1 Diabetes in China: The 3 c Study. Endocrine Research. 2019;10.1080/07435800.

Riddle MC, Cefalu WT. SGLT inhibitors for type 1 diabetes: an obvious choice or too good to be true? Diabetes Care. 2018;41:2444-7.

Umpierrez G, Korytkowski M. Diabetic emergencies – Ketoacidosis, hyperglycaemic hyperosmolar state and hypoglycaemia. Nat Publ Gr. 2016;12(4):222-32.

Umpirrez GE, Davis GM, ElSayed NA, Fadini GP, Galindo RJ, Hirsch IB, et al. Hyperglycaemic crises in adults with diabetes: a consensus report. Diabetologia. 2024; 67(8):1455-79.

Victor F, Andrade S, Bandeira F. Diabetic ketoacidosis and hyperglycemic hyperosmolar state. In: Bandeira F, Gharib H, Golbert A, Griz L, Faria M. Endocrinology and diabetes: a problem-oriented approach. 2. ed. Nova York: Springer; 2014.

Zhao Z, Tang Y, Hu Y, Zhu H, Chen X, Zhao B. Hypoglycemia following the use of glucagon-like peptide-1 receptor agonists: a real-world analysis of post-marketing surveillance data. Annals of Translational Medicine. 2021:9(18):1482.

Capítulo 6

# Nefropatia Diabética

Yasmim Mucida ▪ Paulo Bernardo Barros ▪ Karla Marques ▪ Elba Bandeira ▪ Francisco Bandeira

## INTRODUÇÃO

A nefropatia diabética é a principal causa de doença renal terminal nos EUA, responsável por 30 a 50% dos casos. Trata-se de uma complicação microvascular crônica do diabetes, caracterizada por hiperfiltração glomerular, aumento da excreção de albumina urinária (EAU), declínio da taxa de filtração glomerular (TFG), hipertensão e elevadas morbidade e mortalidade cardiovasculares. Trata-se de uma das principais causas de insuficiência renal dialítica.

## ETIOLOGIA E HISTÓRIA NATURAL

Acomete 30 a 40% dos pacientes com diabetes melito tipo 1 (DM1) e cerca de 33% daqueles com tipo 2 (DM2). Sua prevalência está crescendo de acordo com o aumento do número de diagnóstico de diabetes, apesar do surgimento de novos fármacos.

No DM1, evidencia-se microalbuminúria 5 a 10 anos após o diagnóstico. Oitenta por cento dos pacientes que a sustentam desenvolvem macroalbuminúria e até 50%, doença renal terminal em 10 anos. No DM2, a microalbuminúria é diagnosticada junto do DM: 20 a 40% dos pacientes com microalbuminúria e doença renal do diabetes incipiente desenvolvem nefropatia evidente (macroalbuminúria) e até 20% evoluirão para doença renal terminal.

## FATORES DE RISCO

Consideram-se fatores de risco:

- Controle glicêmico inadequado (principal)
- Duração do diabetes
- Hipertensão arterial sistêmica (HAS)
- Tabagismo
- Hipercolesterolemia
- Obesidade
- Altos níveis séricos de proteína amiloide
- Idade, etnia e fatores genéticos (polimorfismos)
- Fatores agravantes: obstrução urinária, infecção do trato urinário (ITU) de repetição, fármacos nefrotóxicos.

## APRESENTAÇÃO CLÍNICA

A nefropatia era classicamente dividida de acordo com a albuminúria em: normoalbuminúria (< 30 mg/24 h), microalbuminúria (EAU entre 30 e 300 mg/24 h) ou macroalbuminúria (> 300 mg/24 h).

O risco observado entre a relação albumina/creatina (RAC) urinária e doença cardiovascular (DCV), e entre RAC urinária e doença renal é contínuo. Não há um limiar específico que aumente esse risco, observado mesmo em indivíduos com uma faixa normal a alta de EAU. Além disso, o termo microalbuminúria está relacionado com a presença de pequenas moléculas de albumina, o que se tornou confuso com as novas evidências de que a urina pode conter diferentes moléculas imunorreativas e fragmentos de albumina.

Como resultado, foi proposta uma nova nomenclatura, endossada pela Kidney Disease: Improving Global Outcomes (KDIGO), em que o termo "microalbuminúria" (EAU entre 30 e 300 mg/24 h ou RAC entre 30 e 300 mg/g) foi substituído por "albuminúria elevada" e "macroalbuminúria" (EAU > 300 mg/24 h ou RAC > 300 mg/g) por "albuminúria muito elevada" (Tabela 6.1).

A nefropatia diabética pode ser classificada em cinco estágios com base na TFG (mℓ/min/1,73 m$^2$ de área de superfície corpórea) e no dano renal:

- Estágio 1: caracterizado por dano renal com TFG normal ou aumentada (≥ 90)
- Estágio 2: dano renal com diminuição leve da TFG (60 a 89)

TABELA 6.1 Nova nomenclatura para albuminúria.

| Albuminúria | | EAU e RAC |
|---|---|---|
| (A1) | Normal | EAU < 30 mg/24 h ou RAC < 30 mg/g |
| (A2) | Elevada | EAU 30 a 300 mg/24 h ou RAC entre 30 e 300 mg/g |
| (A3) | Muito elevada | EAU > 300 mg/24 h ou RAC > 300 mg/g |

EAU: excreção de albumina urinária; RAC: relação albumina/creatinina.

- Estágio 3: diminuição moderada da TFG (30 a 59)
- Estágio 4: observa-se considerável diminuição da TFG (15 a 29)
- Estágio 5: insuficiência renal, definida por TFG abaixo de 15 ou paciente em diálise.

Os estágios de 1 a 3 são considerados indicativos de doença renal crônica (DRC) incipiente. Na Conferência de Consenso no Reino Unido, em 2007, com aprovação do National Institute for Health and Care Excellence (NICE), da Scottish Intercollegiate Guidelines Network (SIGN) e da National Kidney Foundation Kidney Disease Outcomes Quality Initiative (NKF-KDOQI), o estágio 3 da DRC foi dividido em 3A (taxa de filtração glomerular estimada [TFGe] de 45 a 59) e 3B (TFGe de 30 a 44). Houve ainda a adição do sufixo "p" para os estágios com base na TFG que apresentassem proteinúria.

## DIAGNÓSTICO

Ocorre por albuminúria ou proteinúria em, pelo menos, dois exames realizados em um período de 3 a 6 meses, com ou sem redução da TFG. Deve ser feita a dosagem de creatinina para o cálculo da TFG; no entanto, o nível sérico de creatinina não precisa estar obrigatoriamente elevado. Na prática clínica, a creatinina sérica é usada para estimar a TFG, aplicando-se as equações de modificação dietética na doença renal (MDRD) e/ou a desenvolvida pelo *Chronic Kidney Disease Epidemiology Collaboration* (CKD-EPI), que têm maior acurácia que a dosagem de creatinina isolada (Figuras 6.1 a 6.3).

Pode ocorrer falso-positivo pelo aumento da excreção de albumina por descompensação do diabetes, exercício físico nas últimas 24 h, infecção, febre, ingestão proteica excessiva, hipertensão não controlada, insuficiência cardíaca, litíase urinária e menstruação.

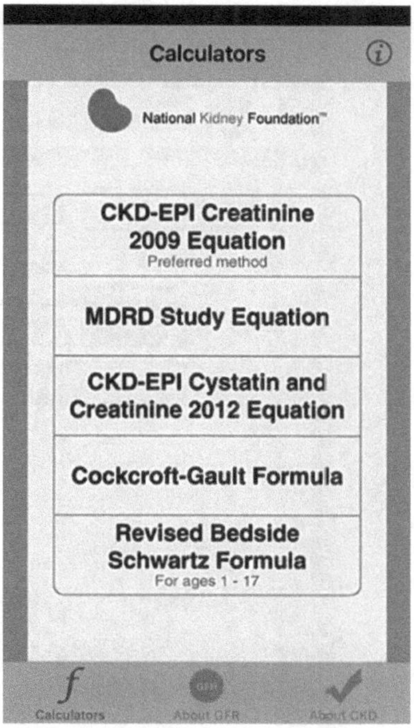


FIGURA 6.1 Calculadora para estimativa de TFG (MDRD e CKD-EPI). CKD-EPI: *Chronic Kidney Disease Epidemiology Collaboration*; MDRD: modificação dietética na doença renal; TFG: taxa de filtração glomerular.

O diagnóstico diferencial de DRC deve ser considerado em pacientes com: proteinúria rapidamente progressiva ou síndrome nefrótica, baixa ou rápida diminuição da TFG, hipertensão refratária, DRC sem retinopatia diabética significativa ou progressiva (apesar de 43% dos pacientes com proteinúria e dano comprovado em biopsia não apresentarem retinopatia), sedimento urinário ativo, hematúria significativa, sinais ou sintomas de outras doenças sistêmicas ou diminuição da TFG em mais de 30% no período de 2 a 3 meses após o início de inibidores da enzima conversora da angiotensina (IECA) ou bloqueadores de receptor de angiotensina (BRA).

O achado dessas situações não exclui a etiologia de nefropatia diabética, no entanto, faz-se necessário realizar exames, como sumário de urina, ultrassonografia de rins e vias urinárias ou Doppler de artérias renais para investigar outras etiologias.

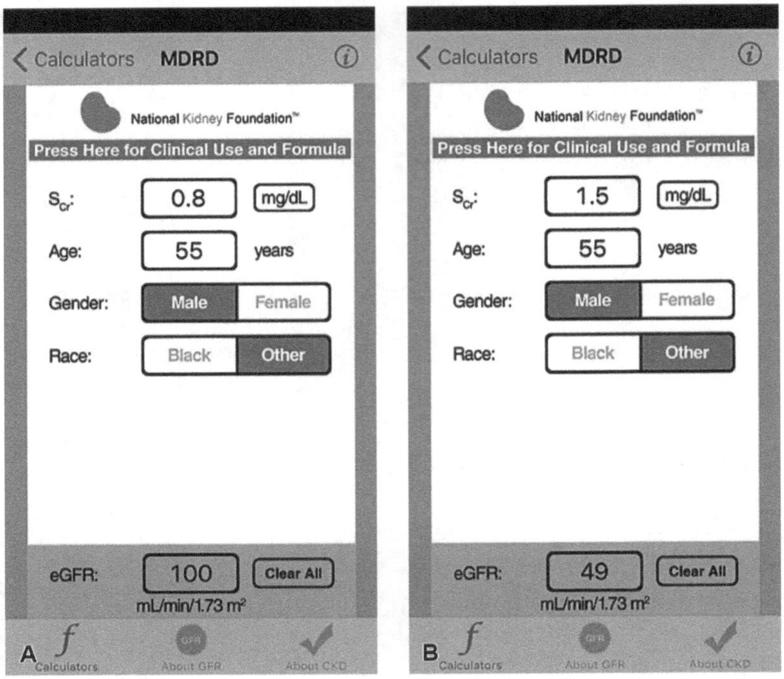


**FIGURA 6.2** Exemplos de paciente com TFG normal (**A**) e alterada (**B**), utilizando o MDRD para estimativa de TFG. MDRD: modificação dietética na doença renal; TFG: taxa de filtração glomerular.

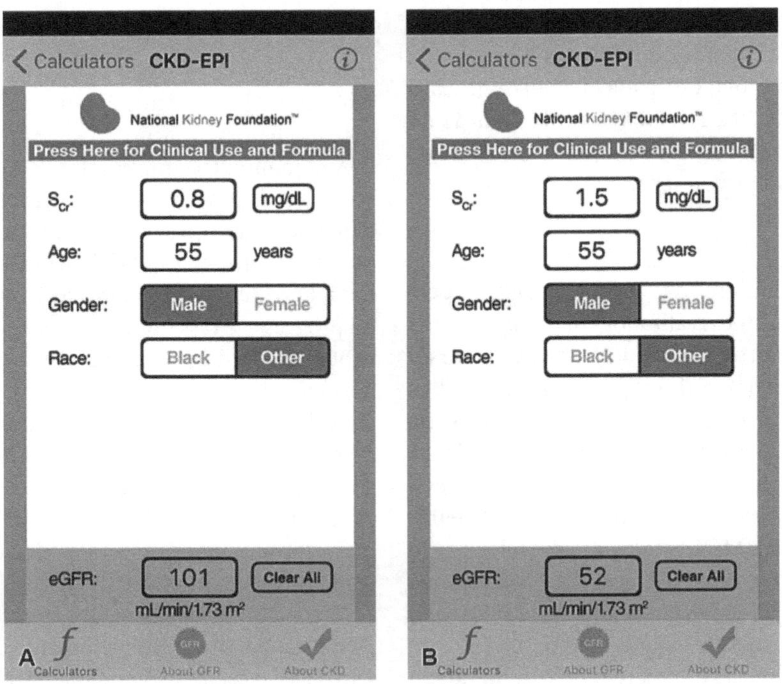


**FIGURA 6.3** Exemplos de paciente com TFG normal (**A**) e alterada (**B**), utilizando o CKD-EPI para estimativa de TFG. CKD-EPI: *Chronic Kidney Disease Epidemiology Collaboration*; TFG: taxa de filtração glomerular.

Há limitações no uso da albuminúria como marcador de nefropatia diabética, pois muitos pacientes apresentam queda na TFG mesmo com normoalbuminúria. Assim, há crescente interesse no desenvolvimento de biomarcadores prognósticos para estratificação de risco ou direcionamento de terapia preventiva de maneira mais precoce.

O biomarcador mais promissor atualmente é o dos níveis séricos de receptores de fator de necrose tumoral alfa (TNF-alfa), relacionado às vias de inflamação e fibrose, que prediz progressão de doença renal terminal em pacientes com DM1 e DM2. A cistatina C também parece vantajosa, pois, ao contrário da creatinina, não está relacionada com a massa muscular. No entanto, apesar de todas as tentativas de desenvolver novos biomarcadores prognósticos, poucos estudos atuais utilizam biomarcadores além da albuminúria ou da estimativa da TFG como variáveis de estratificação. Uma exceção é o estudo *Proteomic Prediction and Renin Angiotensin Aldosterone System Inhibition Prevention Of Early Diabetic nephRopathy In TYpe 2 Diabetic Patients With Normoalbuminuria* (PRIORITY), em que o painel CKD273 vem sendo estudado para estratificar pessoas em um braço espironolactona *versus* placebo.

## TRATAMENTO

Visa à prevenção e ao retardo na progressão do dano renal e consiste em adequado controle glicêmico e pressórico, tratamento da dislipidemia, suspensão do tabagismo e intervenção dietética (Tabelas 6.2 a 6.4).

### Dieta

Recomenda-se ingestão de 0,8 a 1 g de proteína/kg/dia, de preferência de origem vegetal, com redução para 0,8 g/kg/dia no caso de pacientes com estágios mais avançados de DRC (TFG < 30 mℓ/min/1,73 m$^2$; categorias G4 e G5).

A alta ingesta proteica (> 20% das calorias diárias ou 1,3 g/kg/dia) tem sido associada à piora da albuminúria e perda mais rápida da função renal. A dieta rica em ácidos graxos poli-insaturados parece ter efeito sobre a albuminúria, e os ácidos graxos de cadeia longa do tipo ômega-3 a reduzem.

Recomenda-se redução na ingestão de sódio (manter ingesta entre 1,5 e 2,3 g de sal/dia) para pacientes com diabetes, especialmente hipertensos.

### Controle glicêmico

O alvo glicêmico é manter a hemoglobina glicada (HbA1c) < 7 mg/dℓ. Se o paciente apresentar alto risco de hipoglicemia, como é o caso do idoso, do portador de DCV ou do indivíduo com reduzida expectativa de vida, o controle glicêmico pode ser menos rigoroso, com meta de HbA1c entre 7 e 8,5 mg/dℓ. Em pacientes em diálise por causa de variações frequentes da glicemia e redução da acurácia da HbA1c, as medidas da glicemia capilar devem ser associadas, para se obter a melhor avaliação e o controle glicêmico mais adequado, com valores de HbA1c entre 7 e 8 mg/dℓ relacionados com maiores taxas de sobrevida.

Os iSGLT-2 surgiram como uma classe de fármacos para o tratamento da doença renal diabética. Desenvolvidos originalmente como medicações redutoras de glicose, aumentando a excreção urinária de glicose, eles também diminuem outros fatores de risco renal e cardiovascular, como peso corporal, pressão arterial (PA) e albuminúria. As vias renais de proteção consistem fundamentalmente em três: restauração do *feedback* tubuloglomerular (pode haver declínio da TFG no primeiro mês, com melhora após 4 a 12 semanas); melhora da oxigenação renal; e supressão de vias inflamatórias e antifibróticas, o que resulta em redução de 30 a 40% na albuminúria.

Além disso, em pacientes com TFG entre 30 e 90 mℓ/min/1,73 m$^2$ e albuminúria > 300 mg/dia, já em uso de doses máximas de medicações bloqueadoras do sistema renina-angiotensina-aldosterona, a terapia com iSGLT-2 pode reduzir o risco de progressão da DRC.

O estudo EMPA-REG® evidenciou que, em uma população de indivíduos com DM2 e DCV estabelecida, houve estabilidade notável na TFG no grupo da empagliflozina quando comparado ao grupo controle, inclusive no subgrupo de pacientes com TFG < 60 mℓ/min/1,73 m$^2$. Além disso, houve redução de 39% do risco de surgimento ou agravamento de nefropatia, com diminuições estatisticamente significativas em todos

TABELA 6.2 Ajuste de doses de insulina e hipoglicemiantes orais na insuficiência renal.

| Insulinas e hipoglicemiantes | Doses |
|---|---|
| Insulinas: glargina, detemir, NPH, regular, asparte, lispro e glulisina* | TFG < 60 mℓ/min: redução nas doses requeridas de insulina |
| Sulfonilureias de primeira geração:<br>Acetoxamida<br>Clorpropamida | <br>Não usar<br>TFG 50 a 80 mℓ/min: reduzir dose em 50%<br>TFG < 50%: não usar |
| Sulfonilureias de segunda geração:<br>Glipizida<br>Glimepirida<br>Gliclazida | <br>Sem ajuste<br>Iniciar com 1 mg/dia<br>Sem ajuste |
| Metilglinidas:<br>Repaglinida<br>Nateglinida | <br>TFG < 30: iniciar com 0,5 mg<br>TFG < 30: iniciar com 60 mg |
| Biguanida: metformina | TFG > 60: função renal anual<br>TFG 45 a 60: função renal 3 a 6 meses<br>TFG 30 a 45: dose máxima 1 g/dia – função renal 3/3 meses – não iniciar fármaco<br>TFG < 30: suspender fármaco |
| Tiazolidinedionas: pioglitazona e rosiglitazona | Sem ajuste |
| Inibidor da alfaglicosidase: acarbose | Não usar se TFG < 30 |
| Inibidores da DPP-4:<br>Siltagliptina<br><br><br>Saxagliptina<br><br>Linagliptina<br>Vildagliptina | <br>TFG > 50: 100 mg/dia<br>TFG 30 a 50: 50 mg/dia<br>TFG < 30: 25 mg/dia<br>ClCr > 50: 5 mg/dia<br>ClCr ≤ 50: 2,5 mg/dia<br>Não necessita de ajuste<br>TFG ≥ 50: 50 mg 2 vezes/dia<br>TFG < 50: 50 mg/dia |
| **Incretinomiméticos** | |
| Exenatida | Não usar se TFG < 30 |
| Liraglutida | Não usar se TFG < 60 |
| Albiglutida | Sem restrição |
| Semaglutida | Não usar se TGF < 15 e usar com atenção se TGF < 30 |
| **iSGLT-2** | |
| Canagliflozina | 100 mg/dia se TFG 45 a 59<br>Suspender se TFG < 45 |
| Dapagliflozina | Evitar se TFG < 60 |
| Empagliflozina | Usar com cautela se TFG estiver entre 30 e 45<br>Não usar se TFG < 30 |

DPP-4: dipeptidil peptidase-4; iSGLT-2: inibidores do cotransportador de sódio e glicose 2; NPH: *Neutral Protamine Hagedorn*; TFG: taxa de filtração glomerular.

*A insulina degludeca não necessita de ajuste de dose e pode ser utilizada em estágios terminais da DRC. TFG: sempre em mℓ/min/1,73 m² de área de superfície corpórea.

**TABELA 6.3** Ajuste dos fármacos hipolipemiantes na insuficiência renal.

| Medicações | DRC estágios 1 a 2 | DRC estágio 3 | DRC estágios 4 a 5 |
|---|---|---|---|
| **Estatinas (mg/dia)** | | | |
| Atorvastatina | 10 a 80 | 10 a 80 | 10 a 80 |
| Fluvastatina | 20 a 80 | 20 a 80 | 10 a 80 |
| Lovastatina | 10 a 80 | 10 a 80 | 10 a 40 |
| Pravastatina | 10 a 40 | 10 a 40 | 10 a 20 |
| Rosuvastatina | 5 a 40 | 5 a 20 | 5 a 10 |
| Sinvastatina | 5 a 40 | 5 a 40 | 5 a 20 |
| **Fibratos (mg/dia)** | | | |
| Ciprofibrato | 200 | Desconhecido | Evitar |
| Fenofibrato | 96 | 48 | Evitar |
| Genfibrozila | 1.200 | 1.200 | 600 |
| **Outros (mg/dia)** | | | |
| Ezetimiba | 10 | 10 | 10 |
| Niacina | 2.000 | 2.000 | 1.000 |

DRC: doença renal crônica.

**TABELA 6.4** Manejo da doença renal em pacientes com diabetes de acordo com a taxa de filtração glomerular.

| TFG* | Recomendado |
|---|---|
| Todos os pacientes | Medir anualmente creatinina, albuminúria e potássio<br>Calcular TFG |
| 45 a 60 | Encaminhar para o nefrologista para exclusão de outras causas de insuficiência renal se houver DM < 10 anos, proteinúria maciça, alterações na US, HAS resistente, queda rápida da TFG ou sedimento urinário ativo<br>Considerar ajuste das doses de medicações<br>Monitorar TFGe a cada 6 meses<br>Monitorar eletrólitos, bicarbonato, hemoglobina, cálcio, fósforo e PTH ao menos 1 vez/ano<br>Dosar vitamina D<br>Considerar densitometria óssea<br>Encaminhar ao nutricionista |
| 30 a 44 | Monitorar TFGe a cada 3 meses<br>Monitorar eletrólitos, bicarbonato, cálcio, fósforo, PTH, hemoglobina, albumina e peso a cada 3 a 6 meses<br>Considerar ajuste das medicações |
| < 30 | Encaminhar ao nefrologista |

DM: diabetes melito; HAS: hipertensão arterial sistêmica; PTH: paratormônio; TFG: taxa de filtração glomerular; TFGe: taxa de filtração glomerular estimada; US: ultrassonografia.
*TFG: mℓ/min/1,73 m² de área de superfície corpórea.

os desfechos compostos, incluindo surgimento de macroalbuminúria, duplicação da creatinina ou início de terapia de substituição renal.

O *Canagliflozin Cardiovascular Assessment Study* (CANVAS) avaliou especificamente indivíduos com DM2 e DCV estabelecida (66%) ou com fatores de risco para DCV (34%) e demonstrou que o grupo que recebeu tratamento com canagliflozina apresentou benefícios renais potenciais, como menor progressão e maiores taxas de regressão da albuminúria. Houve também redução de risco de 40% em relação à necessidade de terapia renal substitutiva (TRS), redução de TFG ou morte por causas renais no grupo da canagliflozina.

Os efeitos da dapagliflozina nos desfechos cardiovasculares e renais foram avaliados pelo *The Dapagliflozin Effect on Cardiovascular Events–Thrombolysis in Myocardial Infarction 58* (DECLARE-TIMI 58). A maioria dos pacientes (85%) apresentava baixo risco e bom prognóstico renal (ClCr > 60 mℓ/min/1,73 m$^2$). O desfecho composto renal, definido por queda sustentada de 40% ou mais na TFG, morte por causas renais ou progressão para doença renal terminal, apresentou efeito extremamente robusto, com redução de risco de 47%. Esse estudo mostrou redução de risco maior do que o esperado em paciente com função renal normal (ClCr entre 60 e 90 mℓ/min/1,73 m$^2$), evidenciando maior proteção renal em população de baixo risco (melhor TFG) com uso de iSGLT-2, o que justifica o uso em fase mais precoce da nefropatia diabética (Tabela 6.5).

Dados do estudo *Evaluation of the Effects of Canagliflozin on Renal and Cardiovascular Outcomes in Participants With Diabetic Nephropathy* (CREDENCE) demonstraram redução de 30% nos desfechos primários renais, como elevação da creatinina duas vezes acima do limite superior, doença renal no estágio final ou morte renal ou cardiovascular, nos pacientes DM2, com DRC (ClCr entre 30 e 90 mℓ/min/1,73 m$^2$ e macroalbuminúria) tratados com canaglifozina comparado ao grupo placebo. O número de tratados para prevenir um desfecho primário foi de 22 pacientes em 2,5 anos.

Outro estudo, o *A Study to Evaluate the Effect of Dapagliflozin on Renal Outcomes and Cardiovascular Mortality in Patients With Chronic Kidney Disease* (DAPA-CKD), avaliou os efeitos da dapagliflozina em pacientes com e sem diabetes com DRC, e foi interrompido precocemente após ter atingido o desfecho primário de proteção renal. Foram avaliados 4.304 participantes e a dapagliflozina reduziu em 39% o risco de declínio da função renal ou morte por causas renais/cardiovasculares, e em 31% o risco de morte por qualquer causa, quando comparado ao placebo. Esses resultados destacam sua eficácia na proteção renal e cardiovascular, independentemente da presença de DM2.

O estudo *The Study of Heart and Kidney Protection With Empagliflozin* (EMPA-KIDNEY), publicado em 2023, avaliou os efeitos da empagliflozina em pacientes com doença renal crônica (CKD). O ensaio clínico randomizado incluiu 6.609 participantes com diferentes níveis de função renal. Após 2 anos de acompanhamento, a empagliflozina reduziu em 28% o risco de progressão da doença renal ou morte cardiovascular em comparação ao placebo. Além disso, houve redução significativa nas hospitalizações por qualquer causa. Os benefícios foram observados em pacientes com ou sem diabetes, demonstrando a eficácia da empagliflozina na redução da progressão da CKD e eventos cardiovasculares em pacientes de alto risco (Tabela 6.6).

Os mecanismos por trás dos efeitos renais dos iSGLT-2 são multifatoriais e incluem efeitos pleotrópicos, melhora do controle glicêmico, redução da PA, diminuição da pressão intraglomerular, redução da albuminúria e melhora da

**TABELA 6.5** Estudos com inibidores do cotransportador de sódio e glicose 2 e desfechos renais (piora da função renal, doença renal terminal e morte por causas renais).

| Estudos | Pacientes (n) | OR (IC 95%) |
|---|---|---|
| **Pacientes com doença cardiovascular aterosclerótica** | | |
| EMPAREG OUTCOME | 4.645 | 0,54 (0,40 a 0,75) |
| CANVAS | 3.756 | 0,59 (0,44 a 0,79) |
| DECLARE-TIMI 58 | 3.474 | 0,55 (0,41 a 0,75) |
| **Pacientes com múltiplos fatores de risco** | | |
| CANVAS | 2.039 | 0,63 (0,39 a 1,02) |
| DECLARE-TIMI 58 | 5.108 | 0,51 (0,37 a 0,69) |
| CREDENCE | 4.401 | 0,70 (0,59 a 0,82) |

IC: intervalo de confiança; iSGLT-2: inibidores do cotransportador de sódio e glicose 2; OR: *odds ratio*.

**TABELA 6.6** Características dos estudos CREDENCE, DAPA-CKD e EMPA-KIDNEY.

| Características | CREDENCE* | DAPA-CKD | EMPA-KIDNEY |
|---|---|---|---|
| Desenho do estudo | Ensaio clínico randomizado duplo-cego placebo-controlado | Ensaio clínico randomizado duplo-cego placebo-controlado | Ensaio clínico randomizado multicêntrico duplo-cego |
| População do estudo | DM2<br>TFG 30 a 90 mℓ/min/1,73 m² | DRC<br>TFG 30 a 75 mℓ/min/1,73 m² | CKD; TFGe 20 a 90 mℓ/min/1,73 m² |
| Desfecho primário | Doença renal terminal, duplicação da creatinina sérica, morte renal ou cardiovascular | Doença renal terminal, declínio da TFGe ≥ 50%, morte renal ou cardiovascular | Progressão da doença renal ou morte cardiovascular |
| Desfecho secundário | Morte cardiovascular<br>Morte por qualquer causa<br>Desfecho cardiovascular composto (IAM, AVE, morte por causa cardiovascular)<br>Desfecho renal composto (doença renal terminal, duplicação da creatinina morte renal) | Morte por todas as causas<br>Primeiro episódio de doença renal terminal, declínio da TFGe ≥ 50%, morte renal, morte por causa cardiovascular ou hospitalização por insuficiência cardíaca | Redução nas hospitalizações por qualquer causa; benefícios observados tanto em pacientes com quanto sem diabetes |
| Número de pacientes | 4.401 | 4.304 | 6.609 |

AVE: acidente vascular encefálico; DRC: doença renal crônica; DM2: diabetes melito tipo 2; IAM: infarto agudo do miocárdio; TFG: taxa de filtração glomerular; TFGe: taxa de filtração glomerular estimada.
*Recentemente, em nota liberada à imprensa, o grupo de pesquisa responsável pelo CREDENCE comunicou que o estudo foi encerrado por atingir significativamente o objetivo primário com a canagliflozina.

sobrecarga de volume. Vale ressaltar, entretanto, que a utilização de iSGLT-2 deve ser considerada de maneira individualizada em relação a riscos e benefícios, pois podem estar associados a maior risco de infecções fúngicas genitais, depleção de volume, principalmente em indivíduos idosos e com tendência a desidratação, e, raramente, cetoacidose.

Iniciada a terapia com iSGLT-2, pode-se observar queda de 3 a 4 mℓ/min/1,73 m² na TFG. Recomenda-se avaliação da função renal 7 a 14 dias após o início do tratamento nos pacientes com DRC. Deve-se repetir o exame e realizar acompanhamento mais intensivo, se houver queda entre 25 e 30% na TFG. Caso essa queda seja > 30%, a medicação deve ser suspensa. Em geral, após 4 semanas do início do tratamento, há estabilização no declínio da função renal e, em muitos casos, a TFG volta aos parâmetros iniciais.

Em relação ao impacto dos análogos de GLP-1 na doença renal, o estudo *Trial to Evaluate Cardiovascular and Other Long-term Outcomes with Semaglutide in Subjects with Type 2 Diabetes* (SUSTAIN-6) analisou os desfechos cardiovasculares em pacientes com DM2 em uso da semaglutida, destacando também seus efeitos renais. O estudo demonstrou que a semaglutida reduziu significativamente a progressão da albuminúria em comparação ao placebo, sugerindo um potencial efeito nefroprotetor. Além disso, houve redução no risco de novos eventos adversos renais, como o início ou a piora da insuficiência renal. Esses achados indicam que a semaglutida pode contribuir para a proteção dos rins em pacientes com alto risco cardiovascular, além de melhorar o controle glicêmico.

O estudo *Peptide Innovation for Early Diabetes Treatment – Cardiovascular Outcomes with Oral Semaglutide* (PIONEER 6) avaliou a segurança cardiovascular da semaglutida oral em pacientes com DM2, revelando resultados promissores em relação à saúde renal. Os desfechos renais incluíram uma redução na progressão da albuminúria e menor incidência de eventos renais adversos graves, como declínio acentuado da TFG, necessidade de diálise ou transplante renal. A semaglutida pareceu exercer efeitos benéficos devido ao seu controle glicêmico eficaz, redução da inflamação e melhora do perfil cardiovascular, fatores que contribuem para a estabilização da função renal. Assim, a semaglutida oral mostrou potencial para prevenir a deterioração da função renal em pacientes de alto risco, fortalecendo sua utilidade em estratégias terapêuticas focadas em complicações microvasculares do diabetes.

Recentemente, em 2024, foi publicado no *New England Journal of Medicine* o estudo *A Heart and Kidney Protection Study With Semaglutide in People With Type 2 Diabetes* (FLOW). Este ensaio clínico randomizado incluiu 3.533 participantes e demonstrou que a semaglutida reduziu em 24% o risco de eventos renais graves, como insuficiência renal e mortalidade cardiovascular, em comparação com o placebo (HR, 0,76; IC 95%, 0,66 a 0,88; p = 0,0003). Além disso, a semaglutida reduziu o risco de morte por qualquer causa em 20% e mostrou menor taxa de declínio da função renal, evidenciada por menor redução anual da taxa de filtração glomerular estimada (TFGe). Esses resultados indicam que a semaglutida pode ser eficaz na redução das complicações renais e cardiovasculares em pacientes com DM2 e doença renal crônica, sendo uma opção terapêutica promissora para essa população de alto risco.

A finerenona, um antagonista seletivo do receptor mineralocorticoide, também reduz os desfechos renais compostos (queda da função renal, falência renal terminal e morte por doença renal e cardiovascular) em pacientes com DM2 e diferentes graus de albuminúria e taxa de filtração glomerular. A dose recomendada é de 10 a 20 mg ao dia, iniciando-se em pacientes com potássio sérico abaixo de 4,8 mEq/ℓ. Se a TFG for superior a 60 mℓ/min, recomenda-se iniciar com 20 mg ao dia, monitorando o potássio sérico após 4 semanas e 3 meses. Caso os níveis de potássio ultrapassem 5,5 mEq/ℓ, a finerenona deve ser suspensa temporariamente até que os valores retornem a menos de 4,8 mEq/ℓ. Como alternativa à suspensão da finerenona, a adição de ciclossilicato de zircônio na dose de 5 g ao dia pode ajudar a controlar a calemia em poucos dias. A finerenona geralmente é associada a iSGLT-2 quando não há controle adequado da relação albumina/creatinina na urina ou na presença de insuficiência cardíaca com fração ventricular preservada.

## Controle da pressão arterial

Atualmente, recomenda-se manter a PA ≤ 140/90 mmHg, se albumina urinária for < 30 mg/24 h. Se a albuminúria for ≥ 30 mg/24 h, o controle da PA deve ser mais rigoroso, com manutenção de PA ≤ 130/80 mmHg, exceto quando houver risco de hipotensão postural ou em pacientes idosos e/ou com DCV de alto risco.

Os IECA ou BRA reduzem a PA e a albuminúria, retardando a progressão para a doença renal terminal. Esses medicamentos são indicados quando houver aumento da EAU (> 30 mg/24 h), independentemente do nível pressórico. Assim, os anti-hipertensivos de escolha são os IECA ou os BRA, e não se recomenda a associação de ambos. Outras substâncias podem ser associadas para a obtenção de melhor controle pressórico, como bloqueadores dos canais de cálcio (BCC), diuréticos e betabloqueadores. Quando utilizados IECA, BRA ou diuréticos, torna-se necessário monitorar creatinina e potássio, principalmente se TFG < 45 mℓ/min e/ou $K^+$ > 4,5.

## Controle lipídico

Deve seguir as metas para pacientes com diabetes, mas as estatinas e os fibratos não devem ser iniciados em pacientes em hemodiálise (para prevenção primária). No caso de pacientes que já utilizavam hipolipemiantes antes de começar a terapia dialítica, não há consenso sobre suspender ou não essas medicações. Tal indicação está relacionada com o risco cardiovascular.

As doses de estatinas devem, em geral, ser tituladas conforme o grau da DRC. A atorvastatina não requer ajuste em pacientes com DRC (ver Tabela 6.3).

## Uso de antiplaquetários

Em relação à prevenção primária, o estudo intitulado *A Study of Cardiovascular Events iN Diabetes* (ASCEND) evidenciou que, apesar de ácido acetilsalicílico (AAS) reduzir eventos cardiovasculares, o risco de sangramentos maiores é excessivamente alto, o que não respalda seu uso para prevenção primária em pacientes com diabetes. No entanto, está indicado para a prevenção secundária, de acordo com o risco individual. Seu benefício é comprovado para a prevenção de trombose vascular em dialíticos.

### Controle de doença arterial periférica

É recomendado o rastreamento em pacientes com diabetes assintomáticos com TFG < 60 mℓ/min. Se o resultado for normal, repete-se o exame em 5 anos. O índice tornozelo-braquial (ITB) é pouco confiável em renal crônico. Assim, o índice dedo-braquial (IDB) é o mais recomendado nesse caso.

## PREVENÇÃO

É preciso manter controles glicêmico, pressórico e lipídico adequados, que auxiliam na prevenção da nefropatia.

## RASTREAMENTO

Deve ser realizado no momento do diagnóstico de DM2 e após 5 anos de DM1, e repetido anualmente se a microalbuminúria estiver ausente. Entretanto, em pacientes com controle metabólico inadequado, por exemplo, durante a puberdade, que é fator de risco independente para microalbuminúria, recomenda-se que o rastreamento aconteça logo ao diagnóstico e antes de 5 anos de doença.

Os exames utilizados para rastreamento consistem em dosagem de creatinina sérica anual (sempre) associada à avaliação de albuminúria pela RAC em amostra isolada de urina (valor de referência [VR] < 30 mg/g), além da TFGe (MDRD e/ou CKD-EPI). Deve-se repetir o exame para confirmação em caso de albuminúria positiva. Se a RAC não estiver disponível, pode ser substituída por pesquisa de proteinúria em amostra ou em urina de 24 h (VR < 30 mg/24 h) e valores > 500 mg podem corresponder à excreção urinária alta (antiga macroalbuminúria/nefropatia clínica; Figura 6.4).

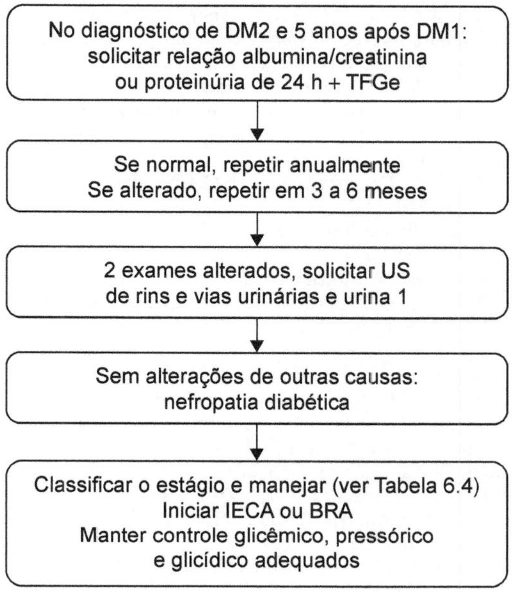


FIGURA 6.4 Manejo da nefropatia diabética. DM1: diabetes melito tipo 1; DM2: diabetes melito tipo 2; TFGe: taxa de filtração glomerular estimada, US: ultrassonografia; IECA: inibidores da enzima conversora de angiotensina; BRA: bloqueadores de receptor de angiotensina.

## LEITURAS SUGERIDAS


American Diabetes Association. 11. Microvascular complications and foot care: standards of medical care in diabetes – 2019. Diabetes Care. 2019;42:124-38.

ASCEND Study Collaborative Group, Bowman L, Mafham M, Wallendszus K, Stevens W, Buck G, et al. Effects of aspirin for primary prevention in persons with diabetes mellitus: the ASCEND Study. N Engl J Med. 2018; 379(16):1529-39.

Bain SC, Mosenzon O, Arechavaleta R, Bogdański P, Comlekci A, Consoli A, et al. Cardiovascular safety of oral semaglutide in patients with type 2 diabetes: Rationale, design and patient baseline characteristics for the PIONEER 6 trial. Diabetes Obesity Metab. 2019;21(3):499-508.

Bandeira E, Queiroz D. Diabetic nephropathy. *In*: Bandeira F, Gharib H, Gobert A, Griz L, Faria M. Endocrinology and diabetes: a problem-oriented approach. Nova York: Springer; 2014.

Cannon CP, Perkovic V, Agarwal R, Baldassarre J, Bakris G, Charytan DM, et al. Evaluating the effects of canagliflozin on cardiovascular and renal events in patients with type 2 diabetes mellitus and chronic kidney disease according to baseline HbA1c, including those with HbA1c <7%: results from the CREDENCE trial. Circulation. 2020; 141(5):407-10.

Colhoun HM, Marcovecchio ML. Biomarkers of diabetic kidney disease. Diabetologia. 2018;61(5):996-1011.

Dekkers CCJ, Gansevoort RT, Heerspink HJL. New diabetes therapies and diabetic kidney disease progression: the role of SGLT-2 inhibitors. Current Diabetes Reports. 2018;18:27.

Dubrofsky, L, Srivastava, A, Cherney, DZ. Sodium-glucose Cotransporter-2 Inhibitors in nephrology practice: a narrative Review. Canad J of Kidney Health and Disease. 2020;7:I-8.

Færch K, Tuttle KR, Rossing P, Mahaffey KW, Mann JF, Bakris G, et al. Effects of semaglutide on chronic kidney disease in patients with type 2 diabetes. N Engl J Med. 2024; 391(2):109-21.

Goldenberg RM, Berall M, Chan C, Cherney DZI, Lovshin JA, McFarlane PA, et al. Managing the course of diabetic kidney disease: from the old to the new. Can J Diabetes. 2018;42(3):325-34.

Handelsman Y, Mechanick JI, Blonde L, Grunberger G, Bloomgarden ZT, Bray GA, et al. American Association of Clinical Endocrinologists Medical Guidelines for clinical practice for developing a diabetes mellitus comprehensive care plan. Endocrine Practice. 2015;17(Suppl 2):1-53.

Heerspink HJL, Stefánsson BV, Correa-Rotter R, Chertow GM, Greene T, Hou FF, et al. Dapagliflozin in patients with chronic kidney disease. N Engl J Med. 2020;383(15):1436-46.

Marso SP, Bain SC, Consoli A, Eliaschewitz FG, Jódar E, Leiter LA, et al. Semaglutide and cardiovascular outcomes in patients with type 2 diabetes. N Engl J Med. 2016; 375(19):1834-44.

Mc Causland FR, Vaduganathan M, Claggett BL, et al. Finerenone and kidney outcomes in patients with heart failure: the FINEARTS-HF trial. J Am Coll Cardiol. 2025 Jan 21; 85(2):159-68.

National Kidney Foundation. KDOQI Clinical practice guideline for diabetes and CKD: 2012 update. Am J Kidney Dis. 2012;60(5):850-86.

Neal B, Perkovic V, Mahaffey KW, Zeeuw D, Fulcher G, Erondu N, et al. Canagliflozin and cardiovascular and renal events in type 2 diabetes. N Engl J Med. 2017;377:7.

Umanath K, Lewis JB. Update on diabetic nephropathy: core curriculum 2018. Am J Kidney Dis. 2018;71(6):884-95.

Wanner C, Inzucchi SE, Lachin JM, Fitchett D, Eynatten MV, Matheus M, et al. Empagliflozin and progression of kidney disease in type 2 diabetes. N Engl J Med. 2016; 375(18):1799-800.

Wheeler DC, Stefánsson BV, Jongs N, Chertow GM, Greene T, Hou FF, et al.; DAPA-CKD Trial Committees and Investigators. Effects of dapagliflozin on major adverse kidney and cardiovascular events in patients with diabetic and non-diabetic chronic kidney disease: a prespecified analysis from the DAPA-CKD trial. Lancet Diabetes Endocrinol. 2021;9(1):22-31.

Wiviott SD, Raz I, Bonaca MP, Mosenzon O, Kato ET, Cahn A, et al. Dapagliflozin and cardiovascular outcomes in type 2 diabetes. N Engl J Med. 2019;380(4):347-57.

Zelniker TA, Wiviott SD, Raz I, Im K, Goodrich EL, Bonaca MP, et al. SGLT2 inhibitors for primary and secondary prevention of cardiovascular and renal outcomes in type 2 diabetes: a systematic review and meta-analysis of cardiovascular outcome trials. Lancet. 2018;6736(18):1-9.

Capítulo 7

# Retinopatia Diabética

Jessica Fernandes de Lima ▪ Paulo Bernardo Barros ▪ Karla Marques ▪
Elba Bandeira ▪ Francisco Bandeira

## DEFINIÇÃO E FATORES DE RISCO

A retinopatia diabética (RD) é uma complicação microvascular crônica frequente do diabetes melito (DM), caracterizada por alterações na microvasculatura da retina, de progressão gradual, ocasionando má perfusão retiniana, aumento da permeabilidade vascular e proliferação patológica intraocular dos vasos retinianos. A duração do diabetes é um importante fator de risco associado ao desenvolvimento de RD. Acomete cerca de 80% dos pacientes com mais de 15 anos de DM. Com 20 anos de doença, mais de 90% dos pacientes com diabetes melito tipo 1 (DM1) e 60% daqueles com diabetes tipo 2 (DM2) são acometidos, e a maculopatia ocorre em mais de 30% dos pacientes com mais de 20 anos de DM. O risco cumulativo de manifestação de qualquer grau de retinopatia após 20 anos de DM1 é de aproximadamente 100%, podendo ocasionar perda da visão, decorrente sobretudo de edema macular, não perfusão capilar macular, hemorragia vítrea e descolamento de retina.

Consideram-se fatores de risco para RD: duração do diabetes, hiperglicemia crônica, hipertensão e nefropatia.

## FISIOPATOLOGIA

A fisiopatologia da RD é multifatorial e complexa. Os principais fatores sistêmicos envolvidos são hiperglicemia, hipertensão, hiperlipidemia e antecedentes genéticos. A hiperglicemia tem papel central na fisiopatologia, pois implica estresse oxidativo, ativação da via dos polióis, acúmulo de produtos finais de glicosilação avançada, ativação da proteinoquinase C e regulação positiva do sistema renina-angiotensina (SRA).

Um elemento central da progressão da doença é a regulação positiva do fator de crescimento endotelial vascular (VEGF), que estimula a neovascularização retiniana e ativação do SRA. Os vasos retinianos neoformados são mais finos e frágeis e com maior chance de rompimento. Quando rompidos, ocorre a chamada "hemorragia retiniana" ou, até mesmo, a hemorragia vítrea, que pode ser responsável pela amaurose completa. Ocorrem, também, a neurodegeneração, a redução de fatores protetores, como cortistatina, proteína ligadora do retinol, somatostatina, e acúmulo de glutamato extracelular.

## APRESENTAÇÃO CLÍNICA

As lesões clássicas da retina da RD incluem microaneurismas, hemorragias intrarretinianas, "ensalsichamento" venoso ou veias em "rosário" (alterações do calibre venoso, consistindo em áreas alternadas de dilatação e constrição venosa), anormalidades microvasculares intrarretinianas (IRMA), exsudatos duros (depósitos lipídicos) e neovascularização da retina. Esses achados são usados para classificar a RD.

## CLASSIFICAÇÃO

De acordo com os achados clínicos na oftalmoscopia com a pupila dilatada, a RD pode ser classificada em: não aparente, não proliferativa (*background* ou pré-proliferativa), proliferativa e maculopatia. De acordo com a American Academy of Ophthalmology (AAO), a RD não proliferativa é dividida em graus leve, moderado e grave. Os estágios não proliferativos da RD são caracterizados por lesões vasculares retinianas relacionadas com anormalidades, como microaneurismas, hemorragias intrarretinianas, dilatação venosa e manchas em algodão. O aumento da permeabilidade vascular retiniana que ocorre nesses ou em estágios posteriores da retinopatia pode resultar em espessamento da retina (edema) e depósitos lipídicos (exsudatos duros). Edema macular clinicamente significativo (CSME) é um termo comumente usado para descrever espessamento da retina e/ou exsudatos duros adjacentes que envolvem o centro da mácula ou ameaçam envolvê-lo.

A Tabela 7.1 apresenta a classificação da RD e as respectivas alterações observadas.

## DIAGNÓSTICO

Realizar avaliação ocular por meio de exame oftalmoscópico com a pupila dilatada; retinografia para rastreamento; e angiofluoresceinografia para fornecer dados da circulação retiniana e da barreira hematorretiniana. As alterações neurossensoriais ocorrem antes das vasculares, entretanto, as manifestações clínicas visíveis mais precocemente são os microaneurismas e as hemorragias.

Outros exames para auxílio diagnóstico são ultrassonografia e tomografia de coerência óptica, que mostra o espessamento da retina e detalhes de suas camadas. Deve-se fazer o diagnóstico diferencial com outras doenças vasculares oculares (p. ex., retinopatia hipertensiva, oclusão da veia retiniana central ou ramo, doença arterial oclusiva, vasculites, hemoglobinopatias e outros tipos de edema macular) e com doenças infecciosas (p. ex., vírus da imunodeficiência humana – HIV), inflamatórias e autoimunes, entre outras.

A tomografia de coerência óptica é considerada o método mais sensível na detecção e na avaliação do edema macular, e o mapeamento da retina é útil para localizar a área com espessamento da retina. Já a oftalmoscopia de varredura a *laser* é útil no detalhamento das alterações morfológicas específicas no edema macular, como cistos intrarretinianos, fluido sub-retiniano ou descolamento e tração vitreorretiniana.

## TRATAMENTO E PREVENÇÃO

Têm como objetivos evitar a progressão e a perda da visão e incluem adequado controle glicêmico, pressórico e lipídico.

Manter os níveis de glicose quase normais e a pressão arterial quase normal reduz o risco de desenvolvimento e/ou progressão da retinopatia. O alvo glicêmico é hemoglobina glicada (HbA1c) entre 6,5 e 7,5%, de acordo com a meta individualizada para cada paciente, e pressão arterial (PA) < 130/80 mmHg. A melhor maneira de evitar as complicações oftalmológicas do DM é manter o adequado controle glicêmico.

As opções de manejo para a RD incluem seguir dieta e estilo de vida saudáveis, manejo médico, avaliação oftalmológica oportuna e tratamento

**TABELA 7.1** Classificação da retinopatia diabética e do edema macular.

| Doença | Achados observados na oftalmoscopia |
|---|---|
| **Retinopatia diabética** | |
| Não aparente | Sem anormalidades |
| Não proliferativa leve | Apenas microaneurismas |
| Não proliferativa moderada | Microaneurismas e outros sinais (p. ex., hemorragias de pontos e manchas, exsudatos duros, manchas de algodão), mas menos que a RD não proliferativa grave |
| Não proliferativa grave | RD não proliferativa moderada com qualquer das seguintes alterações: hemorragias intrarretinianas (≥ 20 em cada quadrante); "ensalsichamento" venoso (em dois quadrantes); anormalidades microvasculares intrarretinianas (em um quadrante); ausência de sinais de retinopatia proliferativa |
| Proliferativa | RD grave não proliferativa e um ou mais das seguintes alterações: neovascularização, hemorragia vítrea/pré-retiniana |
| **Edema macular** | |
| Sem edema | Nenhum espessamento da retina ou exsudação importante na mácula |
| Sem envolvimento central | Espessamento da retina na mácula que não envolve a zona do subcampo central com 1 mm de diâmetro |
| Com envolvimento central | Espessamento da retina na mácula que envolve a zona do subcampo central com 1 mm de diâmetro |

sob os cuidados de um oftalmologista. Tratamentos custo-efetivos com *laser*, agentes anti-VEGF ou corticosteroides intravítreos também podem ser considerados.

O *Diabetes Control and Complications Trial* (DCCT) e o *United Kingdom Prospective Diabetes Study* (UKPDS) forneceram dados sobre a influência do controle rigoroso da glicose na progressão da RD no DM1 e DM2, respectivamente. O risco de progressão a longo prazo foi cinco vezes menor em pacientes tratados intensivamente em comparação com os pacientes que receberam tratamento convencional no DCCT. A HbA1c no grupo de tratamento intensivo ficou próximo de 7%. No UKPDS, o controle glicêmico intensivo, com HbA1c média de 7%, resultou em uma redução de 25% no risco de complicações microvasculares. Essa evidência foi corroborada pelo estudo *Action to Control Cardiovascular Risk in Diabetes* (ACCORD), em que a taxa de progressão da retinopatia foi significativamente reduzida por meio de adequado controle glicêmico e lipídico. O principal risco de controle glicêmico intensivo é a ocorrência de episódios de hipoglicemia. Em geral, a escolha do medicamento não parece afetar a redução de risco para retinopatia, mas as tiazolidinedionas (glitazonas) podem aumentar o risco de edema macular e devem ser descontinuadas em caso de alteração na mácula.

As medidas para controle de níveis séricos de lipídios demonstraram ser potencialmente eficazes na redução de risco de edema macular em pacientes com diabetes. Considerando que o papel das estatinas na prevenção RD ainda não foi esclarecido, há evidências convincentes de que o fenofibrato pode reduzir o risco de desenvolvimento e progressão de RD e pode ser considerado como tratamento preventivo em pacientes com diabetes com RD ausente ou leve. No estudo *Fenofibrate Intervention and Event Lowering in Diabetes* (FIELD), a necessidade de tratamento com *laser* foi reduzida naqueles pacientes com bom controle lipídico. Curiosamente, o efeito do fenofibrato não parece estar relacionado diretamente com as alterações nos níveis lipídicos.

O tratamento específico deve ser conduzido pelo oftalmologista, podendo-se utilizar fotocoagulação com *laser*, injeção intravítrea de esteroides e, mais recentemente, anti-VEGF, como ranibizumabe, pegaptanibe, bevacizumabe e aflibercepte (Tabela 7.2).

A fotocoagulação a *laser* permanece o padrão-ouro para o tratamento de RD não proliferativa grave e RD proliferativa.

As conclusões do *Diabetes Retinopathy Study* (DRS) e do *Early Treatment Diabetic Retinopathy Study* (ETDRS), dois grandes ensaios clínicos randomizados realizados nas décadas de 1970 e 1980, respectivamente, ainda são válidos. Esses ensaios relataram uma redução de 50% na perda da visão em pacientes tratados com fotocoagulação panretiniana e uma redução de 50% na perda da visão em pacientes com edema macular focal clinicamente significativo tratado com *laser* macular.

Com uma melhor compreensão da fisiopatologia do edema macular e do papel da inflamação na RD, os corticosteroides intravítreos tornaram-se

**TABELA 7.2** Manejo da retinopatia diabética e do edema macular.

| Doença | Seguimento |
|---|---|
| **Retinopatia diabética** | |
| Não aparente | Reavaliação em 1 a 2 anos |
| Não proliferativa leve | Reavaliação em 6 a 12 meses |
| Não proliferativa moderada | Reavaliação em 3 a 6 meses |
| Não proliferativa grave | Reavaliação em 3 meses, considerar fotocoagulação panretiniana |
| Proliferativa | Reavaliação em 1 mês, considerar fotocoagulação panretiniana |
| **Edema macular** | |
| Sem envolvimento central | Reavaliação em 3 a 6 meses, considerar fotocoagulação focal |
| Com envolvimento central | Reavaliação em 1 a 3 meses, considerar fotocoagulação focal ou anti-VEGF |

VEGF: fator de crescimento endotelial vascular.

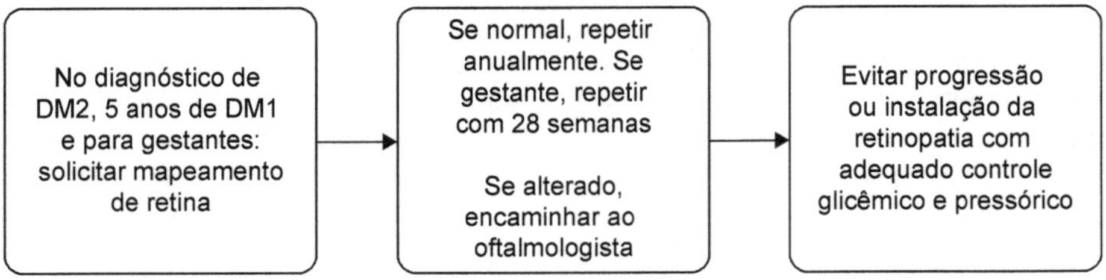


FIGURA 7.1 Rastreamento da retinopatia diabética. DM1: diabetes melito tipo 1; DM2: diabetes melito tipo 2.

uma opção de tratamento válida para o edema macular. Entretanto, devido às deficiências da terapia com esteroides intravítreos e aos possíveis efeitos do tratamento com *laser*, os anti-VEGF se tornaram o tratamento de escolha para edema macular.

Ensaios clínicos randomizados, incluindo os estudos RIDE, RISE, BOLT, VIVID e VISTA, confirmaram a supremacia do tratamento anti-VEGF em relação ao tratamento com *laser* para o edema macular. O bevacizumabe (Avastin®), o ranibizumabe (Lucentis®) e os medicamentos mais recentes, como o aflibercepte (Eylea®), foram usados em tais ensaios. Todos os agentes anti-VEGF têm modos de ação semelhantes, envolvendo o bloqueio de isoformas VEGF. O aflibercepte é superior ao ranibizumabe e ao bevacizumabe em paciente com edema macular diabético com pior acuidade visual.

## RASTREAMENTO E SEGUIMENTO

Deve-se solicitar retinografia no diagnóstico de DM2 e, após 5 anos, de DM1, com frequência anual caso esteja normal. Se houver alteração, o paciente deve ser encaminhado para o oftalmologista, e o exame repetido após 3 a 6 meses. Após pelo menos dois exames consecutivos normais, convém solicitar novos exames a cada 2 anos (Figura 7.1).

Em caso de qualquer retinopatia, repete-se o exame anualmente ou em intervalos menores se houver progressão rápida de doença. Em virtude do risco de piora durante a gestação, o rastreamento deve ser solicitado assim que a gravidez for diagnosticada e, se normal, repetir com 28 semanas. Em caso de alterações na retina, o exame deve ser repetido em 16 a 20 semanas.

Grávidas com diabetes gestacional não apresentam maior risco de desenvolver RD. Mesmo com exames normais, as pacientes devem ser acompanhadas até 1 ano após a gestação.

## LEITURAS SUGERIDAS

American Diabetes Association. Microvascular complications and foot care: standards of medical care in diabetes – 2019. Diabetes Care. 2019;42(Suppl 1):S124-38.

Flaxel CJ, Adelman RA, Bailey ST, Fawzi A, Lim JI, Vemulakonda GA, Ying GS. Diabetic retinopathy preferred practice pattern®. Ophthalmology. 2020 Jan;127(1):P66-P145.

Gross JG, Glassman AR, Liu D, Sun JK, et al.; Diabetic Retinopathy Clinical Research Network. Five-year outcomes of panretinal photocoagulation vs intravitreous ranibizumab for proliferative diabetic retinopathy: a randomized clinical trial. JAMA Ophthalmol. 2018 Oct 1;136(10):1138-48.

Gupta N, Mansoor S, Sharma A, Sapkal A, Sheth J, Falatoonzadeh P, et al. Diabetic retinopathy and VEGF. Open Ophthalmol J. 2013;7:4-10.

Jampol LM, Glassman AR, Sun J. Evaluation and care of patients with diabetic retinopathy. N Engl J Med. 2020;382:1629-37.

Salamat N, Saad MM, Rashid A. Diabetic retinopathy techniques in retinal images: a review. Artif Intell Med. 2018;pii:S0933-3657(18)30063-0.

Tran K, Pakzad-vaezi K. Multimodal imaging of diabetic retinopathy. Curr Opin Ophthalmol. 2018;29(6):566-75.

Ventura AACM, Dadgostar H, Taban Wong TY, Cheung CM, Larsen M, Sharma S, Simó R. Diabetic retinopathy. Nat Rev Dis Primers. 2016 Mar 17;2:16012. doi: 10.1038/nrdp.2016.12. PMID: 27159554. M. Diabetic retinopathy. In: Bandeira F, Gharib H, Gobert A, Griz L, Faria M. Endocrinology and diabetes: a problem-oriented approach. Nova York: Springer; 2014.

Wong TY, Cheung CNG, Larsen M, Sharma S, Simó R. Diabetic retinopathy. Nat Rev Dis Primers. 2016;2:16012.

Wong TY, Sun J, Kawasaki R, Ruamviboonsuk P, Gupta N, Lansingh VC, et al. Guidelines on diabetic eye care: the International Council of Ophthalmology recommendations for screening, follow-up, referral, and treatment based on resource settings. Ophthalmology. 2018;125(10):1608-22.

Capítulo 8

# Neuropatia Diabética

Leydiane Lima ■ Renata Dantas ■ Elba Bandeira ■ Francisco Bandeira

## DEFINIÇÃO

Define-se neuropatia diabética como o distúrbio heterogêneo caracterizado por sinais e sintomas relacionados com alterações neuropáticas em pacientes com diabetes, excluídas outras causas de neuropatias. Trata-se da principal complicação microvascular do diabetes melito (DM), apresentando correlação com a retinopatia diabética (RD) e a nefropatia diabética. É responsável por hospitalizações, amputações não traumáticas e incapacidade funcional. A forma mais comum é a polineuropatia periférica, e afeta com mais frequência os membros inferiores. A definição da neuropatia diabética é uma complicação multifatorial, na qual a inflamação crônica desempenha papel central na progressão da doença.

## ETIOLOGIA E FATORES DE RISCO

É uma consequência de alterações complexas induzidas principalmente pela hiperglicemia, com ativação de diversas vias metabólicas e angiogênicas, que culminam com dano da fibra nervosa. Acomete cerca de 50% dos pacientes com DM de longa duração, podendo ocorrer também em pacientes com pré-diabetes. Entretanto, a prevalência pode variar de acordo com o tempo de evolução da doença e a metodologia utilizada para o diagnóstico.

São fatores de risco: tempo de evolução do DM, controle glicêmico inadequado, hipertensão, dislipidemia, circunferência abdominal aumentada, índice de massa corporal (IMC) elevado e tabagismo, além da regulação da microbiota intestinal nos processos metabólicos e neuropáticos.

## MANIFESTAÇÃO CLÍNICA

Existem diversas formas de classificar a neuropatia, entre as quais se evidencia a proposta pelo *Toronto Expert Panel on Diabetic Neuropathy*, adaptada pela American Diabetes Association (ADA), que a divide em dois grandes grupos: polineuropatia simétrica generalizada e neuropatia focal e multifocal (Figura 8.1).

O painel de Toronto atualizou sua classificação dividindo a neuropatia diabética periférica generalizada em dois subgrupos:

- Forma típica: crônica, simétrica e de duração dependente (nervos mais longos são acometidos primeiro e os segmentos distais)
- Forma atípica: pode ser aguda, subaguda ou crônica, em geral monofásica ou flutuante com o tempo. Esta acomete preferencialmente as fibras sensoriais finas e autonômicas. A forma mais prevalente é a polineuropatia sensorimotora simétrica distal, seguida da forma autonômica.

## DIAGNÓSTICO

Em geral, o diagnóstico da neuropatia periférica diabética (NPD) baseia-se na correlação entre o quadro clínico e as alterações neurológicas identificadas no exame físico, reservando-se exames complementares para esclarecimento diagnóstico

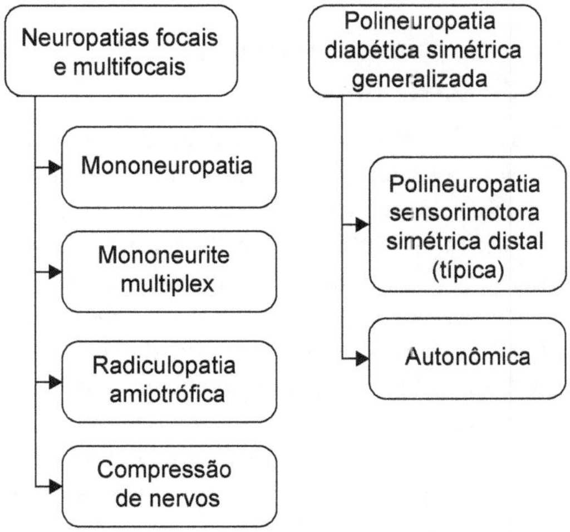


**FIGURA 8.1** Classificação da neuropatia diabética.

e complementação da avaliação. Embora até 50% dos pacientes possam ser assintomáticos, um histórico clínico detalhado e um exame físico minucioso são essenciais para um diagnóstico preciso. A ADA recomenda que o rastreamento de NPD em pacientes com diabetes melito tipo 2 (DM2) seja feito logo no momento do diagnóstico, enquanto no tipo 1 (DM1) deve ocorrer após 5 anos, seguido de avaliações anuais para ambos os casos.

A inflamação sistêmica exerce um papel importante no desenvolvimento da NPD, especialmente na forma dolorosa, com o TNF-alfa emergindo como um biomarcador relevante. O estado inflamatório sistêmico pode estar associado à progressão da NPD dolorosa, apesar de o local exato da inflamação permanecer incerto. Dessa maneira, deve-se dar importância a uma abordagem diagnóstica cuidadosa, que inclua o rastreamento clínico anual, com o exame clínico do pé diabético, associado ou não à eletroneuromiografia, a fim de promover um tratamento mais eficaz.

## POLINEUROPATIA AUTONÔMICA

Ocorre isoladamente ou em associação à polineuropatia periférica, o que acontece mais comumente. Pode se apresentar como neuropatia autonômica cardiovascular (NAC), manifestações gastrintestinais, geniturinárias, sudomotoras, vasculares periféricas, metabólicas e disautonômicas, respiratórias ou oculares. O quadro clínico é variável, de acordo com o sistema afetado.

### Neuropatia autonômica cardiovascular

De acordo com o *Toronto Consensus Panel on Diabetic Neuropathy*, trata-se da redução do controle autonômico cardiovascular em pacientes com diabetes, excluindo outras causas. A prevalência de NAC é muito baixa em pacientes recém-diagnosticados, e é detectada em cerca de 7% dos pacientes no momento do diagnóstico inicial de DM1 ou DM2. Contudo, a prevalência aumenta até 30% após 20 anos de DM1, e no DM2, a prevalência é de até 50% após 15 anos de diabetes.

O principal fator de risco é o controle glicêmico inadequado. A NAC também se associa a fatores de risco convencionais para doença cardiovascular (DCV), como hipertensão, dislipidemia, tabagismo e obesidade. Nefropatia (inclusive microalbuminúria), retinopatia e polineuropatia são preditores de NAC. O nervo vago é o mais longo e medeia aproximadamente 75% das atividades parassimpáticas; assim, tende a ser o mais precocemente acometido.

A NAC pode ser dividida em subclínica e clínica. De início, há denervação parassimpática; na sequência, aumento do tônus simpático; e, então, denervação simpática, correspondente à fase subclínica, à NAC clínica precoce e à NAC clínica avançada ou grave, respectivamente. Todos os pacientes com DM devem ser avaliados para NAC a partir de 10 anos após o diagnóstico ou se houver outras complicações.

#### *Apresentação clínica*

A NAC é um fator de risco independente para mortalidade cardiovascular, arritmia, isquemia silenciosa, eventos cardiovasculares maiores e disfunção miocárdica. Os sintomas mais comuns incluem tontura, fraqueza, palpitações, desmaios e síncope. Os sinais de neuropatia autonômica cardiovascular são:

- Taquicardia em repouso (> 100 bpm), já no estágio inicial de NAC, relacionada com a redução do tônus parassimpático e o aumento da atividade simpática
- Intervalo R-R fixo: sinal de completa denervação
- Hipotensão ortostática: manifestação da NAC avançada que se deve à reduzida resposta simpática e é definida como redução na pressão arterial sistólica (PAS) > 20 mmHg e diastólica (PAD) > 10 mmHg após 2 min da mudança postural de supina para em pé
- Intolerância ao exercício, decorrente da reduzida resposta de PA, frequência cardíaca (FC) e débito cardíaco após exercício
- Isquemia silenciosa
- Perda do descenso noturno da PA.

#### *Diagnóstico*

Devem ser documentados os sintomas por história detalhada e sinais clínicos. Inicialmente, realiza-se exame físico geral, com medida da PA (paciente em pé e deitado) e FC.

Diagnostica-se a NAC por meio da análise da FC e da PA em resposta a manobras fisiológicas: avaliação do intervalo R-R em resposta à respiração profunda, mudança da posição horizontal para vertical e manobra de Valsalva, além da variação de pressão em resposta à mudança para a posição vertical e aperto de mão mantido (esforço isométrico).

No estágio subclínico, podem ser detectadas anormalidades no domínio da frequência e do tempo na análise espectral da variabilidade da FC. No teste de sensibilidade ao barorreflexo, ela pode estar aumentada. Também pode ocorrer torção do ventrículo esquerdo (VE) na imagem cardíaca.

No estágio clínico, há alterações nos testes do reflexo cardiovascular autonômico (CART). De acordo com o *Toronto Consensus Panel Statement*, no 8º Simpósio Internacional de Neuropatia Diabética, em 2010, a presença de um CART anormal indica diagnóstico possível ou inicial; e de dois ou três, diagnóstico definitivo ou confirmado. Já a hipotensão ortostática indica NAC grave avançada.

Antes dos testes autonômicos, é importante excluir hipertireoidismo, anemia, desidratação, insuficiência suprarrenal, tabagismo e efeitos adversos de medicamentos em uso, como simpaticomiméticos, medicamentos contendo efedrina, pseudoefedrina, substâncias recreacionais e suplementos dietéticos.

### *Tratamento*

Envolve um controle glicêmico adequado. Não há consenso em relação ao regime dietético recomendado. Estudos recentes mostraram que pacientes com DM2 envolvidos em programas de exercício supervisionado apresentaram regeneração de fibras nervosas em comparação com perda em indivíduos em cuidados usuais.

Em geral, o tratamento é sintomático, pois apesar dos avanços recentes em relação à patogênese da neuropatia, ainda há carência de tratamentos que modifiquem a evolução natural da doença. Diversas medicações que atuam na evolução da doença têm sido estudadas com resultados promissores, porém as evidências em estudos clínicos randomizados ainda são limitadas. Entre elas, podem ser citadas: antioxidantes ácido alfalipoico (ácido tióctico) e vitamina E; inibidores da aldose redutase (bloqueiam a via dos polióis); e peptídeo C (Tabela 8.1).

Tem sido relatado que os IECA melhoram o desequilíbrio parassimpático/simpático, particularmente quinapril, e pode ser combinado com ácido alfalipoico para aumentar a variabilidade de FC.

Há evidências substanciais de que vários medicamentos melhorem a disfunção ventricular associada à neuropatia autonômica (NA). O uso de inibidores da enzima conversora da angiotensina (IECA) ou bloqueadores de receptor de angiotensina (BRA) melhora a NA e a disfunção diastólica do VE. Estudos mostram que betabloqueadores cardiosseletivos têm efeito positivo na disfunção autonômica. Em caso de taquicardia, devem-se utilizar betabloqueadores cardiosseletivos, se não houver contraindicações.

O tratamento da hipotensão postural deve ser feito em pacientes sintomáticos, o que inclui medidas de estilo de vida e comportamentais, como:

- Evitar mudanças bruscas de postura
- Alimentar-se em pequenas quantidades e com mais frequência
- Evitar fármacos que precipitem hipotensão (diuréticos, antidepressivos tricíclicos, agonistas de receptores alfa)

**TABELA 8.1** Fármacos promissores no tratamento da neuropatia autonômica cardiovascular.

| Substância | Efeito |
|---|---|
| Ácido alfalipoico (ácido tióctico) e vitamina E | Melhora a NAC |
| Inibidores da aldose redutase e peptídeo C | Bloqueiam a via dos polióis |
| IECA | Melhora o desequilíbrio parassimpático/simpático, a NA e a disfunção diastólica de VE |
| BRA | Melhora a NA e a disfunção diastólica de VE |
| Betabloqueador cardiosseletivo | Tem efeito positivo na disfunção autonômica |

BRA: bloqueadores do receptor de angiotensina; IECA: inibidores da enzima conversora da angiotensina; NAC: neuropatia autonômica cardiovascular; NA: neuropatia autonômica; VE: ventrículo esquerdo.

- Realizar exercícios de contramanobra (cruzar as pernas, flexionar o tronco para baixo e sentar-se com joelhos fletidos sobre o tronco)
- Aumentar a ingestão de líquidos e sal
- Evitar atividades físicas extenuantes e faixas nas pernas e no abdome
- Usar meias ou calças compressivas e elevar a cabeceira da cama (30 cm).

O tratamento farmacológico da hipotensão ortostática somente deve ser iniciado se as medidas anteriores falharem. Além disso, devem ser levados em consideração seus riscos e benefícios. As substâncias de primeira escolha são a midodrina (10 mg, 2 a 4 vezes/dia), um alfa-adrenérgico, e a fludrocortisona (0,1 a 0,4 mg/dia), que causa retenção de sódio e expansão plasmática. Assim, deve-se ter cuidado em pacientes com insuficiência cardíaca, pois o efeito demora cerca de 10 a 14 dias para ser percebido. Outras opções são apresentadas na Tabela 8.2.

## Neuropatia autonômica gastrintestinal

As funções secretória, motora e sensorial gastrintestinais são moduladas pela interação do sistema nervoso autônomo (simpático e parassimpático) com o sistema nervoso entérico. As alterações fixas e reversíveis do sistema nervoso autônomo podem estar relacionadas com a alteração na motilidade gastrintestinal. As alterações reversíveis, como a hiperglicemia aguda, retardam o esvaziamento gástrico, enquanto a hipoglicemia induzida por insulina o acelera. A incidência de gastroparesia em 10 anos de DM é maior no DM1 (5%) do que no DM2 (1%).

### *Apresentação clínica*

Na neuropatia autonômica gastrintestinal (NAG), há alterações da motilidade gastrintestinal e esofágica. A redução do trânsito esofágico causa regurgitação, disfagia e propensão a erosões decorrentes de comprimidos; a diarreia pode ser decorrente do trânsito rápido ou lento e ser complicada com supercrescimento bacteriano e/ou distúrbios de secreção; a obstipação intestinal ocorre com frequência, e a incontinência pode estar relacionada com alterações do tônus do esfíncter anal e reduzida complacência e sensibilidade; a gastroparesia pode ocasionar redução de absorção do antidiabético oral, difícil controle glicêmico com hipoglicemias não explicadas e desnutrição. Os sintomas da gastroparesia podem incluir saciedade precoce, plenitude, inchaço, náuseas, vômitos, dispepsia e dor abdominal.

### *Diagnóstico*

Como é difícil avaliar o sistema autonômico gastrintestinal, o diagnóstico, em geral, é feito por exclusão. Na gastroparesia, pode ser feita a avaliação da fase sólida do esvaziamento gástrico, com cintilografia com isótopo duplo, mas os resultados têm pouca relação com os sintomas. O teste respiratório com ácido 13C-octanoico é uma alternativa mais fácil. Estudos com bário, endoscopia, manometria e eletrogastrograma também podem ser úteis para afastar outras causas de obstrução da saída gástrica.

### *Tratamento*

Pode ser feito com dieta, agentes procinéticos, como eritromicina, domperidona e metoclopramida, agentes de massa, antidepressivos tricíclicos, extratos pancreáticos, Botox® pilórico, marca-passo gástrico, alimentação enteral e antibióticos de largo espectro para supercrescimento bacteriano. A European Medicines Agency (EMA) considera

**TABELA 8.2** Fármacos para tratamento de hipotensão ortostática.

| Substância | Efeito clínico |
|---|---|
| Midodrina | Efeito alfa-adrenérgico |
| Fludrocortisona | Retenção de sódio e expansão plasmática |
| Somatostatina | Redução da hipotensão postural, pós-prandial e induzida por exercício |
| Análogos da somatostatina | |
| Eritropoetina | Redução da hipotensão na posição ereta<br>Expansão da volemia por aumento de hemácias |
| Acetato de desmopressina | Redução da hipotensão no período da manhã |
| Cafeína | Melhora da hipotensão pós-prandial |
| Acarbose | |

que os riscos extrapiramidais da metoclopramida superam os benefícios, por isso recomendam o fármaco por, no máximo, 5 dias de uso para casos graves que não respondam a outras terapias.

### Alterações do trato geniturinário

Incluem secura vaginal e disfunção erétil e vesical. A disfunção erétil afeta 30 a 40% dos homens com DM e ocorre por disfunção endotelial e autonômica. O diagnóstico é feito com história clínica detalhada, questionários validados de sintomas e testes específicos nos casos em que não há resposta aos inibidores da 5-fosfodiesterase. A disfunção vesical ocorre em 43 a 87% dos pacientes com DM1 e em 25% dos pacientes com DM2. Há redução da sensibilidade vesical, aumento da capacidade vesical e retenção, que geralmente são assintomáticos. Eleva-se também o risco de infecção urinária por conta do resíduo.

#### *Diagnóstico e tratamento*

Além da história clínica, o diagnóstico é feito com teste urodinâmico completo e ultrassonografia do aparelho urinário pós-miccional.

O tratamento consiste em terapia sexual, aconselhamento psicológico, lubrificante vaginal, inibidores da 5-fosfodiesterase (p. ex., sildenafila e vardenafila), prostaglandinas intracavernosa e intrauretral, dispositivos a vácuo ou prótese peniana. O tratamento da disfunção vesical é feito com a manobra de Credé, betanecol (se o resíduo for maior que 100 mℓ), doxazosina e cateterismo vesical intermitente.

### Disfunção sudomotora

Há envolvimento de fibras C. Ocorre a perda do suor termorregulatório, com distribuição em "meia e luva", que pode se estender para a parte superior do membro e abdome anterior, resultando em anidrose global e pele seca. Pode também haver hiperidrose como processo compensatório, envolvendo regiões proximais, como cabeça e tronco. Ocasionalmente, ocorre suor gustatório, em resposta a alimentos não condimentados, no rosto, na cabeça, no pescoço, nos ombros e no tórax.

#### *Diagnóstico e tratamento*

A avaliação é feita com reflexo axonal sudomotor quantitativo, teste do suor e fluxo sanguíneo da pele. Não há evidências que sugiram o rastreamento rotineiro na prática clínica.

O tratamento deve incluir emolientes e lubrificantes cutâneos, escopolamina, glicopirrolato, toxina botulínica e vasodilatadores.

## POLINEUROPATIA SENSORIMOTORA SIMÉTRICA DISTAL

Trata-se da forma mais comum de neuropatia diabética, caracterizada por ser simétrica, iniciando-se nos dedos dos pés, com ascensão gradual para as pernas. Afeta principalmente os nervos sensoriais, e os sinais e sintomas variam de acordo com o tipo de fibras sensoriais acometidas.

A dor neuropática pode estar presente em 25 a 50% dos indivíduos e ser o primeiro sintoma que leva os pacientes a procurar atendimento médico. As principais queixas incluem parestesias, disestesias, hiperalgesia, dor lancinante, alodinia e redução da sensibilidade dolorosa e térmica (relacionadas com o envolvimento de pequenas fibras mielinizadas), perda da sensibilidade vibratória e tátil, e posição segmentar com redução ou ausência de reflexos profundos (fibras longas mielinizadas). A dor pode levar ao comprometimento das atividades da vida diária, diminuindo a qualidade de vida e aumentando as despesas relacionadas à saúde. A perda progressiva da sensibilidade pode causar úlceras no pé diabético e neuroartropatia de Charcot, e em fases posteriores, perda de equilíbrio, quedas, fraturas e amputações.

### Diagnóstico

Deve-se iniciar com uma história clínica para avaliar sintomas e excluir outras causas de neuropatia. Realizar exame físico geral e avaliar as características dos sintomas e dos sinais, se são simétricos e se evoluem de forma distal-proximal; verificar reflexos profundos; fazer exame detalhado do pé; e pesquisar doença arterial periférica (DAP).

#### *Inspeção do pé*

Nesse procedimento, necessita-se avaliar sinais de perda de sensibilidade, deformidades, modo de deambulação, calosidades, pontos de pressão, sinais de hemorragia subcutânea, edema, distensão das veias dos pés ao elevar o membro, pele seca com ou sem fissuras e atrofia de grupos musculares da musculatura intrínseca dos pés (também das mãos).

### *Palpação dos pés*

Devem-se avaliar os pulsos periféricos: quando proeminentes, sugerem neuropatia e, se ausentes ou diminuídos, DAP. Avaliam-se, ainda, alterações de temperatura (*shunts* arteriovenosos, elevação da temperatura) e alodinia.

### *Avaliação da sensibilidade*

Avalia-se a perda da sensibilidade protetora com o monofilamento de 10 g (Semmes-Weinstein 5.07) e realiza-se outro teste (sensibilidade vibratória com diapasão, 128 Hz, ou bioestesiômetro) se houver sensação dolorosa com pino ou palito de dente, tátil, com algodão, e sensibilidade térmica; e pesquisa-se reflexos profundos.

O teste do monofilamento avalia o aumento do risco de úlceras ou lesões nos pés. A perda da sensibilidade vibratória com diapasão (128 Hz) também constitui indicador precoce de neuropatia. Os testes para avaliação das fibras finas ocorrem pela sensação dolorosa, com o pino ou palito, e pela sensação térmica. Para avaliar fibras grossas, utiliza-se o teste vibratório (com o diapasão), do monofilamento e dos reflexos. Deve-se combinar pelo menos dois testes que avaliem fibras finas e grossas para avaliação clínica.

## Exames complementares

Incluem biopsias de nervo e cutânea, para quantificação morfométrica de fibras nervosas intraepidérmicas (diagnostica lesão de fibras finas, as primeiras a sofrer alteração), e a eletroneuromiografia (ENMG), ambas solicitadas somente para esclarecimento diagnóstico e/ou estudos clínicos. A Tabela 8.3 apresenta os exames complementares que auxiliam no diagnóstico.

## Diagnóstico diferencial

Devem-se descartar outras causas de neuropatia, como etilismo, deficiência de vitamina $B_{12}$ por deficiência autoimune do fator intrínseco e uso de fármacos (anticonvulsivantes e metformina aumentam o risco), entre outras.

## Tratamento

Consiste em mudança de estilo de vida, dieta, exercícios, perda de peso, cessação do tabagismo e controle glicêmico. O controle glicêmico parece ser o tratamento mais efetivo para reduzir a progressão da neuropatia e retardar seu início, e deve ser instituído de acordo com meta individualizada para cada paciente.

Como já referido, há uma escassez de estudos clínicos randomizados para validação de farmacoterapia que interfira na história natural da neuropatia diabética. O ácido alfalipoico (ácido tióctico) é um antioxidante comercializado em diversos países, inclusive no Brasil, que alivia parestesia, dormência, déficits sensoriais, fraqueza muscular e dor neuropática. A benfotiamina reduz a formação de terminais de glicação avançada (AGE) e o estresse oxidativo, que estão relacionados com danos, disfunção e perda de fibras nervosas.

Atualmente, a pregabalina e a duloxetina receberam aprovação regulamentar para o tratamento

**TABELA 8.3** Exames complementares que auxiliam o diagnóstico de polineuropatia sensorimotora simétrica distal.

| Teste | Vantagem | Desvantagem | Fibra nervosa |
|---|---|---|---|
| ENMG | Padrão-ouro, sensitivo, específico e fácil | Realizado por especialista | Grossa |
| Teste quantitativo de sensibilidade | Confiável | Subjetivo | Grossa e fina |
| Biopsia de pele | Padrão-ouro e confiável, minimamente invasivo | Procedimento invasivo | Fina |
| Microscopia confocal da córnea | Rápido, não invasivo, rastreia o dano da lesão | Realizado por especialista | Fina |

ENMG: eletroneuromiografia.

de primeira escolha da dor neuropática nos EUA, na Europa e no Canadá. O tratamento de segunda escolha é a gabapentina e os antidepressivos tricíclicos (principalmente amitriptilina).

A escolha do tratamento deve levar em consideração comorbidades e efeitos colaterais. A duloxetina é contraindicada em pacientes hepatopatas; a pregabalina, quando houver edema; e a amitriptilina, em casos de doenças cardiovasculares (DCV; pacientes com prolongamento do intervalo PR e QT no eletrocardiograma [ECG]), NAC (hipotensão ortostática) e glaucoma. Com pregabalina ou gabapentina, os efeitos adversos podem ser mais graves em pacientes idosos e podem ser atenuados por doses iniciais mais baixas. O tratamento é apresentado na Tabela 8.4.

O tratamento medicamentoso também pode incluir outros anticonvulsivantes, como o topiramato, que reduz até 30% da dor neuropática. Pode ser necessário o uso de opioides, como tramadol, tapentadol, morfina e metadona, para o tratamento da dor neuropática. Entretanto, apesar da eficácia comprovada, devem ser evitados em razão do alto risco de dependência, abuso e outras complicações, mesmo quando utilizados por curto período.

Existem referências de que o tratamento tópico tem menos efeitos colaterais e interações medicamentosas, podendo ser utilizado associado ao tratamento por via oral:

- Creme de capsaicina 0,075% ou os adesivos transdérmicos de capsaicina a 8%, que são úteis em reduzir a dor neuropática quando aplicados no dorso dos pés
- Adesivo de lidocaína a 5%
- *Spray* de nitrato de isossorbida.

Estudos têm mostrado que a toxina botulínica A tem efeito moderado a grande na redução da dor neuropática em comparação com o placebo.

Outras opções para alívio da dor são: bloqueio do nervo com anestésico, eletroterapia e acupuntura.

### Rastreamento

Nos casos de DM2, o rastreamento deve ser iniciado no momento do diagnóstico e, nos de DM1, após 5 anos de diagnóstico. Posteriormente, deve ocorrer a cada ano, em ambos os casos. Deve-se utilizar o teste do monofilamento acrescido de outro teste de sensibilidade, conforme já mencionado. A existência de um ponto com alteração de sensibilidade com o monofilamento deve ser considerada. Em casos de alterações na sensibilidade dos pés, o paciente deve ser orientado quanto ao exame diário dos pés e ao uso de calçados adequados, além de ser encaminhado para cuidado especializado, se necessário (Figura 8.2).

## MONONEUROPATIA DIABÉTICA AGUDA

Em geral, surge em períodos de transição como hiper e hipoglicemias, início ou ajuste de insulina e perda rápida de peso. A neuropatia craniana

**TABELA 8.4** Terapia oral para neuropatia dolorosa.

| Classe | Fármaco | Dose diária |
|---|---|---|
| Tricíclicos | Amitriptilina | Dose inicial: 10 a 25 mg<br>Manutenção: 25 a 100 mg |
| Anticonvulsivantes | Gabapentina | Dose inicial: 100 a 300 mg<br>Manutenção: 900 a 3.600 mg |
| | Pregabalina | Dose inicial: 25 a 75 mg<br>Manutenção: 300 a 600 mg |
| Opioides | Tramadol | Dose inicial: 50 mg<br>Manutenção: 200 a 400 mg |
| Antidepressivos | Venlafaxina | Dose inicial: 37,5 mg<br>Manutenção: 75 a 225 mg |
| | Duloxetina | Dose inicial: 20 a 30 mg<br>Manutenção: 60 a 120 mg |

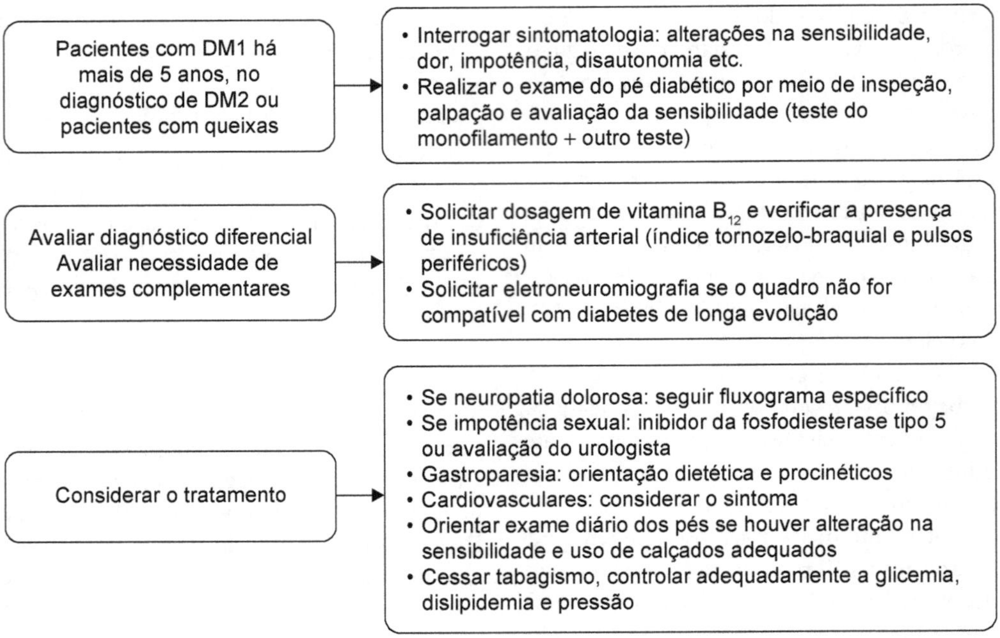


FIGURA 8.2 Manejo da neuropatia diabética. DM1: diabetes melito tipo 1; DM2: diabetes melito tipo 2.

envolve, principalmente, o nervo oculomotor (geralmente poupa a pupila), seguido pelo troclear e, depois, pelo facial em frequência.

A segunda neuropatia mais comum é a síndrome do túnel do carpo. Praticamente todos os nervos periféricos podem ser acometidos – os nervos atingidos com mais frequência são o femoral, o ciático e o peroneal, nesta ordem.

## MONONEUROPATIA MÚLTIPLA DIABÉTICA E RADICULOPATIA

Sobrepõe-se às mononeuropatias, tende a ocorrer em indivíduos mais velhos e apresenta-se como uma síndrome dolorosa unilateral ou múltipla assimétrica. Os nervos são afetados de forma randômica (mononeurite multiplex), com início de maneira abrupta em um nervo e, nos demais, sequencial ou irregularmente.

A síndrome caracteriza-se por início de dor subaguda seguida de fraqueza, atinge principalmente pacientes com diabetes leve e é chamada "neuropatia *radiculoplexus*". As formas mais comuns são a cervical, a torácica e a lombossacral. A última é a maior causadora de morbidades e é também conhecida como amiotrofia diabética, síndrome de Bruns-Garland, mononeurite multiplex diabética, polirradiculopatia diabética e neuropatia diabética proximal, entre outros termos. Inicia-se com dor, que pode ser lancinante, na região lombossacral, e progride para a coxa e o joelho do mesmo lado acometido. Costuma ser mais grave à noite. Apesar de, nesse caso, a dor ser o pior sintoma, a atrofia e a fraqueza muscular tornam-se os problemas mais importantes.

## LEITURAS SUGERIDAS

American Diabetes Association. 11. Microvascular complications and foot care: standards of medical care in diabetes – 2019. Diabetes Care. 2019;42:124-38.

American Diabetes Association. Microvascular complications and foot care: standards of medical care in diabetes – 2024.

Ang L, Cowdin N, Mizokami-stout K, Pop-busui R. Update on the management of diabetic neuropathy. Diabetes Spectr. 2018;31(3):224-33.

Bonezzi C, Costantini A, Cruccu G, Fornasari DMM, Guardamagna V, Palmieri V, et al. Capsaicin 8% dermal patch in clinical practice: an expert opinion. Expert Opin Pharmacother. 2020(11):1377-87.

Bril V, Breiner A, Perkins BA, Zochodne D. Neuropathy diabetes Canada clinical practice guidelines expert committee. 2018;42:217-21.

D'Souza RS, Barman R, Joseph A, Abd-Elsayed A. Evidence-based treatment of painful diabetic neuropathy: a systematic review. Curr Pain Headache Rep. 2022;26(8):583-94.

Iqbal Z, Azmi S, Yadav R, Ferdousi M, Kumar M, Cuthbertson DJ, et al. Diabetic peripheral neuropathy: epidemiology, diagnosis, and pharmacotherapy. Clin Ther. 2018; 40(6):828-49.

Papanas N, Ziegler D. Emerging drugs for diabetic peripheral neuropathy and neuropathic pain. Expert Opin Emerg Drugs. 2016;21(4):393-407.

Petropoulos IN, Ponirakis G, Khan A, Almuhannadi H, Gad H, Malik RA. Diagnosing diabetic neuropathy: something old, something new. Diabetes Metab J. 2018;42(4): 255-69.

Pop-busui R, Boulton AJM, Feldman EL, Bril V, Freeman R, Malik RA, et al. Diabetic neuropathy: a position statement by the American Diabetes Association. Diabetes Care. 2017;40(1):136-54.

Tahrani AA. Cardiac autonomic neuropathy in patients with diabetes melito: current perspectives. Diabetes Metab Syndr Obes. 2017;10:419-34.

Tesfaye S, Boulton AJM, Dyck PJ, Freeman R, Horowitz M, Kempler P, et al. Diabetic neuropathies: update on definitions, diagnostic criteria, estimation of severity, and treatments. Diabetes Care. 2010;33:2285-93.

Waldfogel JM, Nesbit SA, Zhang A, Wilson LM, Bennett WL. Pharmacotherapy for diabetic peripheral neuropathy pain and quality of life. A systematic review. Neurology. 2017; 88(20):1958-67.

Capítulo 9

# Pé Diabético

Leydiane Lima ▪ Elba Bandeira

## DEFINIÇÃO

O pé diabético é uma condição de infecção, ulceração e/ou destruição de tecidos profundos associada à alteração neurológica e a vários graus de vasculopatia periférica de membros. Trata-se de uma condição frequente e acarreta diversos prejuízos para o paciente e para o sistema de saúde em razão de longas internações que geralmente culminam em amputação do membro. As características comuns da doença são neuropatia, doença arterial periférica (DAP, até 50% dos casos), infecção, osteomielite e doença de Charcot.

## FATORES DE RISCO

Entre os principais fatores de risco para o desenvolvimento do pé diabético, os mais comuns são: neuropatia diabética (presente em cerca de 50% dos pacientes), doença vascular (doença arterial periférica – DAP), deformidades, limitação da mobilidade articular, alterações biomecânicas e traumas. Em geral, há uma associação de dois ou mais desses fatores. A redução na acuidade visual, a nefropatia (principalmente no paciente em diálise) e o tabagismo também estão relacionados como fatores de risco para ulcerações e amputações.

A doença vascular (DAP) e a infecção são os principais fatores de risco para as úlceras do pé diabético (UPD), resultando em 85% das amputações. A osteomielite pode ser complicação de cerca de 20% das UPD.

### Pé de risco

São fatores de risco uma ou mais das seguintes alterações: deformidade ou proeminência óssea; pele não intacta (úlcera, rachaduras e fissuras); neuropatia; pressão plantar anormal (calosidade); mobilidade articular limitada; ausência de pulso tibial anterior e/ou posterior; descoloração; história de úlceras prévias ou amputação; e calçado inadequado.

## AVALIAÇÃO E MANEJO

A avaliação e o rastreamento são realizados por medidas simples: história clínica detalhada e exame físico dos pés, iniciando com a remoção de sapatos e meias para inspeções e exames regulares em pacientes com diabetes com a finalidade de identificar o pé de risco. Além disso, avaliar a perda da sensibilidade protetora com o monofilamento de 10 g (Semmes-Weinstein; Figura 9.1) para o teste de quatro áreas plantares: hálux (região plantar da falange distal), primeira, terceira e quinta cabeças metatarsais. Outros testes devem ser feitos: avaliação da sensibilidade vibratória com diapasão (128 Hz) ou bioestesiômetro; pesquisa dos reflexos aquileus profundos (com o martelo), para verificar fibras grossas motoras; presença de sensação dolorosa discriminativa com pino ou palito e sensação tátil com algodão; presença de sensibilidade térmica (fibras finas).

O teste do monofilamento avalia o aumento do risco de úlceras ou lesões nos pés. A pressão plantar pode anteceder os achados de polineuropatia e ser avaliada por vários métodos, como: plantígrafo com escala de força (Podotrack/PressureStat®) ou sem escala de força (Harris Mat®), plataformas e palmilhas com sensores que captam os pontos de pressão durante a pisada.

Os pacientes com fatores de risco devem ser avaliados com maior frequência conforme a classificação de risco apresentada na Tabela 9.1, de acordo com o *International Working Group on the Diabetic Foot* (IWGDF). Alterações vasculares também devem ser pesquisadas por meio da história de claudicação intermitente e do índice tornozelo-braquial (ITB), alterado quando menor que 0,9. O ITB pode estar falsamente elevado em virtude de calcificação arterial. O *American College of Cardiology Foundation/American Heart Association Task Force on Practice Guidelines* considera os seguintes valores: ITB > 1,4, não

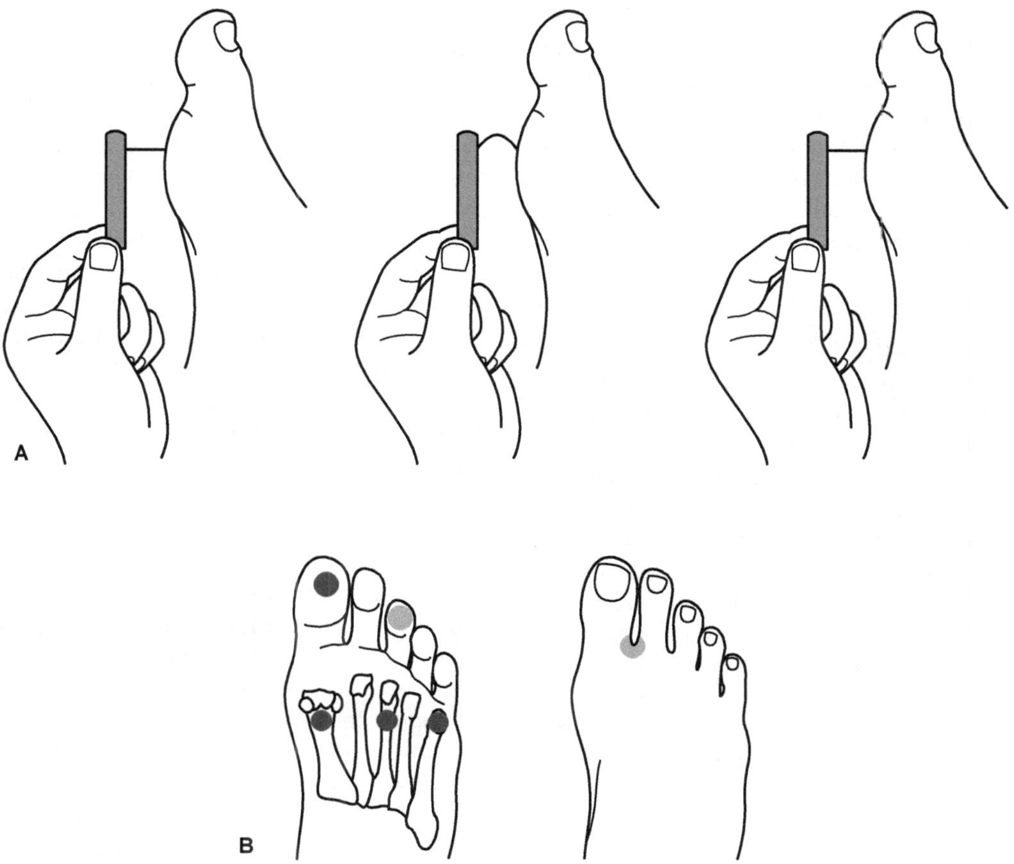


FIGURA 9.1 Exame físico do pé diabético com monofilamento de 10 g. A. O monofilamento deve ser colocado perpendicularmente à pele e exercer uma pressão local até que se flexione levemente. B. Pontos onde o monofilamento de 10 g deve ser testado. (Adaptada de Boulton et al., 2020.)

**TABELA 9.1** Sistema de Estratificação de Risco (IWGDF) e triagem do pé diabético e frequência de exame.

| Categoria | Risco de úlcera | Definição | Periodicidade de acompanhamento |
|---|---|---|---|
| 0 | Muito baixo | Sem DAP ou neuropatia | Anual: orientar cuidados dos pés (por médico generalista ou especialista) |
| 1 | Baixo | Com DAP ou neuropatia | A cada 6 a 12 meses (por médico generalista ou especialista) |
| 2 | Moderado | Com DAP e neuropatia ou<br>DAP + deformidades ou<br>neuropatia + deformidades | A cada 3 a 6 meses (por médico especialista) |
| 3 | Alto | DAP ou neuropatia mais um dos seguintes:<br>História de úlcera<br>História de amputação<br>Doença renal crônica em estágio final | A cada 1 a 3 meses (por médico especialista) |

DAP: doença arterial periférica; IWGDF: *International Working Group on the Diabetic Foot*.
Adaptada de Guidelines on the prevention of foot ulcers in persons with diabetes (IWGDF 2019).

compressível; 1 a 1,4, normal; 0,91 a 0,99, limítrofe; e ≤ 0,9, anormal. Outros métodos são a medida da pressão no 1º pododáctilo e a da pressão transcutânea de oxigênio.

Ressalte-se a importância de orientar pacientes, familiares e cuidadores quanto aos cuidados com os pés, indicar calçado adequado e tratar patologias não ulcerativas.

## ÚLCERA

A incidência de UPD ao longo da vida está entre 19 e 34%, com uma taxa de incidência anual de 2%. Geralmente, decorre da associação de fatores. A neuropatia somada a um trauma menor, como calçado inadequado (mais frequente), lesão aguda ou hábito de andar de pés descalços, pode provocar úlcera neuropática. A presença de pressão plantar anormal pode formar calos, hemorragia subcutânea e ulceração. A DAP associada a um trauma pode levar à ulceração dolorosa puramente isquêmica. Pacientes com neuropatia e isquemia podem desenvolver úlceras neuroisquêmicas que podem não ser dolorosas. As úlceras devem ser avaliadas quanto à localização, à profundidade e aos sinais de infecção.

### Tipos

- Neuropáticas: em geral, são indolores e plantares, e localizam-se em proeminências ósseas. Há calosidades, pele seca, fissuras e/ou rachaduras e deformidades. Os pés são hiperemiados, quentes e com veias dorsais dilatadas; os pulsos são palpáveis e proeminentes, a sensibilidade é alterada; e os reflexos profundos estão diminuídos ou ausentes
- Isquêmicas: dolorosas, mas podem ser indolores, em dedos ou regiões laterais e mediais dos pés, com margens irregulares. Pode haver necrose seca. A pele é cianótica. As unhas são atrofiadas e micóticas, os calos são ausentes ou infrequentes. Há veias colabadas e palidez ao elevar o membro. Os pulsos são diminuídos ou ausentes, com sensibilidade preservada
- Neuroisquêmicas: quando apresentam características dos dois tipos citados anteriormente.

### Avaliação da úlcera do pé diabético

Segundo as *Guidelines on the prevention of foot ulcers in persons with diabetes* (IWGDF 2019), o uso de classificações para UPD na prática clínica avalia três principais fatores: relacionado com o paciente (insuficiência renal em estágio terminal), relacionado com o membro (DAP e neuropatia) e úlcera (área, profundidade, local, único ou múltiplo e infecção).

Para caracterização da UPD e avaliação de complicação, pode-se utilizar o sistema SINBAD (do inglês *Site, Ischemia, Neuropathy, Bacterial Infection, and Depth*), que inclui: local, isquemia, neuropatia, infecção bacteriana e profundidade da UPD (Tabela 9.2).

Há ainda a classificação da Infectious Diseases Society of America/IWGDF (IDSA/IWGDF), a fim de verificar infecção. Existe, também, o sistema WIfI (ferida, isquemia e infecção do pé), para avaliar perfusão e o provável benefício da revascularização.

### Tratamento

Consiste em controle metabólico e de comorbidades, proteção da úlcera e alívio de pressão, restauração da perfusão cutânea e tratamento de infecção, se presente, além de cuidados com o ferimento, incluindo desbridamento quando necessário. Destaca-se, ainda, a necessidade de prestar informações ao paciente e aos familiares, além da prevenção das causas da doença, a fim de evitar sua recorrência. Com o tratamento bem-sucedido, as taxas de recorrência de úlceras nos pés diabéticos são de 40% dentro de 1 ano e 65% dentro de 3 anos. Portanto, a prevenção da úlcera é fundamental para reduzir os riscos de infecção e amputação para o paciente e os gastos financeiros com hospitalização.

## INFECÇÃO

Há invasão e multiplicação de microrganismos no tecido, ocasionando resposta inflamatória e, em geral, destruição tecidual. Geralmente ocorre em local de trauma ou úlcera. Há manifestações sistêmicas como febre ou hipotermia, taquicardia ou taquipneia, leucopenia ou leucocitose, além de osteomielite.

A infecção dificulta a resolução da úlcera e aumenta as complicações, com maior risco de perda do membro especialmente se houver atraso no diagnóstico. A hiperglicemia reduz a resposta inflamatória, que também pode estar menos evidente se houver isquemia ou neuropatia.

TABELA 9.2 Sistema SINBAD para caracterizar UPD.

| Categoria | Definição | Escore |
|---|---|---|
| Local | Antepé | 0 |
| | Médio pé ou retropé | 1 |
| Isquemia | Fluxo sanguíneo podal intacto: pelo menos um pulso palpável | 0 |
| | Evidência clínica de perfusão tecidual reduzida (pulsos não palpáveis) | 1 |
| Neuropatia | Sensibilidade normal | 0 |
| | Sensibilidade alterada | 1 |
| Infecção | Ausente | 0 |
| | Presente | 1 |
| Área | Úlcera < 1 cm$^2$ | 0 |
| | Úlcera ≥ 1 cm$^2$ | 1 |
| Profundidade | Úlcera restrita à pele e tecido subcutâneo | 0 |
| | Úlcera profunda ou atinge músculo e tendão | 1 |
| **Escore total** | | **6** |

SINBAD: *Site, Ischemia, Neuropathy, Bacterial Production, and Depth*; UPD: úlceras do pé diabético.
Adaptada de Guidelines on the prevention of foot ulcers in persons with diabetes (IWGDF 2019).

## Fatores de risco

Ferida profunda de longa duração ou recorrente, alteração imunológica pelo DM, doença renal crônica (DRC) e insuficiência arterial.

## Diagnóstico

É clínico, com base na presença de dois ou mais achados locais de inflamação: eritema ou rubor, calor, dor, edema e secreção purulenta. Outros sinais que sugerem infecção são: presença de necrose, tecido de granulação friável e descolorido, secreção não purulenta, odor fétido e dificuldade de cicatrização.

Ao avaliar e tratar as UDP, é importante diferenciar colonização microbiana e infecção. A maioria das UPD contém biofilmes polimicrobianos, que necessitam de desbridamento para facilitar a cicatrização e o controle infeccioso da ferida crônica.

## Classificação

Deve-se avaliar o tamanho e a profundidade da lesão e a presença ou a ausência de gangrena, neuropatia ou insuficiência arterial. A IDSA classifica a lesão em não infectada e infectada leve, moderada e grave, de acordo com as características clínicas. O IWGDF substitui essas denominações por graus 1, 2, 3 e 4, respectivamente.

Considera-se a lesão não infectada quando não existem sinais ou sintomas de infecção local ou sistêmica. A lesão é considerada infectada se houver, pelo menos, dois sinais, como edema, eritema > 0,5 cm ao redor da úlcera, dor ou incômodo local, hipertemia local e secreção purulenta. A infecção é considerada leve se envolver somente a pele ou o tecido subcutâneo ou se houver eritema < 2 cm ao redor da ferida; moderada, se envolver estruturas mais profundas (ossos, articulação, tendão) ou se houver eritema > 2 cm ao redor da lesão; e grave, se houver sinais e sintomas de resposta inflamatória sistêmica. Nos casos da presença de sinais sugestivos de infecção, devem-se excluir outras causas de resposta inflamatória, como trauma, gota, doença de Charcot, fratura, trombose e estase venosa.

A atualização de 2020 do sistema de classificação de infecção do IWGDF define a presença de infecção óssea (osteomielite) como uma categoria separada ("O") e não faz parte da classificação de infecção moderada ou grave. A presença de achados de síndrome da resposta inflamatória sistêmica, especialmente febre ou leucocitose, define uma infecção grave.

Avaliar e classificar adequadamente o paciente definirá se a antibioticoterapia será realizada em nível ambulatorial com retorno precoce do paciente para reavaliações mais frequentes ou em nível hospitalar. Um estudo mostrou que em pacientes com UPD infectada, ao final de 1 ano, a úlcera cicatrizou em apenas 46% (e mais tarde retornou em 10% dos casos); 15% foram a óbito; e 17% necessitaram de amputação de um membro inferior.

## OSTEOMIELITE

Trata-se de infecção no osso que, em geral, ocorre por contiguidade de uma infecção de partes moles e raramente por via hematogênica. Deve-se suspeitar quando uma úlcera próxima a uma proeminência óssea não cicatriza, apesar do tratamento, quando um dedo está hiperemiado e edemaciado, ou se houver história de eliminação de fragmentos ósseos. Exposição óssea e úlceras grandes, com área maior que 2 $cm^2$, têm mais probabilidade de estar relacionadas com a osteomielite.

### Etiologia

Bactérias comuns são gram-positivas: *Staphylococcus aureus*, mais frequente e uma das mais virulentas; estreptococos; e, mais raramente, enterococos. A etiologia polimicrobiana (gram-negativa, anaeróbias e aeróbias) é mais frequente em pacientes hospitalizados ou em quadros de infecções crônicas ou previamente tratadas e lesões isquêmicas. Em países em desenvolvimento e de clima quente, os gram-negativos são mais prevalentes. *Staphylococcus aureus* resistentes à meticilina (MRSA) são mais encontrados em pacientes com tratamento recente, hospitalização prévia ou provenientes de cuidados domiciliares. Bactérias betalactamases de espectro estendido (ESBL) e estafilococos resistentes à vancomicina também podem ser encontrados.

### Apresentação clínica

Pode variar de acordo com o local acometido, a extensão da infecção, a presença de necrose óssea, abscesso ou infecção de partes moles, o agente causal e a perfusão tecidual.

### Diagnóstico

O diagnóstico definitivo está relacionado com achados histológicos compatíveis com infecção e isolamento da bactéria por amostra óssea, o que não está disponível de modo rotineiro. Por isso, geralmente baseia-se em achados clínicos, laboratoriais e de imagem.

### Alterações clínicas

Além dos sinais clínicos, deve-se avaliar o teste da sonda no osso, que consiste em inserir delicadamente uma sonda de metal no interior da úlcera, após desbridamento de qualquer calosidade ou tecido necrótico, para verificar se é possível tocar na estrutura óssea. Se o resultado for positivo, há aumento da probabilidade de osteomielite; se negativo, reduz-se essa probabilidade, embora não a exclua.

### Alterações laboratoriais

Dados sugerem que a presença de leucocitose, o aumento da velocidade de hemossedimentação (VHS), a proteína C reativa (PCR) e a procalcitonina podem estar relacionados com a osteomielite. A hemocultura só deve ser solicitada em casos graves.

### Cultura e histopatologia

Amostras de tecidos coletadas por biopsia, curetagem ou aspiração são preferíveis aos *swabs* da ferida. Podem ser úteis na maior parte dos casos, principalmente se houver suspeita de infecção resistente – uso recente de antibióticos, tratamento em domicílio ou hospitalização frequente. Sua realização torna-se difícil se houver celulite perto da ferida. Com relação à coleta adequada da cultura: a amostra de tecido profundo obtida por meio de desbridamento cirúrgico identifica o verdadeiro patógeno, enquanto as culturas superficiais podem sofrer contaminação. Tem-se a curetagem da base da úlcera, após desbridamento e aspiração de material purulento, como procedimento melhor que o *swab*; porém, quando este for o único método disponível, deve ser coletado na base da úlcera desbridada e limpa.

#### *Interpretação da cultura*

Em geral, patógeno único ou predominante em amostra adequada indica ser verdadeiro. Em resultados polimicrobianos, não é necessário cobrir espécies menos virulentas, entretanto, se o crescimento for frequente em várias amostras ou espécime adequado, podem representar a causa da infecção.

### *Biopsia óssea*

Trata-se do melhor exame para diagnóstico de infecção óssea, identificação de patógeno e escolha do antibiótico (amostra para cultura e histopatológico). Indica-se em caso de falência no tratamento com antibiótico empírico; dúvida diagnóstica apesar dos exames laboratoriais e de imagem; ou quando a cultura de partes moles não for informativa. Pode haver falso-negativo por erro na coleta, uso prévio de antibiótico ou em infecção causada por bactérias de crescimento lento; e falso-positivo, por contaminação da amostra ou por patologias inflamatórias não infecciosas. Para reduzir o número de falsos-negativo, é preciso interromper o uso de antibiótico por 2 semanas, mas a suspensão por 48 h pode ser útil. A biopsia óssea percutânea em pele intacta ou após o desbridamento reduz os falsos-positivo.

## Exames de imagem

Os achados radiográficos podem ser de difícil identificação no início do quadro, além da dificuldade em distinguir as alterações sugestivas de osteomielite das encontradas na osteoartropatia de Charcot.

### *Radiografia simples*

Deve ser solicitada em mais de uma incidência. As alterações ósseas apenas podem ser observadas após 2 semanas do início da infecção e a utilização de antibiótico adequado pode interferir na imagem. São características radiológicas da osteomielite:

- Reação periosteal ou elevação do periósteo
- Perda do córtex com erosão óssea
- Perda focal do padrão trabecular ou da radiolucência medular
- Esclerose óssea com ou sem erosão
- Formação de osso novo
- Sequestro: osso desvitalizado com aparência radiodensa
- Invólucro: camada de novo crescimento ósseo para fora do osso existente, resultante da extração do periósteo e do crescimento do osso novo a partir dele
- Cloaca: abertura no invólucro ou córtex, por meio do qual pode haver deposição de sequestro ou tecido de granulação.

### *Ressonância magnética*

Exame de maior utilidade para identificar osteomielite, bem como para avaliar a extensão de comprometimento ósseo e de partes moles e para planejamento cirúrgico. São características da osteomielite na ressonância magnética (RM):

- Baixa intensidade do sinal focal em imagens ponderadas em T1
- Sinal intenso de medula óssea, na sequência *short-time inversion recovery* (STIR), a qual permite suprimir o sinal da gordura.

Consideram-se mudanças menos específicas ou secundárias:

- Inflamação dos tecidos moles adjacentes ou edema
- Tumoração de tecido mole
- Úlcera cutânea adjacente
- Formação de fístula
- Interrupção cortical.

### *Cintilografia*

É mais sensível que a radiografia, entretanto, como o tecnécio não é específico, a utilização de leucócitos marcados parece mais promissora. Deve-se utilizar a técnica quando a RM não estiver disponível ou for contraindicada.

### *Tomografia com emissão de pósitrons*

A tomografia com emissão de pósitrons (PET) parece útil no diagnóstico de osteomielite, mas ainda são necessários mais dados a respeito. Recomenda-se utilizar quando a RM não estiver disponível ou for contraindicada.

# TRATAMENTO DO PÉ DIABÉTICO

## Hospitalar ou ambulatorial

Deve-se considerar a possibilidade de hospitalização em casos de lesões com ameaça de perda do membro (celulite, palidez, sinais de infecção sistêmica, odor fétido, tecido necrótico ou envolvimento ósseo). Pacientes com infecções graves devem ser hospitalizados em virtude da necessidade de antibiótico intravenoso (IV), procedimentos cirúrgicos e compensação metabólica, assim como no caso de infecções moderadas em que o indivíduo não consegue seguir o tratamento adequado ou precisa de acompanhamento próximo. Casos leves a moderados podem ser tratados ambulatorialmente com orientação para retorno em caso de piora da úlcera e para avaliações frequentes (Quadro 9.1).

Há características que sugerem infecção mais grave no pé diabético e possíveis indicações para hospitalização. Os achados relacionados à ferida são:

- Quando a ferida atinge tecidos subcutâneos (fáscia, tendão, músculo, articulações, ossos)
- Quando há celulite extensa (> 2 cm), distante da ulceração ou rapidamente progressiva
- Sinais locais: inflamação grave, crepitação, bolhas, endurecimento, descoloração, necrose/gangrena, equimoses ou petéquia.

São achados que sugerem uma infecção mais grave, de maneira geral:

- Apresentação: início agudo ou rapidamente progressiva
- Sinais sistêmicos: febre, calafrios, hipotensão, confusão ou depleção de volume
- Exames laboratoriais: leucocitose significativa ou agravamento da hiperglicemia, acidose, azotemia ou distúrbios eletrolíticos
- Complicações: presença de corpo estranho (acidental ou implantado cirurgicamente), ferimento, abscesso, insuficiência vascular ou linfedema
- Resposta ao tratamento: progressão durante o tratamento antibiótico aparentemente adequado.

São fatores que sugerem hospitalização:

- Sinais de infecção grave
- Instabilidade metabólica
- Necessidade de antibiótico IV (quando não disponível em hospital-dia ou cuidados em domicílio)
- Testes diagnósticos necessários (não disponíveis em ambulatório)
- Presença de isquemia crítica
- Necessidade de procedimentos cirúrgicos
- Falha do tratamento ambulatorial
- Incapacidade do paciente ou falta de vontade de cumprir o tratamento ambulatorial
- Necessidade de curativos complexos.

**QUADRO 9.1** Tratamento do pé diabético.

| Passo 1: diabético com suspeita de infecção de pé |
|---|
| Limpar, desbridar e sondar a ferida |
| Avaliar a presença de pus e sinais flogísticos |
| Avaliar estado neurológico e vascular do pé |
| Avaliar comorbidades e sinais de infecção sistêmica |
| Avaliar a necessidade de abordagem cirúrgica e cultura |
| Solicitar radiografia, se houver lesão ulcerada, e exames laboratoriais |
| **Passo 2: classificar se há úlcera e gravidade, se infectada** |
| **Leve e moderada** |
| Avaliar necessidade de tratamento hospitalar |
| Selecionar esquema antibiótico (oral e pequeno espectro) |
| Orientar quanto ao uso de curativo e órteses |
| Retorno para reavaliação em 2 a 4 dias |
| **Grave** |
| Hospitalizar o paciente |
| Repor fluidos, eletrólitos e necessidades metabólicas |
| Obter hemocultura e selecionar antibiótico de amplo espectro, parenteral |
| Reavaliar diariamente e observar marcadores inflamatórios |
| **Passo 3: avaliar evolução** |
| **Leve e moderada** |
| Melhora: considerar a retirada de antibiótico e reavaliar semanalmente até a cura da infecção |
| Ausência de melhora ou piora: considerar resistência, osteomielite ou abscesso; rever cultura; avaliar adesão e cuidados com a úlcera; considerar RM; hospitalização; e nova cultura |
| **Grave** |
| Melhora: trocar para antibiótico oral e acompanhamento ambulatorial |
| Não melhora ou piora: definir extensão do dano tecidual com RM ou exploração cirúrgica; rever culturas e cobrir todas as bactérias isoladas |
| Considerar ampliar o espectro e a necessidade de cirurgia ou amputação |

RM: ressonância magnética.

## Cirúrgico

Pode variar de desbridamento superficial a amputação. A cirurgia é fundamental no tratamento de infecções profundas. Intervenções precoces associam-se a melhores resultados. O desbridamento precoce da ferida auxilia no processo de reepitelização e formação do tecido de granulação na remoção das áreas necróticas. Devem-se realizar intervenções de emergência se houver infecção grave em membro isquêmico, abscesso com síndrome compartimental ou isquemia, sepse ou infecção com bolhas, equimose, dor importante ou anestesia súbita. Se a lesão apresentar necrose seca, principalmente em um membro isquêmico, o desbridamento deve ser evitado. Pode ser necessária a revascularização em casos de isquemia.

A amputação só deve ser indicada em caso de inviabilidade funcional do membro, em infecções graves e sistêmicas como gangrena ou fasciite necrosante. Em caso de osteomielite, podem ser necessários procedimentos cirúrgicos com mais frequência, mas não há consenso sobre quando indicá-los, e o tratamento pode ser realizado apenas com antibióticos.

A abordagem mais conservadora é o uso de antibióticos para atingir a remissão. Tanto a antibioticoterapia isolada ou combinada com o desbridamento cirúrgico tem melhora e remissão da osteomielite em mais de 50% dos casos, podendo ser maior quando o desbridamento é bem realizado.

No entanto, o tratamento não cirúrgico da osteomielite do pé diabético também pode estar associado a uma alta taxa de ulceração, e as recorrências podem chegar a 40% em 1 ano após a cura de uma UPD, 60% em 3 anos e até 65% em 5 anos.

## Antibioticoterapia

Deve ser precoce para evitar progressão da infecção com piora do prognóstico. Os antibióticos não devem ser utilizados em feridas não infectadas, pois não melhoram a cicatrização e não evitam o surgimento posterior de infecção. A escolha inicial é empírica, com cobertura dos germes mais comumente encontrados, e é preciso reavaliá-la de acordo com a gravidade e as características clínicas e microbiológicas da infecção.

Indica-se antibiótico IV para infecções graves, com acometimento sistêmico ou em casos de resistência aos fármacos orais. Nos casos graves, após melhora do quadro, pode ser feita a troca para antibiótico oral (Tabela 9.3).

**TABELA 9.3** Esquemas de antibiótico empírico para infecções do pé diabético.

| Infecção | Esquema de antibiótico |
|---|---|
| **Leve** | |
| Sem complicações: cobrir cocos gram-positivos. Sugestão de antibiótico: penicilina ou cefalosporina de 1ª geração | Alergia a betalactâmicos: clindamicina, fluoroquinolona, sulfatrimetoprima ou macrolídeo |
| Uso recente de antibióticos: cobrir cocos gram-positivos e gram-negativos. Sugestão de antibiótico: betalactâmicos, piperacilina ou fluoroquinolona com atividade contra coco gram-positivo | Elevado risco de MRSA: linezolida, sulfatrimetoprima ou doxiciclina |
| **Moderada a grave** | |
| Sem complicações ou uso recente de antibiótico: cobrir cocos gram-positivos e gram-negativos. Sugestão de antibiótico: amoxicilina-clavulanato, ampicilina-sulbactam ou cefalosporina de 3ª geração | Úlcera macerada ou quente: cobrir cocos gram-negativos e *Pseudomonas*. Sugestão de antibiótico: fluoroquinolona, piperacilina, meropeném ou imipeném |
| Isquemia, necrose ou gás: cobrir cocos gram-positivos, gram-negativos e anaeróbios. Sugestão de antibiótico: amoxicilina-clavulanato, ampicilina-sulbactam, piperacilina, carbapenêmicos ou cefalosporina de 2ª ou 3ª geração + clindamicina ou metronidazol | Risco de *Pseudomonas* resistente ou ESBL: piperacilina, carbapenêmico, fluoroquinolona, aminoglicosídeo ou colistina. Risco de MRSA: considerar adicionar ou substituir por glicopeptídeo, linezolida, daptomicina ou piperacilina |

ESBL: betalactamases de espectro estendido; MRSA: *Staphylococcus aureus* resistentes à meticilina.
Observação: a fluoroquinolona tem boa atividade contra cocos gram-positivos aeróbios (p. ex., levofloxacino e moxifloxacino).

Segundo a IDSA, deve ser iniciada antibioticoterapia empírica a princípio com cobertura para gram-positivos aeróbios; idealmente, deve ser feita cultura de tecidos da úlcera infectada após desbridamento cirúrgico.

Dados sugerem que o uso de antibiótico tópico em úlceras infectadas (leve) possibilita maior concentração local sem os efeitos tóxicos sistêmicos; entretanto, não é indicado quando houver celulite extensa (> 2 cm). Ainda há escassez de evidências de qualidade que apoiem o uso de dispositivos de liberação local de antibióticos para o tratamento de úlceras no pé diabético. Atualmente, sugere-se não usar nenhum antibiótico tópico para o tratamento de uma UPD leve.

Deve-se incluir um antibiótico que cubra estafilococos e estreptococos não resistentes. MRSA deve ser coberto se houver fatores de risco: colonização prévia conhecida, uso recente de antibiótico ou internação recente em serviço de saúde. Em infecções mais graves ou em pacientes com uso recente de antibiótico por qualquer motivo, devem-se cobrir os gram-negativos mais comuns e talvez até os enterococos. Poliantibioticoterapia deve ser utilizada em casos de suspeita ou confirmação de infecção polimicrobiana, em casos de bactérias com elevada probabilidade de desenvolver resistência ou quando o antibiótico escolhido levar ao surgimento rápido de resistência quando utilizado isoladamente.

Não existe um antibiótico de escolha, motivo pelo qual ela deve ser orientada pelo menor custo. Em infecções moderadas, o tratamento deve ser feito por 1 a 2 semanas e, em casos graves, por 2 a 4 semanas. Pode também ser encurtado caso se realize algum procedimento cirúrgico ou prolongado se houver isquemia ou osteomielite (até 6 semanas). O antibiótico é usado para tratar a infecção, não para cicatrizar a ferida.

Com o resultado da cultura, pode-se alterar a antibioticoterapia, se necessário, porém, mesmo se as bactérias encontradas forem resistentes ao fármaco em uso, o esquema só deve ser trocado em caso de ausência de melhora da lesão. Se a bactéria for sensível, mas o paciente não estiver melhorando, devem ser considerados a necessidade de abordagem cirúrgica ou o fato de não ocorrer a adesão ao tratamento.

Em casos de osteomielite, o ideal é a escolha orientada por cultura. No entanto, na sua ausência, deve ser escolhido um esquema que cubra *Staphylococcus aureus*. O tratamento inicial deve ser IV por cerca de 4 semanas. O tratamento inicia-se por via IV que, após 1 semana, pode ser substituída por VO. Mais recentemente, o estudo de antibióticos orais *versus* antibióticos intravenosos (OVIVA) confirmou que, para infecções ósseas e articulares, a antibioticoterapia oral tem resultados semelhantes aos da terapia intravenosa.

Infecções aparentemente incuráveis podem ser tratadas com cursos intermitentes de antibiótico. São sinais sugestivos de resolução da osteomielite: a queda nos valores de PCR e VHS, a reconstrução do osso na imagem das radiografias e a cura da úlcera.

Os fatores que parecem diminuir a probabilidade de cura da UPD incluem infecção com patógenos resistentes a antibióticos (especialmente MRSA, *P. aeruginosa* e bacilos gram-negativos com betalactamases de espectro estendido) e a presença de DAP grave ou doença renal em estágio terminal.

## Cuidados adicionais com a ferida

Os curativos devem ser trocados diariamente, com exame diário dos pés. Não existe um modelo ideal de curativo a ser seguido rigidamente; ele deve ser individualizado de modo a favorecer a cicatrização. A pressão sobre a ferida deve ser reduzida, aconselhando o paciente a não deambular ou utilizar órteses. O alívio local da pressão pode ser obtido com uso de calçados, botas ou andadores ortopédicos; essa escolha deve ser feita com base na localização da úlcera e na história da doença.

## Tratamentos alternativos

Além do tratamento clínico e o desbridamento cirúrgico, existem alternativas não cirúrgicas, como o desbridamento autolítico com hidrogel, com cicatrização superior em comparação com curativos básicos. A oxigenoterapia hiperbárica também tem se destacado, oferecendo benefícios no tratamento de úlceras do pé diabético, incluindo aumento da taxa de cura, aceleração do tempo de cicatrização e redução da necessidade de amputações.

## Tratamento de coinfecções

A onicomicose deve ser tratada com antifúngico oral. Agentes tópicos parecem promissores nesse caso.

# NEURO-OSTEOARTROPATIA DE CHARCOT

A neuro-osteoartropatia de Charcot (NC) é uma complicação diabética caracterizada pela rápida deterioração óssea, com deformidade grave e irreversível, resultando em úlceras e amputação. Ocorre em cerca de 10% dos diabéticos, como neuropatia, podendo ter outras causas, como hanseníase, sífilis terciária e siringomielia.

É caracterizada por uma resposta inflamatória exacerbada e persistente, após um evento desencadeante, levando a deformidades, subluxação e até fratura no pé acometido, em paciente suscetível.

O quadro clínico do paciente é dividido em duas fases: aguda e crônica. Na fase aguda, ocorrem sinais flogísticos no local, sem ulceração, podendo ser doloroso ou indolor. Já a fase crônica é caracterizada por deformidade.

## Diagnóstico

A NC pode ser dividida em duas fases: aguda ativa e crônica estável. A fase aguda ativa apresenta eritema e edema unilateral e temperatura 2°C mais elevada que a do membro contralateral. Inclui pacientes com alterações mais precoces, sem alterações radiológicas, e aqueles com apresentação tardia com deformidade e alterações radiológicas.

Na fase crônica estável, não existe mais eritema nem calor. Pode haver edema e a diferença de calor é < 2°C.

## Diagnóstico diferencial

Compreende a celulite que, em geral, está associada a úlceras e sinais de infecção. Gota e trombose venosa profunda (TVP) podem ser diferenciadas com dosagem de ácido úrico e ultrassonografia com Doppler.

## Diagnóstico radiológico

### *Radiografia simples | Fase aguda ativa e fase crônica estável*

A fase aguda ativa está dividida em estado agudo precoce sem alterações, e estado avançado agudo com deformidades ósseas extensas e alterações ósseas com fraturas, subluxações articulares ou deslocamento. Já a fase crônica estável apresenta deformidades ósseas, sinais de cicatrização de fraturas, remodelação e esclerose óssea.

### *Cintilografia*

Inicialmente, detecta evidências precoces de danos ósseos pela captação focal aumentada do tecnécio, mesmo na ausência de alterações na radiografia.

### *Ressonância magnética*

Descreve melhor as alterações ósseas no estágio precoce por meio de edema da medula óssea subcondral com ou sem microfratura.

## Tratamento

### *Fase aguda ativa precoce*

A retirada de carga sobre o membro é fundamental para evitar as deformidades. Deve-se imobilizá-lo, com a colocação de bota gessada ou similar para evitar suporte de peso e reavaliar após 1 semana. A bota deve estar folgada, por causa da redução do edema, e pode ser substituída, se necessário. Comorbidades como hipotensão postural, perda da propriocepção e alto índice de massa corporal (IMC) podem dificultar a redução do peso sobre o membro.

### *Fase aguda ativa (avançada aguda)*

Nessa fase, é necessário manter o sistema de imobilização até que a radiografia não mostre mais sinais de destruição óssea continuada e aumento de temperatura de 2°C.

### *Fase crônica estável*

Nessa fase, ainda deve ser usada a bota gessada ou similar para evitar sobrecarga sobre o membro, por cerca de 18 semanas ou mais, e progredir para a substituição por calçado adequado. Pode ser necessário o uso de órteses tornozelo-pé para estabilização. O tratamento cirúrgico ocorre quando há falha do tratamento conservador, com presença recorrente de úlceras e instabilidades articulares.

## LEITURAS SUGERIDAS

Aldana PC, Khachemoune A. Diabetic foot ulcers: appraising standard of care and reviewing new trends in management. Am J Clin Dermatol [Internet]. Springer International Publishing; 2020;21(2):255-64.

American Diabetes Association. Microvascular complications and foot care: standars of medical care in diabetes, 2024.

Boulton AJM, Armstrong DG, Hardman MJ, Malone M, Embil JM, Attinger CE, et al. Diagnosis and management of diabetic foot infections. Arlington, VA: American Diabetes Association; 2020.

Bus SA, Lavery LA, Monteiro-Soares M, Rasmussen A, Raspovic A, Sacco ICN, et al. Guidelines on the prevention of foot ulcers in persons with diabetes (IWGDF 2019 update). Diabetes Metab Res Rev. 2020;36(S1):1-18.

Hinchliffe RJ, Forsythe RO, Apelqvist J, Boyko EJ, Fitridge R, Hong JP, et al. Guidelines on diagnosis, prognosis, and management of peripheral artery disease in patients with foot ulcers and diabetes (IWGDF 2019 update). Diabetes Metab Res Rev. 2020;36(S1):1-12.

Lauri C, Leone A, Cavallini M, Signore A, Giurato L, Uccioli L. Diabetic foot infections: the diagnostic challenges. J Clin Med. 2020;9(6):1779.

Lipsky BA, Senneville É, Abbas ZG, Aragón-Sánchez J, Diggle M, Embil JM, et al. Guidelines on the diagnosis and treatment of foot infection in persons with diabetes (IWGDF 2019 update). Diabetes Metab Res Rev. 2020;36(S1):1-24.

Monteiro-Soares M, Russell D, Boyko EJ, Jeffcoate W, Mills JL, Morbach S, et al. Guidelines on the classification of diabetic foot ulcers (IWGDF 2019). Diabetes Metab Res Rev. 2020;36(S1):1-8.

Capítulo 10

# Insulinoterapia no Diabetes Melito Tipo 1

Andressa Santos ▪ Felipe Mágero ▪ Francisco Bandeira

## DEFINIÇÃO

A insulina é um hormônio endógeno produzido e secretado pelas células beta do pâncreas. Em 1922, pesquisadores canadenses foram os primeiros a demonstrar uma resposta fisiológica à insulina animal injetada em um paciente com diabetes melito tipo 1 (DM1). Em 1955, a insulina foi a primeira proteína a ser totalmente sequenciada. A sua molécula consiste em 51 aminoácidos dispostos em duas cadeias, uma cadeia A (21 aminoácidos) e uma cadeia B (30 aminoácidos) ligadas por duas pontes dissulfeto. Atualmente, as insulinas utilizadas são a humana e/ou análogos da insulina humana.

A perda da função pancreática é um marco para o diagnóstico do DM1 e o motivo por que a insulina é uma modalidade de tratamento necessária para pacientes com essa forma da doença. Desde a introdução dos análogos de insulina em 1996, as opções terapêuticas para os pacientes DM1 se ampliaram. As terapias agora são capazes de simular melhor a secreção fisiológica de insulina e, assim, alcançar um melhor controle glicêmico nesses pacientes.

## TIPOS E MECANISMOS DE AÇÃO DAS INSULINAS DISPONÍVEIS

Os tipos de insulina atualmente disponíveis, referentes à farmacocinética de cada tipo, podem ser divididos nas seguintes classes, conforme as Tabelas 10.1 e 10.2.

### Análogos de ação rápida | Lispro, asparte, glulisina e insulina inalada

Em decorrência das características farmacocinéticas, apresentam dissolução mais rápida da insulina em monômeros, uma absorção mais rápida na corrente sanguínea e uma duração de ação mais curta. Em base molar, esses análogos têm potência *in vivo* idêntica à insulina humana,

**TABELA 10.1** Tipos de insulina disponíveis.

| Ação | Insulina | Início de ação | Pico de ação | Duração |
|---|---|---|---|---|
| Análogos de ação rápida | Asparte | 10 a 15 min | 1 a 1,5 h | 3 a 5 h |
| | Lispro | | 1 a 2 h | 3,5 a 4,75 h |
| | Glulisina | | 1 a 1,5 h | 3 a 5 h |
| | Insulina inalada | Cerca de 12 min | Cerca de 35 a 55 min | Cerca de 1,5 a 4,5 h |
| Análogos de ação curta | Regular | 30 min | 2 a 4 h | 6 a 8 h |
| Análogos de ação intermediária | NPH | 2 a 4 h | 4 a 10 h | 12 a 18 h |
| Análogos basais de insulina | Detemir | 90 min | Sem pico | 16 a 24 h |
| | Glargina | 90 min | Sem pico | Até 24 h |
| | Degludeca | 2 a 4 h | Sem pico | Até 42 h |

NPH: *Neutral Protamine Hagedorn*.

TABELA 10.2 Nomes comerciais das insulinas pré-misturadas.

| Insulinas pré-misturadas | Nome comercial |
|---|---|
| Lispro 25% + lispro protamina 75% | Humalog Mix 25® |
| Lispro 50% + lispro protamina 50% | Humalog Mix 50® |
| Asparte 30% + asparte protamina 70% | Novomix 30® |
| Insulina regular 30% + NPH 70% | Humulin 30/70® |

NPH: *Neutral Protamine Hagedorn*.

entretanto, há concentrações de pico mais altas. Por esse motivo, ao converter a insulina regular para os análogos de ação rápida, pode ser necessário realizar reduções de dose.

São indicados no controle da glicemia pós-prandial e na correção de episódios ou períodos hiperglicêmicos. Devem ser aplicados pouco antes ou logo após as refeições. Levam a uma menor hiperglicemia pós-prandial e menor hipoglicemia pós-prandial tardia quando comparados com a insulina regular, e são mais eficazes no controle da glicemia pós-prandial, sendo preferíveis a esta.

A insulina inalada de ação rápida usada antes das refeições em pacientes com DM1 mostrou não ser inferior quando comparada à insulina asparte para a redução de hemoglobina glicada (HbA1c), com menor hipoglicemia observada na terapia com insulina inalada. No entanto, a redução média na HbA1c foi maior com a asparte (–0,21 contra –0,40%, satisfazendo a margem de não inferioridade de 0,4%), e mais pacientes no grupo de insulina asparte alcançaram metas de HbA1c de ≤ 7% (53 mmol/mol) e ≤ 6,5% (48 mmol/mol). Como os cartuchos de insulina inalada estão disponíveis somente em doses de 4, 8 e 12 unidades, os ajustes na dose são uma limitação potencial.

## Análogos de ação ultrarrápida

Já disponível na prática clínica, a insulina asparte rápida (insulina asparte com adição de niacinamida, vitamina $B_3$, para aumento da absorção subcutânea, e L-arginina para maior estabilidade) apresenta efeito glicêmico 2 vezes maior nos primeiros 30 min após a injeção subcutânea e um pico de ação mais precoce que a insulina asparte (análogo da insulina obtido pela troca de aminoácidos: aspartato em lugar de prolina na posição B28). Isto leva a menores excursões da glicemia pós-prandial e o potencial de menor risco de hipoglicemias.

## Análogos de ação curta | Regular

Indicados no controle da glicemia pós-prandial e na correção de episódios ou períodos hiperglicêmicos, são as insulinas mais empregadas no tratamento da cetoacidose diabética. Devem ser administrados 30 min antes das refeições. Como desvantagem, apresentam absorção variável, que pode resultar em pico de ação variável, controle inconsistente da glicemia pós-prandial, hipoglicemia retardada e necessidade de adesão a um horário pré-refeição de 30 min, o que pode ser inconveniente e difícil para alguns pacientes. A vantagem é o baixo custo.

## Análogos de ação intermediária | Protamina neutra de Hagedorn

Por seu pico de ação amplo e longa duração de ação, podem ser utilizados com objetivo de controlar a glicemia de jejum e interprandial e a glicemia durante a noite e a madrugada (insulinemia basal). Também apresentam absorção variável. A vantagem é o baixo custo, mas, quando comparados com os análogos de duração prolongada, apresentam maior número de hipoglicemias.

## Análogos basais de insulina | Glargina, detemir e degludeca

Podem ser divididos em análogos basais de insulina lenta (glargina e detemir) e ultralenta (degludeca 200 U e glargina 300 U). Atuam suprimindo a gliconeogênese hepática para evitar que os níveis de glicose subam durante o estado de jejum em pacientes com deficiência de insulina.

Entre os pacientes com DM1, as insulinas basais também previnem a cetogênese. Necessitam do uso concomitante das insulinas rápida ou ultrarrápida para o controle da glicemia pós-prandial. As vantagens que as tornam preferíveis à insulina intermediária *Neutral Protamine Hagedorn* [NPH]) são:

- Sem pico pronunciado
- Atividade prolongada
- Aumento de peso menor
- Menor variabilidade inter e intrapacientes, o que resulta em menor hipoglicemia, especialmente noturna.

A glargina pode ser administrada 1 vez/dia, a qualquer hora do dia, ou 2 vezes/dia, quando em doses mais altas (tipicamente mais de 50 U/dia) para manutenção de seu perfil de ação relativamente plano. A taxa de absorção mais consistente e a ausência de um pico significativo de ação resultam em redução da hipoglicemia noturna em comparação com a NPH.

A detemir tem duração de ação entre 16 e 24 h, podendo ser administrada 1 ou 2 vezes/dia. Em pacientes que apresentam aumento dos níveis glicêmicos horas antes ao próximo uso, deve-se estabelecer um esquema de duas aplicações diárias. Ensaios clínicos randomizados relataram controle glicêmico equivalente e menor taxa de hipoglicemia grave ou confirmada, particularmente hipoglicemia noturna, em comparação com glargina 100 U e insulina detemir.

A degludeca, considerada ultralenta, forma múltiplos hexômeros após aplicação subcutânea (SC), causando liberação lenta e gradual dos monômeros de insulina na corrente sanguínea e uma consequente duração de ação prolongada. Age por mais de 42 h, estabelecendo níveis estáveis de insulina após 3 dias do uso inicial, com menor variabilidade diária em comparação a outros análogos. Desfechos cardiovasculares foram equivalentes no estudo *Efficacy and Safety of Degludec versus Glargine in Type 2 Diabetes* (DEVOTE), quando comparada à segurança cardiovascular da insulina degludeca em relação à glargina nos pacientes com diabetes melito tipo 2 (DM2) de alto risco para eventos cardiovasculares. Encontra-se disponível em 100 unidades internacionais (UI)/mℓ e 200 UI/mℓ.

Quanto à via de administração, as insulinas ultrarrápida e rápida podem ser aplicadas por vias intravenosa (IV), intramuscular (IM) e SC. As demais, somente via SC.

## Análogos de insulina concentrada | Regular 500 UI, degludeca 200 UI e glargina 300 UI

Várias preparações concentradas de insulina estão disponíveis atualmente. A insulina regular 500 UI, por definição, é 5 vezes mais concentrada que a insulina regular 100 UI, e tem início retardado e duração de ação mais longa que a regular 100 UI, com propriedades prandiais e basais, sendo também considerada ultralenta.

A glargina 300 UI e a degludeca 200 UI são 2 e 3 vezes mais concentradas que suas formulações de 100 UI, respectivamente, e permitem doses mais altas de administração de insulina basal por volume usado. A glargina 300 UI tem duração de ação mais longa que a glargina 100 UI e fornece concentração mais elevada de depósito subcutâneo. Após a aplicação, a solução ácida é neutralizada, formando um precipitado no depósito, a partir do qual a glargina 300 UI é liberada lentamente (Figuras 10.1 a 10.3).

A Food and Drug Administration (FDA) também aprovou uma formulação concentrada

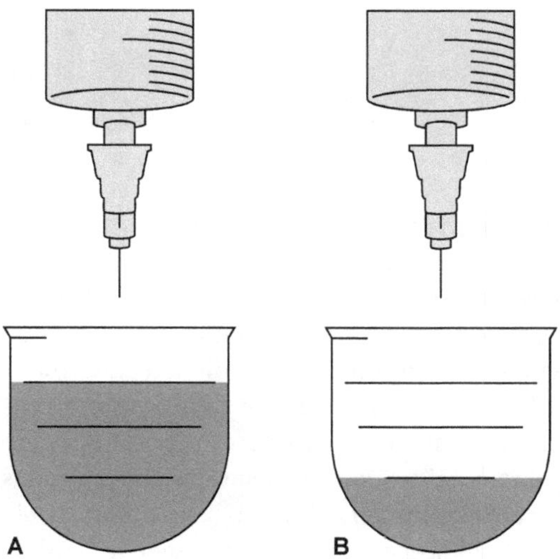


FIGURA 10.1 Diferença de volume da insulina glargina 100 UI (A) e 300 UI (B).

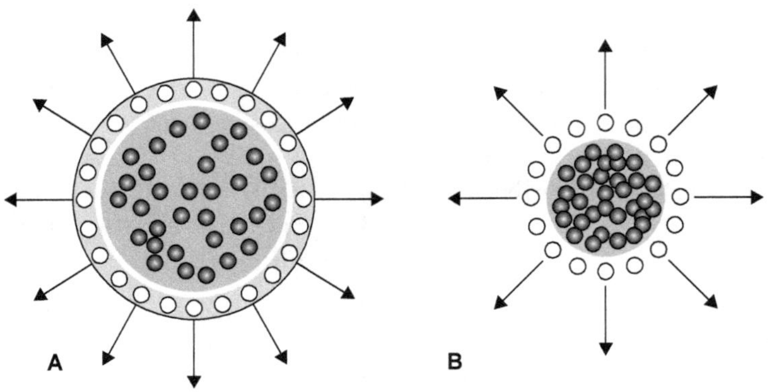


FIGURA 10.2 Diferença na superfície de depósito e na velocidade de liberação entre as insulinas glargina 100 UI (A) e 300 UI (B).

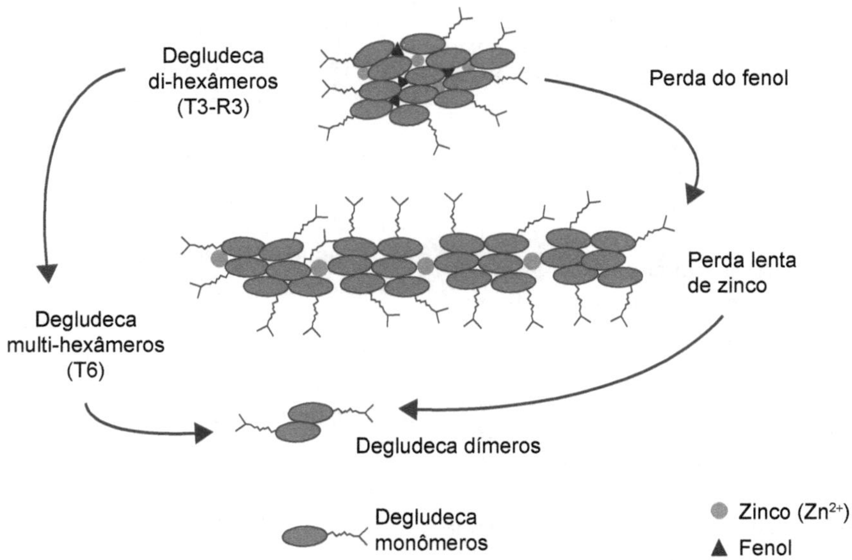


FIGURA 10.3 Insulina degludeca após injeção subcutânea.

de insulina rápida lispro, de 200 UI/mℓ. Essas preparações concentradas podem ser mais confortáveis para o paciente e melhorar a adesão daqueles com resistência à insulina que necessitam de grandes doses. Embora a insulina regular 500 U esteja disponível em canetas e frascos pré-preenchidos (uma seringa foi aprovada pela FDA em julho de 2016), outras insulinas concentradas estão disponíveis somente em canetas pré-preenchidas para minimizar o risco de erros de dosagem. A Tabela 10.3 apresenta as particularidades dessas insulinas.

## Insulina Icodec

É um análogo de insulina de ação prolongada com objetivo de ser uma insulina semanal, a fim de obter controle glicêmico adequado, melhor adesão e sem aumentar o risco de hipoglicemia. A meia-vida da icodec é de 196 h, uma vez que há ligação forte e reversível à albumina e afinidade diminuída ao receptor de insulina, prolongando sua depuração.

Ela foi testada no programa ONWARDS, no ONWARDS-6, publicado em 2023, foi avaliada eficácia e segurança da insulina subcutânea icodec,

**TABELA 10.3** Particularidades das insulinas: Humulin® R 500 UI, degludeca 200 UI e glargina 300 U.

| Insulinas | Duração da ação | Meia-vida | Estabilidade |
|---|---|---|---|
| Regular 500 U | 6 a 10 h | 4 h | – |
| Degludeca 200 U | 42 h | 25 h | 2 a 3 dias |
| Glargina 300 U | > 30 h | 18 a 19 h | 5 dias |

U: unidades; UI: unidades internacionais.

administrada uma vez por semana em comparação à insulina degludeca, de mesma via de administração, 1 vez/dia, em adultos com diabetes tipo 1 em um ensaio de fase 3, randomizado, aberto, multicêntrico, com duração de 52 semanas. A amostra contou com adultos com diabetes com hemoglobina glicada menor que 10, e contou com insulina aspart em tratamento conjunto. Na metade do estudo, as alterações médias de hemoglobina glicada foram de –0,47 e –0,51 pontos percentuais nos valores basais de 7,59% da icodec e 7,63% da degludeca, respectivamente, havendo uma diferença de 0,05 com intervalo de confiança (IC) de –0,13 a 0,23. Porém, quando avaliados os eventos de hipoglicemia, a taxa geral foi significativamente maior com icodec do que com a degludeca, tanto na semana 26, como no fim do estudo. A Tabela 10.4 indica as particularidades da icodec.

Uma unidade de insulina icodec corresponde a 1 U de insulina glargina (100 unidades/mℓ), 1 U de insulina detemir, 1 U de insulina degludec ou 1 UI de insulina humana. A insulina icodec já é aprovada para uso no tratamento do DM1 e DM2 na União Europeia, mas, no Brasil, está sob avaliação da ANVISA e deve ser comercializada a partir de 2025.

## Insulina Efsitora

Com o intuito, mais uma vez, de tentar mimetizar a ação prolongada da insulina endógena, a efsitora surge como uma insulina basal semanal com administração subcutânea. Quanto ao mecanismo de atuação duradoura, inicialmente, deve-se à fusão a um domínio Fc, que desloca a absorção do local da aplicação para o sistema linfático, além de se ligar à FcRn endógena, a fim de aumentar o tempo de ação da insulina e diminuir sua eliminação.

**TABELA 10.4** Particularidades da icodec.

| Insulina | Nome comercial | Apresentação |
|---|---|---|
| Icodec | Awiqli® | 700 UI/mℓ em solução injetável em caneta pré-cheia |

Os ensaios que embasam fazem parte do *Once-Weekly Insulin Treatment* (QWINT). O QWINT-5 foi publicado em 2024 e consistiu em um estudo de fase 3, randomizado, multicêntrico, aberto, 52 semanas, que avaliou a não inferioridade da efsitora, semanal, em pacientes com diabetes melito tipo 1 com hemoglobina glicada entre 7 e 10%, em comparação com a degludeca, administrada uma vez por semana; ambos em combinação com a insulina lispro. A alteração da HbA1c da linha de base até a semana 26 foi de –0,51% com efsitora e –0,56% com degludeca (diferença estimada de tratamento de 0,052%, IC de 95% –0,077 a 0,181; p = 0,43). No que tange aos efeitos adversos como hipoglicemia, a efsitora apresentou maiores taxas de hipoglicemia grave em relação à degludeca, com 14 eventos em comparação a 11,59 eventos por paciente, respectivamente.

# INSULINAS PRÉ-MISTURADAS

Os produtos de insulina pré-misturadas contêm um componente basal e prandial, possibilitando a cobertura das necessidades básicas e prandiais com uma única injeção. São utilizadas principalmente no DM2, especialmente nos pacientes aos quais a adesão ao tratamento é um problema. No entanto, têm a desvantagem de conter quantidades fixas das insulinas basal e prandial (*bolus*), e por vezes não se adequam às necessidades dos pacientes. Predispõem hipoglicemias, ganho de peso e ocasionam um controle glicêmico ruim. A relação 30/70 é preferível às demais, pois proporciona melhor controle da glicemia pós-prandial.

## METAS DO TRATAMENTO

O alvo da HbA1c deve ser individualizado com base em vários fatores: idade, expectativa de vida, comorbidades, duração do DM, risco de hipoglicemia ou consequências adversas da hipoglicemia, motivação do paciente, presença de complicações micro ou macrovasculares e adesão ao tratamento.

O nível de HbA1c ≤ 6,5% é considerado ideal se puder ser alcançado de maneira segura e acessível, mas alvos maiores podem ser apropriados para certos indivíduos e podem mudar para determinado indivíduo ao longo do tempo. Para alcançar o objetivo de HbA1c ≤ 6,5%, a glicemia de jejum ou pré-prandial deve estar abaixo de 110 mg/dℓ, e a glicemia 2 h pós-prandial, menor que 140 mg/dℓ.

Uma meta de glicemia menos rigorosa deve ser considerada (HbA1c entre 7 e 8%) em pacientes com história de hipoglicemia grave, expectativa de vida limitada, doença renal avançada ou complicações macrovasculares, comorbidades extensas ou DM de longa data, em que o objetivo de HbA1c tem sido difícil de alcançar, apesar dos esforços intensivos, desde que o paciente permaneça livre de polidipsia, poliúria, polifagia e outros sintomas associados à hiperglicemia.

Os pacientes recém-diagnosticados e com ausência de doença aterosclerótica preestabelecida podem se beneficiar de um controle glicêmico mais intensivo: HbA1c mais próximo do normal (ou seja, 6%). Nas crianças, as metas glicêmicas variam conforme a faixa etária (Tabela 10.5). Apesar de predeterminadas, essas metas devem ser individualizadas, com avaliação de riscos e benefícios.

## INÍCIO DO TRATAMENTO COM INSULINA E ESQUEMA DE INSULINIZAÇÃO

A insulina é a base da terapia para indivíduos com DM1. Geralmente, a dose inicial de insulina é baseada no peso, variando de 0,3 a 1 UI/kg/dia de insulina total com maiores quantidades necessárias durante a puberdade. Grandes sociedades de endocrinologia recomendam 0,5 UI/kg/dia como dose inicial típica em pacientes com DM1 metabolicamente estáveis. É indispensável manter dieta adequada, atividade física e controle do peso mesmo em uso de insulina, já que esta não substitui tais medidas. Além disso, torna-se imprescindível o conhecimento do paciente acerca da prevenção, do reconhecimento e do tratamento das hipoglicemias por meio do automonitoramento glicêmico e do modo correto de aplicação (autoaplicação das insulinas).

O *Diabetes Control and Complications Trial* (DCCT) mostrou claramente que a terapia intensiva com múltiplas injeções diárias melhorou a glicemia e resultou em melhores desfechos a longo prazo. O estudo foi realizado com insulinas humanas de ação curta e intermediária. Apesar dos melhores resultados de mortalidade microvascular, macrovascular e por todas as causas, a terapia intensiva foi associada a uma elevada taxa de hipoglicemia grave (61 episódios por 100 pacientes/ano de terapia). Desde o DCCT, análogos de ação rápida e ação prolongada da insulina foram desenvolvidos, associados a menor hipoglicemia, menor ganho de peso e menor HbA1c que as insulinas humanas em indivíduos com DM1.

Embora a maioria dos estudos de "múltiplas injeções diárias" em comparação à "infusão subcutânea contínua de insulina" tenha sido pequena e de curta duração, uma revisão sistemática e uma metanálise concluíram que existem diferenças mínimas entre as duas formas de insulinoterapia intensiva na HbA1c e nas taxas de hipoglicemia grave em crianças e adultos.

A forma de múltiplas injeções diárias, ou esquema "basal-*bolus*", consiste em 1 a 2 injeções via SC ao dia de insulina basal para controle da glicemia entre as refeições e durante a noite, e injeções subcutâneas de insulina prandial (ou insulina inalada) em cada refeição.

**TABELA 10.5** Alvo terapêutico para o tratamento de diabetes em crianças conforme a faixa etária.

| Faixa etária (anos) | Glicemias pré-prandiais (mg/dℓ) | Glicemia *bedtime* (mg/dℓ) | HbA1c (%) |
|---|---|---|---|
| 0 a 6 | 100 a 180 | 110 a 200 | < 8,5 |
| 6 a 12 | 90 a 180 | 100 a 180 | < 8 |
| 13 a 19 | 90 a 130 | 90 a 150 | < 7,5 |

## TITULAÇÃO DAS DOSES DE INSULINA

A titulação das doses de insulina consiste em ajustes feitos nas doses utilizadas com o objetivo de alcançar as metas previstas para cada paciente de maneira individualizada. Pode ser feita pelo médico ou pelo próprio paciente ou cuidador, desde que seja capaz de assumir tal responsabilidade.

Recomenda-se um aumento de 10 a 20% (ou um aumento de 2 UI) na dose total da insulina basal quando a média glicêmica estiver acima de 150 mg/dℓ. O aumento das doses de insulina deve estar com base em níveis consistentemente elevados de glicose em determinada hora do dia, ao contrário de elevações periódicas, mais prováveis de serem mediadas pela dieta.

## LOCAIS DE APLICAÇÃO DA INSULINA

Os locais indicados para aplicação da insulina em região subcutânea são:

- Abdome: nas regiões laterais, cerca de três dedos do umbigo, local onde a taxa de absorção é mais rápida e uniforme
- Coxas: nas regiões frontal e lateral externa, cerca de três dedos abaixo da virilha e três dedos acima do joelho, local onde a taxa de absorção é mais lenta
- Braços: na região posterior, três dedos abaixo da axila e três dedos acima do cotovelo
- Nádegas: na região do quadrante superior externo.

## FORMAS DE ADMINISTRAÇÃO

Há três formas de administração: seringas, canetas e bombas de insulina. Após a abertura dos frascos e refis de insulina, estes passam a ter uma validade de 30 dias, com exceção da insulina degludeca, que tem validade de 56 dias. O armazenamento das insulinas não utilizadas deve ser feito em ambiente refrigerado (4 a 6°C).

## MANEJO DA HIPOGLICEMIA

A hipoglicemia é o evento adverso mais sério da terapia insulínica, e a maior barreira no objetivo de atingir as metas glicêmicas. Tem como consequência o aumento da frequência cardíaca (FC), da pressão arterial (PA), da contratilidade miocárdica e do débito cardíaco, o que pode afetar adversamente indivíduos com diabetes e doença arterial coronariana (DAC) subjacente. A hipoglicemia pode levar ao aumento da mortalidade em virtude dos efeitos pró-arrítmicos da ativação simpático-suprarrenal e da hipopotassemia, ou da repolarização cardíaca, especialmente em pacientes idosos com doença cardíaca subjacente.

Os fatores precipitantes consistem em doses excessivas de insulina, ingestão insuficiente de carboidratos, jejum prolongado, início de atividade física ou atividade física em excesso e ingestão de bebidas alcoólicas. Pacientes idosos, em tratamento intensivo para controle rígido dos níveis glicêmicos, aqueles em uso de betabloqueadores e os que não apresentam sintomas de alerta para hipoglicemias (neuropatia autonômica) são também de alto risco para esta complicação.

A administração oral de glicose rapidamente absorvida deve ser usada para tratar hipoglicemia (geralmente definida quando glicemia < 70 mg/dℓ, com ou sem sintomas, incluindo ansiedade, palpitações, tremores, sudorese, fome, parestesias, alterações comportamentais, disfunção cognitiva, convulsões e coma). A hipoglicemia grave é definida como a presença de qualquer outro sintoma que exija assistência de outra pessoa para administrar carboidratos, glucagon ou outra ação corretiva.

Atualmente, uma das formas de prevenção da hipoglicemia é o uso de dispositivos que estabelecem o monitoramento contínuo da glicose (ver Capítulo 14). Como exemplo, o FreeStyle Libre® apresenta setas de tendência que indicam a taxa de mudança da glicose em mg/dℓ por minuto e "antecipa" a mudança da glicemia, permitindo ações corretivas tanto para hipoglicemias quanto para hiperglicemias (Tabela 10.6).

## EFEITOS COLATERAIS

Os efeitos colaterais das insulinas incluem:

- Ganho de peso: varia de 3 a 9%. A quantidade de ganho de peso nos pacientes do DCCT (DM1) associada à terapia com insulina foi de 4,6 kg
- Reações alérgicas: reações cutâneas no local da administração (eritema, prurido) e, raramente, reações sistêmicas (urticária e edema de glote)
- Lipodistrofia: decorrente da administração de insulina no mesmo local repetidamente, o que implica menor absorção. A prevenção é feita pelo rodízio dos locais de aplicação.

TABELA 10.6 Setas de tendência do FreeStyle Libre®.

| Leitor | Direção da glicemia | Mudança na glicemia |
|---|---|---|
| ↑ | Subindo rapidamente | Glicemia está subindo rapidamente<br>Aumentando > 2 mg/dℓ/min ou > 60 mg/dℓ em 30 min |
| ↖ | Subindo | Glicemia está subindo<br>Aumentando 1 a 2 mg/dℓ/min ou 30 a 60 mg/dℓ em 30 min |
| → | Mudando lentamente | Glicemia está mudando lentamente<br>Não está subindo/diminuindo > 1 mg/dℓ/min |
| ↙ | Caindo | Glicemia está caindo<br>Caindo 1 a 2 mg/dℓ/min ou 30 a 60 mg/dℓ em 30 min |
| ↓ | Caindo rapidamente | Glicemia caindo rapidamente<br>Caindo > 2 mg/dℓ/min ou > 60 mg/dℓ em 30 min |

## SITUAÇÕES ESPECIAIS

Algumas situações podem requerer ajustes na dose diária de insulina. Infecções, estresse metabólico, hipertireoidismo, uso de glicocorticoides (GC) e puberdade requerem o aumento nas doses de insulina. Já insuficiência renal, hipotireoidismo, insuficiência suprarrenal e síndromes de má-absorção intestinal podem requerer a redução das doses de insulina.

Durante infecções, recomenda-se aumentar a dose da insulina basal em 10 a 20% e, conforme os níveis glicêmicos ao longo do dia, convém modificar as doses das insulinas de ação rápida/ultrarrápida. Nos pacientes que, porventura, tenham sua ingestão alimentar reduzida, as doses de insulina poderão ser diminuídas conforme a necessidade. Para evitar hipoglicemias, o automonitoramento com glicemia capilar deve ser feito de 3 a 4 vezes/dia.

O exercício físico melhora a sensibilidade à insulina, logo, quando um paciente se exercita, pode ser necessário reduzir a dose de insulina ou aumentar a ingesta calórica. Para exercícios realizados pela manhã, a dose de insulina antes do café da manhã deve ser reduzida em cerca de 25% (dependendo da duração e da intensidade do exercício). Para exercícios realizados no fim da manhã, ou no início da tarde ou à noite, as doses de insulina antes do almoço e do jantar devem ser reduzidas, respectivamente.

O efeito do exercício na sensibilidade à insulina pode durar várias horas, então, pode ser necessário o ajuste em mais de uma dose de insulina. Após um exercício mais prolongado, também poderá ser necessária a redução da dose de insulina de longa ação na hora de dormir, se houver queda acentuada nos níveis de glicose durante a noite.

## EFEITO SOMOGYI E FENÔMENO DO ALVORECER

São duas situações que apresentam hiperglicemia matinal e cujo diagnóstico diferencial é feito pela medida da glicemia capilar durante a madrugada.

O efeito Somogyi consiste na hiperglicemia matinal secundária à liberação de hormônios contrarregulatórios (glucagon, catecolaminas, cortisol, hormônio do crescimento), em resposta à hipoglicemia durante a madrugada. Seu tratamento requer a redução da dose da insulina basal ou NPH, administrada durante a noite, e o retardo dessa administração para após o jantar e/ou orientação ao paciente para realizar um lanche antes de se deitar.

O fenômeno do alvorecer, por sua vez, consiste em redução da sensibilidade à insulina durante o início da manhã (das 5 às 8 h), que culmina com hiperglicemia matinal. Pode ser atenuado com a aplicação da insulina degludeca ou glargina 300 ou com o uso da bomba de insulina com aumento da insulina basal nesse período.

## INFUSÃO CONTÍNUA SUBCUTÂNEA DE INSULINA (BOMBA DE INSULINA)

Conforme já discutido anteriormente, o estudo DCCT, forneceu evidências conclusivas de que o controle glicêmico rigoroso reduz o desenvolvimento e a progressão de complicações em pacientes com DM1.

A terapia com infusão contínua subcutânea de insulina é bem estabelecida e aceita como opção terapêutica em pacientes com DM1. Embora dados de estudos pediátricos mostrem resultados contraditórios em termos de melhoria da HbA1c e incidência de hipoglicemia, a terapêutica com bomba de insulina fornece uma administração flexível de insulina, podendo ser particularmente adequada para crianças jovens com padrões imprevisíveis de alimentação e exercício.

Esse tipo de infusão consiste em aparelhos conectados a um cateter inserido no tecido celular subcutâneo que libera insulina ultrarrápida continuamente nas formas basal e *bolus*, com capacidade de modificar a dose administrada em diferentes horários ao longo do dia. A insulina basal representa 50 a 60% da dose total, sendo infundida continuamente nas 24 h de forma pré-programada. As doses *bolus* representam 40 a 50% da dose total e são liberadas pelo próprio paciente antes das refeições e, quando necessário (hiperglicemia), aplicando-se a contagem de carboidratos e o automonitoramento glicêmico. As possíveis indicações para seu uso são:

- Controle glicêmico insatisfatório com insulinoterapia convencional (principal indicação)
- Hipoglicemias frequentes
- Elevada variabilidade glicêmica
- Crianças
- Gravidez
- Prática frequente de exercícios (atletas)
- Vontade pessoal de utilizar.

As vantagens e as desvantagens do uso da bomba de insulina são apresentadas no Quadro 10.1.

**QUADRO 10.1** Vantagens e desvantagens do uso da bomba de insulina.

| Vantagens |
|---|
| • Flexibilidade no horário das refeições e possibilidade de aumento do número de *bolus* em cada refeição ou lanche<br>• As taxas basais programáveis permitem uma quantidade variável de insulina basal em diferentes momentos do dia<br>• Prevenção de hipoglicemia grave durante a noite<br>• Redução da variabilidade glicêmica<br>• Em crianças muito jovens, pode ser feita uma quantidade precisa de insulina (0,025 unidades)<br>• Terapia alternativa em crianças com fobia extrema de agulha<br>• Melhor manejo de exercícios físicos e atividades imprevisíveis |
| **Desvantagens** |
| • Alto custo do aparelho e necessidade de manutenção periódica<br>• Como a bomba contém somente insulina de ação rápida, qualquer problema na entrega de insulina aumenta o risco de cetoacidose<br>• A bomba não pode ser retirada por mais de 1 ou 2 h<br>• Possível risco de infecção no local de inserção do cateter<br>• Requer mais motivação e apoio familiar do que no modo de injeções múltiplas diárias<br>• Problemas com a imagem corporal<br>• Gestão e uso da bomba de insulina no ambiente escolar demanda empenho |

## CONTAGEM DE CARBOIDRATOS

Trata-se de uma estratégia alimentar em que são contabilizados os gramas de carboidratos de cada refeição com o objetivo de melhorar o controle glicêmico e propiciar um ajuste individualizado das doses de insulina pré-prandiais, reduzindo-se o risco de hipoglicemias.

A partir da contagem de carboidratos e da dosagem adequada da insulina, os pacientes passam a ter flexibilidade nas refeições. A "regra dos 500" pode ser utilizada para aproximar a quantidade de carboidratos coberta por uma UI de insulina prandial, denominada relação insulina/carboidrato (RIC), utilizando a dose diária total (DDT) de insulina. Logo,

$$RIC = 500/DDT$$

Como exemplo, para um paciente que utiliza 50 UI de insulina/dia (26 de basal e 24 de análogos de ação rápida), a RIC seria 500/50 = 10, ou seja, uma UI para cada 10 g de carboidratos na refeição.

Outro dado importante é o fator de sensibilidade ou de correção, que determina o quanto uma unidade de análogos de ação rápida é capaz de reduzir da glicemia em mg/dℓ. Trata-se de um dado individual, que pode sofrer aumento com a atividade física e a redução em períodos de infecção, uso de determinados medicamentos ou ganho de peso.

**TABELA 10.7** Ajuste das doses de insulina utilizando as setas de tendência do FreeStyle Libre® em adultos: correções pré-refeições.

| Visor | Fator de sensibilidade | | | |
|---|---|---|---|---|
| | < 25 | 25 a 50 | 50 a 75 | ≥ 75 |
| ↑ | +4 | +3 | +2 | +1 |
| ↖ | +3 | +2 | +1 | Sem ajustes |
| → | Sem ajustes | Sem ajuste | Sem ajustes | Sem ajustes |
| ↙ | –3 | –2 | –1 | Sem ajustes |
| ↓ | –4 | –3 | –1 | Sem ajustes* |

*Considerar ingesta de carboidrato de rápida absorção (15 a 30 g).

Existem vários métodos para determinar o fator de sensibilidade, podendo ser utilizada a "regra dos 1.800" para análogos de ação rápida. Existem duas maneiras descritas para o cálculo do fator de sensibilidade ou de correção, em que é possível dividir 1.800 pela dose total de insulina ou somente pela dose de análogos de ação rápida. Se optar pela dose total de insulina, será necessária uma quantidade maior de insulina para correção da glicemia em relação à outra forma de divisão.

Após obtenção do fator de sensibilidade ou de correção, calcula-se a dose *bolus* corretiva, ou seja, a quantidade de insulina necessária para correção da glicemia medida antes da refeição. É calculada subtraindo-se a glicemia atual da meta glicêmica e dividindo-se o resultado pelo fator de sensibilidade. Por exemplo, no mesmo paciente citado, o qual realiza dose total de insulina de 50 unidades (26 + 24), o fator de sensibilidade para análogos de ação rápida seria obtido pela divisão de 1.800/50 = 36, ou 1.800/24 = 75, a depender do método escolhido. Supondo-se que a glicemia antes da refeição encontre-se em 250 mg/dℓ e o objetivo seja de 100 mg/dℓ, a dose corretiva será de 250 a 100/36 = cerca de 4 unidades de insulina ultrarrápida ou 250 a 100/75 = 2 unidades de insulina ultrarrápida. Logo, a quantidade total de insulina prandial ou *bolus* a ser aplicada será a soma da dose utilizada de acordo com a RIC, mais a dose *bolus* corretiva. Os sistemas de monitoramento contínuo da glicemia já oferecem alternativas de correção da glicemia com base no fator de sensibilidade ou de correção e a tendência da glicemia do paciente (Tabela 10.7).

A educação em terapia nutricional é fundamental para pacientes em uso de insulina. A partir de habilidades de autogerenciamento, como a dosagem prandial de insulina necessária, e a combinação da contagem de carboidratos, a adoção de um regime intensivo de insulinoterapia torna-se viável.

## LEITURAS SUGERIDAS


Abdullah N, Pesterfield C, Elleri D, Dunger DB. Management of insulin pump therapy in children with type 1 diabetes. Arch Dis Child Educ Pract Ed. 2014;99(6):214-20.

American Diabetes Association (ADA). 8. Pharmacologic approaches to glycemic treatment: standards of medical care in diabetes – 2018. Diabetes Care. 2018;41(Suppl 1): S73-S85.

Handelsman Y, Bloomgarden ZT, Grunberger G, Umpierrez G, Zimmerman RS, Bailey TS, et al. American Association of Clinical Endocrinologists and American College of Endocrinology – clinical practice guidelines for developing a diabetes mellitus comprehensive care plan – 2015. Endocr Pract. 2015;21(Suppl 1):1-87.

Bergenstal RM, Weinstock RS, Mathieu C, Onishi Y, Vijayanagaram V, Katz ML, et al. Once-weekly insulin efsitora alfa versus once-daily insulin degludec in adults with type 1 diabetes (QWINT-5): a phase 3 randomised non-inferiority trial. Lancet. 2024 Sep;404(10458):1132-42.

Diabetes control and complications trial (DCCT): results of feasibility study. The DCCT Research Group. Diabetes Care. 1987;10(1):1-19.

Donner T. Insulin – pharmacology, therapeutic regimens and principles of intensive insulin therapy. In: De Groot LJ, Chrousos G, Dungan K. Endotext. South Dartmouth: MDText.com, Inc.; 2000.

Garber AJ, Abrahamson MJ, Barzilay JI. AACE/ACE Consensus statement by the American Association of Clinical Endocrinologists and American College of Endocrinology on the comprehensive type 2 Diabetes management algorithm – 2018 executive summary. Endocr Pract. 2018;24(1): 91-120.

Haahr H, Heise T. Fast-acting insulin aspart: a review of its pharmacokinetic and pharmacodynamic properties and the clinical consequences. Clin Pharmacokinetics. 2020;59:155-72.

Kudva YC, Ahmann AJ, Bergenstal RM, Gavin JR 3rd, Kruger DF, Midyett LK, et al. Approach to using trend arrows in the FreeStyle Libre Flash Glucose Monitoring Systems in adults. J Endocr Soc. 2018;2(12):1320-37.

Marso SP, McGuire DK, Zinman B, Poulter NR, Emerson SS, Pieber T, et al. Efficacy and safety of degludec *versus* glargine in type 2 diabetes. N Engl J Med. 2017;377:723-32.

Nishimura E, Pridal L, Glendorf T, Hansen BF, Hubálek F, Kjeldsenet T, et al. Molecular and pharmacological characterization of insulin icodec: a new basal insulin analog designed for once-weekly dosing. BMJ Open Diab Res Care. 2021;9(1):e002301.

Rosenstock J, Juneja R, Beals JM, Moyers JS, Ilag L, McCrimmon RJ. The basis for weekly insulin therapy: evolving evidence with insulin icodec and insulin efsitora alfa. Endocr Rev. 2024;45(3):379-413.

Russell-Jones D, Babazono T, Cailleteau R, Engberg S; Irace C; Kjaersgaard MIS et al. Once-weekly insulin icodec versus once-daily insulin degludec as part of a basal-bolus regimen in individuals with type 1 diabetes (ONWARDS 6): a phase 3a, randomised, open-label, treat-to-target trial. The Lancet, [S.L.]. 2023;402(10413): 1636-47.

Vliebergh J, Lefever E, Mathieu C. Advances in newer basal and bolus insulins: impact on type 1 diabetes. Curr Opin Endocrinol Diabetes Obes. 2021;28(1):1-7.

Capítulo 11

# Tratamento Injetável do Diabetes Melito Tipo 2

Andressa Santos ▪ Isabel Cristina do Nascimento Dantas ▪ Lívia Laeny H. Pontes Farias ▪ Paulo Bernardo Barros ▪ Francisco Bandeira

## INTRODUÇÃO

O tratamento do diabetes melito tipo 2 (DM2) requer a consideração de diversos fatores de risco (obesidade, hipertensão, infarto agudo do miocárdio e acidente vascular encefálico, entre outros), e sua intensificação é geralmente necessária para manter o controle glicêmico. As metas do controle glicêmico devem ser individualizadas, e a discussão do perfil de efeitos colaterais de qualquer medicação aumentará a aceitação do paciente. O tratamento pode ocorrer por meio de medicações orais e não orais e/ou associações entre elas. As medicações injetáveis disponíveis para o tratamento do DM2 incluem: agonista do receptor de GLP-1 (arGLP-1), o agonista duplo de receptores de GLP-1 e GIP dependente de glicose mimético da amilina e insulina.

## AGONISTAS DO RECEPTOR DE GLP-1

O GLP-1 é um hormônio produzido pelas células-L intestinais, durante o processamento diferencial do proglucagon, e liberado após ingestão alimentar. Os efeitos do GLP-1 são observados, essencialmente, em níveis gastrintestinal e pancreático, resultado de sua ação direta, por ligação ao receptor nas células-alvo, ou indireta, por regulação parácrina.

Por seu papel na regulação da ingestão de alimentos e na secreção de insulina induzida por glicose, arGLP-1 são alvos de estudos para a terapia da obesidade e do diabetes. Atualmente, existem seis arGLP-1 aprovados para o tratamento do DM2, cada um com seus ensaios clínicos randomizados (Tabela 11.1).

### Mecanismo fisiopatológico

Por meio dos mecanismos de síntese de insulina com a supressão de glucagon mediados pela secreção de glicose; do aumento da função de células beta; da diminuição da produção hepática de glicose; do aumento da sensibilidade à insulina; do retardo do esvaziamento gástrico e dos efeitos na saciedade, o arGLP-1 demonstrou boa eficácia no controle da glicemia (reduziu a glicose em jejum e melhorou o perfil de glicose pós-prandial), sem conferir risco de hipoglicemia, enquanto facilita fisiologicamente a perda de peso.

Além disso, vale ressaltar a relação do arGLP-1 e a redução de eventos cardiovasculares. No estudo LEADER (liraglutida *versus* placebo), o risco de eventos cardiovasculares e MACE (do inglês *major adverse cardiac events*) (p. ex., infarto agudo do miocárdio não fatal, acidente vascular encefálico não fatal e morte cardiovascular) foi reduzido em pacientes com DM2 e alto risco de doença cardiovascular (DCV). Do mesmo modo, o estudo HARMONY (albiglutida *versus* placebo) reduziu significativamente os eventos cardiovasculares adversos em pacientes com DM2 com DCV estabelecida.

Portanto, com base em evidências, os arGLP-1 devem ser considerados parte de uma estratégia abrangente para reduzir o risco de eventos cardiovasculares em pacientes com DM2.

### Compostos

Apesar das semelhanças no mecanismo geral, existe uma notável variabilidade entre os arGLP-1 na estrutura e na farmacocinética, traduzindo-se em diferentes efeitos farmacodinâmicos e clínicos.

**TABELA 11.1** Estudos de desfechos cardiovasculares com agonista do receptor de GLP-1 (arGLP-1).

| Estudo | Medicação | Nº de participantes | Recrutamento | Resultado (redução de ECAM) | Resultado (redução de HbA1c) |
|---|---|---|---|---|---|
| LEADER | Liraglutida | 9.340 | Pacientes com DM2 e alto risco cardiovascular para receberem liraglutida ou placebo | Desfecho composto primário: liraglutida (608 de 4.668 pacientes, 13%) × placebo (694 de 4.672, 14,9%) RR 0,87; IC 95% (0,78 a 0,97)<br>$p < 0{,}001$ para não inferioridade;<br>$p = 0{,}01$ para superioridade | Diferença média entre o grupo liraglutida e o grupo placebo de –0,40 ponto percentual (IC 95% a 0,45 a –0,34) |
| SUSTAIN-6 | Semaglutida | 3.297 | Pacientes com DM2 com DCV estabelecida ou alto risco de DCV para receberem semaglutida ou placebo | Desfecho composto primário: semaglutida (108 de 1.648 pacientes, 6,6%) × placebo (146 de 1.649; 8,9%) RR 0,74; IC 95% (0,58 a 0,95)<br>$p < 0{,}001$ para não inferioridade | Diferença média entre o grupo semaglutida 0,5 mg/semana e 1 mg/semana e grupo placebo de –0,7 e –1 pontos percentuais, respectivamente.<br>$P < 0{,}001$ para ambas as comparações |
| ELIXA | Lixisenatida | 6.068 | Pacientes com DM2 com evento coronariano agudo recente (antes de 180 dias da triagem) para receberem lixisenatida ou placebo | Desfecho composto primário: lixisenatida (406 de 3.034 pacientes; 13,4%) × placebo (399 de 3.034; 13,2%) RR 1,02; IC 95% (0,89 a 1,17) mostrou a não inferioridade do lixisenatida ao placebo ($p < 0{,}001$), mas não mostrou superioridade ($p = 0{,}81$) | Diferença média entre o grupo lixisenatida e o grupo placebo de –0,27 ponto percentual (IC 95% –0,31 a –0,22;<br>$P < 0{,}001$) |
| EXSCEL | Exenatida | 14.752 | Pacientes com DM2 com ou sem DCV estabelecida para receberem exenatida semanal ou placebo | Desfecho composto primário: exenatida (839 de 7.356 pacientes; 11,4%) × placebo (905 de 7.396, 12,2%) RR 0,91; IC 95% (0,83 a 1)<br>$p < 0{,}001$ para não inferioridade;<br>$p = 0{,}06$ para superioridade | Diferença média entre o grupo exenatida e o grupo placebo de –0,53 ponto percentual (IC 95% –0,57 a –0,50;<br>$P < 0{,}001$) |
| HARMONY | Albiglutida | 9.463 | Pacientes com DM2 e DCV estabelecida para receberem albiglutida ou placebo | Desfecho composto primário: albiglutida (338 de 4.731 pacientes; 7%) × placebo (428 de 4.732, 9%) RR 0,78; IC 95% (0,68 a 0,90)<br>$p < 0{,}0001$ para não inferioridade;<br>$p = 0{,}0006$ para superioridade | Diferença média entre o grupo albiglutida e o grupo placebo aos 16 meses de –0,52 ponto percentual (IC 95% –0,58 a –0,45; $P < 0{,}001$) |

DCV: doença cardiovascular; DM2: diabetes melito tipo 2; ECAM: eventos cardíacos adversos maiores; HbA1c: hemoglobina glicada; IC: intervalo de confiança; RR: risco relativo.
Observação: Recentemente, dois novos estudos foram concluídos, mas ainda não publicados. De acordo com notas fornecidas pelos patrocinadores, tanto o estudo REWIND com dulaglutida como o estudo PIONEER 6 com semaglutida oral foram superiores ao placebo na redução de desfechos cardiovasculares.

Os arGLP-1 podem ser divididos de acordo com o tempo de ação:

- Curta ação: exenatida (Byetta®); liraglutida (Victoza®); lixisenatida (Lyxumia®)
- Longa ação: exenatida LAR (Bydureon®); albiglutida LAR (Tanzeum®); dulaglutida (Trulicity®); semaglutida (Ozempic®); ITCA 650 (dispositivo de liberação prolongada para a exenatida, uma minibomba osmótica subdérmica com troca semestral ou anual).

## Posologia

- Exenatida – dose administrada: 5 a 10 mg por via subcutânea (SC) 30 min antes do desjejum e do jantar. Tempo da meia-vida: 2,4 h
- Exenatida LAR – dose administrada: 2 mg SC, 1 vez/semana
- Liraglutida – dose administrada: 0,6 mg SC, 1 vez/dia durante 10 a 15 dias, aumentando-se a dose para 1,2 mg/dia. Dose máxima: 1,8 mg/dia para o tratamento do diabetes. Tempo de meia-vida: 13 h
- Lixisenatida – dose administrada: 10 mg/dia, 1 vez/dia durante 2 semanas. Dose máxima de 20 mg/dia. Tempo de meia-vida: 3 h
- Albiglutida – dose administrada: 30 a 50 mg 1 vez/semana. Tempo de meia-vida: 5 dias
- Dulaglutida – dose administrada: 0,75 a 1,5 mg/semana. Tempo de meia-vida: 4,5 dias (0,75 mg) e 4,7 dias (1,5 mg)
- Semaglutida – dose administrada: 0,25 mg/semana por 4 semanas. Dose máxima: 1 mg/semana.

A formulação de liberação prolongada da exenatida (2 mg/semana) mostrou-se superior à exenatida (10 mg/dia) na redução da hemoglobina glicada (HbA1c), no percentual de pacientes que alcançaram HbA1c < 7% e na redução ponderal. Além disso, mostrou-se mais bem tolerado.

Em estudo comparativo com a liraglutida, a lixisenatida proporcionou maior redução da glicemia pós-prandial (em função do maior retardo no esvaziamento gástrico); porém, o decréscimo da glicemia de jejum foi significativamente maior com a liraglutida, em razão da maior meia-vida plasmática. A diminuição da HbA1c foi também um pouco superior com a liraglutida.

## Vantagens

Perda ponderal, não induzem hipoglicemia, reduzem os picos glicêmicos pós-prandiais, melhoram o perfil lipídico, apresentam efeitos cardiovasculares protetores e melhoram a função das células beta.

## Desvantagens

Uso subcutâneo. Os dados de segurança ainda são escassos em pacientes com taxa de filtração glomerular estimada (TFGe) < 45. Portanto, não devem ser usados em pacientes com TFGe < 30 mℓ/min/1,73 m$^2$.

## Efeitos adversos

Gastrintestinais (náuseas, vômitos e diarreia), hiperplasia de células C (este efeito não foi visto em seres humanos, apenas em roedores), pancreatite (os estudos randomizados controlados com placebo não mostram aumento do risco de pancreatite e câncer de pâncreas na dose para diabéticos).

## Associações

O arGLP-1 pode ser associado com metformina, pioglitazona, sulfonilureia, inibidores do cotransportador de sódio e glicose 2 (iSGLT-2), insulinas basais (sua associação com insulina apresentou benefícios: adicional redução da HbA1c, diminuição da quantidade ou do número de aplicações diárias de insulina, menos hipoglicemia e menor ganho de peso).

# MIMÉTICO DA AMILINA

O composto é a pramlintida (Symlin®).

## Mecanismo fisiopatológico

Diminui a secreção de glucagon, alentece o esvaziamento gástrico e aumenta a saciedade.

## Vantagens e desvantagens

A administração de mimético da amilina apresenta como vantagem, perda ponderal e diminuição dos picos glicêmicos pós-prandiais.

As desvantagens incluem: efeitos colaterais gastrintestinais (náuseas e vômitos) e hipoglicemia (deve-se reduzir a dose de insulina). Trata-se de um medicamento injetável.

### Posologia

A dose inicial é de 15 a 30 mg antes das refeições, e a dose máxima recomendada consiste em 120 mg antes das refeições (3 vezes/dia).

## AGONISTA DUPLO DE RECEPTORES DE GLP-1 E GIP

Assim como o GLP-1 é secretado pelas células L intestinais em resposta à alimentação, o polipeptídeo insulinotrópico dependente de glicose (GIP) é um peptídeo secretado pelas células K no duodeno e no jejuno em resposta à ingestão de nutrientes, estimulando a secreção de insulina, inibindo a lipólise e promovendo a lipogênese. O tirzepatida, um agonista duplo dos receptores de GLP-1 e GIP, composto de 39 aminoácidos, é o primeiro dessa classe a ser aprovado para o tratamento de DM2, tendo como objetivo não só o controle glicêmico, como também a diminuição do peso corporal. A efetividade e a segurança do tirzepatida foram avaliadas em ensaios clínicos denominados *The Study of Tirzepatide in Participants with T2DM not Controlled with Diet and Exercise Alone* (SURPASS) (Tabela 11.2). A tirzepatida reduz os desfechos relacionados à insuficiência cardíaca com fração de ejeção preservada e melhora a qualidade de vida em indivíduos com obesidade.

### Posologia

Tirzepatida (Mounjaro®), dose administrada: 2,5 mg, uso subcutâneo, semanal, aumentar dose em 2,5 mg a cada 4 semanas conforme necessidade. Dose máxima: 15 mg/semana.

### Efeitos adversos

Os efeitos adversos são, principalmente, relacionados a efeitos gastrintestinais, como diarreia, náuseas, vômitos, constipação. Pancreatite e colelitíase foram achados raros. Hipoglicemia (glicemia < 54 mg/dℓ) pode ocorrer, especialmente, se o uso do tirzepatida for concomitante ao de insulina ou sulfonilureia.

## INSULINA

A insulinoterapia no tratamento do DM2 consiste em administração de insulina humana ou de seus análogos em suplementação à insulina endógena. No DM2, o uso de insulina está indicado em caso de falha com hipoglicemiantes orais ou não orais ou em associação a estes, hiperglicemia sintomática independentemente do tempo de doença e doenças agudas.

### Objetivos

Possibilitar o controle metabólico mais próximo ao normal, tentando, de modo racional, minimizar o risco de hipoglicemia e o ganho de peso, e reduzir a incidência de complicações microvasculares (retinopatia, nefropatia e neuropatia) e macrovasculares. Contudo, os aspectos a seguir devem ser considerados no tratamento:

- Expectativa de vida
- Idade do paciente
- Comorbidades
- Problemas psicossociais e físicos preexistentes
- Dificuldade por motivos de adesão, acesso e/ou preço e armazenamento do tipo de insulina utilizada.

### Tipos

As insulinas podem ser divididas de acordo com seu tempo de ação:

- Curta: Regular®
- Rápida: asparte (NovoRapid®); lispro (Humalog®); glulisina (Apidra®)
- Ultrarrápida: asparte rápida (Fiasp®)
- Intermediária: *Neutral Protamine Hagedorn* (NPH) (Humulin N®, Novolin N®); regular 500 U (concentrada)
- Lenta: detemir (Levemir®); glargina 100 U (Lantus®, Basaglar®)
- Ultralenta: glargina 300 U (Toujeo®); degludeca 100 U/200 U (Tresiba®)
- Insulinas pré-misturadas: lispro 25% + lispro protamina 75% (Humalog mix 25®); lispro 50% + lispro protamina 50% (Humalog mix 50®); asparte 30% + asparte protamina 70% (Novomix 30®); insulina regular 30% + NPH 70% (Humulin 30/70®); asparte 30% + degludeca 70% (Rysodeg 30/70®)
- Insulina Icodec 700 U (Awiqli®).

**TABELA 11.2** Avaliações do tirzepatida – *The Study of Tirzepatide in Participants with T2DM not Controlled with Diet and Exercise Alone* (SURPASS).

| Estudo | Desenho do estudo | Amostra | Avaliação | Resultado |
|---|---|---|---|---|
| SURPASS 1 | Ensaio clínico, randomizado, duplo-cego, placebo controlado, multicêntrico.<br>Desfecho primário: avaliação da hemoglobina glicada em 40 semanas | Adultos com DM2, não controlados, com dieta e atividade física | Tirzepatida<br>1 vez/semana em doses de 5, 10 e 15 mg como monoterapia para DM2 em comparação com placebo na melhora do controle glicêmico | Houve queda de HbA1c de 1,87% em relação à inicial com tirzepatida 5mg, 1,89% com 10 mg, 2,07% com 15 mg *vs.* 0,04% com placebo ao fim das 40 semanas. Mais participantes em tirzepatida do que em placebo atingiram as metas de HbA1c de menos de 7,0% (< 53 mmol/mol; 87 a 92% *vs.* 20%) e 6,5% ou menos (≤ 48 mmol/mol; 81 a 86% *vs.* 10%) |
| SURPASS 2 | Ensaio clínico aberto, fase 3. O desfecho primário foi a mudança no nível de hemoglobina glicada do início do estudo para 40 semanas | Recrutados 1.879 pacientes com o nível médio de hemoglobina glicada de 8,28%, idade média de 56,6 anos e peso médio de 93,7 kg no início do estudo | Tirzepatida na dose de 5, 10 ou 15 mg ou semaglutida na dose de 1 mg | A alteração média estimada da linha de base no nível de hemoglobina glicada foi de –2,01%, –2,24 % e –2,30 % com 5, 10 e 15 mg de tirzepatida, respectivamente, e –1,86% com semaglutida. O tirzepatida em todas as doses foi não inferior e superior à semaglutida |
| SURPASS 3 | Ensaio clínico, multicêntrico, randomizado, grupos paralelos. Desfecho primário seria a mudança no nível de hemoglobina glicada do início do estudo para 52 semanas | Foram 1.437 participantes elegíveis, que tinham mais de 18 anos, eram virgens de insulina e tinham DM2 inadequadamente tratada (HbA1c: 7 a 10,5%) em uso de metformina com ou sem inibidor de SGLT-2 em associação há pelo menos 3 meses; tinham pelo menos sobrepeso | Tirzepatida<br>1 vez/semana em doses de 5, 10 e 15 mg ou degludeca 1 vez/dia | A média da HbA1c basal diminuiu após 52 semanas de tratamento em 1,93%, 2,20%, e 2,37% nos grupos de tirzepatida 5, 10 e 15 mg, respectivamente, em comparação com uma diminuição de 1,34% no grupo insulina degludeca |

*(continua)*

**TABELA 11.2** Avaliações do tirzepatida – *The Study of Tirzepatide in Participants with T2DM not Controlled with Diet and Exercise Alone* (SURPASS). (*Continuação*)

| Estudo | Desenho do estudo | Amostra | Avaliação | Resultado |
|---|---|---|---|---|
| SURPASS 4 | Estudo aberto, de grupo paralelo, de fase 3, multicêntrico. Análise *intention to treat*. Duração de 52 semanas | Os participantes elegíveis foram 3.045, com 18 anos ou mais, tinham DM2 tratado com qualquer combinação de metformina, sulfonilureia ou inibidor do cotransportador de sódio-glicose-2, uma hemoglobina glicada basal de 7,5 a 10,5%, IMC de 25 kg/m² ou maior e doença cardiovascular estabelecida ou alto risco de eventos cardiovasculares | Tirzepatida 5, 10 ou 15 mg 1 vez/semana ou insulina glargina | Em 52 semanas, as alterações médias de HbA1c com tirzepatida foram de –2,43% (DP 0,05) com 10 mg e –2,58% (0,05) com 15 mg, × –1,44% (0,03) com glargina. A diferença estimada de tratamento *vs.* glargina foi de –0,99% (IC de 97,5% ajustado para multiplicidade –1,13 a –0,86) para tirzepatida 10 mg e –1,14% (–1,28 a –1,00) para 15 mg, e a margem de não inferioridade de 0,3% foi atingida para ambas as doses |
| SURPASS 5 | Estudo de 40 semanas, fase 3, randomizado, duplo-cego, paralelo, multicêntrico, controlado por placebo, conduzido em 45 centros de pesquisa médica. O objetivo primário foi comparar os grupos de dose de 10 mg de tirzepatida e 15 mg de tirzepatida com placebo | Os pacientes elegíveis eram adultos com DM2, HbA1c basal de 7 a 10,5% inclusive, e IMC de, pelo menos, 23 recebendo doses estáveis de insulina glargina 1 vez/dia (> 20 UI/d ou > 0,25 UI/kg/d) com ou sem metformina (≥ 1.500 mg/d) | Tirzepatida 1 vez/semana ou placebo por 40 semanas, seguido por um período de acompanhamento de segurança de 4 semanas. O período de tratamento consistiu em um período inicial de estabilização de insulina de 4 semanas seguido por um período de titulação de insulina de 36 semanas. Todos os pacientes foram instruídos a continuar recebendo insulina glargina (100 U/mℓ) 1 vez/dia durante todo o período | |

DM2: diabetes melito tipo 2; IMC: índice de massa corporal.

O desenvolvimento de insulinas basais com perfis farmacodinâmicos mais estáveis permitiu ao paciente visualizar com segurança os níveis de glicose em jejum na faixa normal, proporcionando um efeito consistente de redução da glicose com meia-vida de mais de 24 h, reduzindo, assim, a ocorrência de hipoglicemia.

Tendo em vista a busca por melhor adesão terapêutica e comodidade, insulina com tecnologia para obter meia-vida mais longa foi desenvolvida e testada pelo programa ONWARDS, a insulina Icodec foi testada tanto em pacientes com diabetes melito tipo 1 como com tipo 2.

### *Insulinas pré-misturadas*

São utilizadas especialmente nos pacientes cuja adesão ao tratamento é um problema. No entanto, têm a desvantagem de conter quantidades fixas da insulina basal e *bolus*, não se adequando, por vezes, às necessidades dos pacientes. Predispõem a hipoglicemias e ganho de peso e ocasionam um controle glicêmico ruim. A relação 30/70 é preferível às demais, pelo melhor controle da glicemia pós-prandial.

### *Insulina Humulin R®*

Tem pico de ação cerca de 30 min após a administração. Acredita-se que sua ação retardada seja justificada pelo resultado da absorção atenuada a partir do depósito subcutâneo e/ou de depuração reduzida.

### *Insulina glargina*

Estudos com a insulina glargina mostram que a redução da HbA1c foi semelhante para glargina 300 UI/mℓ e 100 UI/mℓ. Pacientes com DM2 podem se beneficiar do tratamento com glargina 300 UI/mℓ, associado a menor taxa de hipoglicemia e menor ganho de peso em comparação com glargina 100 UI/mℓ. A insulina glargina 300 UI/mℓ proporciona perfil farmacocinético/farmacodinâmico mais estável e prolongado do que a insulina glargina 100 U/mℓ, menos hipoglicemia (sobretudo, noturna) e induz menor ganho de peso, a despeito do uso de doses mais elevadas de insulina em pacientes com DM2.

Em comparação à insulina NPH, a insulina glargina teve uma ocorrência significativamente menor de hipoglicemia grave e hipoglicemia noturna, assim como níveis mais baixos de glicemia de jejum e/ou HbA1c.

### *Insulina degludeca*

É uma insulina basal de ação ultralonga, usada 1 vez/dia, aprovada para uso em adultos, adolescentes e crianças. Em estudos clínicos, a insulina degludeca proporcionou controle glicêmico similar à glargina em pacientes com DM2. O estudo DEVOTE avaliou a eficácia e a segurança da insulina degludeca *versus* glargina em DM2. Concluiu-se que, entre os pacientes com DM2 de alto risco para eventos cardiovasculares, a degludeca não foi inferior à glargina quanto à incidência de eventos cardiovasculares maiores, e foi superior em relação ao risco de hipoglicemia, com menor taxa de eventos graves e noturnos.

### *Coformulações (insulina basal + arGLP-1)*

Duas coformulações de insulina basal e arGLP-1 foram aprovadas em 2016 para o tratamento da DM2: insulina degludeca (100 UI/mℓ)/liraglutida (3,6 mg/mℓ), denominada IDegLira/Xultophy®, e insulina glargina (100 UI/mℓ)/lixisenatida (33 mg/mℓ), denominada iGlarLixi/Soliqua®.

Como resultado de sua eficácia e dos modos de ação complementares desses agentes, a terapia combinada com insulina basal e um arGLP-1 permite um adequado controle das glicemias de jejum e pós-prandial, um controle glicêmico mais rápido do que o uso isolado das medicações, diminuição da quantidade ou do número de aplicações diárias de insulina, menos hipoglicemia e menor ganho de peso.

O estudo DUAL-1, sobre a IDegLira, buscou comparar a eficácia e a segurança de IDegLira (combinação fixa de insulina degludeca + liraglutida) com cada um de seus componentes administrados isoladamente em pacientes com DM2 sem qualquer tratamento com insulina. Concluiu-se que a IDegLira combina as vantagens clínicas da insulina basal e do tratamento com arGLP-1, resultando em um controle glicêmico melhorado, em comparação com seus componentes isolados. Não foi inferior à insulina degludeca e se mostrou superior à liraglutida. Menos participantes no grupo IDegLira do que no grupo liraglutida relataram eventos adversos gastrintestinais.

Já o estudo LixiLan-O, sobre a iGlarLixi, concluiu que maiores reduções de HbA1c foram observadas com a combinação, mostrando alterações de –1,6%, –1,3% e –0,9% na iGlarLixi, na insulina glargina e na lixisenatida, respectivamente, sem, no entanto, aumentar o risco de hipoglicemia.

Tanto o DUAL-1 quanto o LixiLan-O compararam a IDegLira e a iGlarLixi, respectivamente, *versus* seus componentes em pacientes com agentes orais, demonstrando eficácia ainda maior dos produtos combinados em comparação com componentes individuais, com vantagens em peso comparados à insulina e maior tolerabilidade gastrintestinal em comparação com o arGLP-1.

## Efeitos colaterais

### Hipoglicemia

Os fatores precipitantes consistem em doses excessivas de insulina, ingestão insuficiente de carboidratos, jejum prolongado, início de atividade física ou atividade física em excesso e ingestão de bebidas alcoólicas. Pacientes idosos, em tratamento intensivo para controle rígido dos níveis glicêmicos, aqueles em uso de betabloqueadores e os que não apresentam sintomas de alerta para hipoglicemias (neuropatia autonômica) são também de alto risco para essa complicação.

A hipoglicemia grave está associada a consequências negativas amplas para pacientes com diabetes. A análise *post hoc* do estudo LEADER examina possíveis associações entre hipoglicemia grave e tempo para primeiro evento adverso cardiovascular maior: MACE e morte por outras causas. Em conclusão, os pacientes com hipoglicemia grave tiveram maior risco de eventos cardiovasculares e morte, particularmente em um período precoce após o episódio hipoglicemiante. Reduzir a hipoglicemia grave continua a ser fundamental no tratamento do diabetes.

### Reações alérgicas

Reações cutâneas no local da administração (eritema, prurido) e, raramente, reações sistêmicas (urticária e edema de glote).

### Lipodistrofia

Decorrente da administração de insulina no mesmo local repetidamente, o que implica menor absorção. A prevenção é feita pelo rodízio dos locais de aplicação.

## LEITURAS SUGERIDAS


Aroda VR. A review of GLP-1 receptor agonists: evolution and advancement, through the lens of randomised controlled trials. Diabetes Obes Metab. 2018;20(Suppl 1): 22-33.

Aroda VR, Arulandu JR, Cannon AJ. Insulina/glucagon-like peptide-1 receptor agonist combination therapy for the treatment of type 2 diabetes: are two agents better than one? Clin Diabetes. 2018;36(2):138-47.

Cefalu WT, Kaul S, Gerstein HC, Holman RR, Zinman B, Skyler JS, et al. Cardiovascular outcomes trials in type 2 diabetes: where do we go from here? Diabetes Care. 2018;41(1):14-31.

Del Prato S, Kahn SE, Pavo I, Weerakkody GJ, Yang Z, Doupis J, et al. Tirzepatide versus insulin glargine in type 2 diabetes and increased cardiovascular risk (SURPASS-4): a randomised, open-label, parallel-group, multicentre, phase 3 trial. Lancet. 2021;398(10313): 1811-24.

Frías JP, Davies MJ, Rosenstock J, Pérez Manghi FC, Fernández Landó L, Bergman BK, et al. Tirzepatide versus semaglutide once weekly in patients with type 2 diabetes. N Engl J Med. 2021;Aug 5;385(6):503-15.

Gough SCL, Bode B, Woo V, Rodbard HW, Linjawi S, Poulsen P, et al. Efficacy and safety of a fixed-ratio combination of insulin degludec and liraglutide (IDegLira) compared with its components given alone: results of a phase 3, open-label, randomised, 26-week, treat-to-target trial in insulin-naive patients with type 2 diabetes. Lancet. 2014; 8587(14):1-9.

Hernandez AF, Green JB, Janmohamed S, D'Agostino RB Sr, Granger CB, Jones NP, et al. Albiglutide and cardiovascular outcomes in patients with type 2 diabetes and cardiovascular disease (Harmony outcomes): a double-blind, randomised placebo-controlled trial. Lancet. 2018; 392(10157):1519-29.

Lane WS, Favaro E, Rathor N, Jang HC, Kjarsgaard MIS, Oviedo A, et al. A randomized trial evaluating the efficacy and safety of fast-acting insulin aspart compared with insulin aspart, both in combination with insulin degludec with or without metformin, in adults with type 2 diabetes (ONSET 9). Diabetes Care. 2020;43(8): 1710-6.

Ludvik B, Giorgino F, Jódar E, Frías JP, Fernández Landó L, Brown K, et al. Once-weekly tirzepatide versus once-daily insulin degludec as add-on to metformin with or without SGLT2 inhibitors in patients with type 2 diabetes (SURPASS-3): a randomised, open-label, parallel-group, phase 3 trial. Lancet. 2021;Aug;398(10300): 583-98.

Marso SP, McGuire DK, Zinman B, Poulter NR, Emerson SS, Pieber TR, et al. Efficacy and safety of degludec *versus* glargine in type 2 diabetes. N Engl J Med. 2017;377(8): 723-32.

Munshi MN, Gill J, Chao J. Original article insulin glargine 300 U/mL is associated with less weight gain while maintaining glycemic control and low risk of hypoglycemia compared with insulin glargine 100 U/mL in an aging population with type 2 diabetes. Endocr Pract. 2018; 24(2):143-9.

Packer M, Zile MR, Kramer CM, Baum SJ, Litwin SE, Menon V, et al.; SUMMIT Trial Study Group. Tirzepatide for heart failure with preserved ejection fraction and obesity. N Engl J Med. 2025;392(5):427-437.

Rosenstock J, Wysham C, Frías JP, Kaneko S, Lee CJ, Fernández Landó L, et al. Efficacy and safety of a novel dual GIP and GLP-1 receptor agonist tirzepatide in patients with type 2 diabetes (SURPASS-1): a double-blind, randomised, phase 3 trial. Lancet. 2021;398(10295):143-55.

Sumithran P, Russell AW, Zoungas S. Cardiovascular effects of tirzepatide. J Endocrinol. 2025;264(2):e240259.

Capítulo 12

# Cirurgia Bariátrica e Diabetes Melito Tipo 2

Danielle Leal M. F. Lima ▪ Lívia Laeny H. Pontes Farias ▪ Talitha Mey ▪ Francisco Bandeira ▪ Louise Rayra Alves Bezerra

## INTRODUÇÃO

Cada vez mais, a cirurgia bariátrica, também chamada "cirurgia metabólica", tem sido indicada para tratamento de pessoas com diabetes melito tipo 2 (DM2) e sobrepeso ou obesidade. Como já evidenciado, o controle da obesidade pode atrasar a progressão do pré-diabetes para DM2, devido a expressiva perda de peso (em média > 20%) e frequentemente leva à remissão sustentada do diabetes, ou quando não remite, reduz significafivamente a quantidade de medicações de uso contínuo para controle da doença, como também melhora a qualidade de vida do indivíduo, reduz desfechos cardiovasculares e mortalidade. Como é sabido, a obesidade é um fator de risco para o desenvolvimento de DM2 e estima-se que o risco relativo seja 10 vezes maior na população obesa (índice de massa corporal [IMC][3] > 30 kg/m$^2$) do que naqueles com IMC normal (18,5 a 24,9 kg/m$^2$). Além disso, 90% de todas as pessoas com DM2 são obesas ou apresentam sobrepeso.

Cirurgias como o *bypass* gástrico (ou derivação gástrica) em Y de Roux (BGYR ou DGYR) e a gastrectomia vertical (GV ou *sleeve*) são predominantemente utilizadas e cerca de 70% dos pacientes experimentam remissão do DM2 após 2 anos de cirurgia. Na maioria das vezes, tal remissão é sustentada, visto que cerca de 50% dos pacientes mantêm a remissão da doença após 5 anos da cirurgia, o que é particularmente impressionante quando comparado ao tratamento convencional apenas com mudanças de estilo de vida e medicamentos. Embora terapias já aprovadas para o tratamento da obesidade – como a semaglutida 2,4 mg, que é um análogo do GLP-1 de longa ação – e outras terapias promissoras estejam em andamento no Brasil (já comercializada nos EUA e em outros países), como a tirzepatida (coagonista GLP-1 e GIP), a cirurgia metabólica, por enquanto, continua sendo a estratégia mais eficaz para o tratamento da obesidade e DM2, principalmente ao se tratar das pessoas com obesidade grave e diabetes de difícil controle.

## EFICÁCIA E MECANISMO DE AÇÃO

Atualmente, já é reconhecida a superioridade da cirurgia metabólica durante o tratamento médico para o controle do DM2 associado à obesidade grave. Alguns dos mecanismos de ação conhecidos incluem uma combinação de restrição calórica, alterações hormonais, efeitos pleiotrópicos na fisiologia intestinal, sinalização neuronal, diminuição da absorção de nutrientes e alterações nos ácidos biliares, microbiota e incretinas. Pode haver também melhora na taxa de filtração glomerular e na relação albumina-creatinina urinária.

Nesse contexto, a remissão do DM2 após a cirurgia bariátrica decorre de uma combinação entre perda de peso significativa e alterações fisiológicas no corpo, conforme citadas anteriormente. A consequência da perda substancial de peso é evidenciada por reduções no tecido adiposo total, visceral e pancreático, bem como de gordura a nível intra-hepático. Além disso, aumenta a sensibilidade da célula beta pancreática à insulina, ao mesmo tempo que reduz a resistência à insulina, o que é crucial para a homeostase glicêmica. Importante ressaltar, ainda, o aumento dos níveis de hormônios incretínicos, especialmente o GLP-1, que melhora a secreção de insulina e diminui a secreção de glucagon, e também a diminuição nos níveis de grelina, um hormônio que estimula o apetite, ajudando no controle do peso e da glicemia.

Das muitas opções disponíveis, o BGYR e a GV são, atualmente, os procedimentos mais utilizados. Eles têm reestruturações anatômicas muito diferentes, mas ambas as cirurgias são eficazes, em graus variados, na indução de perda de peso e remissão do DM2. Os procedimentos cirúrgicos, como o *bypass* gástrico, modificam o trajeto dos alimentos pelo trato digestivo, o que pode influenciar positivamente a sensibilidade à insulina e o metabolismo da glicose, embora a durabilidade dos resultados possa variar entre os indivíduos, necessitando de acompanhamento contínuo e mudanças no estilo de vida para manter os benefícios a longo prazo.

A definição de remissão pode variar, mas geralmente refere-se ao controle glicêmico normal sem a necessidade de medicamentos antidiabéticos após a cirurgia. Alguns estudos recentes, como em Madsen et al. (2019), que incluiu 1.111 pacientes com DM2 submetidos a BGYR, 74% dos pacientes tiveram remissão do diabetes em 1 ano. Já segundo Rubino et al. (2023), evidenciou-se que a taxa de remissão foi cerca de 30 a 63% após 1 a 5 anos da realização do *bypass* gástrico. Por outro lado, o estudo STAMPEDE, detalhado posteriormente neste capítulo, revelou que muitos desses pacientes que atingem a remissão pós-cirúrgica eventualmente experimentam a recorrência da doença a longo prazo. Além disso, a eficácia da cirurgia na remissão do diabetes também está associada a diversos fatores, incluindo o tempo de diagnóstico prévio de diabetes e a adesão às recomendações pós-operatórias de dieta, exercício e mudança de mentalidade sobre o comportamento alimentar.

## INDICAÇÕES

Recém-publicado na American Diabetes Association (ADA, 2024), a nova determinação pela American Society for Metabolic and Bariatric Surgery é a realização da cirurgia metabólica para pessoas com DM2 e IMC ≥ 30 kg/m$^2$ (ou 27,5 kg/m$^2$ para indivíduos asiáticos-americanos) em indivíduos cirurgicamente elegíveis. Fatores como a idade do paciente e a presença de outras comorbidades, como hipertensão, apneia do sono e dislipidemia, devem ser consideradas, pois podem ser favoravelmente impactados pela cirurgia. Uma abordagem multidisciplinar é essencial para a seleção de candidatos, incluindo avaliação por equipes médicas com endocrinologistas, cirurgiões bariátricos, psicólogos e nutricionistas, para assegurar que os pacientes compreendam os riscos, os benefícios e as mudanças de estilo de vida necessárias após a cirurgia.

Na adolescência, a cirurgia bariátrica é aprovada pela Sociedade Brasileira de Cirurgia Bariátrica a partir dos 16 anos com IMC ≥ 35 kg/m$^2$ com comorbidades associadas, falha em tratamentos anteriores e crescimento consolidado. Nesses indivíduos jovens, é importante atentar para o grau de maturidade e desenvolvimento físico completo. Diferentemente dos adultos, em que a intervenção cirúrgica pode ocorrer antes do desenvolvimento do DM ou até mesmo no início de sua progressão, intervir cirurgicamente nessa faixa etária pode ser precoce, pois significaria realizar uma cirurgia antes do término do crescimento e do desenvolvimento na maioria dos homens e em muitas mulheres. Dado o potencial de redução da densidade mineral óssea (DMO) e de deficiências nutricionais que podem comprometer o crescimento e o desenvolvimento, a cirurgia nessa idade ainda não foi considerada pelos cirurgiões pediátricos.

Logo, é importante avaliar as evidências e determinar a idade mais precoce em que os benefícios da cirurgia podem superar os riscos. Os pacientes devem ser orientados quanto aos riscos e benefícios inerentes à cirurgia para perda de peso e avaliados cuidadosamente por uma equipe multiprofissional, compreender a necessidade de vigilância médica e prevenir e corrigir carências nutricionais ao longo da vida, antes e após a cirurgia.

## CONTRAINDICAÇÕES

As contraindicações para cirurgia bariátrica em pacientes com diabetes não diferem das da população geral. Portanto, incluem: uso abusivo recente de álcool e/ou drogas ilícitas, doença psiquiátrica não controlada e não compreensão dos riscos e benefícios do procedimento, dos desfechos esperados e das mudanças no estilo de vida requeridas com a cirurgia. Além desses, hipertensão portal, com varizes esofagogástricas e doenças inflamatórias ou imunológicas do trato digestivo superior que venham predispor o indivíduo a sangramento ou a outras condições de risco, também são impedimentos para a cirurgia. Enfermidades que aumentem substancialmente o risco da cirurgia ou suas complicações, como doença cardiopulmonar não controlada, são consideradas contraindicações relativas.

## ESCOLHA DA TÉCNICA CIRÚRGICA

As cirurgias consideradas para o tratamento da obesidade associadas ao DM2 são: BGYR ou GV, banda gástrica ajustável laparoscópica (BGAL) e derivação biliopancreática (DBP) com *switch* (desvio) duodenal. A escolha da técnica cirúrgica é complexa em decorrência dos poucos dados correlacionando os riscos e os benefícios de cada procedimento com as características de cada paciente. Portanto, alguns aspectos individuais devem ser considerados:

- Experiência do serviço no procedimento escolhido
- Preferência do paciente de acordo com os riscos e benefícios inerentes a cada procedimento
- Saúde geral do paciente e dos fatores de risco associados com a alta morbimortalidade perioperatória
- Simplicidade e irreversibilidade do procedimento
- Duração do DM2 e grau aparente de reserva pancreática (a cirurgia bariátrica [metabólica] só será efetiva nos pacientes com resistência à insulina que ainda não evoluíram para falência pancreática, o que pode ser evidenciado pelos níveis séricos de peptídeo C)
- Regime de seguimento do procedimento e compromisso do paciente em aderir a ele.

A BGYR geralmente causa, no início, maior perda de peso e mudança metabólica. Esse procedimento influencia o ambiente hormonal do intestino, promovendo melhora precoce no controle glicêmico independentemente da perda de peso. A longo prazo, a cirurgia metabólica pode alcançar perda de peso duradoura, prevenir o DM2 e o câncer, melhorar o controle glicêmico geral e, ao mesmo tempo, levar a taxas significativas de remissão do DM2, além de reduzir a mortalidade geral e por causa específica. Os gradientes de eficácia para perda de peso e remissão do DM2, comparando os quatro procedimentos cirúrgicos estabelecidos, são: DBP, BGYR, GV e BGAL.

O estudo SLEEVEPASS, que comparou as cirurgias laparoscópicas de BGYR e GV, em uma randomização de 240 pacientes (42,1% com DM2 no início do estudo, 34,6% com dislipidemia e 70,8% com hipertensão), mostrou que a perda percentual média de excesso de peso estimada em 5 anos foi de 49% após GV e 57% após a BGYR. Remissão completa ou parcial do DM2 foi observada em 37% após a GV e em 45% após a BGYR. Além disso, o tratamento para dislipidemia foi descontinuado em 47% após a GV e 60% após a BGYR, e para hipertensão, em 29% e 51%, respectivamente.

Outra análise muito relevante foi o *Surgical Treatment and Medications Potentially Eradicate Diabetes Efficiently* (STAMPEDE), o primeiro estudo randomizado e controlado feito para avaliar os resultados de tratamentos cirúrgicos (cirurgia bariátrica/metabólica) e clínicos do DM2 (Tabela 12.1). Nesse estudo, foram selecionados 150 pacientes com DM2 de difícil controle a fim de receberem tratamento cirúrgico ou medicamentoso para a doença. O principal achado foi que 29% dos pacientes tratados com BGYR e 23% com GV atingiram A1C de 6% ou menos após 5 anos. Entretanto, cerca de 35 a 50% dos pacientes que inicialmente atingiram a remissão da doença apresentaram esse nível após a recorrência. Ainda assim, a média de anos livre da doença nesses mesmos indivíduos foi de 8,3 anos para BGYR, com melhora expressiva da glicemia por, no mínimo, 5 a 15 anos após o procedimento cirúrgico. Poucos preditores pré-cirúrgicos foram elencados, mas fatores como idade (jovens), menor duração do diabetes (< 8 anos) e melhor controle glicêmico (não insulino-dependentes) estão associados a maiores taxas de remissão da doença no pós-operatório.

**TABELA 12.1** Comparação entre os estudos na avaliação de diabetes melito tipo 2 e terapia cirúrgica.

| Estudo | Recrutamento | Objetivo | Resultados |
|---|---|---|---|
| STAMPEDE | 150 pacientes com DM2 e IMC entre 27 e 43 kg/m² | Comparar a terapia medicamentosa com cirurgia bariátrica em pacientes com DM2 | Após 5 anos de seguimento, observou-se que a terapia cirúrgica teve resultados superiores em relação à terapia medicamentosa. Houve superioridade na redução do peso corporal, nos níveis de TG e no uso de insulina, bem como aumento de HDL-c e melhoria da qualidade de vida |
| SLEEVEPASS | Pesquisa bibliográfica nas bases de dados Medline, Pubmed, Cochrane, Embase e SCOPUS em novembro de 2014 para ECR, comparando cirurgia de *sleeve* em pacientes com sobrepeso e obesidade com ou sem DM2 | Comparar os efeitos do BGYP com a gastrectomia vertical e seus resultados metabólicos, em especial, o controle glicêmico | A BGYR mostrou-se mais eficaz que a cirurgia de *sleeve* na melhora da perda de peso e no controle glicêmico e lipídico a curto e médio prazos em pacientes com e sem DM2. Respeitando-se as contraindicações, a BGYR deve ser a primeira escolha no tratamento em grupo de pessoas com obesidade com DM2 e/ou dislipidemia |

BGYR: *bypass* gástrico em Y de Roux; ECR: ensaio clínico randomizado; HDL-c: lipoproteína de alta densidade; IMC: índice de massa corporal; TG: triglicerídeos.

## SEGUIMENTO

Após a cirurgia, os pacientes devem ser acompanhados a cada 3 a 4 meses no primeiro ano, depois a cada 6 meses no segundo ano e, em seguida, anualmente. É importante ressaltar que, mesmo a longo prazo, com perda de peso cirúrgica esperada, o paciente deve continuar sendo acompanhado, não só para detectar e tratar deficiências nutricionais ou complicações, mas também para reforçar a manutenção do peso e detectar recorrência de comorbidades associadas. O seguimento clínico laboratorial deve ser feito com base em exames de rotina, como: hemograma, eletrólitos, ureia e creatinina, cálcio, hormônio paratireoide, vitamina D, ferro sérico, capacidade total de ligação de ferro, ferritina e vitamina $B_{12}$. A vitamina A deve ser avaliada após a BGYR. Os pacientes devem receber suplementos vitamínicos e minerais de acordo com o tipo de cirurgia a que foram submetidos. É de suma importância a suplementação vitamínica após o procedimento cirúrgico. Essa padronização deve ser feita com base na reposição dos nutrientes cuja absorção esteja deficitária após cada tipo de procedimento. Os suplementos são ajustados ao longo do tempo, de acordo com os níveis sanguíneos.

## COMPLICAÇÕES

A segurança da cirurgia metabólica melhora cada vez mais, principalmente após utilização de cirurgia minimamente invasiva (laparoscópica) e robótica, bem como o refinamento de técnicas, abordagens e treinamentos aprimorados. As taxas de mortalidade perioperatória são < 0,5%, semelhantes aos procedimentos abdominais mais comuns, como colecistectomia ou histerectomia.

As principais complicações precoces incluem infecção da ferida cirúrgica, vazamento anastomótico e sangramento, presentes em aproximadamente

2 a 6% dos pacientes. Outras complicações como tromboembolismo venoso, trombose venosa profunda e embolia pulmonar, ocorrem em cerca de 1 a 2% dos casos, enquanto atelectasia, pneumonia e complicações respiratórias são menos frequentes, afetando menos de 1% dos pacientes. Pequenas complicações e necessidade para reintervenção operatória podem ocorrer em até 15% dos indivíduos.

A longo prazo, deficiências nutricionais são comuns, exigindo suplementação contínua. A síndrome de *dumping*, que afeta até 30% dos pacientes, pode causar desconforto digestivo como náuseas, diarreia, vômitos, palpitações e astenia, que costumam ocorrer após 10 a 30 min da ingesta de uma refeição rica em açúcar ou carboidratos simples não digeridos; decorre de uma rápida passagem do alimento do estômago para o intestino delgado. Outras complicações tardias são a estenose ou estreitamento anastomótico, que ocorre em < 6% dos casos, causando obstrução e hérnias internas, mais comuns após perda de peso significativa; ocorrem em até 5% dos procedimentos, dependendo da técnica. Hipoglicemia pós-prandial é uma complicação rara, mas possível, e úlceras podem aparecer em 1 a 16% dos pacientes. Essas complicações destacam a necessidade de uma avaliação cuidadosa dos pacientes, escolha de cirurgiões experientes e acompanhamento médico rigoroso para otimizar resultados e minimizar riscos.

## DIABETES PÓS-CIRURGIA BARIÁTRICA

Após o procedimento cirúrgico, os pacientes com diabetes devem ter suas medicações hipoglicemiantes ajustadas. O uso dos secretagogos deve ser interrompido e a insulina deve ter sua dose diminuída, por causa da diminuição da ingesta calórica. Essas alterações visam minimizar o risco de hipoglicemias e suas consequentes complicações. Caso haja remissão do DM, essas medicações devem ser retiradas, exceto a metformina, que pode ser continuada até a normalização glicêmica. A cirurgia bariátrica é agora reconhecida como uma maneira eficaz de restaurar o controle glicêmico em pessoas com obesidade e com diabetes. No entanto, dados a longo prazo indicam um retorno da hiperglicemia vários anos após a intervenção. Embora a prevalência exata da recidiva do diabetes seja desconhecida em razão do atrito e da falta de dados de acompanhamento a longo prazo após a cirurgia, uma porcentagem significativa de pacientes com diabetes experimenta uma recaída. O mecanismo subjacente à recaída do diabetes não é totalmente compreendido e não está, necessariamente, ligado à recuperação do peso.

## LEITURAS SUGERIDAS


American Diabetes Association Professional Practice Committee. 8. Obesity and weight management for the prevention and treatment of type 2 diabetes: standards of care in diabetes–2024. Diabetes Care. 2024;47(Suppl. 1): S145-S157.

Chang YC, Chao SH, Chen CC, Ser KH, Chong K, Lu CH, et al. The effects of bariatric surgery on renal, neurological, and ophthalmic complications in patients with type 2 diabetes: the Taiwan diabesity study. Obes Surg. 2021(1): 117-26.

Eisenberg D, Shikora SA, Aarts E, Aminian A, Angrisani L, Cohen RV, et al. 2022 American Society for Metabolic and Bariatric Surgery (ASMBS) and International Federation for the Surgery of Obesity and Metabolic Disorders (IFSO): indications for metabolic and bariatric surgery. Surg Obes Relat Dis. 2022;18(12):1345-56.

Garvey WT, Mechanick JI, Brett EM, Garber AJ, Hurley DL, Jastreboff AM, et al. American Association of Clinical Endocrinologists and American College of Endocrinology Comprehensive Clinical Practice Guidelines for medical care of patients with obesity. Endocr Pract. 2016;22(Suppl 3): 1-203.

Khorgami Z, Shoar S, Saber AA, Howard CA, Danaei G, Sclabas GM. Outcomes of bariatric surgery versus medical management for type 2 diabetes mellitus: a meta-analysis of randomized controlled trials. Obes Surg. 2019;29(3): 964-74.

Koliaki C, Liatis S, le Roux CW, Kokkinos A. The role of bariatric surgery to treat diabetes: current challenges and perspectives. BMC Endocr Disord. 2017;17(1):50.

Look AHEAD Research Group, Gregg EW, Jakicic JM, Blackburn G, Bloomquist P, Bray G, et al. Association of the magnitude of weight loss and changes in physical fitness with long-term cardiovascular disease outcomes in overweight or obese people with type 2 diabetes: a post-hoc analysis of the Look AHEAD randomised clinical trial. Lancet Diabetes Endocrinol. 2016;4:913-21.

Madsen LR, Baggesen LM, Richelsen B, Thomsen RW. Effect of Roux-en-Y gastric bypass surgery on diabetes remission and complications in individuals with type 2 diabetes: a Danish population-based matched cohort study. Diabetologia. 2019;62(4):611-20.

Nassour I, Almandoz JP, Adams-Huet B. Metabolic syndrome remission after Roux-en-Y gastric bypass or sleeve gastrectomy. Diabetes Metab Syndr Obes. 2017;10:393-402.

Rubino F, Batterham RL, Koch M, Mingrone G, le Roux CW, Farooqi IS, et al. Lancet Diabetes & Endocrinology Commission on the definition and diagnosis of clinical obesity. Lancet Diabetes Endocrinol. 2023;11(4):226-8.

Rubino F, Nathan DM, Eckel RH, Schauer PR, Alberti KGMM, Zimmet PZ, et al. Metabolic surgery in the treatment algorithm for type 2 diabetes: a joint statement by international diabetes organizations. Obes Surg. 2017;27(1):2-21.

Salminen P, Helmiö M, Ovaska J, Juuti A, Leivonen M, Peromaa-Haavisto P, et al. Effect of laparoscopic sleeve gastrectomy vs laparoscopic Roux-en-Y gastric bypass on weight loss at 5 years among patients with morbid obesity: The SLEEVEPASS Randomized Clinical Trial. JAMA. 2018; 319(3):241-54.

Sandoval DA, Patti ME. Glucose metabolism after bariatric surgery: implications for T2DM remission and hypoglycaemia. Nat Rev Endocrinol. 2023;19(3):164-76.

Schauer PR, Bhatt DL, Kirwan JP, Wolski K, Aminian A, Brethauer SA et al. Bariatric surgery versus intensive medical therapy for diabetes – 5-year outcomes. N Engl J Med. 2017; 376(7):641-51.

Viscido G, Gorodner V, Signorini FJ, Biasoni AC, Navarro L, Rubin G et al. Obese patients with type 2 diabetes: outcomes after laparoscopic sleeve gastrectomy. J Laparoendosc Adv Surg Tech. 2019;29(5):655-62.

World Health Organization. Obesity. [Internet]. Geneva: WHO, 2023 [accessed 2023 Sept. 3]. Available from: https://www.who.int/health-topics/obesity#tabtab_1.

Capítulo

# 13 Hipoglicemia

Fernanda Victor ▪ Bruna Costi ▪ Daniella Rego ▪ Francisco Bandeira

## DEFINIÇÃO

A hipoglicemia é definida pela tríade de Whipple: sinais e/ou sintomas compatíveis com hipoglicemia, baixos níveis plasmáticos de glicose (< 55 mg/dℓ) e melhora dos sintomas após elevação dos níveis glicêmicos. Não é possível determinar um único valor de glicose para definir hipoglicemia, porém os sintomas autonômicos costumam ter início quando a glicemia alcança níveis inferiores a 60 mg/dℓ, e, em casos de hipoglicemia recorrente, os valores podem ser ainda mais baixos.

Classifica-se um episódio hipoglicêmico como leve a moderado (quando o indivíduo é capaz de se tratar sozinho) ou grave, quando é preciso ajuda externa.

## APRESENTAÇÃO CLÍNICA

Os sintomas podem ser divididos em neuroglicopênicos, pela privação cerebral de glicose, e autonômicos. Os neuroglicopênicos envolvem desde alterações comportamentais, fadiga e confusão mental até convulsões e rebaixamento do nível de consciência. Os autonômicos são de origem adrenérgica (taquicardia, tremores, ansiedade) e colinérgica (sudorese, sensação de fome, parestesias).

O reconhecimento da hipoglicemia depende da percepção dos sintomas autonômicos. A hipoglicemia assintomática pode ocorrer em pacientes com diabetes melito tipo 1 (DM1) ou tipo 2 (DM2) de longa duração cuja resposta simpática neural esteja prejudicada, além do comprometimento de outros mecanismos de defesa contra hipoglicemia (diminuição da secreção insulínica e aumento do glucagon). Tais alterações podem levar a um ciclo vicioso de hipoglicemia, com aumento considerável no risco de ocorrência de episódios graves.

### Hipoglicemia em pacientes com diabetes

É fundamentalmente o resultado de tratamentos que promovam o aumento dos níveis de insulina com a diminuição da glicemia. Tratamentos que incluem insulinas (ou análogos) ou substâncias secretagogas de insulina oferecem maior risco de hipoglicemia (Quadros 13.1 e 13.2). As evidências sugerem a redução da hipoglicemia geral, noturna

**QUADRO 13.1** Fatores de risco para hipoglicemia em pacientes com diabetes melito (DM).

- Duração do DM e da insulinoterapia
- Terapêutica com maior risco de hipoglicemia: insulinas, sulfonilureias e glinidas
- Doença renal crônica
- Aumento da sensibilidade à insulina: perda ponderal e pós-exercício
- Diminuição da gliconeogênese: após ingestão de bebida alcoólica
- História de hipoglicemia assintomática
- Fatores psicossociais: déficit cognitivo, idade avançada e demência

**QUADRO 13.2** Consequências da hipoglicemia.

- Disfunção cognitiva e alterações psicológicas
- Quedas e fraturas
- Acidentes
- Hipoglicemias recorrentes e não perceptíveis
- Diabetes refratário
- Demência (idosos)
- Eventos cardiovasculares: isquemia cardíaca, angina, neuropatia autonômica cardiovascular e arritmia fatal

e sintomática em DM1 e DM2 com o uso de análogos basais de insulina; já os análogos de ação ultrarrápida mostraram a redução da hipoglicemia noturna em pacientes com DM1. Entre as sulfonilureias utilizadas, a glibenclamida é a mais comumente associada à hipoglicemia.

A metformina e os agentes incretínicos (análogos do GLP-1) e da dipeptidil peptidase-4 (DPP-4) são terapias com baixo risco de hipoglicemia. Vale lembrar que a associação desses com insulina e/ou sulfonilureias eleva o risco de episódios hipoglicêmicos.

Em pacientes com episódios recorrentes de hipoglicemia, deve-se investir na educação em diabetes: interrogar sobre horários de aplicação de insulina e alimentação, horário e local de aplicação da insulina, e estimular o automonitoramento. O tratamento medicamentoso e os alvos glicêmicos também podem ser revistos.

Em pacientes com diabetes, a maior parte dos episódios de hipoglicemia leve a moderada pode ser tratada por meio da ingestão de 15 a 20 g de carboidrato de rápida absorção, com melhora clínica ocorrendo em até 20 min. A reposição de glicose IV é reservada às hipoglicemias graves com perda da consciência ou impossibilidade de alimentação oral. A recomendação é utilizar 25 g de glicose IV (a ampola de glicose a 50% apresenta 5 g de glicose a cada 10 mℓ) e estimular a ingestão de alimentos logo que possível.

O glucagon pode ser utilizado por via intramuscular (IM) ou subcutânea (SC) na dose de 1 mg, porém, não está amplamente disponível. A glicose permanece como terapia parenteral mais indicada.

A duração de um episódio hipoglicêmico depende fundamentalmente de sua causa. A hipoglicemia por sulfonilureia pode ser prolongada, sobretudo em idosos e em pacientes renais crônicos, e poderá necessitar de hospitalização.

## Hipoglicemia em não diabéticos

A hipoglicemia é um evento raro em pacientes que não estão em tratamento medicamentoso para diabetes, e o diagnóstico dos casos de hipoglicemia espontânea na prática clínica é desafiador. É importante documentar a tríade de Whipple para confirmar a ocorrência de hipoglicemia e iniciar o protocolo de investigação em pacientes sem diabetes (Figura 13.1).

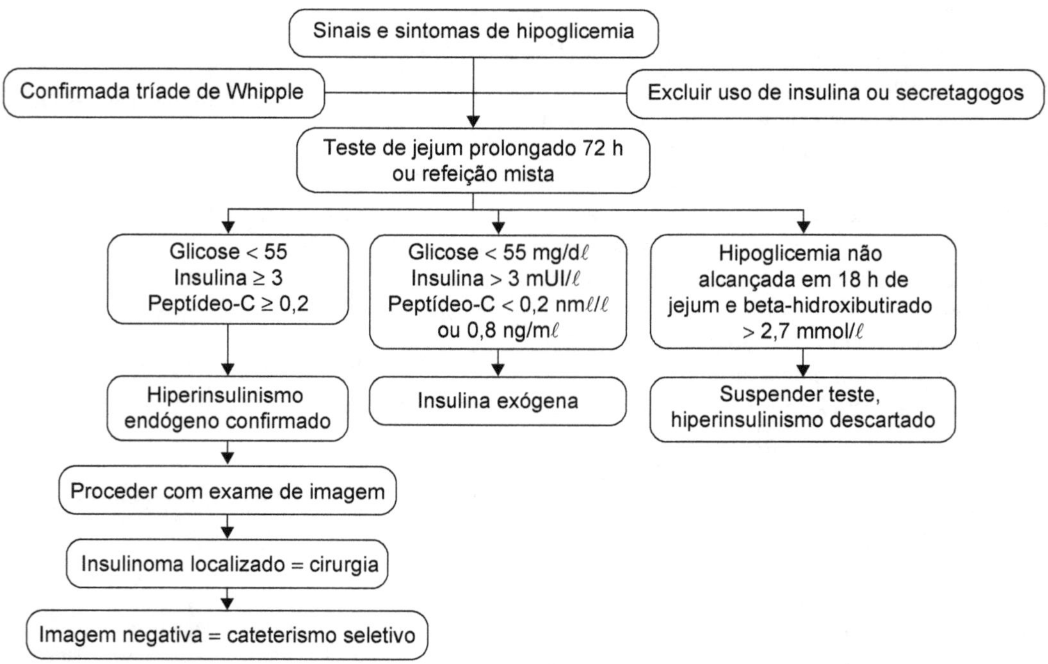


FIGURA 13.1 Algoritmo de investigação de hipoglicemia mediada por insulina.

Deve-se sempre investigar o uso de substâncias hipoglicemiantes por troca de medicação ou de maneira intencional por parte do paciente para ganhos secundários. Faz-se necessário também afastar a insuficiência suprarrenal e a deficiência do hormônio do crescimento (GH), bem como estados de descompensação sistêmica que requerem mais demanda metabólica (Quadro 13.3).

Os pacientes internados ou com doenças subjacentes estão mais propensos a hipoglicemias por fatores iatrogênicos ou doenças sistêmicas que interferem nos sistemas contrarregulatórios. Em pacientes saudáveis, a hiperinsulinemia endógena é a principal causa de hipoglicemia.

**QUADRO 13.3** Causas de hipoglicemia em adultos.

| Pacientes com comorbidades ou em uso de medicações |
|---|
| • Substâncias/fármacos: insulina, antidiabéticos orais, álcool e outras substâncias (gatifloxacino, pentamidina, quinina, indometacina – moderada evidência em causar hipoglicemia) |
| • Insuficiência cardíaca, renal ou hepática |
| • Sepse |
| • Insuficiência suprarrenal |
| • Deficiência de GH |
| • Tumor produtor de IGF-2 |
| **Pacientes aparentemente saudáveis** |
| • Hiperinsulinismo endógeno |
| • Insulinoma |
| • Distúrbios funcionais das células beta |
| • Hipoglicemia autoimune |
| • Hipoglicemia factícia |
| • Hipoglicemia acidental |

GH: hormônio do crescimento; IGF-2: fator de crescimento semelhante à insulina tipo 2.

A investigação laboratorial para hiperinsulinismo endógeno deve ser realizada durante a hipoglicemia (glicose < 55 mg/dℓ), quando devem ser dosados simultaneamente a insulina e o peptídeo-C. A glicemia deve ser medida por um método laboratorial preciso, nunca por glicemia capilar. Os resultados devem ser interpretados conforme mostra a Tabela 13.1.

O paciente pode ser submetido a um teste de jejum prolongado por até 72 h, até que apresente o episódio hipoglicêmico. O beta-hidroxibutirato pode ser medido com 18 h do teste de jejum prolongado. Caso esteja > 2,7 mmol/ℓ, o teste pode ser interrompido. A ausência de supressão do beta-hidroxibutirato é rara em pacientes com hiperinsulinismo endógeno.

O teste de supressão do peptídeo-C deve ser realizado quando o jejum prolongado mostrar resultados inconclusivos.

A produção do peptídeo-C pela célula beta normal está geralmente inibida durante episódios de hipoglicemia. Dessa maneira, o peptídeo-C no sangue não cai durante a hipoglicemia induzida por insulina.

Após 8 a 10 h de jejum, a amostra de sangue é colhida para determinação basal do peptídeo-C, mantendo acesso venoso durante todo o procedimento. A insulina regular é injetada, pela via intravenosa, na dose de 0,125 unidade por kg de peso corporal, no intuito de se induzir hipoglicemia. Aparecendo sinais e sintomas de hipoglicemia, uma nova amostra é coletada para determinação de glicose, peptídeo-C, cortisol e GH. Em seguida, 10 mℓ de glicose a 50% são injetados por via intravenosa, com novas amostras coletadas a cada 30 a 90 min após o episódio de hipoglicemia induzida. O grau de supressão fisiológica do peptídeo-C deve ser interpretado pela idade e pelo índice de massa corporal (IMC) (Tabela 13.2).

**TABELA 13.1** Investigação laboratorial do hiperinsulinismo.

| Glicose (mg/dℓ) | Insulina (mU/ℓ) | Peptídeo-C (nmol/ℓ) | Beta-hidroxibutirato (mmol/ℓ) | Interpretação |
|---|---|---|---|---|
| < 55 | > 3 | < 0,2 | ≤ 2,7 | Insulina exógena |
| < 55 | > 3 | ≥ 0,2 | ≤ 2,7 | Hiperinsulinismo endógeno |

**TABELA 13.2** Pontos de corte para a supressão fisiológica do peptídeo-C no soro de acordo com faixa etária e índice de massa corporal.

| Idade (anos) | IMC 20 e 24 kg/m² | IMC 25 e 29 kg/m² | IMC 30 e 34 kg/m² |
|---|---|---|---|
| 20 e 29 | 67% | 66% | 65% |
| 30 e 39 | 65% | 64% | 62% |
| 40 e 49 | 63% | 61% | 59% |
| 50 e 59 | 61% | 59% | 57% |
| 60 e 69 | 59% | 57% | 54% |
| 70 e 79 | 57% | 54% | 51% |

IMC: índice de massa corporal.

Os indivíduos com história de hipoglicemias pós-prandiais devem ser submetidos ao teste após uma refeição mista.

## INSULINOMA

É um tumor raro, com incidência de 1 em 250.000 pacientes/ano, com leve predominância em mulheres. É a principal causa de hiperinsulinismo endógeno. Os tumores costumam ser solitários e benignos. Menos de 10% dos pacientes apresentam insulinomas malignos, múltiplos ou associados a síndromes genéticas (NEM-1).

Uma vez confirmada laboratorialmente a hipoglicemia mediada por hiperinsulinismo endógeno, deve-se prosseguir com os exames de imagem para tentar localizar o tumor, e pode-se realizar tomografia computadorizada (TC), ressonância magnética (RM) ou ultrassonografia (US) endoscópica para tentar localizar a lesão. Como 90% dos insulinomas são menores que 2 cm, a imagem negativa não descarta essa possibilidade. Diante desse quadro, deve-se recorrer ao cateterismo seletivo de artérias pancreáticas, com sensibilidade de 96%.

Realiza-se o cateterismo a partir da punção de veia femoral, com cateterização da veia hepática direita (Figuras 13.2 e 13.3). O gliconato de cálcio é injetado seletivamente nas artérias gastroduodenal, mesentérica superior e esplênica, que correspondem às áreas de cabeça, processo uncinado e corpo/cauda do pâncreas, respectivamente.

O aumento em 2 a 3 vezes da insulina dosada na veia hepática após 20, 40 e 60 s da infusão do cálcio indica o local responsável pela secreção excessiva de insulina.

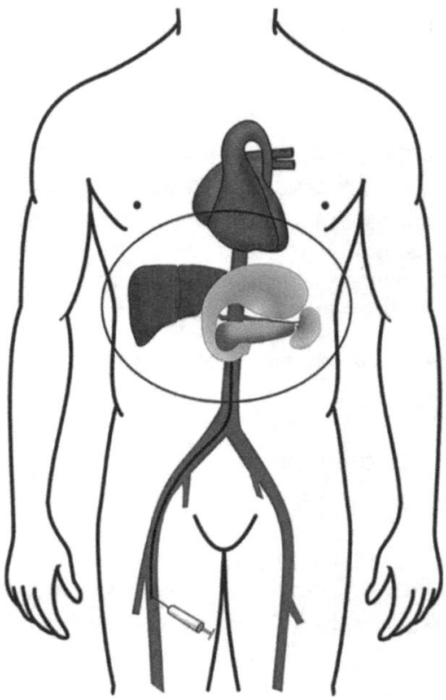

**FIGURA 13.2** Representação anatômica do pâncreas e de órgãos vizinhos.

A tomografia computadorizada com emissão de pósitrons (PET-CT), com agonista do receptor de GLP-1 (68-Ga-DOTA-exendin-4 ou 111-In-DOTA-exendin-4) parece ser o melhor método de imagem para a localização dos insulinomas, atingindo de 75 a 80% de acurácia. A molécula do exendin-4 é acoplada a um quelante (DOTA, ácido dietilenotriaminopentacético) e um espaçador (Ahx, ácido amino-hexaenoico), e depois marcada com um radioisótopo (Indium-111 ou Gallium-68). O inconveniente é a ainda escassa disponibilidade desses radiotraçadores.

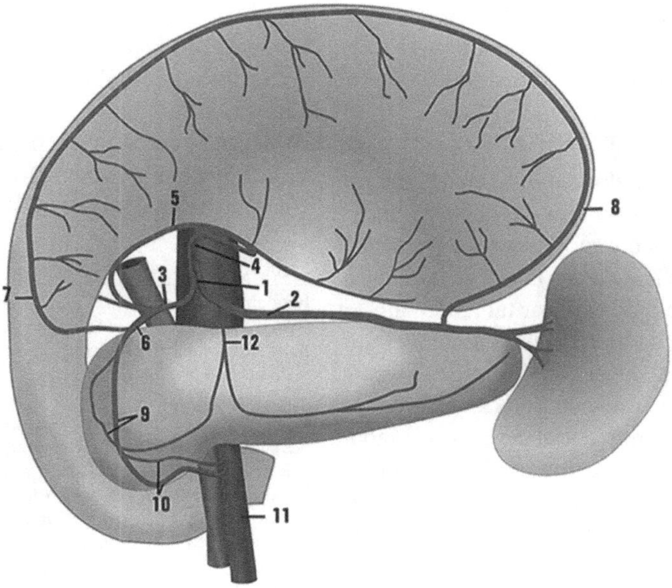


FIGURA 13.3 Vascularização pancreática. 1: tronco celíaco; 2: artéria esplênica; 3: artéria hepática; 4: artéria gástrica esquerda; 5: artéria gástrica direita; 6: artéria gastroduodenal; 7: artéria gastroepiploica direita; 8: artéria gastroepiploica esquerda; 9: artéria pancreaticoduodenal superior; 10: artéria pancreaticoduodenal inferior; 11: artéria mesentérica superior; 12: artéria pancreática dorsal.

Como o exendin-4 também pode ser marcado com meio de contraste fluorescente, o uso de uma câmera NIR (banda *near infrared*, de 0,7 a 1,4 μm) possibilita a localização do insulinoma pela obtenção de imagens intraoperatórias da loja pancreática.

O insulinoma, ao contrário de outros tumores neuroendócrinos, tem poucos receptores para somatostatina. Por isso, o PET-CT com 68-Ga-DOTATATE (DOTA-octreotate) não oferece boa acurácia na sua localização.

A excisão cirúrgica é o tratamento de escolha para o insulinoma, a não ser na impossibilidade de ressecar a lesão ou em casos de risco cirúrgico proibitivo. O tratamento clínico com diazóxido e/ou octreotida é possível, associado à hidroclorotiazida em baixas doses e medidas dietéticas (pequenas refeições frequentes) em pacientes com hipoglicemias leves a moderadas.

Outras opções terapêuticas, como o everolimo, o inibidor de tirosinoquinase (sunitinibe) e a terapia com radionuclídeos receptores peptídicos (PRRT) têm demonstrado eficácia significativa em insulinomas malignos. A terapia dirigida ao fígado, incluindo quimioembolização transarterial/embolização transarterial (TACE/TAE), radioembolização, ablação por radiofrequência, tratamento com ablação, como etanol ou micro-ondas de metástases, tem mostrado bons resultados em casos selecionados. Doses crescentes de octreotida/lanreotida também podem ser empregadas em casos refratários.

## DISTÚRBIOS FUNCIONAIS DAS CÉLULAS BETA

### Síndrome de hipoglicemia pancreatogênica não insulinoma

A síndrome de hipoglicemia pancreatogênica não insulinoma (NIPHS) caracteriza-se por episódios de hipoglicemia tipicamente pós-prandiais, 2 a 4 h após alimentação, mas que também podem ocorrer em jejum. Tem discreta predominância em homens e uma incidência bem inferior ao insulinoma.

O envolvimento das ilhotas pancreáticas é difuso com nesidioblastose. Os exames de imagem são negativos, com confirmação por meio do cateterismo seletivo com infusão de cálcio, que é positivo, mas não individualiza a região hipersecretora. Pode ser realizada pancreatectomia parcial, com melhora dos sintomas.

## Hipoglicemia pós-cirurgia bariátrica

Os pacientes submetidos à o *bypass* gástrico em Y de Roux (BGYR) podem desenvolver nesidioblastose geralmente após 6 meses da cirurgia, e a elevação significativa dos níveis de GLP-1 é a teoria mais aceita para explicar tal fenômeno.

O surgimento de hipoglicemia pouco tempo após a cirurgia pode sugerir síndrome de *dumping* tardio ou até mesmo insulinoma preexistente; nesses casos, o diagnóstico diferencial deve ser realizado.

Pode-se tentar tratamento clínico e medidas educacionais, sendo a pancreatectomia parcial uma opção quando houver sintomas mais frequentes e graves.

## Hipoglicemia autoimune

O desenvolvimento de anticorpos contra insulina nativa é um distúrbio raro, relatado inicialmente entre japoneses e coreanos, com ocorrência significativamente menor em caucasianos. Pode ocorrer junto a outros distúrbios autoimunes e sem exposição prévia à insulina exógena.

A hipoglicemia ocorre no período pós-prandial tardio. Uma pista para o diagnóstico é a concentração de insulina extremamente elevada durante a hipoglicemia, o que pode ser resultado de interferência do anticorpo no ensaio. A dosagem de anticorpos anti-insulina determina o diagnóstico.

## Hipoglicemia não mediada por insulina

Os tumores indutores de hipoglicemia são mais comumente descritos em pacientes com tumores grandes, de crescimento lento e de origem mesenquimatosa. A hipoglicemia pode ser um fenômeno paraneoplásico ou secundário à maior demanda metabólica exigida pelo tumor. A fisiopatologia envolve a produção de IGF-2, que é parcialmente convertido a pró-IGF-2 com atividade semelhante à insulina.

O tratamento é voltado para a eliminação do tumor, porém há descrição de controle clínico com o uso de GH e esteroides.

## LEITURAS SUGERIDAS


Bandeira F. Endocrinology and diabetes: a problem-oriented approach. Nova York: Springer; 2014.

Bandeira F, Gharib H, Griz L, Faria M. Endocrinology and diabetes: a problem-oriented approach. 2nd ed. New York: Springer; 2022.

Christ E, Antwi K, Fani M, Wild D. Innovative imaging of insulinoma: the end of sampling? A review. Endocrine-Related Cancer. 2020;27(4):R79-R92.

Cryer PE, Axelrod L, Grossman AB, Heller SR, Montori VM, Seaquist ER, et al. Evaluation and management of adult hypoglycemic disorders: an Endocrine Society Clinical Practice Guideline. J Clin Endocrinol Metab. 2009;94(3): 709-28.

Handelsman Y, Bloomgarden ZT, Grunberger G, Umpierrez G, Zimmerman RS, Bailey TS, et al. AACE Clinical Practice Guidelines for developing a diabetes mellitus comprehensive care plan. Endocr Pract. 2016;21(4):11-6.

Hofland J, Refardt JC, Feelders RA, Christ E, de Herder WW. Approach to the patient: insulinoma. J Clin Endocrinol Metab. 2024;109(4):1109-18.

Iqbal A, Makin V. Hypoglycemia after bariatric surgery: Management updates. Cleve Clin J Med. 2025 Feb 3;92(2): 103-8.

Jansen TJP, van Lith SAM, Boss M, Brom M, Joosten L, Béhé M, et al. Exendin-4 analogs in insulinoma theranostics. J Labelled Comp Radiopharm. 2019;62(10):656-72.

Lopes AA, Miranda AC, Maior MS, de Mello RV, Bandeira F. Nesidioblastosis associated with pancreatic heterotopia as a differential diagnosis of hypoglycemia: A literature review and case report. Am J Case Rep. 2020;21:e922778.

Martens P, Tits J. Approach to the patient with spontaneous hypoglycemia. Eur J Intern Med. 2014;25(5):415-21.

Masciangelo G, Campana D, Ricci C, Andrini E, Rakichevikj E, Fusaroli P, Lisotti A. Endoscopic ultrasound-guided locoregional treatments for pancreatic Nnuroendocrine neoplasms. Curr Oncol. 2025 Feb 16;32(2):113.

Öberg K. Management of functional neuroendocrine tumors of the pancreas. Gland Surg. 2018;7(1):20-7.

Service J, O'Brien PC, Kao PC, Young W. C-peptide suppression test: effects of gender, age and body mass index and implications for the diagnosis of insulinoma. J Clin Endocrinol Metab. 1992;74(1):204-10.

Capítulo 14

# Tecnologia em Diabetes

Danielle Leal M. F. Lima ▪ Felipe Mágero ▪ Maria Paula Bandeira

## INTRODUÇÃO

Há mais de um século, a descoberta da insulina impactou o cenário das pesquisas que envolviam a medicina e induziu o mercado a desenvolver inúmeras ferramentas. Sobretudo, nas últimas décadas, tais ferramentas influíram, de maneira considerável, na qualidade de vida das pessoas portadoras de diabetes, transformando de modo positivo suas rotinas pessoais e profissionais. Antes da descoberta da insulina, pacientes com diabetes melito tipo 1 (DM1) tinham forte restrição alimentar devido aos quadros de hiperglicemia crônica, passando muito tempo sem se alimentar. Essa condição acarretava outros problemas de saúde, levando um número considerável de pessoas a óbito.

As ferramentas mais recentes já são encaradas como substitutas de outras tradicionalmente usadas pelos portadores de diabetes, como o automonitoramento da glicemia e canetas de insulina, que, até pouco tempo, eram consideradas de alta tecnologia. Porém, novos mecanismos como os monitores contínuos de glicose (CGMs) têm apresentado rápida coleta de dados em tempo real, ajudando os pacientes a impedir as oscilações extremas de glicemia. Surgiram também as canetas "inteligentes" de insulina que são configuradas para melhor aferir a dosagem de insulina no corpo dos portadores de diabetes, que são tratados com injeções diárias. Em paralelo, foram lançadas as novas bombas de insulina com taxas basais ajustáveis e dosagem de *bolus* de insulina mediante o uso de calculadoras eficientes. Essas calculadoras possibilitam a programação de doses proporcionais de insulina para carboidrato, além de conter fatores de correção a serem definidos por hora do dia, permitindo incrementos menores de insulina.

Com o advento de tecnologias, como sensores de glicose em tempo real, bombas de insulina inteligentes e aplicativos de saúde digital, os pacientes agora têm acesso a dados e *insights* antes inimagináveis. Essas inovações não apenas facilitam a monitorização e o tratamento, mas também ajudam a prever tendências glicêmicas e a personalizar intervenções terapêuticas. A tecnologia para diabetes vem evoluindo ainda mais para incluir sistemas de administração automatizada de insulina (AID), nos quais algoritmos informados por CGM modulam a liberação de insulina, bem como *software* de suporte ao autogerenciamento de diabetes servindo como dispositivos médicos.

Desse modo, as plataformas digitais conectam pacientes e profissionais de saúde de maneiras novas e eficazes, permitindo um acompanhamento mais próximo e colaborativo. Neste capítulo, discutiremos em detalhes as principais tecnologias disponíveis, suas aplicações práticas, os benefícios e desafios associados, e como elas estão moldando o futuro do manejo do diabetes. Ao compreender essas ferramentas, podemos não apenas melhorar a gestão do diabetes hoje, mas também abrir caminho para inovações futuras que continuarão a transformar o cuidado com essa condição crônica.

## MONITORAMENTO CONTÍNUO DE GLICOSE

O medo de episódios hipoglicêmicos é o principal obstáculo para um bom controle glicêmico em pessoas com diabetes. Não há dúvidas de que o CGM é, de longe, superior ao automonitoramento "ponta de dedo" com medições de ponto único com relação à detecção de hipoglicemia, ao tempo gasto em hipoglicemias e ao tempo em que o paciente esteve na meta glicêmica. O CGM estima os níveis de glicemia plasmática por meio da medição dos níveis de glicose do líquido intersticial subcutâneo. Isso é feito por meio de um sensor de agulha (< 13 mm de comprimento) colocado no espaço intersticial, além de um transmissor sem fio e um dispositivo receptor.

Os sistemas de CGM informam a glicemia em tempo real pela leitura do aparelho que armazena os dados do sensor. Quando a glicose e o oxigênio passam pela membrana semipermeável no sensor, reagem com a enzima glicose-oxidase, gerando peróxido de hidrogênio, que emite um sinal eletrônico (íons). Esse sinal produzirá dados referentes ao nível de glicose no líquido intersticial, a ser mostrado no sensor. Infelizmente, a vida útil de um sensor de glicose intersticial é limitada. O tecido reage ao sensor com inflamação local, formação de granuloma, coágulos sanguíneos e outras reações de bioincompatibilidade; portanto, devem ser trocados por novo sensores entre 7 e 15 dias.

A maioria dos indivíduos com diabetes que requer o uso de insulina ainda usa o automonitoramento da glicemia (SMBG) e as canetas de insulina. No entanto, essas ferramentas estão sendo complementadas por tecnologias mais avançadas que fornecem dados mais acionáveis e maior conveniência. Em maio de 2024, foi lançado o FreeStyle Libre 2 Plus®, um sensor de CGM que oferece vantagens, como:

- Leituras de glicose enviadas automaticamente para o *smartphone* a cada minuto
- Alarmes opcionais para hipoglicemia e hiperglicemia
- Duração de até 15 dias
- Resistência à água, podendo ser usado durante banho, natação ou exercício físico
- Compartilhamento automático e em tempo real de dados de glicose com o médico.

Existem dois tipos de CGM, sendo o rt-CGM (CGM em tempo real) o mais utilizado, por serem sensores de transmissão que enviam as glicemias em tempo real para o paciente e seus familiares, como é o caso de FreeStyle Libre 2®, Enlite Medtronic®, Aidex®, entre outros. Outra vantagem é a possibilidade de o sensor rt-CGM comunicar-se com outros aplicativos, os quais permitem que os cuidadores e familiares visualizem e prevejam as glicemias – muito útil para as mães de crianças portadoras de DM1, pois traz mais segurança e eficácia no controle glicêmico. Além disso, emite alarmes sonoros no caso de hiper e hipoglicemias, prevenindo e se antecipando medidas corretivas de episódios críticos de hipoglicemia grave ou de cetoacidose diabética.

É possível, ainda, estimar níveis glicêmicos, ajudar no cálculo da dosagem de insulina a ser aplicada com base na quantidade de carboidratos inserida, visualização da glicemia no computador e, mais recentemente, nos *smartwatches*, que espelham a glicemia também em tempo real.

Já o is-CGM (CGM escaneado intermitentemente) surge como sensor intermitente de monitoramento da glicose. Ele não consegue se comunicar via Bluetooth®, sendo necessário escanear o sensor por meio de leitor ou do celular com NFC (*Near Field Communication)* para averiguar a sua glicemia, como é o caso do FreeStyle Libre 1® sem transmissor. Atualmente, são menos utilizados, pois os valores são quase equivalentes aos sensores mais modernos que oferecem inúmeras vantagens.

**TABELA 14.1** Dispositivos de monitoramento contínuo de glicose.

| Tipo de CGM | Descrição |
|---|---|
| rt-CGM | Sistemas CGM que medem e exibem os níveis de glicose continuamente |
| is-CGM com e sem alarmes | Sistemas CGM que medem os níveis de glicose continuamente, mas requerem varredura para visualização e armazenamento de valores de glicose |
| CGM profissional | Dispositivos de CGM que são colocados na pessoa com diabetes no consultório do profissional de saúde e usado por um período de tempo discreto (em geral, de 7 a 14 dias). Os dados podem ser cegos ou visíveis para a pessoa que usa o dispositivo, e são usados para avaliar padrões e tendências glicêmicas. Ao contrário do rt-CGM, os dispositivos CGM são aqueles com base em clínicas e não são de propriedade da pessoa com diabetes |

is-CGM: CGM escaneado intermitentemente; rt-CGM: CGM em tempo real.
Adaptada de American Diabetes Association Professional Practice Committee, 2024.

## INDICAÇÕES E METAS

As principais indicações para monitoramento contínuo da glicose são:

- Restabelecimento do controle glicêmico após episódios agudos de hipoglicemia, cetoacidose, coma hiperosmolar ou outras complicações
- Pacientes portadores de DM1 e DM2 com grandes flutuações dos níveis glicêmicos
- Manejo de pacientes com discrepância entre níveis glicêmicos e hemoglobina glicada (HbA1c)
- Início de tratamento com bomba de insulina
- Diabetes melito gestacional (DMG) que precisam de melhor controle dos níveis glicêmicos
- Criança e idosos.

Na ausência desses critérios, a preferência do paciente deve ser considerada para o monitoramento da glicose por sangue capilar ou CGM utilizando-se o sistema *flash* com leitura por telefone celular. Os aparelhos de CGM podem ser utilizados como diagnóstico pelo médico ou pelo próprio paciente. O paciente deve fazer suas atividades diárias normalmente e anotar a dieta ingerida e os exercícios realizados durante o período. Além disso, o aparelho é de fácil manuseio para o usuário, já que este não terá de anotar nem tomar nenhuma decisão no período de medição. As metas de glicose para o controle do diabetes em várias situações são mostradas a seguir. Além das metas citadas, pode-se avaliar a média de glicose no CGM, a qual deve ficar abaixo de 150 mg/dℓ, como também o coeficiente de variação obtido pela divisão da média de glicose pelo desvio-padrão, o qual deve ficar abaixo de 36%. No DMG, ainda não existe consenso sobre tais valores. Recomendamos o mesmo tempo no alvo para DM1 e gravidez, porém com percentual de transporte tubular de sódio maior, já que no DMG as complicações perinatais ocorrem em consequência de concentrações plasmáticas de glicose materna relativamente pouco elevadas.

## METAS GLICÊMICAS PELO MONITORAMENTO CONTÍNUO DA GLICOSE

As diretrizes da American Diabetes Association (ADA) de 2024 para o uso de CGM em adultos com diabetes estabelecem metas específicas para ajudar a manter o controle glicêmico ideal:

1. Tempo na faixa (TIR, do inglês *time in range*):
   - Meta: ≥ 70% do tempo com glicemia entre 70 e 180 mg/dℓ (3,9 a 10,0 mmol/ℓ)
2. Tempo abaixo da faixa (TBR, do inglês *time below range*):
   - Menos de 54 mg/dℓ (3,0 mmol/ℓ): < 1% do tempo
   - Menos de 70 mg/dℓ (3,9 mmol/ℓ): < 4% do tempo
3. Tempo acima da faixa (TAR, do inglês *time above range*):
   - Acima de 180 mg/dℓ (10,0 mmol/ℓ): < 25% do tempo
   - Acima de 250 mg/dℓ (13,9 mmol/ℓ): < 5% do tempo
4. Meta de glicemia média:
   - Média geral: a glicemia média deve ser tal que se correlacione com a meta de hemoglobina glicada (A1C), em geral < 7%, a menos que seja ajustado para atender às necessidades individuais do paciente, considerando fatores como idade, duração do diabetes e presença de comorbidades.

Essas metas são projetadas para auxiliar a reduzir o risco de complicações associadas ao diabetes, tanto agudas quanto crônicas, e melhorar a qualidade de vida geral dos indivíduos com diabetes. A colaboração contínua com profissionais de saúde é vital para ajustar essas metas conforme necessário, atendendo às necessidades individuais.

## METAS GLICÊMICAS PELO MONITORAMENTO CONTÍNUO DE GLICOSE NA GESTAÇÃO

As diretrizes da ADA de 2024 para o CGM durante a gravidez estabelecem metas específicas para manter um controle glicêmico adequado:

1. Tempo na faixa (TIR):
   - Meta: ≥ 70% do tempo com glicemia entre 63 e 140 mg/dℓ (3,5 a 7,8 mmol/ℓ)
2. Tempo abaixo da faixa (TBR):
   - Menos de 54 mg/dℓ (3,0 mmol/ℓ): < 4% do tempo
   - Menos de 63 mg/dℓ (3,5 mmol/ℓ): minimamente desejável, mas deve ser < 5% do tempo

3. Tempo acima da faixa (TAR):
   - Acima de 140 mg/dℓ (7,8 mmol/ℓ): < 25% do tempo
4. Meta de glicemia média:
   - Média geral: manter uma glicemia média que corresponda a uma hemoglobina glicada (A1C), em geral < 6 a 6,5%, dependendo das condições individuais e avaliações de risco-benefício.

Essas metas são projetadas para auxiliar a maximizar o tempo em que os níveis de glicose no sangue estão dentro da faixa desejada, minimizando assim o risco de complicações tanto para a mãe quanto para o bebê. É importante que as mulheres grávidas com diabetes ou diabetes gestacional trabalhem de perto com seus profissionais de saúde para atingir e manter esses objetivos ao longo da gravidez.

## SISTEMAS DE ADMINISTRAÇÃO AUTOMATIZADA DE INSULINA

As bombas de insulina têm se consolidado como uma ferramenta essencial no manejo do diabetes, oferecendo aos pacientes uma alternativa mais flexível e precisa às injeções múltiplas diárias (MDI). Nos últimos anos, uma série de inovações tem transformado esses dispositivos, tornando-os mais eficazes e fáceis de usar. Uma das inovações mais significativas é o desenvolvimento de sistemas de circuito fechado, frequentemente referidos como "pâncreas artificiais". Esses sistemas combinam bombas de insulina com CGMs e algoritmos avançados para automatizar a administração de insulina. Eles ajustam de modo automático as doses de insulina com base nos níveis de glicose em tempo real, reduzindo a carga de gerenciamento para os pacientes e melhorando o controle glicêmico. As bombas de insulina modernas agora oferecem conectividade sem fio, permitindo que os pacientes monitorem e ajustem suas configurações por meio de *smartphones* e outros dispositivos (Figura 14.1). Essa conectividade facilita o compartilhamento de dados com profissionais de saúde, o que permite um acompanhamento mais próximo e intervenções mais rápidas quando necessário.

Os avanços no *design* das bombas de insulina têm focado em melhorar o conforto e, consequentemente, a adesão dos pacientes. As mais

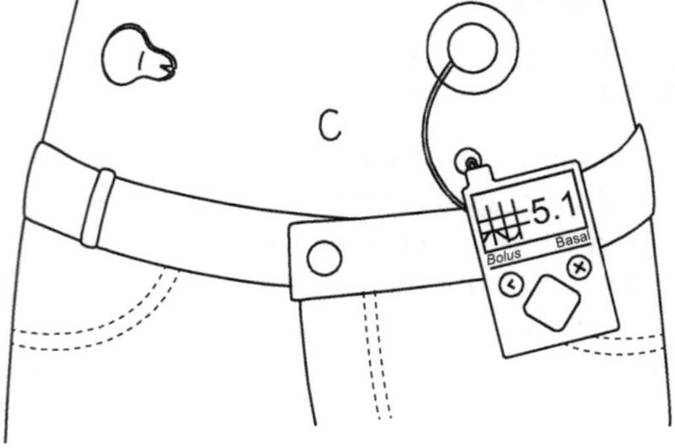


FIGURA 14.1 Demonstração de sistema de infusão contínua de insulina de circuito fechado, com comunicação entre a bomba, o sensor e o telefone celular.

recentes podem ser conectadas diretamente na pele do indivíduo, sem cânulas e tubos como os modelos mais antigos. As bombas estão mais compactas e discretas, com interfaces de usuário intuitivas que simplificam o processo de programação e ajuste das doses de insulina. Os sistemas híbridos de circuito fechado combinam bombas de insulina com CGMs e algoritmos avançados que automatizam parte do processo de administração de insulina. Embora ainda exijam alguma intervenção do usuário, como a administração de *bolus* para refeições, esses sistemas ajustam automaticamente a insulina basal com base nas leituras de glicose em tempo real.

Apesar de curta duração e ainda escassos, os estudos comparativos existentes entre AID e MDI evidenciaram vantagens modestas da bomba de insulina na redução da A1C, bem como de hipoglicemia grave em crianças e adultos. No entanto, pessoas com DM1 usuários dos *insulin pumps*, mostram benefícios expressivos tanto em redução de hipoglicemia grave, níveis de A1C, quanto na necessidade reduzida da dose diária de insulina. Não há consenso na indicação do método; essa decisão deve ser pautada nas características e preferências do indivíduo, bem como na disponibilidade e acessibilidade desses sistemas.

### Vantagens

- Automação parcial: reduz a carga de gerenciamento ao ajustar automaticamente as doses basais de insulina

- Melhor controle glicêmico: estudos mostram que esses sistemas podem melhorar o controle glicêmico e reduzir a incidência de hipoglicemia
- Conveniência: menor necessidade de intervenção manual constante.

### Limitações

- Custo: em geral, mais caros do que as bombas tradicionais; o Sistema Único de Saúde (SUS) não os disponibiliza
- Treinamento necessário: os usuários precisam de treinamento adequado para usar o sistema de maneira eficaz
- Intervenção manual ainda necessária: os usuários ainda precisam administrar *bolus* para refeições e ajustar o sistema conforme necessário.

## APLICATIVOS E PLATAFORMAS DIGITAIS PARA GESTÃO DO DIABETES

Novos aplicativos e plataformas digitais para a gestão do diabetes têm se destacado por oferecer funcionalidades que facilitam o monitoramento e o controle da doença. Muitos aplicativos agora se integram com dispositivos de CGM, permitindo que os usuários acompanhem seus níveis de glicose em tempo real. Isso ajuda a identificar padrões e tomar decisões acertadas sobre dieta e medicação. A análise preditiva é uma das principais aplicações da inteligência artificial (IA) no manejo do diabetes. Algoritmos sofisticados podem processar grandes volumes de informações, incluindo dados genéticos, históricos médicos, hábitos de vida, microbiota intestinal e padrões de glicemia do indivíduo, prevendo assim, flutuações nos níveis de glicemia, antes mesmo de ocorrerem. Algumas plataformas utilizam IA para analisar dados de glicose, atividade física e alimentação, proporcionando previsões e recomendações personalizadas. Outra novidade são os aplicativos que se conectam a *smartwatches* e outros dispositivos, oferecendo lembretes para medicação e monitoramento de atividade física.

Essas ferramentas estão transformando a gestão do diabetes, tornando-a mais acessível e personalizada, o que pode melhorar significativamente a qualidade de vida dos pacientes.

## CONCLUSÃO

O avanço tecnológico no controle do diabetes tem sido um divisor de águas para pacientes e profissionais de saúde, e transformado radicalmente o modo como essa condição crônica é gerenciada. Desde o desenvolvimento de dispositivos de CGM até a introdução de sistemas híbridos de circuito fechado, essas inovações têm proporcionado melhorias significativas no controle glicêmico, na qualidade de vida e na redução de complicações associadas ao diabetes. As tecnologias atuais oferecem uma precisão e conveniência sem precedentes, permitindo ajustes mais rápidos e eficazes no tratamento. A integração de IA e aprendizado de máquina está começando a personalizar ainda mais o manejo do diabetes, com previsões e recomendações que atendem às necessidades individuais dos pacientes. Além disso, as plataformas digitais e a conectividade aprimorada estão facilitando um cuidado mais colaborativo, possibilitando que pacientes e profissionais de saúde trabalhem juntos de maneira mais eficaz.

No entanto, desafios permanecem. A acessibilidade, já que o SUS não fornece a maioria dessas tecnologias, e o custo é bastante elevado para a média populacional, além de questões relacionadas com a privacidade de dados, devem ser consideradas. É crucial que o desenvolvimento contínuo dessas tecnologias seja acompanhado por esforços para torná-las mais acessíveis e equitativas para todos os pacientes. Importante ressaltar, ainda, que a prioridade será o olhar individualizado e centrado no indivíduo como um todo. É necessário adaptar-se à diversas realidades e aos diferentes contextos para, a partir disso, indicar a tecnologia mais apropriada para esse paciente. A simples existência de aplicativos e dispositivos modernos não garantem resultados positivos, pois além da necessidade da educação e de treinamentos contínuos, o paciente deve manifestar interesse e envolvimento. Afinal, não existe tecnologia de ponta suficiente para eliminar por completo as tarefas de autocuidado necessárias para que o diabetes seja manejado com excelência, reduzindo futuras complicações e possibilitando melhor controle da doença e qualidade de vida. A tecnologia está, portanto, redefinindo o panorama do controle do diabetes, ao oferecer novas oportunidades para um manejo mais eficaz e personalizado. Com um foco contínuo em inovação e acessibilidade, o futuro do tratamento do diabetes parece ser ainda mais promissor. Traz esperança e melhorias tangíveis para milhões de pessoas no mundo.

## LEITURAS SUGERIDAS

Alwan H, Wilinska ME, Ruan Y, Da Silva J, Hovorka R. Real-world evidence analysis of a hybrid closed-loop system. J Diabetes Sci Technol. 2025 Mar;19(2):385-9.

American Diabetes Association Professional Practice Committee. Diabetes technology: standards of care in diabetes – 2024. Diabetes Care. 2024;47(Suppl 1): S126-44.

Blevins TC. Professional continuous glucose monitoring in clinical practice 2010. J Diabetes Sci Technol. 2010;4(2): 440-56.

Broos B, Charleer S, Bolsens N, Gillard P, Mathieu C, Crenier L, et al. Diabetes knowledge and metabolic control in type 1 diabetes starting with continuous glucose monitoring: FUTURE-PEAK. J Clin Endocrinol Metab. 2021;106(8): e3037-48.

Danne T, Nimri R. International consensus on use of continuous glucose monitoring. Diabetes Care. 2017;40(8): 1631-40.

Fonseca V, Grunberger G, Anhalt H, Bailey TS. Glucose monitoring consensus. Endocr Pract. 2016;22(8):1008-21.

Harrell RM, Orzeck EA. CGM position statement. Endocrine Pract. 2010;16(2):151-4.

International Diabetes Federation. Diabetes around the world in 2021 [Internet]. Brussels: IDF; 2021 [cited 2024 Jan 15]. Available from: https://diabetesatlas.org/.

Kudva YC, Ahmann AJ, Bergenstal RM, Iii JRG, Kruger DF, Midyett LK, et al. Approach to using trend arrows in the Freestyle Libre flash glucose monitoring systems in adults. J Diabetes Sci Technol. 2018;2(12):1320-37.

Pratley RE, Kanapka LG, Rickels MR, Ahmann A, Aleppo G, Beck R, et al. Effect of continuous glucose monitoring on hypoglycemia in older adults with type 1 diabetes: a randomized clinical trial. JAMA. 2020;323(23):2397-406.

Sociedade Brasileira de Diabetes. Inteligência artificial revoluciona o tratamento do diabetes [Internet]. São Paulo: SBD; 2023 [cited 2024 Jan 15]. Available from: https://diretriz.diabetes.org.br/inteligencia-artificial-revoluciona-o-tratamento-do-diabetes/.

Worth C, Dunne M, Ghosh A, Harper S, Banerjee I. Continuous glucose monitoring for hypoglycaemia in children: perspectives in 2020. Pediatr Diabetes. 2020;21(5): 697-706.

Capítulo 15

# Diabetes e Doença Periodontal

Danielle Leal M. F. Lima ▪ Elaine Karoline Costa ▪
Gustavo Henrique Apolinario Vieira ▪ Francisco Bandeira

## INTRODUÇÃO

A periodontite é uma doença inflamatória multifatorial crônica associada a biofilmes de placa disbiótica e caracterizada pela destruição progressiva do aparelho de suporte dentário. A periodontite afeta 42,2% dos adultos nos EUA com idade média de 30 anos. Dados de 37 países mostram que a periodontite grave afeta 11,2% da população em média, variando de 5% para indivíduos da Oceania a 20,4% entre os latino-americanos. É a sexta doença mais prevalente entre as 291 avaliadas globalmente. Assim, a periodontite é um importante problema de saúde pública que pode contribuir para o agravamento de outras complicações diabéticas.

Estudos sobre a periodontite em portadores de diabetes revelaram que a gravidade, a prevalência e a incidência dessa doença são maiores entre esses indivíduos. Nesse contexto, os fatores de risco, como periodontite e diabetes melito (DM), apresentam-se como importantes elementos a serem considerados. É notório que indivíduos com diabetes apresentam maior prevalência e gravidade da doença periodontal quando comparados a indivíduos sadios. A influência do controle dos níveis glicêmicos dos pacientes com diabetes com doença periodontal tem potencial impacto no tratamento dessa condição, visto que, a inflamação sistêmica pode exacerbar a resistência à insulina, dificultando o controle glicêmico nesses pacientes. Um estudo de 2023 publicado no *Journal of Clinical Periodontology* aponta que a periodontite pode aumentar os níveis de citocinas inflamatórias, como IL-6 e TNF-alfa, que são conhecidas por interferir na sinalização da insulina.

Em contrapartida, a condição clínica da doença periodontal entre indivíduos portadores de DM tipos 1 e 2 (DM1 e DM2), se não tratada adequadamente, funciona como um dos fatores de descompensação. Outros aspectos desta inter-relação, como a influência da eliminação do processo infeccioso periodontal sobre os níveis glicêmicos em indivíduos com diabetes e a influência do tempo de diagnóstico do DM, exercem impacto sobre a gravidade da doença periodontal. Sabe-se ainda que a doença periodontal pode aumentar o risco de complicações relacionadas com diabetes, como doenças cardiovasculares e nefropatia diabética. A inflamação crônica de baixo grau, resultante da periodontite, é um fator contribuinte significativo para essas complicações.

## PAPEL DO DIABETES NA DOENÇA PERIODONTAL

Estudos clássicos com os índios Pima fornecem fortes evidências da ligação entre DM2 e doença periodontal. Esses estudos descobriram que a prevalência de doença periodontal ajustada por idade e sexo foi de 60% em indivíduos com DM2, em comparação com 36% naqueles sem doença periodontal. Há evidências que comprovam que o tabagismo é também um fator de risco para a suscetibilidade à doença periodontal.

A prevalência de periodontite moderada/grave é maior nos indivíduos com diabetes mal controlado e naqueles com diabetes controlado ou pré-diabetes em comparação aos participantes sem diabetes em ambos os sexos. Além disso, essa prevalência é maior nos homens em comparação às mulheres em cada uma das três categorias de controle glicêmico.

Um estudo longitudinal, publicado no *Journal Periodontology*, acompanhou pacientes por 5 anos após o tratamento durante um regime de manutenção periodontal. A progressão da periodontite foi significativamente maior entre pacientes com diabetes e baixo controle glicêmico (hemoglobina glicada [HbA1c] média 9,1%) em comparação com aqueles com diabetes e bom controle (média de HbA1c 6,1%) e não diabetes. Os resultados desse estudo apontaram que perdas dentárias foram maiores no período de 5 anos naqueles com diabetes com controle glicêmico deficiente em comparação com aqueles com bom controle ou sem diabetes.

Conforme descrito, há maior perda total e perda parcial de dentes em indivíduos com diabetes, com base em estudos transversais. O estudo longitudinal de Demmer et al. mostrou que maior perda dentária ocorreu tanto no DM1 quanto no DM2 quando não controlado, em comparação com grupos com diabetes controlado ou sem diabetes. A perda de dentes em indivíduos com diabetes é de grande significado potencial, pois interfere frequentemente na nutrição adequada.

Com base nos estudos transversais e longitudinais, é razoável concluir que o DM é um fator de risco para periodontite e que o diabetes precede a periodontite, provavelmente contribuindo para sua patogênese.

### Cicatrização tardia

Sabe-se que a cicatrização tardia de feridas, incluindo feridas e lesões orais, ocorre em pacientes com diabetes. Os fatores envolvidos nessa incidência incluem: hipoxia, disfunção em fibroblastos e células epidérmicas, angiogênese e neovascularização prejudicadas, altos níveis de metaloproteinases, danos causados por espécies reativas de oxigênio e produtos finais de glicosilação avançada, neuropatia e níveis múltiplos de resistência imunológica diminuída. Muitos desses fatores são acentuados no diabetes não controlado e afetam adversamente os procedimentos odontológicos que exigem cicatrizações.

## INFLUÊNCIA DA DOENÇA PERIODONTAL NO DIABETES

Indivíduos com diabetes e periodontite apresentam maior taxa de mortalidade, tanto por morte cardiovascular como por outras causas, durante um período de 10 anos em comparação com indivíduos com diabetes apenas.

Uma série emergente de estudos sugeriu que a periodontite pode desempenhar um papel na incidência de novos casos de DM2 e, possivelmente, diabetes melito gestacional (DMG).

Os principais mediadores envolvidos na doença periodontal incluem interleucina-(IL-1)beta, IL-6, fator de necrose tumoral alfa (TNF-alfa) e metaloproteinases da matriz. As citocinas T reguladoras, IL-12 e IL-18, e as quimiocinas também estão envolvidas. A reabsorção óssea também ocorre e está associada a alguns dos mediadores citados, bem como a prostaglandina E2, IL-17, ativação dos ligantes do receptor ativador do fator nuclear kappa-B (RANKL) e osteoprotegerina. Esses mediadores e células inflamatórias, assim como os osteoclastos e osteoblastos, atuam localmente, resultando na perda dos tecidos moles e duros que circundam e sustentam o dente.

Existem evidências de que esses mediadores também são elevados sistematicamente em indivíduos com periodontite, especialmente naqueles com diabetes e periodontite, levando a problemas sistêmicos generalizados.

Propõe-se que essa inflamação sistêmica elevada contribua para a resistência à insulina e, eventualmente, às complicações diabéticas. A hiperglicemia resultante pode, por sua vez, ativar vias, incluindo aquelas envolvidas na formação de produtos finais de glicosilação avançada, que se ligam aos receptores, levando a aumento da inflamação, estresse oxidativo e apoptose.

Portanto, a resposta inflamatória sistêmica associada à doença periodontal pode afetar adversamente o controle glicêmico e as complicações de pacientes com diabetes, especialmente complicações microvasculares. Isso pode ser responsável pelo agravamento do controle glicêmico e pelo aumento do risco de complicações em pacientes afetados tanto pela periodontite quanto pelo diabetes.

## OUTROS FATORES RELACIONADOS COM A DOENÇA PERIODONTAL NO DIABETES

A relação entre vitamina D, doença periodontal e diabetes é um exemplo clássico de como condições sistêmicas e deficiências nutricionais podem interagir. Indivíduos com diabetes são mais propensos a desenvolver doença periodontal, e a inflamação periodontal pode, por sua vez, dificultar o controle glicêmico, criando um ciclo vicioso. Nesse contexto, a vitamina D pode atuar como um fator modulador que ajuda a quebrar esse ciclo. A vitamina D é amplamente conhecida por seu papel essencial na saúde óssea e na homeostase do cálcio, mas pesquisas recentes têm destacado sua influência potencial na saúde periodontal e no controle do diabetes. A interseção entre esses três elementos (vitamina D, doença periodontal e diabetes) revela uma rede complexa de interações biológicas que podem impactar significativamente a saúde geral dos indivíduos.

A forma ativa do hormônio 1,25-di-hidroxivitamina D, ou simplesmente vitamina D, tem uma importância considerável no metabolismo ósseo, homeostase mineral e modulação da resposta imune inata e/ou adaptativa. A vitamina D está associada à redução do risco de doença periodontal, uma vez que estimula a produção de peptídeos antimicrobianos (alfa/betadefensinas e catelicidinas) que têm efeitos em um amplo espectro de microrganismos, servindo como modulador imunológico e ativador de mecanismos anti-inflamatórios.

A ação da vitamina D ocorre por meio da ativação do receptor da vitamina D (VDR), que é um fator de transcrição pertencente à superfamília de receptores nucleares de hormônios esteroides, codificados pelo gene VDR (12q12-q14) e expresso em quase todas as células humanas. O VDR participa da regulação de aproximadamente 3% do genoma humano, e tem sido relacionado com a doença periodontal.

Desse modo, estudos dos polimorfismos de um único nucleotídio no gene VDR, foram analisados no contexto da periodontite. Foram identificadas variantes, como o Fokl que tem sido relacionado com o aumento generalizado da periodontite agressiva na população coreana. Já a presença das variantes TaqI e BsmI foi associada à doença periodontal na população brasileira.

Um estudo caso-controle, desenvolvido pela Universidade Federal de Pernambuco (UFPE) com 280 indivíduos selecionados no Ambulatório de Endocrinologia do Hospital Agamenon Magalhães (HAM), dividiu um grupo de 116 pacientes com DM2 e doença periodontal; 95 diagnosticados apenas com doença periodontal; e 69 saudáveis, sem nenhuma das duas condições. Demonstrou-se que o grupo DM2 + doença periodontal e doença periodontal apresentaram menor número médio de dentes, além de maior profundidade de sondagem, fixação clínica, índice de sangramento gengival e índice de placa visível do que os controles, ou seja, evidenciaram pior nível de doença periodontal.

Quanto à avaliação envolvendo outros aspectos do metabolismo ósseo, foi demonstrado que os osteoblastos são alvos da insulina, levando ao comprometimento da formação óssea. Estudos recentes demonstraram que os riscos de osteoartrite, aumento dos níveis séricos de esclerostina, maior incidência de osteoartrite e fratura aumentam em pacientes com DM, e que a expressão osteocítica dessa proteína está aumentada em ratos com diabetes com doença periodontal.

Pesquisa realizada pela UFPE com pacientes do Ambulatório de Endocrinologia do HAM considerou níveis séricos de esclerostina em mulheres com DM na pós-menopausa com presença e ausência de doença periodontal. Concluiu-se que 77,4% dos pacientes com níveis alterados de esclerostina apresentaram doença periodontal.

## DIAGNÓSTICO

O exame físico deve considerar que as doenças periodontais são de natureza crônica. Sabe-se que a progressão da periodontite não tratada é lenta, limitando, portanto, o rápido impacto clínico. Nesse sentido, o exame físico periodontal ainda se baseia na história da doença. Portanto, a ferramenta de diagnóstico mais usada é a sondagem periodontal, com o objetivo de entender tanto o estado inflamatório (p. ex., com profundidade de sondagem ou sangramento na sondagem) quanto a história da doença (com perda de inserção).

Assim, indica-se que todos os pacientes com alteração glicêmica, principalmente aqueles com diagnóstico de diabetes sejam encaminhados para avaliação odontológica; e mantenham este seguimento ao longo da vida.

## TRATAMENTO

O tratamento periodontal reduz os níveis sanguíneos de mediadores inflamatórios, incluindo TNF-alfa, IL-6, metaloproteinases da matriz e a proteína C reativa da fase aguda produzida pelo fígado em resposta a mediadores séricos, como TNF-alfa e IL-6. Eles provavelmente estão associados ao aumento da resistência à insulina, interferindo na função do receptor de insulina, levando à hiperglicemia. A redução desses mediadores pela remoção do biofilme, levando à redução da inflamação sistêmica, provavelmente é responsável pela redução da hiperglicemia pelo tratamento periodontal. Intervenções periodontais, como limpeza profunda e tratamento de infecções gengivais, têm sido associadas a uma redução nos níveis de hemoglobina A1c em pacientes com diabetes. Uma metanálise recente relatou que o tratamento periodontal pode reduzir a A1c em até 0,4%, efeito comparável a algumas intervenções farmacológicas antidiabéticas. O tratamento odontológico de pacientes com diabetes requer atenção especial ao planejamento e gerenciamento do tratamento, especialmente após a realização dos procedimentos. Os pacientes devem ser avaliados regularmente quanto à periodontite e, naqueles considerados saudáveis, medidas rigorosas devem ser instituídas para prevenir a doença periodontal.

As diretrizes da American Diabetes Association (ADA), de 2024, oferecem uma visão abrangente sobre a inter-relação entre diabetes e doença periodontal, sublinhando a importância do cuidado integrado e holístico para o manejo eficaz dessas condições. Uma das recomendações centrais das diretrizes é o foco na manutenção de um controle glicêmico rigoroso como medida preventiva essencial para minimizar o risco de desenvolvimento e progressão da doença periodontal em pacientes com diabetes. As práticas de higiene bucal são igualmente destacadas, sendo fundamental que os pacientes com diabetes adotem uma rotina rigorosa de cuidados bucais, incluindo a escovação dos dentes, pelo menos, duas vezes ao dia com um creme dental fluoretado, uso diário de fio dental e, quando necessário, enxaguantes bucais antimicrobianos. Além disso, ressalta-se a importância das consultas odontológicas regulares, sugeridas, no mínimo, 2 vezes ao ano para a detecção precoce e tratamento de problemas periodontais. Educar esses indivíduos sobre o impacto da saúde periodontal no manejo do diabetes é crucial, tendo em vista que uma maior conscientização pode levar a práticas de higiene mais rigorosas e ao aumento das visitas ao dentista. Por outro lado, os profissionais de saúde, incluindo dentistas e endocrinologistas, devem estar bem-informados sobre a interação entre essas condições para orientar adequadamente seus pacientes.

## LEITURAS SUGERIDAS


American Diabetes Association Professional Practice Committee. 7. diabetes technology: standards of care in diabetes-2024. Diabetes Care. 2024 Jan 1;47(Suppl 1): S126-44.

Demmer RT, Norby FL, Lakshminarayan K, Walker KA, Pankow JS, Folsom AR, et al. Periodontal disease and incident dementia: The atherosclerosis risk in communities study (ARIC). Neurology. 2020;95(12):e1660-71.

Genco RJ, Borgnakke WS. Diabetes as a potential risk for periodontitis: Association studies. Periodontol 2000. 2020; 83(1):40-5.

Grossi SG, Genco RJ. Periodontal disease and diabetes mellitus: A two-way relationship. Ann Periodontol. 1998;3(1): 51-61.

Kalhan AC, Wong ML, Allen F, Gao X. Periodontal disease and systemic health: An update for medical practitioners. Ann Acad Med Singap. 2022;51(9):567-74.

Kassebaum NJ, Bernabe E, Dahiya M, Bhandari B, Murray CJ, Marcenes W. Global burden of severe periodontitis in 1990-2010: A systematic review and meta-regression. J Dent Res. 2014;93(11):1045-53.

Papapanou PN, Sanz M, Buduneli N, Dietrich T, Feres M, Fine DH, et al. Periodontitis: consensus report of workgroup 2 of the 2017 World Workshop on the Classification of Periodontal and Peri-Implant Diseases and Conditions. J Periodontol. 2018;89 Suppl 1:S173-S82.

Pinho RCM, Dias RSAM, Bandeira F, Rodrigues JKF, Silva RC, Crovella S, et al. Polymorphisms of the vitamin D receptor gene (FOKI, CDX2, and GATA) and susceptibility to chronic periodontitis in diabetic and non-diabetic individuals: A case-control study. J Investig Clin Dent. 2019; 10(1):e12370.

Pinho RCM, Pimentel LB, Bandeira FAF, Dias RSAM, Cimões R. Levels of serum sclerostin, metabolic parameters, and periodontitis in postmenopausal women with diabetes. Spec Care Dentist. 2017;37(6):282-9.

Rosing CK, Cavagni J, Malheiros Z, Stewart B, Aranguis Freyhofer V. Periodontal disease and its impact on general health in Latin America. Section IV: Diagnosis. Brazilian Oral Research. 2020;34(supp1):e022.

Ryan ME, Carnu O, Kamer A. The influence of diabetes on the periodontal tissues. J Am Dent Assoc. 2003;134 Spec no:34S-40S.

Stöhr J, Barbaresko J, Neuenschwander M, Schlesinger S. Bidirectional association between periodontal disease and diabetes mellitus: a systematic review and meta-analysis of cohort studies. Sci Rep. 2021 Jul 1;11(1):13686.

Capítulo 16

# Exercício Físico e Diabetes

Jonathan Nícolas dos Santos Ribeiro

## INTRODUÇÃO

O exercício físico é reconhecido como uma verdadeira polipílula, devido à sua capacidade de induzir adaptações que levam a alterações sistêmicas, promover mudanças comportamentais e até mesmo estimular a liberação de substâncias musculares (miocinas). Diante desses benefícios, é consenso afirmar que o exercício físico integra o cenário terapêutico para pessoas com diabetes. Portanto, é essencial conhecer as recomendações e suas especificidades, a fim de orientar, prescrever e supervisionar de modo eficaz a prática de exercício físico para esses indivíduos.

## DEFINIÇÕES

É considerado atividade física qualquer movimento corporal que requer gasto de energia acima dos níveis de repouso, já o exercício físico é um conjunto de movimentos planejados e estruturados para realização de determinado objetivo. Nas especificidades do exercício físico, existem inúmeras opções de modalidades de treinamento, como treinamento aeróbio, treinamento de força, treinamento de flexibilidade, treinamento de equilíbrio, entre outros.

Devido aos altos índices de sedentarismo (27,5% da população mundial em 2022 não atingiam os níveis de atividade física recomendados para sua faixa etária) e sua alarmante relação com o desenvolvimento de doenças crônicas não transmissíveis, é importante também definirmos o comportamento sedentário. Ele pode ser caracterizado como qualquer comportamento de vigília com um gasto energético ≤ 1,5 equivalentes metabólicos (METs), enquanto em postura sentada, reclinada ou deitada.

## FISIOLOGIA DO EXERCÍCIO FÍSICO APLICADA A PESSOAS COM DIABETES

Entender a influência fisiológica do exercício físico no comportamento glicêmico é essencial para interpretar e orientar de maneira adequada a prescrição de exercícios para pessoas com diabetes. De modo geral, independentemente do trabalho muscular realizado na prática de exercícios físicos, ocorre um aumento na translocação do transportador de glicose 4 (GLUT4) à membrana plasmática, além de uma elevação na sensibilidade à insulina, o que pode durar até 72 h após a sessão de exercícios.

As quatro modalidades de exercício físico – o treinamento aeróbio contínuo, o aeróbio intervalado de alta intensidade, o de potência e o de força – podem promover diferentes respostas glicêmicas frente a seus respectivos estímulos. Os estímulos aeróbios contínuos podem ser considerados movimentos contínuos, rítmicos e repetidos de grandes grupos musculares, com duração ≥ 10 min; os estímulos aeróbios intervalados de alta intensidade são aqueles em que o esforço aproxima-se do máximo, por breves períodos que variam de 10 s a 5 min, intercalados com descansos ou esforço de menor intensidade; os estímulos de potência, são caracterizados por esforços "máximos" de força muscular e/ou velocidade realizados por breves períodos de curta duração, ou seja, de 10 a 20 s; e os estímulos aplicados no treinamento de força são aqueles em que a musculatura se contrai contra uma carga, normalmente usando pesos externos, máquinas, faixas elásticas ou o próprio peso corporal.

As respostas glicêmicas decorrentes dos diferentes tipos de exercício físico variam de acordo com o domínio energético da modalidade realizada, da intensidade, do volume de treinamento, dos níveis glicêmicos pré-treinamento e até mesmo das concentrações de hormônios contrarreguladores circulantes. Esses fatores resultam em uma resposta fisiológica específica da glicose. A Figura 16.1 apresenta as tendências das respostas glicêmicas em diferentes formas de exercício físico.

## COMPONENTES DE UMA AVALIAÇÃO FÍSICA PARA A SAÚDE

### Avaliação dos níveis de atividade física: conhecendo o estilo de vida ativo da pessoa com diabetes

A avaliação da atividade física é importante para compreender o perfil de estilo de vida do paciente. Essa avaliação pode ser subjetiva ou objetiva, utilizando-se instrumentos simples e/ou complexos.

No contexto da avaliação subjetiva, um instrumento de fácil aplicação é o *International Physical Activity Questionnaire* (IPAQ). Ele utiliza uma variável denominada MET minutos por semana para realizar as classificações necessárias, abordando diferentes domínios da atividade física, como intensidade, volume, frequência e tipo de atividade realizada.

Já na avaliação objetiva, é possível recorrer a tecnologias vestíveis para mensurar os níveis de atividade física. Atualmente, diversas tecnologias estão disponíveis, como pedômetros, acelerômetros e dispositivos combinados (p. ex., acelerômetros com função de monitoramento de frequência cardíaca). Esses instrumentos em geral são posicionados no corpo, como na região dos punhos ou quadril, e, por meio dos *softwares* fornecidos pelos fabricantes, facilitam a interpretação dos dados. Isso confere maior precisão e robustez à avaliação do estilo de vida ativo.

### Avaliação da composição corporal

Há diversas estratégias para avaliar a composição corporal: desde as mais simples até as mais complexas. Nessas avaliações, as variáveis levadas em consideração proporcionam uma individualização do procedimento.

Em ordem crescente de complexidade (menor para maior), alguns métodos de avaliação são: índice de massa corporal (IMC), circunferências corporais, dobras cutâneas, bioimpedância elétrica (BIA) e absorciometria por dupla emissão de raios-X (DXA). Cada método possui suas próprias especificidades, protocolos, objetivos e variáveis, que devem ser considerados de acordo com as necessidades e objetivos do paciente.

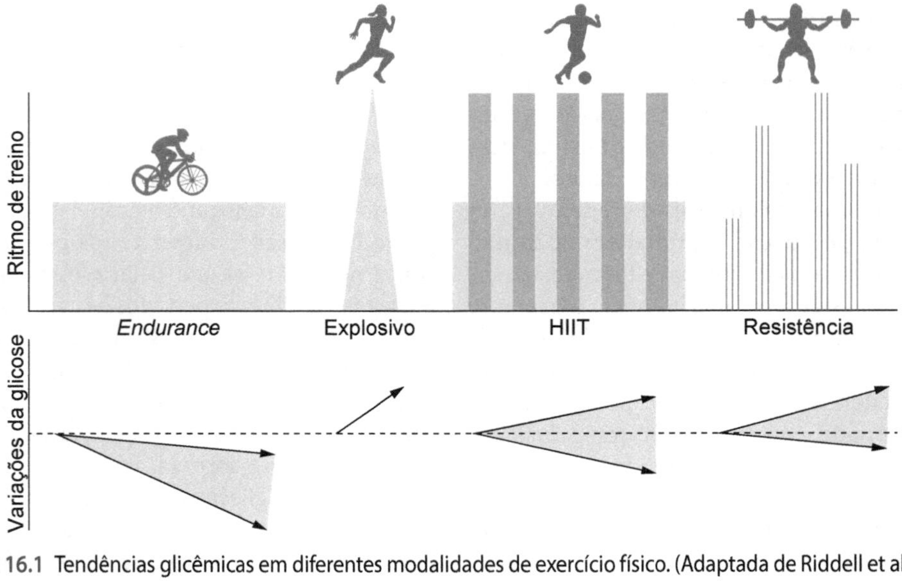


**FIGURA 16.1** Tendências glicêmicas em diferentes modalidades de exercício físico. (Adaptada de Riddell et al., 2023.)

A escolha do método a ser utilizado deverá atender a dois fatores principais: a disponibilidade do recurso e qual variável se deseja mensurar. Por exemplo, por meio da mensuração das circunferências, é possível identificar o risco para doenças cardiovasculares através da relação cintura-quadril (RCQ); já o acompanhamento de outras circunferências – como pescoço, braços, antebraços, tórax, cintura, abdômen, quadril, coxas e pernas – oferece informações valiosas sobre a evolução do paciente. A medição das dobras cutâneas complementa a avaliação da composição corporal por meio de diferentes protocolos (3, 4 e até 7 dobras), informando variáveis importantes da composição corporal. A BIA, cada vez mais presente nos consultórios, clínicas, academias e clubes, oferece informações preciosas sobre composição corporal segmentada, hidratação corporal e até mesmo saúde celular, incluindo a análise de ângulo de fase. A DXA, considerada padrão-ouro na avaliação da composição corporal, proporciona não apenas dados de grande acurácia, mas também informações importantíssimas sobre a saúde óssea do paciente.

### Avaliação da aptidão muscular e flexibilidade

Com relação à avaliação da aptidão muscular, três aspectos fazem parte de uma avaliação física para saúde: força dinâmica, força estática e resistência muscular. Para essa avaliação, diversos testes podem ser aplicados: utilizando dinamômetros de preensão manual, dinamômetros de força dorsal, dinamômetros isocinéticos, testes da mensuração de 1RM (uma repetição máxima – a porcentagem de 1RM é muito utilizada para a prescrição de exercícios de força), testes submáximos, testes de apoio de frente, testes de resistência abdominal e vários protocolos.

Quanto à avaliação da flexibilidade, algumas estratégias, instrumentos e testes podem ser aplicados a fim de mensurar a flexibilidade dos pacientes. Para regiões específicas, podem ser aplicados o teste do banco de Wells, o teste de sentar e alcançar e o teste de flexão e extensão lombar. Além disso, o uso de goniômetros possibilita avaliar a flexibilidade articular de diferentes seguimentos corporais.

### Avaliação da aptidão cardiorrespiratória

Na prescrição de exercícios de valências aeróbias/anaeróbias, duas variáveis são importantes para individualizar os planejamentos de exercício prescritos: a frequência cardíaca máxima (FC Máx) e o consumo máximo de oxigênio ($VO_2$ Máx).

Os testes de aptidão cardiorrespiratória têm o objetivo de fornecer parâmetros para uma prescrição individualizada e de dimensionar as adaptações resultantes dos programas de treinamento. Para isso, foram desenvolvidos vários protocolos que oferecem um esforço controlado de ordem submáxima e/ou máxima, a fim de estimar a FC Máx e/ou o $VO_2$ Máx. São exemplos de testes/protocolos utilizados para a avaliação da capacidade cardiorrespiratória: teste de degrau (teste do banco do Queens College), teste da milha, teste de 12 min (teste de Cooper), teste de cicloergômetro de Astrand, teste de ergômetro de Bruce etc.

Com os valores de FC Máx e/ou $VO_2$ Máx obtidos nos diversos testes, é possível aplicar fórmulas para prescrever protocolos de treinamento específicos em diferentes intensidades. Por exemplo, a fórmula frequência cardíaca de repouso (FCR) = %Intensidade × (FC Máx – FC repouso) + FC repouso pode ser utilizada para prescrever a intensidade do exercício com base na FC Máx. Já para prescrição com base no $VO_2$ Máx, pode-se usar a fórmula $VO_2R$ = %Intensidade × (3,5-$VO_2$ Máx) + 3,5 para prescrição da intensidade do exercício.

## RECOMENDAÇÕES GERAIS PARA EXERCÍCIO FÍSICO E DIABETES

As recomendações gerais à prática de exercício físico por pessoas com diabetes seguem a linha da necessidade de quebra do comportamento sedentário até a prática regular de uma ou mais modalidades de exercício físico. A Tabela 16.1 apresenta essas recomendações gerais, que servem como referência para que profissionais da saúde possam orientar essa população a procurarem um(a) profissional de educação física. Esse profissional poderá, então, desenvolver recomendações individualizadas para a prática de exercício físico para pessoas com diabetes.

**TABELA 16.1** Recomendações gerais à prática de exercício físico para pessoas com diabetes.

| Estratégia | Tipo | Intensidade | Frequência | Volume | Progressão |
|---|---|---|---|---|---|
| Quebra do comportamento sedentário | Caminhada e/ou atividades resistidas simples e/ou tempo em pé em vez do tempo sentado | Leve a < 40% FCR ou PSE 9 a 10 | Sempre que possível ou ao completar 30 min de comportamento sedentário | Substitua o tempo sentado pelo tempo em pé (2,5 h/dia); caminhada de intensidade leve (2,2 h/dia), em períodos de 3 min a cada 30 min | Sem progressão definida |
| Exercício aeróbico | Caminhada, corrida, ciclismo, natação, atividades aquáticas, remo, dança, treinamento intervalado | Moderada a 40 a 59% do $VO_2R$/FCR e PSE 11 a 12; ou Vigorosa a 60 a 89% do $VO_2R$/FCR ou PSE 14 a 17 | Três a sete dias por semana, com não mais que 2 dias consecutivos sem exercício | Mínimo de 150 a 300 min por semana de atividade moderada ou 75 a 150 min de atividade vigorosa | A taxa de progressão depende da aptidão basal, idade, peso, estado de saúde e objetivos individuais; recomenda-se progressão gradual da intensidade e do volume |
| Exercício resistido | Pesos livres, máquinas, elásticos ou peso corporal como resistência | Moderada a 50 a 69% de 1RM ou vigorosa a 70 a 85% de 1RM | Dois a três dias por semana, em dias não consecutivos | Realizar de 8 a 10 exercícios envolvendo os principais grupos musculares, 10 a 15 repetições por série, 1 a 3 séries por tipo de exercício específico | Conforme tolerado; aumentar a resistência primeiro, seguida por um maior número de séries e, em seguida, aumentar a frequência de treinamento |
| Exercício de flexibilidade | Alongamento estático, dinâmico ou facilitação neuromotora proprioceptiva; exercícios de equilíbrio; yoga e tai chi chuan | Alongamento até o ponto de estiramento ou leve desconforto | Dois ou mais dias por semana; geralmente feito quando os músculos e articulações estão aquecidos | 2 a 4 repetições de 30 s por grupo de músculos alongados (estático ou dinâmico) | Conforme tolerado; pode aumentar a amplitude de alongamento, desde que não seja doloroso |
| Exercício de equilíbrio | Exercícios de equilíbrio: exercícios de resistência para a parte inferior do corpo, yoga e tai chi chuan | Sem intensidade definida | Dois ou mais dias por semana | Sem volume definido | Conforme tolerado; o treinamento de equilíbrio deve ser feito com cuidado para minimizar o risco de quedas |

FCR: frequência cardíaca de repouso; PSE: percepção subjetiva de esforço; $VO_2$: volume de oxigênio; 1RM: uma repetição máxima.

## BENEFÍCIOS DO EXERCÍCIO FÍSICO PARA PESSOAS COM DIABETES

Por mais diversos que sejam os objetivos das pesquisas de intervenções, observacionais, mecanicistas, entre outras, as evidências científicas são consistentes o suficiente para sustentar a importância do exercício físico na promoção da saúde de pessoas com diabetes.

A Figura 16.2 apresenta alguns dos vários benefícios advindos do exercício físico para pessoas com diabetes.

## CUIDADOS ESPECIAIS NA PRÁTICA DE EXERCÍCIO FÍSICO EM PESSOAS COM DIABETES

Com o intuito de proporcionar benefícios e sessões de exercício físico seguras, algumas precauções são necessárias à prática de exercícios físicos em pessoas com diabetes.

### Avaliação pré-participação

A implementação de uma anamnese e um exame físico são componentes importantes em uma avaliação pré-participação. A investigação de condições ou complicações (doenças coronarianas, retinopatias, neuropatias, controle inadequado da pressão arterial, entre outras) são essenciais para assegurar uma prescrição individualizada, segura e eficiente para a pessoa com diabetes.

### Retinopatias

- Retinopatia não proliferativa leve a moderada: quando leve, as atividades são liberadas com investigação anual da progressão; quando moderada, deve-se evitar atividades que elevem drasticamente a pressão arterial
- Retinopatia não proliferativa severa ou proliferativa instável: evitar atividades que elevem drasticamente a pressão arterial; evitar exercícios vigorosos, atividades de salto, atividades de contato físico e apneia; suspender a realização do exercício físico em casos de hemorragia vítrea.

### Neuropatia autonômica

Via de regra é sugerido evitar exercícios em ambientes quentes; com hipotensão postural, evitar atividades com mudanças posturais ou direcionais rápidas; com a resposta da frequência cardíaca alterada, usar reserva da frequência cardíaca e a escala de esforço percebido para monitorar a intensidade do exercício físico.

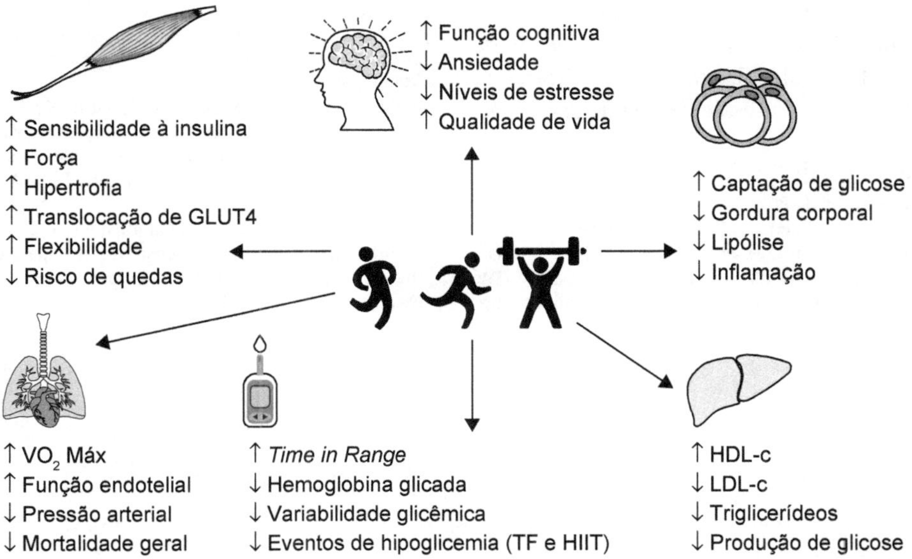


**FIGURA 16.2** Benefícios da prática de exercícios físicos em pessoas com diabetes. GLUT4: transportador de glicose 4; HDL-c: lipoproteína de alta densidade; HIIT: treino intervalado de alta Intensidade; LDL-c: lipoproteína de baixa densidade; TF: treinamento de força; $VO_2$ Máx: consumo máximo de oxigênio.

## Neuropatia periférica

Recomenda-se atividades sem sobrecarga (sustentação de peso) para reduzir pressões plantares indevidas; examinar os pés diariamente para detectar e tratar bolhas, feridas ou úlceras precocemente.

## Condições cardiovasculares

Na presença de angina induzida pelo esforço, a frequência cardíaca deve ser mantida ≥10 bpm abaixo do ponto de início da angina induzida pelo esforço; na presença de hipertensão arterial sistêmica, a monitorização antes e após o exercício é recomendada, bem como evitar a manobra de Valsava, em especial durante a realização do treinamento de força.

## Condições glicêmicas

É importante a monitorização da glicemia pré, durante e após o exercício físico; glicemias ≤ 90 mg/dℓ é recomendada a ingestão de 15 a 30 g de carboidratos de ação rápida antes do início do exercício, glicemias entre 250 a 350 mg/dℓ é indicada a realização de um teste de cetonas (não realizar exercícios físicos se quantidades moderadas a altas de cetonas estiverem presentes); iniciar exercícios de intensidade leve a moderada; checar setas de tendência para auxiliar na tomada da decisão a respeito da conduta no exercício; evitar se exercitar no pico da ação da insulina; realizar o rodízio de aplicação da insulina, a fim de não aplicá-la na musculatura alvo da sessão de exercício.

## LEITURAS SUGERIDAS


Carvalho AS, Abdalla PP, da Silva NGF, Júnior JRG, Mantovani AM, Ramos NC. Exercício físico e seus benefícios para a saúde das crianças: uma revisão narrativa. CPAQV. 2020;13(1).

Colberg SR, Sigal RJ, Yardley JE, Riddell MC, Dunstan DW, Dempsey PC, et al. Physical activity/exercise and diabetes: a position statement of the American Diabetes Association. Diabetes Care. 2016;39(11):2065-79.

Fiuza-Luces C, Garatachea N, Berger NA, Lucia A. Exercise is the real polypill. Physiology (Bethesda). 2013;28(5):330-58.

Freire RS, Lélis FLO, Fonseca Filho JA, Nepomuceno MO, Silveira MF. Prática regular de atividade física: estudo de base populacional no Norte de Minas Gerais, Brasil. Rev Bras Med Esporte. 2014;20(5):345-9.

Guthold R, Stevens GA, Riley LM, Bull FC. Worldwide trends in insufficient physical activity from 2001 to 2016: a pooled analysis of 358 population-based surveys with 1·9 million participants. Lancet Glob Health. 2018;6(10):e1077-86.

Kanaley JA, Colberg SR, Corcoran MH, Malin SK, Rodriguez NR, Crespo CJ, et al. Exercise/physical activity in individuals with type 2 diabetes: a consensus statement from the American College of Sports Medicine. Med Sci Sports Exerc. 2022;54(2):353-68.

Macedo ACP, Schaan CW, Bock PM, Pinto MB, Botton CE, Umpierre D, et al. Cardiorespiratory fitness in individuals with type 2 diabetes mellitus: a systematic review and meta-analysis. Arch Endocrinol Metab. 2023;67(5):e230040.

Moldovan IA, Bragg A, Nidhiry AS, De La Cruz BA, Mitchell SE. The physical activity assessment of adults with type 2 diabetes using accelerometer-based cut points: scoping review. Interact J Med Res. 2022;11(2):e34433.

Ozdirenç M, Biberoğlu S, Ozcan A. Evaluation of physical fitness in patients with Type 2 diabetes mellitus. Diabetes Res Clin Pract. 2003;60(3):171-6.

Rahimi M, Saadat P, Hosseini SR, Bayani MA, Bijani A. Muscle strength in diabetics compared to non-diabetic elderly subjects: a cross sectional and case-control study. Caspian J Intern Med. 2019;10(3):265-70.

Riddell MC, Peters AL. Exercise in adults with type 1 diabetes mellitus. Nat Rev Endocrinol. 2023;19(2):98-111.

Sedentary Behaviour Research Network. Letter to the editor: standardized use of the terms "sedentary" and "sedentary behaviours". Appl Physiol Nutr Metab. 2012;37(3):540-2.

Syeda USA, Battillo D, Visaria A, Malin SK. The importance of exercise for glycemic control in type 2 diabetes. Am J Med Open. 2023;9:100031.

Tremblay MS, Aubert S, Barnes JD, Saunders TJ, Carson V, Latimer-Cheung AE, et al. Sedentary Behavior Research Network (SBRN) – Terminology Consensus Project process and outcome. Int J Behav Nutr Phys Act. 2017;14(1):75.

Way KL, Hackett DA, Baker MK, Johnson NA. The effect of regular exercise on insulin sensitivity in type 2 diabetes mellitus: a systematic review and meta-analysis. Diabetes Metab J. 2016;40(4):253-71.

Parte 2

# Doenças Tireoidianas

Capítulo 17

# Disfunções Tireoidianas na Gestação

Edinaldo Spindola Lopes ▪ Morgana Barbosa Duarte ▪ Talitha Mey ▪ Gustavo Caldas

## INTRODUÇÃO

A gestação acarreta um profundo impacto sobre a função da tireoide, com aumento em aproximadamente 50% da produção dos hormônios tireoidianos e da exigência diária de iodo. Essas alterações fisiológicas ocorrem perfeitamente em mulheres saudáveis que residem em áreas com suficiência de iodo; no entanto, a disfunção tireoidiana pode ser desencadeada quando a capacidade funcional da glândula está comprometida por doença tireoidiana prévia ou em gestantes que residem em locais deficientes em iodo. Desse modo, o grande desafio para o médico consiste em fazer a distinção precisa entre as alterações fisiológicas normais que envolvem o metabolismo da tireoide na gestação e as encontradas em uma doença tireoidiana verdadeira.

## RASTREAMENTO DE DISFUNÇÃO TIREOIDIANA NA GESTAÇÃO

A medição sérica do hormônio estimulador da tireoide (TSH) continua a ser o principal determinante do estado tireoidiano materno. O rastreamento universal para disfunções tireoidianas é recomendado em situações especiais, como:

- História de hipotireoidismo ou hipertireoidismo, ou sintomas ou sinais de disfunção tireoidiana
- Anticorpos de tireoide positivos ou presença de bócio
- História de radiação de cabeça ou pescoço ou cirurgia anterior de tireoide
- Idade acima de 30 anos
- História de diabetes melito tipo 1 (DM1) ou outras doenças autoimunes
- História de aborto, parto prematuro ou infertilidade
- Diversas gestações prévias (≥ 2)
- Antecedentes familiares de doença tireoidiana autoimune ou disfunção tireoidiana
- Obesidade mórbida (índice de massa corporal [IMC] ≥ 40 kg/m$^2$)
- Uso de amiodarona ou lítio, ou administração recente de contraste radiológico iodado
- Residir em área com insuficiência moderada a grave de iodo.

Vale ressaltar que não existem provas suficientes para a recomendação a favor ou contra o rastreamento universal com TSH no início da gravidez, com exceção das mulheres que planejam a reprodução assistida ou as que têm anticorpo antiperoxidase tireoidiana (anti-TPO) positivo.

## HIPOTIREOIDISMO NA GESTAÇÃO

A prevalência do hipotireoidismo na gestação é de 0,3 a 0,5% e a incidência varia de 2 a 3%. Os anticorpos anti-TPO e antitireoglobulina estão presentes em 2 a 17% das mulheres grávidas.

As principais causas de hipotireoidismo materno incluem a tireoidite de Hashimoto, pós-ablação com iodo radioativo e pós-tireoidectomia. Numerosos estudos retrospectivos e de caso-controle confirmam os efeitos prejudiciais do hipotireoidismo evidente na saúde da gestante e do feto (Tabela 17.1).

### Diagnóstico

É definido como uma concentração de TSH acima do limite superior do intervalo de referência específico da gravidez (Tabela 17.2). O hipotireoidismo bioquímico é definido por valores baixos de tiroxina livre (T4L) e o hipotireoidismo subclínico, por valores normais de T4L.

**TABELA 17.1** Complicações do hipotireoidismo na gestação.

| Maternas | Fetais |
|---|---|
| Hipertensão gestacional | PIG |
| Anemia | Natimorto |
| Hemorragia pós-parto | Hipotireoidismo congênito transitório |
| Descolamento prematuro de placenta | Comprometimento da função cognitiva |

PIG: pequeno para a idade gestacional.
Adaptada de Bandeira et al., 2015.

**TABELA 17.2** Níveis séricos de TSH de acordo com a idade gestacional.

| Trimestre | Ponto de corte de TSH |
|---|---|
| 1º | > 2,5 mUI/ℓ |
| 2º e 3º | > 3 mUI/ℓ |
| | > 4 mUI/ℓ* |

*Quando não estiverem disponíveis intervalos de referência com base em região geográfica, etnia e trimestre específicos, pode ser utilizado um limite de referência superior de aproximadamente 4 mUI/ℓ.
TSH: hormônio estimulador da tireoide.
Adaptada de Alexander et al., 2017.

Níveis de TSH acima de 4 mUI/ℓ aumentam o risco de prematuridade e síndrome da angústia respiratória do recém-nascido. Nas diretrizes da American Thyroid Association (ATA), o limite superior de referência para a concentração sérica de TSH durante a gravidez foi definido como 2,5 mU/ℓ no primeiro trimestre e 3 mU/ℓ no segundo e terceiro trimestres. Tais pontos de cortes foram obtidos a partir de seis estudos com uma amostra total de 5.500 gestantes. Em seguida, outros cortes maiores com cerca de 60.000 gestantes publicaram intervalos de referência específicos, de acordo com a localização geográfica e o trimestre da gestação, demonstrando substanciais diferenças populacionais no limite superior de referência de TSH. Essas diferenças podem ser parcialmente atribuíveis às desigualdades dos níveis de iodo entre as populações, bem como aos ensaios de TSH utilizados para a análise. No entanto, esses dados também demonstram importantes influências do IMC e dos fatores geográficos e étnicos sobre a "normalidade" das concentrações de TSH em mulheres grávidas.

Em resumo, existe uma variação substancial entre as populações, com muitas investigações recentes confirmando uma faixa de referência de TSH superior mais flexível em mulheres grávidas saudáveis sem doença da tireoide. Desse modo, quando não estiverem disponíveis intervalos de referência com base em região geográfica, etnia e trimestre específicos para mulheres grávidas saudáveis, com anti-TPO negativo, com consumo ideal de iodo e sem doença da tireoide, pode ser utilizado um limite de referência superior de aproximadamente 4 mU/ℓ (Tabela 17.2).

## Tratamento

O tratamento do hipotireoidismo diagnosticado pela primeira vez na gestação deve ser feito prontamente com a dose completa de T4L de 1,9 a 2,25 μg/kg.

Nas pacientes portadoras de hipotireoidismo prévio à gestação, 50 a 85% precisam aumentar a dose de T4L durante a gravidez. O ajuste de T4L deve ser feito o mais rapidamente possível após a confirmação da gravidez a fim de reduzir a probabilidade de hipotireoidismo. Para mulheres eutireóideas que recebem uma dose diária de T4L, a recomendação é aumentar 2 comprimidos/semana (aumentando em 29%) ou aumentar a dosagem de T4L diariamente em aproximadamente 25 a 30%. Após o parto, a dose deve ser reduzida à administrada pré-concepção, e um teste adicional da função tireoidiana deve ser realizado em, aproximadamente, 6 semanas após o parto.

Algumas mulheres que iniciaram T4L durante a gravidez podem não necessitar da medicação após o parto. Essas mulheres são candidatas a descontinuar o T4L, especialmente quando a dose é ≤ 50 μg/dia. Em seguida, o TSH sérico deve ser avaliado em 6 semanas.

O tratamento das pacientes portadoras de hipotireoidismo subclínico é indicado em casos de positividade na dosagem de anti-TPO ou para níveis de TSH acima de 10 mU/ℓ nos casos em que a dosagem de anti-TPO é negativa, sendo esse valor divergente na literatura. Algumas referências adotam o ponto de corte de TSH acima de 4 mU/ℓ para indicar o uso de T4L em mulheres com hipotireoidismo subclínico e anticorpos negativos (Figura 17.1).

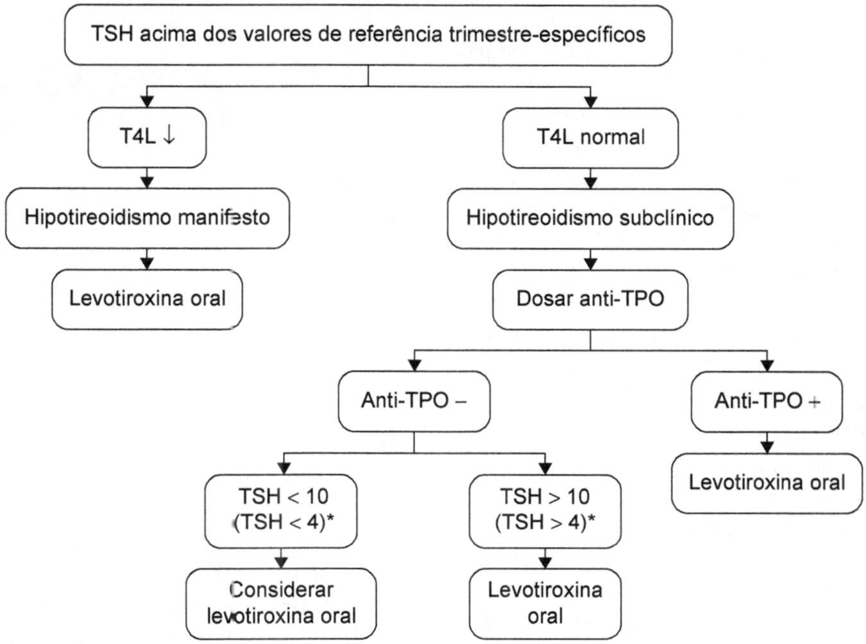


FIGURA 17.1 Abordagem da gestante com elevação dos valores de TSH. *Algumas referências adotam o ponto de corte de 4 mU/ℓ. anti-TPO: antiperoxidase tireoidiana; T4L: tiroxina livre; TSH: hormônio estimulador da tireoide.

Em mulheres que estão em programas de reprodução assistida, o ponto de corte do valor de TSH é 2,5 mU/ℓ.

- A dosagem de TSH deve ser realizada para todas as gestantes (rastreio universal) o mais precocemente possível, idealmente no início do primeiro trimestre ou até mesmo no planejamento pré-gravídico
- Em locais com menor acesso a exames laboratoriais, o rastreio fica reservado para os casos com fatores de maior risco para a descompensação, a saber: tireoidectomia ou radioiodoterapia prévias, DM1 ou outras doenças autoimunes, presença de bócio, histórico prévio de hipo ou hipertireoidismo ou positividade prévia para o anti-TPO. A dosagem de TSH deve ser repetida ao longo da gestação somente nesses casos
- O valor de TSH, a partir do qual se faz o diagnóstico de hipotireoidismo, é > 4,0 mUI/ℓ
- Devem ser encaminhadas ao pré-natal de risco, preferencialmente em seguimento conjunto com o endocrinologista, gestantes com hipotireoidismo prévio, hipotireoidismo clínico (HC) diagnosticado na gestação ou portadoras dos fatores de maior risco para descompensação anteriormente mencionados
- Na gestação, o HC é identificado quando TSH > 10 mUI/ℓ, e o tratamento com levotiroxina (LT4) é prontamente recomendado na dose inicial de 2 mcg/kg/dia
- Valores de TSH > 4,0 mUI/ℓ e ≤ 10,0 mUI/ℓ demandam a solicitação de T4L, havendo duas possibilidades diagnósticas: HC, quando os níveis de T4L estiverem abaixo do limite inferior da referência do laboratório, ou HSC, quando os níveis de T4L estiverem normais. O tratamento para o HSC é LT4 na dose inicial de 1 mcg/kg/dia, devendo-se dobrar a dose quando do diagnóstico de HC
- Nos casos com TSH > 2,5 e ≤ 4,0 mUI/ℓ, uma vez havendo condições plenas, deve-se dosar o anti-TPO. Se positivo (acima do limite superior da normalidade), o tratamento com LT4 50 mcg/dia é indicado. Se as condições não forem plenas, a repetição da dosagem de TSH deverá ser feita apenas para os casos de maior risco. Para esses casos, o tratamento com LT4

será estabelecido quando TSH > 4,0 mUI/ℓ, na dose de 1 mcg/kg/dia, ajustada, se necessário, após avaliação do valor de T4L

- Mulheres com hipotireoidismo prévio devem ter ajuste de dose de LT4 de modo a atingirem TSH < 2,5 mUI/ℓ na preconcepção. Tão logo engravidem, necessitam de incremento de 30% de LT4 o mais precocemente possível. Na prática, devem dobrar a dose usual em dois dias da semana
- A LT4 deve ser administrada 60 min antes do café da manhã ou 3 h ou mais após a última refeição. Deve-se evitar a ingesta concomitante com sulfato ferroso, carbonato de cálcio, hidróxido de alumínio e sucralfato
- O alvo da terapêutica com LT4 durante a gestação é a obtenção de valor de TSH < 2,5 mUI/ℓ. Iniciada a terapia, o controle deve ser mensal até se atingir a meta referida
- No puerpério, as mulheres com doença prévia devem retomar a dose pré-concepcional. Os casos de diagnóstico na gestação em uso de LT4 ≤ 50 mcg/dia podem ter a medicação suspensa. Os demais devem reduzir em 25 a 50% a dose vigente e repetir o TSH em 6 semanas. Casos com positividade para anti-TPO têm risco aumentado de desenvolvimento de tireoidite pós-parto e devem ter o descalonamento da dose de LT4 conforme exposto.

## HIPERTIREOIDISMO NA GESTAÇÃO

As principais causas de tireotoxicose na gestação incluem a doença de Graves, com prevalência de aproximadamente 0,1 a 1%, e a tireotoxicose induzida pela gonadotrofina coriônica humana (hCG), que ocorre em 1 a 3% das gestações. Esta última abrange quatro entidades: tireotoxicose transitória da gestação, hiperêmese gravídica, doença trofoblástica gestacional e hipertireoidismo familiar gestacional causado por mutação do receptor de TSH. Outras causas menos comuns incluem: bócio multinodular tóxico, adenoma tóxico, tireoidite subaguda dolorosa ou indolor, adenoma pituitário secretor de TSH e *struma ovarii.*

O hipertireoidismo materno está associado ao aumento da morbidade materna e fetal. As principais complicações da tireotoxicose na gestação estão demonstradas na Tabela 17.3.

**TABELA 17.3** Complicações do hipertireoidismo na gestação.

| Maternas | Fetais |
|---|---|
| Doença hipertensiva | Baixo peso ao nascer |
| Insuficiência cardíaca congestiva | RCIU |
| Aborto | Prematuridade |
| Descolamento prematuro de placenta | Disfunção tireoidiana neonatal |
| Crise tireotóxica | Natimorto |

RCIU: restrição do crescimento intrauterino.
Adaptada de Bandeira et al., 2015.

### Diagnóstico

O diagnóstico bioquímico do hipertireoidismo é confirmado na presença de TSH suprimido ou indetectável e elevação dos níveis de T4L. É fundamental estabelecer o diagnóstico diferencial entre doença de Graves e tireotoxicose transitória gestacional (Figura 17.2). Assim, qualquer valor abaixo do normal de TSH no soro detectado no primeiro trimestre deve ser avaliado em conjunto com os valores séricos de T4L e tri-iodotironina (T3), em associação com os dados da anamnese e do exame físico. As medições dos anticorpos antirreceptores do TSH (TRAb) e da T3 total materna também podem ser úteis para esclarecer a etiologia da tireotoxicose.

### Tratamento

Em geral, a tireotoxicose gestacional transitória melhora após a 18ª a 20ª semana, mas pode evoluir para um quadro de hiperêmese gravídica, caracterizado por náuseas e vômitos graves, com perda ponderal maior que 5%, desidratação e cetonúria. O tratamento é sintomático e inclui reposição de fluidos e eletrólitos, suplementação de vitamina $B_1$ e antieméticos. As drogas antitireoidianas (DAT) não são indicadas, mas betabloqueadores podem ser considerados, em caso de taquicardia significativa. A mola hidatiforme e o coriocarcinoma estão associados a níveis extremamente altos de hCG e o tratamento da condição subjacente restaurará a função normal da glândula tireoide.

Entre as DAT, o propiltiouracila (PTU) e o metimazol (MMI) são o principal suporte do tratamento da doença de Graves na gestação. No primeiro trimestre, deve-se dar preferência ao

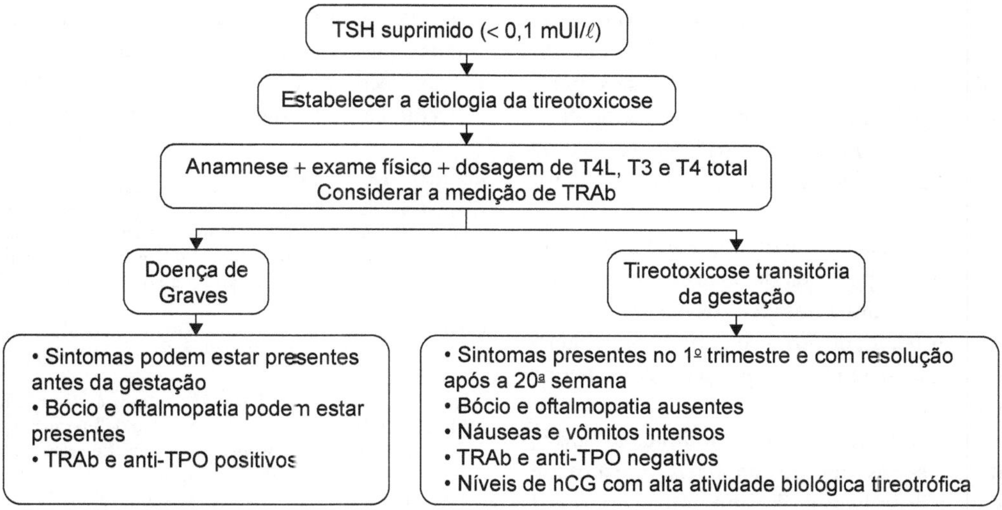


**FIGURA 17.2** Abordagem da gestante com valores de TSH suprimidos. anti-TPO: antiperoxidase tireoidiana; hCG: gonadotrofina coriônica humana; T3: tri-iodotironina; T4L: tiroxina livre; TRAb: anticorpos antirreceptores do TSH; TSH: hormônio estimulador da tireoide.

PTU e, para as mulheres previamente portadoras de doença de Graves e em uso atual de MMI, deve-se mudar para PTU de acordo com a razão de dose de aproximadamente 1:20 (5 mg/dia de MMI equivale a 200 mg/dia de PTU). A tireoidectomia deve ser considerada nos casos de alergias ou contraindicações para ambas as DAT e em mulheres nas quais o eutireoidismo não pode ser conseguido mesmo com doses altas de DAT. Se a cirurgia for indicada, o segundo trimestre é o tempo ideal, e recomenda-se a preparação prévia com agentes betabloqueadores e uma solução curta de iodeto de potássio (50 a 100 mg/dia). A tireoidectomia é seguida por um desaparecimento gradual, mas não imediato do TRAb.

Valores elevados de TRAb no soro antes da cirurgia indicam risco de hipertireoidismo fetal isolado e, após a retirada materna de DAT, deve ser planejado um programa de monitoramento fetal cuidadoso, e possível terapêutica. A abordagem terapêutica da gestante com doença de Graves encontra-se na Figura 17.3.

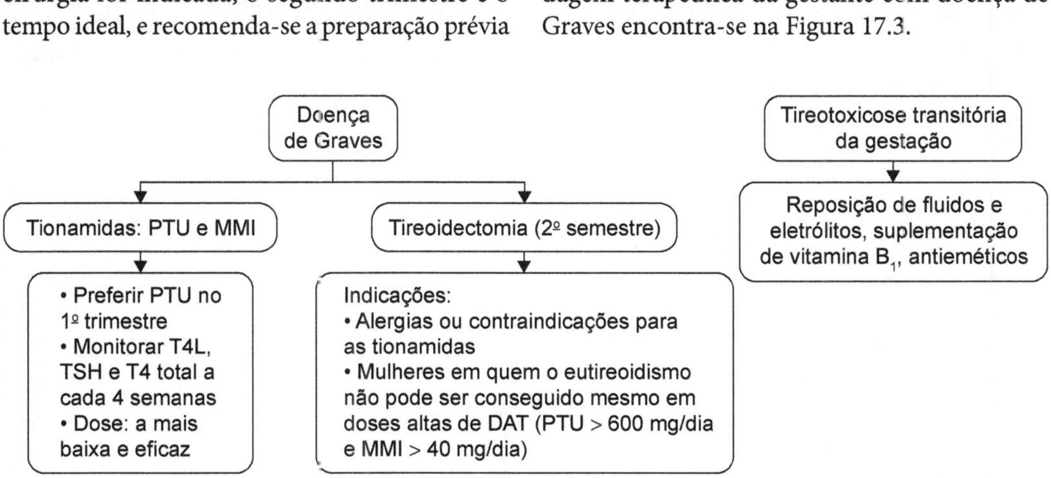


**FIGURA 17.3** Tratamento das principais causas de tireotoxicose na gestação. As DAT não são indicadas; os betabloqueadores podem ser considerados. DAT: drogas antitireoidianas; MMI: metimazol; PTU: propiltiouracila; T4L: tiroxina livre; TSH: hormônio estimulador da tireoide.

- O diagnóstico do hipertireoidismo deve ser firmado quando o TSH está suprimido (< 0,1 mUI/ℓ) e a T4L está acima do limite superior da normalidade do *kit* laboratorial adotado
- Não é recomendado o uso de DAT para o tratamento da tireotoxicose gestacional ou hipertireoidismo subclínico
- Diante da suspeita de tireotoxicose gestacional, sempre que possível, deve-se afastar a doença de Graves com a dosagem de TRAb
- Todo hipertireoidismo clínico deve ser tratado na gestação, em vista dos riscos fetais, neonatais e maternos da doença
- As doses de DAT (PTU e metimazol [MMZ]) devem ser as menores possíveis para a manutenção dos níveis de T4L no limite superior de normalidade do *kit* laboratorial utilizado, considerando a passagem dessas medicações pela placenta e o risco do hipotireoidismo fetal
- As doses preconizadas de PTU são de 200 a 400 mg diários, divididas em três doses diárias. A PTU apresenta menor teratogenicidade e maiores efeitos colaterais que o MMZ. É utilizada preferencialmente no período pré-concepcional e no primeiro trimestre de gestação. O MMZ, por sua vez, é recomendado nas doses de 10 a 30 mg diários, ingeridos em dose única. O MMZ é preferencialmente utilizado nos segundo e terceiro trimestres de gestação, bem como durante a amamentação
- As gestantes com hipertireoidismo devem ser acompanhadas em pré-natal de alto risco. Exceto com outras complicações, elas devem ter retornos quinzenais até a 28ª semana e semanais a partir de então até o parto
- Não é recomendado o tratamento da fase hipertireoidica da tireoidite pós-parto com DAT.

## LEITURAS SUGERIDAS


Alexander EK, Pearce EN, Brent GA, Brown RS, Chen H, Dosiou C, et al. Guidelines of the American Thyroid Association for the Diagnosis and Management of Thyroid Disease during Pregnancy and the Postpartum. Thyroid. 2017(10):1-91.

Bandeira F, Mancini MC, Graf H, Griz L, Faria M, Lazaretti-Castro M. Endocrinologia e diabetes. 3. ed. Rio de Janeiro: Medbook; 2015.

Garber JR, Cobin RH, Gharib H, Hennessey JV, Klein I, Mechanick JI, et al. Clinical practice guidelines for hypothyroidism in adults: cosponsored by the American Association of Clinical Endocrinologists and the American Thyroid Association. Endocr Pract. 2012;18(6):988-1028.

Lee SY, Cabral HJ, Aschengrau A, Pearce EN. Associations between maternal thyroid function in pregnancy and obstetric and perinatal outcomes. J Clin Endocrinol Metab. 2020;105(5):e2015-e2023.

Medici M, Korevaar TI, Visser WE, Visser TJ, Peeters RP. Thyroid function in pregnancy: What is normal? Clin Chem. 2015;61(5):704-13.

Moreno-Reyes R, Glinoer D, Van Oyen H, Vandevijvere S. High prevalence of thyroid disorders in pregnant women in a mildly iodine-deficient country: a population-based study. J Clin Endocrinol Metab. 2013;98(9):3694-701.

Sankoda A, Suzuki H, Imaizumi M, Yoshihara A, Kobayashi S, Katai M, et al. Effects of levothyroxine treatment on fertility and pregnancy outcomes in subclinical hypothyroidism: a systematic review and meta-analysis of randomized controlled trials. Thyroid. 2024;34(4):519-30.

Seror J, Amand G, Guibourdenche J, Ceccaldi PF, Luton D. Anti-TPO antibodies diffusion through the placental barrier during pregnancy. PLoS One. 2014;9(1):e84647.

Solha ST, Mattar R, Teixeira PF, Chiamolera MI, Maganha CA, Zaconeta AC, et al. Rastreio, diagnóstico e manejo do hipotireoidismo na gestação. FEBRASGO Position Statement. 2022.

Capítulo

# 18 Nódulos e Câncer de Tireoide na Gestação

Edinaldo Spindola Lopes ▪ Talitha Mey ▪
Morgana Barbosa Duarte ▪ Gustavo Caldas

## INTRODUÇÃO

Nódulos e câncer de tireoide descobertos durante a gravidez apresentam desafios únicos para o médico e a gestante. É necessário atenção para o diagnóstico e o tratamento, para que sejam evitadas intervenções que afetem negativamente a mãe e a saúde do feto. Os nódulos tireoidianos detectados na gestação são, na maioria das vezes, benignos e não funcionantes. Estudos realizados em áreas com leve a moderada deficiência de iodo (Bruxelas, China e Alemanha) avaliaram a prevalência de nódulos de tireoide durante a gravidez, o impacto da gestação sobre o tamanho nodular e a proporção de mulheres que tiveram novos nódulos detectados durante esse período.

A prevalência de nódulos da tireoide variou entre 3 e 21% e aumentou com a elevação da paridade; além disso, crescimentos de nódulos foram relatados durante a gravidez, com retorno às dimensões iniciais no 3º mês pós-parto. De acordo com um estudo realizado na Califórnia, a prevalência de câncer de tireoide na gestação foi de 14,4/100.000, sendo o carcinoma papilífero o tipo patológico mais frequente.

## DIAGNÓSTICO

### Anamnese

- História familiar de doença tireoidiana benigna ou maligna
- Carcinoma medular de tireoide familiar; neoplasia endócrina múltipla tipo 2 (NEM-2)
- Carcinoma papilífero de tireoide familiar e história familiar de síndrome tumoral predisponente a câncer de tireoide, como complexo de Carney e polineuropatia amiloidótica familiar (PAF)
- História de irradiação prévia de cabeça e pescoço
- Exposição à radiação ionizante antes dos 18 anos
- Crescimento rápido do nódulo.

### Ultrassonografia

A ultrassonografia (US), método mais acurado na detecção de nódulos, avalia suas características, monitora seu crescimento e avalia linfonodos cervicais. Um padrão ultrassonográfico de alta suspeita, que inclui nódulos sólidos hipoecoicos com bordas irregulares e microcalcificações, correlaciona-se com uma chance > 70% de câncer em comparação com o padrão de baixa suspeita de um nódulo misto ou espongiforme sem calcificações, que apresenta < 3% de risco de câncer (Figura 18.1).

### Função tireoidiana

No exame da função tireoidiana, o hormônio estimulador da tireoide (TSH) deve ser mensurado em todas as gestantes com nódulo tireoidiano. O valor de TSH pode ser fisiologicamente suprimido, sobretudo durante o 1º trimestre, sendo necessário para fazer diagnóstico diferencial com tireotoxicose da gestação.

### Dosagem de calcitonina e tireoglobulina

Assim como na população em geral, deve-se fazer essa dosagem em casos de câncer medular da tireoide, NEM-2 ou mutação do gene RET conhecida. A dosagem de tireoglobulina (Tg) não é recomendada.

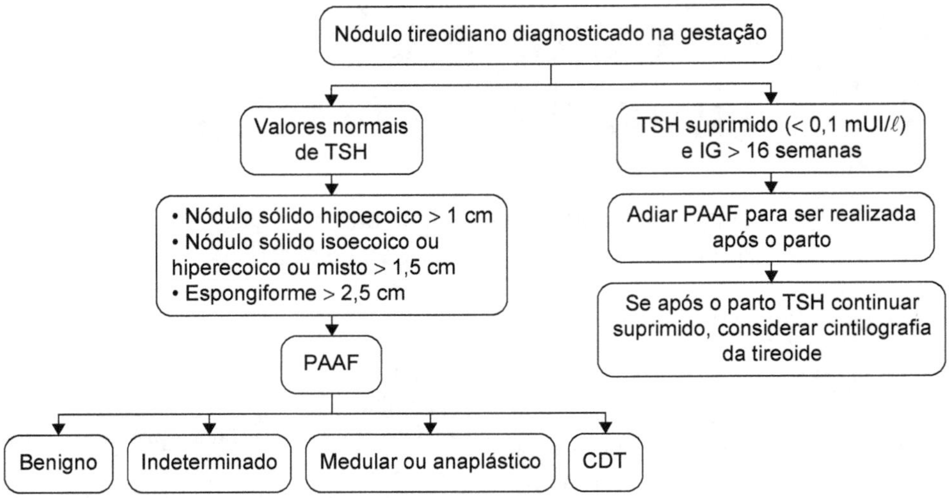


FIGURA 18.1 Indicações de PAAF nos nódulos tireoidianos diagnosticados durante a gestação. CDT: carcinoma diferenciado da tireoide; IG: idade gestacional; PAAF: punção aspirativa com agulha fina; TSH: hormônio estimulador da tireoide.

## Punção aspirativa com agulha fina

A punção do nódulo ou linfonodo pode ser realizada em qualquer trimestre da gestação. Em grávidas com nódulo tireoidiano e função tireoidiana normal, a necessidade de punção aspirativa com agulha fina (PAAF) deve ser com base nos mesmos padrões de mulheres não gestantes (Figura 18.2).

## Radioiodo

A utilização de radioiodo para diagnóstico ou em dose terapêutica é contraindicada durante a gestação. O iodo 131 atravessa rapidamente a placenta, e a tireoide fetal começa a acumular iodo entre a 12ª e 13ª semanas de gestação. Se o iodo 131 for administrado após a 12ª e a 13ª semanas de gestação,

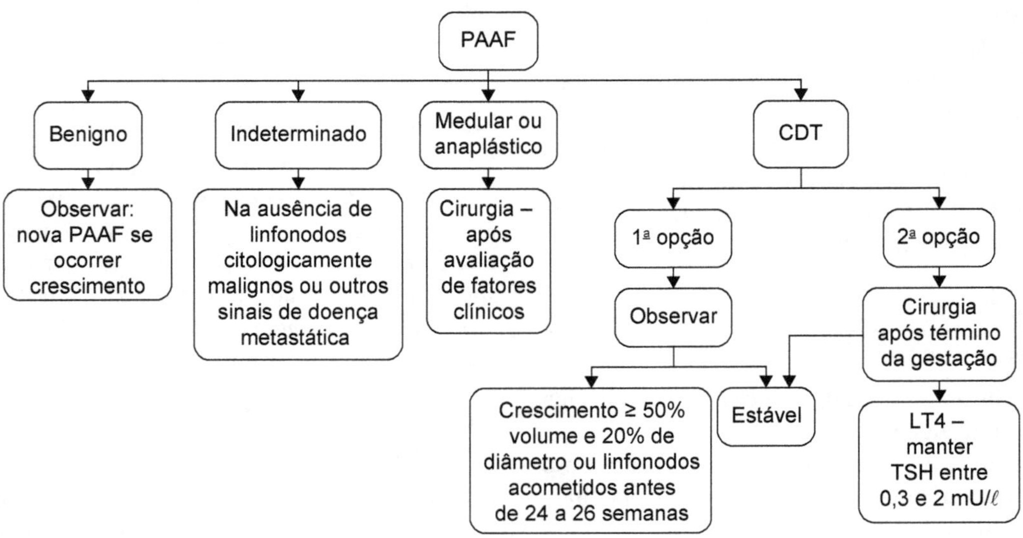


FIGURA 18.2 Abordagem dos nódulos tireoidianos diagnosticados na gestação, segundo o resultado da PAAF. CDT: carcinoma diferenciado da tireoide; LT4: levotiroxina; PAAF: punção aspirativa com agulha fina; TSH: hormônio estimulador da tireoide.

ocorrerá acúmulo na tireoide fetal, resultando em hipotireoidismo fetal/neonatal. Deve ser administrado 60 a 130 mg de iodeto de potássio à mãe se a gravidez for descoberta dentro de 12 h da administração do iodo 131. Isso bloqueia parcialmente a tireoide fetal, reduzindo, assim, a captação fetal da tireoide. Se o tratamento materno ocorrer antes de 12 semanas, a tireoide fetal parece não ser danificada.

## IMPACTO DA GESTAÇÃO NO CÂNCER DE TIREOIDE

A maioria dos estudos mostra que a gestação não piora o prognóstico do carcinoma diferenciado da tireoide (CDT), cuja cirurgia pode ser postergada para o período pós-parto sem aumento da mortalidade.

Estudos recentes relatam maiores taxas de persistência/recorrência em mulheres diagnosticadas com CDT durante ou imediatamente após a gestação, sem elucidação exata dos mecanismos fisiopatológicos.

O impacto da gravidez em mulheres com carcinoma medular ou anaplásico é desconhecido. Recomenda-se a cirurgia durante a gestação quando houver tumores grandes ou extensão para linfonodos.

Foram encontrados receptores alfa para estrogênio em tumores de tireoide. No entanto, há discrepância entre os estudos sobre a importância desses receptores no prognóstico do câncer de tireoide.

## RISCOS PERIOPERATÓRIOS DA TIREOIDECTOMIA

A cirurgia pós-parto é recomendada para a maioria dos pacientes com CDT não agressivo. Se a tireoidectomia for indicada, deve ser realizada no 2º trimestre da gestação, pois não há associação a aumento do risco materno-fetal.

O 1º trimestre está associado a alterações na organogênese e abortamento espontâneo; e o 3º trimestre, a parto prematuro.

O risco de hipotireoidismo e hipoparatireoidismo materno deve ser considerado.

## SEGUIMENTO DO NÓDULO BENIGNO

A terapia com levotiroxina (LT4) para diminuir o tamanho ou interromper o crescimento dos nódulos tireoidianos durante a gravidez não é indicada. Nódulos que foram benignos na PAAF, mas que apresentam crescimento rápido ou alterações ultrassonográficas suspeitas de malignidade, devem ser avaliados com nova PAAF e considerados para intervenção cirúrgica.

Na ausência de crescimento rápido, nódulos com resultado de PAAF benigno não necessitam de cirurgia durante a gravidez.

## SEGUIMENTO DO NÓDULO INDETERMINADO

Mulheres grávidas com nódulos citologicamente AUS (atipia de significado indeterminado), neoplasia folicular ou suspeita de malignidade, na ausência de linfonodos citologicamente malignos ou outros sinais de doença metastática, não necessitam rotineiramente de cirurgia durante a gravidez. Contudo, se houver suspeita clínica de comportamento agressivo em nódulos com citologia indeterminada, a cirurgia pode ser considerada.

Testes moleculares não são recomendados para avaliação de nódulos com citologia indeterminada durante a gravidez.

A terapia com LT4 não é recomendada.

## SEGUIMENTO DO CARCINOMA DIFERENCIADO DA TIREOIDE

Considera-se cirurgia no 2º trimestre nos casos de:

- Carcinoma papilífero diagnosticado no início da gestação com crescimento até 24 semanas (> 50% no volume tumoral ou > 20% no diâmetro em duas dimensões) ou presença de linfonodos cervicais metastáticos
- Carcinoma diferenciado de tireoide em estágio avançado no momento do diagnóstico ou se a citologia indicar carcinoma medular ou anaplásico.

Em casos em que não houve crescimento do nódulo ou diagnóstico na segunda metade da gestação, a cirurgia pode ser realizada após o parto.

Se o TSH sérico da paciente for > 2 mU/ℓ, é razoável iniciar LT4 para manter o TSH entre 0,3 e 2 mU/ℓ até o final da gestação.

## ALVOS DE TSH EM TERAPIA SUPRESSIVA COM LEVOTIROXINA PARA CARCINOMA DIFERENCIADO DA TIREOIDE PRÉVIO

O alvo de TSH deve ser o mesmo do período pré-concepção, determinado pela estratificação do risco de persistência ou recorrência do tumor. O TSH sérico deve ser mantido < 0,1 mU/ℓ em pacientes com doença estrutural persistente.

Os valores de TSH baseiam-se primeiramente no risco de recorrência determinado no pós-operatório e, em seguida, são modificados com base na resposta da paciente à terapia. O TSH deve ser monitorado ao se descobrir a gestação, e então a cada 4 semanas até 16 a 20 semanas, e pelo menos uma vez entre 26 e 32 semanas de gestação.

A LT4 deve ser dosada 4 semanas após qualquer alteração de sua dose.

## EFEITO DA RADIOABLAÇÃO PARA CARCINOMA DIFERENCIADO DA TIREOIDE EM GESTAÇÕES SUBSEQUENTES

Não existem evidências de efeito deletério após exposição ao radioiodo em gestações subsequentes. Contudo, a gestação deve ser evitada até 6 meses após o uso de radioiodo, tempo necessário para ajuste de TSH com LT4.

O iodo 131 pode afetar a espermatogênese; portanto, deve-se aguardar 120 dias para tentar engravidar.

## EFEITOS DA TIROSINOQUINASE NA GESTAÇÃO

Os inibidores da tirosinoquinase (sorafenibe, lenvatinibe e cabozantinibe) são utilizados na terapia de câncer diferenciado metastático medular da tireoide.

A gestação está contraindicada para mulheres em uso de inibidores da tirosinoquinase por apresentarem efeito teratogênico.

## RISCO DE RECORRÊNCIA DE CARCINOMA DIFERENCIADO DA TIREOIDE NA GRAVIDEZ

A gravidez não representa um risco para recorrência do tumor em mulheres sem doença estrutural ou bioquímica antes da gravidez. Mulheres com excelente resposta à terapia (imagem negativa + Tg suprimida < 0,2 ng/mℓ ou Tg estimulada por TSH < 1 ng/mℓ) não requerem monitoramento adicional durante a gestação.

## MONITORAMENTO EM GESTANTES PREVIAMENTE TRATADAS PARA CARCINOMA DIFERENCIADO DA TIREOIDE

O monitoramento por US e Tg durante a gravidez não é necessário em mulheres com história de CDT previamente tratado com níveis indetectáveis de Tg (na ausência de anti-Tg) e sem evidência de acometimento estrutural antes da gravidez.

O monitoramento de US e Tg deve ser realizado durante a gravidez em mulheres diagnosticadas com CDT com resposta bioquímica ou estruturalmente incompleta à terapia, ou em pacientes com doença ativa recorrente ou residual.

## LEITURAS SUGERIDAS


Alexander EK, Pearce EN, Brent GA, Brown RS, Chen H, Dosiou C, et al. Guidelines of the American Thyroid Association for the diagnosis and management of thyroid disease during pregnancy and the postpartum. Thyroid. 2017(10):1-91.

Biondi B, Wartofsky L. Treatment with thyroid hormone. Endocr Rev. 2014;35(3):433-512.

Durante C, Hegedüs L, Czarniecka A, et al. 2023 European Thyroid Association Clinical Practice Guidelines for thyroid nodule management. Eur Thyroid J. 2023;12(5):e230067.

Fatourechi V. Hyperthyroidism and thyrotoxicosis. In: Bandeira F, Gharib H, Gobert A, Griz L, Faria M. Endocrinology and diabetes: a problem-oriented approach. New York: Springer; 2014.

Papaleontiou M, Haymart MR. Thyroid nodules and cancer during pregnancy, post-partum and preconception planning: addressing the uncertainties and challenges. Best Pract Res Clin Endocrinol Metab. 2020;34(4):101363.

Shah M, Gharib H. Hypothyroidism. In: Bandeira F, Gharib H, Gobert A, Griz L, Faria M. Endocrinology and diabetes: a problem-oriented approach. New York: Springer; 2014.

Teng W, Shan Z, Patil-Sisodia K, Cooper DS. Hypothyroidism in pregnancy. Lancet Diabetes Endocrinol. 2013;1(3):228-37.

Capítulo 19

# Nódulos Tireoidianos

Edinaldo Spindola Lopes ▪ Natalia Rocha da Silva ▪ Leonardo Bandeira ▪ Gustavo Caldas ▪ Francisco Bandeira

## INTRODUÇÃO

O nódulo tireoidiano é o distúrbio endocrinológico mais comum, acometendo 50% dos idosos; à palpação, acomete 5% das mulheres e 1% dos homens. A maioria dos nódulos é benigna, e até 20% deles podem diminuir de tamanho ao longo do tempo. A importância do diagnóstico está em descartar nódulos malignos, que ocorrem em 7 a 15% dos casos. A tireoidite de Hashimoto aumenta os riscos de nódulos tireoidianos. A avaliação do paciente com nódulo tireoidiano pode ser feita de diferentes maneiras, conforme apresentado a seguir.

## DIAGNÓSTICO

### Anamnese e exame físico

Os fatores que aumentam o risco de malignidade são:

- História de exposição à radiação ionizante ou radioterapia cervical na infância/adolescência
- Diagnóstico prévio de câncer de tireoide tratado com tireoidectomia parcial
- Nódulo incidental na fluorodeoxiglicose-tomografia por emissão de pósitrons (FDG-PET) em pacientes oncológicos
- História familiar (parente de 1º grau) de câncer de tireoide; especialmente se dois ou mais membros tiverem sido afetados, no caso de carcinoma diferenciado
- Síndromes hereditárias como neoplasia endócrina múltipla tipo 2 (NEM-2), síndrome de Cowden, síndrome de Pendren, síndrome de Werner, complexo de Carney e polipose adenomatosa familiar
- Nódulo com rápido crescimento ou com sintomas progressivos
- Nódulo endurecido, aderido a planos profundos, pouco móveis; associado à paralisia de prega vocal ou à linfonodomegalia cervical
- Sexo masculino
- Idade < 14 anos e > 70 anos.

A maioria dos pacientes é assintomática, mas alguns podem se queixar de: sensação de corpo fixo na garganta, disfagia ou alterações na deglutição (asfixia, odinofagia, estase), dispneia, disfonia ou rouquidão e dor. A presença dos sintomas depende do tamanho e da localização do nódulo. O exame físico deve incluir a inspeção para nódulos visíveis e palpação da tireoide e cadeia linfática cervical. Contudo, o exame físico costuma ser normal, pois muitos nódulos tireoidianos são pequenos ou apresentam uma localização posterior; por isso, não são palpáveis.

### Avaliação laboratorial

- Dosagem sérica do hormônio estimulador da tireoide (TSH): para excluir nódulos hiperfuncionantes (5% dos nódulos)
- Diminuição de TSH: realizar cintilografia
- Nódulo hipercaptante: tratamento de hipertireoidismo
- Nódulo hipocaptante: avaliar pela punção aspirativa com agulha fina (PAAF)
- Aumento de TSH ou normal: dosar o anticorpo antiperoxidase tireoidiana (anti-TPO) e avaliar a PAAF.

Não são recomendadas na avaliação inicial (exceto em pacientes com suspeita clínica ou familiar de carcinoma medular da tireoide ou NEM-2):

- Dosagem sérica de tireoglobulina, pois pode estar elevada também em doenças benignas
- Dosagem sérica de calcitonina.

### Métodos de imagens

A ultrassonografia (US) cervical deve ser realizada em todos os pacientes com nódulo tireoidiano. As alterações ultrassonográficas são classificadas em:

- Baixo risco: nódulos predominantemente císticos (> 50%), espongiformes, isoecoicos e com halo regular; representam 1% de malignidade

- Risco intermediário: nódulos ovoides e com margens mal definidas. Vascularização intranodular, macrocalcificações ou calcificações contínuas; representam 5 a 15% de malignidade
- Alto risco: nódulos hipoecoicos, espiculados ou margens microlobuladas, com microcalcificações, diâmetro anteroposterior maior que o transverso, e linfonodos cervicais com características suspeitas; representam 50 a 90% de malignidade.

A presença de padrões ultrassonográficos suspeitos, incluindo composição sólida, hipoecogenicidade, margens irregulares e microcalcificações, exige avaliação citológica.

### Punção aspirativa com agulha fina

Atualmente, o *thyroid imaging reporting and data system* (TI-RADS) é um sistema de estratificação de malignidade para classificar lesões tireoidianas pela US. Pela pontuação que o nódulo recebe no TI-RADS, a PAAF será indicada de acordo com o tamanho do nódulo, como se observa na Figura 19.1.

Observações:

- Nódulos entre 0,5 e 1 cm com características ultrassonográficas de suspeição alta ou intermediária podem ser acompanhados ou submetidos à PAAF
- Priorizar a PAAF em situações como: linfonodos suspeitos, história familiar de câncer de tireoide e história clínica de disfonia
- Nódulos < 0,5 cm devem ser acompanhados com US (sem PAAF), independentemente das características ultrassonográficas
- PAAF de linfonodos: em caso de linfonodo suspeito em US (arredondado com perda do hilo)
- PAAF de nódulos complexos: abordar o componente sólido da lesão, principalmente em áreas vascularizadas
- Tomografia computadorizada (TC) e ressonância magnética (RM) devem ser solicitadas diante de bócios mergulhantes, ou na avaliação de compressão, invasão de estruturas adjacentes, como a traqueia
- Cintilografia tireoidiana deve ser solicitada se TSH suprimido.

### Exame microscópico

A classificação citopatológica é feita de acordo com o sistema Bethesda:

- Amostra não diagnóstica: I (risco de malignidade de 5 a 20%)
- Benigno: II (risco de malignidade de 2 a 7%)
- AUS (atipia de significado indeterminado): III (risco de malignidade de 13 a 30%)
- Neoplasia folicular: IV (risco de malignidade de 23 a 34%)
- Suspeita para malignidade: V (risco de malignidade de 67 a 83%)
- Maligno: VI (risco de malignidade de 97 a 100%).

## TRATAMENTO

A conduta é feita de acordo com a classificação de Bethesda (Tabela 19.1):

- Bethesda I – amostra não diagnóstica:
  - Repetir a PAAF após 3 a 6 meses
  - Se a nova amostra for não diagnóstica:
    - Nódulos < 2 cm com baixa suspeita de malignidade clínica e ultrassonográfica: acompanhamento com US
    - Nódulos > 2 cm e/ou alta suspeita de malignidade clínica e ultrassonográfica: considerar as características clínicas do paciente. O tratamento cirúrgico fornece o diagnóstico histopatológico, mas, em alguns casos, testes moleculares para a pesquisa do BRAF ou um painel de mutações pode facilitar a gestão desses pacientes
- Bethesda II – amostra benigna:
  - US seriada e dosagem de TSH em 6 a 18 meses
    - Se nódulo estável: repetir US em 24 meses
  - Repetir a PAAF quando:
    - Nódulos com citologia benigna, mas achados suspeitos à US
    - Nódulos com crescimento superior a 50% do volume total ou aumento de 20% em pelo menos duas dimensões
  - Reposição de iodo deve ser realizada em áreas deficientes de iodo
  - Considerar a terapia com levotiroxina (LT4) em:
    - Pacientes jovens com bócio pequeno e TSH normal
    - Pacientes jovens com hipotireoidismo subclínico por causa autoimune.

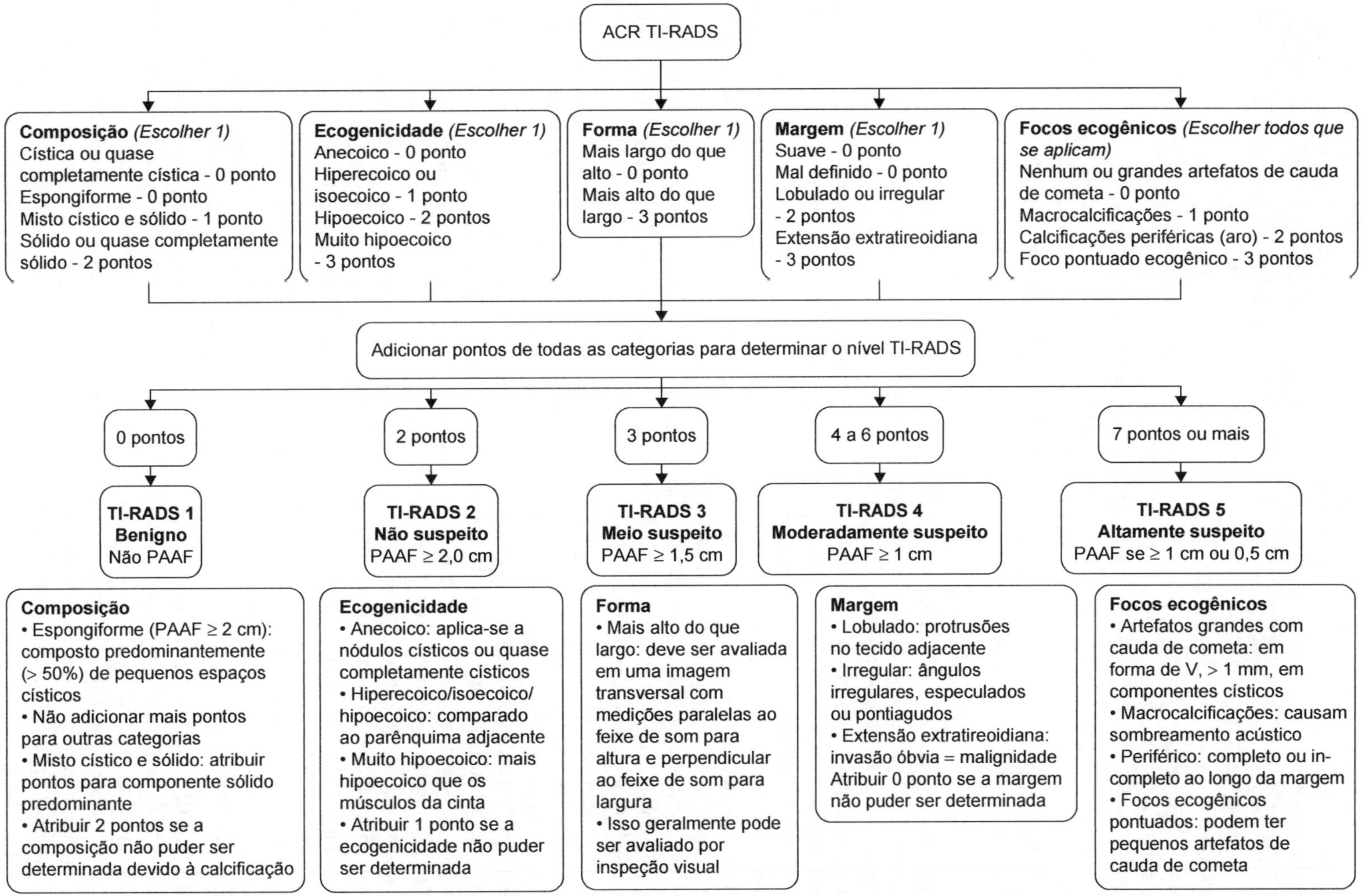


**FIGURA 19.1** Classificação do TI-RADS. ACR: American College of Radiology; PAAF: punção aspirativa com agulha fina; TI-RADS: *thyroid imaging reporting and data system*.

**TABELA 19.1** Sistema de Classificação Bethesda 2023 para resultado de citologia de PAAF de nódulos de tireoide: risco de malignidade com base no seguimento de nódulos retirados por cirurgia e recomendação do manejo clínico.

| Categoria diagnóstica | Risco de câncer média % (intervalo) | Manejo usual |
|---|---|---|
| I – Não diagnóstico | 13% (5 a 20%) | Repetir PAAF guiada por ultrassonografia (US) |
| II – Benigno | 4% (2 a 7%) | Acompanhamento clínico com ultrassonografia |
| III – Atipia de significado indeterminado | 22% (13 a 30%) | Repetir PAAF, teste molecular, lobectomia diagnóstica ou **vigilância** |
| IV – Neoplasia folicular | 30% (23 a 34%) | Teste molecular, lobectomia diagnóstica |
| V – Suspeito de malignidade | 74% (67 a 83%) | **Teste molecular**, lobectomia ou tireoidectomia subtotal ou total |
| VI – Maligno | 97% (97 a 100%) | Lobectomia, tireoidectomia subtotal ou total |

PAAF: punção aspirativa com agulha fina.

Em nódulos benignos, a radiofrequência é indicada para aqueles pacientes que apresentam sintomas compressivos, com crescimento progressivo ou que se incomodam esteticamente. Além disso, o tratamento com radiofrequência pode ser indicado para nódulos tireoidianos autônomos tóxicos e persistentes. Esse método não apresenta nenhuma contraindicação absoluta. É recomendada uma ablação cuidadosa para pacientes com marca-passo e gestantes, e um eletrodo bipolar dedicado à tireoide.

A radiofrequência não é indicada para nódulos com calcificações intensas, pois a PAAF está dificultada nesses casos. São necessárias duas citologias benignas para que a radiofrequência seja realizada, entretanto, um único diagnóstico benigno pode ser suficiente em casos de nódulos com características altamente específicas para benignidade ou em nódulos autônomos.

Escleroterapia com álcool pode ser considerada em nódulos císticos ou predominantemente císticos. Terapia com radioiodo pode ser considerada para o bócio multinodular atóxico. Nesses casos, deve ser realizada a PAAF prévia que pode ser otimizada com a administração do TSH recombinante. A supressão do TSH está contraindicada.

Em caso de citologia:

- Bethesda III – atipia de significado indeterminado (AUS) (atipia nuclear ou outras atipias):
  - Avaliar cintilografia com iodo radioativo, principalmente se TSH próximo aos níveis inferiores da normalidade. Nódulos hipercaptantes apresentam maior tendência à benignidade
  - Repetir a PAAF em 3 a 6 meses
  - Se houver nova amostra com AUS:
    - Nódulos < 2 cm com baixa suspeita de malignidade clínica e ultrassonográfica: acompanhamento com US, vigilância ativa
    - Nódulos com suspeita intermediária podem ser tratados cirurgicamente e diagnosticados por meio de testes moleculares, se disponíveis
    - Nódulos > 2 cm e/ou alta suspeita de malignidade clínica e ultrassonográfica: cirurgia
- Bethesda IV – Neoplasia folicular
  - Para essa categoria atualmente incluem avaliação por testes moleculares ou cirurgia diagnóstica. Nódulo tireoidiano de baixo risco a US e teste molecular negativo para malignidade não indica cirurgia de imediato
- Bethesda V – Suspeito para malignidade (67 a 83%):
  - Em geral, assim como no Bethesda VI, o tratamento cirúrgico é indicado. Se algum teste molecular estiver disponível, pode ser útil para a tomada de decisão
- Bethesda VI – Maligno (97 a 100%):
  - O tratamento cirúrgico é indicado, se necessário ablação com iodo radioativo entre 8 a 12 semanas depois do procedimento. Há duas estratégias de tratamento: curativa e paliativa
  - Na curativa, o tratamento de qualquer tumor visível à US é completo. Na paliativa, o objetivo e diminuir o tamanho tumoral para reduzir os sintomas compressivos e melhorar a qualidade de vida do paciente.

## Marcadores moleculares

Visando a evitar que os pacientes sejam submetidos a cirurgias desnecessárias, uma vez que menos de 30% dos pacientes com Bethesda III/IV apresentam neoplasias no histopatológico, os testes moleculares, quando disponíveis, podem ser uma boa opção para aumentar a acurácia diagnóstica; eles se baseiam em informações genéticas que podem ser obtidas do mesmo material colhido na biopsia por PAAF (Figura 19.2).

Em 2011, o *Afirma Gene Expression Classifier* (GEC), que se tornou disponível para a avaliação de nódulos tireoidianos com citologia indeterminada, designou os nódulos como "benignos" (teste negativo) ou "suspeitos" (teste positivo) de acordo com o padrão de expressão do RNA mensageiro. A alta sensibilidade e o valor preditivo negativo (VPN) apoiava seu uso para descartar câncer de nódulos Bethesda III/IV e oferecia ao paciente a opção de vigilância clínica em vez de cirurgia diagnóstica imediata. A baixa especificidade e o valor preditivo positivo (VPP) significava que um teste positivo era insuficiente para prever que um nódulo era maligno e a tomada de decisão devia integrar os resultados citológicos, os achados ultrassonográficos e os fatores de risco.

O ThyroSeq é um painel de análise de 12 genes associados ao câncer de tireoide. A adição de outras mutações ao painel de análise deu origem ao teste subsequente, o ThyroSeq v2.

O teste ThyGenX/ThyraMIR age em conjunto; se o ThyGenX é negativo para alterações genéticas ou se uma mutação com menor especificidade para malignidade é detectada, a análise reflexa do ThyraMIR é realizada. O ThyGenX foi substituído recentemente pelo ThyGeNEXT, um painel de DNA e mRNA expandido.

O mir-THYpe, teste de origem brasileira (Onkos Diagnósticos Moleculares), avalia a expressão de 11 microRNAs e algoritmos para a classificação de nódulos em "positivos" e "negativos".

O ThyroSeq v3, o *Afirma Genomic Sequencing Classifier* (GSC) – nova versão do Afirma-GEC – e o *Afirma Xpression Atlas* (XA) são os mais novos testes disponíveis, com sensibilidade e especificidade aprimoradas em comparação com as gerações anteriores.

De acordo com suas características, os testes são considerados *rule-in* ou *rule-out*; testes com maior especificidade e VPP são mais eficientes em diagnosticar câncer sendo designados *rule-in*; os testes de maior sensibilidade e VPN são mais efetivos na identificação dos nódulos que tenham maior probabilidade de serem benignos, sendo denominados *rule-out*. O mir-THYpe pode ser considerado tanto *rule-out* quanto *rule-in*, por ter sensibilidade (94%) e VPN (96%).

Apesar dos avanços, ainda existem anormalidades genéticas não detectadas em alguns tipos de câncer de tireoide; assim, resultados negativos

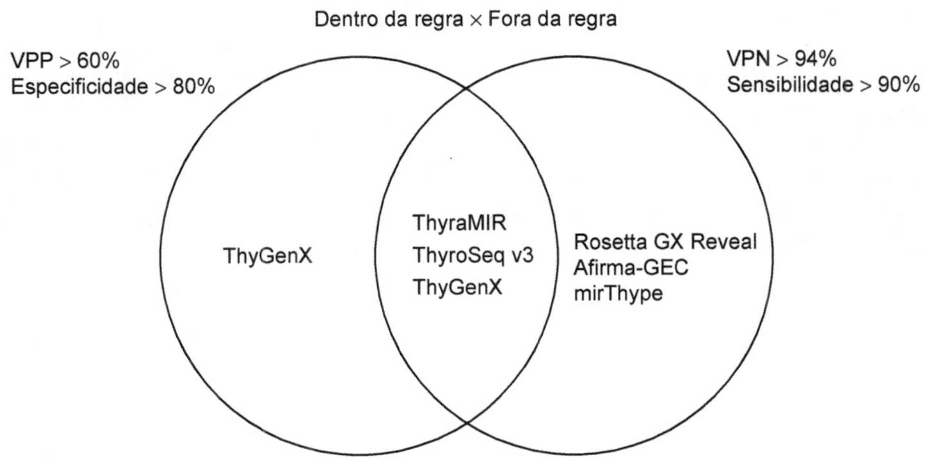


FIGURA 19.2 Testes moleculares de inclusão e exclusão disponíveis no mercado. VPP: valor preditivo positivo; VPN: valor preditivo negativo. (Adaptada de Ferraz, 2018.)

ainda requerem vigilância. Por outro lado, mesmo com resultados positivos, nem todos os nódulos são malignos.

A probabilidade de malignidade pós-teste é afetada pela mutação detectada; por exemplo, o risco de malignidade é de 100% com BRAF mutação V600 E, enquanto se sabe que ocorrem mutações no gene RAS em neoplasias benignas e malignas da tireoide.

### *Nódulos tireoidianos em crianças e adolescentes*

O manejo é semelhante ao dos adultos. Entretanto, pela maior prevalência de malignidade, deve-se considerar o tratamento cirúrgico.

## Indicações cirúrgicas

Para tireoidectomia total:

- Doença nodular bilateral
- Nódulo > 4 cm
- Associação com radiação
- Nódulo < 4 cm com suspeita clínica ou ultrassonográfica de malignidade
- Citologia suspeita para malignidade.

Para lobectomia:

- Doença nodular unilateral
- Citologia não diagnóstica
- Nódulo < 4 cm com citologia de atipia de significado indeterminado
- Nódulo > 4 cm com baixa suspeita clínica ou ultrassonográfica de malignidade.

### *Recomendações pré-operatórias*

- Realizar US minuciosa do pescoço
- Avaliar pregas vocais com laringoscopia
- Fazer biopsia de qualquer linfonodo suspeito e dosar a tireoglobulina e a calcitonina na lavagem da agulha usada na PAAF.

## LEITURAS SUGERIDAS

Bernet V, Hupart KH, Parangi S, Woeber KA. AACE/ACE Disease state commentary: molecular diagnostic testing of thyroid nodules with indeterminate cytopathology. Endocr Pract. 2014;20:360-3.

Durante C, Grani G, Lamartina L, Filetti S, Mandel SJ, Cooper DS. The diagnosis and management of thyroid nodules: a review. JAMA. 2018;319(9):914-24.

Durante C, Hegedüs L, Czarniecka A, Paschke R, Russ G, Schmitt F, et al. 2023 European Thyroid Association Clinical Practice Guidelines for thyroid nodule management. Eur Thyroid J. 2023 Aug 14;12(5):e230067.

Ferraz C. Can current molecular tests help in the diagnosis of indeterminate thyroid nodule FNAB? Arch Endocrinol Metab. 2018;62(6):576-84.

Garib H, Papini E, Garber JR, Duick DS, Harrell RM, Hegedüs L, et al. American Association of Clinical Endocrinologists, American College of Endocrinology and Associazone Medici Endocrinology Medical guidelines for clinical practice for the diagnosis and management of thyroid nodules – 2016 update. Endocr Pract. 2016;22(5): 622-39.

Grani G, Lamartina L, Ascoli V, Bosco D, Biffoni M, Giacomelli L, et al. Reducing the number of unnecessary thyroid biopsies while improving diagnostic accuracy: towards the "right" TIRADS. J Clin Endocrinol Metab. 2019; 104(1):95-102.

Griebeler M, Gharib H. Thyroid nodules and cancer. In: Bandeira F, Gharib H, Gobert A, Griz L, Faria M. Endocrinology and diabetes: a problem-oriented approach. New York: Springer; 2014.

Kim J, Baek JH, Lim HK, Na DG. Summary of the 2017 thyroid radiofrequency ablation guideline and comparison with the 2012 guideline. Ultrasonography. 2019; 38(2):125-34.

Paschou S, Vryonidou A, Goulis DG. Thyroid nodules: a guide to assessment, treatment and follow-up. Maturitas. 2017;96:1-9.

Rosário WP, Ward LS, Carvalho GA, Graf H, Maciel RMB, Maciel LMZ, et al. Nódulo tireoidiano e câncer diferenciado: atualização do consenso brasileiro. Arq Bras Endocrinol Metab. 2013;57(4):240-64.

Sciacchitano S, Lavra L, Ulivieri A, Magi F, De Francesco GP, Bellotti C, et al. Comparative analysis of diagnostic performance, feasibility and cost of different test-methods for thyroid nodules with indeterminate cytology. Oncotarget. 2017; 8(30):49421-42.

Yoo WS, Ahn HY, Ahn HS, Chung YJ, Kim HS, Cho BY, et al. Malignancy rate of Bethesda category III thyroid nodules according to ultrasound risk stratification system and cytological subtype. Medicine (Baltimore). 2020;99(2):e18780.

Capítulo 20

# Carcinoma Diferenciado da Tireoide

Fernanda Carvalho ▪ Aline Alves Lopes Albuquerque ▪ Gustavo Caldas

## INTRODUÇÃO

O câncer de tireoide é uma entidade rara que corresponde a 1% de todas as neoplasias; entretanto, é a neoplasia mais comum do sistema endócrino, em geral, no sexo feminino. Com a disseminação do uso da ultrassonografia (US), houve aumento da taxa de diagnósticos de nódulos tireoidianos; sendo a grande importância de seu estudo a exclusão de malignidade. O câncer de tireoide apresenta incidência variável de 7 a 15% de todos os nódulos, dependendo de fatores como idade, gênero, exposição à radiação e história familiar.

A incidência de câncer de tireoide tem aumentado muito nos últimos anos, principalmente em virtude do aumento da realização de punção aspirativa com agulha fina (PAAF) e da incidência de carcinoma papilífero da tireoide (CPT) pelo diagnóstico de câncer oculto (descoberto após estudo de necropsia ou da peça cirúrgica em tireoidectomias por doença de Graves ou bócio tóxico). A taxa de sobrevida por câncer de tireoide se mantém igual, com prognóstico favorável a longo prazo para o carcinoma diferenciado da tireoide (CDT).

O câncer de tireoide pode ser dividido de acordo com a célula que o originou: células foliculares, parafoliculares e não tireoidianas. Das células foliculares, originam-se aproximadamente 90% dos carcinomas tireoidianos. Estes se dividem em CDT (papilífero e folicular, com grau histológico bem diferenciado) e indiferenciados ou anaplásicos, com incidência inferior a 5%, com baixo grau de diferenciação celular e comportamento agressivo. Das células parafoliculares, origina-se o carcinoma medular da tireoide (CMT), correspondendo a cerca de 3 a 4% das neoplasias tireoidianas, caracterizado pela produção de calcitonina. Mais raras são as neoplasias de células não tireoidianas, como linfoma, sarcoma, teratomas e tumores metastáticos.

## CARCINOMA DIFERENCIADO DA TIREOIDE

Corresponde aos carcinomas papilífero e folicular de tireoide. A apresentação clínica em geral é a partir de um ou mais nódulos tireoidianos, em um paciente eutireóideo. Diante de um nódulo tireoidiano, sempre se deve excluir malignidade, com a realização de anamnese detalhada, buscando fatores de risco e complementando o exame físico com a palpação da glândula tireoide e pesquisa de linfonodos cervicais. É importante ressaltar que o risco de malignidade no nódulo tireoidiano independe da quantidade de nódulos existentes, com risco semelhante para nódulos de igual tamanho, sejam eles incidentalomas ou descobertos à palpação tireoidiana.

Os fatores de risco para CDT são:

- Irradiação prévia de cabeça e pescoço para fins terapêuticos
- História familiar ou pessoal de câncer de cabeça e pescoço
- História familiar ou pessoal de câncer de tireoide
- Exposição à radiação ionizante por acidentes nucleares (p. ex., Hiroshima, Nagasaki, Chernobyl)
- Síndromes genéticas familiares:
    - Polipose familiar
    - Complexo de Carney
    - Neoplasia endócrina múltipla tipo 2 (NEM-2)
    - Síndrome de Werner.

As mutações e os rearranjos genéticos mais comumente relacionados com o CDT são descritos na Tabela 20.1.

**TABELA 20.1** Mutações genéticas relacionadas com o carcinoma diferenciado da tireoide e suas repercussões clínicas.

| Mutação e rearranjo genético | Repercussão clínica |
|---|---|
| BRAF | Associação com CPT, principalmente na presença de metástases linfonodais. Sua positividade sugere prognóstico reservado, com maior risco de recorrência, múltiplos focos tumorais, extensão extratireoidiana, metástases para linfonodos e tumores em estágios avançados no momento da cirurgia. Alguns linfonodos metastáticos podem desenvolver outras mutações do BRAF; a mais prevalente é a BRAF V600E |
| RET/PTC | Presente nas formas graves do CPT. Maior associação com CPT com exposição à radiação na infância |
| TERT | Presente em formas avançadas de câncer de tireoide. É preditor independente de doença persistente, com pior prognóstico e maior mortalidade em CDTs que têm esta mutação. Pode coexistir com BRAF |
| NTRK1 | Maior frequência em CPT, conferindo agressividade ao tumor |
| RAS | Presente em cerca de 40% dos CFTs, mas também em CPTVF, nas formas invasiva e não invasiva. Está associado a tumores agressivos, podendo ocorrer em carcinoma anaplásico |
| PAX8-PPARγ1 | Presente em 10 e 41% de adenoma e CFT, respectivamente, podendo auxiliar na diferenciação entre essas lesões |

CDT: carcinoma diferenciado da tireoide; CFT: carcinoma folicular da tireoide; CPT: carcinoma papilífero da tireoide; CPTVF: carcinoma papilífero da tireoide variante folicular; NTRK1: receptor neurotrófico tirosinoquinase; PAX8-PPARγ1: fusão dos genes *paired Box family transcription factor-8* e *peroxisome-proliferator and activator receptor-gamma-1*; RAS: vírus do sarcoma de rato; RET/PTC: *rearranged during transfection/papillary thyroid carcinoma*; TERT: transcriptase reversa da telomerase.

## Papilífero

O CPT é a neoplasia maligna mais comum da tireoide, correspondendo a cerca de 80% dos CDT, com predominância pelo sexo feminino, cuja prevalência é aproximadamente 2,5 vezes maior que no masculino. A incidência varia de 4,8 a 14,9% por 100.000 habitantes, com aumento em ambos os gêneros e grupos étnicos nos últimos anos. Em virtude do padrão de disseminação linfonodal, associado à presença de linfonodos intraglandulares, o CPT pode apresentar lesões multifocais.

Os tipos histológicos mais comuns são:

- Forma clássica: consiste em lesão não encapsulada, com aglomerados de células com núcleos largos e ovais, cromatina hipodensa e pseudoinclusões citoplasmáticas, podendo ou não conter os corpúsculos psamomatosos (embora não sejam patognomônicos do CPT, são raríssimos em outras neoplasias)
- Carcinoma papilífero da tireoide variante folicular (CPTVF): forma mais comum, caracterizada por folículos tumorais de tamanho intermediário a pequeno, com citologia semelhante à forma clássica:
  - Variante folicular não invasiva, encapsulada e com margens bem circunscritas
  - Variante folicular invasiva, podendo ser invasão vascular ou capsular
- Variante de células altas: forma mais agressiva, correspondem a 1% dos CPT, e eventualmente podem ser invasivos, e já apresentarem metástases locais e a distância ao diagnóstico. Têm citoplasma eosinofílico com altura bem maior que largura
- Variante esclerosante difusa: apresenta envolvimento difuso da tireoide, com estroma fibroso e infiltração linfocítica
- Variante de células claras: pode ser variante primária do CPT ou metastático de carcinoma de células renais ou do cólon.

A progressão do CPT é variável, desde microcarcinomas até tumores invasivos, com metástases para linfonodos e a distância. A progressão mais comum do CPT é metástase para linfonodos. As variantes de células altas, colunares e *hobnail* são consideradas as formas mais agressivas.

## Folicular

O carcinoma folicular da tireoide (CFT) é menos comum que o CPT, com maior incidência a partir da 5ª década de vida e pico entre 40 e 60 anos. O sítio de metástase mais comum é a via hematogênica, afetando pulmão, osso e cérebro, mas pode ocorrer também em outros sítios como fígado, lesões cutâneas, glândulas adrenais, rins, regiões cardíaca e selar. O gênero feminino é cerca de 3 vezes mais acometido que o masculino, com aumento de incidência em ambos os gêneros nos últimos anos.

O CFT apresenta células cuboides com folículos, e podem ter mais de um aspecto citológico, interferindo diretamente no prognóstico:

- Epitélio folicular bem diferenciado com coloide, geralmente com bom prognóstico
- Epitélio pouco diferenciado, com crescimento sólido, ausência de folículos, atipia nuclear e invasão vascular e/ou capsular; associado a prognóstico reservado.

De acordo com a extensão da lesão, a American Thyroid Association (ATA) classifica o CFT nas seguintes categorias, com implicação direta no risco do paciente:

- Neoplasia folicular não invasiva da tireoide com características nucleares semelhantes às papilares (NIFTP): forma mais indolente do CFT, com maior frequência da mutação do vírus do sarcoma de rato (RAS). Considerada uma lesão pré-maligna, caracteriza-se por ser não invasiva, encapsulada ou clinicamente delimitada, apresentando bom prognóstico. Seu crescimento ocorre em padrão folicular, sem formação de papilas com núcleos típicos de papilífero.
- CFT minimamente invasivo: invasão da cápsula do tumor, sem invasão vascular
- CFT encapsulado com invasão vascular: invasão vascular de pequena monta, com até quatro focos de invasão vascular ou da cápsula do tumor, podendo ou não apresentar invasão de cápsula
- CFT com invasão vascular: presença de ampla invasão da cápsula ou tumor sem cápsula bem definida com comprometimento do tecido tireoidiano peritumoral e/ou invasão vascular extensa.

Histologicamente, apresenta duas formas raras, destacando-se:

- CFT variante de células de Hurthle: variante do CFT, com células eosinofílicas com citoplasma abundante, e núcleos ovais com proeminência de nucléolos, com mais de 75% da lesão composta por células de Hurthle. Alguns autores o consideram uma entidade à parte do CFT, por seu comportamento agressivo, com metástases a distância frequentemente presentes no diagnóstico
- Variante insular: subtipo raro de CTF, com comportamento agressivo, baixo grau de diferenciação histológica e prognóstico reservado.

A presença de disseminação para linfonodos é rara no CFT, ocorrendo mais no subtipo de células de Hurthle. Já as metástases para órgãos a distância, como osso e pulmão, são mais comuns, dada a disseminação vascular. Há descrição na literatura de metástases funcionantes do CFT, em geral para osso, com quadro clínico de hipertireoidismo. Pode, ainda, haver positividade de anticorpos, em razão da capacidade de síntese hormonal do tumor. Por acometer pessoas em idade mais avançada, e pela disseminação hematogênica pelo maior risco de metástases a distância, o CFT costuma apresentar pior prognóstico entre os CDT, principalmente se há invasão macroscópica de cápsula; ou quatro ou mais vasos acometidos.

# DIAGNÓSTICO

A maioria dos pacientes são eutireoideos e podem apresentar rouquidão, disfagia, disfonia e/ou dificuldade para respirar. O diagnóstico do câncer de tireoide é feito por meio da análise da citologia obtida pela PAAF. Vale ressaltar que tal procedimento não é suficiente para diferenciar adenoma e CFT e, por isso, pacientes com citologia evidenciando ASI/LFSI (atipia de significado indeterminado/lesão folicular de significado indeterminado) e neoplasia folicular necessitam de complementação com marcadores moleculares ou cirurgia diagnóstica. Vale lembrar que, nos casos de lesão sugestiva de CFT ou ASI/LFSI, o aspecto ultrassonográfico do nódulo pode auxiliar na decisão terapêutica, sugerindo conduta mais agressiva em nódulos com características sugestivas de malignidade.

Pacientes com mais de 45 anos que apresentam metástase, invasão vascular ou invasão extratireoidiana macroscópica, assim como as variantes citadas anteriormente, apresentam pior prognóstico. A recidiva é maior em extremo de idade (menores de 20 anos e maiores de 60 anos).

## LEITURAS SUGERIDAS


Baloch ZW, LiVolsi VA. Follicular-patterned afflictions of the thyroid gland: reappraisal of the most discussed entity in endocrine pathology. Endocr Pathol. 2014;25(1):12-20.

Boucai L, Zafereo M, Cabanillas ME. Thyroid cancer: a review. JAMA. 2024; 331(5):425-35.

Chen DW, Lang BHH, McLeod DSA, Newbold K, Haymart MR. Thyroid cancer. Lancet. 2023;401(10387):1531-44.

Fagin JA, Mitsiades N. Molecular pathology of thyroid cancer: diagnostic and clinical implications. Best Pract Res Clin Endocrinol Metab. 2008;22(6):955-69.

Garcia-Rostan G, Zhao H, Camp RL, Pollan M, Herrero A, Pardo J, et al. Ras mutations are associated with aggressive tumor phenotypes and poor prognosis in thyroid cancer. J Clin Oncol. 2003;21(17):3226-35.

Haugen BR, Alexander EK, Bible KC, Doherty GM, Mandel SJ, Nikiforov YE, et al. 2015 American Thyroid Association management guidelines for adult patients with thyroid nodules and differentiated thyroid cancer: the American Thyroid Association guidelines task force on thyroid nodules and differentiated thyroid cancer. Thyroid. 2016;26(1): 1-33.

Hegedüs L. The thyroid nodule. N Engl J Med. 2004; 351(17):1764-71.

Melo M, da Rocha AG, Vinagre J, Batista R, Peixoto J, Tavares C, et al. TERT promoter mutations are a major indicator of poor outcome in differentiated thyroid carcinomas. J Clin Endocrinol Metab. 2014;99(5):E754-65.

Muallem Kalmovich L, Jabarin B, Koren S, Or K, Marcus E, Tkacheva I, et al. Is familial nonmedullary thyroid cancer a more aggressive type of thyroid cancer? Laryngoscope. 2021;131(2):E677-81.

Oler G, Ebina KN, Michaluart P, Kimura ET, Cerutti J. Investigation of BRAF mutation in a series of papillary thyroid carcinoma and matched-lymph node metastasis reveals a new mutation in metastasis. Clin Endocrinol. 2005; 62(4):509-11.

Rivera M, Ricarte-Filho J, Knauf J, Shaha A, Tuttle M, Fagin JA, et al. Molecular genotyping of papillary thyroid carcinoma follicular variant according to its histological subtypes (encapsulated vs infiltrative) reveals distinct BRAF and RAS mutation patterns. Mod Pathol. 2010;23(9): 1191-200.

Vaccarella S, Franceschi S, Bray F, Wild CP, Plummer M, Dal Maso L. Worldwide thyroid-cancer epidemic? The increasing impact of overdiagnosis. N Engl J Med. 2016;375(7):614-7.

Capítulo 21

# Tratamento e Seguimento do Carcinoma Diferenciado da Tireoide

Fernanda Carvalho ▪ Aline Alves Lopes Albuquerque ▪ Gustavo Caldas ▪ Francisco Bandeira

## TRATAMENTO

O tratamento do carcinoma diferenciado da tireoide (CDT) deve ser individualizado entre os pacientes, variando desde vigilância ativa para microcarcinomas de muito baixo risco até tireoidectomia total complementada com dose ablativa de iodo radioativo e supressão da função tireoidiana em casos selecionados.

A abordagem cirúrgica deve ser oferecida a todos os pacientes, mas a extensão da cirurgia deve ser individualizada de acordo com o tamanho do tumor (Tabela 21.1), a extensão extratireoidiana para linfonodos ou metástases a distância, a idade e as comorbidades do paciente. A tireoidectomia total é recomendada para portadores de CDT com história familiar, lesões bilaterais ou tumor unilateral com lesão contralateral superior a 1 cm ou de natureza indeterminada, subtipo histológico agressivo e presença de metástases (linfonodos ou a distância).

São indicações de tireoidectomia: tumor bilateral, irradiação prévia, história familiar de câncer de tireoide, anormalidades em imagem que dificultem o seguimento do CDT (nódulos tireoidianos, tireoidite ou linfadenopatia inespecífica).

Deve-se considerar a preferência do paciente. A tireoidectomia total é preferida quando há anormalidades ultrassonográficas anteriormente citadas no lobo contralateral.

A conduta no microcarcinoma papilífero deve ser individualizada, podendo variar desde acompanhamento por imagem ou lobectomia, para tumores sem extensão extratireoidiana e metástases para linfonodos, até tireoidectomia total, na presença desses achados ou preferência do paciente e experiência do serviço. A vigilância ativa pode ser considerada em nódulos menores que 1 cm, antratireoidianos, sem características suspeitas, sendo evitada em nódulos próximo à cápsula, características de agressividade na citologia e menores de 40 anos. Nesses pacientes, temos como meta manter o TSH entre 0,5 e 2,5 mUI e pedir US cervical de 6 em 6 meses no primeiro ano e posteriormente anual. É necessário dosar a calcitonina caso opte pela vigilância ativa.

**TABELA 21.1** Características do tumor e proposta cirúrgica.

| Tamanho do tumor | Metástases para linfonodos | Metástases a distância | Proposta cirúrgica |
|---|---|---|---|
| < 1 cm | Ausente | Ausente | Lobectomia, na ausência de contraindicações |
| 1 a 4 cm | Ausente | Ausente | Lobectomia ou tireoidectomia total |
| > 4 cm | Tireoidectomia total com ou sem metástases para linfonodos ou a distância | | |
| Qualquer tamanho + história de irradiação de cabeça e pescoço na infância | Tireoidectomia total pelo maior risco de recorrência | | |

Adaptada de Haugen et al., 2016.

Durante o acompanhamento, caso apresente aumento de 100% do volume ou maior que 3 mm de diâmetro, invasão direta de estruturas extra tireoidianas, presença de metástase ganglionar ou a distância ou desejo do paciente, opta-se por cirurgia.

A lobectomia pode ser considerada nos tumores T1 ou T2 (< 4 cm), sem extensão extratireoidiana, sem metástase linfonodal ou a distância e citologia não agressiva.

A ressecção linfonodal profilática no compartimento VI é realizada caso apresente classificação T ≥ 3, e terapêutica caso apresente acometimento no pré-operatório do compartimento central VI e laterais II e VII.

Antes da tireoidectomia, deve ser realizada avaliação radiológica – ultrassonografia (US) ou tomografia computadorizada (TC) – da região cervical para avaliação de linfonodos e melhor programação cirúrgica. Linfonodos ovalados, ausência de hilo gorduroso, vascularização periférica, alterações císticas, microcalcificações e hiperecoicos são considerados suspeitos. Linfonodos suspeitos com tamanho > 0,8 cm devem ser puncionados, podendo associar a dosagem de tireoglobulina (Tg) no aspirado para auxiliar na identificação de metástases. Se não houver evidência de envolvimento de linfonodos (por radiologia ou exame intraoperatório), a dissecção de linfonodos do compartimento central não é obrigatória. Entretanto, esta deve ser feita na presença de metástases para linfonodos do compartimento lateral. A dosagem da Tg do lavado do linfonodo na PAAF < 1 ng/mℓ praticamente exclui metástase. Pode ocorrer falso-positivo da Tg, especialmente se estiver no compartimento central e tireoide intacta. O *cut-off* de 32 ng/mℓ no lavado tem a melhor especificidade e sensibilidade para quem tem a glândula intacta.

Pode-se realizar TC ou RM cervical se há suspeita de doença avançada e presença de sintomas de doença invasiva como disfagia, dispneia, hemoptise ou rouquidão. Importante frisar que não é necessário realizar antes da cirurgia a dosagem da tireoglobulina e antitireoglobulina.

Após tireoidectomia, deve-se considerar o tratamento do hipotireoidismo pós-cirúrgico e, se houver, do hipoparatireoidismo. Pacientes de baixo risco submetidos a lobectomia não necessitam de reposição imediata de levotiroxina (LT4), devendo-se avaliar a função tireoidiana 6 semanas após a cirurgia para definição do tratamento. A meta de TSH para esses pacientes é entre 0,5 e 2 mU/ℓ, devendo completar o tratamento caso o paciente apresente lesão > 4 cm, margens comprometidas, extensão extratireoidiana, invasão vascular, multifocal, linfonodos ou histologia agressiva. O ponto de corte de tireoglobulina de 30 ng/mℓ é controverso na literatura, sendo mais coerente acompanhar a curva de tendência.

Os pacientes submetidos a tireoidectomia total devem receber reposição de LT4 no pós-operatório imediato. A terapia supressiva com LT4 e o alvo do hormônio estimulador da tireoide (TSH) sérico devem ser feitos com base no risco de recorrência da doença. A supressão com LT4 não altera a mortalidade para todos os portadores de CDT, mas aumenta a sobrevida livre de doença quando o TSH sérico permanece em valores baixos no seguimento de pacientes com CDT de risco intermediário a alto (Tabela 21.2).

**TABELA 21.2** Alvo inicial do TSH sérico com base no risco da doença.

| Cirurgia | Risco da doença | Tireoglobulina | Alvo do TSH sérico |
|---|---|---|---|
| Lobectomia | – | – | 0,5 a 2 mU/ℓ |
| Tireoidectomia total | Baixo | ≥ 0,2 ng/mℓ | 0,1 a 0,5 mU/ℓ |
| | | < 0,2 ng/mℓ | 0,5 a 2 mU/ℓ |
| | Intermediário | ≥ 0,2 ng/mℓ | 0,1 a 0,5 mU/ℓ |
| | Alto | ≥ 0,2 ng/mℓ | < 0,1 mU/ℓ |

*TSH*: hormônio estimulador da tireoide.
Adaptada de Haugen et al., 2016.

A supressão do TSH não é isenta de efeitos adversos, podendo acelerar perda de massa óssea, e desencadear fibrilação atrial e isquemia miocárdica. Dessa maneira, sua indicação deve ser precisa, sempre considerando as comorbidades do paciente e o risco de recorrência tumoral.

## Estadiamento pós-operatório

As classificações mais usadas são baseadas no sistema tumor-nódulo-metástase (TNM), que avalia a mortalidade, em acréscimo à classificação da American Thyroid Association (ATA), que estima o risco de recorrência do CDT. Durante o seguimento do paciente, deve ser feita a estratificação dinâmica, que determina condutas subsequentes de acordo com a resposta do paciente ao tratamento. Em 2017, foi publicada a 8ª edição da classificação do TNM, cujas mudanças objetivam diagnosticar a minoria dos pacientes que apresentam doença avançada com maior risco de mortalidade relacionado com o CDT. Destaca-se a importância de sempre considerar a classificação do TNM associada ao risco de recorrência tumoral para melhor estratificação dos pacientes (Tabelas 21.3 a 21.5).

**TABELA 21.3** Classificação do carcinoma diferenciado da tireoide de acordo com o sistema tumor-nódulo-metástase.

| Tumor primário – T | |
|---|---|
| **Categoria T** | **Descrição** |
| Tx | Tumor primário não pode ser avaliado |
| T0 | Ausência de tumor primário |
| T1<br>T1a<br>T1b | Tumor < 2 cm no maior diâmetro, limitado à tireoide<br>Tumor > 1 cm<br>Tumor entre 1 e 2 cm |
| T2 | Tumor entre 2 e 4 cm nos maiores diâmetros, limitado à tireoide |
| T3<br>T3a<br>T3b | Tumor > 4 cm limitado à tireoide ou com extensão extratireoidiana para músculos<br>Tumor > 4 cm limitado à tireoide<br>Extensão extratireoidiana a planos musculares* |
| T4<br>T4a<br>T4b | Extensão extratireoidiana ampla com tumor de qualquer tamanho<br>Extensão para tecido subcutâneo, laringe, traqueia, esôfago, nervo laríngeo recorrente<br>Extensão para fáscia paravertebral, artéria carótida ou vasos mediastinais |
| **Linfonodos regionais – N** | |
| **Categoria N** | **Descrição** |
| Nx | Não é possível avaliar presença de linfonodos regionais |
| N0<br>N0a<br>N0b | Ausência de metástases para linfonodos locais<br>Um ou mais linfonodos benignos à histologia<br>Ausência de evidência clínica ou radiológica de linfonodos metastáticos |
| N1<br>N1a<br>N1b | Metástases para linfonodos regionais<br>Níveis VI ou VII<br>Metástases unilaterais, bilaterais, linfonodos cervicais contralaterais ou linfonodos retrofaríngeos |
| **Metástases a distância – M** | |
| **Categoria M** | **Descrição** |
| M0 | Ausência de metástases a distância |
| M1 | Presença de metástases a distância |

*Esternocleidomastoideo, esterno-hioideo e tireo-hioideo.

**TABELA 21.4** Mudanças do estadiamento com base na classificação tumor-nódulo-metástase.

| Critérios | Estágio | Descrição da 7ª edição | Sobrevida de 10 anos | Descrição da 8ª edição | Sobrevida de 10 anos |
|---|---|---|---|---|---|
| Pacientes mais jovens | I | < 45 anos<br>Ausência de metástases a distância | 97 a 100% | < 55 anos<br>Ausência de metástases a distância | 98 a 100% |
| | II | < 45 anos<br>Presença de metástases | 95 a 99% | < 55 anos<br>Presença de metástases | 85 a 95% |
| Pacientes mais velhos | I | < 45 anos<br>Tumor ≤ 2 cm<br>Restrito à tireoide | 97 a 100% | ≥ 55 anos<br>Tumor ≤ 4 cm<br>Restrito à tireoide | 98 a 100% |
| | II | ≥ 45 anos<br>Tumor de 2 a 4 cm<br>Restrito à tireoide | 97 a 100% | ≥ 55 anos<br>Tumor > 4 cm<br>Metástase linfonodal<br>Extensão extratireoidiana na musculatura adjacente | 85 a 95% |
| | III | ≥ 45 anos<br>Tumor > 4 cm<br>Extensão extratireoidiana mínima<br>Metástases para linfonodos centrais | 88 a 95% | ≥ 55 anos<br>Extensão extratireoidiana no tecido subcutâneo, laringe, traqueia, esôfago e nervo laríngeo recorrente | 60 a 70% |
| | IV | ≥ 45 anos<br>Extensão extratireoidiana grosseira<br>Metástases para linfonodos laterais<br>Metástases a distância | 50 a 75% | ≥ 55 anos<br>Extensão extratireoidiana para fáscia pré-vertebral, envolvendo vasos maiores<br>Metástases a distância | < 50% |

**TABELA 21.5** Estratificação de risco para doença persistente e/ou recorrente.

| Baixo risco | Risco intermediário | Alto risco |
|---|---|---|
| CDT intratireoidiano, sem metástase locorregional ou a distância, ressecção tumoral completa, ausência de invasão vascular, microcarcinoma papilífero (intratireoidiano, uni ou multifocal, incluindo as mutações BRAF). Carcinoma folicular bem diferenciado, intratireoidiano, com invasão capsular mínima e invasão vascular mínima (< 4 focos de invasão vascular) | Formas histológicas agressivas (variantes de células altas, *hobnail*, células colunares, esclerosante difusa). Focos metastáticos em região cervical na PCI após RAI. Microcarcinoma papilífero multifocal com extensão extratireoidiana e mutação BRAF | Extensão extratireoidiana grosseira. Tg sérica pós-operatória sugestiva de metástase. Carcinoma folicular com invasão vascular extensa (≥ 4 focos de invasão vascular) |
| Até 5 linfonodos acometidos (< 0,2 cm) | Extensão extratireoidiana mínima | Ressecção tumoral incompleta |
| | Invasão vascular | Metástases a distância |
| | Mais de 5 linfonodos acometidos (0,2 a 0,3 cm) | Linfonodos ≥ 3 cm |

CDT: carcinoma diferenciado da tireoide; PCI: pesquisa de corpo inteiro; Tg: tireoglobulina.
Adaptada de Haugen et al., 2016.

## Tratamento com radioiodoterapia

O tratamento adjuvante com iodo radioativo é feito em pacientes com risco de doença persistente ou potencialmente recidivante, com o objetivo de realizar a ablação do tecido tireoidiano residual e de metástases.

Pacientes com doença de baixo risco habitualmente não necessitam receber dose de iodo radioativo, pois não há benefício claramente comprovado na melhora da sobrevida livre de doença ou da taxa de recorrência. Podem ser consideradas nesses pacientes doses baixas de 30 mCi em paciente com classificação T3a com lesão ≥ 4 cm e idade > 45 anos. Se a opção for a lobectomia, o iodo radioativo não deve ser indicado.

Em pacientes com risco intermediário, o iodo radioativo está indicado, em dose que varia de 3 a 150 mCi. Em pacientes de alto risco, podem ser consideradas doses terapêuticas de 100 a 200 mCi.

A administração do iodo radioativo deve ser feita sob estímulo do TSH endógeno, obtido pela suspensão do tratamento com LT4 ou administração do TSH recombinante (rhTSH – Thyrogen®). Em pacientes com metástases a distância, a recomendação atual limita-se ao TSH endógeno. Em pacientes com comorbidades que possam ser agravadas pelo hipotireoidismo, dá-se preferência ao rhTSH. O radioiodo é contraindicado em gestação e durante a amamentação, não devendo engravidar em um período de 6 a 12 meses após a dose na mulher e 3 meses no homem.

## Seguimento

Os pacientes portadores de CDT devem ser reclassificados a cada consulta (classificação dinâmica), por meio de dosagem sérica de tireoglobulina (Tg) sob supressão com LT4 e anticorpo anti-Tg associado a métodos de imagem, US da região cervical ou TC, conforme indicado (Tabela 21.6). Após 3 meses, deve ser solicitado na Tg, anti-Tg e US cervical. Os níveis de Tg estão diretamente relacionados com o risco de recidiva. Níveis de Tg < 0,2 ng/mℓ têm risco de recidiva de 1 a 3%; Tg entre 0,2 e 10 ng/mℓ de 2 a 8%; e níveis > 10 ng/mℓ têm risco de recidiva > 20%.

No primeiro ano de acompanhamento, a reavaliação laboratorial deve ser feita a cada 6 a 12 meses, bem como US de tireoide também a cada 6 a 12 meses, podendo ser antecipados para pacientes de alto risco. Em pacientes que alcancem resposta excelente, o intervalo entre as reavaliações pode ser aumentado. Níveis de Tg > 10 ng/mℓ são orientados a realizarem TC de tórax e avaliarem necessidade de complementar com RM de crânio, abdômen e óssea.

A meta de TSH a longo prazo varia de acordo com a estratificação dinâmica, evidenciado na Tabela 21.7.

A importância da observação em detrimento da cirurgia (vigilância ativa) nos casos de microcarcinomas ainda é bastante controversa. Portanto, a maioria dos pacientes e cirurgiões prefere a cirurgia.

Se houver linfonodos acometidos ao exame físico ou exames de imagem, deve-se considerar a abordagem para investigação de doença metastática ou residual. Pode-se também fazer a dosagem de Tg estimulada em pacientes com Tg indetectável em vigência de supressão, para confirmar resposta excelente ao tratamento ou até mesmo evidenciar metástases não visualizadas, particularmente em pacientes com risco intermediário ou alto.

**TABELA 21.6** Valores desejados de tireoglobulina de acordo com a resposta do paciente ao tratamento.

| Resposta | Tireoidectomia total + iodo radioativo | Tireoidectomia total sem iodo | Lobectomia |
|---|---|---|---|
| Resposta excelente | Tg < 0,2 ng/mℓ | Tg < 0,2 ng/mℓ | Tg estável ou em queda<br>Tg < 30 ng/mℓ |
| Resposta indeterminada | Tg 0,2 a 1 ng/mℓ | Tg 0,2 a 5 ng/mℓ | - |
| Bioquímica incompleta | Tg > 1 ng/mℓ e/ou Tg em ascensão com o mesmo TSH | Tg > 5 ng/mℓ e/ou Tg crescente com o mesmo TSH | Tg > 30 ng/mℓ e/ou Tg crescente com o mesmo TSH |

Tg: tireoglobulina; TSH: hormônio estimulador da tireoide.

TABELA 21.7 Meta de TSH de acordo com a classificação dinâmica.

| Fator de risco | Resposta excelente | Indeterminada | Bioquímica incompleta | Estrutural incompleta |
|---|---|---|---|---|
| **Nenhum** | 0,5 a 2 mUI/ℓ | 0,1 a 0,5 mUI/ℓ | < 0,1 mUI/ℓ | < 0,1 mUI/ℓ |
| **Menopausa** | 0,5 a 2 mUI/ℓ | 0,1 a 0,5 mUI/ℓ | 0,1 a 0,5 mUI/ℓ | < 0,1 mUI/ℓ |
| **Taquicardia** | 0,5 a 2 mUI/ℓ | 0,1 a 0,5 mUI/ℓ | 0,1 a 0,5 mUI/ℓ | < 0,1 mUI/ℓ |
| **Osteopenia** | 0,5 a 2 mUI/ℓ | 0,1 a 0,5 mUI/ℓ | 0,1 a 0,5 mUI/ℓ | < 0,1 mUI/ℓ |
| **> 60 anos** | 0,5 a 2 mUI/ℓ | 0,5 a 2 mUI/ℓ | 0,1 a 0,5 mUI/ℓ | < 0,1 mUI/ℓ |
| **Osteoporose** | 0,5 a 2 mUI/ℓ | 0,5 a 2 mUI/ℓ | 0,1 a 0,5 mUI/ℓ | < 0,1 mUI/ℓ |
| **Fibrilação atrial** | 0,5 a 2 mUI/ℓ | 0,5 a 2 mUI/ℓ | 0,5 a 2 mUI/ℓ | 0,1-0,5 mUI/ℓ |

TSH: hormônio estimulador da tireoide.

Metástases para linfonodos devem receber tratamento primordialmente cirúrgico. Outras modalidades terapêuticas podem ser ablação por *laser* ou radiofrequência. Na presença de massas linfonodais maiores, pode-se indicar radioterapia externa. Quando não houver possibilidade de nenhuma das opções citadas, pode-se indicar iodo radioativo.

Doses subsequentes de iodo radioativo devem ser indicadas em pacientes com micrometástases pulmonares que apresentem captação ao iodo, sendo este o único grupo que apresenta possibilidade de remissão completa. Pacientes com metástases macronodulares podem ser tratados com doses repetidas de iodo radioativo, desde que haja evidência de captação na cintilografia para pesquisa de corpo inteiro (PCI).

O iodo radioativo pode ser utilizado na abordagem de metástases ósseas detectadas à PCI, com evidências de melhor sobrevida, porém, raramente como terapia curativa. Como cuidados adjuvantes, pode-se empregar bisfosfonatos ou denosumabe para complicações das metástases ósseas, como dor, compressão medular ou fraturas patológicas.

Radioiodoterapia empírica (100 a 200 mCi) pode ser considerada em pacientes com níveis ascendentes de Tg ou anti-Tg séricos, nos quais os exames de imagem (US, TC e/ou fluordeoxiglicose-tomografia com emissão de pósitrons-tomografia computadorizada [$^{18}$FDG-PET-CT]) não detectaram a presença de metástases. Caso a PCI não mostre captação, o paciente deve ser considerado iodo-refratário e não deve receber novas doses. Outras condições definidoras de refratariedade ao iodo são: crescimento da metástase a despeito da captação do iodo, e presença de pelo menos uma lesão que não capte iodo, mesmo com outras lesões captantes.

## Inibidor de tirosinoquinase

Inibidores de tirosinoquinase devem ser considerados em pacientes com CDT refratário a iodo radioativo, com doença metastática rapidamente progressiva, sintomática ou que cause risco de morte iminente, nos quais outras terapias locais não possam ser empregadas. Os critérios para carcinoma metastático de tireoide refratário ao RAI consistem na presença de, pelo menos, um destes atributos:

- Ausência de captação inicial ao $I^{131}$ pelo tecido tumoral
- Tecido tumoral que perde a capacidade de captar o $I^{131}$ após evidência prévia de captação
- Ausência de captação $I^{131}$ em algumas lesões e presença de captação em outras lesões tumorais
- Progressão de doença metastática, apesar de concentração significativa de $I^{131}$ pelas lesões tumorais.

Nesses casos, está indicada a terapia sistêmica caso o paciente apresente lesão tumoral com muitas lesões > 1 a 2 cm e rapidamente progressivas (crescimento tumoral em período de < 12 a 14 meses) ou naqueles casos de lesão lentamente progressiva, que apresentam sintomas e/ou lesão tumoral volumosa e/ou com localização de risco.

**TABELA 21.8** Apresentações e efeitos adversos dos inibidores de tirosinoquinase disponíveis no Brasil.

| Princípio ativo | Apresentação | Dose inicial | Dose máxima | Efeitos adversos |
|---|---|---|---|---|
| Sorafenibe (Nexavar®) | Comprimidos de 200 mg | 200 mg/dia | 800 mg/dia | Síndrome mão-pé (eritrodisestesia palmoplantar), hipertensão arterial, sangramentos, síndromes isquêmicas ou infarto do miocárdio, prolongamento do intervalo QT ao ECG |
| Lenvatinibe (Lenvima®) | Cápsulas de 4 e 10 mg | 10 mg/dia | 24 mg/dia | Hipertensão arterial, proteinúria > 2 g/dia, síndrome nefrótica, disfunção renal, hepatotoxicidade, tromboembolismo arterial, hemorragia, prolongamento do intervalo QT ao ECG, diarreia |

ECG: eletrocardiograma.

Atualmente, no Brasil, as opções aprovadas disponíveis são sorafenibe (Nexavar®) e lenvatinibe (Lenvima®), apresentadas na Tabela 21.8. Considerando a elevada frequência e a gravidade dos eventos adversos, os pacientes que necessitam fazer uso devem ser referenciados para centros com experiência no uso de tais substâncias.

## LEITURAS SUGERIDAS


Adam MA, Pura J, Gu L, Dinan MA, Tyler DS, Reed SD, et al. Extent of surgery for papillary thyroid cancer is not associated with survival: an analysis of 61,775 patients. Ann Surg. 2014;260(4):601.

Biondi B, Cooper DS. Benefits of thyrotropin suppression versus the risks of adverse effects in differentiated thyroid cancer. Thyroid. 2010;20(2):135-46.

Chen DW, Lang BHH, McLeod DSA, Newbold K, Haymart MR. Thyroid cancer. Lancet. 2023 May 6;401(10387):1531-44.

Davies L, Chang CH, Sirovich B, Tuttle RM, Fukushima M, Ito Y, et al. Thyroid cancer active surveillance program retention and adherence in Japan. JAMA Otolaryngol Head Neck Surg. 2021;147(1):77-84.

Haugen BR, Alexander EK, Bible KC, Doherty GM, Mandel SJ, Nikiforov YE, et al. 2015 American Thyroid Association management guidelines for adult patients with thyroid nodules and differentiated thyroid cancer: the American Thyroid Association guidelines task force on thyroid nodules and differentiated thyroid cancer. Thyroid. 2016;26(1):1-33.

Lamartina L, Grani G, Durante C, Borget I, Filetti S, Schlumberger M. Follow-up of differentiated thyroid cancer – what should (and what should not) be done. Nat Rev Endocrinol. 2018;14(9):538-51.

Momesso DP, Tuttle RM. Update on differentiated thyroid cancer staging. Endocrinol Metab Clin North Am. 2014;43(2):401-21.

Muresan MM, Olivier P, Leclere J, Sirveaux F, Brunaud L, Klein M, et al. Bone metastases from differentiated thyroid carcinoma. Endocr Relat Cancer. 2008;15(1):37-49.

National Comprehensive Cancer Network (NCCN) Guidelines. Disponível em: www.nccn.org/professionals/physicians_gls/f_guidelines.asp.

Pujol PA, Daures JP, Nsakala NI, Baldet LI, Bringer JA, Jaffiol CL. Degree of thyrotropin suppression as a prognostic determinant in differentiated thyroid cancer. J Clin Endocrinol Metab. 1996;81(12):4318-23.

Robenshtok E, Grewal RK, Fish S, Sabra M, Tuttle RM. A low postoperative nonstimulated serum thyroglobulin level does not exclude the presence of radioactive iodine avid metastatic foci in intermediate-risk differentiated thyroid cancer patients. Thyroid. 2013;23(4):436-42.

Shen H, Zhu R, Liu Y, Hong Y, Ge J, Xuan J, et al. Radioiodine-refractory differentiated thyroid cancer: molecular mechanisms and therapeutic strategies for radioiodine resistance. Drug Resist Updat. 2024; 72:101013.

Capítulo 22

# Carcinoma Medular da Tireoide

Fernanda Carvalho ▪ Elaine Karoline Costa ▪ Gustavo Caldas ▪ Francisco Bandeira

## DEFINIÇÃO

O carcinoma medular da tireoide (CMT) é caracterizado por neoplasia maligna das células parafoliculares (células C) produtoras de calcitonina. Tem uma prevalência de 1 a 2%, sendo responsável por 13% das mortes associadas ao câncer de tireoide. O diagnóstico preciso e precoce é de suma importância, pois a taxa de sobrevida em 10 anos para CMT com metástase a distância é de 40%. Em caso de metástase regional, é de 78%, e caso esteja restrito à glândula da tireoide, corresponde a 98%. A maioria ocorre de maneira esporádica, em torno de 75%, geralmente com lesão única na tireoide, e o restante (20 a 25%), ocorre no contexto de síndromes endócrinas de herança autossômica dominante, geralmente multicêntrico e bilaterais.

Pode fazer parte da forma familiar o CMT familiar isolado e a neoplasia endócrina múltipla tipo 2 (NEM-2), subdividida em NEM-2A e NEM-2B, que afeta 1 a cada 30 mil indivíduos, causada por mutações germinativas no proto-oncogene *RET*, com possibilidade de transmitir a herança em 50% para prole. Incluem:

**NEM-2A (síndrome de Sipple).** É a mais comum, mais frequente na 3ª e na 4ª décadas de vida. É caracterizada pela tríade CMT (95 a 100%), feocromocitoma (FEO; 57%) e hiperparatireoidismo primário (HPTP; 15 a 30%), podendo também estar associada a líquen amiloidótico cutâneo e doença de Hirschsprung. É causada por mutações nos resíduos de cisteína dos códons 609, 611, 618 e 620, no éxon 10; e códon 634, no éxon 11 do *RET*. Para diagnóstico clínico da NEM-2A, na ausência de um padrão de herança autossômica dominante familiar ou mutações no *RET*, pelo menos duas das características clínicas clássicas de NEM-2A são necessárias.

**CMTF (CMT familiar).** Consiste na presença de CMT em, pelo menos, quatro membros da família. Não apresenta outras manifestações de NEM-2A e está associado a mutações nos códons 609, 611, 618 e 620, no éxon 10; códon 768, no éxon 13; e códon 804, no éxon 14.

**NEM-2B.** Caracterizada por CMT (> 90%), com características mais agressivas que o anterior, FEO (50%), características fenotípicas (*habitus marfanoide, pes cavus, pectus excavatum*, escoliose, eversão palpebral, ausência de lacrimejamento na infância, hipotonia e fraqueza muscular proximal), neuromas de mucosas e ganglioneuromas gastrintestinais. A mutação ocorre no domínio da tirosina-quinase intracelular. A mutação no códon M918T (éxon 16) está presente em 95%, e a mutação no códon A883F (éxon 15), em menos de 5% dos pacientes com NEM-2B. A presença de uma ou duas características clínicas, a mutação *RET* ou características clínicas de NEM-2B em parentes de 1º grau confirmam o diagnóstico (Figura 22.1).

O CMT esporádico geralmente ocorre entre a 4ª e a 6ª décadas de vida e tem comportamento clínico imprevisível, no entanto, alguns pacientes com metástases a distância podem viver por vários anos. Em torno de 60% dos pacientes com CMT esporádico apresentam mutação no *RET*, porém de caráter somático, sendo a mais comum a mutação *RET* p.Met918Thr.

Cerca de 70% dos pacientes com CMT com nódulo tireoidiano palpável apresentam metástases cervicais e 10% têm metástases a distância. As taxas de sobrevida em 10 anos para pacientes com CMT nos estádios I, II, III e IV são de 100, 93, 71 e 21%, respectivamente. A disseminação metastática pode estar presente em cerca de 10% dos pacientes na apresentação. Os locais mais comuns para metástase são fígado, osso, pulmão e cérebro.

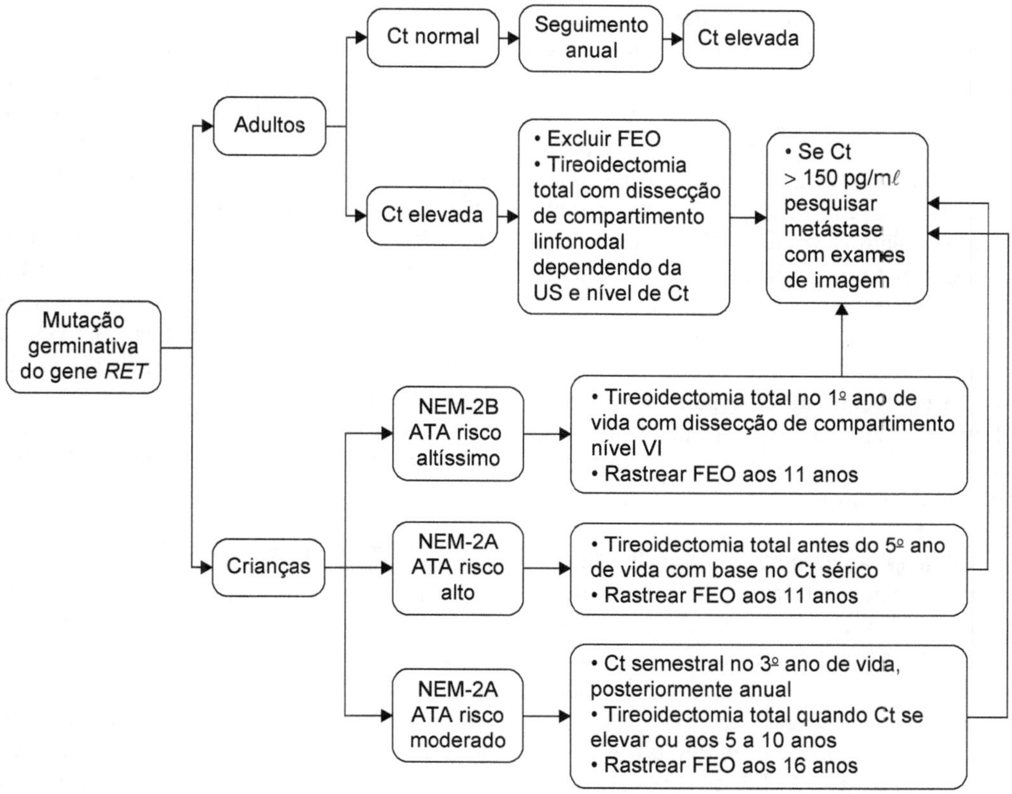


**FIGURA 22.1** Seguimento de pacientes com mutação germinativa do gene *RET*. ATA: American Thyroid Association; Ct: calcitonina; FEO: feocromocitoma; NEM-2A: neoplasia endócrina múltipla tipo 2A; NEM-2B: neoplasia endócrina múltipla tipo 2B; US: ultrassonografia. (Adaptada de Wells et al., 2015.)

Níveis altos de calcitonina estão relacionados com pior prognóstico, assim como os níveis de CEA, CA 19.9, índice mitótico ≥ 5 por 2 $mm^2$, Ki67 ≥ 5% e presença de necrose tumoral.

Síndromes paraneoplásicas, como a síndrome de Cushing e a síndrome carcinoide, podem ocorrer nos pacientes com CMT. Esses tumores também têm potencial de produzir substâncias ativas, como os hormônios corticotropina, serotonina, prostaglandinas e melanina.

Avanços recentes nos estudos da patogênese molecular e o uso dos testes genéticos levaram à estratificação de risco dos pacientes e à identificação de alvos moleculares para terapia.

## AVALIAÇÃO PRÉ-OPERATÓRIA

Na avaliação pré-operatória (Quadro 22.1), após a punção aspirativa com agulha fina (PAAF) de caso suspeito de CMT, deve-se dosar prioritariamente a calcitonina sérica, que tem relação com tamanho tumoral, metástase linfonodal e distância.

**QUADRO 22.1** Avaliação.

| **Exames após diagnóstico** |
|---|
| • Calcitonina sérica<br>• CEA<br>• Metanefrinas urinárias ou plasmáticas<br>• Cálcio e PTH<br>• Rastreamento do proto-oncogene RET (pesquisa de mutações nos éxons 10, 11, 13 a 16) |
| **Exames por imagem** |
| • TC cervical/tórax<br>• RM hepática<br>• Considerar: PET-CT com 68-Ga-DOTATATE – para avaliação de metástases ocultas |

CEA: antígeno carcinoembrionário; PET-CT: tomografia computadorizada com emissão de pósitrons; PTH: paratormônio; RM: ressonância magnética; TC: tomografia computadorizada.

A calcitonina tem alto valor preditivo negativo quando os níveis são menores que 10 pg/mℓ. Níveis entre 10 e 100 pg/mℓ indicam realizar o estímulo com pentagastrina (não tem no Brasil) ou infusão intravenosa de gluconato de cálcio a 10% (2,5 mg/kg, 10 mℓ/min), seguida da dosagem de calcitonina após 0, 2, 5 e 10 min. Níveis maiores que 400 a 500 pg/mℓ, falam a favor de metástase, sendo indicado realizar tomografia computadorizada de pescoço e tórax (para investigação de metástases pulmonares), ressonância magnética de abdome (para metástases hepáticas) e cintilografia óssea ou ressonância de esqueleto axial (metástases ósseas).

Importante ressaltar que a calcitonina pode apresentar níveis falsos-negativo, incluindo o efeito gancho e falsos-positivo, representados na Tabela 22.1.

O antígeno carcinoembrionário (CEA) é mais importante principalmente para o seguimento do paciente. Níveis maiores que 30 ng/mℓ falam a favor de metástase linfonodal ipsilateral, e níveis acima de 100 ng/mℓ indicam metástase linfonodal contralateral e a distância.

É indicada também a avaliação por ultrassonografia (US) cervical, incluindo compartimentos centrais, laterais e mediastino superior, para identificar linfonodos acometidos. A avaliação para HPTP e FEO também está indicada (Figura 22.2).

Para avaliação de metástases ocultas, caso exames anteriores apresentem-se negativos e continue a dúvida, pode-se fazer uso da tomografia com emissão de pósitrons (PET Scan ou PET-CT). O PET-CT com FDG F-fluoro-2-deóxi-D-glicose) tem maior sensibilidade por tumores agressivos. Recentemente, foram desenvolvidas técnicas de imagem utilizando 68-Ga-DOTATATE, especialmente útil para tumores neuroendócrinos (NET) metastáticos de origem desconhecida. Esses novos radiomarcadores associados ao PET-CT se ligam especificamente a receptores de somatostatina (RS), expressos na superfície celular dos NET. O PET-CT com 18F-DOPA capta, descarboxila e armazena precursores de aminas, com taxa de detecção de 72%, sendo superior ao FDG e DOTATATE-Ga68.

Avaliação do gene *RET* é indicada para todos, assim que houver o diagnóstico de CMT, sobretudo na forma familiar.

## TRATAMENTO CIRÚRGICO

Em todos os casos, deve-se realizar tireoidectomia total com esvaziamento do compartimento central (nível VI).

O esvaziamento lateral ipsilateral é recomendado em caso de metástase linfonodal presente ou suspeita, e o esvaziamento lateral contralateral, caso o valor basal de Ct > 200 pg/mℓ. No caso de metástase linfonodal em mediastino médio e inferior, deve-se realizar o esvaziamento por esternotomia, desde que não haja doença sistêmica avançada. Para casos de ressecção tumoral incompleta considerar como opção a radioterapia de feixe externo/radioterapia de intensidade modulada (EBRT/IMRT) ou cirurgia paliativa.

**TABELA 22.1** Condições que interferem com os níveis de calcitonina no sangue.

| Falsos-positivo | Falsos-negativo |
|---|---|
| Doença renal crônica | Biotina |
| Tireoidite crônica de Hashimoto | Efeito gancho |
| Hiperparatireoidismo | Câncer medular com defeito de secreção de calcitonina |
| Hipergastrinemia | |
| Consumo de álcool/tabagismo | |
| Doenças infecciosas agudas | |
| Doenças mieloproliferativas | |
| Tumores neuroendócrinos, pulmonares e prostáticos | |
| Anticorpos heterófilos | |
| Macrocalcitonemia | |

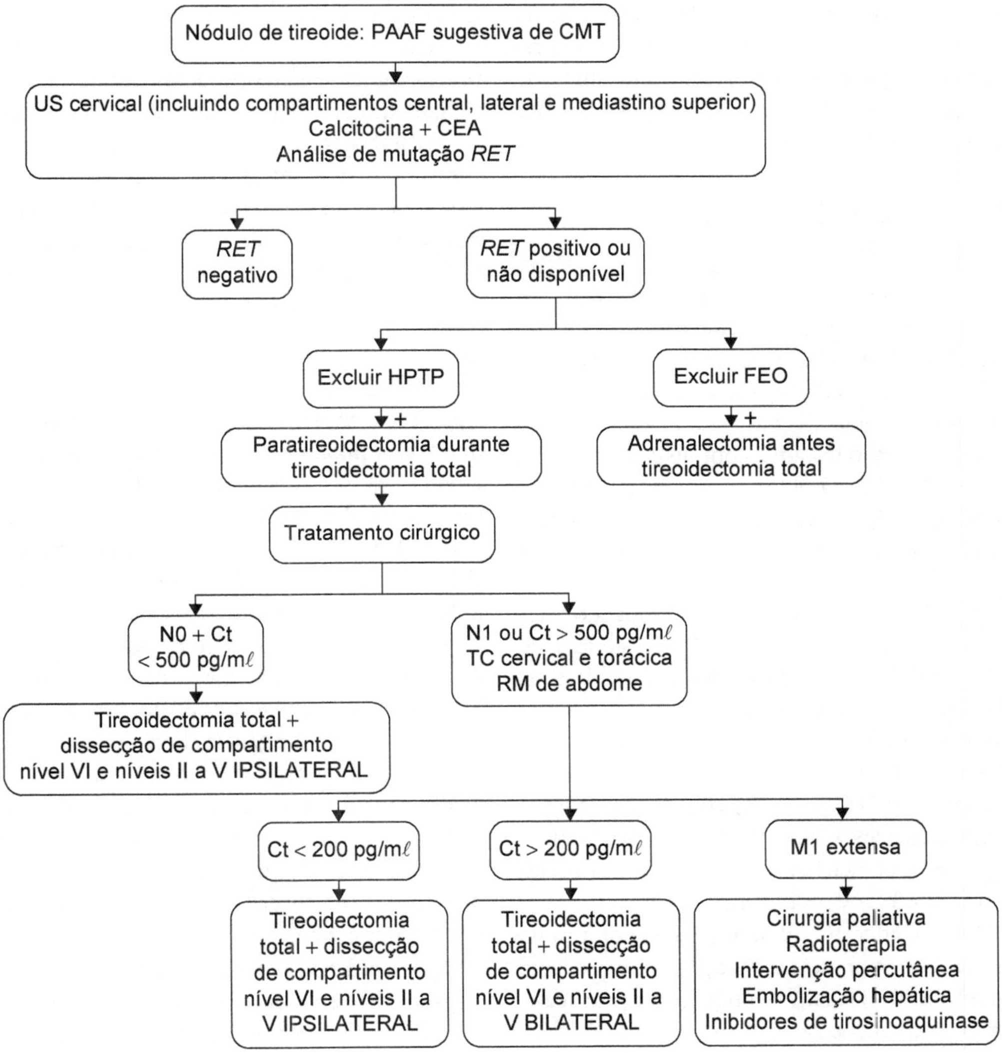


**FIGURA 22.2** Diagnóstico e tratamento inicial do carcinoma medular de tireoide. CEA: antígeno carcinoembrionário; CMT: carcinoma medular de tireoide; Ct: calcitonina; FEO: feocromocitoma; HPTP: hiperparatireoidismo primário; N0: sem linfonodos acometidos; N1: com linfonodos acometidos; PAAF: punção aspirativa com agulha fina; RM: ressonância magnética; TC: tomografia computadorizada; US: ultrassonografia. (Adaptada de Wells et al., 2015.)

Caso o paciente tenha descoberto o CMT após realização de lobectomia, não precisa realizar a tireoidectomia total se a lesão for menor que 1 cm, focal, unicêntrica, com margens cirúrgicas livres, ausência de hiperplasia de células C ao redor, US sem acometimento linfonodal e Ct indetectável no pós-operatório. Caso a tireoidectomia total tenha sido realizada, não precisa fazer esvaziamento cervical se menor que 1 cm, sem invasão neural ou vascular, sem comprometimento dos linfonodos, sem fator de risco adicional, como calcitonina basal e estímulo indetectável 2 meses do pós-operatório.

O tratamento cirúrgico do HPTP durante a tireoidectomia inicial deve ser feito com paratireoidectomia subtotal ou total com enxerto em antebraço, com ressecção apenas das glândulas visivelmente aumentadas. A terapia medicamentosa para HPTP deve ser considerada em pacientes com alto risco cirúrgico, expectativa de vida limitada ou recorrência de HPTP após uma ou mais cirurgias. Com evidência de FEO, o mesmo deve ser removido cirurgicamente antes da cirurgia do CMT e do HPTP, de preferência por adrenalectomia laparoscópica.

## MUTAÇÃO GERMINATIVA DO GENE *RET*

O rastreamento genético do gene *RET* deve ser investigado nas seguintes circunstâncias: pacientes com CMT, hiperplasia de células C (HCC) ou NEM-2; parentes de 1º grau de indivíduos com variantes patogênicas confirmadas, de familiares falecidos ou não testados com história de CMT, HCC ou NEM-2; parentes de crianças que tenham o fenótipo clássico da NEM-2B; pacientes com líquen amiloidótico, feocromocitoma ou doença de Hirschsprung.

O rastreamento para FEO vai depender do risco. Pacientes com risco muito alto (mutação *RET* do códon M918T) e risco alto (mutação do códon 634 e 883) devem iniciar o rastreio aos 11 anos. Pacientes com risco baixo ou moderado podem iniciar um pouco mais tardiamente, por volta dos 16 anos. A exclusão de FEO deve ocorrer conforme algum dos seguintes exames: análise do *RET* e história familiar negativas; metanefrinas plasmáticas ou urinárias negativas; e TC de suprarrenais negativas.

Deve-se advertir sobre o risco da herança da mutação *RET* por meio da notificação ao paciente (ou responsável legal), de preferência com aconselhamento genético formal. Essa notificação deve incluir a gravidade da doença, as formas de tratamento e a prevenção (Tabelas 22.2 e 22.3). O paciente deve alertar os membros da família potencialmente afetados, possibilitando o aconselhamento genético e o teste desses indivíduos.

A dissecção profilática do compartimento central pode não ser necessária em pacientes que se submeteram a tireoidectomia total profilática caso apresentem calcitonina sérica < 40 pg/mℓ, nódulo tireoidiano < 0,5 cm e ausência de linfonodos cervicais suspeitos.

## SEGUIMENTO

Após a realização da tireoidectomia, é recomendada a reposição hormonal com levotiroxina (LT4), sem necessidade de supressão dos níveis de TSH, devido à ausência de receptores para o TSH no CMT. Como as células parafoliculares não expressam o simportador sódio-iodo (NIS), o iodo radioativo não deve ser usado.

A calcitonina deve ser realizada com o CEA 2 a 3 meses após a cirurgia e posteriormente em 6 a 12 meses. No pós-operatório, em caso de Ct detectável < 150 pg/mℓ, deve ser feita a US cervical com o objetivo de investigar metástase locorregional. Os pacientes com Ct > 150 pg/mℓ devem ser avaliados quanto à presença de metástase a distância (Figura 22.3). O CA 19.9 tem sido incorporado na avaliação devido ao seu valor prognóstico.

Após a cirurgia, o paciente é classificado como resposta excelente, caso não apresente evidência clínica, radiológica ou bioquímica de doença. Caso apresente Ct e CEA elevados sem evidência

**TABELA 22.2** Recomendações da American Thyroid Association (ATA) para rastreamento (análise *RET*, ultrassonografia cervical, calcitonina sérica) e tireoidectomia profilática de acordo com classificação de risco.

| Nível de risco | Idade para pesquisa de mutação *RET* | Idade para US cervical | Idade para 1ª Ct sérica | Idade para tireoidectomia profilática |
|---|---|---|---|---|
| Altíssimo | O mais cedo possível, 1º ano de vida | O mais cedo possível, 1º ano de vida | 6 meses, se tireoidectomia total ainda não realizada | O mais cedo possível, 1º ano de vida |
| Alto | < 3 a 5 anos | > 3 a 5 anos | > 3 a 5 anos | < 5 anos |
| Moderado | < 3 a 5 anos | > 3 a 5 anos | > 3 a 5 anos | Considerar cirurgia se < 5 anos. Se preencher os critérios,* adiar para > 5 anos |

*Critérios: Ct anual normal (alterada se > 10 pg/mℓ), US cervical anual normal, história familiar de CMT de baixa agressividade e preferência familiar. Ct: calcitonina; *RET*: do inglês *REarranged during Transfection*; US: ultrassonografia.

**TABELA 22.3** Relação das mutações *RET* comuns para o risco de carcinoma medular da tireoide agressivo em NEM-2A e NEM-2B e a incidência de feocromocitoma, hiperparatireoidismo primário, líquen amiloidótico cutâneo e doença de Hirschsprung em NEM-2A.

| Mutação *RET* | Éxon | Risco de CMT agressivo | Incidência de FEO[a] | Incidência de HPTP[a] | LAC[b] | DH[b] |
|---|---|---|---|---|---|---|
| G533C | 8 | Moderado | + | – | N | N |
| C609F/G/R/S/Y | 10 | Moderado | +/++ | + | N | S |
| C611F/G/S/Y/W | 10 | Moderado | +/++ | + | N | S |
| C618F/R/S | 10 | Moderado | +/++ | + | N | S |
| C620F/R/S | 10 | Moderado | +/++ | + | N | S |
| C630R/Y | 11 | Moderado | +/++ | + | N | N |
| D631Y | 11 | Moderado | +++ | – | N | N |
| C634F/G/R/S/W/Y | 11 | Alto | +++ | ++ | S | N |
| K666E | 11 | Moderado | + | – | N | N |
| E768D | 13 | Moderado | – | – | N | N |
| L790F | 13 | Moderado | + | – | N | N |
| V804 I | 14 | Moderado | + | + | N | N |
| V804 M | 14 | Moderado | + | + | S | N |
| A883F | 15 | Alto | +++ | – | N | N |
| S891A | 15 | Moderado | + | + | N | N |
| R912 P | 16 | Moderado | – | – | N | N |
| M918T | 16 | Altíssimo | +++ | – | N | N |

[a]Incidência de FEO e HPTP. +: cerca de 10%; ++: cerca de 20 a 30%; +++: cerca de 50%. [b]S: ocorrência positiva; N: ocorrência negativa; CMT: carcinoma medular da tireoide; DH: doença de Hirschsprung; FEO: feocromocitoma; HPTP: hiperparatireoidismo primário; LAC: líquen amiloidótico cutâneo; NEM-2A: neoplasia endócrina múltipla tipo 2A; NEM-2B: neoplasia endócrina múltipla tipo 2B; RET: do inglês *REarranged during Transfection*.
Adaptada de Wells et al., 2015.

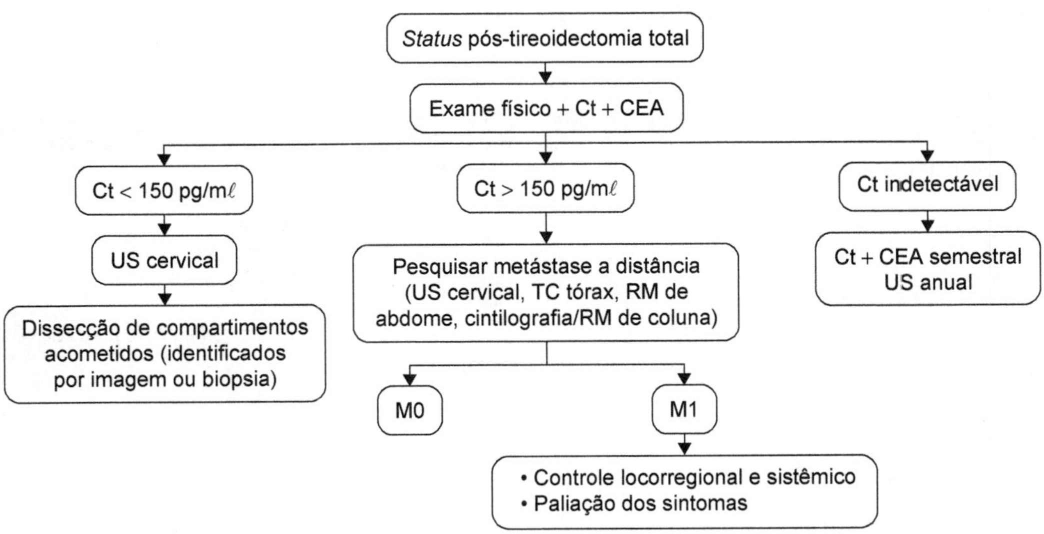


**FIGURA 22.3** Seguimento pós-operatório do carcinoma medular da tireoide. CEA: antígeno carcinoembrionário; Ct: calcitonina; M0: sem metástases evidentes; M1: com metástases evidentes; RM: ressonância magnética; TC: tomografia computadorizada; US: ultrassonografia. (Adaptada de Wells et al., 2015.)

de doença estrutural, é classificado como resposta bioquímica incompleta. Se apresenta doença anatômica persistente ou metástase a distância, é classificado como resposta estrutural incompleta. Resposta indeterminada é dada quando apresenta anormalidades inespecíficas nas imagens, marcadores tumorais elevados não normalizados ou ausência de evidência de doença estrutural localizável.

Naqueles sintomáticos ou com linfonodos > 1 cm, deve-se realizar a cirurgia locorregional. No caso de pacientes com metástase a distância, deve ser considerado o uso de inibidores de tirosinoquinase (Tabela 22.4) e terapias paliativas, como intervenção percutânea e embolização hepática. Se linfonodo acometido < 1 cm, pode ser acompanhado e pode complementar com dosagem de calcitonina do lavado da PAAF. A terapia sistêmica com inibidores de tirosinoquinase atuam evitando a progressão da doença, porém não altera a sobrevida final. É indicado diante da presença de sintomas como dor, diarreia, disfagia, disfonia, sintomas respiratórios, perda de peso e diante da presença de progressão da doença com imagem em 12 meses (RECIST – 20%) ou DT de calcitonina < 6 a 10 meses. Atualmente, há os inibidores multiquinase (vandetanibe e cabozantinibe) que atuam tanto em receptores de tecido epitelial como vascular, com o inconveniente de apresentarem muitos efeitos colaterais. Em estudo, há os inibidores RET específicos (pralsetinibe e selpercatinibe) apresentando boa eficácia e menos efeitos colaterais, sendo este último em estudo fase 3.

A taxa de progressão da doença deve ser avaliada com os critérios RECIST (do inglês *response evaluation criteria in solid tumors*) e DT (do inglês *doubling time*) da Ct e do CEA. Pacientes assintomáticos com doença metastática discreta, estável ou pouco progressiva (menos de 20% de aumento na somatória do diâmetro dos tumores, e DT de Ct ou CEA > 2 anos) não necessitam de terapia sistêmica complementar. Com DT < 2 anos, o paciente deve repetir todas as imagens. Em contrapartida, pacientes sintomáticos, com lesões com crescimento progressivo, lesões múltiplas e disseminadas, e/ou DT < 6 meses, devem ser encaminhados para terapia sistêmica. Pacientes bioquimicamente livres de doença devem ser acompanhados a longo prazo, incluindo-se nesse acompanhamento a dosagem anual de Ct. O CMT persistente deve ser monitorado com Ct e CEA séricos, história clínica e exame físico a cada 6 meses. Se Ct e CEA se elevarem, US cervical deve ser realizada. Diante de uma elevação de mais de 20% ou de Ct > 150 pg/mℓ, já é possível solicitar essa avaliação. Se CMT associado a NEM-2A ou NEM-2B, deve-se monitorar anualmente, por meio de exames bioquímicos, FEO/HPTP.

**TABELA 22.4** Inibidores de tirosinoquinase.

| Inibidor de tirosinoquinase | Posologia | Alvo terapêutico | Efeitos colaterais |
|---|---|---|---|
| Vandetanibe (Caprelsa®) | 300 mg, 1 vez/dia | Proteínas *RET*, EGFR e VEGFR | Diarreia<br>*Rash* cutâneo<br>Náuseas<br>Hipertensão<br>Cefaleia<br>Fadiga<br>Prolongamento do intervalo QT |
| Cabozantinibe (Cometriq®) | 140 mg, 1 vez/dia | *RET*, c-MET, VEGFR-2 | Diarreia<br>Síndrome mão-pé<br>Anorexia<br>Perda de peso<br>Náuseas<br>Fadiga<br>Fístulas gastrintestinais |

c-MET: fator de transição mesenquimal-epitelial; EGFR: receptor do fator de crescimento epidérmico; VEGFR: receptor do fator de crescimento endotelial vascular.
Adaptada de Wells et al., 2015.

## CARCINOMA MEDULAR DA TIREOIDE METASTÁTICO

A EBRT/IMRT é indicada para ressecção tumoral incompleta e não deve ser realizada como substituta da cirurgia nos casos em que o foco tumoral pode ser ressecado, como também não deve ser feita para tratar o aumento persistente de calcitonina sem evidência anatômica de doença ativa. Para casos recorrentes e metástase a distância, considerar os inibidores de tirosinoquinase (vandetanibe e cabozantinibe). Esses fármacos levam a melhores respostas a longo prazo em pacientes sintomáticos e mais jovens. Se houver metástases hepáticas, considerar ablação química/embolização; se ósseas, zoledronato ou denosumabe. Em pacientes com doença rapidamente progressiva, a terapia com inibidores de tirosinoquinase também deve ser considerada. Pacientes assintomáticos, com pequeno volume de doença metastática e com progressão lenta (determinada por imagem, calcitonina e CEA), não requerem terapia sistêmica. Deve-se manter vigilância para as metástases funcionantes, como a seguir:

- Produção ectópica de hormônio liberador de corticotrofina (CRH) e hormônio adrenocorticotrófico (ACTH) – síndrome de Cushing: tratamento com terapia medicamentosa (cetoconazol, mifepristona, aminoglutetimida, metirapona ou mitotano). Nos casos refratários ao tratamento médico, a adrenalectomia bilateral é uma opção.
- Hipersecreção de peptídeo vasoativo intestinal (VIP), Ct, insulina e glucagon causando diarreia em razão do aumento da motilidade intestinal. Nesses casos, o tratamento deve incluir inicialmente agentes antimotilidade (loperamida ou codeína). Terapias alternativas incluem análogos de somatostatina e terapias locais, como cirurgia ou quimioembolização.

## LEITURAS SUGERIDAS


Cooper DS, Doherty GM, Haugen BR, Kloos RT, Lee SL, Mandel SJ, et al. Revised American Thyroid Association management guidelines for patients with thyroid nodules and differentiated thyroid cancer. Thyroid. 2009;19(11):1168-217.

Garber JR, Cobin RH, Gharib H, Hennessey JV, Klein I, Mechanick JI, et al. Clinical practice guidelines for hypothyroidism in adults: cosponsored by the American Association of Clinical Endocrinologists and the American Thyroid Association. Endocr Pract. 2012;18(6):988-1028. Erratum in: Endocr Pract. 2013;19(1):175.

Griebeler ML, Gharib HF. Thyroid nodules and cancer. In: Bandeira F, Gharib H, Gobert A, Griz L, Faria M. Endocrinology and diabetes: a problem-oriented approach. New York: Springer; 2014.

Hadoux J, Elisei R, Brose MS, Hoff AO, Robinson BG, Gao M, et al. Phase 3 trial of selpercatinib in advanced *RET*-mutant medullary thyroid cancer. N Engl J Med. 2023; 389(20):1851-61.

Jarzab B, Feldt-Rasmussen U. Introduction to European comments on "Medullary thyroid cancer: management guidelines of the American Thyroid Association". Thyroid Res. 2013;6(Suppl 1):S1.

Lorusso L, Cappagli V, Valerio L, Giani C, Viola D, Puleo L, et al. Thyroid cancers: from surgery to current and future systemic therapies through their molecular identities. Int J Mol Sci. 2021;22(6):3117.

Machens A, Dralle H. Biomarker-based risk stratification for previously untreated medullary thyroid cancer. J Clin Endocrinol Metab. 2010;95(6):2655-63.

Moraitis AG, Martucci VL, Pacak K. Genetics, diagnosis, and management of medullary thyroid carcinoma and pheochromocytoma/paraganglioma. Endocr Pract. 2014; 20(2):176-87.

NCCN Guidelines Insights. Thyroid Carcinoma, Version 1.2020. J Natl Compr Canc Netw. 2020;40-6.

Prete A, Torregrossa L, Gambale C, Ciampi R, Ramone T, et al. The usefulness of the international grading system in the management of sporadic medullary thyroid carcinoma. Thyroid. 2025 Feb 11.

Roman S, Lin R, Sosa JA. Prognosis of medullary thyroid carcinoma: demographic, clinical, and pathologic predictors of survival in 1252 cases. Cancer. 2006;107(9): 2134-42.

Tirosh A, Kebebew E. The utility of 68Ga-DOTATATE positron-emission tomography/computed tomography in the diagnosis, management, follow-up and prognosis of neuroendocrine tumors. Future Oncol. 2018;14(2): 111-22.

Valerio L, Bottici V, Matrone A, Piaggi P, Viola D, Cappagli V, et al. Medullary thyroid cancer treated with vandetanib: predictors of a longer and durable response. Endocr Relat Cancer. 2020;27(2):97-110.

Wells Jr. SA, Asa SL, Dralle H, Elisei R, Evans DB, Gagel RF, et al. Revised American Thyroid Association guidelines for the management of medullary thyroid carcinoma. Thyroid. 2015;25(6):567-610.

Xu B, Fuchs TL, Ahmadi S, Alghamdi M, Alzumaili B, Bani MA, et al. International medullary thyroid carcinoma grading system: a validated grading system for medullary thyroid carcinoma. J Clin Oncol. 2022;40(1):96-104.

Zambelli A, Biamonti G, Amato A. HGF/c-met signalling in the tumor microenvironment. Adv Exp Med Biol. 2021;1270:31-44.

Capítulo 23

# Tireotoxicose Fármaco-Induzida

Jessica Fernandes de Lima ■ Graziela Batista de Sousa ■ Breno Coimbra ■ Gustavo Caldas ■ Francisco Bandeira

## INTRODUÇÃO

Vários medicamentos podem afetar a função da tireoide ou causar resultados anormais em testes de tireoide, porém poucos realmente causam tireotoxicose. Os mecanismos envolvidos são: hipertireoidismo iodo-induzido (fenômeno de Jod Basedow); tireoidite destrutiva; indução de autoimunidade da tireoide, com doença de Graves (DG) ou tireoidite indolor. Além disso, mais de uma via pode estar envolvida em seu surgimento (Tabela 23.1).

## HIPERTIREOIDISMO IODO-INDUZIDO

Também conhecido como fenômeno de Jod Basedow, ocorre em pacientes com autonomia da tireoide, especialmente aqueles que vivem em áreas com deficiência leve a moderada de iodo. Geralmente é autolimitado, com duração de 1 a 18 meses. Bloqueadores beta-adrenérgicos em monoterapia ou em combinação com o metimazol (MMI) devem ser usados para o tratamento,

**TABELA 23.1** Causas de tireotoxicose fármaco-induzida.

| Fármaco | Mecanismo | Tempo de início da ação após o início do fármaco | Tratamento |
|---|---|---|---|
| Amiodarona | Iodo-induzido (tipo 1) | Meses a anos | Suporte*<br>DAT, perclorato de potássio<br>Cirurgia |
| | Tireoidite (tipo 2) | Frequentemente > 1 ano | Suporte*<br>Corticosteroides<br>Cirurgia |
| Lítio | Tireoidite indolor | Frequentemente > 1 ano | Suporte*<br>DAT |
| IFN-alfa | Tireoidite indolor<br>DG | Meses | Suporte*<br>DAT e/ou iodo radioativo (apenas DG) |
| IL-2 | Tireoidite indolor<br>DG | Meses | Suporte*<br>DAT e/ou iodo radioativo (apenas DG) |
| Contraste iodado | Hiperfunção tireoidiana primária | Semanas a meses | DAT |
| Inibidores da tirosinoquinase | Efeito destrutivo | 3 a 12 meses | Suporte |
| Iodo radioativo, precoce | Efeito destrutivo | 1 a 4 semanas | Observação: se a condição for grave, administrar corticosteroides |
| Iodo radioativo para BMNT, tardio | Indução da autoimunidade | 3 a 6 meses | DAT<br>Repetir iodo radioativo<br>Cirurgia |

*O suporte inclui bloqueadores beta-adrenérgicos durante a fase de tireotoxicose e levotiroxina (LT4), se ocorrer desenvolvimento de hipotireoidismo. BMNT: bócio multinodular tóxico; DAT: drogas antitireoidianas; DG: doença de Graves; IFN-alfa: interferon-alfa; IL-2: interleucina-2.

dependendo da gravidade do hipertireoidismo. A dose indicada é de 20 a 40 mg/dia. Pode haver resistência relativa às drogas antitireoidianas (DAT).

## TIREOTOXICOSE INDUZIDA PELA AMIODARONA

A amiodarona é amplamente utilizada no tratamento de arritmias atriais e ventriculares, porém, por sua alta concentração de iodo, o uso crônico da substância pode induzir distúrbios tireoidianos. Estruturalmente, a amiodarona é uma medicação di-iodinada, sendo 37% do seu peso molecular referente ao iodo; portanto, a cada 200 mg de amiodarona (dose diária de manutenção), cerca de 7,5 mg de iodo são liberados. A dose diária de iodo recomendada pela Organização Mundial da Saúde (OMS) é de 0,15 mg (adultos), e com o uso da amiodarona, cerca de 7,5 mg de iodo é liberado na forma livre no organismo diariamente, excedendo a dose recomendada em 50 vezes.

A tireotoxicose induzida pela amiodarona (TIA) pode descompensar e exacerbar anormalidades cardíacas subjacentes, provocando aumento da morbidade e mortalidade, principalmente em pacientes com fração de ejeção do ventrículo esquerdo < 30%.

Dois mecanismos básicos foram identificados no desenvolvimento da tireotoxicose induzida pela amiodarona (TIA):

- TIA tipo 1: forma de hipertireoidismo induzido por iodo, em virtude de seu elevado teor na amiodarona. É causada pela hipersecreção do hormônio tireoidiano. Tende a ocorrer em pacientes com autonomia tireoidiana em um bócio nodular, mas também está associada à DG
- TIA tipo 2: tireoidite destrutiva (efeito destrutivo direto da amiodarona em tireócitos). É causada pela liberação do hormônio tireoidiano pré-formado na circulação. Não há anormalidade da tireoide subjacente antes do início da amiodarona.

A TIA tipo 2 ocorre em até 6% dos pacientes que usam o medicamento em áreas iodo-suficientes, e em até 10%, em áreas com deficiência de iodo. Para o diagnóstico diferencial entre as formas de TIA, a captação de iodo radioativo (RAIU) em 24 h pode ser útil, uma vez que é ocasionalmente mensurada no tipo 1. A ultrassonografia (US) com Doppler também pode ser de grande valia, evidenciando sinais de hiperfluxo vascular na tireotoxicose tipo 1 e sinais de hipofluxo na tireotoxicose tipo 2.

Além disso, o tipo 2 apresenta aumento dos mediadores do processo inflamatório, principalmente de interleucina 6 (IL-6), enquanto na tireotoxicose tipo 1 esse aumento é moderado ou quase ausente. Muitas vezes, a distinção entre os tipos 1 e 2 nem sempre é clara, e alguns pacientes apresentam elementos de ambos.

Deve-se monitorar a função tireoidiana antes, no 1º e no 3º mês após o início da terapia com amiodarona, e, posteriormente, em intervalos de 3 a 6 meses. A decisão de interromper a administração de amiodarona em caso de tireotoxicose deve ser determinada individualmente, em consulta com um cardiologista, com base na presença ou ausência de terapia antiarrítmica alternativa eficaz. A Tabela 23.2 apresenta a diferenciação entre TIA tipos 1 e 2.

### Tratamento

Em pacientes clinicamente estáveis com evidência que diferencia o subtipo, o tratamento deve ser estabelecido de acordo com o subtipo no qual o paciente se encaixa. Nos quadros de tireotoxicose moderada com comprometimento da função cardíaca, é recomendado iniciar terapia combinada com DAT e corticosteroides. Se o paciente apresentar deterioração rápida da função cardíaca, tireoidectomia de emergência deve ser feita independentemente do subtipo TIA.

**TIA TIPO 1.** É semelhante ao do hipertireoidismo espontâneo, sendo indicado o uso de DAT (metimazol e propiltiouracila) em doses elevadas. Iniciar em dose de 40 mg, 1 vez/dia até atingir o eutireoidismo (geralmente, 3 a 6 meses). Se forem necessárias doses elevadas, a divisão da dose pode ser mais eficaz. O perclorato de potássio (800 mg a 1 g/dia) pode ser associado por 6 a 8 semanas para diminuir a captação de iodo pela tireoide e tornar a tireoide mais sensível as DAT. Nesse subtipo, a tireotoxicose pode recorrer ou até não entrar em remissão e, nesses casos, o tratamento definitivo é recomendado. Se a amiodarona for

**TABELA 23.2** Diferenças entre tireotoxicose induzida pela amiodarona (TIA) tipos 1 e 2.

| Aspectos | TIA tipo 1 | TIA tipo 2 |
|---|---|---|
| Alteração primária na função tireoidiana | Sim | Não (pequeno bócio pode não estar presente) |
| Mecanismo | Produção excessiva de hormônios (hipertireoidismo verdadeiro) | Dano na tireoide (tireoidite destrutiva) |
| Prevalência | Áreas deficientes de iodo | Áreas iodo-suficientes |
| Duração do tratamento | Em geral, curto (1 a 2 anos) | Geralmente, longo (> 2 anos) |
| Morfologia tireoidiana/US | Bócio multinodular ou difuso | Ocasionalmente bócio pequeno |
| Captação de iodo | Baixa/normal/aumentada | Baixa/suprimida |
| Cintilografia com $^{99m}$Tc-MIBI | Captação presente | Ausência de captação |
| Relação T4/T3 | Em geral, < 4 | Em geral, > 4 |
| Anticorpos tireoidianos/TRAb | Presente na DG | Geralmente ausentes |
| Remissão espontânea | Não | Possível |
| Ao Doppler em cores | Alta vascularização | Vascularização ausente |
| Resposta terapêutica aos glicocorticoides | Provavelmente, não | Sim |
| Terapêutica preferida | DAT | Esteroides |
| Hipotireoidismo subsequente | Improvável | Possível |
| Terapia para doença tireoidiana subjacente | Provável | Não |

DAT: drogas antitireoidianas; DG: doença de Graves; TIA: tireotoxicose induzida pela amiodarona; TRAb: anticorpo antirreceptor do TSH; US: ultrassonografia.
Adaptada de Jabrocka-Hybel et al., 2015.

descontinuada, o tratamento definitivo com radioiodo pode ser feito após 6 a 9 meses. A tireoidectomia deve ser considerada se não for possível a retirada da amiodarona.

**TIA TIPO 2.** Geralmente autolimitada, mas devido à elevada mortalidade associada à tireotoxicose em pacientes cardiopatas, o tratamento deve ser instituído para que o eutireoidismo seja atingido mais rapidamente. Em casos bem definidos de TIA tipo 2, o tratamento com corticosteroides é mais efetivo do que o tratamento com DAT. Inicia-se dose de 30 a 40 mg de prednisona, 1 a 2 vezes/dia, durante 2 a 4 semanas, seguindo uma redução gradual em 2 a 3 meses, dependendo da resposta clínica. Em casos graves, assim como nos casos de TIA 1 e mista/indefinida, a tireoidectomia radical deve ser considerada.

**TIA MISTAS OU INDEFINIDAS.** O tratamento das formas mistas ou indefinidas deve ser feito com DAT, podendo ser associados corticosteroides orais no início do tratamento, ou após 4 a 6 semanas se a resposta for pequena. Em casos mais graves, a terapia combinada com DAT e corticosteroides deve ser iniciada prontamente.

Tireoidectomia total deve ser considerada quando há:

- Resposta insuficiente ao tratamento medicamentoso com DAT e corticosteroides
- Deterioração rápida da função cardíaca
- Doença cardíaca avançada, displasia arritmogênica ventricular direita e arritmias malignas
- Tratamento definitivo alternativo ao radioiodo.

## LEITURAS SUGERIDAS

Cappelani D, Papini P, Pingitore A, Tomisti L, Mantuano M, Di Certo AM, et al. Comparison between total thyroidectomy and medical therapy for amiodarone-induced thyrotoxicosis. J Clin Endocrinol Metab. 2020;105(1):dgz041.

Cappelani D, Urbani C, Manetti L, Martino E, Bartalena L, Bogazzi F. Effect of high-dose intravenous glucocorticoid therapy on serum thyroid hormone concentrations in type 2 amiodarone-induced thyrotoxicosis: an exploratory study. J Endocrinol Invst. 2020;43(11):1637-43.

De Leo S, Lee SY, Braverman LE. Hyperthyroidism. Lancet. 2016;388(10047):906-18.

Fatourechi V. Hyperthyroidism and thyrotoxicosis. *In*: Bandeira F, Gharib H, Gobert A, Griz L, Faria M. Endocrinology and diabetes: a problem-oriented approach. New York: Springer; 2014. p. 9-21.

Jabrocka-Hybel A, Bednarczuk T, Bartalena L, Pach D, Ruchała M, Kamiski G, et al. Amiodarone and the thyroid. Endokrynol Pol. 2015;66(2):176-86.

Ross DS, Burch HB, Cooper DS, Greenlee MC, Laurberg P, Maia AL, et al. 2016 American Thyroid Association Guidelines for diagnosis and management of hyperthyroidism and other causes of thyrotoxicosis. Thyroid. 2016;(1):1-277.

Sohn SY, Kim YJ, Cho S, Cho SW. Incidence and risk factors for amiodarone-induced thyroid dysfunction: a mationwide retrospective cohort study. Am J Cardiovasc Drugs. 2025.

Souza LVF, Campagnolo MT, Martins LCB, Scanavacca MI. Amiodarone-induced thyrotoxicosis: literature review & clinical update. Arq Bras Cardiol. 2021;117(5):1038-44.

Capítulo 24

# Hipertireoidismo

Tatiane Santos ▪ Natalia Rocha da Silva ▪ Gustavo Caldas

## TIREOTOXICOSE *VERSUS* HIPERTIREOIDISMO

A tireotoxicose é uma condição com múltiplas etiologias, manifestações clínicas e formas de tratamento. O termo *tireotoxicose* refere-se a um estado clínico resultante da ação inapropriadamente alta dos hormônios tireoidianos nos tecidos. O termo *hipertireoidismo* é uma forma de tireotoxicose resultante da produção e secreção de hormônios tireoidianos.

Em geral, o hipertireoidismo pode ser causado por estimulação excessiva da tireoide em virtude de fatores tróficos, levando à ativação da síntese e à secreção dos hormônios tireoidianos, promovendo a liberação autônoma do excesso hormonal produzido; ou quando há exposição a fontes extratireoidianas de hormônios, que podem ser endógenas (*struma ovarii*, carcinoma diferenciado da tireoide [CDT] metastático) ou exógenas (tireoide factícia). As causas da doença estão listadas na Tabela 24.1.

**TABELA 24.1** Causas da tireotoxicose.

| Associadas à RAIU normal ou elevada | Associadas à RAIU diminuída |
|---|---|
| Doença de Graves | Tireoidite subaguda linfocítica (silenciosa) |
| Adenoma tóxico ou bócio multinodular tóxico | Tireoidite subaguda granulomatosa/de Quervain (dolorosa) |
| Doença trofoblástica | Tireoidite induzida por amiodarona |
| Adenoma pituitário produtor de TSH | Tireotoxicose iatrogênica, ingestão inadequada de hormônio tireoidiano |
| Resistência aos hormônios tireoidianos | *Struma ovarii*, tireoidite aguda, metástase de CFT |

CFT: carcinoma folicular da tireoide; RAIU: captação de iodo radioativo; TSH: hormônio estimulador da tireoide.

A doença de Graves (DG) constitui a principal causa de hipertireoidismo e corresponde a 80% dos casos. Trata-se de uma doença autoimune em que os anticorpos antirreceptores do TSH (TRAb) estimulam a produção do hormônio estimulador da tireoide (TSH) aumentando a produção e a liberação dos hormônios tireoidianos. Estima-se prevalência de 0,4 a 1% na população, mais comum em mulheres da 2ª à 4ª década de vida. Associa-se a outras doenças autoimunes: tireoidite de Hashimoto, diabetes melito tipo 1 (DM1), anemia perniciosa, insuficiência suprarrenal primária, lúpus eritematoso sistêmico (LES) e artrite reumatoide (AR).

Os principais fatores de risco da tireotoxicose são genéticos (prevalência de 20% em gêmeos monozigóticos), ambientais e endógenos (gravidez, ingestão excessiva de iodo, infecções, suspensão de glicocorticoides [GC] e tabagismo).

O hipertireoidismo evidente é definido pela presença do TSH indetectável ou suprimido com níveis séricos elevados de tri-iodotironina (T3) e/ou estimativas de tiroxina livre (T4L); e o subclínico, como um TSH sérico baixo ou indetectável com T3 e T4L dentro da faixa de normalidade. Tanto a doença manifesta como a subclínica podem causar sinais e sintomas característicos, mas a sintomatologia dos casos subclínicos pode ser considerada mais branda.

## APRESENTAÇÃO CLÍNICA

O bócio difuso está presente em 90% dos pacientes, podendo ocorrer frêmito e sopro. As oftalmopatias, de curso independente do hipertireoidismo, são clinicamente evidentes em 50% dos casos e, em geral, bilaterais. Edema periorbital e exoftalmia são bem característicos.

A dermopatia (mixedema pré-tibial), que tem prevalência de 5 a 10% e associa-se à oftalmopatia grave e ao TRAb elevado, caracteriza-se por espessamento pré-tibial e onicólise. As demais características da tireotoxicose são taquicardia, tremor, insônia, nervosismo, sudorese e palpitações.

## DIAGNÓSTICO

A dosagem de TSH tem a mais alta sensibilidade e especificidade, devendo ser usada como teste de triagem inicial. No entanto, a precisão do diagnóstico aumenta quando se tem disponível, além do TSH, o T4L e o T3 total. A etiologia da tireotoxicose deve ser determinada. Se o diagnóstico não for definido com base na história clínica e na avaliação bioquímica inicial, recomenda-se a dosagem do TRAb, a determinação da captação de iodo radioativo (RAIU) ou a medição do fluxo sanguíneo na ultrassonografia (US).

**RAIU EM 24 H: IODO RADIOATIVO.** Na DG, a captação deve ser > 80% em 24 h, enquanto nas tireoidites a captação é baixa. Nesse contexto, o iodo radioativo tem um papel importante no diagnóstico diferencial.

**US DA TIREOIDE COM DOPPLER.** O fluxo aumentado demonstra DG.

**CINTILOGRAFIA TIREOIDIANA.** Iodo radioativo ou tomografia computadorizada (TC). Indicação para hipertireoidismo e nódulos à palpação e/ou US de tireoide.

**PUNÇÃO ASPIRATIVA COM AGULHA FINA (PAAF).** Deve-se realizar em nódulos hipocaptantes observados na cintilografia, pela maior probabilidade de malignidade. A PAAF não é indicada para nódulos quentes por estarem associados a baixo risco de malignidade.

**ALTERAÇÕES HEMATOLÓGICAS E BIOQUÍMICAS.** Leucopenia (comum), hipercalciúria e hipercalcemia (ocasionais), hiperbilirrubinemia (casos mais graves) e redução do colesterol total.

**TRAB.** Indicado para diagnóstico da DG eutireóidea, incluindo oftalmopatia, diagnóstico de hipertireoidismo apatético, distinção entre DG e tireoidite pós-parto e para predizer o hipertireoidismo fetal (títulos 2 a 3 vezes maiores que o normal; Tabela 24.2).

**TABELA 24.2** Diagnóstico laboratorial.

| Hormônio | Hipertireoidismo subclínico | Hipertireoidismo clínico | T3 toxicose |
|---|---|---|---|
| TSH | – | – | – |
| T4L | Normal | – | Normal |
| T3 total | Normal | – | – |

TSH: hormônio estimulador da tireoide; T3: tri-iodotironina; T4L: tiroxina livre.

## TRATAMENTO

### Betabloqueadores | Sintomático

Os betabloqueadores são recomendados em todos os pacientes com tireotoxicose sintomática, principalmente em idosos com sintomas de tireotoxicose e em todos os pacientes com frequência cardíaca (FC) > 90 bpm ou doença cardiovascular (DCV). Os betabloqueadores melhoram os sintomas de taquicardia, tremor, insônia, nervosismo, sudorese e palpitações (Tabela 24.3).

Em caso de asma, doença pulmonar obstrutiva crônica (DPOC) ou fenômeno de Raynaud, pode-se optar por nadolol (com precaução) ou por um antagonista de canal de cálcio, como diltiazem e verapamil.

Já em pacientes com asma leve a moderada ou DPOC, o bisoprolol (betabloqueador altamente seletivo para os receptores adrenérgicos beta-1) pode ser utilizado em doses baixas (1,25 a 2,5 mg/dia).

### Drogas antitireoidianas

As drogas antitireoidianas (DAT) mantêm um estado eutireóideo enquanto aguarda-se a remissão espontânea; possibilitam a remissão, sem necessidade de LT4 posterior (sexo feminino, doença leve, bócios pequenos, redução do TRAb); e evitam a cirurgia e a exposição à radiação.

As DAT são indicadas na terapia primária em pacientes com mais chance de remissão; em oftalmopatia ativa da DG de moderada a grave; em pacientes com cirurgia prévia ou irradiação cervical anterior; e para controle em pacientes

**TABELA 24.3** Tratamento com betabloqueadores.

| Substâncias | Dose (mg) | Frequência (vezes/dia) | Considerações |
|---|---|---|---|
| Propranolol | 10 a 40 | 3 a 4 | Betabloqueador não seletivo. Longa experiência. Pode bloquear a conversão de T4 a T3 em altas doses. Fármaco de escolha para mulheres em amamentação |
| Atenolol | 25 a 100 | 1 a 2 | Betabloqueador seletivo. Maior adesão |
| Metoprolol | 25 a 50 | 4 | Betabloqueador seletivo. Disponível em apresentação com 1 dose/dia |
| Nadolol | 40 a 160 | 1 | Betabloqueador seletivo. Pode bloquear a conversão de T4 a T3 em altas doses. Pouca experiência até o momento |
| Bisoprolol | 1,25 a 5 | 1 | Maior segurança em pacientes com asma leve a moderada |

T3: tri-iodotironina; T4: tiroxina.

idosos, com comorbidades ou muito descompensados, antes da terapia com iodo ou da cirurgia, a fim de evitar tireotoxicose:

- Metimazol (MMI): medicamento de baixo custo usado em todos os pacientes com DG que optarem por terapia medicamentosa, exceto no 1º trimestre de gravidez, na tempestade tireoidiana ou em pacientes com reação alérgica à substância. É administrado em dose única diária, tendo ação dose-dependente (quanto maior a dose, maior o bloqueio tireoidiano)
- Propiltiouracila (PTU): usada no 1º trimestre de gestação. Quando comparada ao MMI, apresenta perfil de segurança maior em relação à teratogênese. Na crise tireotóxica, em virtude da ação extratireoidiana do PTU, deve-se inibir a conversão periférica de T4 em T3 (inibição da T4-5-deiodinase tipo 1 no fígado e nos rins). Sugere-se cautela em seu uso pelo risco de hepatotoxicidade.

## Dose

Os betabloqueadores apresentam efeito pleno após 10 a 15 dias. A duração dos efeitos antitireoidianos é de 12 a 24 h com o PTU (2 a 3 ingestões diárias) e mais longa com o MMI (dose diária única; Tabela 24.4). A avaliação costuma ser feita com 4 a 6 semanas, mas, se o paciente for eutireóideo, ela é trimestral.

Após 12 a 18 meses de uso, descontinuar de modo gradual e avaliar recidivas.

## Remissão

Considerada com a função tireoidiana normal após 1 ano sem DAT.

As chances de remissão são menores em casos de: bócio grande, sexo masculino, crianças e adolescentes, T3 > 700 a 800 ng/dℓ, TSH persistentemente suprimido, TRAb > 30 U/ℓ ao fim do tratamento, presença de oftalmopatia, tabagismo e hipoecogenicidade da tireoide demonstrada à US.

São maiores as chances de remissão em casos de: bócio pequeno, idade inferior a 40 anos, níveis iniciais baixos de T3, TRAb ao fim do tratamento e uso de DAT por 12 a 24 meses. Em caso de recidivas, o tratamento definitivo é a cirurgia ou a terapia com iodo radioativo, embora, mais recentemente, estudos apontam para segurança do uso prolongado de metimazol nos pacientes que não conseguem tolerar retirada de DAT e, ao mesmo tempo, não desejam a realização de método ablativo ou cirúrgico para tratamento definitivo.

**TABELA 24.4** Esquema com doses ajustáveis.

| Fármaco | Dose inicial (mg/dia) | Dose de manutenção (mg/dia) | Número de doses |
|---|---|---|---|
| MMI | 20 a 40 | 5 a 15 | 1 |
| PTU | 200 a 400 | 50 a 200 | 2 a 3 |

MMI: metimazol; PTU: propiltiouracila.

Um ensaio clínico randomizado, publicado em 2024, estudou o uso de metimazol associado a metotrexato 10mg\dia no tratamento da doença de Graves, obteve como resultado que essa associação levou a uma taxa de descontinuação de DAT mais eficaz e com níveis mais baixos de Trab, com poucos efeitos colaterais adicionais, o que aponta que a associação pode ser utilizada para pacientes com doença de Graves.

## Efeitos colaterais

Antes de iniciar a terapia com DAT, deve-se realizar hemograma completo com contagem diferencial dos leucócitos e dosagem de bilirrubinas e transaminases. A contagem diferencial dos leucócitos deve ser obtida durante uma crise febril e no início de uma faringite em todos os pacientes em uso de DAT, dado o risco de agranulocitose. Não é recomendada a contagem de leucócitos de modo rotineiro.

A função hepática e a integridade hepatocelular devem ser avaliadas em todos os pacientes em uso de PTU que apresentem *rash* cutâneo pruriginoso, icterícia, fezes esbranquiçadas, urina escura, dor em articulações, dor ou sangramento abdominal, anorexia, náuseas ou fadiga.

O efeito colateral do MMI é dose-dependente, o que difere do PTU, em que a hipersensibilidade ocorre independentemente da dose.

Os medicamentos devem ser suspensos se houver efeitos colaterais. Pode ocorrer risco de reação cruzada ao trocar o MMI pelo PTU e vice-versa.

O MMI pode provocar aplasia da cútis no feto no 1º trimestre de gestação. Raramente pode ocorrer artralgia e síndrome lúpus-*like* com MMI ou PTU.

Não há consenso quanto ao monitoramento periódico do hemograma e da função hepática. Deve-se suspender o PTU se as enzimas hepáticas apresentarem valor 3 vezes maior do que o normal ou se houver sintomas de hepatite.

## Contraindicações

Os fármacos estão contraindicados se houver menos de 500 neutrófilos ou se as transaminases se apresentarem maiores do que 5 vezes o limite superior da normalidade.

## Tratamento com iodo radioativo

Proporciona um controle definitivo e rápido, e evita a cirurgia e os efeitos adversos das DAT. Além disso, produz, por meio da radiação beta, uma tireoidite actínica, que causa hipotireoidismo.

É indicado na terapia inicial; na recidiva ou em caso de efeitos adversos graves com DAT; em mulheres que planejam engravidar no futuro (em mais de 4 a 6 meses após o seu início, os níveis dos hormônios tireoidianos já podem estar normais); em indivíduos com comorbidades que aumentem o risco cirúrgico; e em pacientes previamente operados ou que realizaram radiação externa na região cervical, ou naqueles com difícil acesso a cirurgiões.

### *Preparação*

A preparação para o tratamento com iodo radioativo inclui teste de gravidez 48 h antes do seu início e termo de consentimento por escrito. Caso o paciente esteja em uso de MMI, deve-se suspender o MMI 5 dias antes do radioiodo. Em casos leves de hipertireoidismo, pode-se não recomeçar a medicação. É aconselhável compensar as comorbidades previamente.

Observações:

- Se o paciente for extremamente sintomático ou tiver o T4L 2 a 3 vezes maior que o limite superior da normalidade, deve-se administrar um betabloqueador antes da terapia com iodo radioativo a fim de evitar a descompensação clínica
- Alguns estudos mostram que o tratamento com DAT prévio à terapia com iodo radioativo pode reduzir sua eficácia.

### *Dose*

Uma única dose deve ser administrada com radiação suficiente para promover o hipotireoidismo. Pode ser administrada dose fixa (15 mCi) em função do volume da glândula:

$$[\text{vol. Gld (g)} \times 100 \text{ a } 120\ \text{uCi/g}]/\text{capt. de 24 h}$$

Não há mudança significativa na taxa de remissão, seja na dose fixa ou na calculada. Em geral, usa-se a dose fixa.

**TABELA 24.5** Opções terapêuticas para o paciente com tireotoxicose.

| | RAIU | Drogas antitireoidianas | Cirurgia |
|---|---|---|---|
| DG + gestação | ✓ | ✓ | ○ |
| DG + oftalmopatia ativa | ⊗ | ✓ | ✓ |
| DG + risco cirúrgico elevado e\ou baixa expectativa de vida | ✓ | ○ | ⊗ |
| DG ou AT/BMNT + neoplasia de tireoide (suspeita ou confirmada) | ⊗ | ○ | ✓ |
| AT/BMNT + gestação | ⊗ | ✓ | ○ |
| AT/BMNT + sinais ou sintomas compressivos | ○ | ⊗ | ✓ |
| AT/BMNT + bócio mergulhante | ○ | ⊗ | ✓ |
| AT/BMNT + cirurgia prévia ou radiação prévia em região cervical | ✓ | ○ | ⊗ |

AT\BMNT: adenoma tóxico/bócio multinodular tóxico; DG: doença de Graves; RAIU: captação de iodo radioativo; ✓: Tratamento de primeira linha; ○: Tratamento aceitável; ⊗: Tratamento não recomendado.

### *Eficácia*

A dose de 15 mCi acarreta hipotireoidismo em 75% dos casos em 6 meses. Até 40% dos pacientes podem requerer mais de uma dose.

Bócio menor apresenta melhor resposta, enquanto oftalmopatia e elevação de T3 apresentam pior resposta.

### *Contraindicações*

O tratamento é contraindicado em caso de gravidez, lactação, coexistência ou suspeita de câncer de tireoide, incapacidade de seguir o regulamento de segurança e gravidez em menos de 4 a 6 meses.

### *Complicações*

Pode ocorrer tireoidite actínica ou de radiação em 3% dos casos, porém é transitória. Em menos de 1% dos casos, ocorre agravamento do hipertireoidismo ou crise tireotóxica.

Existe risco de exacerbação da oftalmopatia em tabagistas. Para evitá-la, pode-se recorrer à terapia com GC em pacientes com doença ocular ativa.

### *Seguimento*

- Dosar T3 total e T4L, e não avaliar pelo TSH, pois ele permanece suprimido por mais tempo
- Avaliar a função tireoidiana 1 a 2 meses após o iodo radioativo e, caso o hipertireoidismo persista, fazer novas avaliações a cada 4 a 6 semanas
- Se o paciente estiver em uso de MMI, deve-se suspender a medicação após 2 meses, caso a função tireoidiana esteja normal
- Mulheres só devem engravidar após 4 a 6 meses. Homens só devem planejar ter filhos após 3 a 4 meses, pois este é o ciclo de vida do espermatozoide. A amamentação é proibida por até 2 meses após o iodo radioativo
- Caso o hipertireoidismo persista após 6 meses da dose de iodo radioativo, pode-se optar por repetir a dose ou realizar cirurgia.

## Tratamento cirúrgico

Proporciona controle definitivo e rápido, além de evitar a terapia com iodo radioativo e os efeitos colaterais das DAT.

É indicado nos seguintes casos: presença de sintomas compressivos ou bócio volumoso (> 80 g); baixa RAIU; suspeita ou confirmação de malignidade e/ou coexistência de hiperparatireoidismo que requeira cirurgia; mulheres que desejem engravidar em menos de 4 a 6 meses, especialmente se os níveis de TRAb estiverem altos; e oftalmopatia moderada a grave. Além disso, o hipertireoidismo predispõe a maior risco de osteoporose, redução da densidade mineral óssea (DMO) e aumento do risco de fraturas. A tireoidectomia total foi capaz de aumentar a DMO, principalmente nas vértebras lombares.

A tireoidectomia total é preferida à parcial por ter menor taxa de recorrência do hipertireoidismo, além disso, está associada a menor risco de mortalidade em comparação com o uso de DAT. Tanto a cirurgia quanto o uso de DAT estão associados ao declínio nos níveis de TRAB nos pacientes com hipertireoidismo por Graves.

### *Conduta pré-operatória*

De 1 a 3 meses antes, deve-se administrar MMI para tornar o paciente eutireóideo. O MMI deve ser suspenso no momento da tireoidectomia e os betabloqueadores devem ser suspensos de forma gradual apenas após o procedimento. Por 7 a 14 dias antes da cirurgia, devem ser administradas 5 gotas de solução de iodeto de potássio, 3 vezes/dia, ou 1 gota de solução saturada de iodeto de potássio, 3 vezes/dia.

No caso de cirurgia imediata, deve-se usar lugol, betabloqueador e corticosteroide, 5 dias antes.

### *Complicações*

As complicações consideradas transitórias, no pós-operatório imediato, são hemorragia e hipocalcemia transitória (por lesão das paratireoides). As complicações permanentes, com recidiva em 5 a 10% dos casos, são hipoparatireoidismo permanente e lesão do nervo laríngeo recorrente ou queloide.

Em caso de complicações, deve ser feita suplementação com 500 mg de carbonato de cálcio a cada 2 dias ou 1.000 mg a cada 4 dias, se tolerado. No caso de pacientes com hipocalcemia ou parestesia, devem-se avaliar os níveis de cálcio sérico e paratormônio (PTH) e iniciar o calcitriol (0,5 a 1 μg/dia). No caso de tireoidectomia total, devem-se iniciar a reposição de LT4 1,6 μg/kg e a dosagem de TSH após 6 a 8 semanas da cirurgia.

## Etanol ou ablação por radiofrequência

Terapias alternativas como etanol e ablação por radiofrequência nos casos de tratamento para bócio multinodular tóxico ou adenoma tóxico podem ser consideradas em pacientes com baixa expectativa de vida ou naqueles que não desejam cirurgia ou radioiodo.

# TEMPESTADE TIREOIDIANA | CRISE TIREOTÓXICA

É uma patologia rara, com risco de morte, que exige tratamento de emergência. Iatrogênica, pode também ser desencadeada por estresse físico ou mental em pacientes com tireotoxicose. Tem acometimento multissistêmico e causa falência múltipla de órgãos em decorrência da quebra dos mecanismos compensatórios. O gatilho mais comum é o uso irregular ou a interrupção de uma DAT, e o segundo gatilho mais comum é a infecção do trato respiratório superior.

Os fatores de risco incluem:

- Suspensão abrupta de DAT
- Cirurgia, tireoidiana ou não, em paciente sem diagnóstico prévio ou não tratado adequadamente
- Doença aguda não relacionada com a tireoide
- Raramente, pós-terapia com iodo radioativo.

A Tabela 24.6 mostra a escala de pontuação para diagnóstico da crise tireotóxica.

Para o tratamento podem ser usados betabloqueadores, DAT, iodeto, corticosteroides, reanimação volêmica, suporte respiratório e monitoramento em centro de terapia intensiva (CTI) (Tabela 24.7).

**TABELA 24.6** Escala de pontuação para diagnóstico da crise tireotóxica.

| Critério | Pontos |
|---|---|
| **Disfunção termorregulatória – Temperatura (°C)** | |
| 37 a 37,7 | 5 |
| 37,8 a 38,2 | 10 |
| 38,3 a 38,8 | 15 |
| 38,9 a 39,3 | 20 |
| 39,4 a 39,9 | 25 |
| > 40 | 30 |
| **Cardiovascular – Taquicardia (bpm)** | |
| 100 a 109 | 5 |
| 110 a 119 | 10 |
| 120 a 129 | 15 |
| 130 a 139 | 20 |
| > 140 | 25 |
| **Fibrilação atrial** | |
| Ausente | 0 |
| Presente | 10 |
| **Insuficiência cardíaca congestiva** | |
| Ausente | 0 |
| Leve | 5 |
| Moderada | 10 |
| Grave | 20 |
| **Disfunção gastrintestinal hepática – Manifestação** | |
| Ausente | 0 |
| Moderada (diarreia, dor abdominal, náuseas e vômitos) | 10 |
| Grave (icterícia) | 20 |
| **Alteração no sistema nervoso central** | |
| Ausente | 0 |
| Suave (agitação) | 10 |
| Moderada (delírio, psicose e letargia extrema) | 20 |
| Grave (convulsão e coma) | 30 |
| **Disfunção gastrintestinal e/ou hepática – *Status*** | |
| Positivo | 0 |
| Negativo | 10 |
| **Pontuação total** | |
| Crise tireotóxica | > 45* |
| Crise possível | 44 a 25 |
| Crise improvável | < 25 |

*Escore > 45 pontos sugere fortemente diagnóstico de crise tireotóxica. bpm: batimentos por minuto.

**TABELA 24.7** Doses dos medicamentos usados no tratamento da crise tireotóxica.

| Categoria | Medicamento | Doses |
|---|---|---|
| Betabloqueadores | Propranolol | VO: 60 a 80 mg a cada 4 a 6 h<br>IV: 0,5 a 1 mg em 10 min, seguido de 1 a 2 mg a cada 10 min |
| | Esmolol | IV: dose de ataque de 250 a 500 mg/kg, seguida de infusão de 50 a 100 mg/kg/min |
| | Atenolol | VO: 50 a 200 mg, 1 vez/dia |
| | Metoprolol | VO: 100 a 200 mg, 1 vez/dia |
| | Nadolol | VO: 40 a 80 mg, 1 vez/dia |
| Tionamidas | PTU | VO: 200 a 400 mg a cada 4 a 6 h |
| | MMI | VO: 20 a 25 mg a cada 4 a 6 h |
| Solução de iodeto | Solução de lugol | VO: 4 a 10 gotas a cada 4 a 8 h |
| | Solução saturada de iodeto de potássio | VO: 5 gotas a cada 6 h |
| Glicocorticoides | Hidrocortisona | IV: 100 mg a cada 8 h |
| | Dexametasona | IV: 2 mg a cada 6 h |

IV: intravenosa; MMI: metimazol; PTU: propiltiouracila; VO: via oral.

## LEITURAS SUGERIDAS


Akamizu T. Thyroid storm: a Japanese perspective. Thyroid. 2018;28(1):32-40.

Bahn RS, Burch HB, Cooper DS, Garber JR, Greenlee MC, Klein I, et al. Hyperthyroidism and other causes of thyrotoxicosis: management guidelines of the American Thyroid Association and American Association of Clinical Endocrinologists. Thyroid. 2011;21(6):593-646.

Bennett MR, Chang CL, Tuffery C, Hopping S, Hancox RJ. The impact of regular bisoprolol on the response to salbutamol in asthma: A double-blind randomized placebo-controlled crossover trial. Respirology. 2020 Oct. 11.

Braverman KD, Pearce EN. Iodine and hyperthyroidism: a double-edged sword. Endocr Pract. 2025 Mar;31(3):390-5.

Devereaux D, Tewelde SZ. Hyperthyroidism and thyrotoxicosis. Emerg Med Clin North Am. 2014;32(2):277-92.

Fatourechi V. Hyperthyroidism and thyrotoxicosis. In: Bandeira F, Gharib H, Gobert A, Griz L, Faria M. Endocrinology and Diabetes: a Problem-oriented Approach. New York: Springer; 2014.

Huang KY, Tseng PT, Wu YC, Tu YK, Stubbs B, Su KP, et al. Do beta-adrenergic blocking agents increase asthma exacerbation? A network meta-analysis of randomized controlled trials. Sci Rep. 2021;11(1):452.

Karunakaran P, Maharajan C, Chockalingam R, Asokumar P, Koramadai Karuppusamy K, et al. The effect of total thyroidectomy on the recovery of bone mineral density in subjects with hyperthyroidism. Surgery. 2019;165(1):80-4.

Ross DS, Burch HB, Cooper DS, Greenlee MC, Laurberg P, Maia AL, et al. 2016 American Thyroid Association guidelines for diagnosis and management of hyperthyroidism and other causes thyrotoxicosis. Thyroid. 2016;26(10):1343-421.

Sato H, Minamitani K, Minagawa M, Kazukawa I, Sugihara S, Wataki K, et al. Clinical features at diagnosis and responses to antithyroid drugs in younger children with Graves' disease compared with adolescent patients. J Pediatr Endocrinol Metab. 2014;27(7-8):677-83.

Capítulo 25

# Disfunção Tireoidiana Subclínica

Larissa Frazão ▪ Aline Guerra Correia Nóbrega ▪ Gustavo Caldas

## INTRODUÇÃO

A doença tireoidiana subclínica é definida por nível sérico de hormônio estimulador da tireoide (TSH) anormal com hormônios tireoidianos em níveis normais. O hipotireoidismo subclínico (hipoSC) e o hipertireoidismo subclínico (hiperSC) são condições relativamente frequentes e, em geral, assintomáticas. Contudo, em alguns grupos de pacientes podem estar associadas a desfechos adversos.

## HIPOTIREOIDISMO SUBCLÍNICO

Os níveis de TSH considerados normais podem variar de acordo com os ensaios clínicos, mas costumam estar entre 0,5 e 4,5 mUI/ℓ. O hipoSC é caracterizado por concentração sérica elevada de TSH e normal de tiroxina livre (T4L). De acordo com o valor do TSH, é classificado em grau I (TSH 4,5 a 9,9 mU/ℓ) e grau II (TSH ≥ 10 mU/ℓ). Sua prevalência é maior no sexo feminino e em idosos.

### Prevalência e evolução clínica

É uma anormalidade bioquímica relativamente frequente, com prevalência variando em 5 a 10% da população geral. O curso natural é variável, podendo progredir ao hipotireoidismo, manter no hipoSC ou reverter ao eutireoidismo. A presença de níveis mais elevados de TSH e de anticorpo antitireoidiano positivo é preditora para evolução ao hipotireoidismo franco.

### Apresentação clínica

O hipoSC geralmente é assintomático, sobretudo em pacientes idosos. No entanto, algumas comorbidades estão relacionadas com a piora em sua presença.

Estudos associam o hipoSC à descompensação da insuficiência cardíaca por prejuízo na função do ventrículo esquerdo e melhora após reposição da levotiroxina, assim como a outras anormalidades cardiovasculares, hipertensão arterial, aterosclerose e doença arterial coronariana.

A dislipidemia tem sido associada à presença de hipoSC, embora ainda não seja claro o benefício com o tratamento.

Pacientes portadores de obesidade e síndrome metabólica estão associados a níveis mais altos de TSH, porém não há evidência de que a reposição com levotiroxina seja tratamento para adiposidade.

Em mulheres jovens, há relatos de aumento do risco de infertilidade, aborto espontâneo, hipertensão gestacional e pré-eclâmpsia em pacientes com hipoSC.

A associação do hipoSC com piora da qualidade de vida e sintomas neuropsiquiátricos é controversa.

### Diagnóstico

Uma vez detectado, é importante documentar que se trata de um problema persistente, repetindo o TSH e o T4L em 3 a 6 meses. Causas não tireoidianas precisam ser excluídas, como envelhecimento e obesidade.

O anticorpo antiperoxidase tireoidiana (anti-TPO) deve ser solicitado, pois valores positivos têm sido associados à progressão para o hipotireoidismo franco. Outro preditor de evolução é o nível mais elevado do TSH. O risco de progressão é de, aproximadamente, 2 a 6% por ano.

### Tratamento

O tratamento é recomendado para hipoSC persistente e após exclusão de causas não tireoidianas.

Os critérios utilizados para avaliar os pacientes que serão beneficiados com o tratamento são: idade, valor de TSH e presença de comorbidades, como descrito na Figura 25.1.

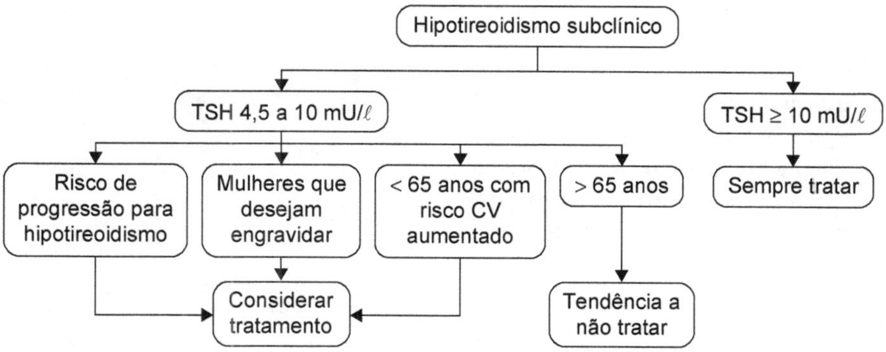


FIGURA 25.1 Fluxograma de tratamento de hipotireoidismo subclínico. CV: cardiovascular; TSH: hormônio estimulador da tireoide.

O tratamento é recomendado para todos com TSH > 10 mU/ℓ. Para indivíduos com mais de 65 anos ou TSH < 10 mU/ℓ, a tendência é não tratar. Para indivíduos com menos de 65 anos e TSH < 10 mU/ℓ, o tratamento é recomendado na presença de sintomas do hipotireoidismo franco, em portadores de doença cardiovascular, nos casos de progressão do TSH e naqueles que possuem anticorpos antitireoidianos positivos. Em mulheres com idade fértil, deve ser considerado o desejo de engravidar (Figura 25.1).

Se iniciado por causa dos sintomas de hipotireoidismo, o tratamento deve ser descontinuado se não houver melhora desses sintomas após 3 a 6 meses ou se efeitos adversos ocorrerem.

Se nenhum tratamento for iniciado, o nível de TSH deve ser monitorado a cada 6 a 12 meses.

A dose inicial de 25 a 50 μg/dia de levotiroxina (LT4), em jejum, com aguardo de 60 min para se alimentar, pode ser considerada.

Doses iniciais mais baixas (25 μg/dia de LT4) são recomendadas em pacientes idosos e com doença cardiovascular. Após o início da terapia ou ajuste de dose, o nível sérico de TSH deve ser verificado em 4 a 8 semanas. A resposta clínica e os níveis plasmáticos do TSH devem orientar o seguimento.

## HIPERTIREOIDISMO SUBCLÍNICO

Anormalidade bioquímica caracterizada por concentrações séricas baixas de TSH e normais dos hormônios tireoidianos (T4L e T3 total). O hiperSC é classificado de acordo com o valor do TSH, em: grau I (TSH 0,1 a 0,44 mU/ℓ) e grau II (TSH < 0,1 mU/ℓ).

### Etiologia

Em geral, as causas determinantes do hipertireoidismo subclínico não diferem das do hipertireoidismo clínico (Quadro 25.1). Estima-se que a causa exógena determinada pelo uso de LT4, principalmente no tratamento do hipotireoidismo, seja a mais frequente.

### Epidemiologia e evolução clínica

Em geral, o hiperSC ocorre com maior prevalência entre mulheres, idosos e indivíduos que vivem em regiões com deficiência de iodo. O valor bioquímico do TSH < 0,1 mU/ℓ é preditor para progressão ao hipertireoidismo franco.

QUADRO 25.1 Etiologia do hipertireoidismo subclínico.

| **Causas endógenas** |
|---|
| Doença de Graves<br>Adenoma tóxico |
| Bócio multinodular tóxico<br>Hipertireoidismo gestacional<br>Tireoidites agudas ou subagudas<br>Tireoidite pós-parto ou silenciosa<br>Hipertireoidismo induzido por iodo<br>Terapia com iodo radioativo |
| **Causas exógenas** |
| Terapia com doses supressivas de LT4<br>Tratamento do hipotireoidismo com doses excessivas de LT4<br>Hipertireoidismo factício<br>Uso de T3 no tratamento da obesidade |

LT4: levotiroxina; T3: tri-iodotironina.

## Consequências clínicas

### *Cardiovascular*

O hiperSC está associado a risco aumentado de mortalidade por doença coronariana e fibrilação atrial, principalmente quando os níveis séricos de TSH são inferiores a 0,10 mIU/ℓ. A associação com acidente vascular cerebral permanece incerta.

### *Óssea*

A tireotoxicose induz atividade osteoclástica. O risco de fraturas osteoporóticas em idosos e a perda de massa óssea em mulheres após menopausa são significativamente maiores em pacientes com hiperSC, principalmente entre os portadores de hiperSC grau II.

### *Demência*

Os achados sobre a associação entre hiperSC e demência são inconsistentes. Contudo, é descrito na literatura maior risco de desenvolver disfunção cognitiva e demência naqueles cujos níveis séricos de TSH são menores.

## Diagnóstico

Uma vez detectado, é importante repetir TSH, T4L e T3 total em 3 a 6 meses, caso não haja evidência clínica de tireotoxicose, para excluir causas transitórias de supressão do TSH.

A solicitação de anticorpo antirreceptor do TSH (TRAb), ultrassonografia de tireoide e cintilografia de tireoide com captação de $^{131}$I ou $^{99m}$TcO4 (pertecnetato) ajuda na definição da etiologia. Pode-se classificar com relação à alteração encontrada em:

- Hipertireoidismo subclínico leve: 0,5 a 0,1 mU/ℓ
- Hipertireoidismo subclínico grave: < 0,1 mU/ℓ.

## Tratamento

Visa à melhora de sintomas, dos parâmetros cardiovasculares e do metabolismo ósseo, além de evitar a progressão para o hipertireoidismo clínico. Deve ter como base a etiologia da disfunção da tireoide e seguir os mesmos princípios para o tratamento do hipertireoidismo clínico, tendo como objetivo tornar o paciente eutireóideo.

Pacientes jovens, assintomáticos e sem evidências de envolvimento orgânico podem ser observados e reavaliados semestralmente (Tabela 25.1).

**TABELA 25.1** Hipertireoidismo subclínico: situações que requerem tratamento.

| Situação | TSH (< 0,1 mU/ℓ) | TSH (0,1 a 0,5 mU/ℓ)* |
|---|---|---|
| Idade > 65 anos | Sim | Considerar tratamento |
| Idade < 65 anos com comorbidades | – | – |
| Doenças cardiovasculares | Sim | Considerar tratamento |
| Osteoporose | Sim | Não |
| Menopausa | Considerar tratamento | Considerar tratamento |
| Sintomas clínicos | Sim | Considerar tratamento |
| Idade < 65 anos, assintomático | Considerar tratamento | Não |

*Quando 0,5 mU/ℓ é o limite inferior da normalidade. TSH: hormônio estimulador da tireoide. (Adaptada de Bahn et al., 2011.)

## LEITURAS SUGERIDAS

Bahn RS, Burch HB, Cooper DS, Garber JR, Greenlee MC, Klein I, et al. Hyperthyroidism and other causes of thyrotoxicosis: management guidelines of the American Thyroid Association and American Association of Clinical Endocrinologists. Thyroid. 2011;21(6):593-646.

Biondi B, Cooper D. Subclinical hyperthyroidism. N Engl J Med. 2018;378(25):2411-9.

Fatourechi V. Hyperthyroidism and thyrotoxicosis. *In*: Bandeira F, Gharib H, Gobert A, Griz L, Faria M. Endocrinology and diabetes: a problem-oriented approach. New York: Springer; 2014. p. 9-21.

Hashimoto K. Update on subclinical thyroid dysfunction. Endocr J. 2022;69(7):725-38.

Lamine F, De Giorgi S, Marino L, Michalaki M, Sykiotis GP. Subclinical hypothyroidism: new trials, old caveats. Hormones. 2018;17(2):231-6.

Lee SY, Pearce EN. Hyperthyroidism: a review. JAMA. 2023; 330(15):1472-83.

Manolis AA, Manolis TA, Melita H, Manolis AS. Subclinical thyroid dysfunction and cardiovascular consequences: an alarming wake-up call? Trends Cardiovasc Med. 2020; 30(2):57-69.

Mayor S. Thyroid hormone therapy does not improve symptoms in subclinical hypothyroidism, review finds. BMJ. 2018; 363:k4154.

Peeters RP. Subclinical hypothyroidism. N Engl J Med. 2017; 376(26):2556-65.

Ross DS, Burch HB, Cooper DS, Greenlee MC, Laurberg P, Maia AL, et al. 2016 American Thyroid Association Guidelines for Diagnosis and Management of Hyperthyroidism and Other Causes of Thyrotoxicosis. Thyroid. 2016;26(10):1343-421. Erratum in: Thyroid. 2017;27(11):1462.

Urgatz B, Razvi S. Subclinical hypothyroidism outcomes and management guidelines: a narrative review and update of recent literature. Curr Med Res Opin. 2023;39(3):351-65.

Capítulo 26

# Tireoidites

Leydiane Lima ▪ Talitha Mey ▪ Aline Guerra Correia Nóbrega ▪
Keilly Wanderley ▪ Gustavo Caldas

## INTRODUÇÃO

A tireoidite é decorrente do processo inflamatório da glândula tireoide com liberação desregulada de hormônios tireoidianos em virtude da destruição de folículos e da proteólise da tireoglobulina armazenada.

As tireoidites podem ser classificadas quanto à etiologia (infecciosa, autoimune e medicamentosa) e ao tempo de evolução clínica (aguda, subaguda e crônica). A tireoidite infecciosa (TI) é aguda; as tireoidites silenciosa (TS), pós-parto (TPP) e De Quervain são subagudas; já as tireoidites de Hashimoto e de Riedel (TR) são crônicas.

Em geral, a disfunção da tireoide causada por tireoidite é menos grave do que a observada em outras formas de hipertireoidismo endógeno. A Tabela 26.1 mostra as principais características das tireoidites.

Diversas variedades de tireoidite podem se apresentar com tireotoxicose, incluindo tireoidite aguda, subaguda, indolor, pós-parto e fármaco-induzida; ou hipotireoidismo, como a de Hashimoto. O quadro clínico depende, muitas vezes, da fase em que se encontra a doença e do funcionamento da tireoide. O tratamento é de acordo com a fase da doença: hipertireoidismo, hipotireoidismo ou eutireoidismo, sendo também com sintomáticos.

## TIREOIDITE INFECCIOSA

A TI, também conhecida como tireoidite supurativa aguda, é uma condição rara, responsável por 0,1 a 0,7% das doenças da tireoide, com taxa de mortalidade em torno de 12% ou mais, se não tratada.

A etiologia mais frequente é uma infecção bacteriana (Tabela 26.2), seguida de infecção por fungos, que afeta a tireoide por disseminação hematogênica ou extensão direta, por meio de uma fístula de um seio piriforme infectado. Em crianças, fístula piriforme predispõe à ocorrência de TI.

Ocorre com mais frequência em pacientes com doença tireoidiana preexistente, como tireoidite de Hashimoto, câncer de tireoide ou bócio multinodular. Pacientes debilitados, idosos ou imunodeprimidos (principalmente infectados pelo vírus da imunodeficiência humana [HIV]) também são mais suscetíveis.

Em cerca de 70% dos casos, a TI é causada por infecção bacteriana, principalmente envolvendo *Staphylococcus aureus* e *Streptococcus pyogenes*, mas também pode ser causada por fungos, secundária a sífilis, tuberculose e parasitose. Infecções por fungos ou agentes oportunistas tendem a ser crônicas e insidiosas.

Ao exame físico, o paciente apresenta febre, disfagia, disfonia, dor e eritema na região cervical. Pode apresentar ainda sinais de sepse, dor intensa, mais localizada na região da tireoide, associada a infecção respiratória e linfadenomegalia.

Em geral, a função tireoidiana está normal, apesar de existirem casos em que pacientes apresentam quadro de tireotoxicose e hipotireoidismo; leucócitos, velocidade de hemossedimentação (VHS) e proteína C reativa (PCR) estão aumentados. A punção aspirativa com agulha fina (PAAF) com posterior coloração pelo Gram e realização de cultura é o melhor teste diagnóstico na TI. A citologia da PAAF mostra infiltrado de leucócitos polimorfonucleares (PMN) e linfócitos, com ou sem necrose e formação de abscesso.

Na fase inflamatória inicial da TI, quando o abscesso não é evidente, a ultrassonografia (US) revela um processo hipoecoico localizado, com borda não nítida, com borramento entre a tireoide e os tecidos adjacentes, progredindo para abscesso.

A tomografia computadorizada (TC) e a ressonância magnética (RM) podem avaliar a extensão da lesão para estruturas adjacentes, principalmente o mediastino. A cintilografia não é indicada, mas,

**TABELA 26.1** Resumo das características das tireoidites.

| Característica | Tireoidite silenciosa | Tireoidite pós-parto | Tireoidite granulomatosa subaguda | Tireoidite infecciosa | Tireoidite de Hashimoto | Tireoidite de Riedel |
|---|---|---|---|---|---|---|
| Relação feminino:masculino | 2:1 | – | 5:1 | 1:1 | 10:1 | 3:1 |
| Etiologia | Autoimune | Autoimune | Desconhecida (pós-viral?) | Infecciosa | Autoimune | Desconhecida |
| Patologia | Infiltração de linfócitos | Infiltração de linfócitos | Células gigantes granulomatosas | Neutrófilos e abscesso | Infiltração de linfócitos | Fibrose |
| Função tireoidiana | Trifásica* | Trifásica* | Trifásica* | Eutireoidismo em geral | Hipotireoidismo | Eutireoidismo em geral |
| Anticorpos antitireoidianos | Sim, persistentes | Sim, persistentes | Baixa concentração ou ausentes | Ausentes | Sim, persistentes | Presentes em geral |
| VHS | Elevada | Normal | Elevada | Elevada | Normal | Elevada |
| RAIU de 24 h | < 5% | < 5% | < 5% | Normal | Variável | Diminuída ou normal |
| Bócio doloroso | Não | Não | Sim | Sim | Raramente | Não |
| Hipotireoidismo como sequela | Ocasional | Ocasional | Raramente | Raramente | Sim | Ocasional |
| Tratamento | Betabloqueador | Betabloqueador | Corticosteroide | Antibiótico | Reposição hormonal com LT4 | Cirúrgico, corticosteroide, tamoxifeno, micofenolato de mofetila, rituximabe |

*Tireotoxicose, hipotireoidismo ou eutireoidismo. LT4: levotiroxina; RAIU: captação de iodo radioativo; VHS: velocidade de hemossedimentação.

TABELA 26.2 Etiologia e tratamento sugerido para tireoidite aguda.

| Patógeno | Antibioticoterapia inicial sugerida |
|---|---|
| Gram-positivos aeróbios: | |
| *Staphylococcus aureus* | Cefazolina, vancomicina |
| *Streptococcus* spp. | Penicilina ou ceftriaxona (+ gentamicina) |
| Gram-negativos aeróbios: | |
| *Haemophilus influenzae* | Ceftriaxona |
| *Escherichia coli* | Piperacilina/tazobactam, cefalosporinas de 3ª e 4ª gerações, |
| *Klebsiella* spp. | aztreonam, carbapenêmicos |
| *Pseudomonas aeruginosa* | Fluoroquinolonas ou ceftriaxona |
| *Acinetobacter* spp. | Penicilina, ampicilina/sulbactam |
| *Salmonella* spp. | |
| *Eikenella corrodens* | |
| *Pasteurella multocida* | |
| Organismos anaeróbios: | |
| *Bacteroides* spp. | Metronidazol, carbapenêmicos, piperacilina/tazobactam |
| *Peptostreptococcus* spp. | Penicilina |
| *Actinomyces* spp. | Ampicilina/sulbactam ou clindamicina |
| *Fusobacterium* spp. | |
| Outros: | |
| *Pneumocystis jiroveci* | Sulfametoxazol/trimetoprima |
| Fungos filamentosos | Anfotericina B, voriconazol |
| *Nocardia* spp. | Sulfametoxazol/trimetoprima |
| *Mycobacteria* (incluindo *M. tuberculosis*) | Terapia inicial com diversas substâncias |
| Infecção polimicrobiana | Com base na coloração do Gram |
| Cultura negativa | Não está bem estabelecida |

se for realizada, pode ser normal ou mostrar hipocaptação difusa ou localizada. A US pode mostrar abscesso tireoidiano.

O prognóstico depende do diagnóstico e do tratamento precoce da doença.

## Tratamento

Internação e uso de antibióticos sistêmicos durante 14 dias (ver Tabela 26.2), seguidos de drenagem do abscesso e remoção de fístulas do seio piriforme. Caso existam sintomas de tireotoxicose, administram-se betabloqueadores. As drogas antitireoidianas (DAT) não são indicadas. Pode evoluir com hipotireoidismo, sendo necessário acompanhamento laboratorial.

# TIREOIDITE SILENCIOSA

A TS, também conhecida como tireoidite indolor ou atípica ou tireoidite linfocítica subaguda, é descrita como uma doença autoimune que se manifesta por anticorpo antiperoxidase tireoidiana (anti-TPO) positiva na maioria dos pacientes. Esses anticorpos podem regredir ou manter-se elevados mesmo após a recuperação da função tireoidiana.

O período pós-parto é o momento mais comum de acometimento, mas também pode ocorrer em pacientes não grávidas e homens. É mais comum em mulheres entre 30 e 60 anos e, muitas vezes, difícil de diferenciar da tireoidite pós-parto.

Metade dos casos de TS apresenta bócio pequeno firme e indolor. A concentração de iodo radioativo é baixa nas primeiras 24 h e a US mostra glândula tireoide hipoecogênica de forma difusa ou heterogênea com tamanho normal ou discretamente aumentado.

A TS apresenta quatro fases, que podem durar de 6 semanas a 3 meses: hipertireoidismo inicial, eutireoidismo, hipotireoidismo e recuperação funcional da glândula. As manifestações clínicas se dão de acordo com a evolução das fases. Ocorre infiltração linfocítica com hipertireoidismo transitório seguido de um período de hipotireoidismo.

Embora ocorra normalização da função tireoidiana na maioria dos pacientes com TS, 20% permanecem com hipotireoidismo crônico residual. Alguns pacientes podem ter episódios recorrentes de tireoidite indolor, com intervalo de anos.

A tireoidite indolor é descrita, ainda, em alguns tipos de disfunção da tireoide induzida por fármacos, como terapia com lítio ou citocinas.

### Tratamento

Na fase tireotóxica, o tratamento deve ser feito com betabloqueadores, e o diagnóstico diferencial, com doença de Graves (DG), porém não requer tratamento com DAT. Reposição hormonal com levotiroxina (LT4) pode ser necessária por um período em pacientes com hipotireoidismo sintomático (20% dos casos).

## TIREOIDITE PÓS-PARTO

A TPP é uma doença autoimune, com infiltração linfocítica da tireoide, que ocorre durante o 1º ano após o parto ou abortamento. É semelhante à tireoidite silenciosa, sendo relacionada com a gestação. Sua prevalência no Brasil é de 5 a 7%.

É mais comum em mulheres com anticorpos positivos (anti-TPO ou antitireoglobulina [anti-Tg]) no 1º trimestre com títulos mais altos, sugerindo maior probabilidade de desenvolver tireoidite, e naquelas com outras doenças autoimunes, como diabetes melito tipo 1 (DM1), as quais devem ter dosagem de hormônio estimulador da tireoide (TSH) 3 e 6 meses após o parto. Geralmente, apresenta evolução clínica em três fases, descritas a seguir:

1. Tireotoxicose: duração de 1 a 2 meses
2. Hipotireoidismo: duração de 4 a 6 meses
3. Recuperação: normalização da função tireoidiana (até 80% dos casos).

Apresenta bócio pequeno, firme e indolor ao exame. Altas concentrações de anti-TPO e anti-Tg estão presentes, o anticorpo antirreceptor do TSH (TRAb) geralmente está ausente, a VHS é normal e a captação de iodo radioativo (RAIU) é diminuída (< 5%).

A recuperação e a normalização da função tireoidiana ocorrem em cerca de 80% das mulheres até 1 ano após o início do quadro clínico. Há maior risco de hipotireoidismo permanente com níveis elevados de anticorpos e TSH e em pacientes mais velhas, multíparas e com tireoide bastante hipoecogênica à US. Histologicamente, há infiltração linfocítica ou destruição difusa da tireoide (semelhante à tireoidite de Hashimoto ou à tireoidite silenciosa).

### Tratamento

A tireotoxicose deve ser tratada com betabloqueadores, e o hipotireoidismo sintomático, com LT4. As DAT não são indicadas.

## TIREOIDITE GRANULOMATOSA SUBAGUDA

A tireoidite granulomatosa subaguda, também conhecida como tireoidite dolorosa, de De Quervain ou tireoidite de células gigantes, é encontrada em cerca de 5% das doenças tireoidianas, mais comum em mulheres (5:1) entre 30 e 50 anos. Ocorre frequentemente após infecção do trato respiratório superior.

Na tentativa de se estabelecerem possíveis fatores causais da doença, foi verificada a existência de altos títulos de anticorpos relacionados com a caxumba e, algumas vezes, orquite e parotidite podem estar associadas na tireoidite subaguda. Os vírus da caxumba foram cultivados diretamente no tecido tireoidiano envolvido. A doença também tem sido associada a outras condições virais, como sarampo, *influenza*, adenovírus, mononucleose, miocardite, HIV e vírus de Coxsackie e a COVID-19, sendo autolimitada. Estudos com histocompatibilidade demonstram que 72% dos pacientes com tireoidite subaguda manifestam *HLA-Bw35*. Histologicamente, é caracterizada por infiltração de PMN, mononucleares, células gigantes, microabscesso e fibrose, resultando na destruição dos folículos e proteólise de Tg e liberação de hormônios tireoidianos.

O principal sintoma é o aumento do volume da tireoide, associado à dor moderada a grave na região, podendo começar de maneira focal e irradiar-se para ouvido, mandíbula ou garganta ao longo de várias semanas. Os pacientes podem apresentar, além dos sintomas da tireotoxicose, mal-estar, febre baixa e fadiga. Pode ocorrer paresia transitória das pregas vocais.

A evolução clínica se caracteriza por quatro fases: tireotoxicose dolorosa inicial, eutireoidismo, hipotireoidismo e recuperação. Nem todos os pacientes vão apresentar todas as fases da doença. No exame físico, a tireoide apresenta-se difusamente aumentada, firme e dolorosa à palpação.

A doença atinge um pico em 3 a 4 dias e, depois, diminui de intensidade ou mesmo desaparece em 1 semana. No entanto, mais frequentemente, o quadro prolonga-se por mais de 1 a 2 semanas, flutuando de intensidade por 3 a 6 semanas. Algumas recorrências de menor intensidade podem acontecer, estendendo-se por vários meses.

Além da evidência laboratorial de hipertireoidismo, a VHS bastante elevada é característica e a PCR também está elevada. A contagem de leucócitos está normal ou discretamente elevada, e leve anemia também pode ser encontrada.

A RAIU é baixa, e a US da tireoide mostra heterogeneidade difusa com fluxo normal ou diminuído no Doppler em cores.

Se apenas uma parte da glândula tireoide for afetada na tireoidite subaguda, a concentração de tiroxina (T4) e RAIU podem ser normais.

### Tratamento

Tem como finalidade o alívio da dor, com analgesia. Em caso de dor mais leve, podem-se usar anti-inflamatórios não hormonais (AINH). Em caso de sintomas moderados a graves ou que não respondam aos AINH, administram-se corticosteroides. No caso da prednisona, devem-se administrar doses variando de 15 a 40 mg/dia, durante 2 a 4 semanas, com uma redução gradual em 2 a 3 meses, dependendo da resposta clínica. A melhora dos sintomas é evidente, confirmando o diagnóstico. Em 20% dos casos, ocorre recidiva, com necessidade de reinício do tratamento.

O uso de bloqueadores beta-adrenérgicos, de preferência propranolol (40 mg, 2 a 4 vezes/dia), é indicado para controle dos sintomas de hipertireoidismo. As DAT não são indicadas, porque o distúrbio é causado pela liberação do hormônio tireoidiano pré-formado dos folículos destruídos, e não pela síntese dos novos tri-iodotironina (T3) e T4.

Terapia com LT4 oral raramente é necessária, pois a fase de hipotireoidismo costuma ser leve e transitória.

Uma nova abordagem terapêutica com injeção local de dexametasona e lidocaína tem sido relatada, com alívio dos sintomas mais precocemente do que com prednisona, porém esse tratamento ainda necessita de mais estudos.

A tireoidectomia raramente é necessária, reservada para casos de tireoidite dolorosa, não responsiva a corticosteroide.

Diante da pandemia do coronavírus 2019 (COVID-19), houve relato de caso de tireoidite subaguda pós-SARS-CoV-2. A evolução ocorreu pós-infecção viral, apresentando-se com quadro de febre, tireoide aumentada de volume e dolorosa à palpação, além de leucocitose, elevação de T3 e T4L, TSH indetectável e anti-TPO negativo. A US mostrou tireoide com múltiplas áreas hipoecoicas difusas. O tratamento realizado foi com prednisona, com melhoras clínica e laboratorial.

A tireoidite de De Quervain geralmente é autolimitada, com os pacientes retornando ao estado eutireóideo dentro de alguns meses. A recorrência é incomum, mas pode ocorrer em até 2% dos pacientes. O hipotireoidismo também pode se tornar permanente em 5% dos casos.

## TIREOIDITE DE HASHIMOTO

A tireoidite de Hashimoto, também conhecida como tireoidite linfocítica crônica ou tireoidite crônica autoimune, é a forma mais comum de tireoidite, hipotireoidismo e bócio. Pode atingir pessoas de qualquer idade, mas é predominante em mulheres de 40 a 60 anos, em uma proporção de 10 mulheres para 1 homem. A patogênese pode estar relacionada com fatores genéticos e ambientais.

A tireoidite de Hashimoto pode estar relacionada com outras doenças autoimunes, como anemia perniciosa, insuficiência suprarrenal e doença celíaca. Pode ainda fazer parte da síndrome autoimune poliglandular tipo 2 com deficiência suprarrenal autoimune e do DM1.

A maioria dos pacientes é assintomática (diagnóstico diferencial de tireoidite silenciosa), podendo ocorrer sintomas de hipotireoidismo em 10 a 20% dos casos, e hipertireoidismo, em 5%. No exame físico, pode-se identificar bócio pequeno, firme e indolor.

Ocasionalmente, o paciente pode alternar hipotireoidismo com hipertireoidismo pela presença intermitente de anticorpos antitireoidianos estimuladores e bloqueadores. É comum hipotireoidismo subclínico.

Anti-TPO e anti-Tg estão presentes em 95 e 65% dos pacientes, respectivamente. Os anti-TPO fixam o complemento com efeito tóxico direto e podem permanecer positivos por toda a vida; já os anti-Tg provocam dano celular e inflamação linfocítica, com mais frequência no início da doença.

Na US, a tireoide é pequena ou pode estar discretamente aumentada. A PAAF confirma o diagnóstico. Histologicamente, apresenta infiltrado de linfócitos, plasmócitos e macrófagos no parênquima tireoidiano, com atrofia e fibrose. A presença de células de Hürthle (ou células de Askanazy) pode ser considerada patognomônica.

A RAIU em 24 h geralmente é baixa, e os testes que avaliam a função tireoidiana variam de acordo com a fase da doença.

### Tratamento

No hipotireoidismo, reposição de LT4 (dose inicial 25 μg/dia ou dose-padrão 1,6 μg/kg/dia) pode ser feita para normalizar o TSH e melhorar os sinais e sintomas.

Na fase de tireotoxicose, as DAT não são indicadas. Não há aumento na formação do hormônio, mas sim lise folicular com liberação do hormônio já formado. Betabloqueadores podem ser usados para melhorar os sintomas.

A cirurgia é indicada em casos de bócio aumentado e/ou sintomas compressivos.

## TIREOIDITE DE RIEDEL

A TR, também chamada "crônica fibrótica" ou "esclerosante", é caracterizada por manifestação local de um processo de fibrose sistêmica, no qual ocorre fibrose progressiva da glândula tireoide. O tecido fibroso denso muitas vezes invade os tecidos adjacentes.

A TR é uma doença rara, com prevalência de 0,05 a 0,3%, acometendo mais mulheres do que homens (3:1) dos 30 aos 50 anos. A etiologia não está esclarecida. Há controvérsia se esta é uma doença primariamente autoimune ou fibrótica.

Ocorre desenvolvimento rápido de bócio firme, endurecido ("como uma rocha"), com crescimento cervical indolor, em geral associado à compressão de traqueia e esôfago, favorecendo disfagia, rouquidão e sintomas respiratórios (dispneia e tosse) podendo ser diagnóstico diferencial câncer anaplásico da tireoide ou linfoma de células T.

A exoftalmia é secundária ao envolvimento dos tecidos retrobulbares. Inicialmente, a função tireoidiana é normal, mas com a destruição do tecido tireoidiano, cerca de 30% dos pacientes desenvolvem hipotireoidismo. O hipoparatireoidismo também pode ocorrer em virtude do processo destrutivo. Um sinal positivo de Chvostek ou Trousseau é indicativo de hipoparatireoidismo secundário ao envolvimento da glândula paratireoide (14% dos casos). Ainda pode estar associada à síndrome de Horner, quando há envolvimento do tronco simpático.

A função tireoidiana pode revelar hipotireoidismo em cerca de 74% dos casos. O anti-TPO é positivo em 90% dos pacientes, podendo ocorrer associação concomitante com tireoidite de Hashimoto. Raramente, pode estar relacionado com DG ou tireoidite subaguda.

A PAAF não diagnostica, mas pode mostrar células fusiformes e fragmentos de tecido fibróticos. A biopsia proporciona o diagnóstico definitivo e revela histopatológico com substituição do tecido normal por células inflamatórias, principalmente linfócitos, eosinófilos, pequenas quantidades de coloide e matriz densa de tecido conjuntivo hialinizado (intensa fibrose).

A cintilografia mostra áreas frias, e a RAIU é normal. A US mostra a extensão da lesão, como uma massa hipovascular hipoecoica que envolve os tecidos extratireoidianos e, ocasionalmente, as artérias carótidas. Na TC, a massa aparece como hipodensa e não melhora com a administração de contraste. A TC pode avaliar melhor o envolvimento extratireoidiano do que a US. A elastografia revelaria tecidos inflamatórios rígidos consistentes com fibrose. A tomografia com emissão de pósitrons (PET) evidencia captação intensa em áreas de inflamação.

Os critérios de diagnóstico para TR são:

1. Extensão extratireoidiana do processo inflamatório
2. Presença de flebite oclusiva

3. Ausência de granulomas, células gigantes, folículos linfoides ou oncócitos
4. Ausência de malignidade da tireoide.

O diagnóstico diferencial pode ser feito com carcinoma anaplásico da tireoide, linfoma da tireoide e sarcoma da tireoide, além da variante fibrosante da tireoidite de Hashimoto.

### Tratamento

O tratamento cirúrgico tem como objetivo aliviar os sintomas compressivos e possibilitar a confirmação histopatológica.

O tratamento com corticosteroides mostrou-se efetivo em alguns casos, provavelmente naqueles com quadro inflamatório ativo, principalmente no início da doença. A dose pode variar de 15 a 100 mg/dia. O tabagismo pode influenciar a resposta aos corticosteroides, demandando maiores doses e maior tempo de tratamento.

Outros agentes poderiam ser usados em casos não responsivos aos corticosteroides, com diminuição da lesão em alguns pacientes. Alguns desses agentes são: tamoxifeno (10 a 20 mg), induzindo o fator de crescimento beta do tumor (TGF), que é um potente inibidor de crescimento (pode ser usado em monoterapia ou combinado com prednisona); micofenolato de mofetila, um agente imunossupressor com propriedades antifibróticas que tem uso terapêutico na fibrose sistêmica (em combinação com prednisona); e rituximabe.

Podem ser necessários reposição com LT4 e uso de cálcio e vitamina D, conforme a evolução da doença.

## TIREOIDITE FÁRMACO-INDUZIDA

A tireoidite pode ser induzida por medicamentos, causando alteração autoimune ou inflamatória. Entre as medicações, a amiodarona é a mais envolvida, já que é um antiarrítmico rico em iodo (200 mg contém 75 mg de iodo). Seu uso prolongado pode causar tanto hipotireoidismo quanto hipertireoidismo.

Outros medicamentos responsáveis pela tireoidite são: lítio; interferon-alfa (IFN-alfa), no tratamento para hepatite C; inibidores de tirosinoquinases, como sorafenibe; e análogos do hormônio liberador de gonadotrofina (GnRHa).

O lítio favorece o aumento de autoanticorpos da tireoide, podendo ocorrer tireotoxicose com o uso prolongado da droga.

O IFN-alfa induz a produção de autoanticorpos, levando à tireoidite autoimune, precisando de avaliação prévia da função tireoidiana antes da terapia imunobiológica. Caso confirme alteração de função da tireoide, o IFN-alfa só pode ser iniciado após correção hormonal. O acompanhamento precisa de reavaliação de TSH a cada 8 a 12 semanas.

Os inibidores de tirosinoquinase, usados para outras doenças tumorais, podem suprimir o TSH e, logo depois, ocorre a destruição da tireoide, por mecanismo ainda não conhecido.

Outra medicação para câncer são os inibidores de *checkpoint* imune, que podem levar à tireoidite mesmo depois da suspensão da imunoterapia. O tratamento é de acordo com a fase da doença, podendo ser com LT4 a sintomáticos.

Algumas situações também estão relacionadas com a tireoidite: radioterapia, iodoterapia, trauma e doenças granulomatosas.

## LEITURAS SUGERIDAS


Bandeira F. Diabetes & Endocrinologia na Prática Clínica. Rio de Janeiro: Guanabara Koogan; 2021.

Brancatella A, Rici D, Viola N, Sgrò D, Santini F, Latrofa F. Subacute thyroiditis after Sars-COV-2 infection. J Clin Endocrinol Metab. 2020;105(7):dgaa276.

Falhammar H, Wallin G, Calissendorff J. Acute suppurative thyroiditis with thyroid abscess in adults: Clinical presentation, treatment and outcomes. BMC Endocr Disord. 2019;19(1):1-7.

Fariduddin MM, Singh G. Thyroiditis. StatPearls; 2020.

Gokkaya N. Subacute thyroiditis: a rare presentation in pregnancy. Endokrynol Pol. 2024;75(4):448-9.

Gosi SKY, Nguyen M, Garla VV. Riedel Thyroiditis. StatPearls; 2020.

Mincer DL, Jialal I. Hashimoto Thyroiditis StatPearls; 2020.

Ovčariček PP, Görges R, Giovanella L. Autoimmune thyroid diseases. Semin Nucl Med. 2024 Mar;54(2):219-36.

Tabassom A, Edens MA. De Quervain Thyroiditis. StatPearls; 2020.

Capítulo 27

# Hipotireoidismo

Fernanda Cazzetta ▪ Renata Dantas ▪ Bruna Costi ▪
Gustavo Caldas ▪ Gabriela Spinelli

## DEFINIÇÃO

O hipotireoidismo é a síntese ou ação deficiente dos hormônios tireoidianos, condição altamente prevalente que afeta cerca de 4% da população mundial, principalmente mulheres e idosos.

## CLASSIFICAÇÃO E ETIOLOGIA

O hipotireoidismo pode ser classificado em:

- Primário: causa tireoidiana
- Secundário: causa hipofisária por deficiência de hormônio estimulador da tireoide (TSH)
- Terciário: causa hipotalâmica por deficiência de hormônio liberador de tireotrofina (TRH).

O hipotireoidismo ainda pode ser causado por resistência aos hormônios tireoidianos, nos raros casos em que há ação reduzida desses hormônios nos órgãos-alvo.

### Hipotireoidismo primário

A tireoidite de Hashimoto (tireoidite linfocítica crônica ou tireoidite autoimune tipo 2A) é a causa mais comum de hipotireoidismo em região iodo-suficiente e está associada à suscetibilidade poligênica. Acomete principalmente o sexo feminino e pode ser desencadeada por outros fatores de risco, como: idade avançada, infecções virais, radiação ionizante e medicamentos (a amiodarona é o principal fármaco envolvido nos quadros de hipotireoidismo). Durante a investigação, deve-se realizar a dosagem de anticorpo antiperoxidase tireoidiana (anti-TPO) e antitireoglobulina (anti-Tg), este último, menos comum. Altos níveis de anti-TPO indicam tireoidite de Hashimoto, mas não é patognomônico.

Outras formas de tireoidite, como pós-parto, subaguda, de Riedel ou silenciosa, também podem causar hipotireoidismo transitório ou permanente (ver Capítulo 25, *Disfunção Tireoidiana Subclínica*).

O hipotireoidismo pode apresentar-se após tireoidectomia parcial ou terapia com iodo radioativo. O excesso de iodo pode causar hipotireoidismo transitório decorrente do efeito Wolff-Chaikoff, no qual, pelo mecanismo de autorregulação da tireoide, ocorre o bloqueio na captação e organificação do iodo. O mecanismo para este bloqueio ainda não está claro. Esse fenômeno costuma ser transitório com retorno à síntese habitual dos hormônios tireoidianos alguns dias após a exposição excessiva de iodo. Entre as causas raras de hipotireoidismo, destacam-se as doenças infiltrativas e infecciosas, ou consequentes à radioterapia externa.

### Hipotireoidismo central

Engloba os hipotireoidismos secundário e terciário. É caracterizado por deficiência congênita ou adquirida do TSH. As causas mais comuns em adultos são tumores da região hipotálamo-hipofisária e tratamentos cirúrgicos e/ou radioterápicos dessas lesões. Doenças infecciosas, infiltrativas ou sequelas traumáticas são causas menos frequentes de hipotireoidismo central.

Os exames de imagem (tomografia computadorizada [TC] e ressonância magnética [RM]) e a avaliação global da função hipofisária (hormônio luteinizante [LH], hormônio folículo-estimulante [FSH], hormônio adrenocorticotrófico [ACTH]) são necessários em caso de hipotireoidismo central. O teste de estímulo com TRH pode ser utilizado para diferenciar o hipotireoidismo de origem hipotalâmica ou hipofisária, porém, não tem utilidade clínica, por causa da realização prévia de exames de imagem durante a investigação inicial.

## DIAGNÓSTICO

Os sintomas clínicos de hipotireoidismo são bastante inespecíficos, principalmente no início do quadro, podendo não estar presentes, sobretudo em idosos. Entre os principais sinais e sintomas, podem-se citar: bócio, bradicardia, alentecimento do reflexo aquileu, pele grossa e seca, astenia, letargia, edema de pálpebras e face, pele fria, diminuição da sudorese, constipação intestinal, macroglossia, palidez, rouquidão, dispneia, edema periférico e hipofonese de bulhas, entre muitos outros.

Não se recomenda a triagem universal; porém, a American Thyroid Association (ATA) orienta o rastreamento em adultos com mais de 35 anos, repetindo-se o teste a cada 5 anos. Deve-se realizar investigação precoce nos pacientes com alto risco para essa doença, como listado a seguir:

- Doença autoimune associada (diabetes melito tipo 1 [DM1], artrite reumatoide [AR], anemia perniciosa, vitiligo, lúpus eritematoso sistêmico, síndrome de Sjögren)
- Parentes de 1º grau com doença autoimune tireoidiana
- Irradiação do pescoço e/ou radioiodoterapia
- História de tireoidectomia ou disfunção tireoidiana anterior
- Síndrome de Down, síndrome de Turner
- Transtornos psiquiátricos
- Demência
- Uso de fármacos, como amiodarona, lítio, interferon-alfa (IFN-alfa), sunitinibe e sorafenibe
- Insuficiência suprarrenal
- Hiperprolactinemia
- Arritmia, hipertensão, dislipidemia mista, insuficiência cardíaca congestiva (ICC).

O diagnóstico é feito pela dosagem sérica dos níveis de TSH e tiroxina livre (T4L). O valor de referência para TSH é controverso e pode variar de acordo com a faixa etária, tornando possíveis valores de TSH mais elevados para indivíduos mais idosos (Tabela 27.1).

**TABELA 27.1** Valores de referência para hormônio estimulador da tireoide de acordo com a idade.

| Idade (anos) | Valor de referência para TSH (mU/ℓ) |
|---|---|
| 0 a 65 | 0,45 a 4,12 |
| 65 a 80 | 0,45 a 6 |
| > 80 | 0,45 a 10 |

TSH: hormônio estimulador da tireoide.

O anti-TPO deve ser solicitado no hipotireoidismo primário para definir se há autoimunidade, mas o acompanhamento de seus títulos não tem significado clínico.

A repetição da dosagem é importante para descartar aumentos transitórios do TSH, variabilidade intraindividual e erros bioquímicos.

A avaliação da função tireoidiana não deve ser feita em pacientes hospitalizados, a menos que haja suspeita de doença tireoidiana relacionada com a condição aguda do paciente. A ultrassonografia (US) de tireoide não é um exame de rotina para hipotireoidismo, mas pode ser solicitada para pacientes hipotireóideos com tireoide palpável e para demonstrar o aspecto característico heterogêneo nos lóbulos, muitas vezes denominados pseudonódulos.

## TRATAMENTO E SEGUIMENTO

A reposição hormonal deve ser feita com levotiroxina (LT4), preferencialmente administrada pela manhã, cerca de 60 min antes da primeira refeição, com água. Havendo impossibilidade de manter o tempo adequado de jejum citado, pode ser orientada a ingesta de LT4 30 min antes do café da manhã, sendo esta uma escolha razoável. Outra opção a ser oferecida é a ingesta medicamentosa no período noturno com intervalo mínimo de 3 h após o jantar. Essas opções devem ser oferecidas ao paciente a fim de conseguir maior adesão ao tratamento.

Em adultos, a dose diária varia de 1,6 a 1,8 μg/kg/dia de peso corporal. Geralmente, em indivíduos jovens e sem outras comorbidades, pode-se iniciar uma dose de 25 a 50 μg/dia. Em idosos, portadores de doença coronariana e hipotireoidismo grave de longa duração, recomenda-se iniciar com 12,5 a 25 μg/dia, com aumento progressivo a cada 4 semanas.

Nos pacientes em uso de altas doses de LT4 sem boa resposta terapêutica e/ou laboratorial, devem-se pesquisar distúrbios gastrintestinais (gastrite por *Helicobacter pylori*, gastrite atrófica, doença celíaca e intolerância a lactose) e uso concomitante de outras medicações que possam interferir na absorção da LT4 – como antiácidos, inibidores de bomba de prótons, agonistas do receptor H2, carbamazepina, fluoxetina, fenitoína e estatina.

Adicionalmente, condições que interferem na absorção medicamentosa são idade avançada, obesidade e alimentos e suplementos nutricionais que contenham leite, café, soja, fibras e frutas cítricas – visto que a absorção do LT4 ocorre em jejuno e íleo (Figura 27.1).

Recomenda-se evitar mudanças entre diferentes marcas de LT4 durante todo o tratamento devido à possibilidade de não serem bioequivalentes, com consequentes flutuações nos níveis séricos da função tireoidiana.

Quando houver suspeita de má-absorção, um teste terapêutico com altas doses de LT4 poderá ser realizado, como demonstra a Figura 27.2.

Em casos de má-absorção ou alergia à formulação convencional da LT4, uma alternativa a ser considerada são as cápsulas de LT4 em gel, que demonstraram melhor biodisponibilidade e maior absorção. No entanto, até o momento essa apresentação não está disponível no Brasil.

A formulação de LT4 em farmácias de manipulação não é recomendada, devido à dificuldade de realizar formulações em microgramas, o que aumenta o risco de superdosagem iatrogênica.

As medições de TSH devem ser realizadas a cada 4 a 6 semanas após o início do tratamento ou qualquer alteração na dosagem. O monitoramento torna-se mais frequente em situações como gravidez, mudanças significativas no peso corporal, alterações na medicação concomitantes e doenças intercorrentes. Para pacientes com hipotireoidismo central, é fundamental o ajuste da dose com base na dosagem de T4L, mantendo os níveis próximos ao limite superior da normalidade.

Uma vez atingida a dose adequada, as medições de TSH devem ser realizadas com intervalos de 6 a 12 meses. As metas de tratamento incluem a normalização das concentrações de TSH e a resolução dos sintomas físicos e mentais, evitando subtratamento ou o tratamento excessivo.

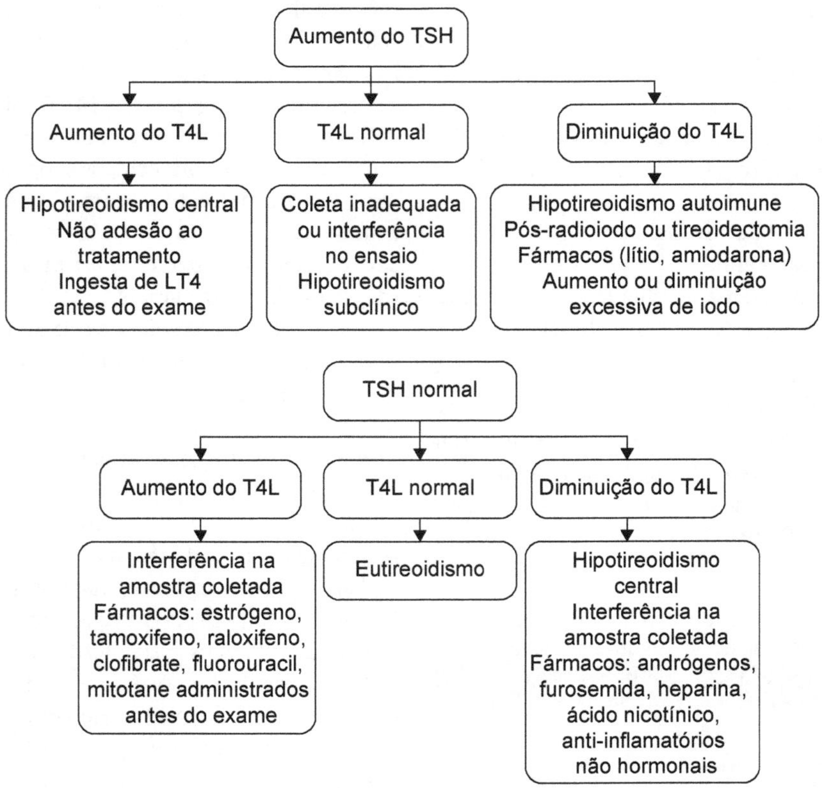


FIGURA 27.1 Condições que interferem nos resultados de TSH e T4L. T4L: tiroxina livre; LT4: levotiroxina; TSH: hormônio estimulador da tireoide.

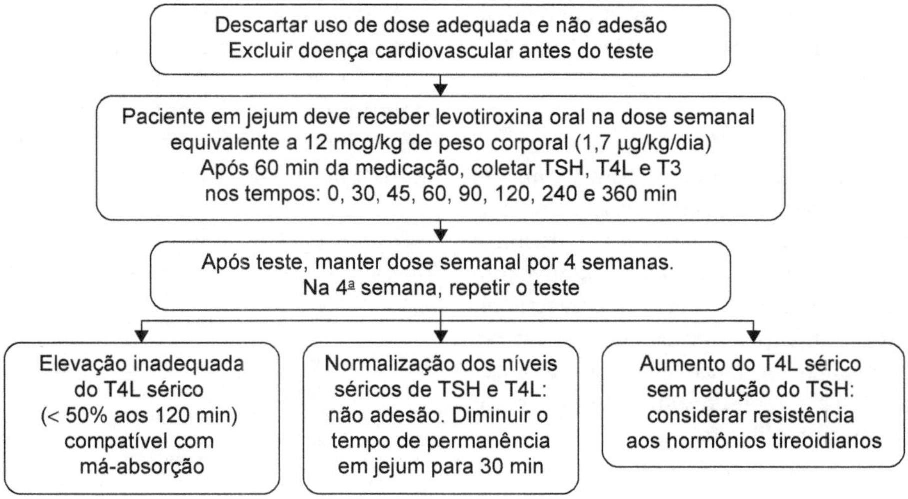


FIGURA 27.2 Teste para investigação de má-absorção de LT4. LT4: levotiroxina; T3: tri-iodotironina; T4L: tiroxina livre; TSH: hormônio estimulador da tireoide.

É frequente observar pacientes que, embora apresentem níveis eutireoidianos, persistem sintomáticos, com relato de astenia, sonolência e dificuldade de concentração. Nesse cenário, é essencial o reconhecimento de possíveis fatores externos que possam influenciar nos sintomas (incluindo aspectos psicossociais) que podem impactar na qualidade de vida. Todavia, sabe-se que a autoimunidade e o estresse oxidativo também podem estar associados à persistência desses sintomas. Neste contexto, a abordagem multidisciplinar exerce um papel importante para a elaboração de estratégias de manejo dos sintomas.

Estudos recentes indicam que a combinação **LT4+LT3**, com adição da **LT3 (liotironina)** ao tratamento pode melhorar os sintomas residuais, beneficiando especialmente os pacientes com sintomas mais intensos. O T3 apresenta um efeito de curta duração sérica e pode causar flutuações nos níveis hormonais, o que justifica as preocupações quanto à segurança a longo prazo, particularmente nos sistemas cardiovascular e musculoesquelético. Uma análise recente de 18 ensaios clínicos randomizados (RCTs) constatou que proporções semelhantes de eventos adversos ou reações foram observadas entre os grupos de tratamento com LT4 e LT4+LT3, o que pode contribuir para o desenvolvimento de estratégias terapêuticas no futuro.

Em relação ao uso de selênio, há indícios sugestivos de que a suplementação pode reduzir a inflamação, embora a quantidade ideal e os efeitos a longo prazo persistem controversos.

## Condições especiais

### *Hipotireoidismo no paciente enfermo*

Pacientes internados sem hipotireoidismo prévio e que desenvolvem quadros graves evoluem com a síndrome do eutireoidiano doente (SED). Nesse caso, ocorre depressão progressiva do eixo tireoidiano, com diminuição do T3 circulante e, em seguida, diminuição dos níveis séricos de TSH e/ou T4L, causando declínio da função tireoidiana. Portanto, não há recomendação de tratamento com hormônio tireoidiano.

Já naqueles pacientes com hipotireoidismo prévio e que desenvolvem uma condição patológica grave a ponto de requerer internação e que evoluem com aumento do TSH e piora da doença, indica-se o aumento da dose de LT4. Esse cenário torna-se bastante complicado no caso de pacientes em unidade de terapia intensiva (UTI), por causa do uso de medicamentos que interferem na absorção, de fatores gastrintestinais e da alimentação por sonda. Havendo a impossibilidade de ingestão por via oral (VO) em decorrência do quadro clínico do paciente ou de condições que possam interferir na absorção, deve ser iniciada reposição intravenosa (IV) com hormônio tireoidiano. A dose IV equivale a 75% da dose usual feita previamente.

### *Coma mixedematoso*

Forma mais grave de hipotireoidismo, com alto índice de letalidade (25 a 60%), pode ser resultante de hipotireoidismo não tratado de longa duração ou de descontinuação da terapia com LT4. É comumente associado a fatores precipitantes, como infecções, infarto do miocárdio, acidente vascular encefálico (AVE) ou exposição ao frio, sendo mais comum a interrupção do uso de hormônios tireoidianos.

As manifestações clínicas são rebaixamento do nível de consciência, hipotermia, depressão respiratória, bradicardia e hipotensão.

Os fatores precipitantes devem ser controlados, e medidas avançadas de suporte à vida, estabelecidas.

A reposição dos hormônios tireoidianos é a base da terapia, com a administração de altas doses (300 a 500 μg/dia IV), seguidas de dose de manutenção de 100 a 200 μg/dia, quando o paciente estiver estável. Alternativamente, podem ser usados T3 IV: 2,5 a 10 μg associado à T4: 200 μg (a cada 12 h).

O hipocortisolismo pode estar associado ao coma mixedematoso e deve, portanto, ser sempre pesquisado. Pode ser considerada a corticoterapia empírica com hidrocortisona 50 a 100 mg IV a cada 8 h.

Para hipotermia, o uso de cobertor aquecido e cânula nasal de O2 60 ℓ/min, por 2 h pode ser necessário.

A redução do clearance de insulina também contribui para a ocorrência de hipoglicemias e os sangramentos, por doença de von Willebrand adquirida (deficiência dos fatores V, VII, VIII, IX e X). Ambos os efeitos são reversíveis com a reposição de hormônios tireoidianos parenterais.

## LEITURAS SUGERIDAS


Benvenga S. L-T4 therapy in the presence of pharmacological interferents. Front Endocrinol (Lausanne). 2020;11:607446.

Bianco AC. Emerging therapies in hypothyroidism. Annu Rev Med. 2024 Jan 29;75:307-19.

Bridwell RE, Willis GC, Gottlieb M, Koyfman A, Long B. Decompensated hypothyroidism: a review for the emergency clinician. Am J Emerg Med. 2021;39:207-12.

Chaker L, Bianco AC, Jonklaas J, Peeters RP. Hypothyroidism. Lancet. 2017;390(10101):1550-62.

Ernst FR, Sandulli W, Elmor R, Welstead J, Sterman AB, Lavan M. Retrospective study of patients switched from tablet formulations to a gel cap formulation of levothyroxine: results of the CONTROL Switch Study. Drugs R D. 2017; 17(1):103-15.

Jonklaas J, Bianco AC, Bauer AJ, Burman KD, Cappola AR, Celi FS, et al. Guidelines for the treatment of hypothyroidism. Thyroid. 2014;24(12):1670-751.

Ku EJ, Yoo WS, Chung HK. Management of subclinical hypothyroidism: a focus on proven health effects in the 2023 Korean Thyroid Association Guidelines. Endocrinol Metab (Seoul). 2023 Aug;38(4):381-91.

Ross DM. Treatment of primary hypothyroidism in adults. Uptodate. 2018;1-9. Disponível em: www.uptodate.com/contents/treatment-of-primary-hypothyroidism-in-adults.

Surks IM. Clinical manifestations of hypothyroidism. Uptodate. 2018;1-8. Disponível em: mwww.uptodate.com/contents/clinical-manifestations-of-hypothyroidism.

Taylor PN, Medici MM, Hubalewska-Dydejczyk A, Boelaert K. Hypothyroidism. Lancet. 2024 Oct 5;404(10460): 1347-64.

Walker JN, Shillo P, Ibbotson V, Vincent A, Karavitaki N, Weetman AP, et al. A thyroxine absorption test followed by weekly thyroxine administration: a method to assess non-adherence to treatment. Eur J Endocrinol. 2013; 168(6):913-7.

Capítulo 28

# Bócio Nodular Tóxico

Maria Teresa Portela ▪ Mariana Andrade de Figueiredo Martins Siqueira ▪ Aline Guerra Correia Nóbrega ▪ Ana Carolina Miranda ▪ Gustavo Caldas ▪ Francisco Bandeira

## ADENOMA TÓXICO

O adenoma tóxico (AT), também denominado doença de Plummer ou bócio uninodular tóxico, caracteriza-se pela produção excessiva de tri-iodotironina (T3) e tiroxina (T4) por um nódulo ou, ocasionalmente, dois ou três adenomas tireoidianos autônomos.

Ocorre em qualquer idade, porém é mais comum entre a 3ª e a 4ª décadas de vida. O sexo feminino é o mais acometido.

Apresenta crescimento progressivo e hiperfunção ao longo dos anos. Uma parte da função glandular é progressivamente assumida por ele, resultando em supressão cada vez maior do restante do parênquima.

### Apresentação clínica

À palpação, pode-se notar um nódulo na região cervical anterior, de crescimento lento. Há também hipertireoidismo clínico, com manifestações mais leves do que as observadas na doença de Graves (DG), pois os sintomas só costumam ocorrer após décadas de evolução, e não antes de o nódulo alcançar 2,5 a 3 cm de diâmetro.

Em geral, não ocorrem oftalmopatia e dermopatia infiltrativa, típicas de DG.

### Diagnóstico

- Adenoma pré-tóxico ou pré-Plummer: fase inicial com hormônio estimulador da tireoide (TSH) baixo, tiroxina livre (T4L) e T3 normais
- AT ou Plummer: TSH suprimido e níveis séricos de T4L e T3 elevados
- Ultrassonografia (US): avaliação do número, do tamanho e das características dos nódulos
- Cintilografia com iodo radioativo: nódulo hipercaptante com supressão do restante da glândula
- Punção aspirativa com agulha fina (PAAF): não costuma ser indicada, exceto quando houver dados sugestivos de malignidade à US.

## BÓCIO MULTINODULAR TÓXICO

O bócio multinodular tóxico (BMNT) decorre da complicação tardia do bócio multinodular atóxico. O risco de desenvolvimento de hipertireoidismo é maior na presença de nódulos grandes (≥ 3 cm), em idosos e em indivíduos que vivem em regiões com baixa ingestão de iodo. Entretanto, pode se manifestar também, de maneira súbita, nos casos de ingestão exagerada de iodo, como no uso de amiodarona.

Tem incidência desconhecida e costuma acometer mulheres dos 50 aos 70 anos. A patogênese do desenvolvimento da autonomia ainda não está esclarecida, porém, há evidências de sua relação com mutações no gene do receptor de TSH.

A prevalência de carcinoma de tireoide em nódulos tóxicos é baixa. No entanto, estudos recentes indicam uma prevalência semelhante entre BMNT e bócios atóxicos.

### Apresentação clínica

As manifestações clínicas mais importantes são as cardíacas, como insuficiência cardíaca refratária ao tratamento, taquicardia ou outras arritmias, especialmente a fibrilação atrial. Outras manifestações são perda de peso, fraqueza muscular, irritabilidade e instabilidade emocional.

No exame físico, o bócio é evidente em apenas 20% dos casos.

A densidade mineral óssea (DMO) da coluna lombar e do quadril deve ser uma avaliação de rotina em pacientes geriátricos, visto que em estudo observacional em pacientes com BMNT houve redução da DMO nesses locais.

## Diagnóstico

- Laboratorial: (TSH) suprimido com T4L e T3 elevados. Inicialmente, pode apresentar-se de forma subclínica, com TSH suprimido, T4L e T3 normais
- US: avaliação do número, do tamanho e das características dos nódulos
- Cintilografia: imagem heterogênea com hipercaptação confinada a um ou a poucos nódulos e hipocaptação no restante da glândula.

# TRATAMENTO

O objetivo é a eliminação rápida e duradoura do estado de hipertireoidismo. Terapia com iodo radioativo e cirurgia são as opções eficazes de tratamento. Na decisão sobre o tratamento, devem ser considerados: fatores clínicos, benefícios esperados, velocidade de recuperação, desvantagens, efeitos colaterais e preferência do paciente.

A Tabela 28.1 apresenta as indicações, as vantagens, as desvantagens e as contraindicações de cada terapia para bócio nodular tóxico.

## Terapia com iodo radioativo

Os betabloqueadores devem ser considerados (no período pré-iodo radioativo e até que se atinja o eutireoidismo) em idosos com doenças cardiovasculares (DCV) ou hipertireoidismo grave. O uso do metimazol (MMI) pode ser indicado em pacientes selecionados que não desejam a terapia com radioiodo ou cirurgia.

A dose pode ser fixa (29,9 mCi) ou calculada com base no tamanho do bócio (de 150 a 200 mCi de iodo radioativo/g), corrigida para captação nas 24 h.

Após terapia com iodo radioativo, devem-se avaliar os valores de TSH, T4L e T3 nos primeiros 2 a 3 meses e repetir os exames em intervalos de 2 meses até obter resultados estáveis.

As taxas de resolução do hipertireoidismo são:

- BMNT: em cerca de 55% dos pacientes (3 meses) e em 80% dos pacientes (6 meses)
- AT: 75% dos pacientes (3 meses).

Em caso de hipertireoidismo persistente após 6 meses da terapêutica com iodo radioativo, sugere-se novo tratamento. Além disso, em casos graves ou refratários de hipertireoidismo persistente, pode-se considerar a cirurgia.

## Cirurgia

As opções cirúrgicas são tireoidectomia total ou subtotal para BMNT e lobectomia ipsilateral ou istmectomia (nódulo localizado no istmo) para AT.

É preferível alcançar o eutireoidismo antes de realizar o procedimento cirúrgico, pois os riscos aumentam na presença de tireotoxicose.

**TABELA 28.1** Modalidades terapêuticas para bócio nodular tóxico.

| Modalidades terapêuticas | Indicações | Vantagens | Desvantagens e/ou contraindicações |
|---|---|---|---|
| Iodo radioativo | Idade avançada, comorbidades significativas, pequeno bócio e falta de acesso a um cirurgião | Cirurgia prévia, captação suficiente para realizar a terapia, não invasivo, não necessita de hospitalização, sem complicações decorrentes da cirurgia ou anestesia | Gravidez, lactação, coexistência de câncer de tireoide, indivíduos incapazes de cumprir as diretrizes de segurança de radiação, mulheres que planejam uma gravidez em 4 a 6 meses |
| Cirurgia | Sintomas ou sinais compressivos, suspeita de coexistência de câncer ou hiperparatireoidismo, bócio (> 80 g), extensão subesternal ou retroesternal, necessidade de correção rápida da tireotoxicose | Controle imediato e definitivo dos sintomas de hipertireoidismo, sem exposição à radioatividade, possibilidade de alcançar o eutireoidismo no AT sem necessidade de reposição hormonal | Comorbidade significativa e câncer em fase terminal. A gravidez é uma contraindicação relativa e a cirurgia só deve ser realizada quando for necessário um controle rápido do hipertireoidismo |

AT: adenoma tóxico.

No pré-operatório, indica-se o MMI, com ou sem bloqueio beta-adrenérgico. No momento da cirurgia, o fármaco deve ser suspenso e o bloqueio beta-adrenérgico lentamente descontinuado no pós-operatório.

Quando se opta pelo tratamento cirúrgico, o iodo radioativo não deve ser usado para controle do hipertireoidismo.

Seguimento após cirurgia:

- AT: dosagens séricas de TSH e T4L após 4 a 6 semanas do procedimento. A suplementação com levotiroxina (LT4) deve ser iniciada se houver aumento persistente do TSH acima do intervalo normal
- BMNT: no caso de tireoidectomia total, a reposição com LT4 deve ser iniciada no pós-operatório imediato, com uma dose apropriada. O TSH deve ser medido a cada 2 meses e, depois, a critério do profissional, dependendo da evolução clínica do paciente. No caso de tireoidectomia subtotal, também deve ser seguida esta última recomendação acerca do TSH.

A terapia com iodo radioativo pode ser usada para o tratamento de hipertireoidismo persistente ou recorrente após cirurgia não bem-sucedida para BMNT ou AT (Tabela 28.2).

## Outras opções terapêuticas

### *Medicações antitireoidianas*

As drogas antitireoidianas (DAT) não induzem remissão em pacientes com doença nodular da tireoide (a interrupção resulta em recaída). A terapia medicamentosa prolongada pode ser a melhor escolha para indivíduos com longevidade limitada ou alto risco cirúrgico.

**TABELA 28.2** Riscos de falha do tratamento para bócio multinodular tóxico e adenoma tóxico.

| Patologia | Riscos |
|---|---|
| BMNT | Tireoidectomia total/subtotal: < 1%<br>Terapia com iodo radioativo: 20% |
| AT | Lobectomia ou istmectomia: < 1%<br>Terapia com iodo radioativo:<br>• Hipertireoidismo persistente: 6 a 18%<br>• Hipertireoidismo recorrente: 5,5% |

AT: adenoma tóxico; BMNT: bócio multinodular tóxico.

### *Injeção percutânea de etanol*

Alguns estudos de seguimento a longo prazo classificam a injeção percutânea de etanol (IPE) como segura e eficaz. Dada a relativa falta de experiência com essa técnica, a terapia com iodo radioativo e a cirurgia permanecem a base do tratamento. Deve ser empregada apenas quando as terapias convencionais falharem ou forem contraindicadas.

### *Ablação por radiofrequência*

Atualmente, a ablação por radiofrequência, técnica minimamente invasiva guiada por US, pode ser considerada uma terapia de segunda linha para o tratamento do AT nos casos em que há contraindicações ou falta de vontade do paciente de se submeter à cirurgia ou à iodoterapia. Essa técnica normaliza a função tireoidiana em 45 a 50% dos casos de nódulos de tamanho médio e em mais de 80% dos casos de nódulos de pequeno tamanho.

## LEITURAS SUGERIDAS


Bahn RS, Burch HB, Cooper DS, Garber JR, Greenlee MC, Klein I, et al. Hyperthyroidism and other causes of thyrotoxicosis: management guidelines of the American Thyroid Association and American Association of Clinical Endocrinologists. Thyroid. 2011;21(6):593-646.

Cesareo R, Palermo A, Pasqualini V, Manfrini S, Trimboli P, Stacul F, et al. Radiofrequency ablation on autonomously functioning thyroid nodules: A critical appraisal and review of the literature. Front Endocrinol. 2020;11:317.

Corvilain B. The natural history of thyroid autonomy and hot nodules. Ann Endocrinol (Paris). 2003 Feb;64(1):17-22.

Fatourechi V. Hyperthyroidism and thyrotoxicosis. In: Bandeira F, Gharib H, Gobert A, Griz L, Faria M. Endocrinology and Diabetes: a Problem-oriented Approach. New York: Springer; 2014. p. 9-21.

Moroto D, Torquato-Vieira ICO, Fiorin LB, Camacho CP, Castiglioni MLV, et al. Long-term follow-up of patients with autonomous thyroid nodules treated with radioiodine. Clin Nucl Med. 2024 Jun 1;49(6):529-35.

Sahin SB, Ayaz T, Sumer F, İlkkilic K, Algun E. Bone mineral density in geriatric patients with toxic nodular goiter. Aging Clin Exp Res. 2015;27(2):221-6.

Tam AA, Ozdemir D, Alkan A, Yazicioglu O, Yildirim N, Kilicyazgan A, et al. Toxic nodular goiter and thyroid cancer: Is hyperthyroidism protective against thyroid cancer? Surgery. 2019 Sep;166(3):356-61.

Capítulo 29

# Oftalmopatia de Graves

Mariana Andrade de Figueiredo Martins Siqueira ▪ Anna Mirella Ribas ▪ Marcela Resende Sarmento ▪ Clarissa Almeida ▪ Gustavo Caldas

## DEFINIÇÃO

A oftalmopatia de Graves (OG) é uma doença inflamatória associada à disfunção tireoidiana autoimune. Seu curso independe do hipertireoidismo; pode antecedê-lo, ser concomitante ou surgir depois dele. Pode ocorrer com a função tireoidiana normal, constituindo doença de Graves (DG) eutireóidea (10 a 15% dos casos) ou tireoidite de Hashimoto (10% dos casos).

Aproximadamente metade dos pacientes com DG apresenta sinais ou sintomas de OG e 3 a 5%, a forma grave. A apresentação é unilateral em 10% dos casos. A forma grave da OG é mais comum no sexo masculino; contudo, é mais frequente no sexo feminino. O início dos sintomas ocorre dos 30 aos 50 anos.

Tem apresentação bifásica: fase inicial inflamatória (entre 6 e 24 meses), com possível remissão espontânea, porém apenas de modo parcial; e fase de fibrose com proptose e/ou estrabismo.

As manifestações clínicas características da OG, como quemose, edema de pálpebra, proptose e diplopia, são causadas por uma combinação de inflamação e modificação da matriz extracelular. Recentemente, descobriu-se que uma das principais causas é a superexpressão do receptor IGF-1 [IGF-1R] em células efetoras-chave na patogênese da doença.

Muitos estudos relataram polimorfismos em genes de proteínas que afetam a função autoimune, como HLADR-3, CTLA 4, PTPN22, CD40, IL-2RA, FCRL3 e IL-23R, bem como genes que codificam proteínas específicas da tireoide. Em indivíduos com esses genes, a oftalmopatia pode ser desencadeada por fatores ambientais, como estresse, agentes infecciosos, iodo, terapia com interleucina (IL) e esteroides sexuais.

## DIAGNÓSTICO

O diagnóstico é clínico, com base nos sinais e sintomas oculares.

### Avaliação da atividade

A atividade da doença é avaliada por meio do escore de atividade clínica (CAS) apresentado no Quadro 29.1, em que se adiciona 1 ponto para cada uma das seguintes características: dor retrobulbar espontânea, dor à movimentação ocular, eritema palpebral, eritema conjuntival, quemose, edema da carúncula e edema palpebral. A doença é considerada ativa em pacientes com CAS superior ou igual a 3 pontos. Também pode ser usada a classificação VISA, criada por Dolman e Rootman, com base em quatro achados: visão, inflamação, estrabismo e aparência.

### Avaliação da gravidade

A doença é classificada, de acordo com a gravidade, em leve, moderada a grave e perda visual iminente. Considera-se melhor avaliação a do

**QUADRO 29.1** Oftalmopatia de Graves pelo escore de atividade clínica.

| |
|---|
| 1. Dor retrobulbar espontânea |
| 2. Dor ao movimento ocular |
| 3. Eritema palpebral |
| 4. Eritema conjuntival |
| 5. Quemose |
| 6. Edema de carúncula |
| 7. Edema palpebral |

Nota: cada sinal/sintoma representa 1 ponto. Na escala de 0 a 7 pontos: 0 = sem atividade; 3 = doença ativa, com maior probabilidade de resposta à terapia imunossupressora; 7 = máxima atividade. Adaptado de Mourits et al., 1989.

consenso do European Group on Graves' Orbitopathy (EUGOGO), descrita na Tabela 29.1.

Ambos os aspectos, atividade e gravidade, devem ser considerados na decisão da terapêutica, e o ideal é que o manejo da OG seja realizado de modo multidisciplinar, com o endocrinologista e o oftalmologista.

### Exames de imagem

Considerar a realização de exames de imagem:

1. Para excluir outros diagnósticos em casos atípicos, como comprometimento assimétrico ou OG unilateral e diagnósticos diferenciais como tumores de órbita, anormalidades vasculares (aneurisma de carótida, trombose de seio cavernoso, hemorragia subaracnóidea, hematoma subdural, linfoma não Hodgkin) e doenças granulomatosas.
2. Na avaliação de casos graves com possibilidade de acometimento do nervo óptico. A ressonância magnética consegue avaliar a compressão do nervo.
3. No preparo para cirurgia orbital e em casos de cirurgia de estrabismo. Na maioria das vezes, a tomografia, mesmo sem contraste, é suficiente.

Ademais, a tomografia computadorizada (TC) com contraste e a ressonância magnética (RM) evidenciam edema da musculatura extraocular e do tecido fibroadiposo da órbita. Há ainda o Octreoscan, útil para identificar OG ativa, mas seu uso é limitado pelo alto custo.

## TRATAMENTO

Para todos os pacientes, é necessário:

- Orientar a cessar o tabagismo
- Tratar o hipertireoidismo
- Evitar o hipotireoidismo.

As opções de tratamento são descritas na Tabela 29.2.

Todos os pacientes com hipertireoidismo e oftalmopatia, ou com riscos de desenvolver esta última, devem ser extensivamente tratados para alcançar o eutireoidismo. Algumas especificações são:

- Pacientes com OG ativa leve, não tabagistas e aqueles sem fator de risco para OG: iodo radioativo, metimazol (MMI) ou tireoidectomia. O uso de corticosteroides deve ser avaliado pelo risco-benefício, porém, é aceitável
- Pacientes com OG ativa leve, tabagistas ou aqueles com fator de risco para OG: se houver

**TABELA 29.1** Avaliação da gravidade da oftalmopatia de Graves (OG).

| Envolvimento ocular | Apresentação clínica |
|---|---|
| OG leve | Retração palpebral < 2 mm<br>Envolvimento leve de partes moles<br>Proptose < 3 mm acima do normal para etnia e gênero Diplopia ausente ou intermitente (ao acordar ou apenas em períodos de fadiga)<br>Pequena exposição corneana responsiva ao uso de lubrificantes<br>Pequeno impacto na qualidade de vida, geralmente insuficiente para justificar terapia imunossupressora ou tratamento cirúrgico |
| OG moderada a grave | Retração palpebral > 2 mm<br>Envolvimento moderado a grave de partes moles<br>Proptose > 3 mm acima do normal para etnia e gênero Diplopia inconstante (apresenta apenas quando olha em determinadas direções) – moderada, ou constante – grave<br>Pacientes sem risco iminente de perda visual, mas com grande impacto na qualidade de vida, o que justifica a imunossupressão (se ativa) ou o tratamento cirúrgico (se inativa) |
| Muito grave ou risco iminente de perda visual | Neuropatia óptica (perda da acuidade visual e diminuição na percepção das cores – discromatopsia) e/ou acometimento da córnea, exigindo intervenção imediata<br>Neuropatia óptica (perda da acuidade visual e diminuição na percepção das cores) e/ou úlcera de córnea, exigindo intervenção imediata |

Nota: presença de uma ou mais das características para cada grupo.
Adaptada de Bartalena et al., 2008; 2021.

TABELA 29.2 Opções de tratamento na oftalmopatia de Graves (OG).

| Modalidade de tratamento | Vantagens/dose | Vantagens/dose | Vantagens/dose |
|---|---|---|---|
| Corticosteroide oral – prednisona | Profilaxia: dose diária de 0,3 a 0,5 mg/kg de prednisona<br>Baixo risco: 0,2 a 0,3 mg/kg | 50% | Se usado a longo prazo, pode gerar complicações relacionadas com o uso crônico, como osteoporose, Cushing exógeno e hipertensão |
| Corticosteroide venoso | Primeira linha de tratamento para OG moderada a grave e OG ativa<br>Metilprednisolona 4,5 a 7,5 g por 12 semanas | 80% | Não exceder 8 g<br>Disfunção hepática, alterações metabólicas, alterações cardíacas, complicações cerebrovasculares |
| Ciclosporina | Bloqueio da secreção de IL-2 a partir de células T por meio da inibição da calcineurina | Melhor resposta associada a prednisona oral | Toxicidade hepática e renal, hiperplasia gengival, aumento dos níveis séricos de creatinina |
| Teprotumumabe | Inibidor do receptor de IGF-1. Reduz proptose, diplopia e escore de atividade clínica | 83% | Eventos adversos, incluindo reações relacionadas com infusão, hiperglicemia, espasmos musculares, diarreia e deficiência auditiva, foram de grau 1 ou 2 e, com exceção de uma única infusão de teprotumumabe – reação relacionada, nenhuma levou a descontinuação do medicamento em estudo |
| Radioterapia orbital | Eficaz na melhora da diplopia e gravidade da OG e na potencialização do efeito dos GC orais | – | Bom registro de segurança, embora a retinopatia de radiação continue a ser um risco em pacientes com diabetes, que não devem ser considerados para esta abordagem |
| Descompressão orbital | Reduz a pressão pela redução do conteúdo orbital, seja pela remoção de gordura ou pelo aumento do volume orbital por fratura da parede óssea (descompressão óssea) e abertura periórbita | – | Hematoma, vazamento de LCR, infecção e neuropatia óptica são raros<br>Agravamento ou início do distúrbio oclusivo é mais comum (5 a 10%)<br>Neuralgia suborbital, sinusite ou mau posicionamento da pálpebra podem ocorrer após a descompressão |

GC: glicocorticoide; IGF-1: fator de crescimento semelhante à insulina tipo 1; IL-2: Interleucina-2; LCR: líquido cefalorraquidiano.

tratamento com iodo radioativo, deve-se usar corticosteroide. Nos pacientes com OG ativa leve, há a recomendação do uso de selenito de sódio, 100 mcg, 2 vezes/dia, por 6 meses. Um dos principais fatores de risco para gravidade da orbitopatia é o estresse oxidativo, onde atuaria o selênio

- Pacientes com OG ativa moderada a grave ou com risco iminente de perda visual: MMI ou cirurgia. O iodo radioativo não é aconselhável
- Pacientes com OG inativa: iodo radioativo sem corticosteroide, MMI ou tireoidectomia.

A Figura 29.1 apresenta o algoritmo para tratamento da OG.

## Terapia local

A Tabela 29.3 apresenta os sinais e/ou sintomas e as medidas terapêuticas para terapia local de OG leve.

## Terapia imunossupressora

### *Glicocorticoide*

Tem efeito anti-inflamatório e imunomodulador. É o fármaco de primeira escolha para OG grave ativa e perda iminente da visão.

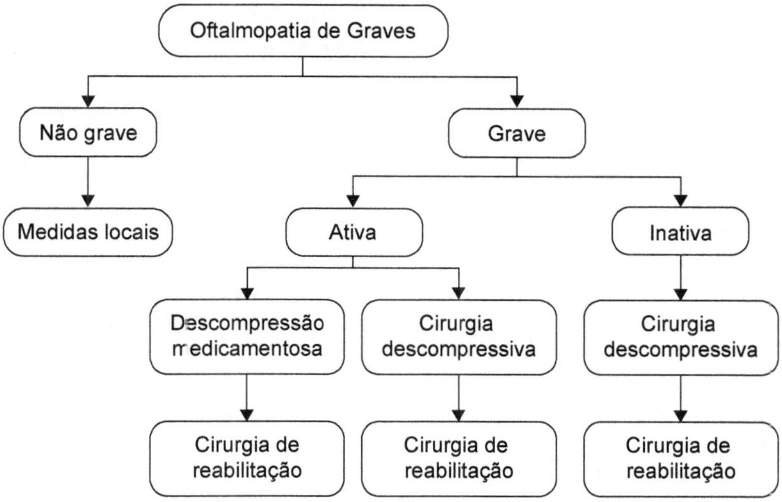


FIGURA 29.1 Algoritmo para tratamento da oftalmopatia de Graves.

**TABELA 29.3** Terapia local para oftalmopatia de Graves leve.

| Sinais e/ou sintomas | Medida terapêutica |
|---|---|
| Fotofobia | Óculos escuros |
| Sensação de corpo estranho | Lágrima artificial |
| Retração palpebral | Colírio alfabloqueador; toxina botulínica |
| Aumento de pressão intraocular | Colírio alfabloqueador |
| Lagoftalmo | Curativo oclusivo noturno |
| Edema palpebral e conjuntival | Elevação da cabeceira, uso de diurético tiazídico e dieta hipossódica |

### Indicações e contraindicações:

- Indicações: doença ativa com sinais inflamatórios, OG em progressão, acometimento de musculatura extraocular recente e compressão leve a moderada do nervo óptico
- Contraindicações: doença inativa, estável, com retração palpebral e diplopia crônicas; neuropatia compressiva rápida e intensa
- Corticosteroide via oral (VO) prednisona 1 mg/kg com desmame após resposta
- Corticosteroide via intravenosa (IV): via mais bem tolerada que a oral, com efeito mais rápido
- Três ciclos de metilprednisolona 500 mg, por 3 dias consecutivos, com intervalo de 4 semanas entre os ciclos
- Metilprednisolona 500 mg semanal, durante 6 semanas. Em seguida, metilprednisolona 250 mg semanal durante 6 semanas.

## Radioterapia

A radiossensibilidade dos linfócitos que infiltram a órbita reduz a produção de glicosaminoglicanos pelos fibroblastos. A terapia combinada com corticosteroide tem melhor efeito. As indicações, os efeitos colaterais e as contraindicações são:

- Indicações: OG ativa com sinais inflamatórios, efeito menor na proptose recente e em progressão, oftalmoplegia aguda ou subaguda
- Efeitos colaterais: catarata, retinopatia e carcinogênese secundária
- Contraindicação: retinopatia diabética ou hipertensiva e pacientes com menos de 35 anos.

## Tratamento cirúrgico

**FASE ATIVA – CIRURGIA DESCOMPRESSIVA.** OG ativa com perda iminente da visão que não responde à terapia medicamentosa; retirada de parte das paredes da órbita e do tecido fibroadiposo retrobulbar.

**FASE INATIVA – CIRURGIA DE REABILITAÇÃO.** Correção do estrabismo, proptose e alteração palpebral. Deve ser realizada após OG inativa por 6 meses, em média.

## Medidas terapêuticas alternativas – terapias de 2ª linha

- Ciclosporina: eficácia na terapia combinada com GC
- Imunoglobulinas IV, plasmaférese, azatioprina, ciclofosfamida, metotrexato, colchicina, análogos da somatostatina, antagonistas das citocinas, pentoxifilina, nicotinamida e antioxidantes
- Rituximabe (anticorpo monoclonal murino humanizado) leva à depleção de células B e tem sido usado em casos refratários, assim como o tocilizumabe, antagonista do receptor de interleucina-6
- Micofenolato de mofetila (500 mg, 2 vezes/dia, durante 24 semanas) mostrou-se eficaz em um estudo chinês randomizado *versus* GC
- Teprotumumabe, um anticorpo monoclonal IgG1 totalmente humano que inibe o IGF-1R, conta com fortes evidências relacionando o receptor de fator de crescimento semelhante à insulina tipo 1 (IGF-1R) na patogênese da OG. O estudo OPTIC, multicêntrico de fase 3, randomizado, duplo-cego e controlado por placebo, com um total de 41 pacientes designados para o grupo teprotumumabe e 42 para o grupo placebo, investigou a eficácia e a segurança do teprotumumabe em comparação com o placebo em pacientes com doença ocular da tireoide clinicamente ativa.

  O teprotumumabe resultou em redução na proptose ≥ 2 mm da linha de base no olho do estudo, sem um aumento correspondente ≥ 2 mm no olho contralateral, com diferença de 73 pontos percentuais quando comparado ao placebo (83% *vs.* 10%, $p < 0{,}001$). Em relação aos desfechos secundários, todos foram significativamente melhores com teprotumumabe, incluindo resposta geral (78% *vs.* 7%), ou seja, uma redução ≥ 2 pontos no escore de atividade clínica; escore de atividade clínica de 0 ou 1, indicando ausência ou inflamação mínima, respectivamente (59% *vs.* 21%); alteração média na proptose (–2,82 mm *vs.* –0,54 mm); redução na diplopia (68% *vs.* 29%) e a alteração média no *Graves Ophthalmopathy Quality of Life Questionnaire* (GO-QOL), questionário que avalia os efeitos da doença, conforme percebida pelo paciente, no funcionamento e na aparência visual (13,79 pontos *vs.* 4,43 pontos), ($p \leq 0{,}001$ para todos). Ademais, foram observadas, ainda, reduções no músculo extraocular, no volume de gordura orbital ou em ambos em seis pacientes do grupo teprotumumabe que foram submetidos à imagem orbital.

Estudos pós-introdução confirmaram os resultados dos estudos de fases 2 e 3. Desde 2020, mais de 5.800 pacientes foram tratados com teprotumumabe, e ele parece ser bem tolerado. Eventos adversos graves foram incomuns. A American Thyroid Association e a European Thyroid Association o recomendaram como terapia de primeira linha para pacientes com OG ativa moderada a grave com proptose significativa e/ou diplopia. Desde junho de 2023, foi aprovado pela Anvisa.

Recentemente, descobriu-se que um dos principais causadores dessa assinatura molecular é a superexpressão do receptor IGF-1 [IGF-1R]) em células efetoras-chave na patogênese da doença ocular da tireoide. A superexpressão do IGF-1R é acoplada a uma desregulação do eixo IGF-1R, que liga outras vias que modulam a inflamação, como fibrose e organização da matriz extracelular, em pacientes com doença ocular da tireoide. Essa superexpressão também persiste do estágio agudo para a fase crônica. O teprotumumabe obteve recentemente aprovação nos EUA para o tratamento da doença ocular da tireoide. Em estudos clínicos de fases 2 e 3, o teprotumumabe demonstrou eficácia na redução da inflamação, proptose, diplopia e carga na qualidade de vida em pacientes que foram tratados.

As Figuras 29.2 e 29.3 apresentam o algoritmo para o tratamento de acordo com a gravidade, adaptados do European Journal of Endocrinology (2021).

# PREVENÇÃO

Alguns fatores de risco identificáveis na OG são:

- Iodo radioativo para o tratamento do hipertireoidismo: a maioria dos estudos associa o risco de progressão da OG após o tratamento com iodo radioativo aos níveis elevados de

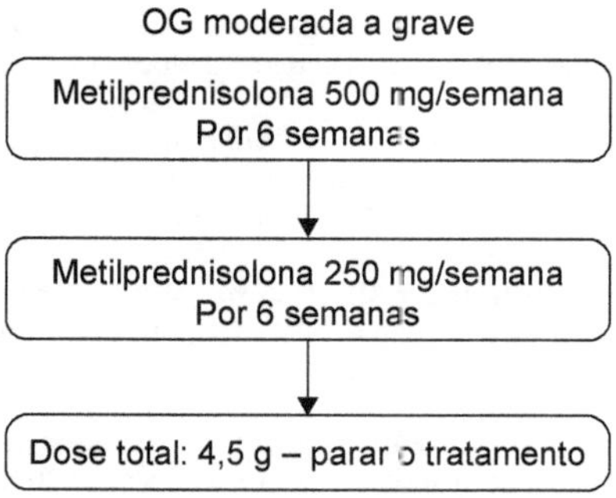


**FIGURA 29.2** Algoritmo para tratamento da oftalmopatia de Graves (OG) moderada a grave: 1ª linha.

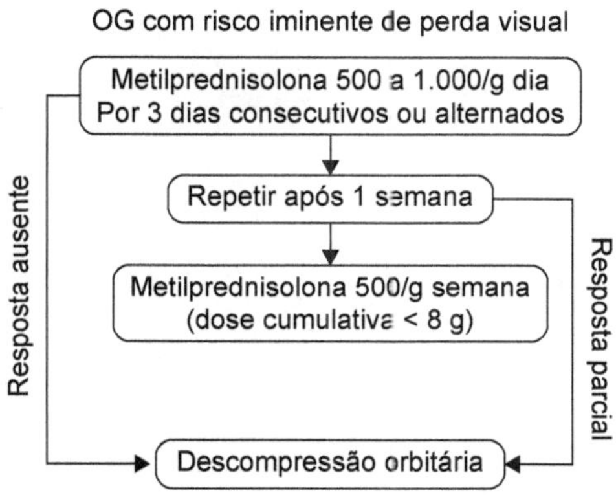


**FIGURA 29.3** Algoritmo para tratamento da oftalmopatia de Graves (OG) moderada com risco iminente de perda visual.

anticorpo antirreceptor do TSH (TRAb) pós-terapia. Há liberação antigênica da tireoide após o iodo radioativo, com consequente aumento de autoanticorpos que reagem de maneira cruzada com antígenos comuns à tireoide e à órbita

- Tabagismo: fator de risco mais importante para o desenvolvimento e a piora da OG, independentemente do tipo de terapia adotado. Diversos estudos mostram o efeito do tabagismo no agravamento da OG em pacientes tratados com iodo radioativo. O risco é proporcional ao número de cigarros consumidos por dia. Os médicos devem aconselhar os pacientes com OG a cessarem o tabagismo
- Valores elevados de tri-iodotironina (T3) pré-tratamento: 325 ng/dℓ
- Valores elevados de TRAb pré-tratamento: > 8,8 IU/ℓ
- Hipotireoidismo pós-radioiodoterapia: vários estudos mostraram que o hipotireoidismo persistente após o tratamento para hipertireoidismo leva à progressão da OG.

## Dose de glicocorticosteroide para profilaxia

Deve-se administrar prednisona 0,4 a 0,5 mg/kg/dia, com início de 1 a 3 dias após o iodo radioativo, mantendo-se por 1 mês. Na sequência, o desmame deve ser feito por 2 meses. Outra opção é a prednisona 0,2 mg/kg/dia, por 6 semanas.

A decisão sobre o uso de glicocorticoide (GC) deve estar baseada na relação risco/benefício para o paciente.

Pacientes com fatores de risco para deterioração da OG (tabagistas, elevados níveis de T3 e TRAb) devem beneficiar-se do uso de GC. Pacientes com diabetes melito (DM) descontrolado, osteoporose, hipertensão, doença psiquiátrica ou imunossupressão estão sob maior risco de complicações do uso de GC.

## LEITURAS SUGERIDAS

Bartalena L, Baldeschi L, Dickinson A, Eckstein A, Kendall-Taylor P, Marcocci C, et al. Consensus statement of the European Group on Graves' Orbitopathy (EUGOGO) on management of GO. Eur J Endocrinol. 2008;158(3):273-85.

Bartalena L, Kahaly GJ, Baldeschi L, Dayan CM, Eckstein A, Marcocci C, et al. The 2021 European Group on Graves' orbitopathy (EUGOGO) clinical practice guidelines for the medical management of Graves' orbitopathy. Eur J Endocrinol. 2021;185(4):G43-G67.

Brammen L, Riss P, Lukas J, Gessl A, Dunkler D, Li S, et al. Total thyroidectomy (Tx) versus thionamides (antithyroid drugs) in patients with moderate-to-severe Graves' ophthalmopathy – a 1-year follow-up: study protocol for a randomized controlled trial. Trials. 2018;19(1):495.

Burch HB, Perros P, Bednarczuk T, Cooper DS, Dolman PJ, Leung AM, et al. Management of thyroid eye disease: a consensus statement by the American Thyroid Association and the European Thyroid Association. Thyroid. 2022;32(12):1439-70.

Douglas RS, Kahaly GJ, Patel A, Sile S, Thompson EHZ, Perdok R, et al. Teprotumumab for the treatment of active thyroid eye disease. N Engl J Med. 2020;382:341-52.

Douglas RS, Wang Y, Dailey RA, Harris GJ, Wester ST, Schiffman JS, et al. Teprotumumab in clinical practice: Recommendations and considerations from the OPTIC Trial Investigators. J Neuroophthalmol. 2021;41(4):461-8.

Drui D, Du L, Fediaevski P, Vignal C, Daumerie C. Graves' orbitopathy: diagnosis and treatment. Ann Endocrinol (Paris). 2018;79(6):656-64.

Fatourechi V. Hyperthyroidism and thyrotoxicosis. In: Bandeira F, Gharib H, Gobert A, Griz L, Faria M. Endocrinology and diabetes: a problem-oriented approach. New York: Springer; 2014.

Mourits M, Koornneef L, Wiersinga WM, Prummel MF, Berghout A, van der Gaag R. Clinical criteria for the assessment of disease activity in Graves' ophthalmopathy: a novel approach. Br J Ophthalmol. 1989;73(8):639-44.

Ponto K, Kahaly GJ. Oftalmopatia de Graves. In: Bandeira F, Mancini M, Graf H, Griz L, Faria M, Lazaretti-Castro M. Endocrinologia e diabetes. Rio de Janeiro: MedBook; 2015.

Rajendram R, Taylor PN, Wilson VJ, Harris N, Morris OC, Tomlinson M, et al. Articles combined immunosuppression and radiotherapy in thyroid eye disease (CIRTED): a multicentre, 2 × 2 factorial, double-blind, randomised controlled trial. Lancet Diabetes Endocrinol. 2018;6(4): 299-309.

San I, Arenas M, Carmona R, Rutllan J, Medina-Rivero F, Lara P. Review of the treatment of Graves' ophthalmopathy. The role of the new radiation techniques. Saudi J Ophthalmol. 2018;32(2):139-45.

Taylor PN, Zhang L, Lee RWJ, Muller I, Ezra DG, Dayan CM, et al. New insights into the pathogenesis and nonsurgical management of Graves orbitopathy. Nat Rev Endocrinol. 2020;16:104-16.

Ugradar S, Malkhasyan E, Douglas RS. Teprotumumab for the treatment of thyroid eye disease. Endocr Rev. 2024;45(6): 843-57.

Parte 3

# Neuroendocrinologia

Capítulo 30

# Classificação dos Tumores Hipofisários

Isa Macedo ▪ Arthur Inojosa ▪ Daniella Rego ▪ Francisco Bandeira

## INTRODUÇÃO

Durante muitos anos os estudos dos tumores hipofisários foram direcionados para as síndromes decorrentes do excesso da produção hormonal. No entanto, o desenvolvimento de ferramentas moleculares facilitou uma melhor compreensão dos mecanismos responsáveis pela diferenciação celular hipofisária.

Até recentemente, as neoplasias hipofisárias eram classificadas de acordo com tamanho, localização, função secretora, tipo de célula e comportamento neoplásico. Contudo, a classificação dos tumores hipofisários foi revisada na 5ª edição de 2021 da Classificação de Tumores do Sistema Nervoso Central (CNS5) da Organização Mundial da Saúde (OMS) e na 5ª edição de 2022 da Classificação de Tumores Endócrinos e Neuroendócrinos (ENDO5) da OMS. Essa nova classificação fez avanços significativos no reconhecimento do progresso obtido pela aplicação de ferramentas avançadas para caracterizar tumores da região selar, além da atividade hormonal convencional.

## DEFINIÇÃO

Os adenomas hipofisários são tumores neuroendócrinos localizados no lobo anterior da hipófise, sendo atualmente definidos como tumores neuroendócrinos pituitários ou PitNETs. A sua classificação como PitNETs resulta do fato de pertencerem à família das neoplasias neuroendócrinas (NENs), bem como serem compostos por células secretoras de hormônios adeno-hipofisários. Essa classificação é baseada na linhagem celular, determinada por imuno-histoquímica para hormônios adeno-hipofisários e os fatores de transcrição hipofisários.

## CLASSIFICAÇÃO

Nos dias atuais, as NENs epiteliais são classificadas em tumores neuroendócrinos bem diferenciados (NETs) e carcinomas neuroendócrinos mal diferenciados (NECs). Além disso, PitNETs são classificados como lesões primárias ou metastáticas. Às vezes, os NETs com localização extra hipofisária, como no pâncreas ou no sistema digestivo, podem metastatizar para a hipófise e simular a histologia do PitNET. Portanto, o diagnóstico correto requer o uso de fatores de transcrição da hipófise para garantir que os PitNETs sejam diferenciados de outros NETs.

### Classificação de acordo com tamanho do tumor

Os PitNETs podem ser classificados radiologicamente em macro ou microadenomas, dependendo do tamanho observado nos exames de imagem, sendo a ressonância magnética (RM) de sela túrcica com contraste o exame de escolha. Os microadenomas são os tumores com menos de 10 mm de diâmetro e, em geral, estão restritos à sela túrcica sem compressão significativa do tecido circundante. Os macroadenomas, por sua vez, são tumores com mais de 10 mm de diâmetro e podem comprimir estruturas adjacentes, como quiasma óptico e haste hipofisária, ou ainda invadir o seio cavernoso.

### Classificação histopatológica

A classificação atual enfatiza os vários tipos de células e seus subtipos, além dos tumores que não apresentam características de diferenciação celular normal. Essa classificação forneceu os subtipos histológicos detalhados de PitNETs para uso rotineiro de anticorpos, como fatores de transcrição hipofisários (PIT1, TPIT, SF1, GATA3 e ERα) e hormônios. Os anticorpos direcionados contra os fatores de transcrição hipofisários são mais específicos e reprodutíveis do que as imunocolorações para hormônios hipofisários.

A adeno-hipófise é composta por, pelo menos, seis tipos de células: somatotróficas, lactotróficas, mammosomatotróficas, tireotróficas, corticotróficas e gonadotróficas. Os somatotróficos, lactotróficos, mammosomatotróficos e tireotróficos são da linhagem PIT1, enquanto os corticotróficos são da linhagem TPIT, e os gonadotróficos, da linhagem SF1.

Os principais tipos e subtipos de PitNETs definidos pela linhagem PIT1, TPIT e SF1 apresentam diferenças morfológicas, moleculares e clínicas. Esses subtipos são discutidos dentro da estrutura das contrapartes celulares normais, destacando as características que são importantes em seu diagnóstico. Os tumores somatotróficos, lactotróficos e corticotróficos são subtipados como esparsamente e densamente granulados. As formas densamente granuladas dos tumores somatotróficos e corticotróficos assemelham-se aos seus tumores homólogos e costumam ser altamente ativos hormonalmente, enquanto os tumores esparsamente granulados são mais agressivos, provavelmente porque se apresentam em um estágio mais avançado e tardio devido à sintomatologia hormonal menos florida. O inverso é verdadeiro para tumores lactotróficos que costumam ser mais esparsamente granulados, refletindo o estado normal de lactotrofos. Um subtipo incomum e agressivo de PitNET corticotrófico é o tumor de células de Crooke que ilustra a dicotomia de *feedback* hormonal e controle de crescimento. Essas lesões atípicas têm alteração hialina de Crooke, sugerindo supressão de *feedback* da síntese e secreção hormonal, sendo tumores altamente proliferativos e agressivos. Apenas tumores tireotróficos e gonadotróficos não têm, ainda, subtipos reconhecidos.

Alguns PitNETs representam tumores de células precursoras, os quais incluem tumor de células tronco acidófilo e o tumor imaturo de linhagem PIT1. Esses tumores são com frequência pluri-hormonais e não mostram diferenciação terminal com base em morfologia, perfil imunológico, estrutura e função. Os tumores pluri-hormonais imaturos, ou seja, aqueles não têm característica citológica de nenhuma célula da linhagem PIT1, correspondem à linhagem PIT1 imatura. O tumor pluri-hormonal maduro da linhagem PIT1 se assemelha ao tumor mammosomatotrófico e é responsável pela secreção de hormônio tireoestimulante (TSH), hormônio do crescimento (GH) e prolactina (PRL).

O termo *null cells* é usado para descrever PitNETs sem diferenciação específica da linhagem adeno-hipofisária, não apenas para hormônios hipofisários, mas também para PIT1, TPIT, SF1 e GATA3. Com o uso de ferramentas cada vez mais sofisticadas para identificar a linhagem, esses tumores vêm se tornando raros.

## Classificação funcional

Os tumores hipofisários, que correspondem a 85% das lesões selares, podem ser divididos em funcionantes, quando estão associados à secreção de hormônios hipofisários, e não funcionantes, quando não apresentam atividade hormonal aparente. O termo clínico "não funcionante" não é um diagnóstico, mas sim uma descrição de um cenário clínico que tem muitos diagnósticos diferenciais. Esses tumores são achados incidentais ou estão associados à presença de sintomas de massa selar, como cefaleia, defeitos do campo visual e hipopituitarismo, sem associação com a secreção hormonal.

Em adultos, a lesão mais comum é um tumor gonadotrófico, que constitui cerca de 70 a 75% dos PitNETs clinicamente não funcionantes e tende a ser mais indolente. Em segundo lugar, dos PitNETs clinicamente silenciosos mais comuns estão os tumores corticotróficos silenciosos, que podem ser densamente ou esparsamente granulados. Esses podem ser distinguidos morfologicamente dos tumores funcionais pela ausência de alteração hialina de Crooke no tecido não tumoral circundante, além da presença de p27 nuclear intacto.

Em pacientes com menos de 25 anos, tumores imaturos da linhagem PIT1 também são achados comuns em pacientes com PitNETs não funcionantes. Os tumores *null cells* verdadeiros e os tumores corticotróficos silenciosos são mais propensos a se comportar de modo agressivo. O diagnóstico diferencial se faz importante com NETs metastáticos que podem ser facilmente confundidos sem a aplicação de fatores de transcrição e hormônios que auxiliam na determinação do local de origem.

Os tumores funcionantes incluem os produtores de PRL, do GH, hormônio adrenocorticotrófico (ACTH) e TSH. A maioria dos tumores lactotróficos e somatotróficos é clinicamente funcionante, e a apresentação clássica de um tumor corticotrófico é a doença de Cushing. A acromegalia, por sua vez, está associada a variantes densamente e esparsamente granuladas de tumores somatotróficos e tem características clínicas e radiológicas distintas, com diferentes respostas à terapia. Vários outros tumores da linhagem PIT1 também podem se manifestar com acromegalia. Já um PitNET produtor de TSH nem sempre é um tumor tireotrófico, uma vez que tumores da linhagem PIT1 pluri-hormonais maduros e mal diferenciados também podem resultar em hipertireoidismo central.

As lesões benignas secretoras de hormônios podem causar morbidade grave e, às vezes, podem não ser curadas completamente por cirurgia, tratamento medicamentoso ou radioterapia. Já a disseminação metastática é excepcional, ocorrendo em cerca de 0,13 a 0,4% dos casos, o que em geral resulta em pior prognóstico.

## DIAGNÓSTICO

Diante da nova classificação com base na patologia, há uma necessidade absoluta de identificar a expressão de fatores de transcrição e hormônios nas células tumorais da adeno-hipófise. Assim, o diagnóstico baseia-se na imuno-histoquímica. Todos os PitNETs devem ser classificados com base em linhagem, tipo de célula e produção hormonal, bem como outras características auxiliares que permitem a caracterização de subtipos (Tabela 30.1). No entanto, a abordagem para essa necessidade de imuno-histoquímica extensiva varia com base na disponibilidade de recursos. No cenário ideal, todos os PitNETs devem ser corados para, pelo menos, três dos principais fatores de transcrição, PIT1, TPIT e SF1, e idealmente, esse painel também deve incluir ERα e GATA3.

A coloração para hormônios deve incluir ACTH, GH, PRL, βTSH, βFSH e βLH, bem como a subunidade alfa dos hormônios glicoproteicos (SUα), embora alguns patologistas não façam a coloração para βFSH e βLH, dada a alta sensibilidade do SF1 para detectar tumores gonadotróficos. A importância das queratinas na determinação do tipo de célula e subtipo de tumor também deve ser enfatizada.

A abordagem ideal é avaliar o painel completo. No entanto, como nem sempre é viável, há uma proposta para usar uma abordagem em etapas,

**TABELA 30.1** Classificação dos tumores neuroendócrinos da hipófise de acordo com a Organização Mundial da Saúde (2022).

| Tipo PitNET | Subtipo | Fatores de transcrição | Hormônios |
|---|---|---|---|
| **Linhagem PIT1** | | | |
| Tumores somatotróficos | Tumor somatotrófico densamente granulado | PIT1 | GH, SUα |
| | Tumor somatotrófico esparsamente granulado | PIT1 | GH |
| Tumores lactotróficos | Tumor lactotrófico esparsamente granulado | PIT1, ERα | PRL |
| | Tumor lactotrófico densamente granulado | PIT1, ERα | PRL |
| Tumor mammosomatotrófico | – | PIT1, ERα | GH (predominante), PRL, SUα |
| Tumor tireotrófico | – | PIT1, GATA3 | SUα, βTSH |

*(continua)*

**TABELA 30.1** Classificação dos tumores neuroendócrinos da hipófise de acordo com a Organização Mundial da Saúde (2022). (*Continuação*)

| Tipo PitNET | Subtipo | Fatores de transcrição | Hormônios |
|---|---|---|---|
| Tumor pluri-hormonal maduro da linhagem PIT1 | – | PIT1, ERα, GATA3 | Células tumorais monomórficas com predomínio da expressão de GH, PRL, βTSH e/ou SUα |
| Tumor imaturo da linhagem PIT1 | – | PIT1 (ERα, GATA3) | Células tumorais monomórficas com coloração focal/variável para nenhum hormônio ou um ou mais dos seguintes: GH, PRL, βTSH e/ou SUα |
| Tumor de células tronco acidófilas | – | PIT1, ERα | Células tumorais monomórficas com PRL (predominante) e GH (focal/variável) |
| Tumor misto somatotrófico e lactotrófico | – | PIT1, ERα* | Componente tumoral somatotrófico: GH ± SUα dependendo do subtipo do tumor. Componente tumoral lactotrófico: PRL |
| **Linhagem TPIT** | | | |
| Tumores corticotróficos | Tumor corticotrófico densamente granulado | TPIT | ACTH e outros derivados de POMC |
| | Tumor corticotrófico esparsamente granulado | | |
| | Células tumorais Crooke | | |
| **Linhagem SF1** | | | |
| Tumor gonadotrófico | – | SF1, ERα, GATA3 | SUα, βTSH, βLH, ou nenhum |
| **Sem linhagem celular definida** | | | |
| Tumor pluri-hormonal | – | Combinações múltiplas | Combinações múltiplas de população tumoral monomórficas |
| Tumor células nulas | – | Nenhum | Nenhum |

*Positivas no componente tumoral lactotrófico. ACTH: hormônio adrenocorticotrófico; βLH: hormônio luteinizante, subunidade beta; βTSH: hormônio tireoestimulante, subunidade beta, GH: hormônio do crescimento; PitNET: tumores neuroendócrinos da hipófise; PIT1: fator de transcrição específico da hipófise 1; POMC: pró-opiomelanocortina; PRL: prolactina; SF1: fator esteroidogênico 1; SUα: subunidade alfa; TPIT: fator de transcrição t-box.

começando com fatores de transcrição da hipófise, seguidos pelos hormônios relevantes aplicáveis para os fatores de transcrição identificados. Essa abordagem pode ser usada para amostras pequenas que talvez não tenham tecido suficiente para uma análise completa, mas isso pode deixar de detectar tumores incomuns que requerem uma avaliação mais detalhada.

A importância do diagnóstico preciso permite estratificar o tratamento e o prognóstico do PitNET, inclusive determinando a necessidade de terapias auxiliares. A extensão do tumor é um fator crítico na determinação do prognóstico. Microtumores que podem ser por completo ressecados cirurgicamente têm um prognóstico melhor do que um tumor que se estende para locais onde não pode ser ressecado, como o seio cavernoso lateral.

## CONCLUSÃO

A análise imuno-histoquímica e molecular dos tumores hipofisários têm se tornado uma realidade, contribuindo para o melhor conhecimento das doenças clínicas hipofisárias e auxiliando na decisão terapêutica e prognóstica do paciente.

## LEITURAS SUGERIDAS

Aflorei ED, Korbonits M. Epidemiology and etiopathogenesis of pituitary adenomas. J Neuro-Oncol. 2014;117(3): 379-94.

Asa SL, Mete O, Perry A, Osamura RY. Overview of the 2022 WHO Classification of Pituitary Tumors. Endocr Pathol. 2022;33(1):6-26.

Asa SL, Mete O, Perry A, Rindi G, Klimstra DS, Cree IA et al. Pituitary neuroendocrine tumors: a model for neuroendocrine tumor classification. Mod Pathol. 2021;34(9): 1634-50.

Asa SL, Perry A. Tumors of the pituitary gland. AFIP atlas of tumor and non-tumor pathology. Arlington: ARP Press; 2020.

Ho K, Fleseriu M, Kaiser UB, Molitch ME, Samson SL, Shimon I, et al. Pituitary neoplasm nomenclature workshop: does adenoma stand the test of time? J Endocr Soc. 2021; 5(3):bvaa205.

Jentoft ME, Osamura RY, Kovacs K, Lloyd RV, Scheithauer BW. Transdifferentiation of pituitary thyrotrophs to lactothyrotrophs in primary hypothyroidism: case report. Virchows Arch. 2012;461(2):221-5.

Manojlovic-Gacic E, Engström BE, Casar-Borota O. Histopathological classification of non-functioning pituitary neuroendocrine tumors. Pituitary. 2018;21(2):119-29.

Mete O, Asa SL. Structure, function, and morphology in the classification of pituitary neuroendocrine tumors: the importance of routine analysis of pituitary transcription factors. Endocr Pathol. 2020;31(4):330-6.

Mete O, Kefeli M, Caliskan S, Asa SL. GATA3 immunoreactivity expands the transcription factor profile of pituitary neuroendocrine tumors. Mod Pathol. 2019;32(4):484-9.

Mete O, Lopes MB, Asa SL. Silent subtype 3 pituitary adenomas are not always silent and represent poorly differentiated monomorphous plurihormonal Pit-1 lineage adenomas. Mod Pathol. 2016;29(2):131-42.

Pereira BD, Raimundo L, Mete O, Oliveira A, Portugal J, Asa SL. Monomorphous plurihormonal pituitary adenoma of Pit-1 lineage in a giant adolescent with central hyperthyroidism. Endocr Pathol. 2016;27(1):25-33.

Rindi G, Klimstra DS, Abedi-Ardekani B, Asa SL, Bosman FT, Brambilla E, et al. A common classification framework for neuroendocrine neoplasms: an International Agency for Research on Cancer (IARC) and World Health Organization (WHO) expert consensus proposal. Mod Pathol. 2018;31(12):1770-86.

Villa C, Vasiljevic A, Jaffrain-Rea ML, Ansorge O, Asioli S, Asa SL, et al. The World Health Organization classifications of pituitary neuroendocrine tumours: a clinico-pathological appraisal. Endocr Relat Cancer. 2023;30(8):e230021.

Capítulo 31

# Hiperprolactinemia

Karla Marques ▪ Mariana Vieira ▪ Breno Coimbra ▪ Maria do Socorro C. Azevedo ▪ Daniella Rego ▪ Luiz Henrique Maciel Griz

## DEFINIÇÃO

A prolactina (PRL), um hormônio heterogêneo (com três isoformas) que atua na lactação, é produzido e secretado pelas células lactotróficas da adeno-hipófise (e também nos linfócitos, na decídua placentária e no endométrio). A PRL monomérica (198 aminoácidos e 23,5 kDa) corresponde a 85% da PRL total. A microprolactina (ou *big* prolactina) é um dímero com 45 kDa, e a macroprolactina (ou *big big* prolactina - um complexo de PRL e imunoglobulina G (IgG) tem alto peso molecular (170 kDa); ela é menos bioativa, correspondendo a 10% da PRL total, e está presente em 40% dos pacientes.

A hiperprolactinemia é o distúrbio endócrino mais comum do eixo hipotálamo-hipofisário e consiste em elevação persistente da secreção de PRL pela hipófise e expressão dos receptores de dopamina (predominantemente D4R e D5R) modulando a produção e secreção local desse hormônio. Afeta 0,4% da população, com predomínio no sexo feminino (10:1) e pico de prevalência em mulheres de 25 a 34 anos. A regulação da PRL é descrita na Tabela 31.1.

**TABELA 31.1** Regulação da prolactina.

| Fatores inibitórios | Fatores estimulatórios |
|---|---|
| Dopamina (atuando nos receptores $D_2$) (principal fator) | TRH |
| Somatostatina | VIP |
| Calcitonina | Antagonistas dos receptores de dopamina |
| GAP | Estrogênio |
| GABA | Fator de crescimento epidérmico |

GABA: ácido gama-aminoburítico; GAP: proteína ativadora da GTPase; TRH: hormônio liberador de tireotrofina; VIP: peptídeo vasoativo intestinal.

## ETIOLOGIA

### Causas fisiológicas

- Gravidez
- Estresse
- Manipulação mamária
- Coito
- Amamentação
- Período neonatal
- Atividade física moderada a intensa
- Sono.

### Causas farmacológicas

- Antidepressivos e ansiolíticos: alprazolam, buspirona, inibidor da monoaminoxidase (IMAO), inibidor seletivo da recaptação de serotonina (ISRS) e tricíclicos
- Neurolépticos (antipsicóticos):
  - Típicos: fenotiazinas (clorpromazina); butironona (haloperidol) e tiotixeno
  - Atípicos: risperidona, olanzapina, sulpirida e quetiapina
- Antagonista do receptor $H_2$: cimetidina e ranitidina
- Procinéticos: metoclopramida, domperidona, cisaprida e bromoprida
- Anti-hipertensivos: reserpina, verapamil, metildopa, atenolol e labetalol
- Narcóticos: heroína, morfina, cocaína e análogos de encefalina
- Estrogenoterapia: contraceptivos orais
- Outros: isoniazida, anfetamina, ácido valproico, fenitoína, anestésicos, arginina, metadona, fisostigmina e maconha.

### Causas patológicas

- Tumores e outros distúrbios hipofisários e hipotalâmicos:
  - Prolactinomas:
    - Dos adenomas hipofisários, 40% (entre 20 e 50 anos, mulheres > homens, 10:1)

- Em mulheres, a maioria é microadenoma < 10 mm
- Em homens, a maioria é macroadenoma > 10 mm
- Tumor misto: produtor de PRL + hormônio do crescimento (GH), hormônio estimulador da tireoide (TSH) ou hormônio adrenocorticotrófico (ACTH)
  - PRL é elevada em até 50% dos pacientes com tumores secretores de GH
  - Pseudoprolactinoma (não apresenta secretores que provoquem aumento da PRL por compressão da haste hipofisária, interferindo no aporte de dopamina à hipófise): adenomas hipofisários não funcionantes, craniofaringiomas, germinomas, cistos, gliomas e hamartomas
- Comprometimento da haste (pós-operatório, irradiação, hastite): traumatismo craniano
- Síndrome de McCune-Albright: displasia fibrosa óssea poliostótica, manchas café com leite e hiperfunção endócrina
- Lesões infiltrativas: sarcoidose, tuberculose, histiocitose X e granuloma eosinofílico
- Lesões vasculares: aneurismas
- Hipofisite linfocítica
- Irradiação
- Sela vazia

- Doenças sistêmicas:
  - Hipotireoidismo primário
  - Doença de Addison
  - Cirrose hepática
  - Insuficiência renal: redução da depuração
  - Crise convulsiva
  - Síndrome dos ovários policísticos: elevação não cíclica dos estrogênios
- Produção ectópica de PRL:
  - Gonadoblastoma, teratoma ovariano, carcinoma de células renais, linfoma não Hodgkin, carcinoma cervical uterino e adenocarcinoma colorretal
- Lesões neurogênicas:
  - Lesões irritativas da parede torácica: herpes-zóster, toracotomia, mastectomia, queimadura e próteses de silicone
  - Lesões do cordão medular: ependimoma cervical, siringomielia, tumores extrínsecos e *tabes dorsalis*
  - Seguindo-se episódios de crises convulsivas epiléticas.

## APRESENTAÇÃO CLÍNICA

Os sinais e sintomas característicos de pacientes com hiperprolactinemia são relacionados com o hipogonadismo hipogonadotrófico e a galactorreia. Níveis aumentados de PRL diminuem a secreção pulsátil de gonadotrofinas pela inibição da liberação hipotalâmica do hormônio liberador de gonadotrofina (GnRH). Além disso, pode haver efeitos diretos da hiperprolactinemia nos testículos e nos ovários.

O hipogonadismo pode causar irregularidade menstrual e amenorreia em mulheres, assim como disfunção sexual, infertilidade e perda de massa mineral óssea em ambos os gêneros. A hiperprolactinemia também pode reduzir a libido, independentemente dos níveis de testosterona (Tabela 31.2).

Em pacientes portadores de macroprolactinomas, podem ocorrer sintomas de efeito de massa, como cefaleia, alterações visuais e, mais

**TABELA 31.2** Manifestações clínicas da hiperprolactinemia.

| Mulheres | Homens |
|---|---|
| Galactorreia: 30 a 80% dos casos; espontânea ou apenas à expressão (1/3 níveis normais de prolactina – galactorreia idiopática) | Galactorreia: 10 a 20% dos casos; é praticamente patognomônico de prolactinomas |
| Amenorreia/oligomenorreia | Ginecomastia |
| Acne/hirsutismo | Disfunção erétil |
| Infertilidade | Infertilidade |
| Redução de libido/dispareunia | Redução de libido |
| Osteoporose | Osteoporose |

raramente, rinorreia liquórica, hidrocefalia e convulsões. O hipopituitarismo pode ocorrer se houver compressão da haste hipofisária ou destruição do tecido hipofisário normal. As alterações neuro-oftalmológicas (macroprolactinomas ou pseudoprolactinomas) podem ser:

- Rinorreia liquórica
- Cefaleia
- Perda da visão (atrofia do nervo óptico)
- Hemianopsia bitemporal
- Hipertensão intracraniana ou hidrocefalia
- Oftalmoplegia e/ou dor facial
- Convulsões
- Exoftalmia.

Vale ressaltar que algumas mulheres apresentam galactorreia não puerperal na vigência de ciclos menstruais e níveis normais de PRL, o que é conhecido como "galactorreia idiopática" e pode estar presente em até 40 a 50% de todas as mulheres com galactorreia não puerperal. Porém, o achado de galactorreia em homens é altamente sugestivo de prolactinoma.

## HIPERPROLACTINEMIA E METABOLISMO ÓSSEO

A hiperprolactinemia tem um papel clínico relevante no impacto do metabolismo ósseo, determinando baixa densidade mineral óssea (DMO) e aumento do risco de fraturas. A patogênese da perda óssea induzida por hiperprolactinemia é multifatorial, pois ambos os efeitos esqueléticos diretos e indiretos (hipogonadismo) podem estar envolvidos.

A PRL é capaz de controlar indiretamente a atividade dos osteoclastos através da regulação positiva de várias citocinas (ligante do receptor ativador do fator nuclear kappa-B [RANKL], fator de necrose tumoral alfa [TNF-alfa], interleucina-1 [IL-1] e ciclo-oxigenase-2) e da regulação negativa da osteoprotegerina. Por outro lado, a PRL pode suprimir a diferenciação das células precursoras em osteoblastos.

## DIAGNÓSTICO

Em caso de suspeita clínica (história clínica, exame físico), deve-se realizar a dosagem sérica da PRL. Investigação de gravidez (solicitar beta-hCG em pacientes amenorreicas, mesmo que neguem a possibilidade de gravidez), uso de drogas ilícitas, hipotireoidismo primário (solicitar função tireoidiana), doenças sistêmicas (insuficiência renal, cirrose), macroprolactinemia e lesões irritativas ou traumáticas em parede torácica fazem parte da abordagem diagnóstica. Além disso, acromegalia deve ser investigada por meio da dosagem do fator de crescimento semelhante à insulina tipo 1 (IGF-1) em todos os pacientes com macroadenoma, mesmo na ausência de manifestações dessa doença.

A PRL é secretada de forma pulsátil, com maiores níveis durante o sono. Uma vez que o estresse psicológico, induzido por exercício ou decorrente de outras doenças agudas, e o estresse de punção venosa podem acarretar o aumento fisiológico leve em seus níveis, sugere-se que tal elevação seja confirmada pelo menos uma vez, a menos que os níveis sejam claramente aumentados (> 80 a 100 ng/mℓ). No entanto, vale ressaltar que, de acordo com as diretrizes da Endocrine Society, uma única medida de PRL acima do limite superior da normalidade confirma o diagnóstico de hiperprolactinemia, desde que a amostra seja obtida sem estresse excessivo de punção venosa. O teste dinâmico de secreção de PRL não é recomendado.

A magnitude da elevação da PRL pode ser útil na determinação da etiologia da hiperprolactinemia. Níveis mais elevados (geralmente > 250 ng/mℓ) são altamente sugestivos da presença de prolactinomas. Nesses casos, os níveis de PRL são geralmente proporcionais ao tamanho do tumor (microprolactinomas geralmente apresentam níveis entre 100 e 200 ng/mℓ; macroprolactinomas são tipicamente associados a níveis > 250 ng/mℓ; e prolactinomas gigantes (PG) apresentam níveis > 1.000 ng/mℓ). Em contrapartida, a maioria dos pacientes com pseudoprolactinomas, hiperprolactinemia induzida por fármacos ou com doenças sistêmicas geralmente apresenta níveis de PRL < 100 ng/mℓ.

Em pacientes sintomáticos com suspeita de hiperprolactinemia induzida por fármacos, é sugerida a descontinuação da medicação por 3 dias ou substituição por fármaco alternativo, seguida de nova dosagem sérica de PRL. Os antipsicóticos não devem ser suspensos sem consulta ao médico-assistente. Se o fármaco não puder ser interrompido e se o início da hiperprolactinemia não coincidir com o início do medicamento, recomenda-se ressonância magnética (RM) da sela túrcica para diferenciar a hiperprolactinemia induzida por medicação da produzida por massa hipotalâmica ou hipofisária (Figura 31.1).

### Pesquisa de macroprolactina

Na hiperprolactinemia assintomática, a avaliação de macroprolactinemia é sempre indicada, pois a macroprolactina apresenta baixa atividade biológica e não é detectável aos ensaios convencionais. Além disso, o rastreamento para macroprolactina também pode ser indicado em casos de hiperprolactinemia idiopática aparente ou em qualquer paciente sem causa óbvia para hiperprolactinemia. Precipitação com polietilenoglicol (PEG) é uma alternativa de baixo custo e, se ainda persistir a dúvida, pode-se recorrer, quando disponível, à cromatografia líquida em coluna de gel, considerada o teste de diagnóstico padrão-ouro e a única forma de avaliação quando a triagem com PEG for inconclusiva (Quadro 31.1 e Figura 31.1).

### Efeito gancho

Quando houver discrepância entre tumor de hipófise e o nível sérico de PRL (ligeiramente elevado: PRL < 250 ng/mℓ), é recomendada diluição seriada (1:100) das amostras de soro para eliminar um artefato de ensaio, que pode revelar valores falsamente baixos de PRL, o chamado efeito gancho. Há saturação dos receptores de PRL em virtude de suas concentrações extremamente altas, e as PRL que ficam livres aderem-se aos anticorpos marcados, os quais são desprezados na lavagem final do ensaio, restando poucos complexos aderidos aos anticorpos de captura, o que falseia o resultado.

A diluição da amostra resulta em aumento drástico nos níveis de PRL, se houver um macroprolactinoma, e permanece baixa, no caso de adenomas não funcionantes de hipófise. O efeito gancho pode ser considerado em pacientes com macroadenomas ≥ 3 cm e níveis séricos iniciais de PRL normais ou com elevação discreta (< 200 ng/mℓ).

**QUADRO 31.1** Abordagens para pesquisa de macroprolactina.

| Método de rastreamento – precipitação com PEG |
|---|
| Método de recuperação = PRL-F × 100/PRL-I |
| – > 65% = macroprolactinemia negativa (hiperprolactinemia monomérica) |
| – < 30% = macroprolactinemia positiva |
| – 30 a 65% = indeterminado – se possível, realizar cromatografia líquida* em coluna com filtração em gel (padrão) |

* Se disponível.
PEG: polietilenoglicol; PRL: prolactina; I: inicial; F: final.

### Diagnóstico por imagem

Caso sejam descartadas as causas fisiológicas e não tumorais, ou na suspeita de pseudoprolactinoma, deve-se realizar RM de sela túrcica com contraste (ideal), na qual se pode observar:

- Lesão pode aparecer como área hipointensa
- Tumores < 0,3 cm podem não ser vistos
- Incidentaloma hipofisário; 10% da população pode apresentar
- Imagem pseudotumoral: hipotireoidismo primário.

É importante observar que, na radiografia simples de sela túrcica (pouco usada; alterada nos tumores maiores), pode haver:

- Aumento do volume da sela, destruição das clinoides e duplo contorno do assoalho
- Calcificação suprasselar: sugestiva de craniofaringioma.

## TRATAMENTO

O tratamento da hiperprolactinemia depende da etiologia e pode incluir, por exemplo, reposição de levotiroxina (LT4) em casos de hipotireoidismo primário; suspensão de fármacos indutoras de aumento de PRL; glicocorticoides em caso de insuficiência suprarrenal; agonistas dopaminérgicos para prolactinomas; ou remoção cirúrgica de pseudoprolactinomas. A macroprolactinemia não precisa ser tratada.

Em casos de hiperprolactinemia induzida por fármacos, deve-se considerar a administração de um agonista dopaminérgico, caso seja inviável a

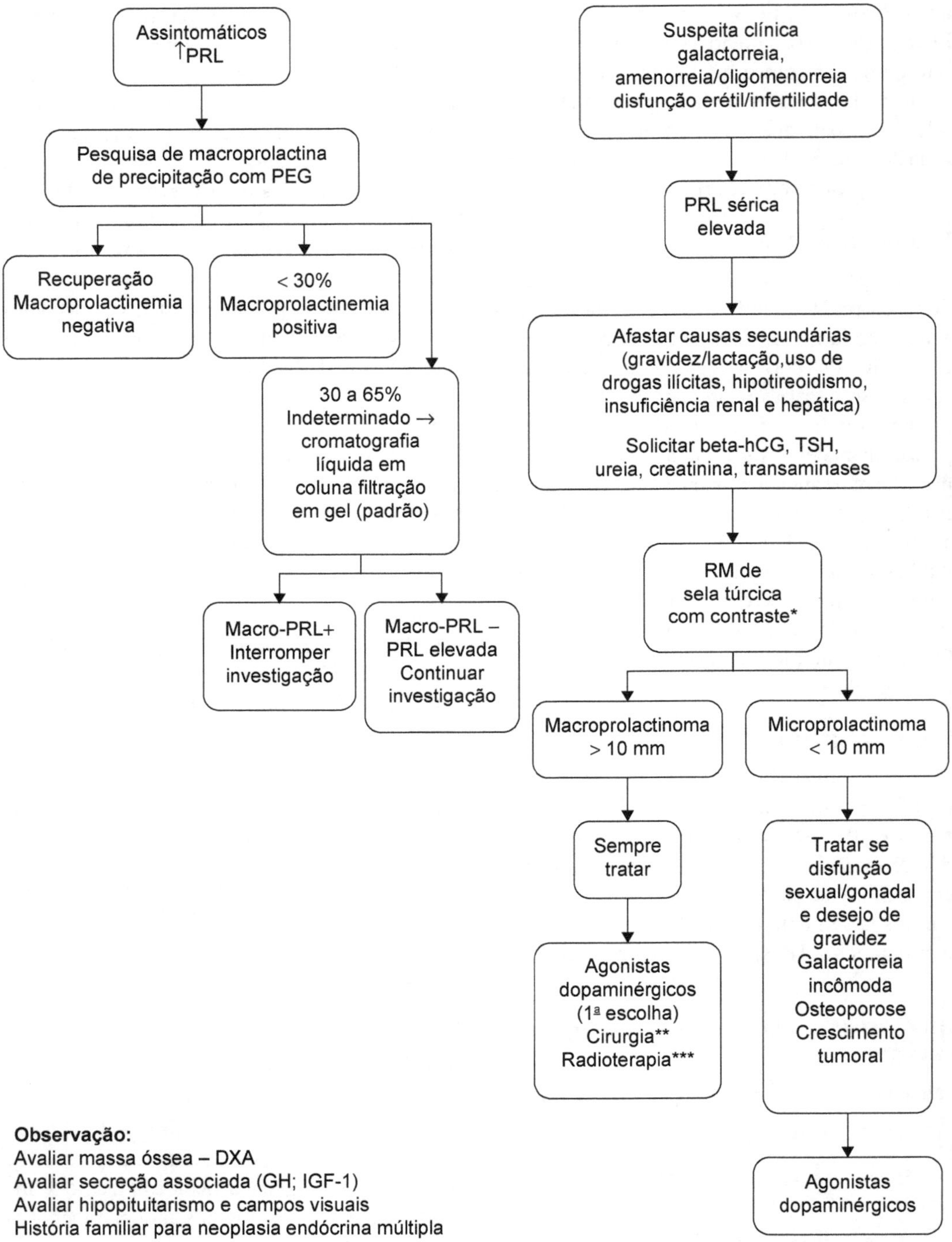


FIGURA 31.1 Manejo da hiperprolactinemia. *Se houver discrepância do tumor e a PRL estiver discretamente elevada, deve-se afastar o efeito gancho com DIL 1:100. **Se houver intolerância ou resistência aos fármacos e complicações do tumor (hemorragia, fístula liquórica, pseudoprolactinoma). ***Se houver intolerância ou resistência aos fármacos e insucesso cirúrgico. DXA: absorciometria por dupla emissão de raios-X; GH: hormônio do crescimento; IGF-1: fator de crescimento semelhante à insulina tipo 1; PEG: polietilenoglicol; PRL: prolactina; RM: ressonância magnética.

interrupção ou a substituição do fármaco. No caso de antipsicóticos atípicos, esses podem ser substituídos por aripiprazol, o qual apresenta menor efeito na elevação dos níveis séricos de PRL.

No hipogonadismo de longa duração, com sintomas ou perda de massa óssea, deve-se considerar o uso de estrogênio ou testosterona.

Macroprolactinomas devem sempre ser tratados. No entanto, sugere-se não tratar pacientes com microprolactinomas assintomáticos, exceto nos seguintes casos:

- Distúrbios gonadais (amenorreia/infertilidade) – desejo de engravidar
- Disfunção sexual
- Osteoporose
- Galactorreia incômoda
- Crescimento tumoral significativo.

Opções terapêuticas disponíveis atualmente para prolactinomas incluem: farmacoterapia com agonistas dopaminérgicos, cirurgia ou radioterapia. Agonistas dopaminérgicos são considerados o tratamento padrão-ouro para prolactinomas, com controle de secreção e crescimento tumoral em até 80% dos casos. Eles reduzem os níveis de PRL, diminuem o tamanho do tumor e restauram a função gonadal. Os principais agonistas dopaminérgicos utilizados são a cabergolina (CAB) e a bromocriptina (BCR), ambas derivadas do ergot.

A CAB é considerada a primeira escolha, pela sua maior tolerabilidade e alta eficácia na indução da normalização da PRL e redução tumoral. A BCR pode ser administrada como Parlodel®, 2,5 mg (2 a 3 vezes/dia); Parlodel® *sustained released oral presentation* (SRO), 2,5 e 5 mg (1 vez/dia). A dose inicial é de 1,25 mg/dia, e a dose usual é de 5 a 7,5 mg/dia. Efeitos adversos, como náuseas, vômitos, tontura, cefaleia, fadiga e hipotensão, tendem a ocorrer com doses maiores. A CAB (Dostinex®) é administrada em dose de 0,5 mg. A dose inicial é de 0,25 mg/semana, e a dose habitual é de 0,5 a 2 mg/dia. Raramente doses > 3 mg/semana são necessárias. Os efeitos adversos são semelhantes aos da BCR, mas em menor número, com intolerância de, no máximo, 4%. O risco de valvulopatia com doses elevadas de CAB é controverso. Uma avaliação com eletrocardiograma (ECG) é recomendada para pacientes que estejam utilizando CAB em dose > 2 mg/semana.

Deve-se considerar uso de contraceptivos orais em pacientes com microadenomas em amenorreia.

Sugere-se que a terapia possa ser reduzida e talvez interrompida em pacientes tratados com agonistas dopaminérgicos durante pelo menos 2 anos, sem elevação dos níveis séricos de PRL e/ou tumor residual.

Embora seja bem conhecida a excelente resposta dos prolactinomas aos agonistas dopaminérgicos, a duração ideal do tratamento ainda não foi estabelecida. Recomenda-se que, após 2 anos de tratamento, a retirada da CAB seja fortemente considerada em todos os pacientes com microprolactinoma e com macroprolactinoma sem tumor visível ou com pequenos remanescentes tumorais, associados à presença de níveis de PRL < 10 ng/mℓ e uso de menor dose de CAB após redução gradual. No primeiro ano pós-suspensão do fármaco, o paciente deve ser submetido a monitoramento mais rigoroso dos níveis de PRL, a cada 3 meses, pelo maior risco de recorrência.

A Endocrine Society orienta que, em pacientes tratados com CAB por pelo menos 2 anos e atingindo diâmetro máximo do tumor residual < 3,1 mm de tamanho e níveis de PRL < 5,4 μg/ℓ, a CAB pode ser totalmente curativa e definitivamente retirada, com remissão a longo prazo sendo observada em aproximadamente 40% dos casos e recidiva da doença ocorrendo nos primeiros 12 meses após a descontinuação do tratamento na maioria dos pacientes.

As contraindicações ao tratamento com agonistas dopaminérgicos incluem amamentação, hipersensibilidade a derivados da ergotamina, hipertensão arterial não controlada, doença cardiovascular grave, história de doença coronariana não tratada e doença psiquiátrica não controlada. Nos casos de doença cardíaca não controlada, a discussão sobre os riscos e benefícios do uso de agonistas dopaminérgicos deve incluir um cardiologista.

## RASTREAMENTO

Para o rastreamento de hiperprolactinemia, recomenda-se:

- Dosar PRL periodicamente após 1 mês do início da terapia com agonistas dopaminérgicos
- Dosar PRL a cada 3 a 6 meses no 1º ano e, a seguir, anualmente
- Repetir a RM após 1 ano (ou 3 meses em pacientes com macroprolactinomas, se o nível de PRL continuar elevado ou surgirem novos sintomas)
- Campimetria visual em pacientes com macroprolactinoma
- Avaliar comorbidades, como perda de massa óssea (absorciometria por dupla emissão de raios-X [DXA, do inglês *dual-energy X-ray absorptiometry*]).

## RESISTÊNCIA DOS PROLACTINOMAS

A resistência aos agonistas dopaminérgicos é caracterizada por ausência de normalização dos níveis de PRL ou significativa redução do tamanho do tumor (≥ 50%) com doses padrão de agonistas dopaminérgicos (CAB 1 a 2 mg/semana e BCR 5 a 7,5 mg/semana). É causada, principalmente, por redução da expressão do receptor $D_2$ no paciente (geneticamente determinado). Em alguns casos, o desenvolvimento de resistência se deve ao uso concomitante de terapia de reposição hormonal com estrogênio ou testosterona e, raramente, pode haver transformação maligna de um prolactinoma.

É recomendado o aumento da dose além das doses convencionais até o máximo tolerado, com titulação gradual e individualizada guiada pelos níveis de PRL, geralmente até 7 mg/semana de CAB. Doses maiores não mostraram benefícios. A ecocardiografia periódica em pacientes que necessitem de altas doses (> 2 mg/semana) deve ser realizada, pelo risco de insuficiência valvar. Se houver resistência à BCR, esta deve ser trocada por CAB.

A cirurgia transesfenoidal deve ser realizada em caso de intolerância ou resistência aos agonistas dopaminérgicos, macroprolactinomas com compressão quiasmática e deficiência visual sem melhora rápida com tratamento medicamentoso ou complicações agudas do tumor (hemorragia ou fístula liquórica), se o tumor for potencialmente ressecável e houver neurocirurgião experiente. A cirurgia também pode melhorar a resposta aos agonistas dopaminérgicos.

A radioterapia deve ser realizada em caso de intolerância ou resistência aos fármacos e insucesso cirúrgico, ou em casos raros de prolactinomas malignos. São necessários de 2 a 15 anos para eficácia máxima, com 30 a 50% dos pacientes evoluindo para pan-hipopituitarismo. Há ainda risco de carcinogênese cerebral secundária. Entre os tumores hipofisários funcionantes, os prolactinomas parecem ser os menos responsivos à radioterapia.

Em casos de microprolactinoma resistente aos agonistas dopaminérgicos, a terapia de reposição hormonal é muitas vezes necessária para homens e mulheres na pré-menopausa sem desejo de gestar.

Entre os análogos da somatostatina, apenas a pasireotida pode apresentar alguma utilidade quando associada à CAB em pacientes com prolactinomas agressivos. Em caso de prolactinomas malignos (presença de metástases), são sugeridas terapia com temozolomida e cirurgia descompressiva, sendo possível sobrevida de 1 ano.

## PROLACTINOMAS GIGANTES

Em geral, são definidos como tumores com diâmetro máximo ≥ 4 cm e níveis de PRL > 1.000 ng/mℓ. Representam 2 a 3% de todos os prolactinomas, sendo mais frequentes em homens de meia-idade. Causam sintomas compressivos, pan-hipopituitarismo e podem apresentar manifestações atípicas para adenomas hipofisários, como invasão de órbita, hidrocefalia obstrutiva ou epistaxe. Campimetria faz-se necessária, e avaliação da função pituitária é obrigatória.

Agonistas dopaminérgicos isolados ou em combinação com cirurgia e radioterapia podem ser necessários para atingir os objetivos terapêuticos em pacientes com PG, que incluem controle do volume tumoral, normalização do nível de PRL e restauração do eugonadismo. A terapia medicamentosa com agonistas dopaminérgicos é opção de tratamento de primeira linha em pacientes com PG na presença de anormalidades visuais.

Cirurgia precoce pode ser necessária se não houver redução tumoral ou melhora dos defeitos graves dos campos visuais. A abordagem transesfenoidal é a primeira escolha, e a cirurgia dificilmente é curativa, independentemente da técnica empregada.

Temozolomida tem sido utilizada em pacientes com PG que não respondem às terapias anteriores, com descontrole em termos de efeito de massa tumoral. Uma expressão mais baixa de O6-metilguanina-DNA metiltransferase (MGMT), uma proteína de reparo do DNA que neutraliza os efeitos da trimetazidina (TMZ), representa uma correlação significativa com a eficácia do medicamento. A dose padrão é de 150 a 200 mg/m$^2$ a cada 28 dias. Em razão do grande volume do tumor e do comportamento invasivo, o controle dos efeitos de massa deve ser uma prioridade na condução de pacientes com PG. A resposta à TMZ dentro de 3 meses após o tratamento é um preditor de eficácia. Recomenda-se a descontinuação se houver progressão radiológica após esse intervalo.

## PROLACTINOMAS AGRESSIVOS E MALIGNOS

Os tumores lactotróficos que se desenvolvem em pacientes com idade inferior a 20 anos, principalmente em homens e/ou com predisposição genética geralmente têm mau prognóstico devido ao seu tamanho maior, são mais invasivos e apresentam resistência ao tratamento medicamentoso, levando a um elevado risco de recorrência e malignidade.

Tumores hipofisários secretores de PRL que são positivos para Pit-1 densamente granulados, tumores mistos somatotróficos-lactotróficos e tumores de células-tronco acidofílicas plurihormonais positivos para Pit-1 (tumores de diferenciação lactotrófica frequentemente associados à hiperprolactinemia) geralmente são mais invasivos do que variantes esparsamente granuladas, e menos responsivos à terapia médica convencional com agonistas dopaminérgicos.

De acordo com a Endocrine Society, os prolactinomas malignos representam aproximadamente 9% dos pacientes. A definição de prolactinoma maligno é paralela à de todos os carcinomas hipofisários e requer a confirmação de metástases cerebrospinais, meníngeas e/ou sistêmicas a distância.

## PROLACTINOMAS E GRAVIDEZ

Durante a gravidez, a principal preocupação é o crescimento tumoral decorrente do efeito estimulante do estrogênio e a necessidade de descontinuação dos agonistas dopaminérgicos. Portanto, o manejo do prolactinoma deve ser realizado da seguinte maneira:

- Não dosar PRL sérica
- Interromper o tratamento com agonistas dopaminérgicos assim que for conhecida a gestação
- Em macroadenomas invasivos ou adjacentes ao quiasma, continuar a terapia durante a gravidez
- Administrar agonistas dopaminérgicos em caso de crescimento tumoral sintomático, de preferência, BCR
- Não usar RM rotineiramente durante a gravidez, a menos que haja evidências de crescimento tumoral (comprometimento do campo visual, cefaleia súbita)
- Realizar campimetria e RM sem gadolínio em caso de sintomas compressivos
- Após o parto, realizar RM em todas as pacientes
- Se a gestação ocorreu sem complicações, liberar a amamentação.

Em caso de microprolactinomas ou macroprolactinomas controlados, após confirmação da gravidez, o agonista dopaminérgico pode ser descontinuado e deve ser realizado monitoramento clínico trimestral, com atenção para cefaleia ou alterações visuais. Na presença dessas queixas, deve-se realizar RM sem contraste, preferencialmente após o 1º trimestre. A BCR deve ser reintroduzida caso haja crescimento tumoral relacionado com os achados clínicos. Em casos de intolerância à BCR, a CAB pode ser utilizada.

Já em pacientes com macroprolactinomas invasivos, pelo maior risco de crescimento tumoral com repercussão clínica, o agonista dopaminérgico pode ser mantido durante toda a gravidez e deve ser realizada avaliação clínica mensal e neuro-oftalmológica trimestral. BCR e CAB parecem ser igualmente seguras para o feto.

Em caso de sintomas relacionados com efeitos de massa sem melhora com tratamento medicamentoso, a neurocirurgia deve ser realizada, preferencialmente durante o 2º trimestre.

A verificação periódica dos níveis de PRL na gravidez não oferece benefício diagnóstico e pode ser enganosa.

Após a gravidez, os níveis de PRL e o tamanho tumoral devem ser reavaliados, pois pode haver remissão completa. A amamentação não parece estar associada a risco de crescimento tumoral e pode ser encorajada em pacientes que não estejam em uso de agonistas dopaminérgicos.

## PROLACTINOMAS E MENOPAUSA

A menopausa está associada ao declínio fisiológico na secreção de PRL e proliferação de células lactotróficas. Portanto, em mulheres na pós-menopausa, quando a fertilidade não representa uma preocupação principal, a falta de sintomas clássicos, como amenorreia e galactorreia, pode resultar na subestimação da prevalência exata de prolactinomas nessa fase.

Foi visto que a maioria dos pacientes (92%) com prolactinomas diagnosticados após a menopausa portam um macroadenoma hipofisário, ou mesmo um tumor hipofisário gigante (65 a 67%), levando predominantemente a sinais e sintomas de efeito de massa, como dor de cabeça e perda visual, com apoplexia hipofisária ocorrendo em aproximadamente 5% dos casos.

## LEITURAS SUGERIDAS


Auriemma RS, Pirchio R, Pivonello C, Garifalos F, Colao A, Pivonello R. Approach to the patient with prolactinoma. J Clin Endocrinol Metab. 2023 Aug 18;108(9):2400-23.

Benetti-Pinto CL, Nácul AP, Rosa-E-Silva ACJS, Maciel GAR, Nogueira VDSN, Elias PCL, et al. Treatment of hyperprolactinemia in women: a position statement from the Brazilian Federation of Gynecology and Obstetrics Associations (Febrasgo) and the Brazilian Society of Endocrinology and Metabolism (SBEM). Arch Endocrinol Metab. 2024 Apr 5;68:e230504.

Bronstein MD. Disorders of prolactin secretion and prolactinomas. In: Jameson JL, De Groot L. Endocrinology: Adult and Pediatric. v. 2. 7. ed. Philadelphia: Elsevier; 2015. p. 104-28.

Dehelean L, Romosan AM, Papava I, Bredicean CA, Dumitrascu V, Ursoniu S, et al. Prolactin response to antipsychotics: An inpatient study. PLoS One. 2020;15(2): e0228648.

Espinosa E, Sosa E, Mendoza V, Ramírez C, Melgar V, Mercado M. Giant prolactinomas: Are they really different from ordinary macroprolactinomas? Endocrine. 2016;52(3): 652-9.

Glezer A, Bronstein M. Hyperprolactinemia. In: Bandeira F, Gharib H, Golbert A, Griz L, Faria M. Endocrinology and Diabetes: a Problem-oriented Approach. New York: Springer; 2014.

Glezer A, Garmes HM, Kasuki L, Martins M, Elias PCL, Nogueira VDSN, et al. Diagnosis of hyperprolactinemia in women: a position statement from the Brazilian Federation of Gynecology and Obstetrics Associations (Febrasgo) and the Brazilian Society of Endocrinology and Metabolism (SBEM). Arch Endocrinol Metab. 2024 Apr 5;68: e230502.

Huang HY, Lin SJ, Zhao WG, Wu ZB. Cabergoline versus bromocriptine for the treatment of giant prolactinomas: a quantitative and systematic review. Metab Brain Dis. 2018; 33(3):969-76.

Maiter D, Delgrange E. Therapy of endocrine disease: the challenges in managing giant prolactinomas. Eur J Endocrinol. 2014;170(6):213-27.

Melmed S, Casanueva FF, Hoffman AR, Kleinberg DL, Montori VM, Schlechte JA, et al. Diagnosis and treatment of hyperprolactinemia: an Endocrine Society Clinical Practice Guideline. J Clin Endocrinol Metab. 2011;96(2):273-88.

Samperi I, Lithgow K, Karavitaki N. Hyperprolactinaemia. J Clin Med. 2019;8(12):2203.

Wang YQ, Wen Y, Wang MM, Zhang YW, Fang ZX. Prolactin levels as a criterion to differentiate between psychogenic non-epileptic seizures and epileptic seizures: A systematic review. Epilepsy Res. 2021;169:106508.

Capítulo 32

# Acromegalia

Arthur Inojosa ▪ Isa Macedo ▪ Daniella Rego ▪ Francisco Bandeira

## DEFINIÇÃO

Acromegalia é uma doença sistêmica crônica ocasionada pela produção excessiva de hormônio do crescimento (GH) e do fator de crescimento semelhante à insulina tipo 1 (IGF-1), normalmente resultante de um adenoma hipofisário secretor de GH. É caracterizada pelo supercrescimento de tecidos moles e ósseo (principalmente na face e nas mãos).

Trata-se de uma doença rara, insidiosa, subdiagnosticada após 7 a 10 anos do início dos sintomas, com incidência de 5 casos por 1 milhão/ano e prevalência estimada de 60 casos/milhão. Acomete ambos os sexos, podendo ocorrer em qualquer idade; no entanto, o diagnóstico é mais comum entre 40 e 50 anos.

A acromegalia pode levar ao desenvolvimento de várias comorbidades, incluindo distúrbios cardiovasculares, respiratórios, metabólicos, musculoesqueléticos e neoplásicos.

## ETIOLOGIA

Cerca de 98% dos casos ocorrem por adenoma hipofisário, sendo 70% macroadenomas (lesões > 1 cm). Raramente a acromegalia pode resultar da hipersecreção hipotalâmica ou ectópica de hormônio liberador do hormônio do crescimento, tumores ectópicos secretores de GH e acromegalia familiar, correspondendo a 2% dos casos.

A maioria dos casos é de caráter esporádico. A associação com padrão familiar encontra-se na neoplasia endócrina múltipla tipo 1 (NEM-1), na síndrome de McCune-Albright, na acromegalia familiar e na síndrome de Carney (Quadro 32.1).

## APRESENTAÇÃO CLÍNICA

A acromegalia é um distúrbio insidioso, com progressão gradativa dos sintomas e sinais, que podem estar associados à compressão local do tumor ou a complicações resultantes do excesso de GH. A queixa principal na consulta inicial é alteração menstrual nas mulheres e hipogonadismo nos homens. Por isso, muitas vezes é subdiagnosticada, sendo percebida somente como alterações fisionômicas típicas.

As modificações fisionômicas percebidas são aumento dos lábios, alargamento do nariz, prognatismo, proeminência frontal, separação dos incisivos, maloclusão dentária, aumento do arco zigomático e macroglossia. Há também crescimento das extremidades, artralgia (podendo ter associação com síndrome do túnel do carpo), hiperidrose, espessamento da pele, acrocórdons (*skin tags*),

**QUADRO 32.1** Causas da acromegalia.

| Tumor hipofisário |
|---|
| • Adenoma hipofisário<br>• Carcinoma de células de GH ou metástases<br>• NEM-1<br>• Síndrome de McCune-Albright<br>• Adenoma hipofisário ectópico (seio esfenoidal ou parafaríngeo)<br>• Acromegalia familiar<br>• Síndrome de Carney: excesso de secreção de GH |
| **Tumor central não hipofisário** |
| • Hamartomas<br>• Glioma<br>• Ganglioneuroma hipotalâmico |
| **Tumor periférico** |
| • Tumores carcinoides<br>• Tumor de ilhotas pancreáticas<br>• Linfoma não Hodgkin<br>• Carcinoma pulmonar de pequenas células<br>• Adenoma suprarrenal<br>• Carcinoma medular da tireoide<br>• Feocromocitoma<br>• Carcinoma de mama e endométrio<br>• Excesso de secreção de GHRH |

GHRH: hormônio liberador do hormônio do crescimento; NEM-1: neoplasia endócrina múltipla tipo 1.

cefaleia, distúrbio visual, fadiga e visceromegalias. Entre as alterações metabólicas, incluem-se intolerância à glicose, diabetes melito (DM), hiperprolactinemia, alterações menstruais (amenorreia ou irregularidade menstrual), hipotireoidismo, insuficiência suprarrenal, hipertensão arterial sistêmica (HAS) e hipopituitarismo. Devido ao aumento de hormônios anabólicos (GH e IGF-1), boa parte dos pacientes apresenta aumento de massa muscular, mas muitas vezes este não se traduz em melhora na performance física.

Os efeitos cardiovascular e respiratório são as principais causas de morbidade e mortalidade. A resistência à insulina contribui ainda mais para o aumento do risco cardiovascular.

Entre as complicações, destacam-se:

- Cardiovasculares (60% dos casos): miocardiopatia, cardiopatia (hipertrofia ventricular esquerda), HAS, insuficiência cardíaca e coronariopatia
- Respiratórias (25% dos casos): apneia do sono e hipoxemia
- Endócrinas: hiperprolactinemia, hipopituitarismo, anormalidades menstruais, disfunção erétil, hipertrigliceridemia, DM e hipercalcemia.

Além dessas, também merecem destaque as neoplasias benignas (pólipos intestinais) e malignas (cólon, mama, esôfago, estômago e tireoide).

## DIAGNÓSTICO

Recomenda-se a dosagem de IGF-1 naqueles com clínica compatível ou sinais sugestivos de acromegalia (apneia do sono, diabetes melito tipo 2 [DM2], artrite debilitante, síndrome do túnel do carpo, hiperidrose e HAS) e naqueles com massa pituitária, nos quais se observa a presença de IGF-1 aumentado para a idade (Figura 32.1). De acordo com o novo consenso internacional de 2023, o diagnóstico de acromegalia já pode ser estabelecido quando presentes alterações fisionômicas típicas e níveis de IGF-1 > 1,3 vezes o limite superior do esperado para a idade.

A dosagem de GH basal tem pouco valor no diagnóstico; níveis < 0,3 mg/ℓ constituem boa evidência contra acromegalia. Outrora tido como padrão-ouro, a dosagem de GH após teste oral de tolerância à glicose (TOTG; 75 g de glicose anidra) pode ser feita quando há dúvida diagnóstica. Nesses casos, as dosagens de GH devem ser feitas a cada 30 min, por 2 h (tempo: 0 – 30 – 60 – 90 – 120 min). Em pacientes com IMC < 25 kg/m$^2$, se GH < 0,4 mg/ℓ, exclui-se acromegalia. Já em pacientes com IMC > 25 kg/m$^2$, a exclusão do diagnóstico é feita quando GH < 0,2 mg/ℓ, utilizando testes ultrassensíveis com espectrometria de massa. No entanto, prevalece o valor < 1 mg/ℓ para os testes convencionais.

Alguns fatores podem afetar a mensuração bioquímica do GH ou do IGF-1 (Quadro 32.2).

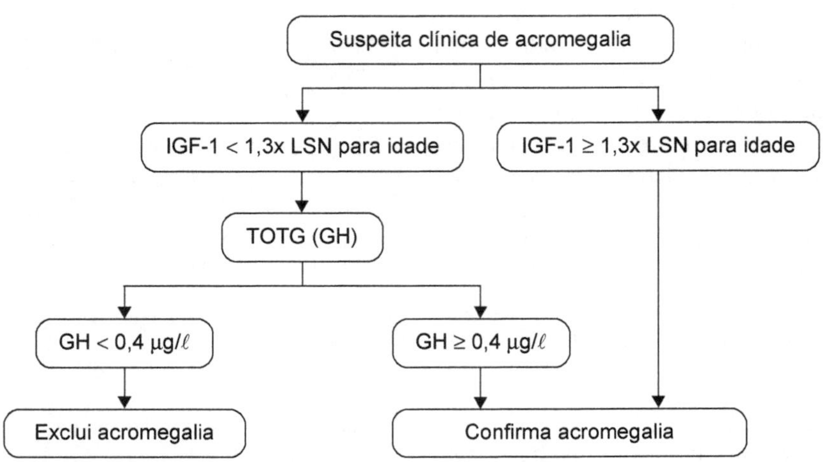


FIGURA 32.1 Etapas no diagnóstico da acromegalia. GH: hormônio do crescimento; IGF-1: fator de crescimento semelhante à insulina tipo 1; TOTG: teste oral de tolerância à glicose.

**QUADRO 32.2** Fatores que afetam a mensuração do GH/IGF-1 no sangue.

| Falso-positivos |
|---|
| Puberdade, gravidez e hipertireoidismo |
| **Falso-negativos** |
| Desnutrição, anorexia, hipotireoidismo, diabetes melito descompensado, doença hepática e renal, estrogenioterapia oral |

## Avaliação imuno-histoquímica e fenótipos

A classificação patológica dos tumores hipofisários se faz importante em pacientes com acromegalia. Tumores positivos para o receptor SSTR5, com alto índice de proliferação pelo Ki67 (> 5%), alto índice mitótico, de padrão esparsamente granular, com baixa positividade para o p21 (proteína relacionada com divisão celular) ou com mutação no gene *AIP* (*aryl hydrocarbon receptor-interacting protein*, também relacionado a casos de adenomas hipofisários familiares), tendem a ser menos responsivos ao tratamento medicamentoso com análogos de somatostatina.

Além disso, em conjunto, características clínicas, radiológicas, histopatológicas e imunohistoquímicas podem traduzir melhor ou pior prognóstico da doença, construindo os fenótipos da acromegalia (Tabela 32.1).

## Exames de imagem

Após a confirmação clínica e laboratorial, solicita-se ressonância magnética (RM) de sela túrcica com contraste. Os exames de imagem a seguir também podem ser solicitados:

- Radiografia de crânio: verifica alterações de sela túrcica (aumento do volume, imagem de duplo soalho selar e erosão das clinoides), alargamento dos seios da face, espessamento da díploe, aumento da protuberância occipital e protrusão mandibular
- Radiografia de mãos: verifica tufos em forma de cabeça de setas nas falanges distais, aumento de partes moles e aumento dos espaços articulares
- Radiografia de pés: aumento do coxim calcâneo (> 22 mm)
- Densitometria óssea
- Ultrassonografia cervical
- Colonoscopia a partir dos 40 anos
- Polissonografia ao diagnóstico
- Ecocardiograma, em caso de hipertensão.

# TRATAMENTO

O manejo da acromegalia e das comorbidades é complexo, e requer uma abordagem abrangente coordenada por uma equipe multiprofissional.

Os objetivos do tratamento são:

- Preservar e recuperar a função hipofisária

**TABELA 32.1** Classificação fenotípica de pacientes com acromegalia.

| | Tipo 1 | Tipo 2 | Tipo 3 |
|---|---|---|---|
| **Prevalência** | 50% | 20% | 30% |
| **Idade média de prevalência (anos)** | 53 ± 12 | 40 ± 9 | 32 ± 8 |
| **Anos até diagnóstico** | 7 a 14 | 5 a 10 | 1 a 4 |
| **Tamanho** | Micro | Macro | Macro |
| **Invasão de seio cavernoso** | Rara | Incomum | Comum |
| **Crescimento** | Lento | Estável | Agressivo |
| **Compressão de quiasma** | Nunca | Raro | Comum |
| **Granulação** | Densa | Mista | Esparsa |
| **Expressão do SSTR2** | Alta | Intermediária | Baixa |
| **Expressão do p21** | Alta | Intermediária | Baixa |
| **Prognóstico** | Bom | Intermediário | Ruim |

p21: proteína de divisão celular; SSTR2: Receptor de somatostatina do tipo 2.

- Reduzir a morbimortalidade
- Controlar os efeitos da massa tumoral
- Alcançar controle bioquímico, com níveis de GH < 1 ng/mℓ e de IGF-1 normal de acordo com a faixa etária. Se forem utilizados ensaios mais sensíveis, como espectrometria de massa, adota-se o valor de GH < 0,4 ng/mℓ após a sobrecarga de glicose (TOTG com 75 g de glicose anidra).

## Cirúrgico

É o tratamento de escolha, indicado para micro ou macroadenomas intrasselares e/ou comprometimento visual. A cirurgia transesfenoidal é efetiva para reduzir o tamanho da massa tumoral e atingir controle bioquímico na maioria dos pacientes, e deve ser realizada como tratamento inicial. A cirurgia transcraniana raramente é realizada, apenas quando a via transesfenoidal não for viável. É importante observar que, em macroadenomas com expansão extrasselar ou parasselar, pode-se realizar o *debulking* (remoção da maior quantidade de tecido tumoral possível) na tentativa de aumentar a chance de controle dos níveis hormonais e diminuir os efeitos compressivos do tumor.

## Medicamentoso

O tratamento medicamentoso é indicado para os pacientes que apresentam persistência do tumor após a cirurgia ou cujos níveis de GH e IGF-1 permanecem elevados no pós-operatório, ou em pacientes que não realizaram cirurgia (recusa do paciente ou risco cardiovascular muito elevado que contraindique a cirurgia). A Tabela 32.2 resume as opções de tratamento medicamentoso.

### *Análogos de somatostatina*

Compõem a primeira linha de tratamento. Os análogos da somatostina (AS) de primeira geração (octreotida e lanreotida) interagem com receptores da somatostatina tipos 2 e 5. São os mais eficientes em reduzir os níveis séricos de GH e controlar o tamanho do tumor. Podem ser usados como terapia primária ou adjuvante a cirurgia e são recomendados como terapia primária em pacientes com baixa chance de cura ou que não serão submetidos a cirurgia (recusa ou contraindicação), bem como nos não curados após a cirurgia.

A eficácia entre a octreotida e a lanreotida é semelhante quanto a controle hormonal e redução de volume tumoral. Para pacientes que fazem uso de altas doses de AS e persistem com níveis elevados de GH e IGF-1, a cabergolina (CAB) pode ser adicionada como terapia adjuvante. Em pacientes responsivos aos AS, mas com resposta insatisfatória com as doses habituais, pode-se fazer o ajuste medicamentoso visando ao melhor controle clínico, seja aumentando a dose ou encurtando o intervalo das aplicações (especificamente para a lanreotida).

O AS de segunda geração é a pasireotida, que interage com os receptores da somatostatina tipos 1, 2, 3 e 5. Ela proporciona melhores taxas de controle hormonal que os AS de primeira geração, mas apresenta risco de hiperglicemia em aproximadamente 70% dos casos. Os AS são recomendados como segunda linha de tratamento, e sua indicação consiste em pacientes que não foram adequadamente controlados com AS de primeira geração e sem distúrbios do metabolismo da glicose.

**OCTREOTIDA LAR.** Frascos de 10, 20 e 30 mg por via intramuscular (IM), em intervalos de 4 semanas. Em estudos mais recentes, a dose máxima foi de 60 mg a cada 28 dias.

**LANREOTIDA.** Frascos de 60, 90 e 120 mg por via subcutânea (SC) profunda em intervalos de 4 semanas. Em pacientes que não atingiram controle hormonal, o ajuste da dose pode ser feito de duas maneiras: aumento da dose ou redução do intervalo (180 mg a cada 28 dias ou 120 mg a cada 21 dias, ambos em estudos ainda incipientes para definir a melhor estratégia terapêutica, os efeitos adversos e o perfil de paciente mais apropriado para o uso).

**PASIREOTIDA.** Pó para suspensão injetável de 10, 20, 30, 40 ou 60 mg + diluente. Pode ter valor no tratamento de pacientes que não responderam adequadamente à octreotida ou à lanreotida. A aplicação é intramuscular, geralmente iniciando com dose de 40 mg mensal. Após 3 meses, se não houver controle da doença, pode-se aumentar para 60 mg mensal.

TABELA 32.2 Opções medicamentosas para tratamento da acromegalia e de seus efeitos colaterais.

| Princípio ativo | Opções disponíveis | Via de administração | Dose inicial | Dose máxima | Efeitos adversos |
|---|---|---|---|---|---|
| Octreotida | Sandostatin LAR® | IM | 20 ou 30 mg a cada 28 dias | 60 mg a cada 28 dias | Hipotireoidismo, arritmia, astenia, colecistite, distúrbios no metabolismo glicêmico, bradicardia, hepatite, náuseas, vômitos, icterícia |
| Lanreotida | Somatuline autogel® | SC profunda | 60, 90 ou 120 mg | 120 mg a cada 21 dias | Diarreia, colelitíase, bradicardia, vertigem, cefaleia, náuseas, vômitos, alopecia, hipoglicemia, fadiga |
| Pasireotida | Signifor® | IM | 20-40 mg a cada 4 semanas | 60 mg a cada 4 semanas | Hiperglicemia, diarreia, elevação transitória das transaminases, bradicardia, prolongamento do intervalo QT, colelitíase |
| Cabergolina | Dostinex®, Carbetrix® | VO | 0,5 mg | 7 mg/semana | Náuseas, vômitos, cefaleia. Em altas doses são descritos comportamentos compulsivos (jogo, sexo) |
| Pegvisomanto | Somavert® | SC | 10 e 15 mg | 30 mg/dia | Síndrome gripal, diarreia, tontura, parestesias, angina, edema de extremidades, elevação de transaminases, hipertensão, náuseas, vômitos, *rash* cutâneo, prurido |

IM: intramuscular; SC: subcutânea; VO: via oral.

## Seguimento

O controle laboratorial deve ser feito após 3 a 4 meses, sendo considerado satisfatório quando o GH sérico for menor que 1,0 ng/mℓ e o IGF-1 estiver dentro da faixa referencial para a idade. O tamanho tumoral é avaliado, inicialmente, a cada 6 meses. Se não houver crescimento tumoral, o exame de imagem deve ser realizado a cada 2 a 3 anos. Se permanecer sem controle hormonal adequado, pode-se aumentar a dose, encurtar o intervalo entre as aplicações (especificamente para a lanreotida) ou avaliar a troca para a pasireotida, sobretudo em pacientes sem distúrbios do metabolismo glicêmico. Questionários específicos (AcroQol) ou gerais (SF-36) de qualidade de vida podem ser aplicados para verificar os efeitos desses análogos no bem-estar geral do paciente.

### *Agonista dopaminérgico*

Constitui uma opção de tratamento e pode ser usado também em combinação com AS, aumentando a eficácia do tratamento. É indicado quando o paciente opta por fazer tratamento por via oral (VO); após a cirurgia em pacientes que persistiram com níveis elevados de prolactina (PRL) ou GH ou IGF-1; e como terapia adicional aos AS em pacientes com doses máximas da medicação ou ainda como monoterapia em pacientes com IGF-1 moderadamente elevado após cirurgia (IGF-1 até 1,5 a 2 vezes o limite superior da normalidade).

**CABERGOLINA.** Comprimidos de 0,5 mg são bem tolerados. A dose inicial é de 0,5 mg/semana, aumentando-se 1 comprimido/semana, de acordo com os níveis de GH e IGF-1 medidos mensalmente.

### Seguimento

O tamanho tumoral deve ser avaliado por imagem a cada 6 a 12 meses. A atividade da doença, pelos sintomas relatados e pela função adeno-hipofisária, deve ser analisada a cada 6 meses. Dados sobre sua eficácia são limitados.

### *Antagonistas do receptor do GH*

Atua impedindo a dimerização do receptor de GH e a subsequente transdução do sinal, inibindo a produção de IGF-1 pelo fígado. É indicado para associação em pacientes que não obtiveram o controle bioquímico da doença com AS em dose máxima isoladamente ou em combinação com CAB, caso ocorra persistência de sintomas e níveis elevados de IGF-1 em pacientes já submetidos a cirurgia. Avaliação cautelosa deve ser feita em pacientes com grandes tumores residuais ou próximos ao quiasma óptico, já que essa medicação apresenta risco de crescimento tumoral.

**PEGVISOMANTO.** Doses de 10, 15 e 20 mg em frascos SC, 10 a 30 mg/dia.

### Seguimento

Deve-se avaliar o IGF-1 a cada 4 a 6 semanas para acréscimos ou decréscimos da dose de 0,5 mg até alcançar os níveis normais de IGF-1. A RM deve ser realizada a cada 6 meses, em conjunto com a avaliação da função adeno-hipofisária. Para pacientes em uso de antagonista do GH (pegvisomanto), o seguimento laboratorial deve ser feito apenas com a dosagem do IGF-1, já que os níveis de GH permanecerão elevados.

### *Radioterapia*

É a última opção de tratamento em caso de pacientes não curados com a cirurgia e sem controle bioquímico e/ou da massa tumoral com o uso de fármacos, e em tumores de comportamento mais agressivo.

## LEITURAS SUGERIDAS

Dichtel LE, Kimball A, Yuen KCJ, Woodmansee W, Haines MS, Guan QX, et al. Effects of growth hormone receptor antagonism and somatostatin analog administration on quality of life in acromegaly. Clin Endocrinol (Oxf). 2021;94(1):58-65.

Ershadinia N, Tritos NA. Diagnosis and Treatment of Acromegaly: An Update. Mayo Clin Proc. 2022;97(2):333-46.

Fleseriu M, Langlois F, Lim DST, Varlamov EV, Melmed S. Acromegaly: pathogenesis, diagnosis, and management. Lancet Diabetes Endocrinol. 2022;10(11):804-26.

Giustina A, Biermasz N, Casanueva FF, et al. Consensus on criteria for acromegaly diagnosis and remission [published correction appears in Pituitary. 2024 Feb;27(1):88.]. Pituitary. 2024;27(1):7-22.

Inojosa AC, Ribeiro AVH, Araújo TF, Xavier ME, Rêgo D, Bandeira F. Body Composition, Sarcopenia, and Serum Myokines in Acromegaly: A Narrative Review. J Bone Metab. 2024;31(3):182-95.

Kaimal N, Trainer P. Acromegaly. In: Bandeira F, Gharib M, Golbert A, Griz L, Faria M. Endocrinology and Diabetes: a Problem-oriented Approach. New York: Springer Science; 2014.

Katznelson L, Laws ER, Melmed S, Molitch ME, Murad MH, Utz A, et al. Acromegaly: an Endocrine Society Clinical Practice Guideline. J Clin Endocrinol Metab. 2014; 99(11):3933-51.

Melmed S, Bronstein MD, Chanson P, Klibanski A, Casanueva FF, Wass JA, et al. A Consensus Statement on acromegaly therapeutic outcomes. Nat Rev Endocrinol. 2018;14: 552-61.

Pivonello R, Auriemma RS, Grasso LFS, Pivonello C, Simeoli C, Patalano R, et al. Complications of acromegaly: Cardiovascular, respiratory, and metabolic comorbidities. Pituitary. 2017;20(1):46-62.

Capítulo 33

# Síndrome de Cushing | Aspectos Gerais e Diagnóstico

Sergio Ricardo de Lima Andrade ▪ Vanessa Leão de Medeiros ▪ Aline Guerra Correia Nóbrega ▪ Luiz Henrique Maciel Griz ▪ Daniella Rego

## DEFINIÇÃO

A síndrome de Cushing (SC) é uma condição resultante da exposição prolongada e inapropriada a quantidades excessivas de glicocorticoides (GC) livres circulantes, podendo ser exógena ou endógena. Sua incidência é de 2 a 3 casos por 1 milhão/ano, prevalência de 39 a 79 casos por 1 milhão/habitantes, e mortalidade 3,8 a 5 vezes maior que na população geral.

## BASE GENÉTICA

Algumas mutações genéticas estão envolvidas na tumorigênese hipofisária e/ou suprarrenal produtoras de SC, como as observadas na linhagem germinativa envolvendo os genes *MEN1*, *AIP* e *PRKAR1A* e na linhagem somática acometendo genes *USP8* e *TP53*.

## ETIOLOGIA

### Síndrome de Cushing exógena

Fatores exógenos constituem a causa mais comum da síndrome de Cushing, ocorrendo quando se excedem as doses diárias de medicamentos, como > 7,5 mg de prednisona, 0,75 mg de dexametasona ou 30 mg de hidrocortisona, além de doses excessivas de corticosteroides nasais e tópicos. Deve ser a primeira causa descartada.

### Síndrome de Cushing factícia

É uma doença rara, representando menos de 1% dos casos e ocorre pela ingestão escondida de um GC. Em geral, o paciente tem contato com profissionais de saúde. Mesmo uma história cuidadosa pode falhar na detecção desse distúrbio e pode ser difícil o diagnóstico de exclusão com testes laboratoriais (valores baixos de cortisol urinário livre). O diagnóstico é feito pela detecção de GC sintético na urina por cromatografia líquida de alto desempenho (CLAD).

### Síndrome de Cushing endógena

A Tabela 33.1 apresenta a etiologia da síndrome de Cushing endógena.

### Síndrome de Cushing cíclica

O quadro clínico dessa doença oscila com o nível de cortisol circulante. O diagnóstico é feito por meio do cortisol salivar em várias amostras, sendo mais sensível que cortisol livre urinário. Repetir o exame em 3 a 6 meses aumenta a chance de flagrar a hiperprodução de cortisol.

### Síndrome de Cushing induzida pela gravidez

É uma doença rara. Seu diagnóstico é desafiador por conta da sobreposição de características clínicas entre a gestação normal e a síndrome de Cushing, bem como pelo aumento fisiológico do cortisol livre urinário ao longo da gestação e pela redução da supressão do cortisol ao teste com dexametasona. Suspeita-se de SC na gestação quando há hipertensão, equimoses e fraqueza muscular. Nessa fase da vida, a etiologia predominante são os adenomas suprarrenais. O diagnóstico é difícil, pois a gestação normal aumenta o nível de cortisol sérico em 2 a 3 vezes acima do normal. Na SC, o cortisol livre urinário eleva-se

TABELA 33.1 Etiologia da síndrome de Cushing endógena.

| Dependente de ACTH (70 a 80%) | Independente de ACTH (20 a 30%) |
|---|---|
| Adenoma hipofisário: 1,2 a 2,4/milhão/ano (70 a 90% dos casos de ACTH-dependente), principalmente em mulheres de 25 a 45 anos | Carcinoma suprarrenal (corresponde a 40% dos casos de ACTH-independente) |
| Secreção ectópica de ACTH (10 a 15%): carcinoma de pulmão *oat cell* > 50 anos; tumores carcinoides em idade mais precoce | Adenoma suprarrenal (60%) |
| Secreção de CRH ectópico (carcinoides brônquicos, CMT e carcinoma prostático) | Síndrome de McCune-Albright |
| ACTH de origem desconhecida (5%) | PPNAD e complexo de Carney |
| | AIMAH |
| | Restos suprarrenais (leito suprarrenal, gônadas e fígado) |

ACTH: hormônio adrenocorticotrófico; AIMAH: *familial vasopressin-sensitive ACTH-independent macronodular adrenal hyperplasia*; CMT: carcinoma medular da tireoide; CRH: hormônio liberador de corticotrofina; PPNAD: hiperplasia micronodular pigmentosa primária (do inglês *primary pigmented nodular adrenocortical disease*).

mais que 2 a 3 vezes o limite superior de normalidade. Alguns estudos estão tentando definir valores de referência para cortisol salivar às 23 h por trimestre gestacional.

### Estados de pseudo-Cushing

São ocasionados por reação adaptativa ou distúrbios do sistema nervoso central que levam à hiperprodução de hormônio adrenocorticotrófico (ACTH), gerando hipercortisolismo bioquímico e, por vezes, repercussões clínicas. São considerados estados de pseudo-Cushing a depressão, o alcoolismo, a obesidade, a síndrome de abstinência alcoólica, a anorexia nervosa e os distúrbios psiquiátricos.

Está indicada a realização de pelo menos dois testes de 1ª linha como cortisol salivar às 23 h e teste de supressão com dexametasona (TSD) 1 mg para descartar SC. Em caso de resultados discordantes ou diagnóstico incerto, fazer teste de supressão com dexametasona 2 mg/dia por 48 h ou fazer testes secundários como estimulação com desmopressina (DDAVP) ou teste dexametasona 2 mg/dia + CRH.

## APRESENTAÇÃO CLÍNICA

A doença apresenta-se por meio de sinais de hipercortisolismo, como equimoses atraumáticas, pletora facial, estrias purpúreas largas (> 1 cm), pele fina e miopatia proximal. Percebem-se também face em formato de lua cheia, gibosidade, osteoporose e hipertensão arterial sistêmica (HAS) não usuais para a idade, pele fina, abdome em pêndulo, fadiga, ganho de peso/obesidade, libido diminuída, irregularidade menstrual, síndrome dos ovários policísticos, diabetes melito tipo 2 (DM2) ou intolerância à glicose, dislipidemia, nefrolitíase, predisposição a infecções e tromboses arteriais ou venosas, edema periférico, hirsutismo, depressão, ansiedade, distúrbios do sono e comprometimento cognitivo. Vale salientar que não há um sinal/sintoma patogonomônico da síndrome.

Em crianças, a doença manifesta-se por atraso puberal, baixa estatura, virilização anormal da genitália (clitoromegalia e aumento peniano), ganho ponderal e aumento da pilificação corporal.

Anormalidades laboratoriais comuns da SC são aumento dos leucócitos com redução de eosinófilos, linfócitos, monócitos e basófilos, hipopotassemia, aumento de triglicerídeos e colesterol total (níveis de HDL-c podem ser variáveis), elevação de enzimas hepáticas e alterações no TTPa e outros fatores da coagulação.

## DIAGNÓSTICO

Deve-se obter uma história cuidadosa para excluir uso de GC exógeno: orais, injetáveis, tópicos, inalatórios e acetato de megestrol (um progestógeno com certa atividade intrínseca de GC). É importante também investigar síndrome de Cushing nos pacientes com HAS resistente, osteoporose importante sem explicação de causa secundária, depressão resistente a medicamentos, DM2 descontrolado e casos de incidentalomas suprarrenais.

A confirmação do hipercortisolismo é feita por meio de testes de primeira linha altamente sensíveis, de fácil realização, como o TSD 1 mg, cortisol livre urinário de 24 h e cortisol salivar às 23 h (Tabela 33.2). Esses três testes podem ser realizados nessa etapa do diagnóstico. Em caso de impossibilidade de realizar os três, fazer pelo menos dois deles. A Endocrine Society (2022) também coloca o TSD 2 mg/dia por 48 h e a análise do cortisol em cabelo do couro cabeludo como testes de primeira linha.

Testes adicionais que podem ser realizados quando o diagnóstico é incerto são:

- Liddle 1 ou TSD 2 mg/dia por 48 h (dexametasona 0,5 mg a cada 6 h por 48 h e dosar cortisol sérico às 6 h da manhã): cortisol > 1,8 mg/dℓ sugere SC.
- Testes de segunda linha como o estímulo com DDAVP ou teste dexametasona-CRH (Tabela 33.3).

**TABELA 33.2** Confirmação do hipercortisolismo.

| Exame | Ponto de corte | Observações |
|---|---|---|
| Cortisol após 1 mg de dexametasona | Cortisol > 1,8 μg/dℓ (confirma) | Sensibilidade 80 a 95%<br>Especificidade 80 a 95% |
| CSa às 23 h (preferencialmente por cromatografia e espectrometria de massa em tandem) | Ponto de corte depende do ensaio utilizado | Realizar 2 a 3 coletas ao todo, em dias separados, para aumentar confiabilidade; coletado com um *swab* de algodão antes de dormir, em geral entre 23 h e meia-noite<br>Sensibilidade 92 a 100%<br>Especificidade 85 a 100% |
| UFC de 24 h | Ponto de corte depende do ensaio utilizado; geralmente há aumento significativo da excreção quando > 2 a 3 vezes do limite superior de normalidade | Realizar 2 a 3 coletas ao todo, em dias separados, para aumentar confiabilidade; perde a validade em caso de erro de coleta: verificar pela creatinina urinária<br>Sensibilidade 45 a 71%<br>Especificidade ≤ 100% |
| Liddle 1 ou TSD 2 mg/dia por 48 h | Cortisol > 1,8 μg/dℓ (confirma) | Dexametasona 0,5 mg a cada 6 h por 48 h e dosar cortisol sérico às 6 h da manhã: cortisol > 1,8 mg/dℓ.<br>Sensibilidade 95,3%<br>Especificidade 92,8% |

CSa: cortisol salivar; TSD: teste de supressão com dexametasona; UFC: cortisol livre urinário.

**TABELA 33.3** Testes de segunda linha para confirmação do hipercortisolismo.

| Exame | Ponto de corte | Observações |
|---|---|---|
| Estímulo com DDAVP | Não há critério universal devido aos diferentes ensaios de ACTH | Administra-se 10 μg de DDAVP intravenoso com dosagem de cortisol e ACTH antes e depois do DDAVP. Aumento de ACTH > 6 pmol/ℓ indicam doença de Cushing. O DDAVP estimula apenas adenomas corticotróficos, o que não ocorre na síndrome do ACTH ectópico ou no pseudo-Cushing.<br>Sensibilidade 75 a 87%<br>Especificidade 90 a 91% |
| Teste dexametasona-CRH | Cortisol sérico > 1,4 μg/dℓ | Administra-se dexametasona (Liddle 1) + CRH. Aplica-se CRH 1 μg/kg 2 h após a última dose de dexametasona, com medida de cortisol e ACTH pré e pós-administração do CRH. Após 15 min, se cortisol sérico > 1,4 μg/dℓ no teste com CRH, confirma-se síndrome de Cushing<br>Sensibilidade 88 a 100%<br>Especificidade 50 a 100% |

ACTH: hormônio adrenocorticotrófico; CRH: hormônio liberador de corticotrofina; DDAVP: desmopressina.

Deve-se observar que, no caso de dois testes alterados, o diagnóstico de síndrome de Cushing é confirmado. Caso haja testes discordantes, deve-se fazer avaliação adicional, que também deve ser realizada em caso de suspeita de síndrome de Cushing cíclica (cortisol livre urinário ou cortisol salivar à meia-noite) e testes anteriores normais (Tabela 33.4).

Atentar para a lista de medicamentos que podem interferir na metabolização da dexametasona e/ou em valores séricos ou urinários do cortisol livre (Quadro 33.1).

Em alguns casos de tumor hipofisário, o ACTH pode estar normal, assim como em alguns casos de tumor suprarrenal o ACTH pode não estar suprimido. Recomendam-se duas a três dosagens do ACTH, em pelo menos 2 dias separados, coletados entre 8 e 9 h da manhã, para diminuir erro, pois a secreção de ACTH é episódica na síndrome de Cushing de qualquer causa (Figura 33.1).

**QUADRO 33.1** Fármacos que podem interferir na metabolização da dexametasona e/ou em valores séricos ou urinários do cortisol.

**Aceleram a metabolização da dexametasona**
- Fenitoína
- Fenobarbital
- Carbamazepina
- Rifampicina
- Pioglitazona

**Pioram a metabolização da dexametasona**
- Fluoxetina
- Ritonavir

**Aumenta a CBG (falsa elevação do cortisol)**
- Estrógeno

**Aumentam o resultado de UFC**
- Fenofibrato
- Carbamazepina

CBG: globulinas ligadoras de corticosteroides; UFC: cortisol livre urinário.

**TABELA 33.4** Testes para situações especiais.

| Condição | Teste preferível | Evitar |
|---|---|---|
| Incidentaloma suprarrenal | 1 mg de dexametasona | UFC e CSa às 23 h |
| Gravidez e uso de estrogênio | UFC | 1 mg de dexametasona e Liddle 1 |
| Antiepilépticos | CSa às 23 h e UFC | 1 mg de dexametasona e Liddle 1 |
| Síndrome de Cushing cíclica | CSa às 23 h | – |
| TFG < 60 mℓ/min/1,73 $m^2$) | 1 mg de dexametasona | UFC |
| Estados de pseudo-Cushing | CSa às 23 h e TSD 1 mg | – |
| Suspeita de recorrência de síndrome de Cushing | CSa às 23 h (AACE/ACE) | – |

AACE/ACE: American Association of Clinical Endocrinologists/American College of Endocrinology; CSa: cortisol salivar; TFG: taxa de filtração glomerular; TSD: teste de supressão com dexametasona; UFC: cortisol livre urinário.

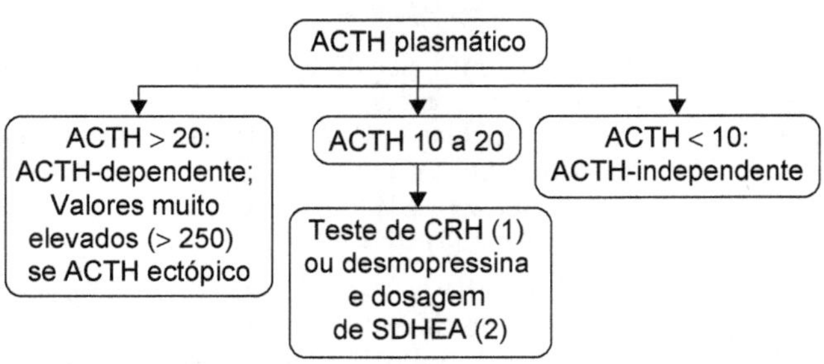


**FIGURA 33.1** Valores do ACTH plasmático para classificação da síndrome de Cushing. 1. Tumores corticotróficos são sensíveis ao estímulo com CRH. Se aumento de ACTH e cortisol > 50% do basal, fala a favor de doença de Cushing. 2. SDHEA normal-baixo ou suprimido indica causa adrenal. ACTH: hormônio adrenocorticotrófico; CRH: hormônio liberador de corticotrofina; S: sensibilidade.

Deve-se ter cuidado com a conservação da amostra, utilizando tubos siliconados contendo anticoagulante ácido etilenodiamino tetra-acético (EDTA), usar centrífuga refrigerada e analisar a amostra rapidamente.

A melhor maneira de abreviar o diagnóstico é, no mesmo dia da dosagem de cortisol na amostra de urina de 24 h, coletar a amostra de sangue para dosar ACTH. Caso o cortisol esteja aumentado, deve-se enviar a amostra de sangue para o laboratório.

Recomendamos seguir os algoritmos diagnósticos das Figuras 33.2 e 33.3.

## Síndrome de Cushing ACTH-independente

Na síndrome de Cushing ACTH-independente, o adenoma e o carcinoma são visíveis à tomografia computadorizada (TC). Se houver hiperplasia suprarrenal bilateral, é possível que seja ACTH-dependente. Para identificar o carcinoma suprarrenal, a FDG-PET pode ser útil. Vale a pena observar que, na síndrome de Cushing ACTH-independente, nem o teste Liddle 2 ou o teste de estímulo com CRH ou DDAVP é capaz de influenciar na secreção de cortisol, sugerindo produção autônoma desse GC pela suprarrenal.

## Adenoma suprarrenal

Mede menos de 3 cm, tem formato arredondado, margens regulares, aparência homogênea à TC, isossinal em T1 e T2 em relação ao fígado, é unilateral e único em 77% dos casos. Menor valor de atenuação na TC (< 10 UH) e *wash out* do meio de contraste acima de 60%.

## Carcinoma suprarrenal

Mede mais de 6 cm, tem formato lobulado, margens irregulares, aparência heterogênea à TC, áreas de hemorragia, necrose e calcificação, revelando também níveis aumentados de androgênios suprarrenais. Fazer estadiamento de câncer com base no sistema tumor-nódulo-metástase (TNM). Deve-se considerar carcinoma quando houver crescimento > 0,8 a 1 cm em 6 meses.

## Hiperplasia micronodular pigmentosa primária

As suprarrenais podem estar normais ao exame de imagem na PPNAD. Testes genéticos devem ser realizados para identificar mutações *PRKAR1A*. Devem ser investigadas características do complexo de Carney (lesões pigmentadas mucocutâneas,

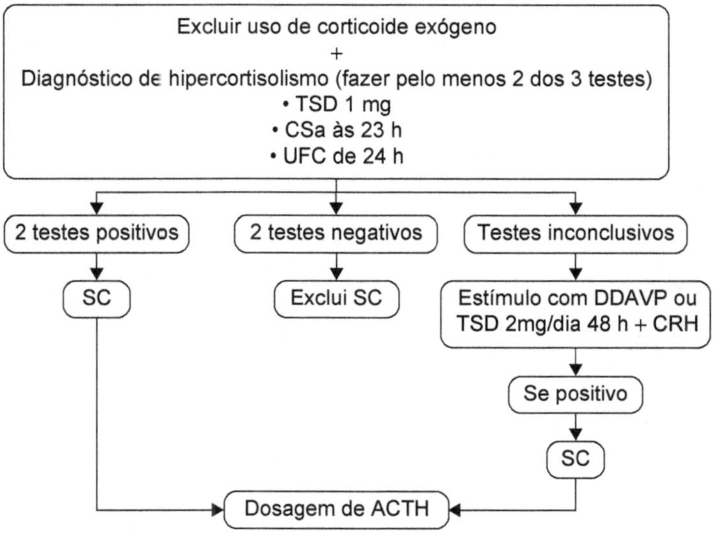


**FIGURA 33.2** Diagnóstico de hipercortisolismo. ACTH: hormônio adrenocorticotrófico; CRH: hormônio liberador de corticotrofina; CSa: cortisol salivar; DDAVP: desmopressina; SC: síndrome de Cushing; TSD 1 mg: teste de supressão com dexametasona 1 mg. UFC: cortisol livre urinário.

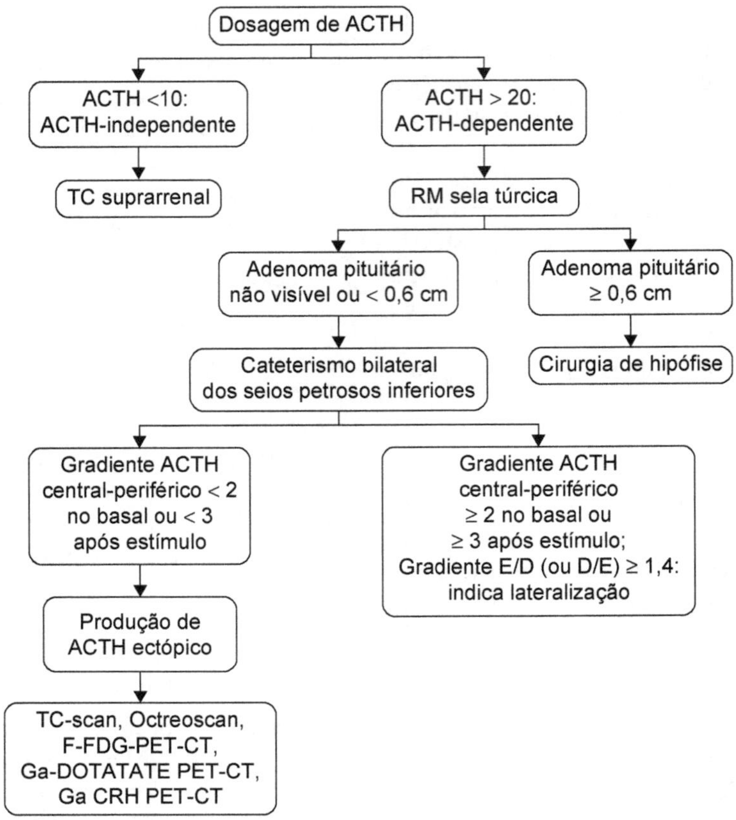


FIGURA 33.3 Pesquisa da etiologia da síndrome de Cushing. ACTH: hormônio adrenocorticotrófico; CRH: hormônio liberador de corticotrofina; D: direita; E: esquerda; F-FDG-PET-CT: tomografia com emissão de pósitrons combinada com tomografia computadorizada com o marcador 18F-flúor-deóxi-2-glicose; Ga CRH PET-CT: gálio marcado com CRH; Ga-DOTATATE PET-CT: tomografia com emissão de pósitrons combinada com tomografia computadorizada com o radiotraçador Ga-DOTATATE; RM: ressonância magnética; TC: tomografia computadorizada; TC-Scan: *scan* realizado em uma tomografia computadorizada.

mixoma cardíaco ou cutâneo, fibroadenomas mamários, tumores testiculares, adenoma hipofisário secretor de GH).

## Síndrome de McCune-Albright

Caracterizada pela tríade clássica: displasia fibrosa poliostótica, manchas "café com leite" e múltiplas endocrinopatias (adenoma hipofisário produtor de GH, hipertireoidismo e puberdade precoce). Manifestações clássicas do hipercortisolismo de origem suprarrenal são raras, principalmente logo após o nascimento ou nos primeiros meses de vida. A histologia está relacionada com glândulas suprarrenais hiperplasiadas ou com formação nodular.

## Síndrome de Cushing ACTH-dependente

A síndrome de Cushing ACTH-dependente pode ter tanto causas hipofisárias como não hipofisárias; o adenoma hipofisário é a causa mais comum em 9:10 mulheres. A secreção de CRH ectópico é bastante rara, e não há um teste com 100% de acurácia.

Os tumores carcinoides podem mimetizar quadro clínico da síndrome de Cushing. Em geral, apresentam menos de 1 cm, o que dificulta a visualização em exames de imagem modernos. Algumas anormalidades radiológicas podem ser, na verdade, incidentalomas. Na síndrome do ACTH ectópico (SAE) clássica, há maior grau de hipersecreção de

ACTH e do cortisol. A hipopotassemia é mais comum do que na síndrome de Cushing.

Testes dinâmicos são usados para diferenciar DC e SAE, ambas ACTH-dependentes:

- Liddle 2 ou teste de supressão com altas doses de dexametasona (TSDHD). Deve-se administrar 2 mg a cada 6 h por 2 dias ou 8 mg em dose única às 23 h. Se houver supressão > 50%, há doença de Cushing; se a supressão < 50% do cortisol em relação ao basal, ACTH ectópico. Ainda são controversos os valores de referência para sensibilidade, especificidade e ponto do corte do teste
- Teste do CRH ou DDAVP: administram-se 1 μg/kg de CRH ou 10 μg de DDAVP com dosagem de cortisol e ACTH antes e depois da infusão do fármaco. O aumento de 50% no ACTH e de 20% no cortisol sérico indicam doença de Cushing. O CRH ou a DDAVP estimulam apenas adenomas corticotróficos, o que não ocorre na síndrome do ACTH ectópico.

Em caso de testes discordantes, como ocorre em 65% dos pacientes, está indicado cateterismo dos seios petrosos inferiores.

Para aumentar a acurácia dos testes, já que nenhum deles é 100% específico, e reduzir o uso do cateterismo, pode-se usar os testes dinâmicos em combinação com RM de sela túrcica. Se os resultados forem inconclusivos, está indicada a complementação diagnóstica com TC cervical, torácica, abdominal e pélvica, a fim de identificar tumores produtores de ACTH ectópico. Testes de segunda linha incluiriam exames funcionais como Ga-PET/CT ou 18FDG-PET/CT para detectar tumores ocultos.

Recente artigo brasileiro publicado na Endocrine Society (2024) sugeriu algoritmo alternativo como opção não invasiva para diagnóstico diferencial de SC ACTH-dependente e evitando até 2/3 dos cateterismos de seios petrosos inferiores. O artigo apontou diferentes valores de referência para ACTH e cortisol após estímulo com CRH:

- Se cortisol aumentar ≥ 40% com ou sem aumento de ACTH (≥ 35 a 40%): sugere-se DC
- Se somente aumento de ACTH (≥ 35 a 40%), sem aumento de cortisol, está indicado o TSDHD: se positivo, há o diagnóstico presumido de DC, com VPP 100%
- Se não houver aumento de cortisol nem ACTH ou TSDHD for negativo, está indicado o cateterismo dos seios petrosos inferiores.

### Cateterismo bilateral dos seios petrosos inferiores

Há diferenciação entre doença de Cushing e secreção de ACTH ectópico, com 98% de acurácia. Deve ser realizado nos casos em que a RM de sela apresentar lesão inferior a 0,6 cm. Antes da realização do cateterismo, é preciso confirmar hipercortisolismo. Deve-se administrar CRH (1 μg/kg) ou DDAVP (10 μg) com dosagem de ACTH na periferia e nos seios petrosos inferiores nos tempos 0, 3 e 5 min. Os gradientes sugestivos de DC são: ACTH basal central/periférico ≥ 2:1; ACTH estimulado central/periférico ≥ 3:1. A localização correta ocorre em uma média de 78% dos casos (gradiente entre os seios > 1,4). A dosagem concomitante da prolactina ajuda na confirmação da colocação correta dos cateteres, pelo gradiente central-periférico de pelo menos 3:1.

As complicações neurológicas do procedimento são raras, mas podem ocorrer acidente vascular encefálico (AVE), hemorragia pontina, infarto de tronco cerebral e hemorragia subaracnóidea venosa. Outras complicações descritas são hematoma na região inguinal (mais comum), tromboembolismo venoso (TEV) e arritmia transitória (mais raras).

### Exames de imagem

- Hipófise: RM de sela túrcica com gadolínio. Imagem hipointensa que não se intensifica pós-gadolínio. Adenoma ≥ 6 mm: dispensa estudo invasivo
- Suprarrenal: TC de abdome. Adenomas < 3 cm. Carcinomas > 6 cm, com crescimento > 0,8% em 6 meses a 1 ano. Atrofia da glândula contralateral em caso de tumor suprarrenal
- Secreção de ACTH ectópico: TC de região cervical, tórax, abdome e pelve. Carcinoma de pulmão *oat cell* e carcinoides brônquicos.

## OUTROS EXAMES

A 18 FDG-PET, a Ga PET/CT, a Ga CRH PET/CT e a tomografia computadorizada com emissão de fóton único (SPECT, do inglês *single photon emission computed tomography*) são úteis na visualização de tumores neuroendócrinos não detectados ou mal detectados pela RM ou TC. Podem ser usadas na suspeita de metástases. RM mais sofisticadas como a 3T-MRI e a 7T-MRI ajudam a detectar tumores hipofisários menores.

A Octreoscan é útil na identificação de tumores carcinoide, carcinoma pulmonar de pequenas células e CMT.

## MORTALIDADE

Em geral, portadores de SC apresentam aumento do risco de morte por infecções, infarto agudo do miocárdio, tromboembolismo venoso, AVE, úlcera péptica, fraturas e malignidades antes do diagnóstico de hipercortisolismo. Alto risco de suicídio vem sendo relatado.

### LEITURAS SUGERIDAS

Alexandraki KL, Grossman AB. Cushing's syndrome. In: Bandeira F, Gharib H, Gobert A, Griz L, Faria M. Endocrinology and diabetes: a problem-oriented approach. New York: Springer; 2014.

Gadelha M, Wildemberg LE. Alternative aproach to BIPSS in the differential diagnosis of ACTH-dependent Cushing syndrome. J Clin Endocrinol Metab. 2024;109: e1460-e1461.

Galm B, Qiao N, Klibanski A, Biller BMK, Tritos NA. Accuracy of laboratory tests for the diagnosis of Cushing syndrome. J Clin Endocrinol Metab. 2020;105(6):2081-94.

Nieman LK, Biller BMK, Findling JW, Newell-Price J, Savage MO, Stewart PM, et al. The diagnosis of Cushing's syndrome: an Endocrine Society clinical practice guideline. J Clin Endocrinol Metab. 2008;93(5):1526-40.

Reincke M, Fleseriu M. Cushing syndrome: a review. JAMA. 2023;330(2):170-81.

Richard A, Hofland F. Medical treatment of Cushing's disease. J Clin Endocrinol Metab. 2013;98(2):425-38.

Savas M, Mehta S, Agrawal N, Rossum EFC, Feelders RA. Aproach to the patient: diagnosis of Cushing syndrome. J Clin Endocrinol Metab. 2022;107:3162-74.

Tatsi C, Flippo C, Stratakis CA. Cushing syndrome: old and new genes. Best Pract Res Clin Endocrinol Metab. 2020;34(2): 101418.

Valassi E, Biller BMK, Swearingen B, Giraldi FP, Losa M, Mortini P, et al. Delayed remission after transsphenoidal surgery in patients with Cushing's disease. J Clin Endocrinol Metab. 2010;95(2):601-10.

Valdés N, Tirosh A, Keil M, Stratakis CA, Lodish M. Pediatric Cushing's syndrome: greater risk of being overweight or obese after long-term remission and its predictive factors. Eur J Endocrinol. 2021;184(1):179-87.

Capítulo 34

# Síndrome de Cushing | Tratamento e Rastreamento

Larissa Frazão ■ Luiz Henrique Maciel Griz ■ Daniella Rego ■ Francisco Bandeira

## INTRODUÇÃO

A síndrome de Cushing é um estado de hipercortisolismo crônico. É classificada em hormônio adrenocorticotrófico (ACTH)-dependente (80% dos casos) e ACTH-independente (20% dos casos). A síndrome de Cushing não controlada está associada ao aumento da morbimortalidade. O excesso de cortisol pode alterar a composição corpórea, predispor resistência à insulina, distúrbios neuropsiquiátricos, alterações endócrinas, síndrome metabólica, processos infecciosos, hipercoagulabilidade e doenças cardiovasculares (DCV).

O tratamento tem como objetivo, portanto, a remissão do hipercortisolismo e, consequentemente, o manejo adequado das comorbidades e dos fatores de risco cardiovasculares, assim como a restauração do eixo HHS com preservação da fertilidade, a manutenção da função hipofisária e a melhora dos defeitos visuais, nos casos de macroadenomas.

A primeira linha de tratamento é cirúrgica. Em casos não responsivos, o tratamento de segunda linha inclui terapia medicamentosa, radioterapia e/ou adrenalectomia bilateral (Figura 34.1).

## CIRURGIA TRANSESFENOIDAL

O tratamento de primeira escolha para a síndrome de Cushing é a cirurgia transesfenoidal (CTE). A remissão ocorre em 70 a 80% dos casos nas cirurgias ocorridas em centros especializados. Alguns fatores influenciam o sucesso da CTE: características do adenoma hipofisário (tamanho, localização, extensão, agressividade, tipo histológico e identificação radiológica), habilidade da equipe cirúrgica e qualidade dos equipamentos. Menores taxas de sucesso são observadas em pacientes com adenomas não visíveis e macroadenomas.

A cirurgia hipofisária tem uma baixa taxa de mortalidade (0 a ≤ 1,5%), e as principais complicações são hipocortisolismo transitório ou persistente, hipopituitarismo, diabetes insípido transitório, fístula liquórica, meningite, sangramento e troembolismo venoso (TEV). A Tabela 34.1 mostra o risco de recorrência da enfermidade de acordo com o cortisol sérico no pós-operatório.

## SEGUIMENTO PÓS-OPERATÓRIO

São critérios de remissão pós-cirúrgica:

- Resolução dos sintomas clínicos relacionados com hipercortisolismo
- Normalização dos marcadores laboratoriais
- Insuficiência suprarrenal com necessidade de reposição de glicocorticoide (GC).

Os sintomas clínicos que sugerem insuficiência suprarrenal são astenia, perda de peso, náuseas, diminuição do apetite e hipotensão.

Ainda não há consenso com relação ao melhor parâmetro laboratorial para o seguimento.

Estudo recente sugere que cortisol sérico < 5 μg/dℓ, na primeira semana do pós-operatório, é indicativo de remissão. No entanto, outros estudos referem que até mesmo níveis indetectáveis não garantem a melhora a longo prazo. Dessa maneira, acredita-se que os níveis de cortisolemia estejam associados a diferentes taxas de recorrências.

Outros parâmetros têm sido utilizados para definir remissão: cortisol livre urinário (UFC) dentro

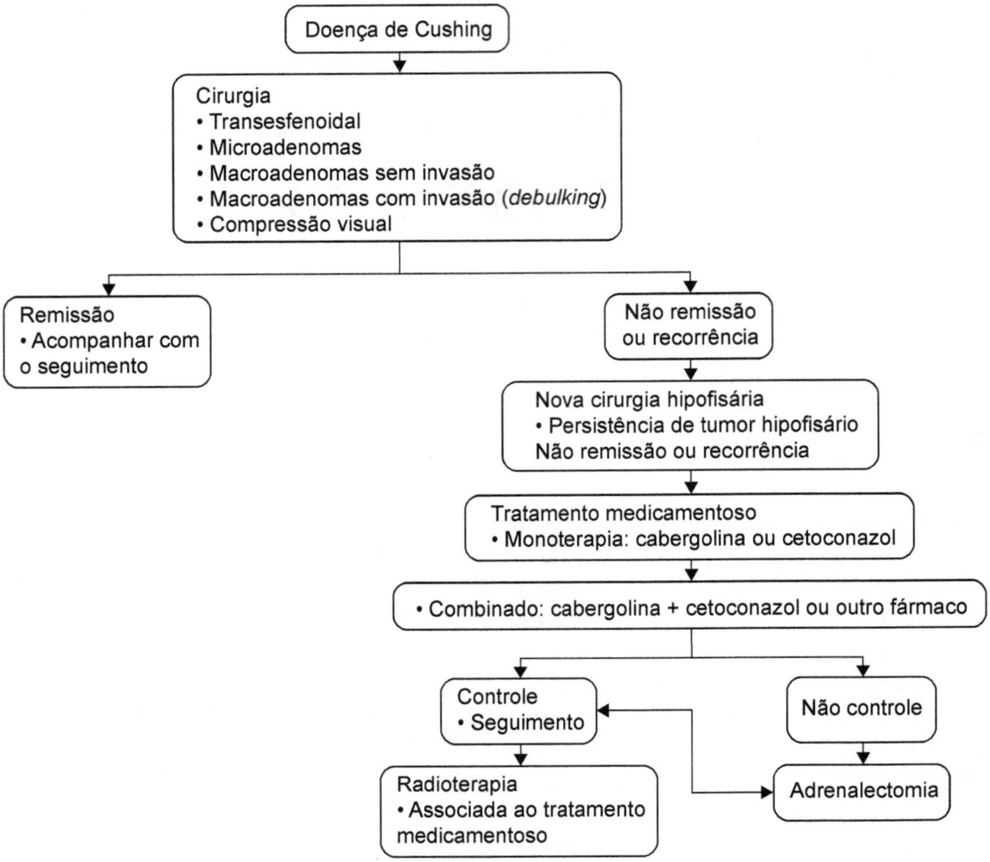


**FIGURA 34.1** Algoritmo do tratamento da doença de Cushing.

**TABELA 34.1** Risco de recorrência imediata pós-cirurgia transesfenoidal.

| Cortisol sérico no pós-operatório | Risco de recorrência |
|---|---|
| < 2 μg/dℓ | Baixo risco |
| 2 a 5 μg/dℓ | Risco intermediário |
| > 5 μg/dℓ | Alto risco |

da normalidade, ACTH plasmático < 20 pg/mℓ, teste de supressão do cortisol pós-1 mg de dexametasona (*overnight*) normal.

## SEGUNDA CIRURGIA TRANSESFENOIDAL

Após falha cirúrgica inicial, o caso clínico deve ser inteiramente revisado, com a confirmação obrigatória da síndrome de Cushing. A descrição detalhada do procedimento pela equipe cirúrgica é fundamental, pois um relato de ressecção parcial do tumor causada por invasão de estruturas adjacentes limita uma nova indicação cirúrgica.

Ressonância magnética (RM) de hipófise deve ser realizada pelo menos 3 meses após a CTE, evidenciando um tumor residual. É importante ressaltar que a taxa de remissão é menor que na primeira cirurgia, variando entre 40 e 70%, e a probabilidade de complicações é maior, sobretudo associadas à fístula liquórica e ao hipopituitarismo.

## TRATAMENTO MEDICAMENTOSO

É indicado nos casos de:

- Síndrome de Cushing persistente ou recorrente
- Complicações agudas do hipercortisolismo
- Impossibilidade cirúrgica
- Redução de morbidades antes da CTE
- Pós-radioterapia imediata.

### Fármacos com ação hipofisária

#### *Análogos da somatostatina*

Os adenomas corticotróficos expressam receptores de somatostatina (SSTR) em sua superfície, especialmente o SSTR-5. A octreotida tem grande afinidade pelo SSTR-2, portanto, não apresenta bons resultados.

A pasireotida é um AS com alta afinidade pelo SSTR-5, capaz de inibir a secreção de ACTH em estudos experimentais. Um estudo de fase 3, duplo-cego, com 162 pacientes diagnosticados com síndrome de Cushing mostrou que o uso nas posologias de 600 µg subcutânea (SC), a cada 12 h, e de 900 µg SC, também a cada 12 h, foi capaz de normalizar o UFC após 6 meses de tratamento em 15 a 26% dos pacientes, respectivamente.

Em 2017, estudo de fase 3 mostrou eficácia e segurança na posologia mensal intramuscular (IM) (10 ou 30 mg), e 40% dos pacientes atingiram a normalização do cortisol urinário em 7 meses.

#### *Agonistas dopaminérgicos*

Os adenomas corticotróficos também expressam receptores dopaminérgicos.

A cabergolina (CAB) é um potente agonista dopaminérgico com alta afinidade pelo receptor $D_2$, mostrando ser capaz de inibir a secreção de ACTH em estudos experimentais. O tratamento com CAB, *off-label*, tem sido acompanhado em cinco estudos incluindo 88 pacientes, com um período de seguimento variando de 3 a 60 meses, com posologia variando de 0,5 a 7 mg/semana. A taxa de remissão variou de 25 a 40%; no entanto, a recorrência foi observada em 18 a 33% dos pacientes. Os efeitos colaterais mais frequentes são astenia, alterações gastrintestinais e tonturas.

#### *Outros fármacos*

Temozolamida é um alquilante quimioterápico capaz de induzir a apoptose celular e, consequentemente, reduzir o tamanho tumoral. A sua eficácia está relacionada aos tumores com baixa expressão da O-6-metilguanina DNA metiltransferase. Tem sido testada em tumores agressivos ou malignos. Os efeitos adversos mais comuns são pancitopenia, náuseas, vômitos e fadiga.

### Fármacos bloqueadores da suprarrenal

São apresentados na Tabela 34.2.

#### *Novos fármacos*

**OSILODROSTATE.** Originalmente descoberto como um potente inibidor da síntese da aldosterona. Atualmente, visto como um potente inibidor da 11-beta-OH. *In vitro*, o osilodrostate inibe o cortisol basal e o produzido pela indução do ACTH em células de carcinoma adrenocortical ou

**TABELA 34.2** Fármacos bloqueadores da suprarrenal.

| Agente | Mecanismo de ação | Dose | Efeitos adversos | Monitoramento |
|---|---|---|---|---|
| Cetoconazol | Inibe 11-beta-OH, 17-alfa-OH, 18-OH e 20,22 desmolase | 400 a 1.600 mg/dia, divididos em 2 ou 3 vezes | Distúrbios gastrintestinais; elevação das transaminases hepáticas (tolerável < 3 vezes o valor normal); hipogonadismo masculino | UFC nos dias 3, 8, 14, 21 e 35<br>Ajustar a dose conforme necessidade<br>Função hepática deve ser solicitada semanalmente no 1º mês e, depois, mensalmente<br>Monitorar UFC após 1 semana de ajuste da dose |

(continua)

TABELA 34.2 Fármacos bloqueadores da suprarrenal. (*Continuação*)

| Agente | Mecanismo de ação | Dose | Efeitos adversos | Monitoramento |
|---|---|---|---|---|
| Metirapona | Inibe 11-alfa-OH e 18-OH | Síndrome de Cushing ou doença suprarrenal benigna; iniciar com 750 a 1.000 mg/dia, divididos em 3 doses<br>Síndrome do ACTH-dependente ou carcinoma suprarrenal, iniciar com 1.500 mg/dia, divididos em 3 a 4 doses<br>Dose máxima: 4 g/dia | Distúrbios gastrintestinais; hirsutismo em mulher; HAS | UFC nos dias 3, 8, 14, 21 e 35<br>Ajustar a dose conforme necessidade (250 a 500 mg/dose)<br>Monitorar UFC após 1 semana de ajuste da dose |
| Mitotano | Inibe preferencialmente a 20,22 desmolase | Iniciar com 1 g/dia e progredir 500 mg a cada 72 h<br>Dose máxima: 3 a 6 g/dia | Início de ação lento; janela terapêutica estreita; indução da hipercolesterolemia; distúrbios gastrintestinais; interações medicamentosas diversas | Mensurar níveis plasmáticos de mitotano a cada 2 semanas até totalizar 12 semanas, depois, mensalmente, até níveis séricos adequados do mitotano<br>Carcinomas: 14 a 20 mg/ℓ<br>Síndrome de Cushing: 8,5 a 20 mg/ℓ |
| Etomidato | Derivado imidazólico e fármaco anestésico<br>Inibe as enzimas 20,22 desmolase e 11-alfa-OH | 0,1 a 0,3 mg/kg/h, IV | Sedativo; administração IV | Cortisol sérico diariamente e depois de ajuste da dose; realizado em CTI com monitoramento da sedação |

ACTH: hormônio adrenocorticotrófico; CTI: centro de terapia intensiva; HAS: hipertensão arterial sistêmica; IV: intravenosa; UFC: cortisol livre urinário.

cultura de adenoma primário adrenocortical. Em carcinomas adrenocorticais, o osilodrostate mostrou-se mais eficaz que a metirapona. O tratamento normalmente é bem tolerado. A dose de 10 a 100 mg/dia normaliza o cortisol urinário em cerca de 50% dos pacientes. O cortisol plasmático ou sérico deve ser monitorado pelo método de cromatografia líquida com espectometria de massa em tandem, por causa da reatividade cruzada com o 11-desoxicortisol nos imunoensaios.

**LEVOCETOCONAZOL.** O cetoconazol é uma mistura racêmica 50/50 do 2S,4R e 2R,4S enantiômeros. O levocetoconazol é um enantiômero simples 2S,4R e pode ser menos hepatotóxico que o cetoconazol. A dose de 150 a 600 mg/dia melhora os sintomas e os sinais da doença, a qualidade de vida dos pacientes e normaliza o cortisol urinário em 30% deles. Cerca de 10% dos pacientes apresentam elevação da transaminase glutâmico-pirúvica (TGP) em mais de 3 vezes do limite superior da normalidade.

## Antagonista do receptor de glicocorticosteroide | Mifepristona

Mifepristona é um antagonista do GC e da progesterona de rápido mecanismo de ação que pode ser efetivo na síndrome de Cushing. Um estudo com 50 pacientes com síndrome de Cushing mostrou que 38% de 21 pacientes com HAS diminuíram a pressão arterial diastólica em 5 mmHg. Melhora na glicemia foi observada em 25% de 25 pacientes com intolerância à glicose ou diabetes.

Efeitos adversos incluem náuseas, fadiga, hipopotassemia e espessamento endometrial. O seguimento desses pacientes deve ser feito por meio de avaliações clínicas.

A Food and Drug Administration (FDA) dos EUA aprovou o uso da medicação para pacientes com síndrome de Cushing com HAS e/ou hiperglicemia associada que não puderem se submeter ou recusarem a cirurgia.

### Novo fármaco em estudo

CORT125134 é um antagonista do receptor de GC seletivo que não se liga ao receptor de progesterona. Estudo inicial com o fármaco está sendo realizado.

## TERAPIA COMBINADA

Indicada em pacientes com hipercortisolismo grave, frequentemente acompanhado de complicações. A combinação de fármacos pode gerar efeito aditivo ou sinérgico, muitas vezes sendo necessárias posologias mais brandas, com menos efeitos colaterais associados.

Por exemplo, o uso simultâneo de pasireotida e CAB pode resultar em efeitos inibitórios sinérgicos. Outra combinação com relato na literatura é CAB com cetoconazol.

### Novas medicações

Na Tabela 34.3 são apresentadas novas terapias em estudo na síndrome de Cushing.

## RADIOTERAPIA

É uma opção terapêutica de segunda linha. O hipercortisolismo pode persistir principalmente em pacientes com macroadenoma. Além disso, a recorrência pode ser vista mesmo em pacientes que alcançaram a remissão previamente. Uma nova cirurgia hipofisária está indicada nesses casos.

A radioterapia é uma alternativa terapêutica eficaz para pacientes que não alcançaram remissão, ou apresentaram recorrência do hipercortisolismo, e não são candidatos à segunda cirurgia hipofisária.

A radioterapia convencional fracionada utiliza feixes de fótons externos que visam atingir uma dose homogênea de radiação no perímetro-alvo definido para a lesão e a menor dose possível nos tecidos adjacentes.

Mais recentemente, a radioterapia estereotáxica vem se mostrando como opção mais eficaz. Ela envolve o uso de doses menores de radiação, com concentração de feixes no tecido-alvo, minimizando exposição do cérebro normal à radiação. Outra vantagem é a possibilidade de sessão única de tratamento, considerada segura para pacientes com tumor distante do feixe óptico. Há uma variedade de equipamentos para fornecer a radioterapia estereotáxica, incluindo a *gamma-knife*, que fornece fótons de cobalto radioativo, o Cyberknife e a radioterapia de feixe de prótons.

Independentemente da forma de radioterapia, há um período variável durante o qual o hipercortisolismo persiste, necessitando de terapia

**TABELA 34.3** Novas terapias em estudo na síndrome de Cushing.

| Fármacos em estudo | Comentários |
|---|---|
| Ácido retinoico | Nas doses de 10 a 80 mg/dia, tem sido associado à inibição do ACTH e do cortisol em modelos experimentais |
| Compostos quiméricos | O ligante BIM-23A760 tem alta afinidade pelos receptores SSTR-2 e $D^2$. Baixas doses do BIM-23A760 têm inibido a secreção de ACTH em culturas |
| Inibição do EGFR | EGFR é altamente expresso em adenomas corticotróficos. O gene *USP8* tem sido encontrado nos adenomas corticotróficos, cuja mutação somática impede o EGFR de ser degradado pelos lisossomos, resultando em aumento da secreção de ACTH |
| Inibição da proteína Hsp90 | A Hsp90 é superexpressa nos adenomas corticotróficos e é relacionada com a resistência parcial aos GC. Inibição da Hsp90 suprime a pró-opiomelanocortina e a secreção de ACTH |
| Bloqueio da ação do ACTH | O anticorpo ALD1613 tem sido associado ao bloqueio direto do ACTH em estudos experimentais |

ACTH: hormônio adrenocorticotrófico; EGFR: receptor do fator de crescimento epidérmico; GC: glicocorticoides.

medicamentosa provisória para controlar o excesso de cortisol, embora a radioterapia estereotáxica tenha um menor período para iniciar sua ação.

A radioterapia também está correlacionada ao risco de hipopituitarismo, neuropatia óptica e necrose do lobo temporal.

## ADRENALECTOMIA

Adrenalectomia bilateral é considerada efetiva em 100% dos casos de hipercortisolismo, exceto se a exérese cirúrgica for incompleta ou desenvolver tumor suprarrenal ectópico. A principal vantagem é a normalização imediata dos níveis de cortisol. Costuma-se indicá-la como última opção terapêutica, pois cursa com insuficiência suprarrenal permanente, risco de agudização em situações de estresse e de progressão do tumor corticotrófico (síndrome de Nelson). Alguns autores sugerem que o aumento do ACTH plasmático em níveis ≥ 600 ou ≥ 1.000 pg/mℓ no 1º ano pós-cirúrgico é sugestivo de progressão do tumor.

Adrenalectomia bilateral está indicada em casos de insucesso da CTE, do tratamento medicamentoso e da radioterapia. Mulheres em idade reprodutiva com o desejo de engravidar, nas quais a radioterapia deve ser evitada pelo risco de hipogonadismo hipogonadotrófico, podem se beneficiar, caso não tenham alcançado sucesso terapêutico prévio.

A adrenalectomia unilateral tem aplicabilidade limitada em virtude da ausência de estudos que comprovem eficácia superior às terapias de primeira linha.

## LEITURAS SUGERIDAS


Alexandraki KI, Grossman AB. Cushing's syndrome. In: Bandeira F, Gharib H, Golbert A, Griz L, Faria M. Endocrinology and diabetes: a problem-oriented approach. New York: Springer; 2014.

Barbot M, Albiger N, Ceccato F., Zilio M, Frigo AC, Denaro L, et al. Combination therapy for Cushing's disease: effectiveness of two schedules of treatment: should we start with cabergoline or ketoconazole? Pituitary. 2014;17:109-17.

Broersen LHA, Jha M, Biermasz NR., Zilio M, Frigo AC, Denaro L, et al. Effectiveness of medical treatment for Cushing's syndrome: a systematic review and meta-analysis. Pituitary. 2018;21(6):1-11.

Colao A, Petersenn S, Newell-Price J, Findling JW, Gu F, Maldonado M, et al. A 12-month phase 3 study of pasireotide in Cushing's disease. N Engl J Med. 2012;366: 914-24.

Creemers SG, Feelders RA, de Jong FH, Franssen GJH, de Rijke YB, van Koetsveld PM, et al. Levoketoconazole, the 2S,4R enantiomer of ketoconazole, a new steroidogenesis inhibitor for Cushing's syndrome treatment. J Clin Endocrinol Metab. 2021:dgaa989.

Esposito F, Dusick JR, Cohan P, Moftakhar P, McArthur D, Wang C, et al. Early morning cortisol levels as a predictor of remission after trans sphenoidal surgery for Cushing's disease. J Clin Endocrinol Metab. 2006;91(1):7-13.

Feelders RA, Newell-Price J, Pivonello R, Lynnette KN, Hofland LJ, Lacroix A. Advances in the medical treatment of Cushing's syndrome. Lancet Diabetes Endocrinol. 2019;7(4):300-12.

Fleseriu M, Biller BM, Findling JW, Molitch ME, Schteingart DE, Gross C, et al. Mifepristone, a glucocorticoid receptor antagonist, produces clinical and metabolic benefits in patients with Cushing's syndrome. J Clin Endocrinol Metab. 2012;97:2039-49.

Geer EB, Salvatori R, Elenkova A, Fleseriu M, Pivonello R, Witek P, et al. Levoketoconazole improves clinical signs and symptoms and patient-reported outcomes in patients with Cushing's syndrome. Pituitary. 2020 Nov. 20.

Godbout A, Manavela M, Danilowicz K, Beauregard H, Bruno OD, Lacroix A. Cabergoline monotherapy in the long-term treatment of Cushing's disease. Eur J Endocrinol. 2010; 163:709-16.

Hammer GD, Tyrrell JB, Lamborn KR, Applebury CB, Hannegan ET, Bell S, et al. Trans sphenoidal microsurgery for Cushing's disease: initial outcome and long-term results. J Clin Endocrinol Metab. 2004;89(12):6348-57.

Lacroix A, Gu F, Gallardo W, Pivonello R, Yu Y, Witek P, et al. Efficacy and safety of once-monthly pasireotide in Cushing's disease: a 12 month clinical trial. Lancet Diabetes Endocrinol. 2018;6:17-26.

Lila AR, Gopal RA, Acharya SV, Bandgar T, Padma SM, Shah NS, et al. Efficacy of cabergoline in uncured (persistent or recurrent) Cushing disease after pituitary surgical treatment with or without radiotherapy. Endocr Pract. 2010; 16:968-76.

Machado MC, Fragoso MCBV, Moreira AC, Boguszewski C, Vieira Neto L, Naves LA, et al. A review of Cushing's disease treatment by the Department of Neuroendocrinology of the Brazilian Society of Endocrinology and Metabolism. Arch Endocrinol Metab. 2018;62(1):87-105.

Nieman LK, Biller BM, Findling JW, Murad MH, Newell-Price J, Savage MO, et al. Treatment of Cushing's syndrome: an Endocrine Society Clinical Practice Guideline. J Clin Endocrinol Metab. 2015;100(8):2807-31.

Nieman LK, Castinetti F, Newell-Price J, Valassi E, Drouin J, et al. Cushing syndrome. Nat Rev Dis Primers. 2025; 11(1):4.

Tritos NA. Adrenally directed medical therapies for Cushing syndrome. J Clin Endocrinol Metab. 2021;106(1):16-25.

Capítulo 35

# Incidentaloma Hipofisário

Manoel Aderson Soares Filho ▪ Anna Mirella Ribas ▪ Daniel a Rego ▪ Francisco Bandeira

## DEFINIÇÃO

Trata-se de uma lesão hipofisária descoberta ocasionalmente em exames de imagem realizados em virtude de um sintoma ou motivo não relacionado com a lesão (p. ex., cefaleia, traumatismo craniano ou outras queixas neurológicas). Pode ser classificado em microincidentaloma (até 9 mm) e macroincidentaloma (≥ 10 mm).

## ETIOLOGIA

Quando uma lesão hipofisária é evidenciada incidentalmente, o diagnóstico diferencial inclui praticamente todas as doenças tumorais e não tumorais (p. ex., lesões vasculares, doenças infiltrativas, infecciosas, inflamatórias, entre outras) que podem ser encontradas nas regiões selar e parasselar. Em função de sua improbabilidade cirúrgica, a maioria dos incidentalomas não tem diagnóstico etiológico. Em uma série de pacientes de massas selares submetidos a cirurgia, 91% apresentavam adenomas hipofisários e 9% apresentavam adenomas não hipofisários (a maioria, craniofaringiomas). A análise imuno-histoquímica desses adenomas mostrou-se negativa em 50% dos casos, pluri-hormonal em 20%, positiva para gonadotrofina em 15% e positiva para hormônio do crescimento (GH) em 10%.

As várias formas de hipofisite devem ser diferenciadas de adenomas hipofisários, tumores metastáticos invadindo a fossa pituitária e doenças granulomatosas. Na ressonância magnética (RM), pode-se observar a hipófise com o formato triangular ou de halteres e espessamento da haste.

A prevalência de incidentalomas hipofisários aumentou nos últimos anos, com prolactinoma e adenoma não funcionante correspondendo à maioria dos novos casos. Dentre os adenomas hipofisários, houve aumento de diagnósticos de incidentaloma de 25% em 2004 para 42% em 2018.

Os tumores têm a mesma distribuição entre os sexos e faixa etária adulta:

- Microincidentalomas vistos em tomografia computadorizada (TC): 4 a 20%; vistos em RM: 10 a 38%
- Macroincidentalomas vistos em TC: 0,2%; vistos em RM: 0,16%.

Os raros tumores da hipófise posterior incluem: pituicitomas, tumores de células granulares, oncocitomas espinocelulares e ependimomas selares.

## AVALIAÇÃO

Embora a maioria dos incidentalomas hipofisários seja adenomas não funcionantes, deve-se avaliar hipersecreção dosando prolactina e IGF-1 em todos os casos, recomendando-se o teste de hipercortisolismo somente em pacientes com clínica sugestiva e altos níveis de ACTH.

Em relação ao hipopituitarismo, recomenda-se a investigação somente em lesões ≥ 6 mm.

Adicionalmente, pode ser necessário exame de campo visual se a lesão tiver contato com quiasma óptico.

Recomenda-se que os pacientes sejam avaliados por RM com protocolo hipofisário, com cortes finos pré e pós-gadolínio, e cortes coronal, axial e sagital para melhor observação da natureza e da extensão do incidentaloma.

### Hipersecreção hormonal

- Prolactina: avaliar hiperprolactinemia com a dosagem da prolactina sérica. É fundamental considerar que a hiperprolactinemia leve pode estar relacionada com incidentaloma (efeito *stalk*) ou ser decorrente de outras causas não relacionadas, como fármacos, condições sistêmicas ou a presença de macroprolactina

- GH: o rastreamento para acromegalia deve ser feito com a dosagem do fator de crescimento semelhante à insulina tipo 1 (IGF-1)
- Cortisol: considerar rastreamento para excesso de corticosteroide somente em caso de suspeita clínica.

### Hipopituitarismo

Dados de incidentalomas mostraram hipopituitarismo em cerca de 23 a 27% dos casos. Deve-se investigar a deficiência hormonal somente em lesões de 6 mm ou mais:

- TSH: apresenta TSH normal e baixos níveis de T4L
- ACTH: apresenta níveis normais de ACTH (ou levemente reduzidos) e dosagem de cortisol em jejum diminuída. Se cortisol entre 3 e 15 μg/dℓ, usar teste da cortrosina
- FSH e LH: níveis baixos de testosterona, FSH e LH em homens. Em mulheres na pré-menopausa, observa-se clínica de oligo ou amenorreia
- GH: os testes de estímulo são necessários para pacientes com clínica sugestiva e em quem a terapia com GH seja possível.

A abordagem deve ser individualizada com base na alteração endocrinológica identificada e no tamanho da lesão.

### Contato com quiasma óptico

Para todos os pacientes com incidentaloma em contato com quiasma/nervo óptico, mesmo sem sintomas visuais, deve ser feita uma avaliação neuro-oftalmológica especializada incluindo fundo de olho, avaliação de motricidade ocular extrínseca, acuidade visual e campimetria.

### Risco de apoplexia

A apoplexia hipofisária é definida como um evento agudo caracterizado por hemorragia ou infarto de um adenoma, podendo levar a sintomas compressivos devido à rápida expansão do volume. Corresponde a uma situação de emergência que ameaça a vida em alguns casos, tendo como sintomas mais comuns cefaleia, oftalmoplegia e perda aguda da visão.

Seu risco é potencialmente maior em macroincidentalomas adjacentes ao quiasma óptico, em pacientes que fazem uso de terapia anticoagulante ou em casos de invasão dos seios cavernosos.

Apesar de ocorrência rara, os sinais e sintomas da apoplexia hipofisária devem ser lembrados a fim de evitar atrasos em seu diagnóstico e, principalmente, tratamento.

## RASTREAMENTO

A opção de tratamento para pacientes com incidentaloma assintomático clinicamente não funcionante é o rastreamento conservador sem cirurgia. Pacientes sem critério de cirurgia devem receber rastreamento com avaliação clínica e ser submetidos aos testes listados a seguir:

- Macroincidentaloma: RM 6 meses após o exame inicial. Se não houver aumento da lesão, RM anualmente
- Microincidentaloma: RM, anualmente, por 3 anos. Após esse período, diminuir a frequência se a lesão estabilizar
- Campo visual: nas lesões que estiveram em contato com quiasma óptico nas RM de rastreamento. Não há necessidade desse exame em lesões não próximas ao quiasma e em pacientes assintomáticos acompanhados com RM
- Avaliação clínica e bioquímica para hipopituitarismo: 6 meses após a avaliação inicial. A partir daí, anualmente (em caso de macroincidentaloma).

Os testes de rastreamento estão indicados pelo risco de desenvolvimento de hipopituitarismo, principalmente em macroincidentalomas. O crescimento tumoral rápido aumenta seu risco. Os testes de rotina não estão indicados em microincidentalomas nos quais não há mudança clínica, pelo baixo risco de desenvolver hipopituitarismo.

## TRATAMENTO

### Cirúrgico

Deve ser individualizado, de preferência por via transesfenoidal, se o paciente apresentar:

- Déficit visual decorrente da lesão
- Oftalmoplegia ou comprometimento neurológico em virtude de compressão pela lesão
- Lesões em contato ou comprimindo quiasma/nervos ópticos à RM
- Apoplexia hipofisária com distúrbio visual
- Tumores hipersecretores que não prolactinomas.

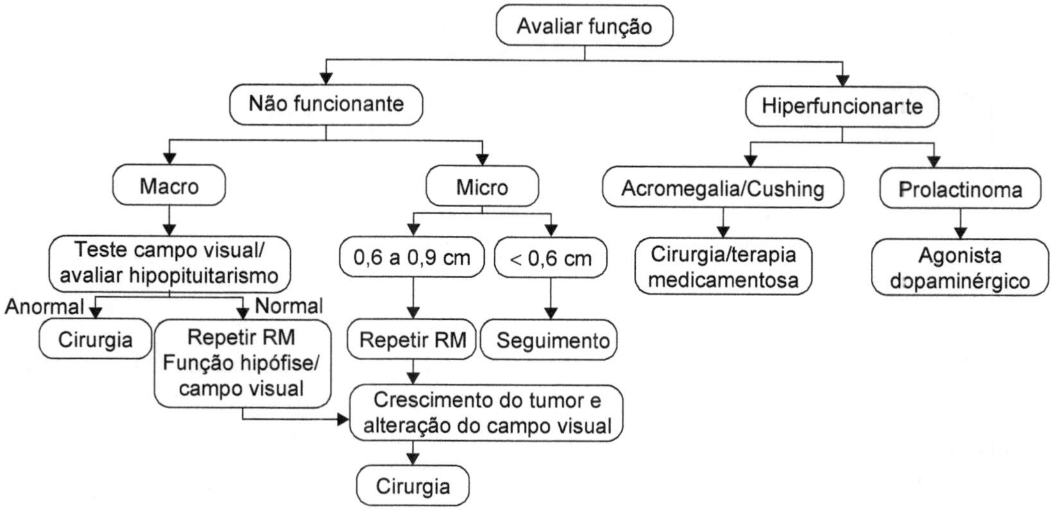


**FIGURA 35.1** Avaliação e tratamento de incidentaloma hipofisário.

A cirurgia pode ser considerada se houver:

- Crescimento significativo do incidentaloma (não há consenso quanto a um ponto de corte específico)
- Perda de função endócrina
- Lesão próxima ao quiasma e planos de engravidar
- Cefaleia incessante
- Macroadenomas não funcionantes em pacientes assintomáticos com alto risco para apoplexia hipofisária (p. ex., em terapia anticoagulante).

## Medicamentoso

Em paciente com incidentaloma e hiperprolactinemia (que pode ser decorrente de uma compressão da haste hipofisária), a hiperprolactinemia sintomática pode ser tratada com agonista dopaminérgico (AD). A cabergolina (CAB) é o fármaco de escolha diante de sua maior eficácia e tolerabilidade, ficando a bromocriptina (BRC) reservada para as pacientes com desejo de engravidar, devido a maior segurança na gestação. Em outros incidentalomas, esse tratamento raramente diminui a lesão, não devendo ser usado nesses casos. Portanto, acompanhamento do tamanho da lesão é necessário, independentemente dos níveis de PRL (Figura 35.1). Em portadores de somatotropinomas, os análogos da somatostatina podem ser considerados (octreotide, lanreotide, pasireotide). Embora tenham ação limitada, os AD como a CAB podem ser utilizados se houver níveis levemente elevados de GH/IGF-1 no pós-operatório ou como terapia adjunta. Outra opção é o pegvisomanto, um bloqueador do receptor de GH utilizado nas situações em que o GH permanece elevado, seja em associação aos análogos de somatostatina ou isolados. Quanto aos corticotropinomas, opções terapêuticas incluem: inibidores de esteroidogênese (cetoconazol, metirrapona, mitotano, etomidato), agentes de ação central (CAB, pasireotide, temozolomida) e antagonistas do receptor de glicocorticoide (mifepristona).

## LEITURAS SUGERIDAS


Caranci F, Leone G, Ponsiglione A, Muto M, Tortora F, Muto M, et al. Imaging findings in hypophysitis: a review. Radiol Med. 2020;125(3):319-28.

Fainstein Day P, Guitelman M, Artese R, Fiszledjer L, Chervin A, Vitale NM, et al. Retrospective multicentric study of pituitary incidentalomas. Pituitary. 2004;7(3):145-8.

Freda PU, Beckers AM, Katznelson L, Molitch ME, Montori VM, Post KD, et al. Pituitary incidentaloma: an Endocrine Society Clinical Practice Guideline. J Clin Endocrinol Metab. 2011;96(4):894-904.

Giraldi E, Allen JW, Ioachimescu AG. Pituitary incidentalomas: best practices and looking ahead. Endocr Pract. 2023;29(1):60-8.

Kalasauskas D, Ernst A, Mireri S, Keric N, Thavarajasingam SG, et al. Psychological burden in patients with sellar masses under conservative and surgical management. Neurosurg Rev. 2025; 48(1):104.

Nippoldt TB. Evaluation of sellar masses. In: Bandeira F, Gharib H, Golbert A, Griz L, Faria M. Endocrinology and diabetes: a problem-oriented approach. New York: Springer Science; 2014. p. 45-55.

Whipple SG, Savardekar AR, Rao S, Mahadevan A, Guthikonda B, Kosty JA. Primary tumors of the posterior pituitary gland: a systematic review of the literature in light of the New 2017 World Health Organization Classification of Pituitary Tumors. World Neurosurg. 2021;145:148-58.

Capítulo 36

# Adenomas Hipofisários Não Funcionantes

Isa Macedo ▪ Arthur Inojosa ▪ Paulo Bernardo Barros ▪ Daniella Rego ▪ Francisco Bandeira

## INTRODUÇÃO

Os adenomas hipofisários não funcionantes (ANF), ou tumores neuroendócrinos hipofisários (PitNETs) não funcionantes, são neoplasias hipofisárias benignas que surgem de células do tecido adeno-hipofisário e se caracterizam classicamente por não serem hormonalmente ativas e, portanto, não se associam a síndromes clínicas. Também são chamados adenomas "silenciosos", enfatizando a falta de sintomas endócrinos, apesar da expressão imuno-histoquímica dos hormônios da hipófise anterior nas células tumorais em grande parte dos tumores. Desse modo, os ANF, em sua maioria, que são cromófobos à histologia, na verdade, secretam gonadotrofinas ou são realmente adenomas hipofisários gonadotróficos.

## EPIDEMIOLOGIA

Os adenomas hipofisários são lesões cerebrais comuns que estão sendo diagnosticadas com frequência crescente e representam cerca de 30 a 40% dos tumores da hipófise anterior. Estima-se que a prevalência na população geral seja de cerca de 15%. Assim, representam a terceira neoplasia mais comum do sistema nervoso central, após meningiomas e gliomas.

Os ANF representam 14 a 54% dos adenomas hipofisários. Estudos populacionais estimaram que a prevalência de ANF clinicamente relevantes é de 7 a 41,3 casos por 100.000 habitantes. Na maioria dos estudos epidemiológicos, eles são o segundo tipo mais comum de adenomas depois dos prolactinomas, quando se leva em consideração tanto os micro quanto os macroadenomas, mas predominam entre os macroadenomas.

Os dados são discordantes sobre predominância de gênero, mas, em geral, há predomínio no sexo masculino, e a ocorrência de pico é da 4ª a 8ª décadas de vida.

A maioria dos adenomas hipofisários surge esporadicamente, mas também podem ocorrer como parte de síndromes endócrinas hereditárias. Entre os pacientes com neoplasia endócrina múltipla tipo 1 (NEM-1), 14,7 a 42,3% dos adenomas hipofisários são não funcionantes. Em um grande estudo retrospectivo multicêntrico de 138 casos de adenomas hipofisários isolados familiares, 28 casos eram ANF, representando quase 1/5 dos casos. Em comparação com os tipos esporádicos, os ANF familiares foram diagnosticados em média 8 anos antes, além de mais invasivos.

## APRESENTAÇÃO CLÍNICA

O espectro clínico dos ANF varia desde completamente assintomático a disfunção hipotalâmica e/ou hipofisária, e até comprometimento do campo visual. A ausência de sintomas clínicos de hipersecreção hormonal provoca um atraso no diagnóstico; estudos evidenciaram um tempo médio de atraso de 1,96 ± 2,9 anos. No momento do diagnóstico, 67 a 90% são macroadenomas. Um estudo prospectivo com 269 pacientes com PitNETs não funcionantes demonstrou que, na apresentação, 48,7% eram incidentais e 51,3% foram descobertos a partir dos sintomas.

A maioria dos pacientes com sintomas apresenta efeito de massa, como cefaleia, defeitos do campo visual, oftalmoplegias e hipopituitarismo. Outras manifestações são hiperprolactinemia e, menos frequentemente, apoplexia hipofisária. O risco real de apoplexia é desconhecido.

Em um estudo retrospectivo de 485 pacientes com ANF, a apoplexia hipofisária foi a primeira apresentação em apenas 8% dos casos.

### Manifestações neurológicas

Cefaleias são comuns em pacientes com tumores hipofisários independentemente do seu tamanho, com média de 19 a 75%. Em uma série de 121 pacientes que descobriram incidentalmente o ANF, a cefaleia foi um dos mais frequentes motivos para realizar um estudo de neuroimagem e estava presente em 19,8% dos casos. A extensão suprasselar também pode causar cefaleia. Os principais mecanismos propostos incluem aumento da pressão intrasselar e alongamento das membranas durais contendo receptores de dor, ou ativação das vias de dor do trigêmeo por tumores que afetam o seio cavernoso.

Complicações neuro-oftalmológicas são causadas pela pressão do tumor no quiasma óptico. Cerca de 58% dos pacientes apresentam deficiência visual. A alteração visual típica é a hemianopsia bilateral, que ocorre quando há compressão do quiasma óptico pelo aumento da hipófise. Pode ser completa, envolvendo todo o hemicampo, ou parcial, iniciando superiormente e progredindo inferiormente, dependendo do grau de compressão do nervo óptico. No caso de compressão grave e a longo prazo, um declínio na acuidade visual pode se desenvolver. Raramente, anormalidades pupilares, atrofia óptica e papiledema podem ocorrer.

### Manifestações endocrinológicas

Os ANF podem cursar com elevações leves na prolactina (PRL) sérica, a chamada "hiperprolactinemia por desconexão", na qual a massa bloqueia a inibição da dopamina de lactotrofos. Notadamente, um nível sérico de PRL > 200 mU/ℓ quase nunca é encontrado, e valores acima desse limite sugerem prolactinoma.

Compressão mecânica da hipófise anterior e/ou haste pituitária impede a passagem de fatores hipotalâmicos estimulantes e podem resultar em hipopituitarismo, o qual se desenvolve de modo lento e costuma não ser detectado. A prevalência geral de hipopituitarismo parcial em pacientes com ANF varia de 37 a 85%. Já o pan-hipopituitarismo ocorre em 6 a 29% dos pacientes.

O eixo mais comumente afetado é o eixo do hormônio do crescimento (GH), seguido pela deficiência de gonadotrofinas, corticotrofinas e tireotrofinas. Estudos evidenciam que cerca de 61 a 100% dos pacientes apresentam evidência laboratorial de deficiência do GH, 36 a 96% apresentam hipogonadismo central e 17 a 62%, insuficiência suprarrenal. Finalmente, 8 a 81% apresentam hipotireoidismo central. A presença de diabetes insípido (DI) no momento do diagnóstico de ANF é muito rara.

## DIAGNÓSTICO

Os tumores hipofisários geralmente são descobertos devido à presença de sintomas relacionados ao efeito de massa e à compressão de estruturas próximas e/ou à presença de deficiência hormonal, ou incidentalmente durante exames de imagem realizados por outros motivos (incidentalomas hipofisários).

### Investigação radiológica

A ressonância magnética (RM) é o padrão-ouro para a avaliação e o diagnóstico diferencial da região selar/suprasselar. Em T1, os adenomas podem ser hipo ou isointensos. Em T2, os adenomas aparecem isointensos em comparação com a matéria branca.

Quando há sangramento, como nos casos de apoplexia hipofisária, a hemorragia aparece como hiperintensa na região ponderada em T1. Por sua vez, hiperintensidade do quiasma óptico em T2 pode indicar um mau prognóstico para a função visual, mesmo após a remoção rápida do adenoma hipofisário responsável pela compressão da via óptica.

Os ANF podem ser classificados em microadenomas quando medem menos de 10 mm e macroadenomas quando medem mais de 10 mm.

Outras lesões não adenomatosas da região selar, como meningiomas ou craniofaringiomas, são mais heterogêneas e, em geral, captam o gadolínio mais avidamente. Um estudo correlacionou retrospectivamente a histologia de 390 subtipos de ANF com achados pré-operatórios de RM. Observou-se que alguns achados, como lesões gigantes, invasão do seio cavernoso e uma configuração lobulada do tumor suprasselar, foram significativamente mais comuns em adenomas silenciosos produtores de hormônio adrenocorticotrófico (ACTH), GH, hormônio estimulador da tireoide (TSH) e PRL em relação aos adenomas *null-cells* ou gonadotróficos.

## Histopatologia/imuno-histoquímica

Tradicionalmente, os ANF se caracterizavam por serem um grupo de tumores hipofisários sem manifestações endócrinas de superprodução hormonal. Entretanto, a nova classificação da Organização Mundial da Saúde (OMS) abandonou tal conceito e adotou uma designação da linhagem celular adeno-hipofisária dos PitNETs, com subsequente categorização de variantes histológicas de acordo com o conteúdo hormonal, histológico e características imuno-histoquímicas. A avaliação imuno-histoquímica compreende a identificação dos fatores de transcrição da hipófise, como PIT1, TPIT, SF1, proteína de ligação GATA 3 [GATA3] e receptor de estrogênio alfa [ERα]). Os ANF incluem adenomas gonadotróficos (com vários graus de reatividade imuno-histoquímica para βFSH, βLH e subunidade alfa ou combinações), adenomas *null-cells* (sem evidência imuno-histoquímica de diferenciação específica do tipo celular usando transcrição pituitária e hormônios adeno-hipofisários) e alguns adenomas pluri-hormonais. Uma porcentagem muito pequena de tumores clinicamente classificados como não funcionantes apresenta características imuno-histoquímicas dos somatotropinomas ou corticotropinomas e, consequentemente, são referidos como adenomas silenciosos somatotróficos e corticotróficos. A inclusão de fatores de transcrição resultou na reclassificação de 95% dos casos de PitNETs não funcionantes hormônio-negativos com base na imuno-histoquímica hormonal.

Os três fatores de transcrição mais avaliados são: o Pit-1 (diferenciação de somatotrofos, lactotrofos e tireotrofos), o SF-1 (diferenciação de gonadotrofos) e o T-Pit (diferenciação de corticotrofos). Embora não utilizados rotineiramente, o ERα e o GATA-2 também são reconhecidos como fatores de transcrição envolvidos na diferenciação de gonadotrofos, lactotrofos, tireotrofos e seus respectivos tumores.

Entre os tipos de PitNETs potencialmente agressivos, três são não funcionais: somatotropinomas silenciosos esparsamente granulados, corticotropinomas silenciosos e tumores de linhagem Pit-1 pouco diferenciados.

Três marcadores de proliferação podem ser utilizados para avaliar o risco de recorrência ou progressão: o índice de proliferação (de anticorpo de coloração anti-Ki-67), a atividade mitótica e a expressão da p53.

Os principais marcadores que podem potencialmente prever uma resposta à terapêutica são: receptores de somatostatina (expressos em adenomas gonadotróficos, podem indicar o uso de análogos de somatostatina [AS]), receptores de dopamina e expressão de O6-metilguanina-DNA metiltransferase (MGMT) e de homólogo do MutS 6 (MSH6, do inglês *MutS homolog 6;* proteína de reparo de incompatibilidade de DNA).

A Tabela 36.1 evidencia os oito subtipos de ANF, cuja classificação se baseia na expressão imuno-histoquímica de hormônios adeno-hipofisários e de fatores de transcrição específicos da hipófise. Outros genes contribuem mais raramente para o desenvolvimento de tumores neuroendócrinos da hipófise, como: *MEN1*, *CDKN1B*, *PRKRI-alfa*, *AIP* e *GPR101*.

## Investigação neuro-oftalmológica

Uma avaliação cuidadosa dos efeitos de massa do tumor é indicada, incluindo o exame de campo visual se o tumor atingir o quiasma. Recomenda-se uma avaliação oftalmológica pré-operatória psicofísica (acuidade e campos visuais), funcional (quantificação de defeito pupilar aferente e potenciais evocados visuais) e anatômica (aparência do disco óptico e tomografia de coerência óptica).

## Investigação da função pituitária

Tradicionalmente, todos os pacientes que apresentam um incidentaloma hipofisário ou ANF devem ter avaliação laboratorial da função pituitária (Quadro 36.1). No entanto, diretrizes mais recentes sugerem avaliação laboratorial para pacientes com micro ou macroadenoma > 6 mm, quer sejam sintomáticos ou não. Os achados mais comuns são hipogonadismo e deficiência de GH.

**TABELA 36.1** Tipos histopatológicos de adenomas hipofisários não funcionantes com seu painel hormonal e marcadores imuno-histoquímicos diagnósticos e prognósticos.

| Tipo de ANF | Fator de transcrição | Painel hormonal | Marcadores prognósticos |
|---|---|---|---|
| Gonadotrófico | SF-1 (GATA-2, ERα) | βFSH, βLH, SUα | ERα, SSTR |
| Corticotrófico<br>Tipo 1<br>Tipo 2<br>*Crooke-cell* | T-Pit<br>T-Pit<br>T-Pit<br>T-Pit | ACTH<br>Difuso, ACTH completo<br>Fraco, ACTH parcial<br>Periferia da célula | – |
| Somatotrófico<br>Esparsamente granulado<br>Densamente granulado | Pit-1<br>Pit-1<br>Pit-1 | GH<br>Difuso, completo<br>Fraco, parcial | SSTR |
| Tireotrófico | Pit-1 (GATA-2) | TSH, SUα | SSTR |
| Lactotrófico esparsamente granulado<br>Densamente granulado<br>Adenoma de células acidófilas | Pit-1 (ERα)<br>Pit-1 (ERα)<br>Pit-1 (ERα)<br>Pit-1 (ERα) | PRL<br>Perinuclear<br>Difuso<br>PRL focal e variável, GH | – |
| Pluri-hormonal | Pit-1 | GH, PRL, TSH, SUα | – |
| *Null-cell* | Nenhum | Nenhum | – |
| ANF duplo/triplo | Mais de um | Variável | – |

ACTH: hormônio adrenocorticotrófico; SUα: subunidade alfa do hormônio glicoproteico; ERα: receptor de estrogênio alfa; FSH: hormônio folículo-estimulante; GH: hormônio do crescimento; LH: hormônio luteinizante; PRL: prolactina; SH: hormônio estimulador da tireoide; SSTR: receptores de somatostatina.

**QUADRO 36.1** Investigação da função pituitária em adenomas hipofisários não funcionantes.

| |
|---|
| Checar IGF-1, cortisol basal, PRL, FSH/LH, estradiol (mulheres)/testosterona (homens), TSH e T4L |
| Avaliar hipersecreção hormonal<br>• Se IGF-1 estiver elevado, deve-se dosar GH<br>• Rastreamento do excesso de GC (teste de supressão noturna com dexametasona, UFC de 24 h, CSa à meia-noite) pode ser considerado independentemente da suspeita clínica |
| Avaliar hipopituitarismo<br>• Se houver suspeita de deficiência de GH, recomenda-se o teste de estimulação do GH. Testes bioquímicos podem ser evitados em pacientes com características da deficiência de tal hormônio e três outros déficits hormonais hipofisários documentados. Teste de tolerância à insulina/testes de GHRH + arginina/glucagon podem ser realizados e GH deve ser > 3 a 5 mg/ℓ<br>• Um nível de cortisol basal < 3 μg/dℓ é indicativo de insuficiência suprarrenal e um nível de cortisol > 15 μg/dℓ provavelmente exclui o diagnóstico. Para verificar a deficiência de ACTH, pode ser realizado um dos seguintes testes: teste de estimulação da corticotropina/ITT/teste de corticotropina em baixa dose. Níveis de cortisol < 18,1 μg/dℓ (500 nmol/ℓ) aos 30 ou 60 min indicam insuficiência suprarrenal |
| • A função gonadal em mulheres na pós-menopausa é avaliada pela história clínica e pelo exame físico. Níveis baixos de FSH/LH em mulheres na pós-menopausa sugerem hipopituitarismo, enquanto em homens excluem hipogonadismo primário se os níveis de testosterona forem baixos |

ACTH: hormônio adrenocorticotrófico; CSa: cortisol salivar à meia-noite; FSH/LH: hormônio folículo-estimulante/hormônio luteinizante; GC: glicocorticoides; GH: hormônio do crescimento; GHRH: hormônio liberador do hormônio do crescimento; IGF-1: fator de crescimento semelhante à insulina tipo 1; ITT: teste de tolerância à insulina; PRL: prolactina; T4L: tiroxina livre; TSH: hormônio estimulador da tireoide; UFC: cortisol livre urinário.

## Outros testes

Em pacientes cuja história pessoal ou familiar sugere a possibilidade de NEM, é necessário realizar triagem e acompanhamento adicionais, conforme apropriado para a síndrome suspeita. Não há evidências clínicas disponíveis para apoiar a solicitação de biomarcadores ou testes genéticos de rotina em pacientes com ANF esporádicos.

## Diagnóstico diferencial

É amplo e inclui muitas doenças:

- Tumores da hipófise anterior
- Tumores da hipófise posterior (pituicitoma, tumores de células granulares)
- Tumores parasselares benignos (meningioma, craniofaringioma)
- Tumores malignos (glioma, tumor de células germinativas)
- Malformações (cistos de fenda de Rathke, cisto dermoide, cisto epidermoide, cisto aracnoide)
- Lesões inflamatórias e granulomatosas (hipofisite linfocítica, hipofisite granulomatosa, histiocitose de células de Langerhans)
- Lesões vasculares (por aneurismas).

Quando um macroadenoma hipofisário é diagnosticado, é importante diferenciá-lo de um macroprolactinoma, pois a incidência de hiperprolactinemia em pacientes com histologia de ANF varia de 25 a 65%.

# TRATAMENTO

As opções de tratamento variam de acordo com características do tumor e presença de sintomas. Atualmente, as opções de tratamento incluem vigilância ativa, cirurgia, radioterapia e terapia medicamentosa.

## Vigilância ativa

Nos pacientes com ANF assintomáticos, pode ser considerada abordagem conservadora, mas não há um algoritmo estabelecido devido à limitação de estudos. Os microadenomas podem ser acompanhados com RM anual por 3 anos. Se não houver crescimento durante esse período, a RM pode ser realizada com menos frequência. Se houver crescimento ou compressão do quiasma óptico durante acompanhamento, deve-se considerar cirurgia. Nenhuma vigilância é recomendada para microadenomas menores de 5 mm.

Quando a cirurgia não é realizada em pacientes com macroadenomas não funcionantes assintomáticos, a avaliação do campo visual e a RM devem ser realizadas a cada 6 meses inicialmente, e, depois, anualmente por 3 anos. Após esses 3 anos, a imagem pode ocorrer com menos frequência. Apesar do crescimento dos macroadenomas ser lento, em média 0,6 mm/ano, a avaliação para hipopituitarismo deve ser considerada a cada 6 a 12 meses.

A avaliação do campo visual é recomendada quando há aumento do tumor e contato ou compressão do quiasma óptico. No caso de um macroadenoma próximo ao quiasma óptico, a RM deve ser realizada em 6 meses e anualmente a partir de então. A campimetria pode ser realizada a cada 6 meses.

## Cirurgia

Em geral, a cirurgia transesfenoidal (CTE) é o tratamento de escolha para a maioria dos pacientes, especialmente quando os sintomas estão presentes (déficit de campo visual, oftalmoplegia, cefaleia ou deficiências hormonais). Mesmo quando não curativa, a cirurgia atinge considerável redução de volume em quase todos os pacientes. Melhora da função hormonal tem sido relatada em até 40% dos pacientes.

No pós-operatório imediato, os pacientes devem ser monitorados quanto aos distúrbios do equilíbrio hídrico e de sódio, devido ao risco de complicações como insuficiência suprarrenal, diabetes insípido e síndrome de secreção inapropriada de hormônio antidiurético (SIADH).

A avaliação da função hipofisária e o exame do campo visual devem ser realizados de 1 a 3 meses após a cirurgia, e o tratamento de prováveis deficiências hormonais deve ser introduzido. A RM de sela túrcica deve ser realizada de 3 a 6 meses após a cirurgia para estimar a ressecção do tumor, além de servir como exame de imagem basal durante o acompanhamento subsequente.

Outras estratégias para o tratamento primário de ANF, como terapia medicamentosa, radioterapia ou expectação, devem ser reservadas apenas para pacientes com alguma contraindicação ao procedimento cirúrgico.

## Radioterapia

Diminui sobremaneira a recorrência de tumores ressecados parcialmente, e a estabilidade da lesão é alcançada na maioria dos pacientes com ANF. No entanto, tal terapia não é recomendada para pacientes com tumores completamente ressecados, nos quais as taxas de recorrência costumam ser baixas. Além disso, a irradiação selar tem sido associada à diminuição de sobrevida a longo prazo desses pacientes.

Atualmente, a radioterapia após a cirurgia é, em geral, reservada para pacientes selecionados com alto risco de progressão tumoral. Essa prática decorre das complicações comuns associadas a essa modalidade de tratamento, como hipopituitarismo, dano ao nervo óptico, tumores cerebrais secundários e AVE.

## Radiocirurgia estereotáxica

Resultados de grandes séries retrospectivas no uso da radiocirurgia estereotáxica para ANF revelaram controle tumoral de 90 a 95% em 5 anos. Foi observada redução do tamanho do tumor em 20 a 60% dos casos, assim como melhora da motilidade ocular e das funções visuais em cerca de 25% dos pacientes. A técnica mais usada foi a *gamma knife*. Verificou-se que uma dose de 12 a 20 Gy era tão eficaz quanto uma dose de mais de 20 Gy; no entanto, uma dose menor que 12 Gy foi associada a piores resultados. Maior volume tumoral, extensão suprasselar e baixas doses de radiação foram associados a piores resultados no controle do tumor. Hipopituitarismo é o efeito colateral a longo prazo mais comum observado, ocorrendo em 10 a 40% dos pacientes em 5 anos.

## Medicamentos

### *Agonistas dopaminérgicos*

Na hipófise normal, a dopamina exerce inibição em células produtoras de PRL por meio do receptor D2. A maioria dos adenomas hipofisários, independentemente de sua célula de origem, também expressa receptores de dopamina. Dessa maneira, nas últimas 3 décadas, relatos de casos e pequenos estudos sugeriram que os agonistas dopaminérgicos poderiam ter um papel no tratamento dos ANF, sendo a cabergolina a mais potente.

Estudo recente utilizou agonistas dopaminérgicos para o tratamento de pacientes com ANF com tumores residuais após a cirurgia. Foi utilizada uma dose de, no máximo, 2 mg/semana com controle do tumor em 87,3% dos pacientes, em comparação com 46,7% do grupo-controle. É importante ressaltar, ainda, que o tratamento com cabergolina levou a uma diminuição na necessidade de terapias invasivas adicionais: apenas 13% dos pacientes que receberam tratamento preventivo com agonistas dopaminérgicos necessitaram de cirurgia adicional ou radioterapia, em comparação com 42% no grupo-controle. Esses resultados indicam que o tratamento com agonistas dopaminérgicos para prevenir o crescimento do tumor remanescente após a cirurgia parece superior ao seguimento expectante atualmente praticado.

O objetivo do tratamento, em contraste com prolactinomas, não é a diminuição do tumor, mas sim a prevenção do crescimento, com o objetivo de reduzir a necessidade de radioterapia ou de segunda cirurgia.

### *Temozolomida*

TMZ é um agente alquilante oral com um papel crescente no tratamento de carcinomas e tumores agressivos da hipófise. No entanto, devido ao número limitado de estudos, as evidências ainda são consideradas baixas. Apesar disso, um teste de 3 meses com a medicação é recomendado como quimioterapia de primeira linha para carcinomas e PitNETs agressivos. Em uma metanálise conduzida pela Sociedade Europeia de Endocrinologia, a resposta do tumor após TMZ foi de aproximadamente 47%. Outros estudos demonstraram resposta parcial ou completa alcançada em 22% dos pacientes e doença estável em 48%.

## LEITURAS SUGERIDAS

AlMalki MH, Ahmad MM, Brema I, AlDahmani KM, Pervez N, Al-Dandan S, et al. Contemporary management of clinically non-functioning pituitary adenomas: a clinical review. Clin Med Ins Endocrinol Diab. 2020;13(5):1-13.

Asa SL, Mete O, Ezzat S. Genomics and epigenomics of pituitary tumors: what do pathologists need to know? Endocr Pathol. 2021; 32(1):3-16.

Even-Zohar N, Greenman Y. Management of NFAs: medical treatment. Pituitary. 2018;21(2):168-75.

Freda PU, Bruce JN, Khandji AG, Jin Z, Hickman RA, Frey E, et al. Presenting features in 269 patients with clinically nonfunctioning pituitary adenomas enrolled in a prospective study. J Endocr Soc. 2020;4(4):1-13.

Greenman Y, Cooper O, Yaish I, Robenshtok E, Sagiv N, Jonas-Kimchi T, et al. Treatment of clinically nonfunctioning pituitary adenomas with dopamine agonists. Eur J of Endocrinol. 2016;(1):63-72.

Deng C, Yang S, Pu C, Bai X, Tian C, Feng M. Temozolomide treatment in refractory pituitary adenomas and pituitary carcinomas. Neuroendocrinology. 2025 Jan 8:1-16.

Manojlovic E, Engström BE, Casar-Borota O. Histopathological classification of non-functioning pituitary neuroendocrine tumors. Pituitary. 2018;21(2):119-29.

Molitch ME. Diagnosis and treatment of pituitary adenomas: a review. JAMA. 2017;317(5):516-24.

Portovedo S, Neto LV, Soares P, Carvalho DP, Takiya CM, Miranda-Alves L. Aggressive nonfunctioning pituitary neuroendocrine tumors. Brain Tumor Pathol. 2022; 39(4):183-99.

Raverot G, Vasiljevic A, Jouanneau E. Prognostic factors of regrowth in nonfunctioning pituitary tumors. Pituitary. 2018;21(2):176-82.

Tampourlou M, Fountas A, Ntali G, Karavitaki N. Mortality in patients with non-functioning pituitary adenoma. Pituitary. 2018;21(2):203-7.

Whyte E, Nezu M, Chik C, Tateno T. Update on current evidence for the diagnosis and management of nonfunctioning pituitary neuroendocrine tumors. Endocrinol Metab (Seoul). 2023;38(6):631-54.

Capítulo 37

# Pan-Hipopituitarismo

Mirela Litvin ▪ Marcela Resende Sarmento ▪ Luiz Henrique Maciel Griz ▪ Daniella Rego ▪ Francisco Bandeira

## ANATOMIA E FISIOLOGIA DA HIPÓFISE

O sistema nervoso central (SNC), a hipófise e os respectivos órgãos-alvo (gônadas, suprarrenais e tireoide) agem em conjunto, integrando harmoniosamente os inúmeros processos secretórios que ocorrem nos diferentes níveis de controle do eixo hipotálamo-hipofisário, por mecanismos multifatoriais e dependentes de uma comunicação humoral, que se autorregula por mecanismos de retroalimentação.

No adulto, a hipófise mede de 12 a 15 mm no seu diâmetro maior (transversal), 8 a 10 mm no plano sagital e 5 a 7 mm no plano vertical. Pesa de 0,5 a 0,6 g. Localiza-se no interior da sela túrcica, no osso esfenoide na base do crânio, sendo conectada com o hipotálamo pela haste hipofisária. Ocupa 75% da sela normal.

A hipófise é dividida em dois lobos: o anterior ou adeno-hipófise (constituindo 80% do volume total da glândula) e o posterior ou neuro-hipófise, com origens embriológicas distintas. O lobo anterior da hipófise produz os hormônio: adrenocorticotrófico (ACTH), folículo-estimulante (FSH), do crescimento (GH), luteinizante (LH), estimulador da tireoide (TSH) e prolactina (PRL), os quais são regulados pelo hormônio liberador do hormônio do crescimento (GHRH), liberador de gonadotrofina (GnRH), liberador de corticotrofina (CRH), liberador de tirotrofina (TRH) e pela dopamina (Tabela 37.1). Com exceção da dopamina, de ação inibidora, os outros hormônios hipotalâmicos exercem uma ação estimuladora. O lobo posterior armazena o hormônio antidiurético (ADH) e a ocitocina, produzidos no hipotálamo.

## HIPOPITUITARISMO

Manifesta-se pela diminuição ou ausência da secreção de um ou mais hormônios hipofisários. Quando há deficiência de dois ou mais desses hormônios, pode-se chamar de pan-hipopituitarismo.

O hipopituitarismo é um evento primário causado pela destruição da adeno-hipófise ou por um fenômeno secundário resultante da deficiência de fatores estimulantes (ou inibitórios) hipotalâmicos que normalmente atuam sobre a hipófise. A causa mais comum de hipopituitarismo são tumores hipofisários ou consequência do seu tratamento (cirurgia e/ou radioterapia).

**TABELA 37.1** Hormônios produzidos pela hipófise e sua atuação.

| Hipotálamo | Célula | Produtos | Alvos | Hormônios periféricos |
|---|---|---|---|---|
| GHRH | Somatotrofos | GH | Todos os tecidos | IGF-1 |
| GnRH | Gonadotrofos | FSH, LH | Gônadas | E2, testosterona |
| TRH | Tireotrofos | TSH | Tireoide | T4L |
| CRH | Corticotrofos | ACTH | Suprarrenal | Cortisol |
| Dopamina, TRH | Lactotrofos | PRL | Mama | Secreção mamária |

ACTH: hormônio adrenocorticotrófico; CRH: hormônio liberador de corticotrofina; E2: estradiol; FSH: hormônio folículo-estimulante; GH: hormônio do crescimento; GnRH: hormônio liberador de gonadotrofina; GHRH: hormônio liberador do hormônio do crescimento; IGF-1: fator de crescimento semelhante à insulina tipo 1; LH: hormônio luteinizante; PRL: prolactina; T4L: tiroxina livre; TSH: hormônio estimulador da tireoide.

## ETIOLOGIA

As principais causas de pan-hipopituitarismo são listadas a seguir:

- Genética: mutação do receptor do GHRH, mutação isolada do gene do GH, mutação dos genes dos fatores de transcrição: *HESX1, POU1F1, PROP-1, LHX3, LHX4, PITX 1* e *2, SOX 2* e *3*
- Invasiva: grandes tumores hipofisários, craniofaringiomas, tumores metastáticos, tumores primários do SNC (meningioma, cordoma, glioma óptico, tumores epidermoides, dermoides e pineais)
- Vascular: necrose pós-parto (síndrome de Sheehan), apoplexia hipofisária, aneurisma carotídeo
- Infiltrativa: sarcoidose, hemocromatose, histiocitose X
- Traumática: traumatismo craniano, maus-tratos infantis
- Imunológica: hipofisite linfocítica
- Iatrogênica: cirurgia, radioterapia, opioides
- Infiltrativa: micoses, tuberculose, sífilis
- Idiopática.

O hipopituitarismo autoimune engloba: hipofisite linfocítica; hipofisite relacionada com IgG4; hipofisite relacionada com inibidores da imunidade *checkpoint*; hipofisite relacionada com anti-Pit-1; e deficiência isolada de ACTH.

## QUADRO CLÍNICO

Nos casos de adenomas hipofisários, a maioria dos pacientes apresenta disfunção sexual e queixas de hipogonadismo secundário. Sintomas como redução da libido, fraqueza, perda não intencional de peso, pressão arterial baixa, intolerância ao frio, queda de pelos no corpo e alterações menstruais (menstruação irregular ou amenorreia), são sintomas comumente descritos (Tabela 37.2).

**TABELA 37.2** Manifestações clínicas de hipopituitarismo.

| Sintomas/sinais | Deficiência hormonal pituitária |
|---|---|
| **Geral** | |
| Fadiga, fraqueza | ACTH, TSH, LH/FSH, GH |
| Ganho de peso | TSH |
| Perda de peso | ACTH |
| Capacidade reduzida do exercício | ACTH, TSH, LH/FSH, GH |
| Qualidade do sono prejudicada | TSH, LH/FSH, GH |
| Depressão | TSH, GH, LH/FSH |
| Declínio cognitivo | ACTH, TSH, GH |
| Intolerância ao frio | TSH |
| **Pele** | |
| Palidez | ACTH, LH/FSH |
| Pele seca | ACTH, TSH |
| Cabelo fino, perda da massa capilar | ACTH, TSH, LH/FSH |
| **Cardiovascular/metabólico** | |
| Hipertensão | TSH, GH |
| Hipotensão, particularmente ortostática | ACTH |
| Bradicardia | TSH |
| Perda de massa magra e aumento de massa gorda | GH |
| Hiperlipidemia | TSH, GH |
| Resistência à insulina e tolerância à glicose | TSH, GH |

*(continua)*

TABELA 37.2 Manifestações clínicas de hipopituitarismo. (*Continuação*)

| Sintomas/sinais | Deficiência hormonal pituitária |
|---|---|
| Hipoglicemia | ACTH |
| Função cardíaca prejudicada | ACTH, TSH, GH |
| Aterosclerose precoce | TSH, GH |
| **Pulmonar** | |
| Respiração curta e dispneia ao esforço | ACTH, TSH |
| **Gastrintestinal** | |
| Anorexia | ACTH |
| Náuseas/vômitos | ACTH |
| Diarreia | ACTH |
| Constipação intestinal | TSH |
| **Músculo esquelético** | |
| Fraqueza muscular | ACTH, TSH, LH/FSH, GH |
| Osteoporose, fraturas | ACTH, TSH, LH/FSH, GH |
| **Renal** | |
| Aumento de sede | ADH |
| Poliúria, noctúria | ADH |
| **Reprodutivo** | |
| Amenorreia | ACTH, TSH, LH/FSH |
| Disfunção erétil | LH/FSH |
| Baixa libido/fogachos | LH/FSH |
| Infertilidade | LH/FSH |
| Secura vaginal | LH/FSH |

ACTH: hormônio adrenocorticotrófico; GH: hormônio do crescimento; LH/FSH: hormônio luteinizante/hormônio folículo-estimulante; TSH: hormônio estimulador da tireoide.
Adaptada de Fleseriu et al., 2016.

Estudo recente revela que sintomas de hipogonadismo secundário foram mais comuns que sinais e sintomas de hipotireoidismo, insuficiência suprarrenal ou baixos níveis de fator de crescimento semelhante à insulina tipo 1 (IGF-1).

## DIAGNÓSTICO

Baseia-se no exame clínico e na avaliação laboratorial para investigação da causa do hipopituitarismo (Tabela 37.3).

**INSUFICIÊNCIA SUPRARRENAL (IS) CENTRAL.** Recomenda-se dosar o cortisol plasmático entre 8 e 9 h da manhã. Níveis abaixo de 3 mg/dℓ são indicativos de IS, e níveis acima de 15 mg/dℓ excluem IS. Quando níveis séricos de cortisol matinal estiverem entre 3 e 15 mg/dℓ, é necessário realizar o teste de estimulação com corticotropina – níveis máximos de cortisol < 18,1 μg/dℓ (500 nmol/ℓ) aos 30 ou 60 min indicam IS.

**HIPOTIREOIDISMO CENTRAL – DOSAR TSH E TIROXINA LIVRE (T4L) PARA AVALIAÇÃO.** Um nível de T4L abaixo da faixa de referência do laboratório em conjunto com um TSH baixo, normal ou levemente elevado no quadro de doença hipofisária, geralmente confirma um diagnóstico de hipotireoidismo central. É contraindicado o uso de testes dinâmicos de secreção de TSH para diagnosticar o hipotireoidismo central.

TABELA 37.3 Exames para avaliação de hipopituitarismo.

| Hormônio | Teste | Resultados |
|---|---|---|
| Mulher<br>LH e FSH | Avaliação clínica<br>LH<br>FSH<br>Estradiol | <br>Normal ou baixo<br>Normal ou baixo<br>Baixo |
| Homem<br>LH e FSH | LH<br>FSH<br>Testosterona | Normal ou baixo<br>Normal ou baixo<br>Baixo |
| TSH | T4L | Baixo |
| GH | ITT:<br>• Adultos<br>• Crianças:<br>▪ Radioimunoensaio<br>▪ Imunorradiométrico<br>▪ Imunofluorimétrico/quimioluminescência | <br>< 3 ng/mℓ (déficit)<br>> 10 (normal)<br>> 7 (normal)<br>> 5 (normal) |
| ACTH | Cortisol em jejum<br>Hipoglicemia insulínica ou teste do ACTH (se cortisol plasmático basal estiver entre 3 e 18 mg/dℓ) | < 3 mg/dℓ<br>Valor de cortisol < 20 mg/dℓ |
| ADH | Privação hídrica (Osm urinária: mOsm/kg) | < 300 após privação e > 750 após DDAVP |

ACTH: hormônio adrenocorticotrófico; ADH: hormônio antidiurético; DDAVP: desmopressina; FSH: hormônio folículo-estimulante; GH: hormônio do crescimento; ITT: teste de tolerância à insulina; LH: hormônio luteinizante; T4L: tiroxina livre; TSH: hormônio estimulador da tireoide.

**HIPOGONADISMO CENTRAL EM HOMENS.** Nos pacientes com suspeita de hipogonadismo central é recomendado dosar os níveis plasmáticos de LH, FSH e testosterona total antes das 10 h da manhã, em conjunto com a PRL sérica.

**HIPOGONADISMO CENTRAL EM MULHERES.** Na presença de oligomenorreia ou amenorreia, recomenda-se dosar LH, FSH e estradiol. É necessário excluir outras causas, como gravidez, doenças tireoidianas, hiperandrogenismo e hiperprolactinemia.

**DI CENTRAL.** É recomendado medir simultaneamente a osmolaridade sérica e a osmolaridade urinária em pacientes com poliúria (50 mℓ/kg/24 h).

**DEFICIÊNCIA DE GH.** Em pacientes com suspeita de deficiência de GH, recomenda-se o teste de estimulação do GH. Medições únicas de GH não são úteis. Em pacientes com características clássicas de deficiência de GH e outros três déficits hormonais hipofisários documentados, não é necessário realizar testes dinâmicos.

## Testes dinâmicos para diagnóstico de hipopituitarismo

### *Déficit de hormônio do crescimento*

#### Teste de tolerância à insulina

O teste de tolerância à insulina (ITT) é considerado o teste padrão-ouro para diagnóstico de déficit de GH. Administra-se insulina regular 0,05 a 0,15 UI/kg intravenoso (IV). Quando o paciente apresentar glicemia capilar menor ou igual a 45 mg/dℓ, deve-se dosar o GH sérico nos tempos 0, 15, 30, 60, 90 e 120 min. Nos adultos, como segunda opção, pode ser usado o teste de estímulo com glucagon 1 mg subcutânea (SC). As medidas do GH sérico podem ser realizadas no basal e 3 h após a injeção.

**INTERPRETAÇÃO.** GH < 3 ng/mℓ em adultos e < 5 a 10 ng/mℓ (a depender do ensaio) em crianças sugerem déficit de GH. Em crianças, no radioimunoensaio, valor maior que 10 ng/mℓ é considerado uma resposta normal, e valores entre 7 e 10 ng/mℓ, resposta parcial à secreção de GH. No ensaio imunorradiométrico, valor maior igual a 7 ng/mℓ é considerado uma resposta normal. Já nos métodos imunofluorimétrico e de quimioluminescência, valor maior ou igual a 5 ng/mℓ é considerado uma resposta normal.

**OBSERVAÇÃO.** O ITT não deve ser realizado em pacientes com doença arterial coronariana (DAC), arritmias, epilepsia e com menos de 2 anos. Deve ser realizado com a supervisão de um profissional especializado.

### *Déficit de hormônio adrenocorticotrófico*

#### Teste de tolerância à insulina

Administra-se insulina regular 0,05 a 0,15 UI/kg IV. Quando o paciente apresentar glicemia capilar menor ou igual a 45 mg/dℓ, deve-se dosar o cortisol sérico nos tempos 0, 15, 30, 60, 90 e 120 min.

**INTERPRETAÇÃO.** Níveis de cortisol sérico > 20 mg/dℓ excluem deficiência de ACTH. Cortisol entre 10 e 20 mg/dℓ considera-se baixa reserva, havendo necessidade de reposição de glicocorticoide em situações de estresse (infecções, traumas, cirurgias).

#### Teste do hormônio adrenocorticotrófico (cortrosina)

Administração de ACTH 250 mg intramuscular (IM). São dosados os níveis de cortisol sérico nos tempos 0, 30 e 60 min.

**INTERPRETAÇÃO.** Picos de cortisol > 20 mg/dℓ excluem deficiência de ACTH.

### *Déficit de hormônio antidiurético*

#### Teste de restrição de água

Tem como objetivo medir a osmolaridade urinária.

**INTERPRETAÇÃO.** Osmolaridade urinária > 300 mOsm/mℓ exclui diabetes insípido por completo. Deve-se realizar RM da região hipotalâmico-hipofisária e/ou um ensaio terapêutico com DDAVP.

## TRATAMENTO

Inclui terapias direcionadas a doenças subjacentes e terapia de reposição. Os tumores hipofisários devem ser tratados com cirurgia, radioterapia ou com uma combinação dessas modalidades (Tabela 37.4).

### Deficiência corticotrófica

Pacientes que desenvolvem IS secundária necessitam de reposição de GC por toda a vida. A dose pode ser tomada de uma única vez ou, caso seja dividida em duas tomadas, a primeira e maior dose deve ser feita ao acordar, e a segunda, à tarde. As doses preconizadas são descritas a seguir:

- Hidrocortisona: 15 a 25 mg/dia
- Prednisona: 5 a 7,5 mg/dia
- Acetato de cortisona: 15 a 25 mg/dia.

**TABELA 37.4** Tratamento, seguimento e monitoramento do hipopituitarismo.

| Hormônio | Reposição | Seguimento | Monitoramento |
|---|---|---|---|
| ACTH | Glicocorticoide | Clínico | Prevenção de crise suprarrenal, peso, circunferência abdominal, pressão arterial, glicemia, hemoglobina glicada, perfil lipídico, cardiovascular |
| TSH | Levotiroxina | Clínico<br>T4L | Perfil lipídico, cardiovascular |
| LH e FSH<br>Homem | Testosterona | Clínico<br>Testosterona total | Próstata, função hepática, perfil lipídico, cardiovascular |
| LH e FSH<br>Mulher | Estrogênio/<br>Progesterona | Clínico | Mamografia, função hepática, perfil lipídico, cardiovascular, risco de trombose venosa |
| GH | GH Recombinante humano | Clínico<br>Alvos terapêuticos<br>IGF-1 | Tumor hipofisário, glicemia, hemoglobina glicada, neoplasia (alvos terapêuticos) |
| ADH | DDAVP | Sódio sérico | Hiponatremia |

ADH: hormônio antidiurético; ACTH: hormônio adrenocorticotrófico; DDAVP: desmopressina; FSH: hormônio folículo-estimulante; GH: hormônio do crescimento; IGF-1: fator de crescimento semelhante à insulina tipo 1; LH: hormônio luteinizante; TSH: hormônio estimulador da tireoide.

Alguns pacientes podem necessitar de reposição apenas em situações de estresse ou podem necessitar de dose dobrada em situações de estresse ou doença. Na suspeita de crise suprarrenal, recomenda-se o uso imediato de hidrocortisona, 50 a 100 mg IV.

## Deficiência tireotrófica

O tratamento consiste em reposição de levotiroxina na dose de 1,6 µg/kg/dia. O monitoramento da dose deve ser feito por meio da dosagem de T4L. Deficiência de ACTH deve ser tratada 1 semana antes da deficiência tireotrófica. Recomenda-se manter os valores de T4L no limite médio a superior dos valores de referência. É contraindicado o uso de T3 ou outras formulações tireoidianas para os casos mencionados.

## Deficiência gonadotrófica

A reposição de esteroides gonadais é importante para induzir a menarca e a puberdade, restaurar os ciclos menstruais e a fertilidade e evitar a perda óssea.

### *Homens*

A reposição com testosterona IM nos homens a cada 2 a 3 semanas pode ser usada; contudo, pode levar a flutuações dos níveis de testosterona. São usados:

- Ésteres de testosterona: propionato de testosterona 250 mg/mℓ e cipionato de testosterona 100 mg/mℓ, a cada 2 a 3 semanas
- Undecanoato de testosterona: 250 mg/mℓ IM a cada 3 meses.

A testosterona em gel está disponível em sachês de 5 g contendo 50 mg de testosterona para aplicação transdérmica, 1 vez/dia.

Os níveis de testosterona devem ser monitorados 5 h após a ingesta oral, após 1 semana das injeções de cipionato e enantato e após 1 a 2 meses de iniciado undecanoato IM ou a solução tópica. Devem ser monitorados hemograma, hematócrito, perfil lipídico e níveis de antígenos prostáticos, além de ser feita ultrassonografia (US) de próstata.

Esse tratamento é contraindicado em pacientes com câncer de próstata.

### *Mulheres*

A reposição com estrogênio melhora os sintomas de deficiência estrogênica (fogachos, sudorese, atrofia vaginal) e protege a saúde óssea. Deve ser feita por meio do uso combinado de estrogênio e progestágeno ou anticoncepcional oral hormonal em mulheres na idade fértil com hipogonadismo central (pré-menopausadas). Nas mulheres histerectomizadas e na pós-menopausa, deve ser utilizado somente o estrogênio.

## Infertilidade

Para indução da ovulação, GnRH pulsátil é o mais usado em pacientes com hipogonadismo hipogonadotrófico hipotalâmico e gonadotrofinas normais:

- 75 UI diariamente de uma preparação com FSH e LH
- US para avaliação do desenvolvimento de folículos e prevenção de superestimulação ovariana e gravidez múltipla
- Se o folículo amadurece: única dose de 5.000 UI de hCG é administrada para estimular a ovulação, que ocorre em 36 a 48 h da administração.

## Eficiência somatotrófica

A reposição deve ser feita com:

- GH recombinante humano (adultos) SC na dose de 0,2 a 0,4 mg/dia em pacientes com < 60 anos e 0,1 a 0,2 mg/dia para pacientes > 60 anos
- Para crianças, a dose é 0,03 até 0,07 mg/kg/dia, mantendo-se os níveis de IGF-1 entre os valores mediano e superior da faixa de normalidade para a idade.

Os efeitos colaterais incluem cefaleia, artralgia, mialgia, retenção de líquidos etc. O seguimento depende da medida de peso, altura, IGF-1, glicemia, HbA1c, perfil lipídico e densitometria óssea (DMO) a cada 2 anos com baixa DMO precedente ao tratamento. O IGF-1 deve ser dosado 6 semanas após iniciar a reposição com GH e a cada 6 meses para acompanhamento.

As contraindicações absolutas incluem neoplasia ativa, hipertensão intracraniana ativa e retinopatia diabética proliferativa. O uso de GH não é recomendado para melhorar o desempenho físico, sendo considerado ilegal no Brasil.

GH não é liberado durante a gravidez e a amamentação.

### Deficiência de hormônio antidiurético

A DDAVP é o tratamento de escolha, administrada por VO, intranasal (IN) ou parenteral. Dose excessiva pode levar a risco de hiponatremia e, portanto, o nível de sódio sérico deve ser medido depois do início do tratamento. A dose usual é de 10 mcg (solução nasal) 1 a 2 vezes/dia.

## RASTREAMENTO

### Terapia androgênica

Homens com menos de 40 anos têm baixo risco de desenvolver câncer de próstata, portanto, não é necessário monitorar a próstata.

Homens com mais de 40 anos têm nível de antígeno prostático específico (PSA) > 0,6 ng/mℓ. Exame retal antes do início do tratamento e níveis de PSA devem ser verificados a cada 3 a 6 meses após o início da terapia. Em caso de aumento dos níveis de PSA, deve-se agendar consulta com urologista.

Hematócrito deve ser verificado no início, 3 a 6 meses após o início e, depois, anualmente.

Se o hematócrito for > 54%, o tratamento deve ser suspenso.

### Deficiência tireotrófica

Seguimento por meio dos níveis de T4L deve ser realizado. T4L deve ser mantido na metade superior da referência.

### Deficiência de hormônio adrenocorticotrófico

Não há consenso com relação à melhor dose e ao corticosteroide para reposição. Em uma doença aguda, a reposição de corticosteroide é aumentada de 2 a 3 vezes em um curso de pelo menos 3 dias, ou mais, se necessário.

## LEITURAS SUGERIDAS

Bougnères P. Congenital hypopituitarism: current agnostic genetics faces its limits. J Clin Endocrinol Metab. 2025;110(3):e903-e904.

Faria M, Nascimento G, Faria A, et al. Hypopituitarism. In: Bandeira F, Gharb H, Golbert A, Griz L, Faria M. Endocrinology and diabetes: a problem-oriented approach. New York: Springer Science; 2014. p. 77-97.

Fleseriu M, Hashim IA, Karavitaki N, et al. Hormonal replacement in hypopituitarism in adults: an Endocrine Society clinical practice guideline. J Clin Endocrinol Metab. 2016;101(11):3888-921.

Prodam F, Caputo M, Mele C, Marzullo P, Aimaretti G. Insights into non-classic and emerging causes of hypopituitarism. Nat Rev Endocrinol. 2021;17(2):114-29.

Takahashi Y. Mechanisms in endocrinology: autoimmune hypopituitarism: novel mechanistic insights. Eur J Endocrinol. 2020;182(4):R59-R66.

Tirosh A, Benbassat C, Lifshitz A, et al. Hypopituitarism patterns and prevalence among men with macroprolactinomas. Pituitary. 2015;18(1):108-15.

Capítulo 38

# Deficiência de Hormônio Antidiurético

Lívia Vilela de Carvalho ▪ Ítalo Sérgio da Silveira Arruda ▪ Luiz Henrique Maciel Griz ▪ Francisco Bandeira

## DEFINIÇÃO

A deficiência do hormônio antidiurético (ADH), antes conhecida como diabetes insípido (DI), é uma condição médica rara caracterizada pela produção hipofisária insuficiente de ADH ou pela incapacidade renal de responder de modo adequado a esse hormônio. Essa deficiência leva a uma perda excessiva de água por meio da urina causando poliúria hipotônica, polidipsia e distúrbios do equilíbrio eletrolítico.

## FISIOPATOLOGIA

O ADH, também conhecido como arginina vasopressina (AVP), é um hormônio produzido pela glândula pituitária e desempenha um papel crucial na regulação do equilíbrio hídrico e da pressão arterial no organismo. Esse hormônio é secretado em resposta a aumentos na osmolaridade plasmática ou a episódios de hipotensão, atuando nos rins para reduzir a excreção de água e elevar a pressão arterial.

O ADH é fundamental para a manutenção da homeostase do corpo, garantindo que a quantidade certa de água seja retida e que a pressão arterial permaneça dentro dos limites saudáveis.

Existem três tipos de receptores do ADH. Os receptores V1 estão presentes no músculo liso dos vasos, promovendo vasoconstrição. Os receptores V2 estão localizados na porção basal das células tubulares coletoras, causando absorção de água por meio do deslocamento para a membrana apical das aquaporinas, que são canais de membrana permeáveis à água. Os receptores V3 atuam potencializando a ação do hormônio liberador de corticotrofina (CRH), estimulando a secreção de hormônio adrenocorticotrófico (ACTH).

A secreção de ADH é regulada em especial pela osmolalidade plasmática (expressa em mOsm/kg pela seguinte fórmula: $2 \times Na + glicose/18 + ureia/6$) e pelo volume circulante efetivo. O sódio é o principal determinante da osmolalidade plasmática. Pequenas mudanças de seus níveis séricos modificam a secreção do ADH.

Os osmorreceptores hipotalâmicos mantêm a osmolalidade plasmática entre 280 e 290 mOsm/kg, inibindo ao máximo a secreção de ADH em valores abaixo de 280 mOs/kg. Acima de 290 mOsm/kg, tanto a secreção de ADH quanto os osmorreceptores da sede são estimulados ao máximo. Alterações na volemia e na pressão arterial (PA) são detectadas pelos barorreceptores, estimulando a secreção de ADH quando há queda da volemia ou da PA em torno de 8 a 10% do valor basal.

## ETIOLOGIA

### Deficiência de hormônio antidiurético

A deficiência de ADH, de maneira prévia chamada de DI central ou neurogênico, decorre com frequência de lesões da neuro-hipófise ou da eminência mediana do hipotálamo, resultando em síntese e/ou liberação deficiente de ADH. Vários distúrbios adquiridos e congênitos podem causar deficiência de AVP.

Em geral, cerca de 80 a 90% dos neurônios magnocelulares no hipotálamo precisam ser danificados antes que surjam os sintomas.

De 20 a 30% das cirurgias hipofisárias levam a deficiência de AVP de maneira transitória, em geral ocorrendo 24 a 48 h após a cirurgia e com resolução espontânea em 5 a 10 dias seguintes; 2 a 10% evoluem para doença permanente.

Alguns anestésicos podem induzir deficiência de AVP, como: propofol, dexmedetomidina, sevoflurano, ketamina e opioides. Isto deve ser considerado no diagnóstico diferencial de poliúria perioperatória.

### Resistência ao hormônio antidiurético

A resistência ao ADH resulta de uma perda ou diminuição da sensibilidade renal à ação do ADH, que pode ser consequência de condições adquiridas ou congênitas (Quadro 38.1).

O uso do lítio representa a causa mais frequente de resistência ao ADH adquirido, envolvendo cerca de 10 a 20% dos pacientes tratados a longo prazo, podendo continuar mesmo com a interrupção do uso.

## QUADRO CLÍNICO

O quadro clínico se manifesta de modo clássico, como uma poliúria (volume urinário > 3 ℓ/dia em adultos e/ou > 100 mℓ/kg/dia em crianças) e polidipsia, com preferência por bebidas geladas. O sódio sérico é, em geral, próximo ao limite superior do intervalo de referência, e a hipernatremia não é observada em pacientes com o mecanismo da sede intacto. Caso contrário, como em alguns pacientes com lesões hipotalâmicas, há alto risco de desidratação e hipernatremia grave. A osmolalidade urinária é menor que 300 mOsm/kg nas formas completas de deficiência de ADH, podendo alcançar até 600 mOsm/kg nas formas parciais. A densidade urinária é < 1.010 e a osmolalidade plasmática encontra-se normal (280 a 295 mOsm/kg) ou discretamente elevada.

**QUADRO 38.1** Etiologia da poliúria hipo-osmolar.

| Deficiência de ADH |
|---|
| **Adquirido**<br>• Trauma (traumatismo cranioencefálico, cirurgia)<br>• Neoplásica (metástases, craniofaringioma, germinoma, tumor hipofisário, meningioma)<br>• Vascular (aneurisma, hemorragia)<br>• Infecciosa (encefalite, meningite)<br>• Granulomatosa (sarcoidose, histiocitose)<br>• Induzida por fármaco ou toxina (fenitoína, etanol, veneno de cobra)<br>• Autoimune/inflamatório (infundibuloneuro-hipofisite, LES)<br>• Miscelânea (doenças degenerativas, cisto suprasselar, hidrocefalia)<br>• Idiopática |
| **Congênito**<br>• Autossômica dominante: mutações no gene da AVP-neurofisina<br>• Autossômica recessiva: síndrome de Wolfram (cromossomo 4 p16, gene *WFS1*)<br>• Recessiva ligada ao X: cromossomo Xq28<br>• Idiopática |
| Resistência ao ADH |
| **Adquirido**<br>• Induzida por fármacos (lítio, anfotericina B, cisplatina, metotrexato, demeclociclina, aminoglicosídios)<br>• Anemia falciforme (mecanismo vascular)<br>• Hipopotassemia, hipercalcemia<br>• Lesões infiltrativas (amiloidose, mieloma múltiplo, sarcoidose, síndrome de Sjögren) |
| **Congênito**<br>• Autossômica recessiva: mutações no gene do canal de água AQP2<br>• Recessiva ligada ao cromossomo X: mutações do gene do receptor V2 |
| Polidipsia primária |
| • Dipsogênica (redefinição para baixo do limiar de sede)<br>• Psicogênica (em geral, pacientes psiquiátricos ou com uso de medicações que causam xerostomia) |
| Aumento do metabolismo do ADH |
| Gravidez (em geral, no 2º ou 3º trimestre com remissão espontânea 4 a 6 semanas após o parto) |

ADH: hormônio antidiurético; AVP: arginina vasopressina; LES: lúpus eritematoso sistêmico.
Adaptado de Fenske e Allolio, 2012.

## DIAGNÓSTICO

O primeiro passo no diagnóstico é confirmar a presença de poliúria hipotônica. Cerca de 15% dos pacientes encaminhados para investigação de poliúria têm volume urinário normal, mas apresentam frequência urinária aumentada, decorrente de bexiga hiperativa, patologias prostáticas ou infecção do trato urinário. Uma vez confirmada a poliúria em 24 h, insuficiência renal, hipopotassemia, hipercalcemia e hiperglicemia devem ser excluídos. Se a osmolalidade urinária for > 700 mOsm/kg, há concentração adequada de ADH, podendo-se excluir deficiência de ADH sem exames adicionais.

### Teste de privação hídrica

O objetivo é a diferenciação entre deficiência ou resistência ao ADH e polidipsia primária (Figura 38.1). Deve ser realizado em ambiente hospitalar, com supervisão médica:

- 1º passo: manter o paciente em um período de 8 h de privação de água
- 2º passo: pesar o paciente no início do teste e, em seguida, medir o peso e o volume de urina a cada 1 h
- 3º passo: medir a osmolalidade plasmática e urinária a cada 2 a 3 h
- 4º passo: após 8 h do começo do teste, administrar desmopressina (DDAVP) 2 mg intramuscular (IM), ou 40 mg por via nasal (4 *puffs* ou 0,4 mℓ) ou 4 mg intravenosa (IV) ou subcutânea (SC) (1 ampola) e permitir que o paciente beba água de maneira livre.
- 5º passo: continuar medindo a osmolalidade urinária e o volume urinário a cada hora nas próximas 4 h após a administração de DDAVP.

#### *Interpretação*

Primeiro, avalia-se a osmolalidade antes da administração de DDAVP durante o teste de restrição hídrica. A presença de osmolalidade urinária máxima > 800 mOsm/kg sugere o diagnóstico de polidipsia primária, e osmolalidade urinária máxima < 300 mOsm/kg sugere deficiência ou resistência ao ADH. Já valores entre 300 e 800 mOsm/kg são encontrados na presença deficiência ou resistência ao ADH parciais ou polidipsia primária, sendo necessário prolongar o teste de restrição hídrica ou o teste terapêutico com DDAVP. Após administração de DDAVP,

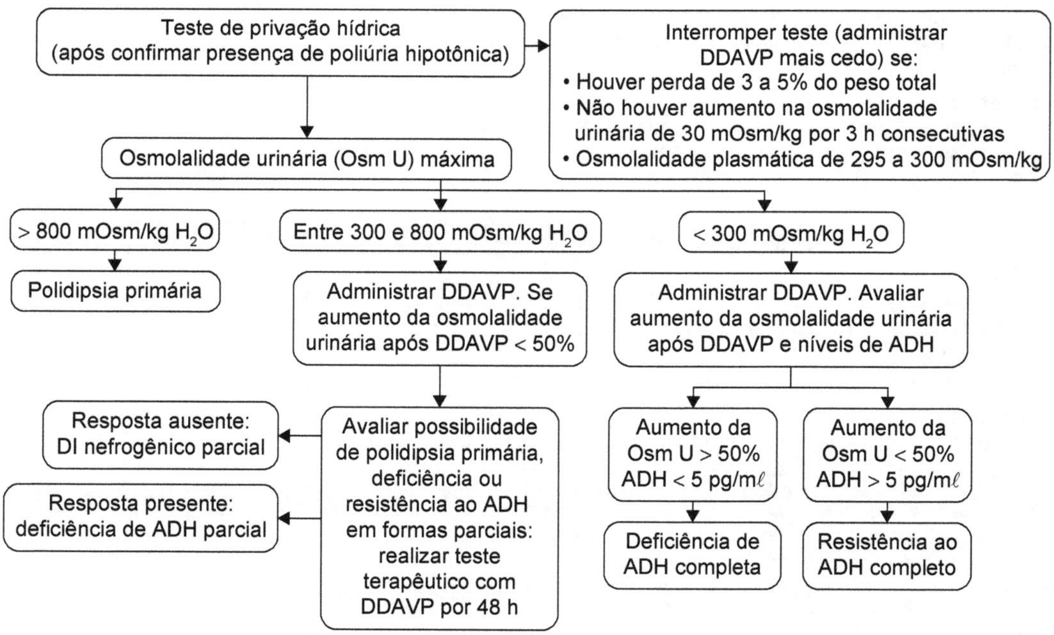


**FIGURA 38.1** Fluxograma para diagnóstico diferencial da poliúria hipo-osmolar. ADH: hormônio antidiurético; DDAVP: desmopressina; DI: diabetes insípido. (Adaptada de Fenske e Allolio, 2012.)

osmolaridade urinária > 800 mOsm/kg sugere deficiência completa de ADH, e < 300 mOsm/kg sugere resistência completa ao ADH. Valores entre 300 e 800 mOsm/kg são encontrados na presença deficiência ou resistência ao ADH de modo parcial ou na polidipsia primária.

A dosagem do ADH, em geral, não é utilizada na prática clínica em virtude da indisponibilidade de sua dosagem e baixa acurácia com ensaios atuais. Entretanto, quando for disponível, deve ser utilizada. Na vigência de osmolalidade urinária < 300 a 500 mOsm/kg, valores de ADH > 5 pg/mℓ confirmam a resistência ao ADH, enquanto ADH < 5 pg/mℓ confirma deficiência de ADH. Na polidipsia primária, os valores de ADH são < 5 pg/mℓ, mas a osmolalidade urinária é em geral > 500 mOsm/kg. Evidências recentes sugerem que a mensuração da copeptina pode ser útil no diagnóstico. Em uma coorte de mais de 150 pacientes com poliúria hipo-osmolar, o teste com medida da copeptina durante infusão rápida de solução salina hipertônica (comparado ao teste de restrição de água) foi mais eficaz em distinguir polidipsia primária e deficiência de ADH. A princípio, 250 mℓ de solução salina a 3% eram infundidos em *bolus*, seguidos de infusão de solução salina a 3%, 0,15 mℓ/kg/min. Amostras de sangue para a medição da osmolalidade plasmática e níveis de sódio, ureia e glicose foram obtidas a cada 30 min, e os níveis de sódio foram monitorados por gasometria venosa até atingir o nível-alvo de pelo menos 150 mEq/ℓ. Em seguida, uma amostra de sangue final para medição de copeptina no plasma foi obtida. Valores de copeptina plasmática menores que 2,7 pmol/ℓ indicam deficiência de ADH completa, valores entre 2,7 e 4,9 pmol/ℓ sugerem uma deficiência de ADH parcial, enquanto níveis superiores a 4,9 pmol/ℓ indicam polidipsia primária. No entanto, ensaios confiáveis para copeptina ainda não são disponíveis volumosamente na prática clínica.

## TRATAMENTO

O ADH tem uma meia-vida plasmática de 5 a 10 min, o que impossibilita seu uso na prática. Desse modo, foi desenvolvido a DDAVP, um análogo sintético específico para o receptor V2 que foi modificado do ADH a fim de prolongar sua meia-vida e eliminar a atividade pressórica. Está disponível de modo parenteral, oral e nasal; a biodisponibilidade do agente parenteral (apresentação: ampolas de 1 mℓ contendo 4 mg/mℓ) é 100 vezes maior que o do modo oral, de maneira que as doses usuais são 1 a 4 mg SC ou IV e 100 a 400 mg VO (apresentação: comprimidos de 0,1 a 0,2 mg). Por via nasal tem início de ação mais rápido (apresentação: frasco com 0,1 mg/mℓ, cada *spray* de 0,1 mℓ corresponde a 10 mg).

### Deficiência de hormônio antidiurético aguda

Devem ser avaliados o débito urinário, a natremia e a osmolalidade urinária. Pode ocorrer hipernatremia se o paciente tiver mecanismo da sede defeituoso, cognição prejudicada ou não tiver livre acesso à água pela imobilidade.

Como a deficiência pós-operatória em geral é de curta duração, uma única dose (1 a 2 mg SC ou 10 mg por via nasal ou 0,1 mg VO) costuma ser suficiente. Não deixar dose fixa prescrita na 1ª semana pós-operatória, pelo risco de hiponatremia (visto que a deficiência pós-operatória costuma ser transitória) e de síndrome de secreção inapropriada de ADH, que pode ocorrer 7 a 10 dias após a cirurgia.

Repete-se a dose quando o débito urinário estiver entre 200 e 250 mℓ/h por ≥ 2 h com osmolalidade < 200 mOsm/kg ou densidade urinária < 1.005. O déficit de água livre (fórmula para cálculo em litros: [0,6 × peso em kg × (sódio sérico/140 a 1)]) deve ser reposto de preferência VO em pacientes aptos para tal ou com fluidos hipotônicos.

De modo raro, pode ocorrer uma resposta trifásica, na qual a deficiência de ADH inicial é seguida por uma fase de diminuição da diurese e hiponatremia, com um retorno subsequente à deficiência permanente. Por esse motivo, e pelo fato de a deficiência pós-cirúrgica ser frequência transitória, a DDAVP costuma ser prescrita apenas se a poliúria persistir além de 48 h.

### Deficiência ao hormônio antidiurético crônica

Os esquemas terapêuticos devem ser individualizados. Alguns pacientes com o modo parcial podem não se incomodar pela poliúria e preferir a ausência de tratamento. Para reduzir o risco de hiponatremia, recomenda-se que os médicos orientem todos os pacientes que recebem DDAVP sobre o risco de superdosagem.

Em pacientes com mecanismo de sede intacto, usar a menor dose de DDAVP que permita o descanso à noite e o mínimo de interrupção das atividades diurnas.

Pacientes com polidipsia primária diagnosticados erroneamente com formas centrais de deficiência de ADH, podem evoluir com hiponatremia grave com o uso de DDAVP.

A magnitude e a duração do efeito antidiurético após administração de DDAVP variam de maneira considerável entre os pacientes (8 a 24 h para uma dose de 20 mg, e de 4 a 18 h para 5 a 10 mg; média de 7 a 9 h). Inicia-se 10 mg (1 *puff*) à noite, em geral sendo necessário o uso de outra dose durante o dia.

Existe a apresentação da DDAVP em comprimidos (0,1 e 0,2 mg ou 100 e 200 mg, na devida ordem) que também pode ser utilizada. A dose diária total de manutenção é em geral 0,1 a 0,2 mg, 2 a 3 vezes/dia.

### Resistência ao hormônio antidiurético

Os diuréticos tiazídicos apresentam efeito antidiurético paradoxal na resistência ao ADH. Seu mecanismo de ação não é totalmente claro. O mecanismo mais provável é a diminuição da reabsorção de sódio na alça de Henle, o que resulta em redução do volume do líquido extracelular e diminuição da diluição urinária, estimulando um aumento compensatório na reabsorção tubular proximal de sódio e água, diminuindo, assim, a quantidade de filtrado para o néfron distal e os túbulos coletores, em que existe o defeito na concentração urinária. A hidroclorotiazida (associada à dieta hipossódica) pode ser utilizada na dose de 25 a 100 mg/dia.

## DEFICIÊNCIA DE HORMÔNIO ANTIDIURÉTICO E COVID-19

Em dezembro de 2019, a Organização Mundial da Saúde (OMS) identificou na cidade de Wuhan, na China, vários casos de pneumonia causada por uma nova cepa de coronavírus ainda não identificada em seres humanos. Com a propagação dos casos, foi estabelecido um estado de emergência de saúde pública de importância internacional, e, em 11 de março de 2020, a covid-19 foi classificada pela OMS como uma pandemia.

Diante desse contexto, consultas ambulatoriais foram suspensas e o acesso a exames laboratoriais tornou-se limitado. A partir disso, novas recomendações foram sugeridas para manejo e acompanhamento de pacientes com deficiência ou resistência ao ADH.

A maior complicação do tratamento com DDAVP é a hiponatremia ocasionada quando níveis elevados do antidiurético levam ao acúmulo de água livre no organismo, com consequente hiponatremia dilucional. Para evitar tal complicação em paciente ambulatorial, a recomendação é que o paciente possa atrasar a dose de DDAVP 1 a 2 vezes/semana, permitindo uma aquarese até que ele comece a se sentir poliúrico e retome o uso. Outra alternativa é omitir uma dose de DDAVP a cada semana, sobretudo nos pacientes com hiponatremia recorrente.

Apesar de pacientes com deficiência ou resistência ao ADH não serem mais vulneráveis à infecção pela covid-19, indivíduos que desenvolvem as complicações respiratórias dessa infecção são mais propensos a distúrbios do sódio.

Em pacientes com quadro leve e moderado de covid-19, que estão alerta e conseguem ingerir líquidos VO, a orientação é aumentar ingesta hídrica para compensar perdas insensíveis ocasionadas por febre e taquipneia, além de preferir desmopressina VO, visto que a via nasal apresentará absorção limitada pela congestão. Em caso de redução de nível cognitivo por febre, hipoxia ou sepse, a via IV de reposição hídrica e medicamentosa deve ser preferencial.

Nos casos graves, a desmopressina deve ser administrada por via parenteral, com dose inicial de 0,5 mg e efeito com duração por volta de 6 a 12 h. Osmolalidade urinária e débito urinário devem ser avaliados de modo rigoroso, assim como sódio plasmático em intervalos frequentes de 2 a 4 h, sendo possível a dosagem em sangue arterial em gasômetro caso haja dificuldade de acesso ao laboratório.

A hipernatremia torna-se evento frequente no ambiente hospitalar, com etiologia multifatorial e aumento de mortalidade em unidades intensivas. Em caso de choque hipovolêmico devido à infecção pela covid-19, a reposição hídrica com SF 0,9% é a escolha, mesmo que o paciente apresente hipernatremia. Caso não haja choque hipovolêmico, a desidratação do paciente com deficiência ou resistência ao ADH deve ser tratada com soluções hipotônicas. É aceitável uma hipernatremia leve (Na < 155 mmol/ℓ) para prevenir edema pulmonar. Recomenda-se também a prescrição profilática de heparina de baixo peso molecular, visto que a hipernatremia por desidratação leva a um estado de hipercoagulabilidade, aumentando o risco de eventos trombóticos.

## LEITURAS SUGERIDAS


Choy KW, Wijeratne N, Chiang C, Don-Wauchope A. Copeptin as a surrogate marker for arginine vasopressin: analytical insights, current utility, and emerging applications. Crit Rev Clin Lab Sci. 2025; 62(1):24-44.

Christ-Crain M, Hoorn E, Sherlock M, et al. Endocrinology in the time of COVID-19: management of diabetes insipidus and hyponatremia. Eur J Endocrinol. 2020;183(1): G9-G15.

Fenske W, Allolio B. Current state and future perspectives in the diagnosis of diabetes insipidus: a clinical review. J Clin Endocrinol Metab. 2012;97(10):3426-37.

Fenske W, Refardt J, Chifu I, et al. A copeptin-based approach in the diagnosis of diabetes insipidus. N Engl J Med. 2018; 379(5):428-39.

Fleseriu M, Hashim IA, Karavitaki N, et al. Hormonal replacement in hypopituitarism in adults: an Endocrine Society clinical practice guideline. J Clin Endocrinol Metab. 2016; 101(11):3888-921.

Garrahy A, Moran C, Thompson CJ. Diagnosis and management of central diabetes insipidus in adults. Clin Endocrinol (Oxf). 2019;90(1):23-30.

Lamas C, del Pozo C, Villabona C. Clinical guidelines for management of diabetes insipidus and syndrome of inappropriate antidiuretic hormone secretion after pituitary surgery. Endocrinol y Nutr. 2014;61(4):e15-24.

Oiso Y, Robertson GL, Nørgaard JP, et al. Treatment of neurohypophyseal diabetes insipidus. J Clin Endocrinol Metab. 2013;98(10):3958-67.

Refardt, J. et al. Arginine or hypertonic saline–stimulated copeptin to diagnose AVP deficiency. The New England journal of medicine. 2023;389(20):1877-87.

Sanders LR. Water metabolism. In: McDermott MT, editor. Endocrine secrets. Philadelphia: Elsevier; 2013. p. 198-218.

Van Decar LM, Reynolds EG, Sharpe EE, Harbell MW, Kosiorek HE, Kraus MB. Perioperative diabetes insipidus caused by anesthetic medications: a review of the literature. Anesth Analg. 2021;132(1):280-90.

Capítulo 39

# Hipofisites

Arthur Inojosa ▪ Isa Macedo ▪ Daniella Rego ▪ Francisco Bandeira

## INTRODUÇÃO

A hipofisite é uma desordem inflamatória rara que pode acometer a hipófise, o infundíbulo e/ou o hipotálamo, e que tem como origem algumas doenças autoimunes, infiltrativas, infecciosas, neoplásicas ou o uso de medicações. Em alguns casos, porém, não tem etiologia definida.

Na última década, o conhecimento e a caracterização dos tipos de hipofisite têm avançado, principalmente devido ao maior uso dos inibidores de *checkpoint* imune (ICI) como tratamento para alguns cânceres, como o melanoma, o que resultou no aumento da caracterização dessa desordem. Mas sua real incidência é desconhecida, sendo estimada em 1 a cada 9 milhões de indivíduos.

## ETIOLOGIA, CLASSIFICAÇÃO E PATOGÊNESE

Do ponto de vista etiológico, a hipofisite pode ser classificada em primária ou secundária. A hipofisite primária é uma condição isolada, de caráter autoimune, inflamatório ou infiltrativo, sem patogênese totalmente compreendida. A causa mais frequente é a hipofisite linfocítica primária (HLP). Já a hipofisite secundária é uma reação inflamatória resultante de outra condição sistêmica, autoimune, inflamatória, infecciosa ou medicamentosa. A Tabela 39.1 traz as principais causas secundárias conhecidas de hipofisite.

Já a classificação histológica da hipofisite inclui a forma linfocítica, granulomatosa, xantomatosa, relacionada com a doença do IgG-4, necrotizante

**TABELA 39.1** Causas secundárias de hipofisite.

| Etiologia | Características clínicas sugestivas |
|---|---|
| **Hipofisite induzida por fármacos**<br>Inibidores de *checkpoint* imune*<br>Interferon alfa<br>Ustequinumabe<br>Daclizumabe | Uso atual ou nos últimos 2 anos da medicação |
| **Hipofisite autoimune**<br>Doença tireoidiana<br>Diabetes melito tipo 1<br>Síndrome poliglandular<br>Cirrose biliar primária | Variável: envolvimento multissistêmico, com outras doenças autoimunes presentes, como: vitiligo, gastrite atrófica, hepatite autoimune |
| **Doenças do tecido conjuntivo**<br>Lúpus eritematoso sistêmico<br>Síndrome de Sjogren<br>Esclerose sistêmica | Variável: envolvimento multissistêmico. Rash, sialoadenite, nefrite, esclerodermia, alterações pulmonares, uveíte etc. |
| **Doença inflamatória intestinal**<br>Doença de Crohn<br>Retocolite ulcerativa | Variável: envolvimento multissistêmico. Diarreia invasiva, dor abdominal, artrite, uveíte |
| **Doença granulomatosa**<br>Sarcoidose<br>Granulomatose com poliangeíte<br>Tuberculose | Variável: envolvimento multissistêmico. Doença pulmonar, adenopatia, acometimento renal, febre, perda ponderal |

*(continua)*

TABELA 39.1 Causas secundárias de hipofisite. (*Continuação*)

| Etiologia | Características clínicas sugestivas |
|---|---|
| **Doença infiltrativa**<br>Histiocitose de células de Langerhans<br>Doença de Erdheim-Chester | Variável: envolvimento multissistêmico. Hepatoesplenomegalia, linfadenopatia, lesão cardíaca, pulmonar, *rash* |
| **Doença relacionada com IgG4** | Isolada em 4 a 5% dos casos ou com acometimento multissistêmico: pancreatite, fibrose retroperitoneal, adenopatia, sialoadenite |
| **Exposição a toxinas (Tolueno)** | Diabetes insípido |
| **Vacinação** | História de vacinação para covid-19 |

*Nivolumabe, pembrolizumabe, ipilimumabe, sintilimabe, tislelizumabe, tremelimumabe.
Adaptada de Langlois et al., 2022.

e formas mistas. Essa classificação tem boa correlação com a apresentação clínica dos pacientes, porém nem sempre é possível defini-la. A Tabela 39.2 apresenta detalhes sobre os diversos tipos histológicos, as correlações demográficas e o quadro clínico esperado.

## QUADRO CLÍNICO

Classicamente a hipofisite se apresenta com sintomas de deficiências hormonais hipofisárias, muitas vezes com pan-hipopituitarismo. Cerca de 50% dos pacientes têm cefaleia, enquanto 10 a 30% apresentam alterações visuais por efeito de massa. Em casos avançados, com apoplexia hipofisária, pode haver comprometimento de pares cranianos.

Os sintomas de déficits hormonais dependem de etiologia, histopatologia e extensão de dano hipofisário, conforme descrito na Tabela 39.2. A presença de disfunção da adeno-hipófise e diabetes insípido (DI) costuma ser uma pista para causas infiltrativas/inflamatórias, metastáticas ou até craniofaringeomas. Já quando há insuficiência adrenal como primeira manifestação, a HLP e as hipofisites induzidas por ICI devem ser consideradas. Nessas, o processo inflamatório afeta predominantemente os corticotrofos, seguido por gonadotrofos e tireotrofos. Esse padrão de acometimento é típico e diferente dos adenomas hipofisários, em que os corticotrofos são afetados por último.

## DIAGNÓSTICO

História clínica com informações demográficas são importantes para guiar a investigação. Sintomas de perda visual, efeito de massa e de deficiências hormonais devem ser pesquisados. Além disso, deve-se estar atento à história patológica pregressa e ao tratamento com algumas medicações, como os inibidores de *checkpoint* imune. História de vacinação para covid-19

TABELA 39.2 Tipos de hipofisite do ponto de vista histopatológico, etiologia, clínica e tratamento.

| Tipos | Etiologia | Apresentação clínica | Tratamento e desfecho |
|---|---|---|---|
| **Linfocítica** | Primária: mulheres<br>3º trimestre, periparto ou no puerpério<br>Secundária: adenoma, cisto, craniofaringeoma, linfoma, germinoma | Hipopituitarismo<br>DI é incomum<br>RM: aumento homogêneo da hipófise<br>Haste espessada<br>Doenças autoimunes | Leves/moderadas: vigilância<br>Graves: GCs, imunossupressores, radioterapia, cirurgia<br>Desfecho favorável |
| **Induzida por ICI** | Homens, 6ª década de vida<br>Ipilimumabe: 8 a 10% (até 17%)<br>Nivolumabe + Ipilimumabe: 8 a 13% | Insuficiência adrenal 2ª<br>DI muito raro<br>RM: pouco aumento da hipófise<br>Haste espessada | GCs em baixas doses nos casos leves a moderados<br>GCs em altas doses com suspensão do ICI se quadros graves<br>Hipopituitarismo persistente |

(*continua*)

TABELA 39.2 Tipos de hipofisite do ponto de vista histopatológico, etiologia, clínica e tratamento. (*Continuação*)

| Tipos | Etiologia | Apresentação clínica | Tratamento e desfecho |
|---|---|---|---|
| **Granulomatosa** | Primária: idiopática. Mulheres na 5ª década de vida<br>Secundária: sarcoidose, tuberculose, granulomatose com poliangeíte, histiocitose | Hipopituitarismo<br>DI é comum<br>Cefaleia<br>RM: aumento da hipófise e haste espessada | GCs tem resposta variável<br>Tratar causa base: imunossupressores, radioterapia ou quimioterapia<br>Desfecho variável |
| **Xantomatosa** | Secundária: ruptura de cistos, craniofaringeoma ou doenças autoimunes. Mulheres na 4ª década de vida | Hipopituitarismo<br>DI é comum<br>Cefaleia<br>RM: massa cística | Cirurgia necessária<br>Pouca/nenhuma resposta aos GCs<br>Desfecho variável |
| **Necrotizante** | Poucos casos descritos<br>Mulheres na 4ª década de vida<br>Possível origem autoimune | Hipopituitarismo<br>DI é comum<br>RM: aumento da hipófise, haste espessada. Sem captação de contraste<br>Pode haver apoplexia | Cirurgia se efeito de massa<br>Pouca/nenhuma resposta aos GCs<br>Hipopituitarismo persistente |
| **Relacionada com IgG4** | Homens 5 a 7ª décadas de vida<br>Pode ser isolada ou secundária à doença sistêmica por depósito de IgG4 | Hipopituitarismo<br>DI é comum<br>RM: aumento da hipófise, haste espessada<br>Pancreatite, sialoadenite, tireoidite de Riedel, fibrose retroperitoneal | Excelente resposta ao uso de GCs em doses suprafisiológicas<br>Hipopituitarismo pode ser persistente |
| **Outras doenças autoimunes** | Histopatologia não característica<br>Anti-Pit-1 e Anti-POMC/ACTH<br>Timomas, linfomas, tumores neuroendócrinos | Anti-Pit-1: deficiência de PRL, GH e TSH<br>Anti-POMC/ACTH: deficiência de ACTH<br>RM: normal ou atrofia de hipófise | Papel dos GCs desconhecido<br>Tratar causa base<br>Hipopituitarismo persistente |

ACTH: hormônio adrenocorticotrófico; Anti-Pit-1: anticorpo contra o fator de transcrição Pit-1; Anti-POMC: anticorpo contra a pró-opiomelanocortina; DI: diabetes insípido; GCs: glicocorticoides; GH: hormônio do crescimento; ICI: inibidores de *checkpoint* imune; IgG4: imunoglobulina G4; PRL: prolactina; RM: ressonância magnética; TSH: hormônio estimulador da tireoide.

também deve ser pesquisada, tendo em vista demonstração recente de associação com hipofisite em raros casos.

Todos os pacientes com suspeita de hipofisite devem realizar rastreio para avaliar atividade hipofisária: cortisol basal às 8 h, hormônio estimulador da tireoide (TSH), hormônio luteinizante (LH), hormônio folículo-estimulante (FSH), estradiol em mulheres pré-menopausa e testosterona em homens, IGF-1 e, nos casos de suspeita de DI, sódio e osmolaridade plasmática e urinária. Cada etiologia de hipofisite pode ter um quadro clínico com apresentação e progressão diferentes (ver Tabela 39.2).

A ressonância magnética (RM) de sela túrcica com contraste deve fazer parte da avaliação diagnóstica. Porém, os achados podem ser diversos. A apresentação mais clássica é de uma haste hipofisária espessada, sem desvios. Aumento discreto e simétrico da adeno-hipófise pode ser visto em > 80% dos pacientes. A captação do contraste é, em geral, homogênea, intensa e simétrica (Figura 39.1). O assoalho selar, afetado nos casos de macroadenomas, está normalmente intacto nos casos de hipofisites. Outros sinais radiológicos incluem: perda do brilho da neuro-hipófise (Figura 39.2) e sinal da cauda dural. Na doença avançada, a RM pode mostrar hipófise atrófica ou sela vazia. Outros achados radiológicos específicos estão também descritos na Tabela 39.2.

Devido ao quadro clínico clássico, mulheres jovens, gestantes ou puérperas, com doença tireoidiana ou outra doença autoimune que se apresentam

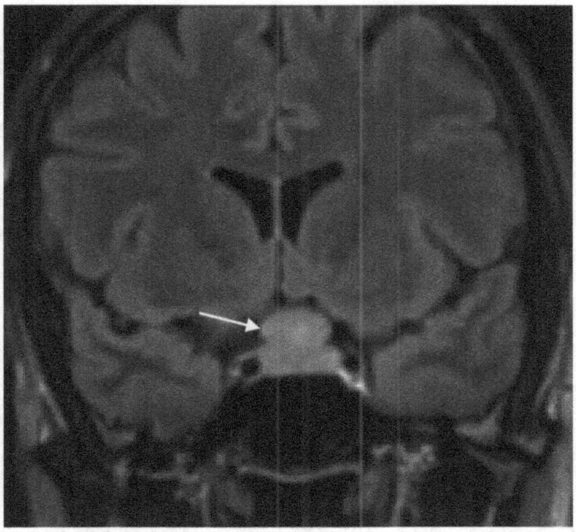

FIGURA 39.1 Ressonância nuclear magnética de sela túrcica com contraste. A hipófise tem aumento simétrico e demonstra captação homogênea hiperintensa no FLAIR em corte coronal. Pode-se observar um aspecto de "boneco de neve". Paciente com hipofisite linfocítica.

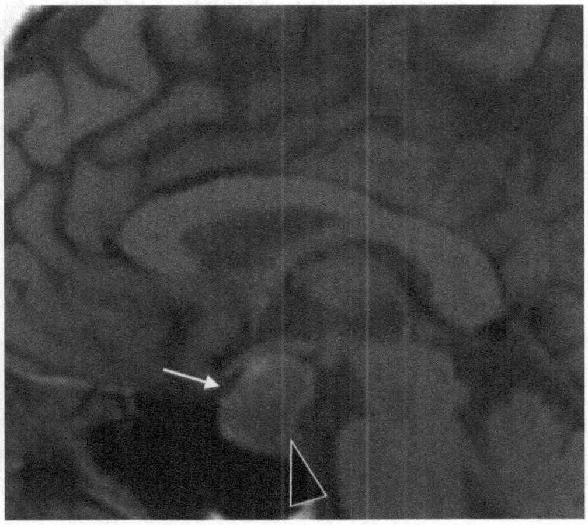

FIGURA 39.2 Ressonância nuclear magnética de sela túrcica com contraste em T1, corte sagital. Hipófise com aumento assimétrico, com maior captação de contraste na periferia *(seta branca)*. Perda de brilho posterior da neuro-hipófise (*seta preta*). Paciente com hipofisite relacionada com IgG4. (De Kurokawa et al., 2023.)

com insuficiência adrenal e/ou outros déficits pituitários devem ter como suspeita HLP, independentemente dos resultados radiológicos.

A biopsia consegue estabelecer a classificação histológica, pode direcionar o tratamento e é capaz de excluir outras etiologias, como neoplasias. Apesar de ser o método padrão-ouro, os riscos e benefícios devem ser discutidos para sua real necessidade, visto ser um procedimento invasivo. Não há critérios estabelecidos para realização de biopsia hipofisária na suspeita de hipofisite. Assim, tal procedimento deve ser feito somente quando o diagnóstico é incerto, refratário ou com necessidade de longo período de tratamento com outras medicações (imunossupressores e quimioterapia).

Tomografias computadorizadas com emissão de pósitrons com fluorodeoxiglicose (PET-CT) podem detectar outros sítios envolvidos nas doenças sistêmicas, como na doença do IgG4, sarcoidose, tuberculose, granulomatose com poliangeíte e neoplasias.

Em caso de suspeita de doença infecciosa ou neoplasia, a coleta de líquido cefalorraquidiano (LCR) também pode ser realizada para auxílio diagnóstico.

## Diagnóstico diferencial

A hipofisite faz diagnóstico diferencial com todos os tumores selares ou parasselares, como germinomas, craniofaringeomas, astrocitomas. Adenomas hipofisários não cursam com DI como quadro clínico, sendo uma pista importante para exclusão diagnóstica. Hipertrofia fisiológica da hipófise também pode ocorrer durante a gestação. Nesse caso, os sintomas de hipopituitarismo ou efeitos de massa estão ausentes. As apoplexias hipofisárias também fazem diagnóstico diferencial com estágios avançados e irreversíveis de hipofisites.

# TRATAMENTO

Boa parte dos pacientes com hipofisite apresentará resolução espontânea do quadro infiltrativo/inflamatório, com ou sem disfunção pituitária permanente. Em uma coorte alemã, 46% dos pacientes que foram conduzidos de maneira conservadora apresentaram melhora radiológica, com 1/3 apresentando recuperação hormonal.

Assim, para os casos de pacientes com cefaleia discreta, disfunção hipofisária leve, sem efeito de massa ou visual e quadro muito provável de HLP, a vigilância ativa pode ser considerada. RM de sela túrcica deve ser repetida com 3 a 6 meses.

Os glicocorticoides (GCs) devem ser reservados para hipofisites primárias com quadro clínico mais grave. Devido a potenciais efeitos adversos, riscos e benefícios devem ser discutidos previamente. Apesar de não existirem ensaios clínicos randomizados, dados observacionais mostram grande variação na taxa de resposta ao tratamento, de 20 a 95% para resposta parcial ou completa hormonal e radiológica. A melhora do efeito de massa, com redução da inflamação, ocorre em até 75% dos casos. Já a resposta hormonal é mais tardia e associada ao início precoce de tratamento com GCs. Como mencionado, em situações de dúvida diagnóstica, a biopsia pode ser realizada.

Não existem estudos comparando doses de GCs utilizados para tratamento de hipofisite. Em nosso centro, para sintomas moderados que exijam tratamento com GCs, a dose de 1 mg/kg/dia com redução gradual parece uma melhor opção do que pulsoterapia para redução do risco de recorrência. Porém, nos casos de sintomas graves, com perda visual intensa ou efeito de massa importante e de aspecto radiológico mais agressivo, pulsoterapia com metilprednisolona 1 g pode ser realizada.

Imunossupressores como rituximabe, azatioprina ou metotrexato podem ser usados como poupadores dos GC's. Desses, a azatioprina é o mais estudado e consolidado para redução da inflamação e melhor recuperação hormonal. Radioterapia estereotáxica ou fracionada também tem tido bons resultados, principalmente em alguns pacientes refratários aos tratamentos usuais, ou quando terapias múltiplas são necessárias. Em último caso, cirurgia ou radiocirurgia devem ser consideradas.

A Figura 39.3 mostra um fluxograma para manejo dos pacientes com suspeita de hipofisites.

## PRINCIPAIS TIPOS DE HIPOFISITE

### Hipofisite linfocítica primária

Representa 2/3 das hipofisites primárias e ocorre principalmente em mulheres (2-4:1). Em mais de 50% dos casos, a HLP ocorre na fase final da gestação, periparto ou puerpério. Por isso, com frequência é também chamada hipofisite

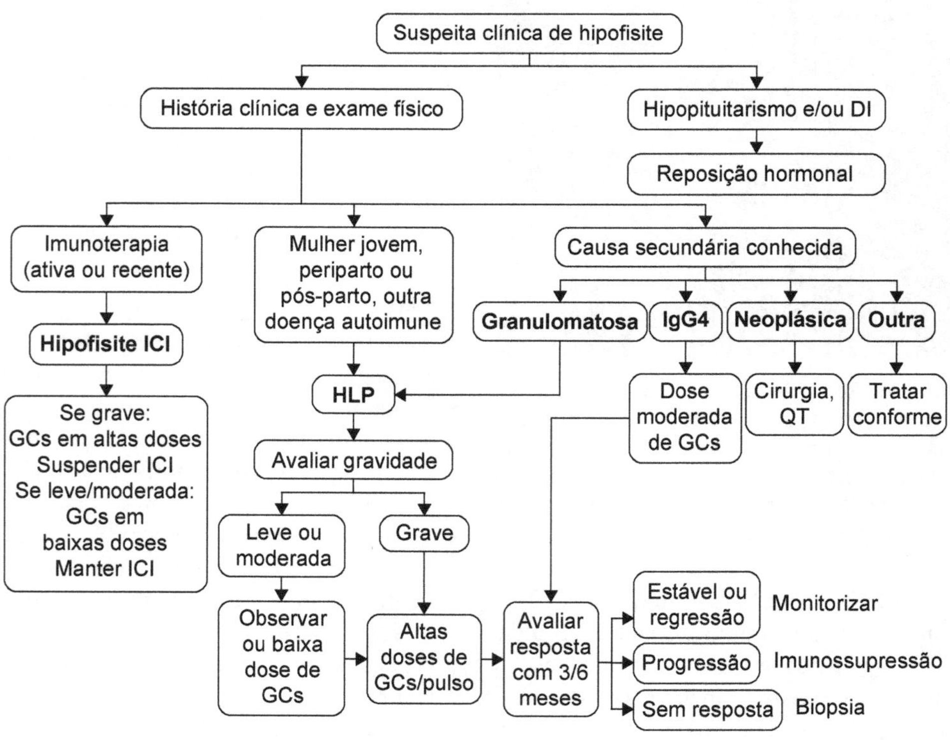


FIGURA 39.3 Manejo dos pacientes com suspeita de hipofisites. DI: diabetes insípido; GCs: glicocorticoides; HLP: hipofisite linfocítica primária; ICI: inibidores de *checkpoint* imune; IgG4: imunoglobulina G4; QT: quimioterapia.

periparto/pós-parto. Caracteriza-se por um processo inflamatório mediado por linfócitos T. A presença de alelos DR3 e DQ8 parecem ser fatores genéticos predisponentes. O tratamento segue conforme o descrito na sessão anterior, com a utilização de GC's. A resposta é boa, porém menor do que na hipofisite relacionada com a doença do IgG4.

## Hipofisite associada ao uso de inibidores de *checkpoint* imune

Dados recentes de estudos de mundo real mostram o aumento da incidência de hipofisite com o uso de ICI. Um recente estudo retrospectivo unicêntrico chinês mostrou que 60% dos pacientes que fizeram uso de ICI para tratamento de câncer de mama apresentaram endocrinopatias, com hipofisite presente em 7,38% desses pacientes.

Os ICI atuam melhorando a ativação de linfócitos T e reduzindo o escape imune das células tumorais por meio da inibição de alguns marcadores, como CTLA-4, PD-1 e PD-L1. São usados para o tratamento de alguns cânceres, especialmente melanoma, bexiga e mama. Esses marcadores também estão presentes nas células hipofisárias, o que justifica a hipofisite em especial nos casos de uso de ipilimumabe/tremelimumabe (anti-CTLA4) e menos nos casos de uso de nivolumabe/pembrolizumabe (anti-PD1/PD-L1). O risco de hipofisite é diretamente proporcional à dose utilizada, sendo maior também na associação de medicamentos (anti-CTLA4 + anti-PD1/PD-L1). Outros fatores de risco incluem sexo masculino e idade avançada. Uma recente coorte americana encontrou a presença do HLA DQ0602 como potencial risco genético na população caucasiana para o desenvolvimento de hipofisite por uso de ICI.

O quadro clínico clássico é de insuficiência adrenal secundária de maneira isolada ou associada a outros déficits hormonais. Nos casos leves a moderados, a medicação deve ser continuada e GCs em dose baixa devem ser iniciados. Nos casos graves sintomáticos, a imunoterapia deve ser suspensa por algumas semanas. O risco e benefício dessa conduta devem ser discutidos, tendo como base efeitos colaterais do uso de GCs e a progressão tumoral.

## Hipofisite granulomatosa

Compreende 20% dos casos de hipofisite, é mais comum em mulheres e pode estar associada às doenças autoimunes. Tem quadro clínico mais grave e com mais alterações radiológicas do que a HLP. Além disso, é menos responsiva aos GCs do que as outras formas. Sarcoidose é causa de hipofisite granulomatosa em < 1% dos casos, com o hipogonadismo e DI sendo a principal manifestação clínica. Na granulomatose com poliangeíte, a hipofisite é a apresentação inicial em metade dos casos, com o DI classicamente presente. Um estudo recente demonstrou boa eficácia do mepolizumabe (anticorpo monoclonal anti-IL5) no tratamento de pacientes com DI e hipofisite na granulomatose com poliangeíte. Já o tuberculoma é uma rara apresentação da tuberculose.

## Hipofisite relacionada com IgG4

Pode ser isolada (rara) ou relacionada com doença multissistêmica do IgG4 (4 a 5%). Caracteriza-se por infiltração densa de plasmócitos positivos para IgG4, causando fibrose em padrão de "roda de carroça" em quadros avançados. Vem sendo mais diagnosticada, em especial nos casos antes classificados como hipofisites idiopáticas. O diagnóstico é estabelecido na presença de padrão histológico descrito previamente ou se achados de RM de sela túrcica típicos associados a padrão de fibrose semelhante em outro tecido (pâncreas, retroperitôneo, linfonodos, glândulas lacrimais ou salivares etc.) ou níveis séricos de IgG4 > 140 mg/dℓ e excelente resposta ao tratamento com GCs. Doses costumam ser de 40 mg/dia de prednisona ou equivalente por 2 a 6 meses, com desmame gradual em seguida.

## Hipofisite paraneoplásica

Tumores que expressam o Pit-1 e pró-opiomelanocortina/ACTH podem produzir anticorpos anti-Pit-1 e anti-ACTH. A hipofisite anti-Pit-1 tem sido observada em pacientes com timomas ou linfomas. Carninomas neuroendócrinos, linfomas e câncer gástrico podem cursar com hipofisite anti-ACTH. Como o Pit-1 é um fator de transcrição para os lactotrofos, somatotrofos e tireotrofos, as deficiências hormonais são correspondentes. Já no anti-ACTH, o quadro clínico é caracterizado por insuficiência adrenal. O hipopituitarismo é irreversível, e o tratamento baseia-se em tratamento do câncer e reposição hormonal.

## LEITURAS SUGERIDAS


Caranci F, Leone G, Ponsiglione A, et al. Imaging findings in hypophysitis: a review. Radiol Med. 2020;125(3):319-28.

Caturegli P, Newschaffer C, Olivi A, Pomper MG, Burger PC, Rose NR. Autoimmune hypophysitis. Endocr Rev. 2005;26(5):599-614.

Chiloiro S, Tartaglione T, Capoluongo ED, et al. Hypophysitis outcome and factors predicting responsiveness to glucocorticoid therapy: a prospective and double-arm study. J Clin Endocrinol Metab. 2018;103(10):3877-89.

Chen J, Alexander T, Walter-Rittel T, et al. Mepolizumab as an effective treatment in a case of hypophysitis in eosinophilic granulomatosis with polyangiitis. Ther Adv Neurol Disord. 2023;16:1-3.

Constanza F, Giampietro A, Tartaglione T, et al. A toluene-induced infundibulo-neurohypophysitis: a new cause of hypophysitis secondary to toxic exposure. Endocr Metab Immune Disord Drug Targets. 2024.

Fleseriu M. Pituitary dysfunction in systemic disorders. In: Melmed S, editor. The pituitary. 4th ed. Academic Press; 2017. p. 365-81.

Gao R, Li C, Zhang S, Liao N, Guan H. Immune checkpoint inhibitors-related endocrinopathies exhibit increased severity in breast cancer patients: a real-world study. Endocrine. 2024;85(3):1446-55.

Gubbi S, Hannah-Shmouni F, Verbalis JG, Koch CA. Hypophysitis: an update on the novel forms, diagnosis and management of disorders of pituitary inflammation. Best Pract Res Clin Endocrinol Metab. 2019;33(6):101371.

Gutenberg A, Larsen J, Lupi I, Rohde V, Caturegli P. A radiologic score to distinguish autoimmune hypophysitis from nonsecreting pituitary adenoma preoperatively. AJNR Am J Neuroradiol. 2009;30(9):1766-72.

Honegger J, Buchfelder M, Schlaffer S, et al. Treatment of primary hypophysitis in Germany. J Clin Endocrinol Metab. 2015;100(9):3460-9.

Joshi MN, Whitelaw BC, Carroll PV. Mechanisms in endocrinology: hypophysitis: diagnosis and treatment. Eur J Endocrinol. 2018;179(3):R151-63.

Khaleghi M, Saeedi M, Mohammadi H, et al. Successful treatment of medically and surgically refractory lymphocytic hypophysitis with fractionated stereotactic radiotherapy: a single-center experience and systematic literature review. Pituitary. 2024;27(2):213-29.

Kurokawa R, Kurokawa M, Baba A, et al. Neuroimaging in hypophysitis: etiologies and imaging mimics. Jpn J Radiol. 2023;41:911-27.

Langlois F, Varlamov E, Fleseriu M. Hypophysitis, the growing spectrum of a rare pituitary disease. J Clin Endocrinol Metab. 2022;107(1):10-28.

Li R, Jiang B, Zhu Y, et al. Hypophysitis induced by Sintilimab in the treatment of bladder cancer: a case report. Endocr Metab Immune Disord Drug Targets. 2024;24:606-10.

Mitri F, Machiraju D, Naoum C, Hassel J. Early serum markers for immune checkpoint inhibitor induced hypophysitis in melanoma patients. Cancers. 2024;16:1340.

Pagoada-Torres JD, Villalobos-Díaz R, Pineda-Centeno LM, et al. Bilateral sixth nerve palsy: a rare presentation of primary hypophysitis. Cureus. 2024;16(4):e58850.

Quandt Z, Kim S, Villanueva-Meyer J, et al. Spectrum of clinical presentations, imaging findings, and HLA types in immune checkpoint inhibitor–induced hypophysitis. J Endocr Soc. 2023;7:1-19.

Vakharia JD, Muhammed M, Remba-Shapiro I, et al. A novel approach to hypophysitis: outcomes using non-glucocorticoid immunosuppressive therapy. Eur J Endocrinol. 2023;189:309-17.

Verrineti M, Picciola VM, Ambrosio MR, Zatelli MC. Pituitary and COVID-19 vaccination: a systematic review. Pituitary. 2024.

Zhang N, Qu X, Zhang X, et al. Immunotherapy-induced hypophysitis following treatment with tislelizumab in an elderly patient with bladder cancer and prostate cancer: a case report. Cureus. 2023;15(12):e51015.

Zhang SF, Deng J, Xiao J, Wu BH. Mikulicz's disease combined with IgG4-related hypophysitis: a case report. BMC Geriatr. 2024;24:522.

# Parte 4

# Paratireoides, Doenças Metabólicas Ósseas e Função Física

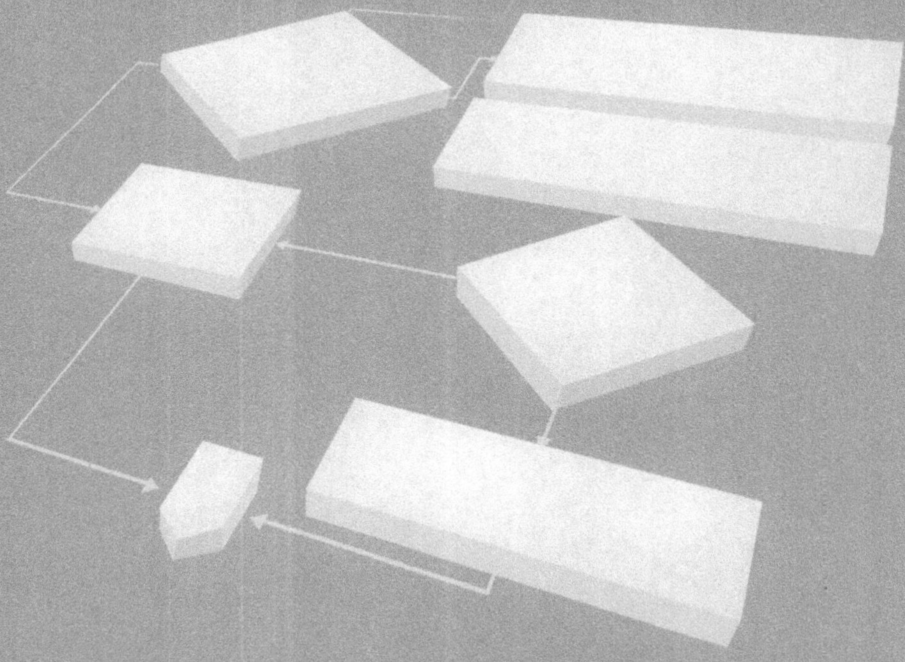

Capítulo 40

# Osteoporose Pós-Menopausa

Maíra Nóbrega ▪ Érico Higino de Carvalho ▪ Francisco Bandeira

## INTRODUÇÃO

A osteoporose é uma doença musculoesquelética caracterizada por perda óssea, desequilíbrio do metabolismo ósseo e destruição da microestrutura trabecular. Em mulheres na pós-menopausa, as fraturas osteoporóticas são mais comuns que acidente vascular encefálico (AVE), infarto agudo do miocárdio (IAM) e câncer de mama combinados, podendo resultar em incapacidade ou morte. É uma patologia silenciosa, sem sintomas, até a ocorrência de fratura, fazendo-se necessária a avaliação de risco para identificar aquelas mulheres com maior chance de eventos clínicos.

A medição da densidade mineral óssea (DMO) é recomendada para mulheres com 65 anos de idade, ou mais precocemente para aquelas que têm fatores de risco. Cálcio adequado, vitamina D e exercícios de resistência são importantes em todas as idades, sendo fundamentais na manutenção da saúde óssea e na prevenção dessa comorbidade.

## EPIDEMIOLOGIA

No Brasil, assim como em outros países, a prevalência de osteoporose aumenta com o avançar da idade, passando de 0,1% na faixa etária de 18 a 24 anos para 27,7% na faixa de 80 anos ou mais.

Ocorrem cerca de 300 mil fraturas de quadril por ano nos EUA, mas há em torno de 40 milhões de mulheres com baixa DMO. Estima-se que uma mulher branca de 50 anos tenha um risco de fratura de quadril de 15 a 20% e um risco de 50% de qualquer fratura osteoporótica.

## ETIOLOGIA E FISIOPATOLOGIA

A deterioração arquitetônica e a perda óssea em mulheres aceleram durante os anos finais da transição da menopausa e continua nas duas décadas seguintes a um ritmo acelerado.

A perda de osso trabecular que ocorre durante a menopausa está diretamente relacionada com queda brusca do estrógeno, que acarreta maior reabsorção e menor formação óssea, além de interferir no metabolismo do cálcio, reduzindo sua absorção intestinal, via redução da concentração sérica de 1,25(OH)vitamina D, e também sua reabsorção tubular renal independente do paratormônio (PTH).

Dados epidemiológicos recentes sugerem que os decréscimos na massa óssea durante a pós-menopausa poderiam ser previstos por alterações no hormônio folículo-estimulante (FSH) sérico. Estudos moleculares têm demonstrado que o FSH estimula diretamente a reabsorção óssea, agindo em um receptor de FSH (FSHR), aumentando a formação, a função e a sobrevivência de osteoclastos.

O FSH parece ter várias ações no osso. Ele interage com complexos de receptores imunes, aumenta a expressão do RANK e ativa a formação de osteoclastos pela liberação de citocinas osteoclastogênicas.

## FATORES DE RISCO

O objetivo primordial no controle da osteoporose pós-menopausa é a prevenção de fraturas, portanto, identificar mulheres com o maior risco é uma prioridade clínica.

Baixa DMO, particularmente no quadril, é um forte fator de risco para fratura: para cada decréscimo de 1-DP na DMO, o risco de fratura aumenta em 2 a 3 vezes.

Pacientes que tiveram fraturas osteoporóticas recentes têm um risco particularmente alto de fraturas adicionais. Outros pacientes de alto risco são aqueles com osteoporose secundária a hiperparatireoidismo, mieloma múltiplo, má-absorção, diabetes melito (DM) (com ou sem baixa DMO) ou doença inflamatória intestinal. Outros fatores de risco são:

- Estilo de vida
  - Baixa ingesta de cálcio
  - Baixa vitamina D
  - Sedentarismo
  - Imobilização
  - Tabagismo
  - Etilismo
  - Alto consumo de sal e cafeína
  - Baixo índice de massa corporal (IMC)
- Doenças genéticas
  - Fibrose cística
  - Hipofosfatasia
  - Síndromes de Turner e Klinefelter
  - Síndrome de Marfan
  - Síndrome de Ehlers-Danlos
  - Hipercalciúria idiopática
  - Osteogênese imperfeita
  - Hemocromatose
  - Insensibilidade androgênica
- Transtornos endócrinos
  - Insuficiência suprarrenal
  - Falência ovariana precoce
  - Hiperparatireoidismo
  - Síndrome de Cushing
  - Hipertireoidismo
  - DM
  - Pan-hipopituitarismo
  - Hiperprolactinoma
- Doenças clínicas
  - Doença celíaca
  - Doença inflamatória intestinal
  - Hemofilia
  - Mieloma múltiplo
  - Artrite reumatoide (AR)
  - Lúpus eritematoso sistêmico (LES)
  - doença pulmonar obstrutiva crônica (DPOC)
  - Doença renal em estágio final
  - Depressão
  - HIV + insuficiência cardíaca congestiva (ICC)
- Condições diversas
  - Nutrição parenteral
  - Doença óssea pós-transplante
  - História familiar de osteoporose ou fratura em parente de 1º grau
- Fármacos
  - Glicocorticoides (> 5 mg de prednisona ou equivalente por > 3 meses)
  - Anticoagulantes (heparina)
  - Lítio
  - Anticonvulsivantes
  - Ciclosporina A
  - Tacrolimo
  - Barbitúricos
  - Anticonvulsivantes.

## Avaliação do risco de fratura | FRAX®

É uma ferramenta de avaliação de risco de fratura com base em dados epidemiológicos sobre estatísticas dessa complicação e mortalidade em todo o mundo. Possibilita o cálculo da probabilidade de uma fratura importante osteoporótica (coluna, antebraço e ombro) e de uma fratura do quadril nos próximos 10 anos.

O cálculo do FRAX® tem como base um conjunto de fatores de risco que incluem idade, sexo, peso e altura (IMC), qualquer ocorrência anterior de fratura por fragilidade, história de fratura de quadril na mãe ou no pai do indivíduo, tabagismo atual, uso de glicocorticoide, presença de artrite reumatoide, osteoporose secundária e uso de álcool (3 unidades/dia). Os valores de densitometria óssea para o colo femoral podem ser incluídos no algoritmo ou não.

Para padronizar o uso do FRAX®, a National Osteoporosis Foundation (NOF) definiu um limiar para a intervenção, determinando que o tratamento farmacológico deveria ser iniciado quando a probabilidade de uma fratura em 10 anos fosse de 3% no quadril ou 20% para uma fratura maior.

No Brasil, recomenda-se, entretanto, calcular o FRAX-Brasil 2.0®, atualizado em 2024, trazendo ajustes de Probabilidades de Fraturas Maiores (FOM) e de Fraturas de Quadril (FQ) em algumas situações específicas não contempladas anteriormente:

- Exposição a doses elevadas de glicocorticoides orais (≥ 7,5 mg/dia)
  - FOM: aumentar a probabilidade em 15% (× 1,15)
  - FQ: aumentar a probabilidade em 20% (× 1,2)

- Discordância entre escore T da coluna lombar e do colo femoral:
  - Aumentar a probabilidade de FOM em 10% (multiplicar por 1,1) para cada diferença arredondada de 1 escore T entre coluna lombar e colo femoral
- Presença de diabetes melito tipo 2 (DM2)
  - Digitar 'sim' na entrada de artrite reumatoide no FRAX®, OU
  - Aumentar em 10 anos a idade do paciente, OU
  - Diminuir o escore T do colo femoral em 0,5 desvio-padrão
- Número de fraturas prévias
  - 2 fraturas: aumentar a probabilidade tanto de FOM quanto de FQ em 10% (× 1,1)
  - 3 fraturas: aumentar a probabilidade tanto de FOM quanto de FQ em 20% (× 1,2)
  - ≥ 4 fraturas: aumentar a probabilidade tanto de FOM quanto de FQ em 30% (× 1,3)
- Histórico de quedas no último ano
  - 1 queda: aumentar a probabilidade tanto de FOM quanto de FQ em 20% (× 1,2)
  - 2 quedas: aumentar a probabilidade FOM em 30% (× 1,3) e de FQ em 50% (× 1,5)
  - ≥ 3 quedas: aumentar a probabilidade FOM em 70% (× 1,7) e de FQ em 100% (× 2).

Não há evidência sólida que oriente sobre a precisão de fazer vários ajustes simultâneos. De maneira prática, qualquer ajuste deve ser aplicado prioritariamente ao fator mais significativo, ou seja, aquele que gera a maior probabilidade estimada de fratura.

Após o cálculo utilizando o FRAX®, são fornecidos gráficos com resultados para o risco de fratura de quadril e fraturas maiores, que podem ser interpretados da seguinte maneira:

- Muito alto risco: recomenda-se fortemente a instituição de tratamento farmacológico (avaliar, de acordo com julgamento clínico, uso inicial de medicações formadoras ósseas ou encaminhar para especialista em osteometabolismo)
- Alto risco: indica grande probabilidade de fratura osteoporótica maior e/ou fêmur proximal nos próximos 10 anos, recomendando fortemente a instituição de tratamento farmacológico
- Zona intermediária: mostra que os dados não foram suficientes para definir a indicação da terapia medicamentosa e sugere a necessidade de realização da densitometria óssea para aprimorar a avaliação
- Baixo risco: indica que, pelo baixo risco de fraturas maiores e/ou de fêmur proximal nesse momento, a instituição de terapêutica medicamentosa específica não é necessária. Entretanto, medidas globais de promoção de saúde óssea devem ser instituídas e o risco deve ser reavaliado periodicamente, segundo critério clínico.

Vale salientar que tais limiares pretendem orientar o momento de iniciar terapêutica medicamentosa da osteoporose. Entretanto, a decisão deve ser sempre interpretada no contexto clínico.

## AVALIAÇÃO CLÍNICA

### Anamnese

Uma revisão completa dos sistemas e o histórico de distúrbios familiares relevantes, procedimentos cirúrgicos anteriores, medicamentos, suplementos alimentares, intolerâncias alimentares e estilo de vida fornecem informações úteis no manejo de pacientes com osteoporose. A anamnese também pode revelar sintomas de causas potencialmente corrigíveis de fragilidade esquelética (p. ex., intolerância ao glúten com doença celíaca) ou comorbidades que poderiam influenciar as decisões de tratamento (p. ex., estenose esofágica sugere que bisfosfonatos orais não devem ser administrados).

### Exame físico

Os achados de importância no exame físico de um paciente com osteoporose podem ser as sequelas de fraturas, uma consequência de uma fratura recente ou anormalidades sugestivas de uma causa secundária de osteoporose (p. ex., tireomegalia com tireotoxicose). Uma medida precisa da altura com um estadiômetro montado na parede é uma ferramenta útil para avaliar pacientes com risco de fratura. Uma perda de altura de 4 cm ou mais em comparação com o máximo histórico ou uma perda de 2 cm ou mais em comparação a uma altura medida anteriormente sugerem alta probabilidade de fratura vertebral.

A medida do peso corporal faz parte da avaliação da osteoporose, porque o baixo peso corporal (IMC < 20 kg/m$^2$) e a perda ponderal de 5% ou mais estão associados com risco aumentado de fratura. A sensibilidade localizada da coluna, a cifose ou a diminuição da distância entre as costelas inferiores e a borda pélvica podem ser o resultado de uma ou mais fraturas vertebrais.

A sensibilidade óssea pode ser causada pela osteomalacia. Testículos atróficos sugerem hipogonadismo. Os pacientes devem ser observados quanto aos estigmas do hipertireoidismo ou da síndrome de Cushing. Esclera azul, perda auditiva e dentes amarelo-amarronzados são sugestivos de osteogênese imperfeita. A hipermobilidade articular e a fragilidade da pele podem ser secundárias à síndrome de Ehlers-Danlos.

## Avaliação laboratorial e investigação de causas secundárias

A avaliação laboratorial em mulheres na pós-menopausa deve ser realizada de acordo com o grau de suspeição de osteoporose secundária, avaliando-se, além de características clínicas, o escore Z (Zs); quando menor que –1, indica maior possibilidade de secundarismo, como mostrado na Tabela 40.1.

A vitamina D deve ser avaliada rotineiramente na osteoporose. O teste que melhor reflete seus estoques é a medida de 25(OH)D. Um alvo razoável para uma boa saúde esquelética é de aproximadamente 30 a 50 ng/mℓ. A 1,25-(OH)2-D sérica geralmente não é útil na avaliação de pacientes com osteoporose, a menos que haja preocupações com relação à conversão renal de 25(OH)D em 1,25(OH)2-D.

Deve-se realizar rotineiramente avaliação da calciúria de 24 h e sumário de urina. O cálcio urinário pode ser considerado elevado quando > 250 mg/24 h em mulheres; > 300 mg/24 h em homens; ou > 4 mg/kg de peso corporal por 24 h em ambos os sexos. Na ausência de deficiência dietética de cálcio, deficiência de vitamina D, doença hepática ou insuficiência renal crônica (IRC), o baixo cálcio urinário (< 50 mg/24 h em mulheres ou homens) é sugestivo de má-absorção de cálcio e merece investigação mais aprofundada. A doença celíaca é uma causa comum de má-absorção assintomática na osteoporose.

**TABELA 40.1** Critérios diagnósticos de osteoporose e osteopenia pela DXA.

| Classificação | Escore T (em desvio-padrão) |
|---|---|
| Normal | Até –1 |
| Osteopenia | Entre –1 e –2,5 |
| Osteoporose | Menor ou igual a –2,5 |

DXA: absorciometria por dupla emissão de raios-X.

## Marcadores de *turnover* ósseo

Os marcadores de reabsorção óssea, ou marcadores de *turnover* ósseo (MTO), são, em sua maioria, fragmentos de colágeno tipo 1, o principal componente da matriz óssea orgânica, liberados durante a reabsorção óssea osteoclástica. Estão disponíveis para uso clínico o telopepitídeo N-terminal do colágeno tipo 1 (NTX), o telopeptídeo C-terminal do colágeno tipo 1 (CTX), a desoxipiridinolina e a piridinolina.

Os marcadores de formação óssea são proteínas secretadas por osteoblastos ou subprodutos da produção de colágeno tipo 1 por osteoblastos. Eles são medidos no soro e incluem fosfatase alcalina específica do osso (b-ALP, do inglês *bone alkaline phosphatase*), propeptídeo N-terminal do procolágeno tipo 1 (P1NP) e osteocalcina.

Embora não possam ser usados para diagnosticar a osteoporose ou determinar sua causa, oferecem o potencial de prever o risco de fratura independentemente da DMO e podem ser úteis para monitorar os efeitos metabólicos da terapia. Uma mudança significativa de um nível de marcador na direção apropriada após a terapia é evidência de que o paciente está tomando o medicamento de modo regular, correto, e que este está sendo absorvido e tendo o efeito esperado na modulação da remodelação óssea.

Mais detalhes sobre a utilidade nos MTO no seguimento da osteoporose estão disponíveis na Figura 40.1.

# RASTREAMENTO E DIAGNÓSTICO

A triagem para osteoporose deve ser realizada para todas as mulheres com 65 anos ou mais e para todos os homens a partir de 70 anos. Recomenda-se que todos os adultos com mais de

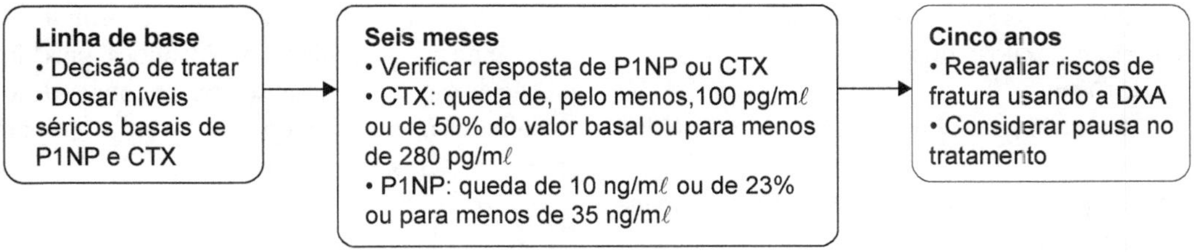


FIGURA 40.1 Utilidade dos marcadores de *turnover* ósseo no seguimento da osteoporose. CTX: telopeptídeo C-terminal do colágeno tipo 1; DXA: absorciometria por dupla emissão de raios-X; P1NP: propeptídeo N-terminal do procolágeno tipo 1.

50 anos com história de fratura ou que tenham fator de risco para essa doença óssea recebam rastreamento de DMO.

Indicações de rastreamento, de acordo com o escore Z:

- Escore Z > −1:
  - Creatinina sérica
  - Testes de função hepática: TGO, TGP, INR, albumina
  - Cálcio sérico
  - Fosfatase alcalina
  - Fósforo sérico
  - Função tireoidiana (TSH/T4L)
  - Velocidade de hemossedimentação (VHS) ou proteína C reativa (PCR)
  - Hemograma completo
  - PTH
  - Calciúria de 24 h
  - 25(OH)D
  - Eletroforese de proteínas
- Escore Z ≤ −1 (acrescentar os seguintes exames):
  - Investigação de doença celíaca (anticorpo antitransglutaminase IgA e IgG, antiendomísio IgA e IgG e antigliadina IgA e IgG)
  - Proteína de Bence-Jones
  - Cortisol livre urinário (UFC) de 24 h ou cortisol após 1 mg de dexametasona.

## Absorciometria por dupla emissão de raios-X (DXA)

Método padrão-ouro para medir a densidade óssea na prática clínica. Mede o conteúdo mineral ósseo (em g) e a área óssea ($cm^2$), calcula a DMO de área em $g/cm^2$ e deriva parâmetros, como o escore T e o escore Z. É usada para classificação diagnóstica, avaliação do risco de fratura e monitoramento de mudanças ao longo do tempo.

A classificação diagnóstica da Organização Mundial da Saúde (OMS) é feita usando o escore T, subtraindo a média da DMO (em $g/cm^2$) de uma população de referência jovem-adulta da DMO do paciente e dividindo pelo desvio-padrão da população de referência jovem-adulto. A International Society for Clinical Densitometry (ISCD) recomenda que a DMO seja medida na coluna lombar (idealmente L1-L4), quadril total e colo do fêmur, com o raio de 33% (1/3 do raio) sendo medido quando não for possível medir a coluna lombar e/ou quadril.

Há uma correlação robusta entre a DMO e o risco de fratura, com um aumento de aproximadamente 2 vezes no risco de fratura para cada redução de 1 desvio-padrão na DMO. Entretanto, muitos, ou a maioria dos pacientes com fratura de quadril têm um escore T melhor que −2,5. Embora o risco de fratura seja maior em pacientes com DMO muito baixa, há, numericamente, muito mais pacientes com um escore T melhor que −2,5 do que com um escore T de −2,5 ou pior; portanto, numericamente, mais fraturas naqueles com escores T mais altos.

Em um paciente com uma fratura por fragilidade, um diagnóstico clínico de osteoporose pode ser considerado independentemente dos resultados da DMO.

Os critérios diagnósticos de osteoporose e osteopenia pela DXA são mostrados na Tabela 40.1.

### *Quando solicitar a DMO-DXA?*

- Todas as mulheres a partir dos 65 anos
- Todas as mulheres na pós-menopausa com:
  - História de fratura sem trauma maior
  - Osteopenia diagnosticada pela radiografia
  - Uso de corticosteroide com programação de manter por 3 meses ou mais

- Outras mulheres na pós-menopausa com fatores de risco para osteoporose:
  - < 40 anos
  - Tabagismo atual e excesso de álcool (< 40 kg/m$^2$)
  - Terapia com glicocorticoide sistêmico a longo prazo (3 meses)
  - Histórico familiar de consumo de fraturas osteoporóticas
- Osteoporose secundária.

## Escore ósseo trabecular

Tecnologia de imagem adaptada diretamente à DXA da coluna lombar. O *software* para computação escore ósseo trabecular (TBS) pode ser instalado em máquinas DXA de alto desempenho.

Está significativamente associada a medidas diretas da microarquitetura óssea, prevê fraturas por fragilidade atuais e futuras na osteoporose primária, e pode ser um complemento útil para a DMO na detecção e predição de fraturas.

Um valor elevado de TBS correlaciona-se com uma melhor textura do esqueleto (reflexo de uma melhor microarquitetura); um baixo valor de TBS correlaciona-se com a textura esquelética mais fraca (reflexo da microarquitetura degradada).

Os valores de TBS encontram-se na Tabela 40.2.

## Tomografia periférica quantitativa de alta resolução

Técnica que possibilita a aquisição de DMO e imagens da arquitetura cortical e trabecular ao mesmo tempo. Apresenta como desvantagem a limitação a regiões do esqueleto periférico, não sendo possível obter informações da qualidade óssea na coluna vertebral e no fêmur proximal. A exposição à radiação é pequena e não atinge órgãos sensíveis a ela. Os resultados são promissores, mostrando boa capacidade para identificar presença ou não de fraturas de fragilidade em homens idosos e mulheres na pós-menopausa, assim como para monitorar a resposta terapêutica.

**TABELA 40.2** Avaliação do escore de osso trabecular.

| Valores de TBS | Avaliação |
|---|---|
| TBS > 1.310 | Normal |
| TBS entre 1.230 e 1.310 | Consistente com degradação parcial da microarquitetura |
| TBS < 1.230 | Define degradação óssea |

TBS: escore ósseo trabecular.

## Biopsia óssea

A biopsia óssea da crista ilíaca marcada com tetraciclina não descalcificada é raramente usada na prática clínica, mas pode ser útil com difíceis problemas de diagnóstico.

Na avaliação da osteodistrofia renal, uma biopsia óssea pode distinguir entre alta rotatividade e baixa rotatividade óssea e, possivelmente, auxiliar na seleção da terapia. Com distúrbios infiltrativos do osso, como a mastocitose sistêmica, uma biopsia óssea ou aspiração da medula óssea pode, às vezes, ser a única maneira de fazer o diagnóstico.

Em pacientes que não estão respondendo à terapia como esperado, ou em pacientes com apresentações incomuns de osteoporose, uma biopsia óssea pode ser indicada.

Biopsias ósseas são requeridas pela Food and Drug Administration (FDA) para monitoramento de segurança em ensaios clínicos de medicamentos para osteoporose.

A dose de radiação utilizada em cada um dos exames citados está exposta na Tabela 40.3.

# TRATAMENTO

É geralmente recomendado em mulheres pós-menopausadas que têm um escore T de DMO de –2,5 ou menos, pacientes com osteopenia ou baixa massa óssea e uma história de fratura por

**TABELA 40.3** Dose de radiação dos exames para avaliação óssea.

| Exame | Dose de radiação |
|---|---|
| Densitometria óssea | 5 a 20 mSv |
| Radiografia anteroposterior de coluna lombar | 700 mSv |
| Radiografia lateral de coluna lombar | 300 mSv |
| Tomografia quantitativa de alta resolução | < 3 mSv |

fragilidade do quadril ou coluna, ou ainda pacientes com um escore T entre –1 e –2,5 com alta probabilidade de fratura pelo FRAX®.

O conceito de muito alto risco refere-se a paciente com fratura recente (até 2 anos) ou com múltiplas fraturas, visto que, nesses casos, o risco de novas fraturas é substancialmente maior. Em pacientes com fraturas vertebrais múltiplas, o tratamento sequencial deveria ser considerado, por induzir maior incremento na DMO e redução de fraturas futuras (ver Figura 40.1).

## Tratamento não farmacológico

### *Atividade física e fatores de risco modificáveis*

Exercícios de resistência podem aumentar a massa muscular e a DMO. Programas de exercícios e equilíbrio (p. ex., ioga e Tai Chi) podem resultar em melhor equilíbrio e aumento do tônus muscular e, secundariamente, reduzir o risco de quedas entre alguns idosos. Além do exercício, a avaliação de perigos domésticos, a retirada de medicamentos psicotrópicos (quando possível) e o uso de um programa multidisciplinar para avaliar os fatores de risco são estratégias prudentes para reduzir potencialmente o risco de quedas. Outras medidas devem incluir aconselhamento sobre o tabagismo (que está ligado à redução da DMO) e sobre o consumo excessivo de álcool (que pode aumentar o risco de quedas).

### *Cálcio e vitamina D*

As recomendações padrão para a maioria das mulheres pós-menopausadas com osteoporose apoiam uma ingestão total de cálcio de 1.000 a 1.200 mg/dia (via dieta, suplementos ou ambos) e uma ingestão total de vitamina D de 800 a 2.000 UI/dia.

## Tratamento farmacológico

Os agentes farmacológicos para o tratamento da osteoporose podem ser classificados como antirreabsortivos (reduzem a reabsorção óssea mediada pelos osteoclastos, sendo esses os bisfosfonatos, denosumabe, raloxifeno) ou osteoanabólicos (estimulam os osteoblastos a formarem osso, como teriparatida, abaloparatida e romosozumabe, embora esse último tenha ação dupla). Fármacos de ambos os tipos demonstraram melhorar a DMO e reduzir o risco de fraturas.

Um resumo dos ensaios das principais medicações antiosteoporose aprovadas pela FDA está exposto na Tabela 40.4. Fármacos, suas apresentações, posologias, efeitos colaterais e contraindicações estão expostos na Tabela 40.5.

### *Bisfosfonatos*

São análogos sintéticos do pirofosfato nos quais a ponte de oxigênio é substituída por um carbono (P-C-P), formando duas cadeias principais (R1 e R2). A cadeia longa R2 determina a potência antirreabsortiva e o mecanismo de ação farmacológico.

A ação nos osteoclastos ocorre por meio da inibição da FPP-sintase, enzima da via do mevalonato, cuja inibição impede a função normal e a sobrevivência dessas células.

Esses fármacos são incorporados na matriz óssea, tendo efeito residual e até mesmo permanente, como ocorre com o alendronato e o zolendronato.

Vários bisfosfonatos têm mostrado, em ensaios randomizados, reduzir o risco de fraturas. Podem ter apresentação oral, como o alendronato e o risendronato, ou venosa, como o ácido zolendrônico. O ibandronato existe nas duas formas. Quando se opta pela VO, deve-se orientar o paciente sobre seu uso correto, ou seja, em jejum, 1 h antes do café, com 300 mℓ de água, e a necessidade de não se deitar nos 30 min seguintes, para não interferir na absorção e evitar complicações esofágicas.

Alendronato, risendronato e zolendronato mostraram, em seus principais ensaios, redução do risco de fratura vertebral, não vertebral e em colo do fêmur, enquanto, com o ibandronato, esse benefício foi observado com clareza no primeiro sítio mencionado.

Há também dados recentes mostrando redução do risco de fraturas vertebrais e não vertebrais, fraturas sintomáticas e redução na altura em mulheres com osteopenia (escore T entre –1 e –2,5) acima de 65 anos que fizeram uso de ácido zolendrônico 5 mg, a cada 18 meses, em acompanhamento por 6 anos.

**TABELA 40.4** Resumo dos principais ensaios sobre fármacos antiosteoporose.

| Fármaco | Estudo (seguimento do estudo) | População | Risco relativo (RR) de novas fraturas comparado com placebo [índice de risco (IC 95%)/Valor P] | | |
|---|---|---|---|---|---|
| | | | Fraturas vertebrais (FV) | Não vertebrais | Colo do fêmur (CF) |
| Alendronato | FIT1 (3 anos) | Mulheres de 50 a 80 anos e DMO < 0,680 (ST −1,6) g/cm² em CF e passado de fratura vertebral | 0,45 (0,27 a 0,72) (p < 0,001) | 0,80 (0,63 a 1,01) (p = 0,063) | 0,49 (0,23 a 0,99) (p = 0,047) |
| | FIT2 (4 anos) | Mulheres de 54 a 81 anos com escore T ≤ −1,6 em CF, mas sem fraturas vertebrais | 0,56 (0,39 a 0,80) (p = 0,002) | 0,88; (0,74 a 1,04) (p = 0,13) | – |
| Risendronato | VERT-MN (3 anos) | Mulheres na PM com duas ou mais fraturas vertebrais | 0,51 (0,36 a 0,73) (p < 0,001) | 0,67 (0,44 a 1,04) (p = 0,063) | – |
| | VERT-NA (3 anos) | Mulheres na PM com baixa densidade óssea da coluna lombar (escore T ≤ −2 DP) e uma fratura vertebral | 0,59 (0,43 a 0,82) (p = 0,003) | 0,60 (0,39 a 0,94) (p = 0,02) | – |
| | HIP (3 anos) | Mulheres de 70 anos ou mais com escore T < −4 ou < −3 em CF mais um fator de risco não esquelético para fratura de quadril | – | 0,8 (0,7 a 1) (p = 0,03) | 0,6 (0,4 a 0,9) (p = 0,009) |
| Ibandronato | BONE ( anos) | Mulheres entre 55 e 80 anos, ≥ 5 anos após a menopausa, com uma a quatro fraturas vertebrais prevalentes (T4 – L4), e com um escore T de −2 a −5 | Redução do risco de novas fraturas vertebrais em 41,75% | – | – |

| | | | | | |
|---|---|---|---|---|---|
| Zolendronato | HORIZON (3 anos) | Homens e mulheres com 50 anos ou mais após 90 dias de fratura de quadril causada por trauma mínimo | 0,54 (0,32 a 0,92) (p = 0,02) | 0,73 (0,55 a 0,98) (p = 0,03) | 0,70 (0,41 a 1,19) (p = 0,18) |
| Denosumabe | FREEDOM (3 anos) | Mulheres entre 60 e 90 anos com escore T entre −2,5 e −4 em CL ou fêmur | 0,32 (0,26 a 0,41) (p < 0,001) | 0,80 (0,67 a 0,95) (p = 0,01) | 0,60 (0,37 a 0,97) (p = 0,04) |
| Raloxifeno | MORE | Mulheres entre 31 e 80 anos com, pelo menos, 2 anos de menopausa com e sem fraturas vertebrais prévias | 0,7 (0,5 a 0,8) para 60 mg/dia 0,5 (0,4 a 0,7) para o grupo 120 mg/dia | Sem benefício | Sem benefício |
| Teriparatida | FPT (21 meses) | Mulheres na PM com uma moderada ou duas fraturas leves | 0,35 (0,22 a 0,55) | 0,47 (0,25 a 0,88) | Sem benefício |
| Abaloparatida | ACTIVE (18 meses) | Mulheres na PM entre 49 e 86 anos com escore T entre −2,5 e −5 na CL ou CF com, pelo menos, duas FV leves ou uma moderada ou fratura não vertebral de baixo trauma nos últimos 5 anos | 0,14 (0,05 a 0,39) (p < 0,001) | 0,57 (0,32 a 1) (p = 0,049) | – |
| Romozumabe | FRAME/FRAME extensão | Mulheres na menopausa 22% com fraturas vertebrais prévias: romo por 1 ano seguido de Dmab *versus* placebo por 1 ano seguido de Dmab | RR 66% de redução p < 0,001 | RR 27% de redução p = 0,015 | RR 41% de redução: p = 0,071 |

CL: coluna lombar; DP: desvio-padrão; DMO: densidade mineral óssea; Dmab: denosumabe; PM: pós-menopausa.

**TABELA 40.5** Medicações antiosteoporose, apresentações disponíveis, posologia e efeitos colaterais.

| Classe | Fármaco | Apresentação e via de administração | Posologia | Contraindicação | Efeitos colaterais |
|---|---|---|---|---|---|
| Bisfosfonatos | Alendronato | Cp de 70 mg VO | 70 mg/sem | Disfagia, acalasia/varizes de esôfago/esofagite (para os VO), ClCr < 30 mℓ/min, alergia, deficiência de vitamina D, osteomalacia, hipocalcemia | Cefaleia, constipação intestinal, dispepsia, dor abdominal, diarreia, dor musculoesquelética, artralgia, mialgia, hipocalcemia, exantema, síndrome gripal-*like*, fratura atípica, osteonecrose de mandíbula |
| | Risendronato | Cp de 35 e 150 mg VO | 35 mg/sem ou 150 mg/mês | | |
| | Ibandronato | Cp 150 mg e ampola 3 mg/mℓ VO e IV | 150 mg/mês VO; ou 3 mg IV trimestral | | |
| | Zolendronato | Ampola 5 mg/100 mℓ ou 4 mg/100 mℓ IV | 1 amp 5 mg/ano | | |
| Biológico (ligante do RANK) | Denosumabe | 60 mg/mℓ SC | 1 caneta a cada 6 meses | Hipocalcemia, hipersensibilidade | Dispneia, dor musculoesquelética, fadiga, astenia, febre, cefaleia, náuseas, constipação intestinal ou diarreia, vertigem, *rash*, angina, fratura atípica, osteonecrose de mandíbula |
| SERM | Raloxifeno | 60 mg VO | 1 cp/dia | Antecedentes de trombose, alterações hepáticas, disfunção renal grave, sangramento uterino | Vasodilatação, fogachos, edema, trombose e embolia, tromboflebite superficial, colelitíase, espasmos musculares, caibras |
| Análogo do PTH/PTHrP | Teriparatida | Caneta 250 mcg/mℓ SC | 20 mcg/dia | *Turnover* ósseo aumentado, hipercalcemia, ClCr < 30 mℓ/min | Cãibras, náuseas, espasmos musculares |
| | Abaloparatida | Caneta 3.120 mcg/1,56 mℓ SC | 80 mcg/dia | | |
| Anticorpo antiesclerostina | Romozumabe | Duas injeções prontas de 105 mg cada | 210 mg SC por mês Aplicar uma injeção após a outra | DCV estabelecida | Hipocalcemia, reação de hipersensibilidade, osteonecrose de mandíbula, fratura femoral atípica |

amp: ampola; ClCr: *clearance* de creatinina; cp: comprimido; DCV: doença cardiovascular; IV: intravenosa; PTH: paratormônio; PTHrP: peptídeo relacionado ao PTH; SC: subcutânea; VO: via oral.

Embora os dados de ensaios clínicos randomizados e experiência clínica indiquem que eles são geralmente seguros, hipocalcemia leve, dor muscular ou óssea e febrícula ocorrem com pouca frequência, sobretudo após infusão das medicações venosas, o que pode ser atenuado com o uso prévio de analgésicos.

Dois efeitos adversos raros, porém mais graves, foram observados:

- Fraturas femorais atípicas: fraturas na região subtrocantérica com orientação transversal e características morfológicas não cominuídas; apresentam espessamento cortical lateral focal, ocorrem com trauma mínimo e podem ser bilaterais
- Osteonecrose da mandíbula: definida como osso exposto na região maxilofacial que não cicatriza em 8 semanas.

O uso de bisfosfonatos deve ser limitado a pessoas com *clearance* de creatinina (ClCr) estimado superior a 35 mℓ (alendronato e zolendronato) ou 30 mℓ/min (ibandronato e risendronato) e níveis séricos normais de vitamina D; hipocalcemia sintomática pode se desenvolver em pacientes com baixos níveis de 25(OH)D que recebem tratamento concomitante com bisfosfonatos. A apresentação oral deve ser evitada em pacientes com esofagite, varizes e outras patologias esofágicas.

Pode-se considerar uma pausa (*holiday*) no uso de bisfosfonatos após 5 anos de terapia com medicação oral ou 3 anos com medicação venosa, caso a paciente tenha atingido a meta em colo do fêmur (escore T maior que –2,5) sem novas fraturas clínicas ou morfométricas. Isso se aplica ao alendronato e ao zolendronato. Caso o objetivo não tenha sido obtido, pode-se totalizar 10 ou 6 anos de tratamento oral e venoso, respectivamente, com metade da dose anterior, mantendo em *holiday* posteriormente.

O término da pausa para o tratamento com bisfosfonatos deve ser com base nas circunstâncias individuais do paciente (risco de fratura ou mudança na DMO ou nos marcadores de *turnover* ósseo) (Figura 40.2).

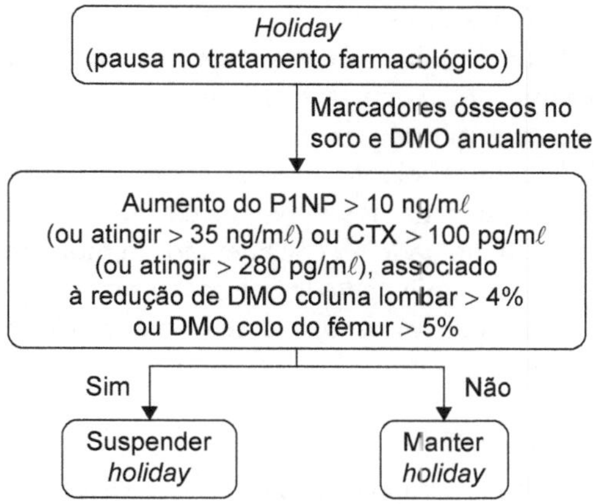


**FIGURA 40.2** Parâmetros para seguimento durante o *holiday* com alendronato ou zolendronato. CTX: telopeptídeo C-terminal do colágeno tipo 1; DMO: densidade mineral óssea; P1NP: propeptídeo N-terminal do procolágeno tipo 1.

### *Denosumabe*

Primeira terapia biológica aprovada para o tratamento da osteoporose, o denosumabe inibe a reabsorção óssea pela ligação ao ativador do RANKL, diminuindo, assim, a diferenciação dos osteoclastos. Pode ser usado em mulheres com comprometimento da função renal.

Um grande ensaio (FREEDOM), envolvendo mulheres com um escore T da DMO inferior a –2,5 na coluna lombar ou no quadril total mostrou que o tratamento com a dose de 60 mg a cada 6 meses por injeção subcutânea (SC) resultou em um risco significativamente menor de fraturas vertebrais (68%), fraturas de quadril (40%) e fraturas não vertebrais (20%) do que o risco com placebo.

Casos raros de fraturas atípicas do fêmur e osteonecrose da mandíbula foram observados com esse tratamento. A descontinuação dessa medicação tem sido associada à rápida elevação do *turnover* ósseo, podendo expor os pacientes a um aumento do risco de fratura, com relatos de múltiplas novas fraturas vertebrais clínicas, associadas ou não a traumatismos de baixo impacto, na ausência de causas secundárias de perda de massa óssea, 3 a 12 meses após a suspensão do denosumabe. Dessa maneira, faz-se necessário o uso subsequente de bisfosfonatos para manutenção do efeito de ganho de densidade mineral óssea.

### *Raloxifeno*

Atua como um agonista estrogênico no osso, diminuindo a reabsorção e o *turnover* ósseo, aumentando, assim, a DMO. Também tem atividade antagônica de estrogênio nos tecidos mamário e uterino. Recomenda-se o raloxifeno como uma terapia de primeira linha apropriada para pacientes que requerem apenas risco reduzido de fratura da coluna vertebral. Por causa de seus efeitos antagonistas seletivos no tecido mamário, o raloxifeno pode ser considerado em mulheres com risco aumentado de fraturas vertebrais, que podem estar em risco de desenvolver câncer de mama.

### Teriparatida

Análogo recombinante do PTH (1 a 34) humano; é o primeiro tratamento anabólico aprovado para a osteoporose. Imita as ações fisiológicas do PTH em estimular a neoformação óssea na superfície do osso, estimulando a atividade osteoblástica quando administrada de forma intermitente em pequenas doses. Em um estudo de 21 meses envolvendo mulheres com baixa DMO e fraturas vertebrais prévias, a teriparatida (20 mcg/dia) foi associada a um risco menor de fraturas vertebrais (65%) e fraturas não vertebrais (35%) do que o risco com placebo, mas não com menor risco de fraturas de quadril. A teriparatida é administrada por via SC 1 vez/dia e é aprovada por até 2 anos de uso.

Após o término da terapêutica com teriparatida, seus benefícios são rapidamente perdidos; por isso, deve ser seguido por um agente antirreabsorção. Há uma advertência sobre o risco de osteossarcoma associado ao tratamento, com base em estudos com teriparatida em altas doses e a longo prazo em roedores.

### Abaloparatida

Segundo análogo de PTH humano recombinante (1 a 34) a chegar ao mercado, o abaloparatida é indicado para o tratamento de osteoporose em mulheres com alto risco de fratura, definido como história de fratura osteoporótica ou múltiplos fatores de risco para fratura e em pacientes que falharam ou são intolerantes a outras terapias disponíveis para osteoporose. Em um ensaio clínico de fase 3, o abaloparatida reduziu a incidência de nova fratura vertebral em 86% em um período de 18 meses. O fármaco também reduziu o risco de fratura não vertebral em 43%.

A dose recomendada é de 80 mg, 1 vez/dia SC, na região abdominal. Seu uso é aprovado por até 2 anos, também pela existência de associação com osteossarcoma.

O uso deve ser evitado naqueles com hipercalcemia preexistente e naqueles com um distúrbio hipercalcêmico subjacente, como o hiperparatireoidismo primário. As reações adversas mais frequentes observadas com a utilização em ensaios clínicos foram tonturas, náuseas, cefaleias, palpitações, fadiga, dor abdominal superior e vertigens.

### Romosozumabe

Romosozumabe, um anticorpo monoclonal humanizado, promove a formação óssea e inibe a reabsorção óssea ao inibir a esclerostina, uma proteína envolvida na regulação da formação óssea. O romosozumabe SC é aprovado para tratar osteoporose grave, bem como mulheres na pós-menopausa com alto risco de fratura. Em ensaios clínicos de fase III essenciais (FRAME e ARCH), 12 meses de romosozumabe 210 mg mensal reduziram significativamente o risco de fratura vertebral e clínica *versus* placebo e alendronato oral em mulheres na pós-menopausa com osteoporose. Após os pacientes fazerem a transição de romosozumabe para 12 a 24 meses de denosumabe SC ou alendronato VO, os riscos de fratura foram significativamente melhorados *versus* placebo para denosumabe e tratamento apenas com alendronato. Nesses ensaios e em um ensaio de fase IIIb, o romosozumabe aumentou significativamente a DMO em relação a placebo, alendronato e teriparatida subcutânea em 12 meses, com esses benefícios mantidos de 12 a 24 meses após os pacientes fazerem a transição do romosozumabe para o alendronato ou denosumabe em ensaios essenciais.

No estudo internacional FRAME, que comparou romosozumabe com placebo em 7.180 mulheres na pós-menopausa com um escore T de –2,5 a –3,5 no quadril total ou no colo do fêmur, houve aumento da DMO na coluna lombar, no quadril total e no colo do fêmur em 13,3, 6,9 e 5,9%, respectivamente, com redução do risco de fraturas vertebrais e não vertebrais (ver Tabela 40.4).

A dose do medicamento (210 mg) consiste em duas injeções de 105 mg cada, aplicadas uma imediatamente seguida da outra, SC, mensalmente por 12 meses. Essa medicação não deve ser utilizada em pessoas com hipocalcemia ou com ocorrência de doença cardiovascular no último ano.

## Escolha da medicação

De acordo com o novo posicionamento da ASBMR/BHOF lançado em 2024, a escolha do agente terapêutico depende de qual sítio esquelético tem o menor escore T e exatamente qual é a DMO inicial naquele sítio. Ao selecionar o tratamento inicial, o clínico deve considerar a probabilidade de que as metas de DMO possam ser atingidas com um tratamento específico ao longo de um período razoável:

- Em pacientes com escore T de fêmur total (FT) de –2,5 a –2,8 e/ou escore T em coluna lombar (CL) de –2,5 a –3:
  - Bisfosfonatos, denosumabe e agentes osteoanabólicos provavelmente permitirão a obtenção de escores T > –2,5 em FT e CL em 3 anos. As escolhas de tratamento devem considerar o histórico de fraturas do paciente, incluindo o local esquelético e o momento da fratura anterior
  - Para pacientes sem fratura anterior ou com uma fratura diferente da coluna, quadril ou pelve, bisfosfonatos e denosumabe provavelmente permitirão a obtenção de metas de tratamento em 3 anos e são a escolha mais apropriada
  - Em contraste, em pacientes que tiveram uma fratura importante, como a coluna, quadril ou pelve, agentes osteoanabólicos devem ser considerados. Isso é mais importante se essas fraturas ocorreram recentemente (p. ex., mais de 2 anos antes, mas na última década). Nesses pacientes, escolher agentes osteoanabólicos como terapia inicial pode permitir que os pacientes atinjam as metas de tratamento mais rapidamente, atinjam metas de escore T mais altas ou tenham uma probabilidade maior de atingir a meta de tratamento ao iniciá-lo. Fatores individuais do paciente e orientação local/regional devem ser considerados ao decidir o tratamento com base no local da fratura anterior ou no limiar de intervenção do escore T
- Em pacientes com DMO muito baixa (escores T em fêmur total < –2,8 ou escore T em coluna lombar < –3):
  - Agentes osteoanabólicos podem ser necessários para atingir as metas de tratamento de DMO. Agentes osteoanabólicos e sequências de tratamento com medicação antirreabsortiva produzem maiores ganhos de DMO em FT e CL em comparação com agentes antirreabsortivos sozinhos. Portanto, agentes osteoanabólicos devem ser considerados como terapia inicial para esses pacientes quando possível. Em pacientes que começam com um escore T em CF < –3,5, pode ser impossível atingir uma meta de tratamento com qualquer medicamento atual em 3 anos; no entanto, as decisões de tratamento devem ter como objetivo melhorar o escore T para níveis o mais próximo possível da meta. Bisfosfonatos ou denosumabe podem ser a primeira escolha em alguns pacientes sem outros fatores de risco, especialmente em países onde os limites de intervenção do escore T são mais baixos
- Nos pacientes com muito alto risco de fratura, ou seja, aqueles com múltiplas fraturas prévias ou uma fratura em menos de 2 anos, iniciar o tratamento com agentes osteoanabólicos, que reduzem o risco de fratura mais rapidamente e em maior extensão, seguido de terapia antirreabsortiva pode ser uma melhor estratégia para atingir metas de tratamento rapidamente, sobretudo após fraturas importantes recentes, como coluna, quadril e pelve
- Seleção de tratamento para pacientes com escores T > –2,5:
  - Mais da metade dos pacientes que sofrem fraturas na idade adulta apresenta níveis de DMO acima da faixa de osteoporose. Para pacientes com escores T basais > –2,5 que tiveram uma única fratura anterior que ocorreu mais de 2 anos antes, o risco subsequente pode diferir substancialmente pelo local esquelético e pelo tempo desde a fratura

- Fraturas vertebrais, de quadril e pélvicas anteriores estão associadas a um risco maior e mais persistente do que outras fraturas. Para pacientes de alto risco que requerem tratamento, o aumento da DMO está associado à redução do risco de fratura. Entretanto, há uma escassez de evidências para orientar o nível real de DMO a ser almejado nesses pacientes. Outro nível de incerteza é como as mudanças percentuais na DMO se relacionam com as mudanças na unidade de pontuação T
- Incrementos de pelo menos 0,2 unidade no escore T do fêmur total e de pelo menos 0,5 unidade na coluna lombar são atingíveis ao longo de 3 anos com a maioria das terapias (bisfosfonatos, denosumabe e agentes osteoanabólicos) e espera-se que reduzam o risco de fratura vertebral e não vertebral. Portanto, essas alterações no escore T podem ser consideradas alvos de tratamento nesses pacientes
- Para pacientes sem fratura prévia, escore T acima de −2,5, mas alta probabilidade de fratura de acordo com um algoritmo de risco de fratura, o início do tratamento com um agente antirreabsortivo pode ser apropriado, com o objetivo de aumentar o escore T de fêmur total em 0,2 (3%) e o escore T de coluna lombar em 0,5 (6%).

## Terapia sequenciada na osteoporose

Os aumentos de DMO com agentes osteoanabólicos são menores, particularmente no fêmur total, quando os pacientes fazem a transição de um bisfosfonato ou denosumabe. Após a transição de um bisfosfonato para teriparatida, a DMO do fêmur total diminui consistentemente por pelo menos 12 meses e a força do quadril não melhora por pelo menos 1 ano. Não há dados disponíveis atualmente para avaliar os efeitos da DMO de uma sequência de tratamento começando com um antirreabsortivo e mudando para abaloparatida.

Quando os pacientes em denosumabe são trocados para teriparatida, a DMO do fêmur total diminui rapidamente e permanece abaixo da linha de base por 2 anos completos. Após a transição de um bisfosfonato para romosozumabe, a DMO do fêmur total e a força do quadril melhoram, embora não tão acentuadamente quanto visto com romosozumabe em indivíduos sem tratamento prévio.

Após 1 ano de tratamento com denosumabe, após a transição para romosozumabe, a DMO do fêmur total permanece estável; no entanto, o efeito da DMO com romosozumabe pode diferir após uma duração de tratamento anterior mais longa com denosumabe.

Os incrementos de DMO da coluna lombar também são menores com agentes osteoanabólicos na transição de agentes antirreabsortivos; no entanto, a diferença não é tão acentuada quanto no fêmur.

Em pacientes inicialmente tratados com terapia osteoanabólica por 1 a 2 anos, a escolha subsequente do agente antirreabsortivo deve levar em consideração o nível de DMO repetido e outros fatores de risco clínicos. Pacientes que ainda estão longe das metas de DMO podem se beneficiar do denosumabe para atingir as metas de DMO, uma vez que o denosumabe aumenta a DMO mais do que os bisfosfonatos após o tratamento osteoanabólico.

Em pacientes que estão próximos das metas de DMO após o tratamento osteoanabólico, os bisfosfonatos intravenosos ou orais podem ser considerados como terapia de acompanhamento.

Em alguns países, pode ser possível considerar outro curso de terapia osteoanabólica alguns anos depois para aqueles que ainda têm escores T abaixo de −2,5. Se outro curso de terapia osteoanabólica for previsto, os bisfosfonatos podem ser a melhor escolha de tratamento intermediário. Isso evitaria a remodelação óssea excessiva observada após a descontinuação do denosumabe, o que pode atenuar o efeito do segundo curso de tratamento osteoanabólico.

## Metas, sucesso e falha do tratamento

Para determinar se uma meta de tratamento foi alcançada, é necessário repetir o teste de DXA e avaliar novas fraturas, incluindo imagens vertebrais. Ter uma imagem vertebral basal antes de iniciar o tratamento permite a confirmação de que uma fratura vertebral incidente ocorreu na imagem vertebral de acompanhamento.

Dados de ensaios com agentes antirreabsortivos e osteoanabólicos mostram uma relação inversa entre o nível de DMO visto na DXA alcançado em pacientes em tratamento e o risco subsequente de fratura. Novas evidências mostram que a DMO do fêmur total parece ser a meta de tratamento mais útil porque prevê consistentemente o risco de fraturas vertebrais e não vertebrais, tendo valor preditivo do risco subsequente de fraturas, enquanto o nível de DMO da coluna lombar após o tratamento prevê o risco de fratura vertebral, mas não prevê o risco de fraturas não vertebrais de forma tão consistente, além de ser mais provavelmente afetada por artefatos degenerativos e calcificação aórtica. Atingir na DXA um escore T > –2,5 deve ser considerado a meta mínima.

Entretanto, em pacientes que têm apenas um escore T de colo do fêmur < –2,5 ou apenas um escore T em coluna lombar < –2,5, um escore T > –2,5 no respectivo sítio esquelético acometido deve ser o alvo do tratamento.

Pacientes com outros fatores de risco importantes podem justificar metas de escore T mais altas, como ocorre em pessoas com histórico de fratura. Metas de escore T mais altas também podem ser sugeridas para aqueles com idade avançada, histórico de quedas recentes e função física precária. Nessas situações, metas de escore T de –2 ou mesmo –1,5 podem ser apropriadas.

Uma meta de escore T mais alta também pode ser considerada em pacientes para os quais uma pausa na medicação, no caso um bisfosfonato, está sendo considerada.

Sucesso de tratamento é definido como aumento da DMO sem evidências de progressão ou novas fraturas. Perda maior que 5% em coluna lombar ou maior que 4% em colo do fêmur em 1 ano, duas ou mais fraturas durante o uso da medicação, fratura associada a uma redução dos MTO menor que 25% em terapia antirreabsortiva ou elevação menor que 25% com terapia anabólica configuram falha de tratamento.

São indicativos de falência terapêutica:

- Ocorrência de uma segunda fratura de fragilidade durante o tratamento
- Uma fratura + redução < 25% do CTX com a terapia antirreabsortiva ou aumento < 25% com teriparatida
- Uma fratura + perda de massa óssea ≥ 5% em coluna lombar ou ≥ 4% em colo do fêmur
- Redução significativa da DMO (99% de confiança): > 7%.

## Seguimento

A DXA deve ser acompanhada a cada 1 a 2 anos até que os achados estejam estáveis.

Pode ser realizada com intervalos menos frequentes, a depender das circunstâncias clínicas.

Os MTO podem ser úteis para avaliar a adesão do paciente e a eficácia da terapia. Redução significativa do CTX sérico (igual ou maior que 50%) 3 a 6 meses depois de iniciado um antirreabsortivo ou aumento significativo do P1NP (acima de 30%), 1 mês depois de iniciado teriparatida ou romosozumabe, são indicativos de boa resposta terapêutica.

As Figuras 40.3 e 40.4 apresentam um resumo do uso das medicações e seguimento dos pacientes de baixo, moderado e alto risco.

A Figura 40.5, por sua vez, apresenta o tratamento sequencial da osteoporose pós-menopausa.

### *Quando as metas de tratamento não são alcançadas*

Pacientes com fraturas clínicas ou fraturas vertebrais confirmadas durante o uso de medicamentos não atingiram as metas de tratamento e correm risco iminente de mais fraturas. Embora uma fratura durante o tratamento não represente necessariamente falha do tratamento, ela sugere que o risco de fratura é maior do que o reconhecido anteriormente. Após uma avaliação de causas secundárias de osteoporose, intervenções para reduzir o risco de quedas e melhorar a adesão ao tratamento devem ser implementadas, e os pacientes devem iniciar ou continuar com o medicamento mais potente (ou sequência de medicamentos) por pelo menos os próximos 2 anos. Essa estratégia também pode considerar a troca ou a adição de um agente osteoanabólico ao medicamento antirreabsortivo em andamento. Em mulheres que já foram tratadas com medicamentos osteoanabólicos e permanecem em risco muito alto, outro curso de medicamento osteoanabólico (usando o mesmo medicamento ou um medicamento diferente) pode ser considerado.

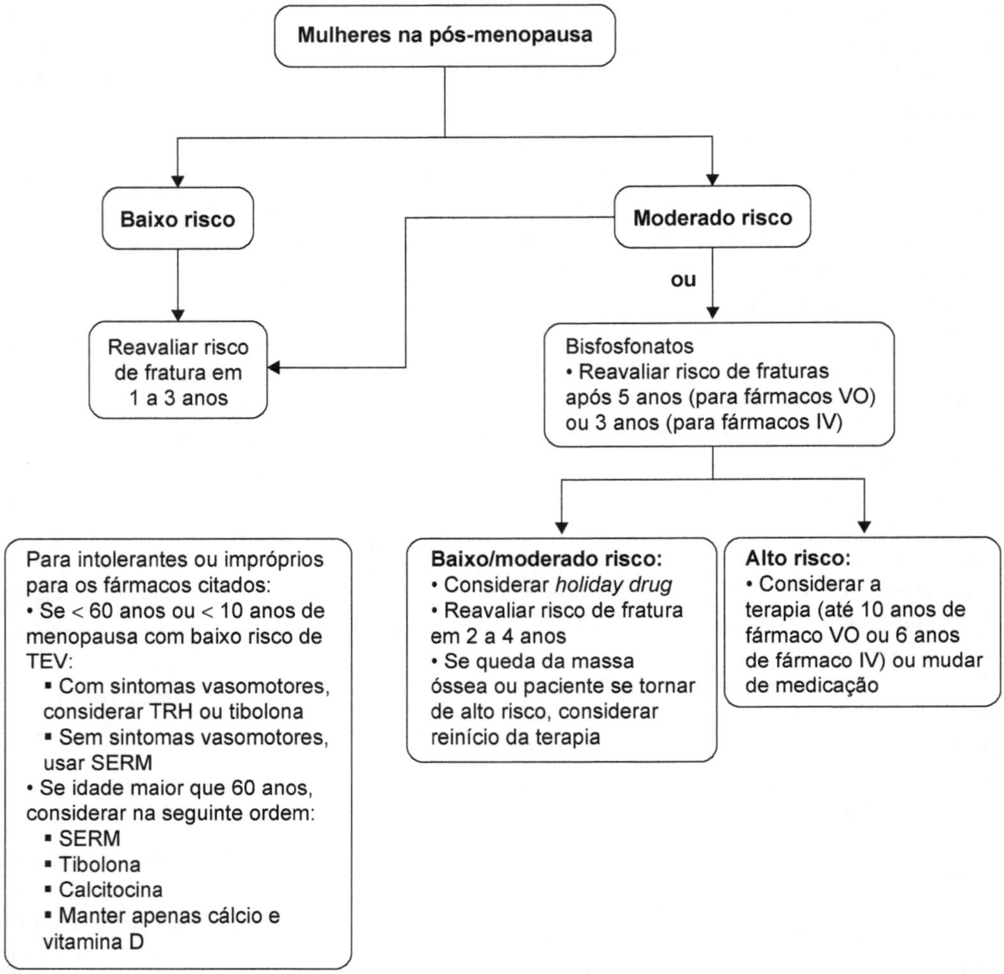


FIGURA 40.3 Seguimento de mulheres na pós-menopausa com risco baixo ou moderado de fratura pelo FRAX®. IV: intravenosa; SERM: modulador seletivo do receptor estrogênico; TEV: tromboembolismo venoso; TRH: hormônio liberador de tireotrofina; VO: via oral.

O momento ideal para um segundo curso de tratamento e como maximizar o ganho de DMO após a terapia antirreabsortiva é desconhecido, embora o uso repetido de teriparatida seja aprovado em alguns países, se um paciente permanecer ou tiver retornado a um alto risco de fratura. Essa abordagem também pode ser apropriada para mulheres cujos níveis de DMO permanecem abaixo da meta ou aquelas que perdem DMO apesar da terapia. Continuar com um medicamento antirreabsortivo, como o denosumabe, também é uma estratégia potencial, especialmente quando as opções osteoanabólicas são limitadas.

### *Quando as metas do tratamento são alcançadas*

Para pacientes que atingiram as metas do tratamento, espera-se que os benefícios diminuam se a medicação for descontinuada. A DMO diminui rapidamente após a descontinuação da maioria dos agentes e consequências clínicas importantes podem ocorrer, como múltiplas fraturas vertebrais após a descontinuação do denosumabe. Após a cessação dessa medicação depois do uso a curto prazo (< 3 anos), a transição para bisfosfonatos parece ser eficaz na mitigação da perda óssea e do risco de múltiplas fraturas vertebrais,

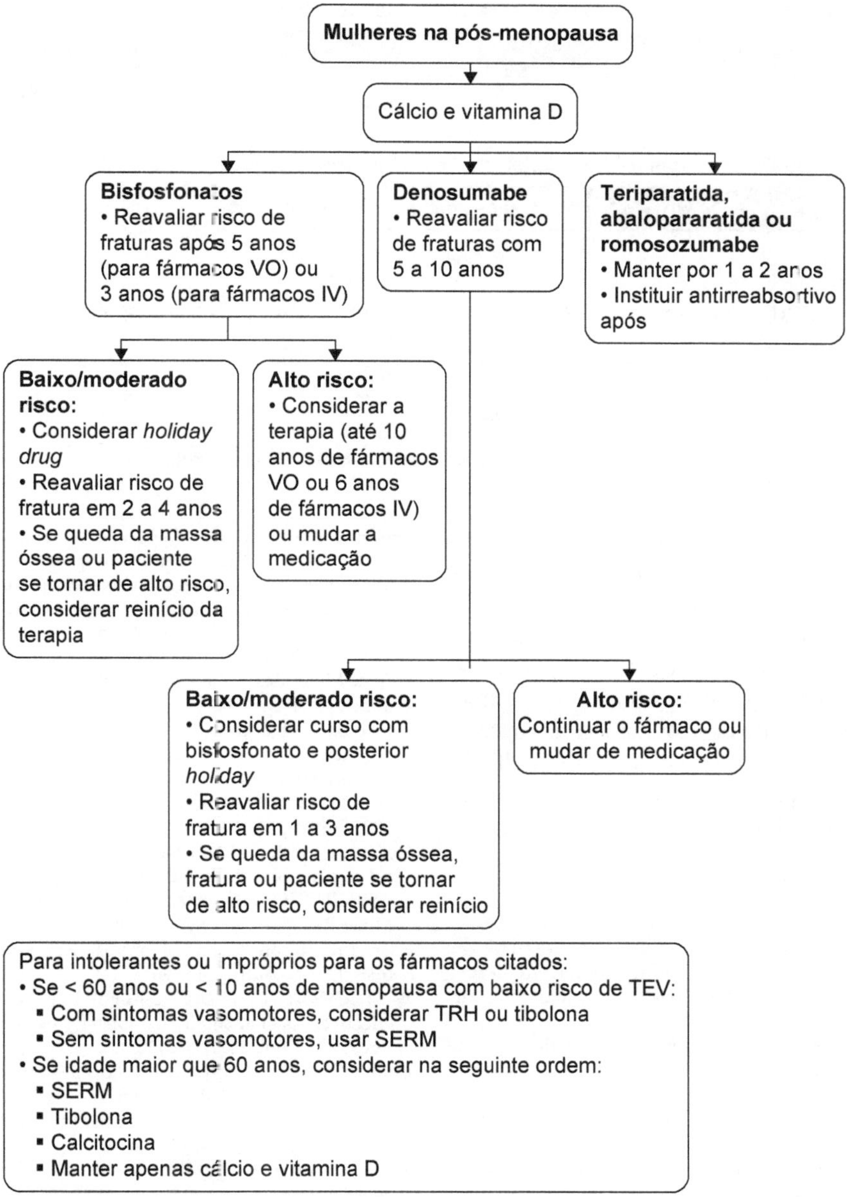


**FIGURA 40.4** Seguimento de mulheres na pós-menopausa com alto risco e muito alto risco de fratura pelo FRAX®. Os indicadores de alto risco de fratura incluem idade avançada, fragilidade, glicocorticosteroides, escores T muito baixos e aumento do risco de queda. IV: intravenosa; SERM: modulador seletivo do receptor estrogênico; TEV: tromboembolismo venoso; TRH: hormônio liberador de tireotrofina; VO: via oral.

mas o regime mais eficaz após o uso de longo prazo permanece incerto. Em contraste com a descontinuação do denosumabe, com a cessação do tratamento com bisfosfonatos, os efeitos residuais podem persistir por vários anos após a descontinuação, particularmente para o ácido zoledrônico. Portanto, quando as metas do tratamento foram atingidas com um não bisfosfonato, a transição para um bisfosfonato pode servir para manter os ganhos de DMO. Para pacientes que

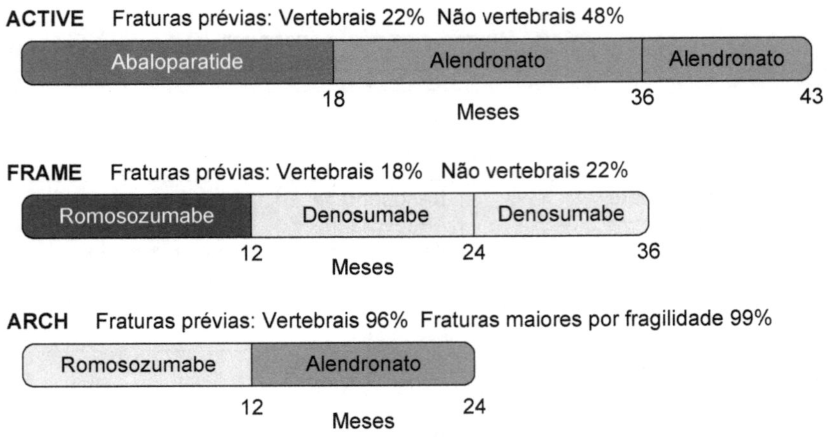


FIGURA 40.5 Tratamento sequencial da osteoporose pós-menopausa.

atingiram as metas de tratamento com terapia com bisfosfonatos, uma pausa no tratamento ("férias com bisfosfonatos") pode ser considerada. Mais informações são necessárias para esclarecer o regime de dosagem ideal para evitar efeitos colaterais raros, mas importantes, associados à duração do bisfosfonato, como fraturas atípicas do fêmur e osteonecrose da mandíbula, ao mesmo tempo que maximiza a probabilidade de manter a DMO.

## LEITURAS SUGERIDAS


Adami S, Libanati C, Boonen S, Cummings SR, Ho P-R, Wang A, et al. Denosumab treatment in postmenopausal women with osteoporosis does not interfere with fracture-healing results from the FREEDOM Trial. J Bone Joint Surg Am. 2012;94(23):2113-9.

Anagnostis P, Gkekas NK, Potoupnis M, Kenanidis E, Tsiridis E, Goulis DG.New therapeutic targets for osteoporosis. Maturitas. 2019;120:1-6.

Anastasilakis AD, Polyzos SA, Yavropoulou MP, Makras P. Combination and sequential treatment in women with postmenopausal osteoporosis. Expert Opin Pharmacother. 2020;21(4):477-90.

Associação Brasileira de Avaliação Óssea e Osteometabolismo (Abrasso). Frax Brasil 2.0. 2024. Disponível em: https://abrasso.org.br/frax-brasil/.

Associação Brasileira de Avaliação Óssea e Osteometabolismo (Abrasso). Frax Brasil 2.0. – Instruções de utilização. Disponível em: https://abrasso.org.br/instrucoes-frax-brasil/.

Bandeira F, Dantas W, Bilezikian JP. Controversies in the treatment of postmenopausal osteoporosis: how long to treat with bisphosphonates? Arch Endocrinol Metab. 2020;64(4):331-6.

Bastos-Silva Y, Aguiar LB, Pinto-Neto AM, Baccaro LF, Costa-Paiva L. Correlation between osteoporotic fracture risk in Brazilian postmenopausal women calculated using the FRAX with and without the inclusion of bone densitometry data. Arch Osteoporos. 2016;11:6.

Brown JP, Engelke K, Keaveny TM, Chines A, Chapurlat R, Foldes AJ, et al. Romosozumab improves lumbar spine bone mass and bone strength parameters relative to alendronate in postmenopausal women: results from the Active-Controlled Fracture Study in Postmenopausal Women With Osteoporosis at High Risk (ARCH) trial. J Bone Miner Res. 2021;36(11):2139-52.

Camacho PM, Petak SM, Binkley N, Diab DL, Eldeiry LS, Farooki A, et al. American Association of Clinical Endocrinologists/American College of Endocrinology Clinical Practice Guidelines for the Diagnosis and Treatment of Postmenopausal Osteoporosis-2020 update. Endocr Pract. 2020;26(Suppl 1):1-46.

Cosman F, Lewiecki EM, Eastell R, Ebeling PR, Jan De Beur S, Langdahl B, et al. Goal-directed osteoporosis treatment: ASBMR/BHOF task force position statement 2024. J Bone Miner Res. 2024;39(10):1393-405.

Ensrud KE. Bisphosphonates for postmenopausal osteoporosis. JAMA. 2021;325(1):96.

Estell EG, Rosen CJ. Emerging insights into the comparative effectiveness of anabolic therapies for osteoporosis. Nat Rev Endocrinol. 2021;17(1):31-46.

Geusens P, Oates M, Miyauchi A, Adachi J, Lazaretti-Castro M, Ebeling PR, et al. OP0048 Romosozumab rapidly reduces clinical vertebral fracture incidence: results from the frame study. Ann Rheum Dis. 2017;76-1.

Kanis JA, Cooper C, Rizzoli R, Reginster J-Y. Review of the guideline of the American College of Physicians on the treatment of osteoporosis. Osteoporosis Int. 2018;29(7):1505-10.

Leslie WD, Majumdar SR, Morin SN, Lix LM, Schousboe JT, Ensrud KE, et al. Performance of FRAX in clinical practice according to sex and osteoporosis definitions: the Manitoba BMD registry. Osteoporosis Int. 2018;29(3):759-67.

Paik J, Scott LJ. Romosozumab: a review in postmenopausal osteoporosis. Drugs Aging. 2020;37(11):845-55.

Reid IR, Horne AM, Mihov B, Stewart A, Garratt E, Wong S, et al. Fracture prevention with zoledronate in older women with osteopenia. N Engl J Med. 2018;379(25):2407-16.

Shoback D, Rosen CJ, Black DM, Cheung AM, Murad MH, Eastell R. Pharmacological management of osteoporosis in postmenopausal women: an Endocrine Society Guideline Update. J Clin Endocrinol Metab. 2020;105(3):dgaa048.

Capítulo 41

# Osteoporose em Homens

Victoria Z. C. Borba ▪ Tatiana Munhoz da Rocha Lemos Costa

## DEFINIÇÃO

Tradicionalmente considerada uma doença de mulheres idosas, a osteoporose é um dos principais problemas de saúde pública do mundo. Na última década, houve um progresso considerável no entendimento da fisiopatologia e no manejo da osteoporose em homens, mas ainda é uma doença subestimada, subdiagnosticada e subtratada nessa população.

O aumento na expectativa de vida da população está associado a maior número de fraturas por fragilidade óssea em ambos os sexos, tanto pela perda quanto pela deterioração da microarquitetura óssea.

Aproximadamente 39% das novas fraturas osteoporóticas que ocorreram no mundo todo no ano 2000 foram em homens. Estima-se que a chance de um homem sofrer uma fratura osteoporótica durante a vida seja maior que a do desenvolvimento de um câncer de próstata. Em homens, a fratura osteoporótica ocorre, em média, 5 a 10 anos mais tarde do que em mulheres. No entanto, a morbidade e a mortalidade após uma fratura de quadril, por exemplo, são maiores no sexo masculino. Os homens são menos propensos a terem a massa óssea investigada ou receberem tratamento com terapia antirreabsortiva após uma fratura de quadril (4,5 *vs.* 49,5%, respectivamente).

Houve progressos recentes na identificação de homens com osteoporose, embora ainda existam controvérsias quanto aos critérios diagnósticos. As medicações para osteoporose, inicialmente, são testadas em mulheres e, posteriormente, avaliadas em homens, com muitos estudos sem dados de fratura. Tanto os antirreabsortivos quanto os anabólicos são aprovados para tratamento da osteoporose em homens. Contudo, apenas uma pequena parcela (< 20%) dos homens recebe o tratamento para essa enfermidade, mesmo em casos de história prévia de fratura por fragilidade.

Este capítulo é uma revisão sobre epidemiologia, fisiopatologia, etiologias, diagnóstico e tratamento da osteoporose nesse grupo de pacientes.

## ETIOLOGIA

A prevalência de osteopenia e osteoporose nos EUA em mulheres com mais de 50 anos, definida pela DMO, é de 16 e 61%, respectivamente. Já em homens, a prevalência de osteoporose está em torno de 12% da população, podendo chegar a 20% em algumas regiões do mundo.

O risco de uma fratura osteoporótica de quadril, vértebra ou punho durante a vida em mulheres é de 40%, enquanto homens caucasianos apresentam risco de 13 a 30%. Em ambos os sexos, o risco absoluto de uma fratura subsequente aumenta substancialmente após uma primeira fratura. Em homens, mais do que em mulheres, a incidência de fraturas segue uma distribuição bimodal, com dois picos. O primeiro ocorre entre 15 e 45 anos, mais relacionado com fraturas traumáticas de ossos longos, e o segundo pico ocorre após os 70 anos. O pico de fraturas de quadril ocorre entre 80 e 84 anos, diminuindo posteriormente. Em homens com diagnóstico de osteoporose idiopática, as fraturas típicas de baixo trauma ocorrem mais precocemente, entre 40 e 60 anos. Em um estudo brasileiro com 725 homens acima de 40 anos, a prevalência de fratura por fragilidade foi de 12,8%.

Existem diferenças tanto na formação quanto na perda óssea entre os sexos, gerando uma diferença na incidência de fraturas entre essas populações. Em homens, a densidade mineral óssea (DMO) aumenta na puberdade em resposta aos androgênios, especialmente o osso cortical, formando ossos apendiculares mais longos e largos com córtex mais espesso do que nas mulheres. Além dos androgênios, o hormônio do crescimento (GH) e o fator de crescimento semelhante à insulina tipo 1 (IGF-1) estimulam a aposição periosteal em homens. O pico de massa óssea nos homens é em torno dos 20 anos e 8 a 10% maior em relação às mulheres. Esse aumento na massa óssea é detectado pela absorciometria por dupla emissão de raios-X (DXA), que mede a DMO (g/cm$^2$). É importante saber que a densidade óssea verdadeira (índice volumétrico, expresso em g/cm$^3$) no pico de massa óssea é similar em ambos os sexos. Assim, o aumento da massa óssea observado na DXA em homens está relacionado com o desenvolvimento de ossos mais largos pela maior deposição periosteal. Estudos com tomografia computadorizada quantitativa corroboram essa hipótese, demonstrando um osso 40% mais largo nos homens jovens em comparação com as mulheres.

O início do declínio da massa óssea ocorre por volta da 3ª década de vida em ambos os sexos e acelera nas mulheres após a menopausa; já em homens de meia-idade, a perda óssea ocorre mais lentamente. A diminuição do osso trabecular em homens e mulheres é semelhante em quantidade, mas apresenta padrões distintos. No homem, embora as trabéculas afinem, a conectividade é mais bem preservada, enquanto nas mulheres predominam as cavidades de reabsorção com perda numérica trabecular, bem como da conectividade entre elas. A perda do osso cortical ocorre em ambos os sexos após os 65 e 70 anos. Entretanto, a formação periosteal permanece mais elevada em homens, o que contribui também para o menor risco de fraturas visto nessa população.

Quedas, sarcopenia e fragilidade são fatores de risco independentes para fraturas e são potencialmente modificáveis. Sarcopenia correlaciona-se de maneira negativa com densidade e geometria ósseas e positiva com quedas e fraturas. Testes clínicos reduzidos de desempenho físico, equilíbrio e fragilidade também se relacionam com a DMO e a microarquitetura óssea. Essas condições e a osteoporose compartilham diversos fatores de risco, como alterações em hormônios sexuais, vitamina D, IGF-1 e marcadores inflamatórios, os quais podem ser alvos terapêuticos.

Os fatores de risco associados à osteoporose em homens são:

- Idade > 70 anos
- História prévia de fraturas
- História de fratura materna e paterna
- Baixo índice de massa corporal (IMC)
- Baixa ingesta de cálcio
- Baixos níveis de vitamina D
- Uso crônico de glicocorticoides (GC)
- Tabagismo
- Etilismo
- Etnia caucasiana
- Sedentarismo
- Hipogonadismo
- Uso de inibidores de androgênios.

Os hormônios sexuais masculinos e femininos controlam a proliferação osteoblástica e também o estímulo dos osteoblastos para os osteoclastos. Os androgênios contribuem diretamente para a expansão óssea periosteal, a mineralização e a manutenção trabecular óssea, além do desenvolvimento muscular, com consequente aumento da massa óssea. Já os estrogênios inibem diretamente os osteoclastos (ação incerta em relação aos androgênios). Estudos multicêntricos prospectivos já demonstraram que o nível reduzido de estradiol sérico é um fator de risco independente para fraturas em homens. Estudos experimentais usando inibidores das gonadotrofinas e inibidores da aromatase indicam que o estradiol é o principal mediador da perda óssea em homens hipogonádicos. De fato, homens com mutações inativadoras no gene da aromatase *CYP19* apresentam massa óssea reduzida. A relação entre estradiol e testosterona também é mais elevada em indivíduos normais do que naqueles com osteoporose. Estudos controlados, nos quais androgênios, estrogênios ou ambos foram seletivamente suprimidos, demonstraram que tanto os hormônios sexuais masculinos como os femininos são importantes para o *turnover* ósseo em homens. Além dos hormônios sexuais, variações nas concentrações de IGF-1, globulina ligadora de hormônios sexuais (SGBH) e proteína de ligação do fator de crescimento semelhante à insulina (IGFBP) também são importantes para o metabolismo ósseo.

As causas de osteoporose em homens estão demonstradas na Tabela 41.1. A prevalência de uma causa secundária em homens é de aproximadamente

**TABELA 41.1** Causas da osteoporose em homens.

| Osteoporose | Causas |
|---|---|
| Primária | Osteoporose idiopática (< 65 a 70 anos)<br>Baixo *turnover* ósseo<br>Alto *turnover* ósseo e hipercalciúria (menos frequente)<br>Osteoporose senil (> 70 anos) |
| Secundária | Etilismo<br>**Distúrbios endócrinos**<br>Hipogonadismo<br>Síndrome de Cushing<br>Diabetes melito tipos 1 e 2<br>Hipertireoidismo<br>Hiperparatireoidismo (primário e secundário)<br>**Doenças gastrintestinais**<br>Síndromes de má-absorção (doença inflamatória intestinal, doença celíaca)<br>Cirrose biliar primária<br>Síndromes pós-gastrectomia<br>**Outras**<br>Doença pulmonar obstrutiva crônica (DPOC)<br>Pós-transplante de órgãos<br>Imobilização<br>Doenças neuromusculares<br>Mastocitose<br>Artrite reumatoide<br>Mieloma múltiplo<br>HIV<br>Neoplasias<br>**Medicamentos**<br>Glicocorticoide (GC)<br>Terapia de privação androgênica<br>Inibidor seletivo da receptação de serotonina (ISRS)<br>Anticonvulsivantes<br>Quimioterápicos<br>Tiazolidinedionas<br>Hormônio da tireoide (excesso) |

40 a 60%. As três principais causas secundárias (correspondentes a 40% de todas as causas de osteoporose) são: etilismo, excesso de GC e hipogonadismo (tanto idiopático quanto aquele relacionado com deprivação androgênica pelo tratamento de neoplasia de próstata). Outra causa emergente de osteoporose secundária em ambos os sexos é o diabetes melito tipo 2 (DM2), que aumenta a fragilidade óssea muitas vezes sem alterar a DMO.

Na ausência de um fator etiológico identificável e idade mais avançada (mais de 70 anos), a doença pode estar relacionada apenas com o envelhecimento. Embora homens idosos não tenham queda acentuada dos hormônios sexuais, como ocorre nas mulheres pós-menopausa, o envelhecimento masculino está associado ao aumento da SHBG, o que diminui a disponibilidade de testosterona e estradiol livres e ativos. A queda do GH e IGF-1 com o envelhecimento também é um fator relacionado com a osteoporose senil. Idosos também apresentam maior deficiência de vitamina D e redução da função muscular, favorecendo um maior número de quedas. Assim como em mulheres, outros fatores, como tabagismo, inatividade física, IMC muito baixo e ingesta cronicamente deficiente de cálcio, podem estar associados a uma aceleração na perda óssea relacionada com a idade. Particularmente, em indivíduos com menos de 65 e 70 anos, quando não há uma etiologia definida, a osteoporose é considerada idiopática.

Os fatores genéticos e raciais provavelmente desempenham papel importante na osteoporose masculina idiopática. Filhos de homens com osteoporose apresentam tamanho ósseo reduzido e redução volumétrica na DMO, mas nenhuma alteração nos marcadores de remodelação óssea. Polimorfismos nos genes da aromatase (*CYP119A1*), no ER-alfa e no gene da LRP-5 parecem estar associados com o risco de osteoporose idiopática em homens. Entretanto, a real contribuição dessas variantes genéticas na DMO e no risco de fraturas permanece limitada. Embora haja heterogeneidade nessas condições, a maioria dos acometidos apresenta manifestação histomorfométrica e clínica diferente da osteoporose relacionada com a idade. Nesses pacientes, existe uma disfunção osteoblástica (proliferação mais lenta e redução funcional na expressão de genes relacionados com a formação da matriz óssea, no colágeno tipo 1 e na osteocalcina), levando a uma redução na formação óssea, enquanto a reabsorção encontra-se normal ou levemente reduzida.

## DIAGNÓSTICO

As diretrizes de 2023 da International Society for Clinical Densitometry (ISCD) recomenda que a medida da DMO pela DXA seja feita de rotina em homens com mais de 70 anos e nos indivíduos mais jovens com fatores de risco (baixo peso corporal, fratura prévia, uso de medicações que interfiram na massa óssea e condições ou doenças associadas à redução óssea). As diretrizes da ISCD recomendam como valor de referência o escore T de população caucasiana feminina (NHANES-3) para todos os homens de qualquer etnia. Um escore T menor que –2,5 na coluna, colo de fêmur ou fêmur total (rádio 33% quando não podem ser obtidos dois sítios) é diagnóstico de osteoporose densitométrica. Fraturas por fragilidade óssea também são diagnósticos clínicos de osteoporose independentemente de DMO. No entanto, em homens com menos de 50 anos, o escore Z < –2 DP deve ser usado como diagnóstico de baixa massa óssea.

A avaliação clínica sempre deve investigar sintomas e sinais de causas secundárias, presentes em até 40 a 60% dos homens com osteoporose, e realizar a pesquisa de história familiar e pessoal de fraturas. A perda de altura indica a solicitação de uma radiografia de coluna ou a avaliação morfométrica vertebral por densitometria (VFA; do inglês *vertebral fracture assessment*) para investigação de possíveis fraturas vertebrais assintomáticas. Em homens com mais de 80 anos com osteopenia, ou em jovens com perda acima de 4 cm na altura, fratura vertebral anterior autorreferida, mas não documentada, terapia com GC equivalente a > 5 mg de prednisona ou equivalente por dia por > 3 meses, a busca por fraturas vertebrais deve ser ativa por estudo radiológico ou por VFA.

Os exames de rotina geralmente indicados são dosagem de cálcio e fósforo séricos, dosagem de cálcio na urina de 24 h, atividade de fosfatase alcalina sérica, hemograma, velocidade de hemossedimentação (VHS), testes de função hepática, renal, tireoidiana e testosterona, assim como dosagem da 25(OH)D e do paratormônio (PTH). Avaliações adicionais com análise de hipercortisolismo, eletroforese de proteínas e anticorpos para doença celíaca podem ser solicitadas em caso de suspeita clínica. As causas secundárias listadas na Tabela 41.1 sempre devem ser investigadas, conforme quadro clínico, e excluídas mesmo no diagnóstico de osteoporose senil e idiopática.

O FRAX®, instrumento de avaliação do risco de fratura da World Health Organization Collaborating Center for Metabolic Bone Diseases da Universidade de Sheffield, Inglaterra, em parceria com a Organização Mundial da Saúde (OMS), é uma ferramenta usada para o cálculo da probabilidade do risco absoluto de uma fratura do colo de fêmur ou de qualquer outra fratura por osteoporose nos 10 anos seguintes, com ou sem a realização da DXA, para ambos os sexos. Em caso de risco alto ou muito alto para fraturas em 10 anos pelo FRAX® Brasil, o tratamento deve ser indicado. O escore ósseo trabecular é uma ferramenta simples derivada de uma imagem da coluna lombar obtida pela DXA, calculada por um *software* específico, que pode ser incorporado ao FRAX® para ajuste do cálculo do risco de fraturas.

Dados referentes à associação de marcadores de remodelação óssea com perda óssea e risco de fratura em homens permanecem conflitantes na literatura. No entanto, a International Osteoporosis Foundation (IOF) e a última diretriz da Endocrine Society e da American Association of Clinical Endocrinologists (AACE) recomendam a dosagem dos marcadores no início e após 3 a 6 meses de tratamento para a avaliação de uma resposta ao medicamento. Em mulheres, estima-se que uma resposta ao tratamento, vista pelos marcadores, esteja associada à redução de 30 a 75% no risco de fraturas. Em um estudo com o risedronato em homens, foi observada redução no telopeptídeo N-terminal do colágeno tipo 1 (NTX) urinário em 40%, resultado semelhante ao encontrado nos estudos com mulheres. O telopeptídeo C-terminal do colágeno tipo 1 (CTX) em jejum e o propeptídio carboxiterminal do colágeno tipo 1 (PINP) séricos são os marcadores recomendados para avaliar a reabsorção e a formação óssea, respectivamente.

## TRATAMENTO

Os homens parecem responder às terapias farmacológicas não hormonais disponíveis da mesma maneira que as mulheres, de modo que, na maioria das vezes, a abordagem para tratar homens e mulheres com osteoporose é bastante semelhante. Existem poucos estudos avaliando o efeito de agentes farmacológicos na redução do risco de fraturas em homens.

Homens com fatores de risco para osteoporose devem consumir 1.000 a 1.200 mg/dia de cálcio, de preferência por ingestão alimentar. Caso não seja possível, a suplementação deve ser indicada. A dosagem da 25(OH)D deve ser mantida acima de 30 ng/mℓ; quando abaixo de 20 ng/mℓ o tratamento deve ser instituído com 50.000 UI/semana ou 7.000 UI/dia durante 8 semanas e posterior manutenção com 1.000 a 2.000 UI/dia. Adicionalmente, é necessário enfatizar o incentivo à atividade física, à cessação do tabagismo e à redução da ingestão de álcool em todos os casos.

Quando a etiologia da osteoporose for conhecida, o tratamento da condição deverá ser a primeira linha de abordagem. O tratamento farmacológico para osteoporose é indicado para homens com:

- História de fratura (fragilidade)
- Escore T visto na DXA ≤ –2,5 DP
- Terapia com GC a longo prazo (mais de 3 meses) ≥ 2,5 mg/dia ou medicamentos antiandrogênicos, dependendo do risco de fratura avaliado
- Escore T entre –1 e –2,5 em coluna, colo do fêmur ou fêmur total, com risco em 10 anos calculado pelo FRAX® Brasil na faixa que indica terapêutica.

Além disso, há controvérsias sobre o uso do FRAX®, uma vez que alguns estudos indicam que o risco de fraturas pode ser muitas vezes subestimado por essa abordagem em homens, bem como em pacientes com condições secundárias de fragilidade óssea, como DM2. Portanto, é evidente que a escolha da definição de osteoporose com base em pontos de corte de DMO masculinos ou femininos e o uso de limiares de intervenção no FRAX® têm efeitos importantes na proporção de homens idosos identificados como candidatos a tratamento medicamentoso para prevenção de fraturas. Apesar de todas as limitações apresentadas, o tratamento é amplamente recomendado na maioria dos países para todos os homens com história prévia de fraturas por fragilidade.

Os agentes farmacológicos aprovados pela Food and Drug Administration (FDA) e/ou pela European Medicines Agency (EMA) para o tratamento da osteoporose em homens estão resumidos na Tabela 41.2.

## Antirreabsortivos

Os bisfosfonatos são os agentes mais usados para o tratamento da osteoporose em homens. Estudos randomizados e placebo-controlados demonstraram que tanto o alendronato quanto o risedronato aumentam a DMO e reduzem os marcadores de remodelação óssea. Após 2 anos de tratamento com alendronato, houve um aumento na DMO de coluna em 7% e em colo do fêmur de 2,5%. De maneira

**TABELA 41.2** Fármacos aprovados pela FDA e/ou EMA para tratamento da osteoporose.

| | | Eficácia | | | | | Aprovado | |
|---|---|---|---|---|---|---|---|---|
| Medicação | Dosagem | Aumento da DMO na coluna | Aumento da DMO no colo do fêmur | Fraturas vertebrais | Fraturas do quadril | Fraturas em outros locais | FDA | EMA |
| Alendronato | VO, 70 mg/semana | + | + | (+)[1] | – | – | + | + |
| Risedronato | VO, 35 mg/semana ou 150 mg/mês | + | + | (+)[2] | – | – | + | + |
| Ácido zoledrônico | IV, 5 mg/ano | + | + | + | + | + | + | + |
| Teriparatida | SC, 20 mg/dia durante 2 anos | + | + | + | – | – | + | + |
| Denosumabe | SC, 60 mg/6 meses | + | + | (+)[3] | – | – | + | (+) |
| Testosterona | IM, a cada 21 dias | + | + | – | – | – | – | – |
| Abaloparatida | SC, 80 mcg/dia | + | + | – | – | – | – | – |
| Romozosumabe | SC, 210 mg/mês | + | + | – | – | – | – | – |

[1]Em homens com baixa massa óssea em coluna ou colo do fêmur ou escore T ≤ –1 no colo do fêmur com história de fratura não vertebral.
[2]Em homens com escore T de coluna ≤ –2 ou escore T de colo de fêmur ≤ –1.
[3]Eficácia antifratura (vertebral) restrita a um estudo em homens recebendo terapia de privação de androgênios por câncer não metastático de próstata.
DMO: densidade mineral óssea; EMA: European Medicines Agency; FDA: Food and Drug Administration; IM: intramuscular; IV: intravenosa; SC: subcutânea; VO: via oral.

similar, com o risedronato, esse aumento foi de 6,5 e 3,2%, respectivamente. Constatou-se redução de > 60% de fraturas vertebrais, e fraturas não vertebrais também sofreram redução. Uma metanálise demonstrou que o alendronato reduz o risco de fraturas vertebrais em homens com baixa massa óssea em coluna ou em colo do fêmur, e também em homens que apresentam escore T < –1 em colo do fêmur, com história de fratura não vertebral (*odds ratio* [OR] = 0,44; IC 95% = 0,23 a 0,83). Com o risedronato, houve redução na incidência de fraturas vertebrais em homens com escore T de coluna < –2 ou escore T de colo de fêmur < –1.

A aprovação do ácido zoledrônico para o tratamento da osteoporose em homens foi baseada no estudo HORIZON, que envolveu 508 homens e 1.619 mulheres com história recente de fratura de quadril reparada cirurgicamente. O estudo confirmou que, em homens, o aumento na DMO foi similar ao observado em mulheres. Em um estudo mais recente, com 1.199 homens diagnosticados com osteoporose primária ou associada ao hipogonadismo, foi vista redução similar em ambos os casos: 67% no risco relativo de uma ou mais fraturas vertebrais e 3,3% de redução no risco absoluto de fraturas após 2 anos, em comparação com o placebo (4,9 *vs.* 1,6%; p = 0,0016).

Uma metanálise recente de 22 ensaios clínicos randomizados com 4.868 participantes avaliou a eficácia do tratamento da osteoporose em homens adultos, em relação a fraturas, e demonstrou redução significativamente menor do risco de fraturas vertebrais (RR: 0,368, IC 95%: 0,252 a 0,537) e fraturas não vertebrais (RR: 0,604, IC 95%: 0,404 a 0,904) em usuários de bisfosfonatos do que em pacientes tratados com placebo.

O tratamento com denosumabe (anticorpo monoclonal contra o RANKL) em homens foi primeiramente direcionado aos que recebiam terapia de privação androgênica para câncer de próstata não metastático. Nesse ensaio de câncer de próstata – usando o regime de dosagem padrão de denosumabe 60 mg SC a cada 6 meses –, o medicamento não apenas reduziu o *turnover* ósseo e aumentou a DMO, como também reduziu significativamente a incidência de novas fraturas vertebrais aos 36 meses (RR 0,38, IC 95% 0,19 a 0,78, p = 0,006). De fato, em um estudo subsequente, doses mais altas de denosumabe (120 mg a cada 6 meses) atrasaram a ocorrência de metástase óssea em pacientes com câncer de próstata. Mais recentemente, tanto a FDA quanto a EMA ampliaram o uso do denosumabe a todos os homens com osteoporose com alto risco de fratura, em virtude dos resultados de um estudo de 12 meses, fase 3, denominado ADAMO, em homens com baixa DMO, que mostraram aumentos significativos na DMO em região lombar e femoral (5,7 e 2,4% em 12 meses, respectivamente) *versus* placebo. No geral, esses efeitos na DMO foram comparáveis aos relatados nos estudos maiores em mulheres na pós-menopausa, em que a eficácia vertebral e não vertebral do denosumabe na prevenção de fraturas vertebrais e não vertebrais foi demonstrada. A incidência de efeitos colaterais foi semelhante aos relatados em mulheres.

## Anabólicos

A teriparatida (PTH 1-34) está indicada para o tratamento da osteoporose em homens com alto risco de fratura e osteoporose associada ao uso crônico de corticosteroide. Além disso, é reservada para homens com osteoporose grave (escore T < –2,5 e pelo menos uma fratura por fragilidade) ou homens que tiveram fratura em vigência de terapia (p. ex., fraturas após 1 ano de terapia com bisfosfonatos). Em estudos recentes, a teriparatida foi superior ao alendronato no aumento da DMO. Dois grandes estudos em homens demonstraram eficácia semelhante no aumento da DMO em comparação a mulheres. Após 9 meses de tratamento, o aumento na DMO foi de 6% em coluna e de 1,5% em colo de fêmur. Os marcadores de remodelação óssea também aumentaram significativamente com o tratamento. Os estudos em homens não foram delineados para detectar uma eficácia antifratura; contudo, uma análise posterior indicou redução na incidência de fraturas vertebrais de 51% em relação ao placebo após a descontinuação do tratamento. Em homens e mulheres com osteoporose induzida por glicocorticoide, a teriparatida mostrou ganho na DMO e significativa redução de fraturas vertebrais quando comparada ao alendronato (1,7 *vs.* 7,7%, p = 0,007). Um estudo recente comparou o tratamento em teriparatida em homens e mulheres e não demonstrou nenhuma mudança significativa de acordo com sexo na resposta ao tratamento. Vale lembrar que, após o tratamento preconizado de 18 a 24 meses, é recomendada a prescrição de um antirreabsortivo para a manutenção da massa óssea.

## Testosterona

Consiste em tratamento para pacientes com hipogonadismo primário ou secundário. Após identificar os sinais e sintomas de hipogonadismo, é importante realizar a dosagem de testosterona sérica. Valores menores que 200 a 300 ng/dℓ sugerem que o tratamento com testosterona deve ser iniciado. Conforme o *guideline* da Endocrine Society, a terapia isolada com testosterona para prevenção de fraturas só deve ser indicada em pacientes com risco baixo ou intermediário de fraturas e testosterona menor que 200 ng/dℓ. Reavaliação do tratamento deve ser frequente, e realizar a troca de terapia caso não ocorra eficácia clínica. Em pacientes de alto risco de fraturas, idealmente, deve-se associar a reposição de testosterona com o uso de fármacos aprovados para o tratamento da osteoporose. Em homens hipogonádicos com mais de 65 anos, a reposição de testosterona por 3 anos foi capaz de aumentar a DMO da coluna em 8,9%. Porém, em homens eugonádicos, com mais de 65 anos, o uso de testosterona transdérmica não aumentou a DMO em relação ao placebo.

Nos homens em tratamento para câncer de próstata com terapia de deprivação androgênica, o tratamento deve contemplar fármaco para tratamento da osteoporose isoladamente. Ainda não há evidências de que o uso da testosterona esteja relacionado com a redução no risco de fraturas por fragilidade óssea. Ainda em contrapartida, um estudo realizado em mais de 500 homens com hipogonadismo mostrou aumento na incidência cumulativa de todas as fraturas em 3 anos no grupo tratado com testosterona em relação ao placebo (3,8% *vs.* 2,8%).

## Novos medicamentos

Em virtude do progresso na compreensão dos mecanismos de controle biológico no osso, foram identificados novos e promissores alvos terapêuticos para tratamentos anabólicos e antirreabsortivos para a osteoporose. Em estudo de fase 3 com 225 homens, a abaloparatida, um agente análogo do PTHrP, mostrou aumento na DMO da coluna lombar de 8,5%, comparada com placebo 1,2% ($p < 0,0001$). Houve também aumento significativo nos demais sítios. Porém, ainda não é uma medicação aprovada para o tratamento da osteoporose em homens.

Outra nova medicação é o romosozumabe, anticorpo monoclonal humanizado que se liga e inibe a esclerostina, que é secretada por osteócitos e regula a formação óssea. A inibição da esclerostina pelo romosozumabe é caracterizada por um efeito duplo – aumentando a formação óssea e diminuindo a reabsorção óssea. Em homens, estudos mostraram aumento significativo na DMO (12,1% em coluna lombar, 2,5% em fêmur total e 2,2% em colo do fêmur, quando comparados com placebo 1,2%, 2,5% e –0,5% respectivamente ($p < 0,001$). Entretanto, não há evidências de dados de prevenção de fraturas em homens. O romosozumabe ainda não foi aprovado pela FDA e pela EMA para o tratamento da osteoporose em homens.

Moléculas adicionais, que estão sendo consideradas para o desenvolvimento de potenciais agentes anabólicos, incluem fatores de crescimento, como proteínas ósseas morfogenéticas ou ativina A e SARM. Além disso, uma abordagem terapêutica alternativa benéfica na presença de baixo *turnover* idiopático pode também incluir o uso de hormônio do crescimento humano recombinante, uma vez que anormalidades no sistema IGF-1 têm sido associadas à supressão da formação óssea, na maioria desses pacientes. A Figura 41.1 resume as principais etapas na avaliação de homem com suspeita de osteoporose.

Nos últimos anos, as medicações antes estudadas apenas em mulheres têm sido avaliadas e indicadas para o tratamento da osteoporose em homens. Além das medicações antirreabsortivas, estão em estudo estratégias adicionais cujo alvo seja o anabolismo ósseo e outros componentes que auxiliem na prevenção de quedas e na função neuromuscular.

Apesar do conhecimento de que a osteoporose é uma doença com elevada taxa de morbidade e risco de mortalidade, ela ainda é uma condição subdiagnosticada e subtratada, principalmente, no sexo masculino. Novas estratégias para melhorar a prevenção, o diagnóstico, o manejo e o tratamento devem ser estudadas.

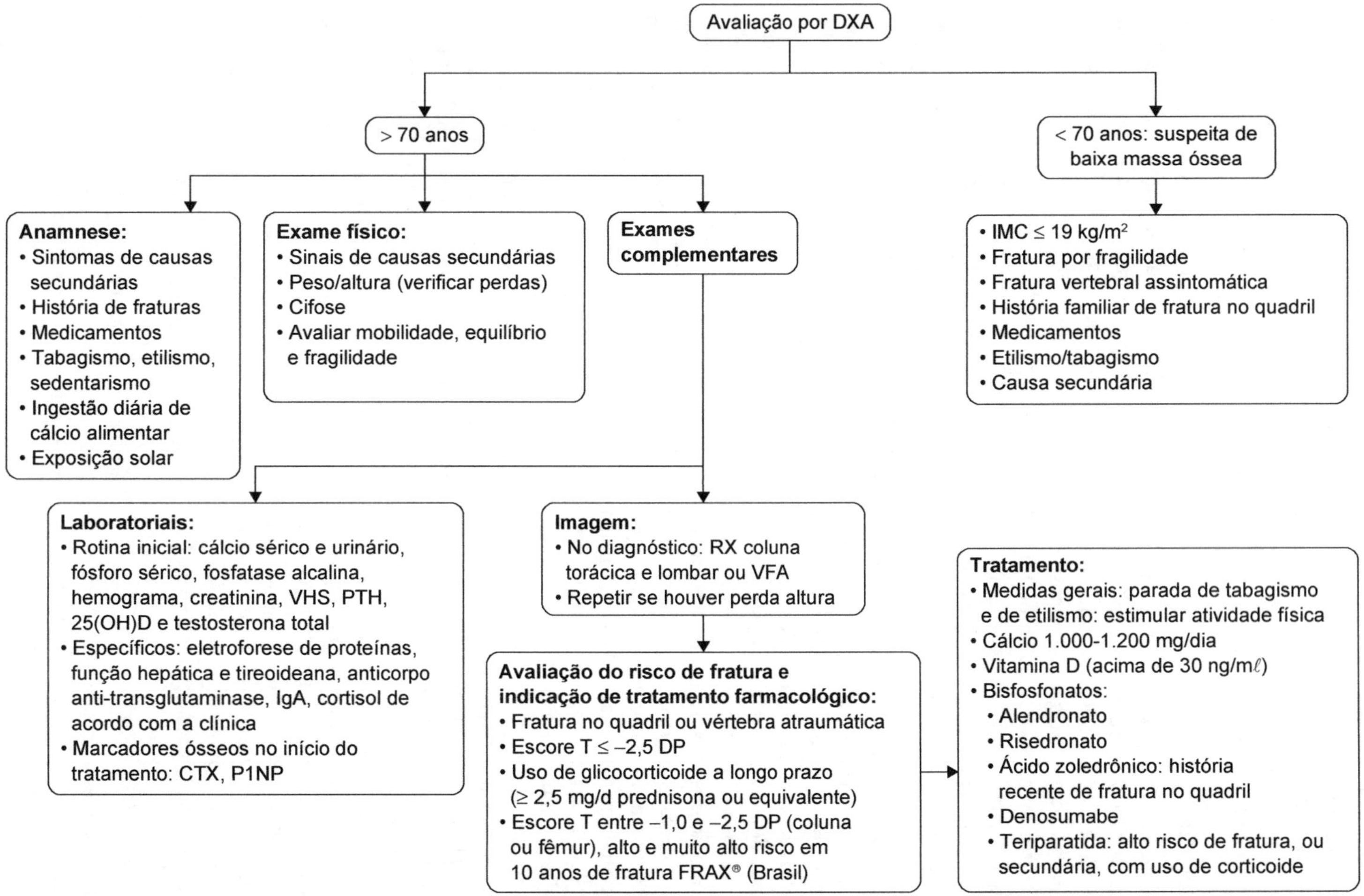


**FIGURA 41.1** Avaliação para homens com suspeita ou portadores de osteoporose. CTX: telopeptídeo C-terminal do colágeno tipo 1; DXA: absorciometria por dupla emissão de raios-X; DP: desvio-padrão; IgA: imunoglobina A; PTH: paratormônio; P1NP: propeptídeo N-terminal do procolágeno tipo 1; VFA: avaliação morfométrica vertebral por densitometria; VSH: velocidade de hemosedimentação.

## Terapia combinada

O uso concomitante de bisfosfonatos com teriparatida para o tratamento da osteoporose não é recomendado. Em homens e mulheres, a adição de um bisfosfonato à teriparatida (iniciado simultaneamente ou antes da teriparatida) não oferece nenhum benefício adicional e pode até prejudicar a capacidade da monoterapia com teriparatida para aumentar a DMO da coluna e do quadril. No entanto, o uso imediato de bisfosfonatos após a suspensão da teriparatida é requerido, e essa ação pode manter ou até mesmo aumentar a DMO nos homens.

A terapia combinada com denosumabe e teriparatida aumentou a DMO em mulheres mais do que a monoterapia com qualquer um dos agentes. No entanto, a terapia combinada com denosumabe e teriparatida não foi estudada em homens.

## LEITURAS SUGERIDAS


Bandeira L, Silva BC, Bilezikian JP. Male osteoporosis. Arch Endocrinol Metab. 2022 Nov 11;66(5):739-47.

Beaudart C, Demonceau C, Sabico S, Veronese N, Cooper C, Harvey N, et al. Efficacy of osteoporosis pharmacological treatments in men: a systematic review and meta-analysis. Aging Clin Exp Res. 2023;35(9):1789-806.

Boonen S, Orwoll E, Wenderoth D, et al. Once-weekly risedronate in men with osteoporosis: results of a 2-year, placebo-controlled, double-blind, multicenter study. J Bone Miner Res. 2009;24(4):719-25.

Boonen S, Reginster J, Kaufman J, et al. Fracture risk and zoledronic acid therapy in men with osteoporosis. N Engl J Med. 2012;367(18):1714-23.

Cawthon PM, Shahnazari M, Orwoll ES, et al. Osteoporosis in men: findings from the Osteoporotic Fractures in Men Study (MrOS). Ther Adv Musculoskel Dis. 2016;8:15-27.

Finkelstein J, Hayes A, Hunzelman J, et al. The effects of parathyroid hormone, alendronate, or both in men with osteoporosis. N Engl J Med. 2003;349:1216-26.

Fuggle NR, Beaudart C, Bruyère O, Abrahamsen B, Al-Daghri N, Burlet N, et al. Evidence-based guideline for the management of osteoporosis in men. Nat Rev Rheumatol. 2024;20(4):241-51.

Gennari L, Bilezikian JP. Idiopathic osteoporosis in men. Curr Osteoporos Rep. 2013;11(4):286-98.

Gennari L, Bilezikian JP. New and developing pharmacotherapy for osteoporosis in men. Expert Opin Pharmacother. 2018;9(3):253-64.

Hegemann M, Bedke J, Stenzl A, et al. Denosumab treatment in the management of patients with advanced prostate cancer: clinical evidence and experience. Ther Adv Urol. 2017;9:81-8.

Jacques RM, Boonen S, Cosman F, et al. Relationship of changes in total hip bone mineral density to vertebral and nonvertebral fracture risk in women with postmenopausal osteoporosis treated with once-yearly zoledronic acid 5 mg: The HORIZON-Pivotal Fracture Trial (PFT). J Bone Miner Res. 2012;27(8):1627-34.

Johnell O, Kanis JA. An estimate of the worldwide prevalence and disability associated with osteoporotic fractures. Osteoporosis International. 2006;17;1725-33.

Kaufman J, Reginster J, Boonen S, et al. Treatment of osteoporosis in men. Bone. 2013;53(1):134-44.

Krueger D, Tanner SB, Szalat A, Malabanan A, Prout T, Lau A, et al. DXA Reporting updates: 2023 official positions of the International Society for Clinical Densitometry. J Clin Densitom. 2024 jan-mar;27(1):101437.

Langdahl BL, Teglbjærg CS, Ho P, et al. A 24-month study evaluating the efficacy and safety of denosumab for the treatment of men with low bone mineral density: results from the ADAMO Trial. J Clin Endocrinol Metab. 2015;100(April):1335-42.

Laurent M, Gielen E, Claessens F, et al. Osteoporosis in older men: recent advances in pathophysiology and treatment. Best Pract Res Clin Endocrinol Metab.2013;27(4):527-39.

Lewiecki EM, Blicharski T, Goemaere S, et al. A phase 3 randomized placebo-controlled trial to evaluate efficacy and safety of romosozumab in men with osteoporosis. J Clin Endocrinol Metab. 2018;103(9):3183-93.

Loures MAR, Zerbini CAF, Danowski JS, et al. Guidelines of the Brazilian Society of Rheumatology for the diagnosis and treatment of osteoporosis in men. Rev Bras Reumatol Engl Ed. 2017;57 Suppl 2:497-514.

Mendoza FA, Le Roux M, Ahmed I. Primary osteoporosis in men: an unmet medical need. Fertil Steril. 2019;112(5):791-8.

Nayak S, Greenspan SL. Osteoporosis treatment efficacy for men: a systematic review and meta-analysis. J Am Geriatr Soc. 2017;65(3):490-5.

Niimi R, Kono T, Nishihara A, et al. Analysis of daily teriparatide treatment for osteoporosis in men – Osteoporosis International. 2015;26:1303-9.

Obermayer-Pietsch BM, Marin F, McCloskey EV, et al. Effects of two years of daily teriparatide treatment on BMD in postmenopausal women with severe osteoporosis with and without prior antiresorptive treatment. J Bone Miner Res. 2008;23(10):1591.

Orwoll ES. Osteoporosis in men. In: Rosen CJ. Primer on the metabolic bone diseases and disorders of mineral metabolism. 8. ed. Iowa: Wiley-Blackwell; 2013. p. 508-13.

Orwoll ES, Scheele WH, Paul S, et al. The effect of teriparatide [human parathyroid hormone (1-34)] therapy on bone density in men with osteoporosis. J Bone Miner Res. 2003; 18(1):9-17.

Porcelli T, Maffezzoni F, Pezzaioli LC, et al. Management of endocrine disease: male osteoporosis: diagnosis and management – should the treatment and the target be the same as for female osteoporosis? Eur J Endocrinol. 2020;183(3):R75-R93.

Snyder PJ, Bauer DC, Ellenberg SS, Cauley JA, Buhr KA, Bhasin SMB, et al. Testosterone treatment and fractures in men with hypogonadism. *N Engl Med.* 2024;390(3):203-11.

Tsai JN, Uihlein AV, Lee H, et al. Teriparatide and denosumab, alone or combined, in women with postmenopausal osteoporosis: the DATA study randomised trial. Lancet. 2013; 382(9886):50-6.

Vescini F, Attanasio R, Balestrieri A, et al. Italian Association of Clinical Endocrinologists (AME) position statement: drug therapy of osteoporosis. J Endocrinol Invest. 2016; 39(7):807-34.

Vescini F, Chiodini I, Falchetti A, Palermo A, Salcuni AS, Bonadonna S, et al. Management of osteoporosis in men: a narrative review. Int J Mol Sci. 2021 Dec 20;22(24):13640.

Vilaca T, Eastell R, Schini M. Osteoporosis in men. Lancet Diabetes Endocrinol. 2022;10(4):273-83.

Watts NB, Adler RA, Bilezikian JP, et al. Osteoporosis in men: an Endocrine Society Clinical Practice Guideline. J Clin Endocrinol Metab. 2012;97(6):1802-22.

Capítulo 42

# Osteoporose Induzida por Glicocorticoides

Jessica Fernandes de Lima ▪ Morgana Barbosa Duarte ▪ Kyara Ramalho Freire ▪ Francisco Bandeira

## INTRODUÇÃO

Os glicocorticoides (GC) são um grupo de hormônios, e/ou medicamentos endógenos, que atuam principalmente no receptor de GC para exercer efeitos anti-inflamatórios, imunossupressores, antiproliferativos e vasoconstritores. Os GC desempenham um papel importante no tratamento de doenças inflamatórias agudas e crônicas, de doença linfoproliferativa, para aliviar efeitos secundários da quimioterapia ou radioterapia e para previnir rejeição de transplante de órgãos. Porém, seu uso a longo prazo pode ter consequências deletérias para os ossos, constituindo a causa mais importante de osteoporose secundária.

A terapia com GC por 3 meses, mesmo em vigência de doses baixas, aumenta o risco de efeitos adversos, incluindo perda óssea precoce e progressiva, resultando em osteoporose e aumento do risco de fraturas, uma ameaça cumulativa de acordo com a dose e o tempo de uso.

A perda óssea pode ser dividida em duas fases:

- Inicial: durante o primeiro ano de tratamento, com rápida perda de densidade mineral óssea (DMO), em torno de 6 a 12% da coluna lombar
- Posterior: mais lenta e mais contínua. Com um decréscimo de 3% ao ano. Essa perda óssea é mais pronunciada em regiões do esqueleto com osso trabecular abundante.

As fraturas ocorrem em 50% dos pacientes usuários crônicos de GC e 17% deles apresentam fraturas já no primeiro ano. Os iniciadores de GC têm incidência anual de 5% para fraturas vertebrais e 2,5% para fraturas não vertebrais, enquanto o risco de ambos os tipos de fraturas é cerca de 3% anualmente em usuários crônicos. A retirada do GC diminui o risco e proporciona aumento da DMO.

## FISIOPATOLOGIA

O mecanismo fisiopatológico dos GC sobre o tecido ósseo envolve supressão da atividade dos osteoblastos por meio da inibição direta de sua proliferação e diferenciação, além de apoptose precoce com redução na formação óssea e desequilíbrio no processo de remodelação (Figura 42.1). A esclerostina, peptídeo originado nos osteócitos, relaciona-se com a inibição da formação óssea, e sua expressão aumenta durante o uso crônico de GC, podendo ser um dos mecanismos responsáveis pela osteoporose induzida por GC (OIG).

Ocorre também um desequilíbrio na relação do sistema ligante do receptor ativador do fator nuclear kappa-B (RANKL) e osteoprotegerina em favor do RANKL, o que aumenta a sobrevida de osteoclastos e, por consequência, a remodelação óssea.

Outros mecanismos de ação dos GC no metabolismo ósseo envolvem mudanças na ação do paratormônio (PTH), inibição do fator de crescimento semelhante à insulina tipo 1 (IGF-1) e da testosterona. Podem atuar também pela inibição da absorção de cálcio pelo intestino e inibição da reabsorção renal.

## QUADRO CLÍNICO

A doença óssea desenvolve-se de maneira silenciosa, do mesmo modo que as outras formas de osteoporose. Muitas vezes, as fraturas são o primeiro sinal da doença, cursando com quadro clínico de dor óssea. Porém, em alguns casos, é assintomática.

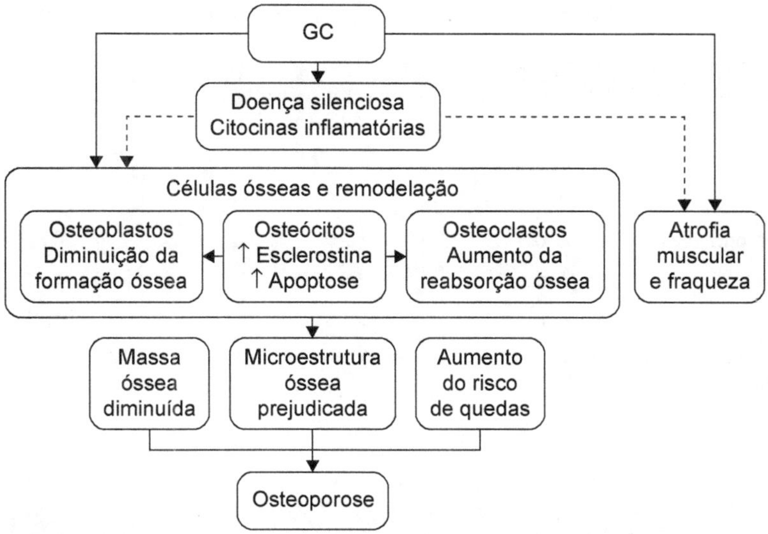


FIGURA 42.1 Mecanismo fisiopatológico dos glicocorticoides (GC). (Adaptada de Rizzoli e Biver, 2015)

# DIAGNÓSTICO

## Avaliação inicial do risco de fratura

De acordo com as diretrizes do American College of Rheumatology (ACR), uma avaliação inicial do risco de fratura clínica deve ser feita pelo menos dentro de 6 meses após o início do tratamento de longa duração com GC em adultos ou crianças, definido como o uso de prednisona em uma dose superior a 2,5 mg/dia durante mais de 3 meses.

Inclui o histórico detalhado do uso de GC (dosagem, duração, padrão de uso) e outros fatores de risco para osteoporose (desnutrição, perda de peso significativa, baixo índice de massa corporal [IMC], hipogonadismo, hiperparatireoidismo secundário, doença tireoidiana, história familiar de fratura de quadril, história de uso de álcool em ≥ 3 UI/dia ou tabagismo), além de exame físico com teste de força muscular e avaliação de outros achados clínicos de fratura.

O uso da ferramenta FRAX® é recomendado por várias sociedades para determinar o risco na OIG, incluindo o National Osteoporosis Guideline Group (NOGG), a ACR e a International Osteoporosis Foundation. Ela fornece uma estimativa da probabilidade de ocorrência de uma fratura osteoporótica grave em 10 anos. A ferramenta contempla, além do uso de GC, outros fatores de risco, como fratura prévia, histórico de artrite reumatoide, tabagismo, consumo de álcool, idade, IMC e DMO do colo de fêmur. A FRAX® assume uma dose média de prednisona entre 2,5 e 7,5 mg/dia e pode, portanto, subestimar o risco de fratura em pacientes que administram doses mais altas, e superestimar o risco naqueles que tomam doses mais baixas. Dessa maneira, foram desenvolvidos ajustes médios de acordo com a dose de GC (Tabela 42.1).

Adultos com idade ≥ 40 anos que recebem GC por longo período devem ser designados como de risco moderado a alto ou baixo risco de fratura (Tabela 42.2), com base em DMO, história de fratura e risco de 10 anos de fratura osteoporótica e quadril calculada com uma ferramenta que combina fatores de risco com a dose de GC, a exemplo da ferramenta FRAX®. Não há ferramentas disponíveis para estimar o risco absoluto de fratura em crianças ou em adultos com menos de 40 anos, os quais são considerados de alto risco em casos de fratura osteoporótica anterior.

## Reavaliação do risco de fratura

Recomenda-se a avaliação do risco de fratura, com base em idade, sexo, estado de menopausa, fraturas anteriores, dose de glicocorticoides, outros fatores de risco clínico e densidade mineral óssea.

**TABELA 42.1** Pacientes em uso de glicocorticoides (GC). Ajuste da probabilidade do risco de fratura em 10 anos pela calculadora FRAX®.

| Risco de fratura | Dose diária de GC | Dose de prednisona (mg/dia) | Fator de correção* |
|---|---|---|---|
| Fratura de quadril | Baixa | < 2,5 | 0,65 |
| | Média | 2,5 a 7,5 | 1 |
| | Alta | > 7,5 | 1,2 |
| Fratura osteoporótica maior | Baixa | < 2,5 | 0,8 |
| | Média | 2,5 a 7,5 | 1 |
| | Alta | > 7,5 | 1,15 |

*Para o cálculo da probabilidade do risco de fratura em 10 anos, em pacientes que usam GC, deve-se utilizar o fator de correção para multiplicar o valor obtido a partir da ferramenta FRAX®.
Adaptada de Chotiyarnwong et al., 2020.

**TABELA 42.2** Categorias de risco de fratura em pacientes que usam glicocorticoides (GC) a longo prazo.

| Risco | > 40 anos | < 40 anos |
|---|---|---|
| Alto | Fratura(s) osteoporótica(s) prévia(s)<br>DMO do quadril ou coluna vertebral com escore T ≤ –2,5 em homens com idade ≥ 50 anos e mulheres na pós-menopausa<br>FRAX®* com o risco em 10 anos de fratura osteoporótica ≥ 20%<br>FRAX®* com o risco em 10 anos de fratura de quadril ≥ 3% | Fratura(s) osteoporótica(s) prévia(s) |
| Moderado | FRAX®* com o risco em 10 anos de fratura osteoporótica entre 10 e 19%<br>FRAX®* com o risco em 10 anos de fratura de quadril entre 1 e 3% | DMO do quadril ou coluna vertebral com escore Z < –3 ou perda óssea rápida (≥ 10% no quadril ou coluna ao longo de 1 ano)<br>Tratamento contínuo com GC ≥ 7,5 mg/dia durante ≥ 6 meses |
| Baixo | FRAX®* com o risco em 10 anos de fratura osteoporótica < 10%<br>FRAX®* com o risco em 10 anos de fratura de quadril ≤ 1% | Nenhum dos fatores de risco anteriores, além do tratamento com GC |

*Aumentar o risco gerado pelo FRAX® em 1,15 para fratura osteoporótica grave e 1,2 para fratura do quadril se o tratamento com GC for > 7,5 mg/dia (p. ex., se o risco de fratura de quadril for 2%, aumentar para 2,4%). DMO: densidade mineral óssea.
Adaptada de Buckley et al., 2017.

É indicado realizar uma reavaliação do risco de fratura clínica a cada 12 meses em todos os adultos e crianças que continuam em uso contínuo de GC.

Para adultos com idade ≥ 40 anos que usam GC e não são tratados com medicação para osteoporose além de cálcio e vitamina D, a reavaliação com FRAX® e DMO, se disponível, deve ser feita a cada 1 a 3 anos. Para aqueles atualmente tratados com medicação para osteoporose, além de cálcio e vitamina D, a avaliação da DMO deve ocorrer a cada 2 a 3 anos durante o tratamento em pacientes de alto risco.

Para adultos com idade ≥ 40 anos que receberam tratamento para osteoporose no passado, mas não estão sendo tratados com outra medicação além de cálcio e vitamina D, a avaliação da DMO deve ser feita a cada 2 a 3 anos.

Para todos os adultos com menos de 40 anos que continuam o tratamento com GC e apresentam risco de fratura moderado a alto, os testes de DMO devem ocorrer a cada 2 a 3 anos (Figura 42.2).

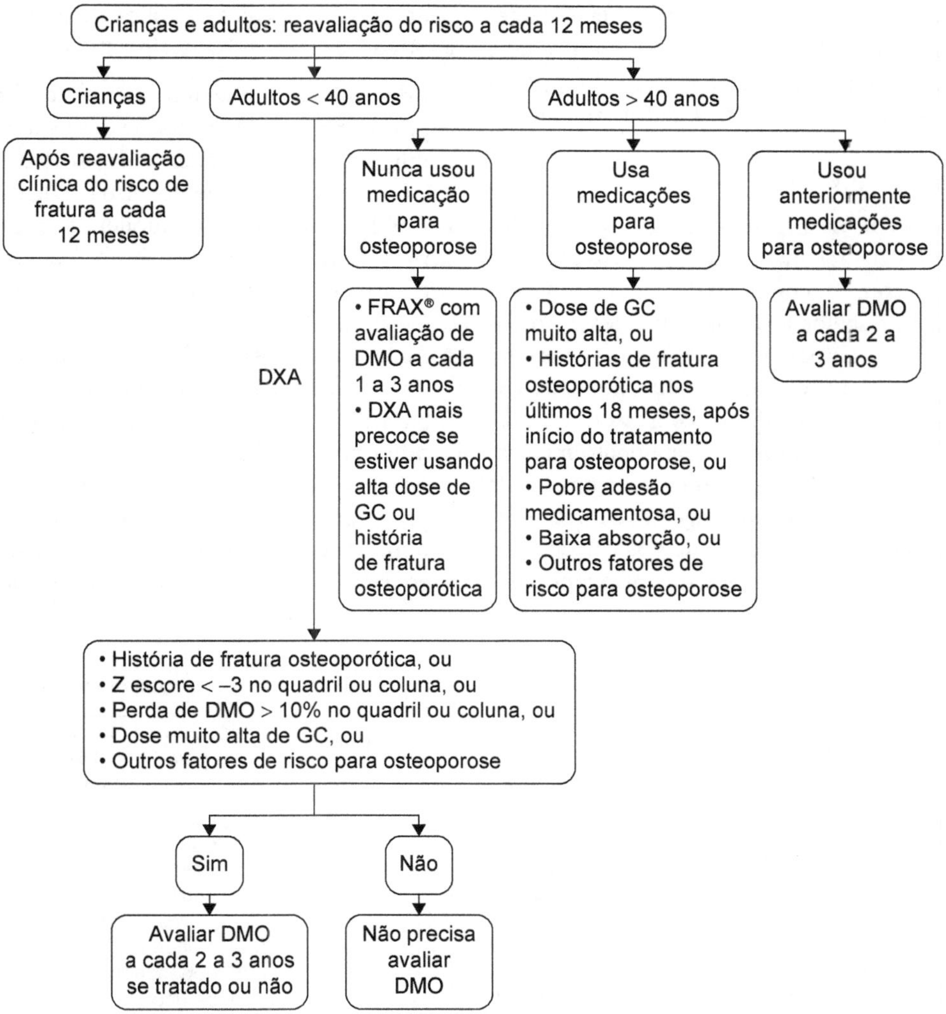


FIGURA 42.2 Reavaliação do risco de fratura para pacientes que usam glicocorticoides (GC) continuamente. DMO: densidade mineral óssea; DXA: absorciometria por dupla emissão de raios-X. (Adaptada de Buckley et al., 2017.)

# TRATAMENTO

## Medidas gerais

O primeiro passo é minimizar o uso de GC orais em termos de duração e dosagem, avaliando sempre o risco e o benefício, caso exista uma doença subjacente. Os GC inalados devem ser preferidos em relação à via oral e medicamentos poupadores, como azatioprina e metotrexato, devem ser considerados sempre que possível.

Modificações no estilo de vida: dieta balanceada, manutenção do peso na faixa recomendada, cessação do tabagismo, exercícios regulares de musculação ou resistência e limite da ingestão de álcool para 1 a 2 bebidas alcoólicas/dia.

## Suplementação com cálcio e vitamina D

Indicada para todos os pacientes em uso de GC (prednisona em dose maior ou igual a 2,5 mg/dia) por um período superior a 3 meses, uma vez que os GC estão associados a distúrbios intestinais que diminuem a absorção de cálcio.

- Cálcio: 1.000 a 1.200 mg/dia
- Vitamina D: 600 a 800 UI/dia.

Manter ingesta de cálcio adequada e manter a dosagem de 25(OH) vitamina D entre 20 e 50 ng/mℓ tem como objetivo prevenir a perda óssea na coluna lombar, no quadril e antebraço.

## Medicamentoso

Do ponto de vista prático, seriam considerados elegíveis para tratamento quase todos os pacientes tratados com GC com mais de 70 anos e/ou com fratura de fragilidade prévia ou incidente, e todas as mulheres na pós-menopausa e homens com mais de 50 anos em uso de altas doses de GC (> 7,5 mg prednisona/dia) ou com escore T < –1,5.

A Figura 42.3 resume o tratamento medicamentoso para OIG. Atualmente, as opções de tratamento contemplam os agentes antirreabsortivos, que inibem a atividade dos osteoclastos (p. ex., bisfosfonatos orais e intravenosos e denosumabe) e agentes anabólicos, que estimulam a formação óssea (p. ex., teriparatida).

- Adultos ≥ 40 anos com baixo risco de fratura: priorizar a ingesta otimizada de cálcio e vitamina D, além de mudança de estilo de vida, em relação ao tratamento farmacológico
- Adultos ≥ 40 anos com moderado a elevado risco de fratura: priorizar bisfosfonatos orais em associação com a ingesta otimizada de cálcio e vitamina D
- Adultos ≥ 40 anos com elevado ou muito elevado risco de fratura: priorizar denosumabe ou teriparatida orais em associação com a ingesta otimizada de cálcio e vitamina D
- Adultos < 40 anos com baixo risco de fratura: priorizar a ingesta otimizada de cálcio e vitamina D, além de mudança de estilo de vida, em relação ao tratamento farmacológico

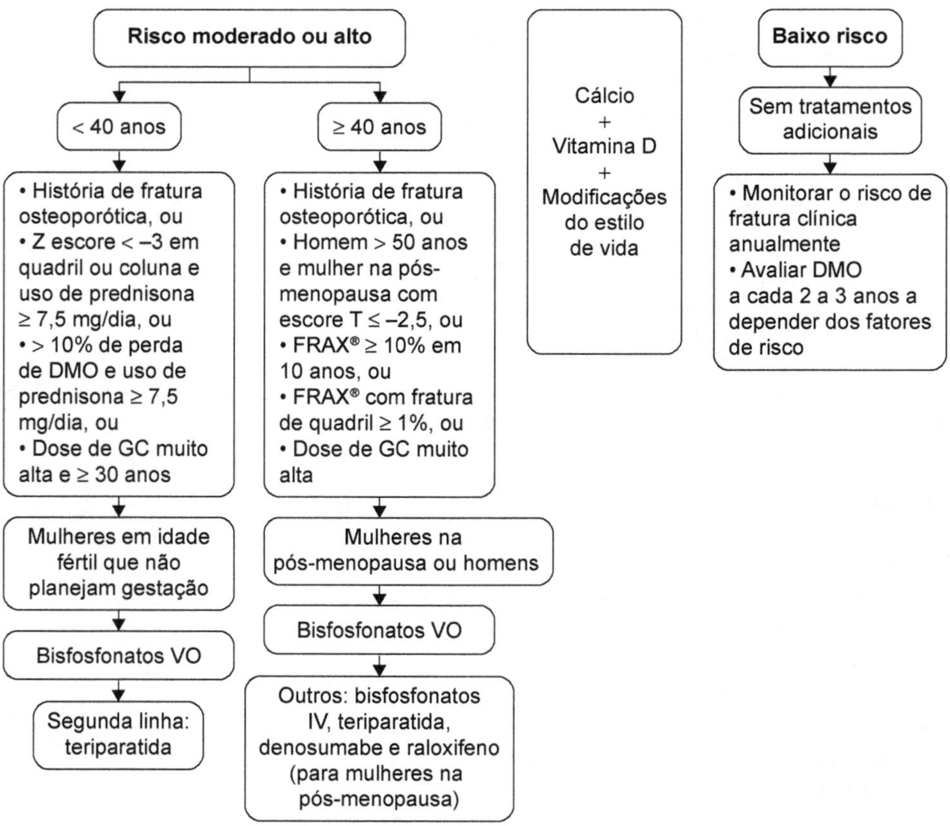


**FIGURA 42.3** Tratamento da osteoporose induzida por glicocorticoides (GC). DMO: densidade mineral óssea; IV: intravenosa; VO: via oral. (Adaptada de Buckley et al., 2017.)

- Adultos < 40 anos com moderado a alto risco de fratura: priorizar bisfosfonatos orais em associação com a ingesta otimizada de cálcio e vitamina D
- Adultos < 40 anos com muito alto risco de fratura (p. ex., fratura vertebral recente): priorizar o uso de teriparatida ou denosumabe
- Adultos ≥ 30 anos recebendo altas doses de GC: priorizar bisfosfonatos orais em associação com ingesta otimizada de cálcio e vitamina D. Priorizar o tratamento com bisfosfonatos orais, em relação à teriparatida, denosumabe ou raloxifeno
- Adultos com ≥ 70 anos: priorizar o tratamento farmacológico independente do FRAX® e da dose de GC
- Em crianças que apresentam fraturas por fragilidade durante o uso prolongado de GC, o tratamento com bisfosfonatos intravenosos é preferível. O zoledronato ou o pamidronato, administrados nos mesmos esquemas utilizados para a osteogênese imperfeita, são recomendados enquanto durar a terapia com GC.

## SEGUIMENTO

- Adultos ≥ 40 anos utilizando GC e que sofreram fratura após ≥ 18 meses de bisfosfonato oral ou perda de DMO ≥ 10% ao ano: trocar medicação para teriparatida ou denosumabe; mudar via de uso em caso de baixa absorção ou adesão ao bisfosfonato oral
- Adultos ≥ 40 anos que já completaram 5 anos de bisfosfonato oral e continuam a usar GC, com risco moderado a elevado de fratura: usar bisfosfonato além dos 5 anos ou mudar para outra classe de medicação
- Adultos ≥ 40 anos em uso de medicação para osteoporose, que descontinuaram o GC e apresentam baixo risco: descontinuar medicações e manter suplementação de cálcio + vitamina D
- Adultos ≥ 40 anos em uso de medicação para osteoporose, que descontinuaram o GC, mas apresentam risco moderado a alto: completar o tratamento com a medicação em uso.

## LEITURAS SUGERIDAS


Amiche MA, Albaum JM, Tadrous M, Pechlivanoglou P, Levesque LE, Adachi JD, et al. Fracture risk in oral glucocorticoid users: a bayesian meta- regression leveraging control arms of osteoporosis clinical trials. Osteoporos Int. 2016;27:1709-18.

Bandeira F (ed.). Perguntas mais frequentes em vitamina D. São Paulo: Clannad Editora Científica; 2018.

Buckley L, Guyatt G, Fink H, Cannon M, Grossman JM, Hansen KE, et al. 2017 American College of Rheumatology Guideline for the Prevention and Treatment of Glucocorticoid Induced Osteoporosis. Arthritis Care Res. 2017;69(8):1521-37.

Chotiyarnwong P, McCloskey EV. Pathogenesis of glucocorticoid-induced osteoporosis and options for treatment. Nat Rev Endocrinol. 2020;16(8):437-47.

Laurent MR, Goemaere S, Verroken C, Bergmann P, Body JJ, Bruyère O, et al. Prevention and treatment of glucocorticoid-induced osteoporosis in adults: consensus recommendations from the Belgian Bone Club. Front Endocrinol (Lausanne). 2022 Jun 9;13:908727.

Lekamwasam S, Adachi JD, Agnusdei D, Bilezikian J, Boonen S, Borgstrom F, et al. A framework for the development of guidelines for the management of glucocorticoid-induced osteoporosis. Osteoporos Int. 2012;23:2257-76.

Rizzoli R, Biver E. Glucocorticoid-induced osteoporosis: who to treat with what agent? Nat Rev Rheumatol. 2015; 11(2):98-109.

Ward LM, Bakhamis SA, Koujok K. Approach to the pediatric patient with glucocorticoid-induced osteoporosis. J Clin Endocrinol Metab. 2025; 110(2):572-91.

Weare-Regales N, Hudey SN, Lockey RF. Practical guidance for prevention and management of glucocorticoid-induced osteoporosis for the allergist/immunologist. J Allergy Clin Immunol Pract. 2021;S2213-2198(21) 00040-4.

Capítulo 43

# Osteoporose Induzida por Transplantes

Andressa Santos ▪ Francisco Bandeira

## INTRODUÇÃO

O Brasil é um país de destaque no cenário de transplantes no mundo. Em 2023, foram realizados 6.766 procedimentos, sendo o rim o órgão mais transplantado, correspondendo a mais de 60% das cirurgias. O transplante surge como um tratamento de excelência para pacientes com estágios finais de doença hepática, cardíaca, renal, por exemplo, que *per si* já configuram comorbidade importante. Porém, o período após o transplante confere cuidados, com uso de medicamentos, como imunossupressores que levam a um risco aumentado de baixa massa óssea e osteoporose, em especial no primeiro ano após o procedimento, podendo levar a fraturas ósseas.

A fim de melhorar os desfechos pós-transplante quanto à saúde óssea, é necessário entender o contexto do paciente antes do procedimento. É importante identificar se o paciente já tinha fatores de risco conhecidos para a osteoporose ou mesmo a doença estabelecida, bem como se havia realizado tratamento prévio, assim como prever os fatores de riscos adicionais após a cirurgia para melhor manejo. Os transplantes de órgãos sólidos aumentam em 20% o risco de fraturas e em 50% o risco de desenvolvimento de osteoporose em comparação à população geral. Esse aumento pode ser ainda maior após transplantes de coração e pulmão pela presença frequente de osteossarcopenia nas doenças cardiopulmonares avançadas.

## FATORES DE RISCO

Para avaliação pré-transplante, os fatores de risco para osteoporose devem ser identificados, sendo eles: sexo feminino, em especial, se mulher na pós-menopausa, diabetes melito, desnutrição, sedentarismo, tabagismo, deficiência de vitamina D, uso excessivo de álcool, hipogonadismo, exposição à heparina (aumento de reabsorção óssea). Para pacientes que serão submetidos a transplante de medula óssea, soma-se a realização de corticosteroides e quimioterapia. Pacientes em estágios avançados de doença renal crônica tendem a apresentar ainda hiperparatireoidismo secundário ou doença óssea adinâmica com ou sem osteomalacia.

### Medicações relacionadas ao transplante

Após a realização do transplante, são utilizados medicamentos para terapia imunossupressora, que têm papel expressivo no desenvolvimento da doença mineral óssea. O uso de glicocorticoides, que tem presença em altas doses em especial nas primeiras 6 semanas após o procedimento inibe a função dos osteoblastos, contribui para apoptose de osteoblastos e osteócitos e estimula a osteoclastogênese, aumentando os níveis do lingante RANK. Além disso, interfere na absorção de cálcio no intestino. O efeito adverso dos glicocorticoides é visto de maneira expressiva a nível trabecular dos ossos da coluna vertebral. A azatioprina e o micofenolato, também bastante utilizados no tratamento dos transplantados, não apresentam evidências de malefícios para a saúde óssea; na verdade, aparecem como protetores indiretos, uma vez que seu uso está associado à diminuição do uso de glicocorticoides.

Os inibidores de calcineurina, como a ciclosporina A, podem causar perda óssea por aumento da atividade dos osteoclastos, e o tacrolimus, que também corrobora para a perda óssea, mas com mecanismo direto incerto em humanos também contribui para a osteporose, mas em comparação aos glicocorticoides, confere menor perda óssea. Sirolimus e everolimus também são imunossupressores, porém, macrolídeos, que inibem o mTOR, proteína citoplasmática envolvida no processo de sinalização celular, esses tendem a aumentar a osteoprotegerina nas células da medula óssea e diminuir reabsorção óssea, podendo indicar benefício para a microarquitetura do osso, porém, altos níveis desses medicamentos podem afetar a diferenciação dos osteoblastos.

## OSTEOPOROSE APÓS TRANSPLANTE DE ÓRGÃO SÓLIDO

### Rim

Os indivíduos que são indicados para transplante de rim, em geral, já têm doença óssea metabólica da doença renal crônica, que já confere expressiva morbidade e aumento de risco de fratura óssea. Outros elementos envolvidos também reforçam o risco de osteoporose, como a duração da diálise, fraturas prévias e a presença do diabetes melito, configurando assim um cenário multifatorial que resulta em aumento da reabsorção osteoclástica e diminuição da formação óssea.

A perda de massa óssea após o transplante renal ocorre, em especial, nos primeiros 12 meses, havendo um declínio mais expressivo da densidade mineral óssea (DMO) nos primeiros 6 meses. Em seguida, parece haver melhora, a qual é atribuída à suspensão dos corticoides, ou menor dose de uso. A prevalência de fraturas no primeiro ano pode chegar a 44% dos pacientes transplantados no primeiro ano após o procedimento. Vale pontuar que a doença óssea metabólica afeta sobretudo o osso cortical, mas em receptores de transplante renal há perda óssea afetando osso trabecular, em especial devido ao uso de glicocortioides e imunomoduladores.

Os receptores pós-transplante tendem a persistir com menor densidade mineral óssea em relação aos pacientes saudáveis pelo menos nos primeiros 10 anos após o procedimento. Esses indivíduos devem ser acompanhados e tratados de modo adequado.

### Fígado

A doença hepática crônica confere diminuição de massa óssea por vários fatores, dentre eles a desnutrição, disponibilidade diminuída de fator de crescimento semelhante à insulina tipo 1 (IGF-1), a hiperbilirrubinemia não conjugada tem efeitos inibitórios na proliferação e diferenciação de osteoblastos, e até pelo uso de medicações envolvidas na etiologia da cirrose, como a rivabirina e o ritonavir, no caso das hepatites virais e os glicocorticoides em condições autoimunes. Após o transplante, a densidade mineral óssea tem um declínio, sobretudo nos primeiros 3 a 6 meses, afetando a coluna lombar de maneira marcante, o que é atribuído aos imunossupressores em especial. Há recuperação de massa óssea em até 2 anos, porém, nesse período, ocorre maior incidência de fratura com a idade avançada e presença de doença óssea prévia, potencializando o risco.

### Coração

A doença mineral óssea é prevalente nos pacientes com insuficiência cardíaca com indicação de transplante, com fatores, como uso de diuréticos de alça, sedentarismo pela limitação funcional, deficiências nutricionais, função renal reduzida e hiperparatireoidismo secundário relacionados com o quadro. Após o transplante cardíaco, é marcante a queda na remodelação óssea, também relacionada com o uso das drogas imunossupressoras, havendo uma queda de densidade mineral óssea em torno de 10% na coluna lombar e no colo de fêmur, isso aumenta a ocorrência de fraturas. A recuperação da DMO ocorre em torno de 24 meses, de maneira gradual.

### Pulmão

A prevalência de pacientes com indicação de transplante de pulmão que já apresentam doença mineral óssea é importante, em particular naqueles com doença pulmonar obstrutiva crônica e fibrose cística, incluindo os que não fazem uso significativo de glicocorticoides. Após o transplante, com a necessidade de imunossupressão, o risco de osteopenia, osteoporose e os desfechos relacionados aumentam, podendo haver uma incidência de fratura no primeiro ano de até 37%, e chegar a 50% em 5 anos.

## AVALIAÇÃO DIAGNÓSTICA

Pacientes candidatos a transplante devem ter avaliação quanto à doença mineral óssea antes da realização do procedimento, em que devem ser analisados os fatores de risco já presentes. É importante avaliar diversos fatores, como o uso de medicamentos de maneira contínua, a presença de hipogonadismo, a deficiência de vitamina D, o hiperparatireoidismo secundário, a ocorrência de quedas frequentes, a dor óssea e os hábitos de vida (tabagismo e sedentarismo).

Os exames laboratoriais essenciais a serem realizados na avaliação inicial são apresentados na Tabela 43.1.

O *Fracture Risk Assessment Tool* (FRAX), um escore clínico que prediz o risco de fratura em 10 anos em comparação com a população geral, deve ser realizado, assim como a densitometria óssea, inclusive para estratificação do risco em baixo, alto ou muito alto.

## TRATAMENTO

O aconselhamento deve iniciar antes do transplante, com a recomendação de atividade física dentro das limitações do paciente, ingestão adequada de cálcio, em torno de 800 a 1.000 mg/dia, ou sua reposição quando necessário, ao mesmo tempo com a vitamina D, objetivando níveis séricos acima de 30 ng/mℓ. Após o transplante, apesar das orientações, diante dos fatores de risco intrínsecos ao procedimento, pode haver a ocorrência da osteoporose, sendo indicado o tratamento medicamentoso.

Para transplantados de rim, recomenda-se suplementação com vitamina D (colecalciferol ou calcifediol), sendo que o calcitriol pode ser indicado no primeiro ano após o procedimento. Apesar de apresentarem melhora de densidade mineral óssea, não se sabe com exatidão o impacto na prevenção de fraturas. Para indivíduos transplantados do rim com diabetes, a hemoglobina glicada deve estar abaixo de 8%. É importante avaliar se o paciente tem doença óssea adinâmica, pois o uso dos bisfosfonatos diminuiria ainda mais a remodelação óssea.

Para aqueles com transplante hepático, os bisfosfonatos (alendronato, risedronato, ibandronato e zolendronato) são os medicamentos indicados já que dados com denosumabe e romosozumabe ainda são escassos.

Em indivíduos transplantados de pulmão ou coração, além da suplementação de vitamina D, o uso de bisfosfonatos (ibandronato, alendronato, pamidronato e ácido zolendrônico) previne a perda óssea, já o denosumabe tem evidência limitada.

A Figura 43.1 apresenta uma visão geral do tratamento da osteoporose em pacientes transplantados.

**TABELA 43.1** Exames para avaliação inicial.

| Exames laboratoriais | |
|---|---|
| Vitamina D | TSH, T4L |
| Cálcio | Ureia, creatinina |
| Albumina | Cálciúria de 24 h |
| Fósforo | Testosterona sérica (homens) |
| Fosfatase alcalina | FSH, estrogênio (mulheres) |
| Paratormônio, CTX, P1NP | Eletroforese de proteínas |

CTX: telopeptídeo C-terminal do colágeno tipo 1; P1NP: propeptídeo N-terminal do procolágeno tipo 1; TSH: hormônio estimulador da tireoide; T4L: tiroxina livre.

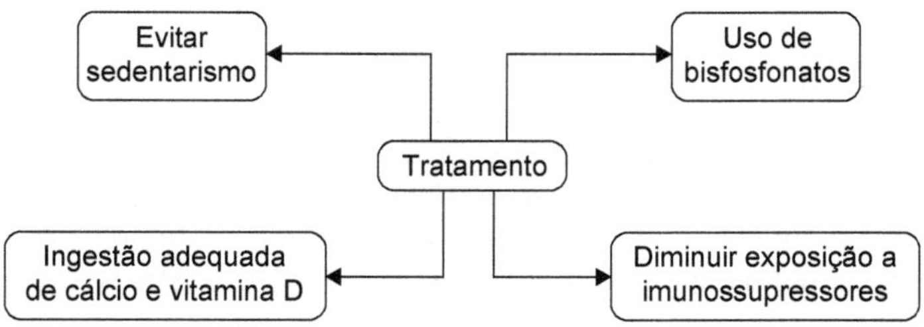


**FIGURA 43.1** Pilares do tratamento da osteoporose em pacientes transplantados.

## LEITURAS SUGERIDAS

Chen H, Lai YR, Yang Y, Gau SY, Huang CY, Tsai TH, et al. High risk of osteoporosis and fracture following solid organ transplantation: a population-based study. Front Endocrinol (Lausanne). 2023;14:1167574.

Dounousi E, Leivaditis K, Eleftheriadis T, Liakopoulos V. Osteoporosis after renal transplantation. Int Urol Nephrol. 2014;47(3):503-11.

Freire A. Brasil registra o maior número de transplantes de órgãos em dez anos. [Internet]. Ministério da Saúde. 2024 [cited 2024 Feb 2]. Available from: https://www.gov.br/saude/pt-br/assuntos/noticias/2024/janeiro/brasil-registra-o-maior-numero-de-transplantes-de-orgaos-em-dez-anos.

Gosmanova EO, Gosmanov AR. Osteoporosis in patients with diabetes after kidney transplantation. Rev Endocr Metab Disord. 2016;18(1):97-106.

Kanade R, Kler A, Banga A. Non-pulmonary complications after lung transplantation: part ii. Indian J Thorac Cardiovasc Surg. 2021;38(2):290-9.

Kim KJ, Ha J, Kim SW, Kim JE, Lee S, Choi HS, et al. Bone loss after solid organ transplantation: a review of organ-specific considerations. Endocrinol Metab. 2024;39(2):267-82.

Kovvuru K, Kanduri SR, Vaitla P, Marathi R, Gosi S, Anton DFG, et al. Risk factors and management of osteoporosis post-transplant. Medicina. 2020;56(6):302.

Kulak CAM, Borba VZC, Kulak Júnior J, Custódio MR. Osteoporosis after transplantation. Curr Osteoporos Rep. 2011;10(1):48-55.

Kulak CAM. Post-transplantation osteoporosis. Arq Bras Endocrinol Metab. 2010;54(2):143-9.

Lim WH, Ng CH, Ow ZGW, Ho OTW, Tay PWL, Wong KL, et al. A systematic review and meta-analysis on the incidence of osteoporosis and fractures after liver transplant. Transplant Int. 2021;34(6):1032-43.

Capítulo 44

# Osteomalacia e Raquitismo

Cynthia Salgado ▪ Francisco Bandeira ▪ Felipe Mágero

## DEFINIÇÃO

Raquitismo e osteomalacia são duas manifestações do mesmo processo patológico. O raquitismo reflete a mineralização anormal da placa de crescimento em pacientes jovens antes do fechamento da placa. A osteomalacia reflete a mineralização inadequada ou atrasada do osteoide em osso cortical e trabecular maduro. Essas condições podem estar associadas a outras doenças ósseas, como osteoporose, ou a distúrbios ósseos complexos, como na doença renal crônica (DRC).

Dados de incidência e prevalência são difíceis de definir, principalmente para osteomalacia. A incidência de raquitismo é alta, sobretudo em países em desenvolvimento, como os da África, do Oriente Médio e da Ásia (prevalências relatadas de 1 a 70%, provavelmente superestimadas), e em minorias étnicas em países com altas taxas de imigração.

Muitos fatores contribuem para mineralização do tecido ósseo, mas o entendimento dos mecanismos implicados ainda está em desenvolvimento. A razão fósforo/cálcio apropriada; os níveis adequados de vitamina D; a expressão correta de sinais regulatórios como paratormônio (PTH) e fator de crescimento de fibroblastos-23 (FGF-23); e o pH apropriado são os elementos essenciais bem conhecidos. Várias causas podem ocasionar osteomalacia e raquitismo.

## ETIOLOGIA

### Deficiência nutricional

#### *Deficiência de vitamina D*

Principal causa de osteomalacia e raquitismo. Poucos alimentos contêm vitamina D, e a exposição solar é sua maior fonte natural (Figura 44.1). Entretanto, expor a pele à luz do sol para prevenir deficiência de vitamina D é contra a cultura de algumas populações, pode ser inapropriado para a latitude e vai de encontro às campanhas para prevenção de câncer de pele (Tabela 44.1). Dessa maneira, a suplementação oral é amplamente necessária. Até o momento, campanhas de suplementação de vitamina D universais e direcionadas reduziram (mas não erradicaram) sua deficiência sintomática. O problema é maior nos países em desenvolvimento, por motivos socioeconômicos, mas também é disseminado em países com altas taxas de imigração, o que ocorre, provavelmente, pela falta de indicações uniformes sobre a suplementação, com diferentes diretrizes de sociedades científicas e amplas variações nas quantidades de vitamina D recomendadas por faixa etária para a mesma diretriz (Tabela 44.2). Isso se reflete na falta de estudos controlados de grande escala que forneçam dados conclusivos sobre esses tópicos e reforça a importância de serem consideradas covariáveis individuais para a suplementação correta (Tabela 44.3).

#### *Deficiência de cálcio*

Em alguns países em desenvolvimento, como Índia, África do Sul e Gâmbia, a exposição ao sol ocorre sem restrições, e o *status* da vitamina D é adequado. Entretanto, registra-se alta incidência de raquitismo por deficiência de cálcio em decorrência de uma ingesta dietética muito baixa de cálcio ou alta em fitato, com consequente baixa absorção de cálcio.

### Outras causas de deficiência/ineficiência nutricional

#### *Má-absorção*

Doença celíaca, cirurgia bariátrica, doenças colestáticas e pancreatite crônica podem levar a má-absorção intestinal, com predisposição à

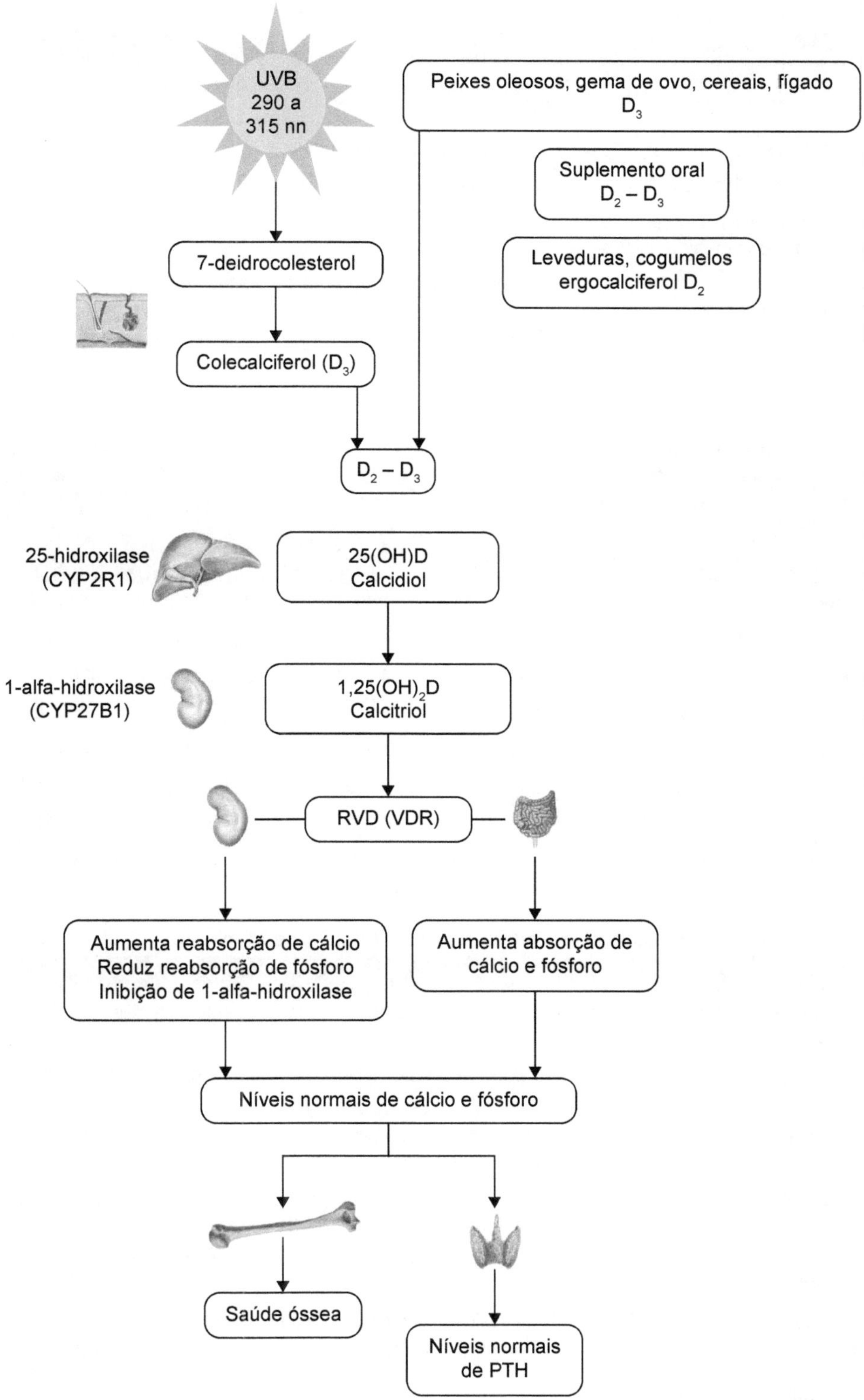


**FIGURA 44.1** Metabolismo da vitamina D. PTH: paratormônio; RVD: receptor de vitamina D.

**TABELA 44.1** Fatores que reduzem os efeitos da produção de vitamina D na pele.

| Fator | Efeito |
|---|---|
| Pele de cor escura | Necessidade de exposição solar 3 a 5 vezes mais longa que em peles claras |
| Indivíduos idosos | Redução da síntese de vitamina D |
| Protetor solar com FPS > 30 | Redução de 95% da síntese de vitamina D |
| Roupas que cobrem a maior parte do corpo (motivações culturais e religiosas) | |
| Latitude<br>> 35° no hemisfério norte<br>> 32° no hemisfério sul | Síntese insignificante de vitamina D no inverno |

FPS: fator de proteção solar.

**TABELA 44.2** Ingesta recomendada de vitamina D pelo Institute of Medicine (IOM) e pela Endocrine Society.

| | Recomendações do IOM | | | | Recomendações da Endocrine Society | |
|---|---|---|---|---|---|---|
| Idade | Ingestão adequada | Requerimento médio estimado | Requerimento diário permitido | Limite máximo tolerável | Requerimento diário | Limite máximo tolerável |
| 0 a 6 meses | 400 UI | – | – | 1.000 UI | 400 a 1.000 UI | 2.000 UI |
| 6 a 12 meses | 400 UI | – | – | 1.500 UI | 400 a 1.000 UI | 2.000 UI |
| 1 a 3 anos | – | 400 UI | 600 UI | 4.000 UI | 600 a 1.000 UI | 4.000 UI |
| 4 a 8 anos | – | 400 UI | 600 UI | 4.000 UI | 600 a 1.000 UI | 4.000 UI |
| 8 a 18 anos | – | 400 UI | 600 UI | 4.000 UI | 600 a 1.000 UI | 4.000 UI |
| 19 a 70 anos | – | 400 UI | 600 UI | 4.000 UI | 1.500 a 2.000 UI | 10.000 UI |
| 70 anos | – | 400 UI | 800 UI | 4.000 UI | 1.500 a 2.000 UI | 10.000 UI |

Observação: requerimento materno durante lactação: 4.000 a 6.000 UI, se o recém-nascido não estiver recebendo 400 UI/dia.

**TABELA 44.3** Condições de maior necessidade de suplementação oral de vitamina D.

| Condição | Efeito |
|---|---|
| Falta de suplementação de vitamina D durante a gravidez | A vitamina fetal é adquirida inteiramente pela mãe |
| RN prematuro | Atraso de nutrição enteral, doença pulmonar crônica, uso de esteroides |
| Aleitamento prolongado e exclusivo | Deficiência de vitamina D ocorre após 8 semanas de aleitamento exclusivo (considerando RN de mãe repleta de vitamina D) |
| Falta de suplementação de vitamina D durante o crescimento | Risco de raquitismo maior nos primeiros 2 anos e durante o estirão do crescimento do adolescente |
| Fatores que reduzem a exposição solar (ver Tabela 44.1) | Maior necessidade de suplementação oral |
| Condições patológicas:<br>IMC > 30 kg/m$^2$<br>Má-absorção<br>Fármacos (↓ absorção/ catabolismo) | Necessidade aumentada da quantidade da suplementação de vitamina D oral (3 a 5 vezes maior que a população saudável) |

IMC: índice de massa corporal; RN: recém-nascido.

deficiência de vitamina D ou cálcio. A gastrite atrófica pode reduzir a absorção de cálcio por meio do aumento do pH estomacal. Doenças inflamatórias intestinais também apresentam má-absorção, mas suas osteopatias são agravadas pelo envolvimento inflamatório (ocasionando osteoporose) e pelo uso crônico e intermitente de corticosteroides. Além disso, algumas medicações podem causar deficiência de vitamina D (p. ex., colestiramina) ou de cálcio (IBP), em decorrência da má-absorção.

### *Defeitos na ativação ou na atividade da vitamina D*

São raros os casos de osteomalacia e raquitismo quando há ingesta apropriada de vitamina D. O ergocalciferol ($D_2$) e o colecalciferol ($D_3$) provenientes da dieta e da pele são biologicamente inertes e requerem hidroxilação hepática e renal para tornarem-se biologicamente ativos. A $1,25(OH)_2D$ interage com seu receptor nuclear de vitamina em tecidos-alvo. Tanto a $1,25(OH)_2D$ quanto a 25(OH)D são degradadas pela vitamina D 24-hidroxilase.

Vários medicamentos podem causar deficiência de vitamina D por defeitos na sua ativação (p. ex., corticosteroides reduzem a 1-alfa-OH-hidroxilase) ou por seu catabolismo aumentado (p. ex., anticonvulsivantes e tratamentos para HIV/AIDS). DRC avançada (ClCr < 30 mℓ/min) e disfunção hepática grave podem levar à ativação defeituosa de vitamina D. Algumas doenças hereditárias muito raras são caracterizadas por disfunção da 1-alfa-hidroxilase (raquitismo vitamina D-dependente tipo 1A), da enzima 25-hidroxilase (raquitismo vitamina D-dependente tipo 1B) e por mutações no receptor de vitamina D (raquitismo vitamina D-dependente tipo 2A).

### *Hipofosfatemia*

A hipofosfatemia que induz osteomalacia e raquitismo está relacionada com um grupo de doenças renais excretoras de fosfato, com ou sem aumento do FGF-23.

### *Hipofosfatemia relacionada com FGF-23*

O FGF-23 é um hormônio fosfatúrico produzido pelos osteócitos que atua na regulação de fosfato (Figura 44.2). Um aumento desregulado de FGF-23 leva à perda urinária e à diminuição da absorção intestinal de fosfato. O excesso de FGF-23 é comum a um grupo de doenças raras.

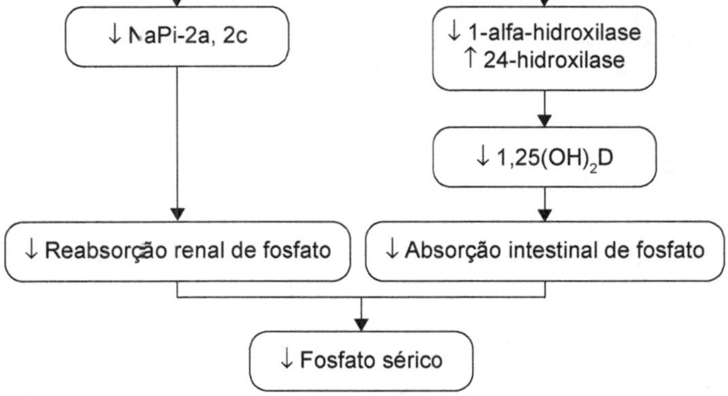


**FIGURA 44.2** Regulação e funções do fator de crescimento de fibroblastos 23 (FGF-23). NaPi-2a, 2c: cotransportadores do sódio-fosfato.

### *Osteomalacia induzida por tumor ou osteomalacia oncogênica*

Síndrome paraneoplásica rara, decorrente de desregulação na produção tumoral de FGF-23. A condição representa um desafio diagnóstico por dois fatores: o diagnóstico de osteomalacia induzida por tumor (OIT) é amplamente baseado em parâmetros de exclusão, e os pequenos tumores responsáveis pela doença podem ser difíceis, por vezes impossíveis, de serem encontrados pelo corpo, tecidos moles ou ossos. Na maioria dos casos, dada a natureza inespecífica dos sintomas, o diagnóstico pode ser adiado por anos, com o tempo entre o início dos sintomas e um diagnóstico correto variando de 2,5 a 28 anos.

A maioria dos tumores é de uma entidade distinta, classificados como tumores mesenquimais fosfatúricos e variante mista do tecido conjuntivo. O diagnóstico da osteomalacia oncogênica é suspeitado quando os níveis sanguíneos de fosfato são cronicamente baixos, como consequência de sua perda renal causada pela redução da reabsorção tubular renal.

A hipofosfatemia ligada ao cromossomo X (HLX), o raquitismo hipofosfatêmico autossômico dominante (RHAD) e o raquitismo hipofosfatêmico autossômico recessivo (RHAR) são doenças hipofosfatêmicas hereditárias relacionadas com o FGF-23 vindas de mutações ou desregulações no FGF-23 (Figura 44.3). Elas são muito raras, sendo a HLX a mais comum, com prevalência de 1:20.000 nascidos vivos.

### *Hipofosfatemia não relacionada com FGF-23*

A síndrome de Fanconi representa uma quebra global ou parcial no transporte de solutos no túbulo contorcido proximal (TCP) renal. A depleção de fosfato é o aspecto clínico mais importante. A causa mais comum é a toxicidade por fármacos, como: os anticâncer (p. ex., ifosfamida, compostos de platina, inibidores da tirosinoquinase), antiepilépticos, fármacos para o tratamento de HIV/AIDS, quelantes de ferro, ácido acetilsalicílico e alguns antibióticos (tetraciclina, aminoglicosídeos). Algumas condições hereditárias, como cistinoses, tirosinemias e galactosemia, podem causar síndrome de Fanconi por dano secundário ao armazenamento endógeno, assim como doenças adquiridas (mieloma). A síndrome de Fanconi pode complicar outras tubulopatias hereditárias raras, como a síndrome de Dent e a de Lowe, esta última comumente caracterizada por hipercalciúria, nefrolitíase e nefrocalcinose.

## Outras causas

Algumas doenças raras causam raquitismo e osteomalacia, mesmo quando há níveis adequados de vitamina D, cálcio e fosfato.

### *Acidoses tubulares renais*

As acidoses tubulares renais (ATR) resultam da incapacidade de secreção de $H^+$ pelo túbulo distal (tipo I), de reabsorção de $HCO_3$ pelo túbulo proximal (tipo II) ou ambos (tipo III). Elas são

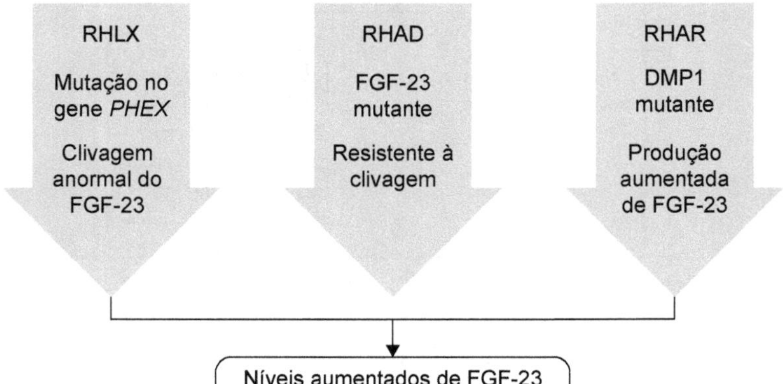


FIGURA 44.3 Doenças hereditárias relacionadas com o fator de crescimento de fibroblastos-23 (FGF-23). DMP1: proteína da matriz dentinária 1; RHAD: raquitismo hipofosfatêmico autossômico dominante; RHLX: raquitismo hipofosfatêmico ligado ao X; RHAR: raquitismo hipofosfatêmico autossômico recessivo.

bioquimicamente caracterizadas por acidose metabólica persistente com ânion *gap* normal. ATR primárias estão relacionadas com defeitos genéticos específicos em transportadores renais ou enzimas, e são comumente encontradas na infância ou ainda mais cedo. Por outro lado, as formas secundárias são decorrentes de exposição a fármacos, toxinas ou doenças sistêmicas e são mais comuns em adultos.

### *Hipofosfatasia*

O termo "hipofosfatasia" identifica um grupo de doenças hereditárias raras ocasionadas por atividade subnormal da isoenzima da fosfatase alcalina. O baixo nível de fosfatase alcalina total é a marca dessa doença.

A apresentação clínica é muito variável, indo de uma condição perinatal fatal a uma forma de raquitismo grave ou leve nos primeiros anos de vida e na infância, respectivamente. Na doença de início na vida adulta, há somente fraturas de estresse metatarsais, com cicatrização deficiente. A reposição da enzima recombinante alfostase-alfa resulta em melhora significativa das alterações esqueléticas e da mobilidade.

## APRESENTAÇÃO CLÍNICA

As manifestações clínicas de raquitismo e osteomalacia dependem da etiologia, da idade de início, da duração e da gravidade da doença, bem como do começo do tratamento (se ocorrer a tempo ou tardiamente).

### Raquitismo

As crianças jovens podem apresentar anormalidades cranianas, como craniotabes, bossa frontal, comprimento anteroposterior craniano aumentado e fechamento atrasado de fontanela.

Crescimento insuficiente, deformidades ósseas progressivas, dores osteoarticulares e fraqueza muscular proximal podem se tornar aparentes quando a criança começar a andar. O aumento das placas de crescimento causa inchaço nos punhos, joelhos e na extremidade anterior das costelas (rosário raquítico).

Deformidades características de ossos que sustentam peso resultam em *genu varum*, *genu valgum* (batida dos joelhos) e deformidades do tipo joelhos desviados para um lado e emparelhados (*windswept*). Escoliose e cifose também podem ocorrer.

Manifestações dentárias podem estar presentes, incluindo abscessos dentários na ausência de cáries, defeitos no esmalte, câmaras pulpares aumentadas e taurodontismo.

Algumas formas de raquitismo são associadas à alopecia. Raramente zonas de Looser, ou pseudofraturas, lesões consideradas patognomônicas de osteomalacia, são vistas à radiografia simples.

### Osteomalacia

Pode ser assintomática ou ter sintomas vagos e inespecíficos, especialmente em estágios iniciais. A forma clássica é caracterizada por dor óssea e sensibilidade ao toque, fraqueza muscular e dificuldade em andar.

A dor óssea costuma ser persistente, simétrica e difusa, com piora ao carregar peso ou ao movimento, e somente em casos raros é completamente aliviada ao repouso. Inicia-se na região lombar, depois espalha-se para cintura pélvica, quadris, coxa proximal e costelas. Essa dor pode ser decorrente de hidratação da matriz óssea desmineralizada, com estiramento de periósteo. A atrofia e o tônus reduzido de músculos proximais dos membros podem estar presentes. A fraqueza é uma característica típica e, junto com a dor, pode resultar em dificuldades para se levantar de uma cadeira, descer e subir escadas e em um andar gingado.

Vários tipos de fraturas podem ocorrer, especialmente quando a doença começa na vida adulta. As zonas de Looser são fraturas de estresse contendo tecido fibrótico e calos fracamente mineralizados, vistas à radiografia como linhas bilaterais, simétricas e radiolúcidas no osso cortical, perpendiculares ao eixo longo, geralmente encontradas em costelas, colo de fêmur, ramos púbicos e margens axilares das escápulas. Essas pseudofraturas podem progredir para fraturas completas, geralmente em regiões subtrocantéricas do fêmur ou metatarsos. Fraturas espontâneas da costela e do esterno são comuns.

Deformidades relacionadas com fraqueza do esqueleto do adulto podem incluir cifose, coxa vara, "peito de pombo", acetábulo protruso e deformidade pélvica que pode levar a dificuldades no trabalho de parto e no parto vaginal. Quando a osteomalacia começa na infância, podem ser vistas deformidades residuais de raquitismo.

## DIAGNÓSTICO

O diagnóstico de raquitismo e de osteomalacia e a avaliação de sua causa são feitos com base em achados clínicos e laboratoriais (Tabela 44.4). A história pessoal e familiar identifica fatores de risco para deficiência de cálcio e vitamina D, comorbidades e doenças hereditárias. São necessários testes laboratoriais para excluir doenças renais, hepáticas, pancreáticas e doença celíaca.

A radiografia pode mostrar as zonas de Looser, fraturas e deformidades relacionadas com a doença. A densidade mineral óssea (DMO) geralmente está diminuída. A cintilografia mostra áreas de aumento focal de captação do tecnécio (MDP). Um dos aspectos mais desafiadores no diagnóstico por imagem é referente à OIT. Cintilografia de corpo inteiro com $^{99m}$Tc-sestamibi, ultrassonografia, tomografia computadorizada (TC), ressonância magnética (RM) e exame físico em áreas como plantas dos pés e região poplítea podem ser necessários para detectar tumores (Figura 44.4).

Quando os exames de imagem são negativos ou inconclusivos, o cateterismo venoso para coleta de amostras sanguíneas pode ser realizado. O cateter é inserido pela veia femoral ou pela jugular interna, e cerca de 15 a 20 veias e suas ramificações são cateterizadas para coleta de amostras (1,5 a 2 mℓ). O FGF-23 é determinado pelo ensaio de imunoabsorção enzimática (ELISA), e o gradiente entre os valores obtidos dos afluentes venosos e da veia periférica é determinado. Dos casos confirmados cirurgicamente, a razão variou entre 1,6 e 19 (afluente venoso tumoral/veia periférica).

A biopsia transilíaca com marcação após ingestão de tetraciclina é o padrão-ouro para o diagnóstico e apresenta achados característicos: mineralização deficiente com ausência das duas bandas de tetraciclina. Testes genéticos podem ser úteis em casos selecionados, como o diagnóstico diferencial entre OIT e distúrbios hipofosfatêmicos genéticos. Nessas doenças, as características bioquímicas são as mesmas. A OIT pode ser difícil de localizar e, apesar de a maioria dos casos ocorrer em adultos enquanto os distúrbios genéticos são mais comuns em crianças, a OIT pode ser encontrada em todas as idades e o RHAD pode ter início atrasado em adultos. Assim, a análise genética pode ajudar no diagnóstico definitivo (Figura 44.5).

As Figuras 44.6 e 44.7 ilustram um caso de osteomalacia atendido na Unidade de Endocrinologia e Diabetes do Hospital Agamenon Magalhães, causado por um pequeno tumor mesenquimal fosfatúrico (TMF) localizado em partes moles, adjacente à diáfise do úmero esquerdo. A paciente, uma mulher de 73 anos, apresentou-se com dor óssea generalizada, múltiplas fraturas e fraqueza muscular proximal. Os exames laboratoriais revelaram fosfato sérico de 1,4 mg/dℓ (valor normal: 2,5 a 4 mg/dℓ) e FGF23 sérico de 248 RU/ℓ (valor normal: 26-110 RU/ℓ).

## TRATAMENTO

Os objetivos do tratamento de raquitismo e osteomalacia são: remissão dos sintomas clínicos; normalização dos testes laboratoriais; prevenção e tratamento de deformidades esqueléticas e fraturas; e melhora do crescimento. A terapia e seus resultados dependem da etiologia da doença; da idade do paciente na apresentação e no diagnóstico; e do tempo de tratamento.

### Estados de deficiências

Na presença de raquitismo ou de osteomalacia, recomenda-se reposição de vitamina $D_3$ por 6 a 8 semanas, seguida de dose de manutenção ajustada com base nos níveis de 25(OH)D, idade e índice de massa corporal (IMC) do paciente (Tabela 44.5).

Quando a osteomalacia está associada à osteoporose, a correção do defeito de mineralização deve preceder a terapia antirreabsortiva. A este respeito, se uma condição osteomalácica precisa ser corrigida em um curto período, uma boa opção é o calcidiol, que é mais potente que o colecalciferol em termos de atingir os níveis alvo de 25(OH)D sérica (> 30 ng/mℓ de acordo com a maioria das diretrizes para pessoas com doença óssea) e aprovado para tratar osteomalacia.

**TABELA 44.4** Alterações bioquímicas no raquitismo e na osteomalacia.

| Alterações | Sangue | | | | | | | Urina | | Outras alterações |
|---|---|---|---|---|---|---|---|---|---|---|
| | P* | Ca | PTH | 25(OH)D | $1,25(OH)_2D$ | FGF-23 | FA | P | Ca | |
| **Raquitismo e osteomalacia nutricionais** | | | | | | | | | | |
| Deficiência de vitamina D | ↓ | ↔/↓ | | ↓ | ↔ | N.A. | ↑ | ↑ | ↓ | – |
| Raquitismo calciopênico | ↓ | ↓ | | ↔ | ↑ | N.A. | ↑ | ↑ | ↓ | – |
| **Outras causas de deficiência/ineficácia de vitamina D** | | | | | | | | | | |
| Déficit de 25-hidroxilase | ↓ | ↓ | | ↓↓ | ↓↓ | N.A. | ↑ | ↑ | ↓ | 25(OH)D não aumenta após dose de vitamina D |
| Déficit de 1-alfa-hidroxilase | ↓ | ↓ | | ↔ | ↓↓ | N.A. | ↑ | ↑ | ↓ | 25(OH)D não aumenta após dose de vitamina D |
| Defeito no receptor de vitamina D | ↓ | ↓ | | ↔ | ↑ | N.A. | ↑ | ↑ | ↓ | – |
| **Raquitismo/osteomalacia hipofosfatêmico com FGF-23 elevado** | | | | | | | | | | |
| Osteoporose idiopática transitória | ↓ | ↔ | ↔ | ↔ | ↓ | ↑↑ | ↑ | ↑ | ↓ | Pode ser encontrado em qualquer idade |
| HLX | ↓ | ↔ | ↔ | ↔ | ↓ | ↑↑ | ↑ | ↑ | ↓ | – |
| RHAD | ↓ | ↔ | ↔ | ↔ | ↓ | ↑↑ | ↑ | ↑ | ↓ | – |
| RHAR | ↓ | ↔ | ↔ | ↔ | ↓ | ↑↑ | ↑ | ↑ | ↓ | – |
| **Raquitismo/osteomalacia hipofosfatêmico sem FGF-23 elevado** | | | | | | | | | | |
| Síndrome de Fanconi | ↓ | ↔ | ↔ | ↔ | ↔ | N.A. | ↑ | ↑ | ↔ | Glicosúria normoglicêmica, aminoacidúria, proteinúria de baixo peso molecular, acidose metabólica variável, hipouricemia, poliúria variável |
| Doenças de Dent e de Lowe | ↓ | ↓ | | ↔ | ↓ | N.A. | ↑ | ↑ | ↑↑ | Nefrolitíase |
| **Outras causas de raquitismo/osteomalacia com cálcio, fosfato e vitamina D normais** | | | | | | | | | | |
| ATR | ↔ | ↔ | ↔ | ↔ | ↔ | N.A. | ↑ | ↔ | ↔ | Acidose metabólica com ânion *gap* normal |
| Hipofosfatasia | ↔ | ↔/ | ↔ | ↔ | ↔ | N.A. | ↓/↓↓ | ↔ | ↔ | – |

*Na infância, o nível sérico normal de fosfato é maior que no adulto: hipofosfatemia pode ser irreconhecível.

ATR: acidose tubular renal; Ca: cálcio; FA: fosfatase alcalina; FGF-23: fator de crescimento de fibroblastos-23; HLX: hipofosfatemia ligada ao cromossomo X; N.A.: não aplicável; P: fosfato; PTH: paratormônio; RHAD: raquitismo hipofosfatêmico autossômico dominante; RHAR: raquitismo hipofosfatêmico autossômico recessivo; ↓: reduzido; ↑: aumentado; ↔: normal.

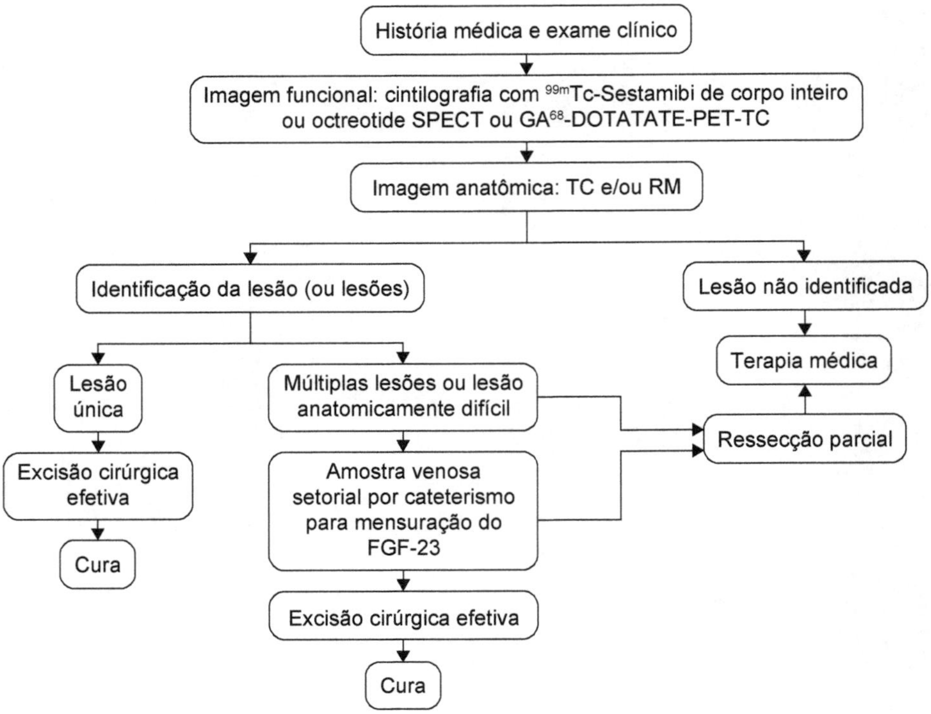


FIGURA 44.4 Algoritmo para localizar e tratar o tumor na osteomalacia oncogênica. FGF-23: fator de crescimento de fibroblastos-23; RM: ressonância magnética; SPECT: tomografia computadorizada com emissão de fóton único; TC: tomografia computadorizada.

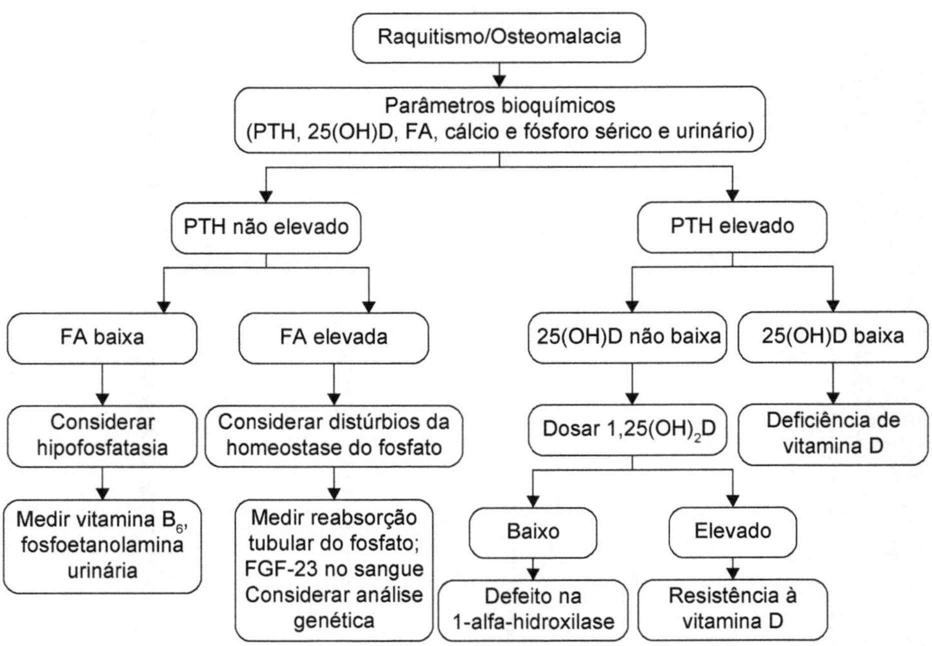


FIGURA 44.5 Algoritmo de manejo do raquitismo e da osteomalacia. FA: fosfatase alcalina; FGF-23: fator de crescimento de fibroblastos-23; PTH: paratormônio.

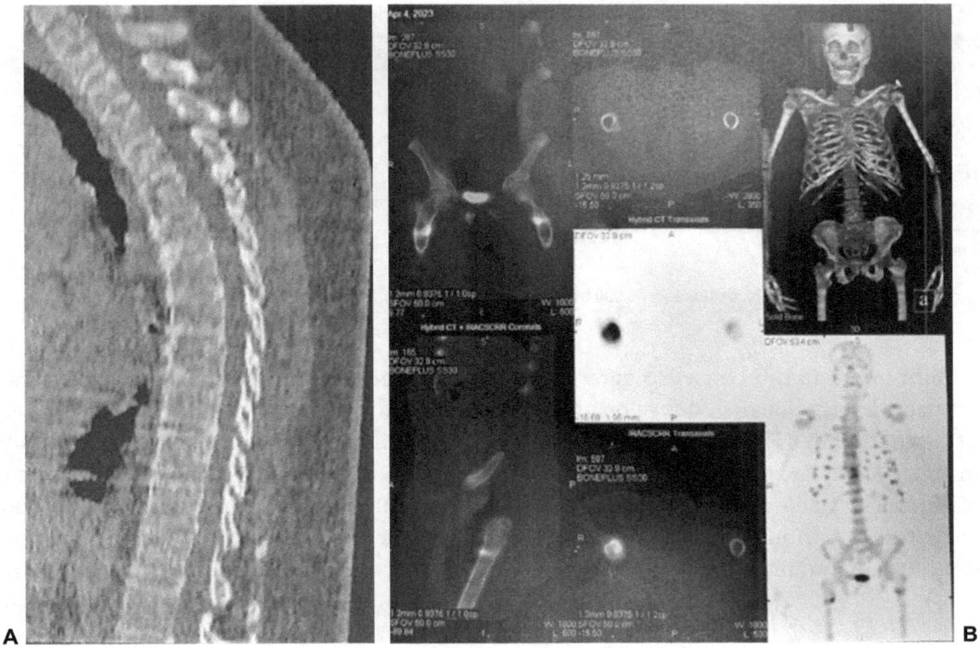

FIGURA 44.6 Osteomalacia tumoral. A. Imagem por ressonância magnética (RM) da coluna, evidenciando múltiplas fraturas em corpos vertebrais dorsais. B. Cintilografia óssea, demonstrando áreas de hipercaptação do $^{99m}$Tc-MDP nos ramos isquiopubianos e no fêmur proximal, compatíveis com pseudo-fraturas (zonas de Looser), além de focos de hipercaptação em cartilagens costocondrais.

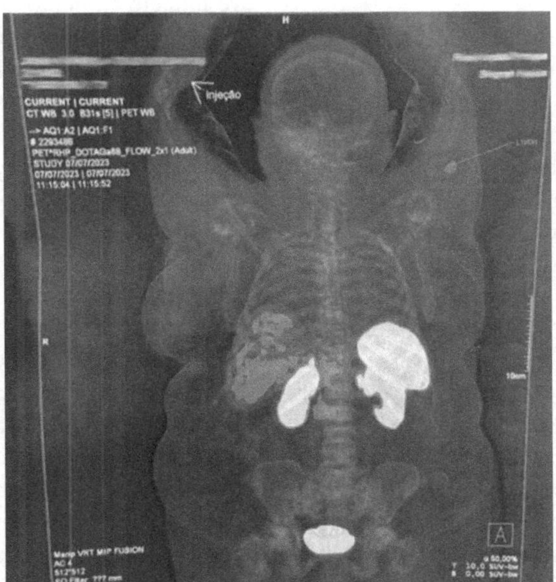


FIGURA 44.7 Osteomalacia tumoral. PET Scan com Ga-68 DOTATATE, evidenciando hipercaptação focal em partes moles adjacentes à diáfise umeral esquerda, correspondente a um pequeno tumor mesenquimal fosfatúrico produtor de fator de crescimento de fibroblastos-23 (FGF-23). Observa-se ainda captação fisiológica do análogo de somatostatina (DOTATATE – DOTA-octreotate) em estômago, fígado, rins e bexiga.

**TABELA 44.5** Terapia na deficiência de vitamina D na presença de raquitismo ou osteomalacia.

| Idade e IMC | Dose de reposição (UI/dia) | Dose de manutenção (UI/dia) |
|---|---|---|
| 0 a 1 ano | 2.000* | 400 a 1.000 |
| 1 a 18 anos | 2.000* | 600 a 1.000 |
| 18 anos | 6.000** | 1.500 a 2.000 |
| IMC > 30 kg/m² | 6.000 a 10.000** | 3.000 a 6.000 |

*Durante 6 semanas.
**Durante 8 semanas.
A dose de reposição para cada idade pode ser 50.000 UI/semana. IMC: índice de massa corporal.

Embora exista um consenso geral entre as sociedades internacionais de que valores inferiores a 10 ng/mℓ de 25(OH)D sérica devem ser evitados em todas as idades para prevenir raquitismo/osteomalacia, não existe um consenso sobre a concentração mínima desejável de 25(OH)D a ser alcançada durante o tratamento.

### *Deficiência de cálcio*

Suplementos de cálcio, como carbonato de cálcio (citrato de cálcio é melhor em caso de pH gástrico aumentado), dieta rica em cálcio e pobre em fitato.

### *Distúrbios genéticos da vitamina D*

- Raquitismo vitamina D-dependente tipo I: calcitriol ou 1-alfacalcidiol:
  - Defeito no receptor da vitamina D: uma dose alta de calcitriol raramente é efetiva, e uma dose alta oral diária de cálcio costuma ser necessária (infusão venosa até 2 anos)
- Hipofosfatemia dependente de FGF-23:
  - OIT: remoção cirúrgica completa do tumor quando possível. Abordagem medicamentosa (antes da cirurgia ou na falha cirúrgica). Para pacientes cujo tumor não pode ser completamente ressecado ou localizado, pode ser realizado o tratamento com burosumabe. Em pequenos estudos observacionais, o tratamento com burosumabe foi associado à normalização do fosfato sérico e melhorias nos biomarcadores de remodelação óssea, histologia óssea e dor
- Raquitismo hipofosfatêmico hereditário relacionado com o FGF-23: na infância, calcitriol na dose de 20 a 30 ng/kg/dia e fósforo na dose de 20 a 40 mg/kg/dia, administrados em 3 a 5 vezes/dia (iniciado em baixas doses para evitar efeitos colaterais gastrintestinais). O requerimento terapêutico é menor em adultos, em razão do *turnover* ósseo mais baixo e do fechamento das placas epifisárias. De acordo com as necessidades, o tratamento pode parar ou ser contínuo em uma dose mais baixa quando houver evidências clínicas e/ou bioquímicas de osteomalacia
- Burosumabe na hipofosfatemia ligada ao X: sabe-se que a HLX é causada por mutações de perda de função no gene que codifica o gene regulador do fosfato com homologia às endopeptidases do cromossomo X (PHEX), que resulta em aumento dos níveis circulantes do FGF-23. O burosumabe é um anticorpo monoclonal recombinante humano contra o FGF-23, que, após neutralizar seu excesso, melhora a recuperação renal de fosfato. Em 2018, o burosumabe recebeu aprovação nos EUA, no Canadá e no Brasil para o tratamento da hipofosfatemia ligada ao X em adultos e crianças. A segurança e a eficácia da medicação foram avaliadas em vários estudos. Em um estudo fase 2, 52 crianças foram randomizadas em uma proporção de 1:1 para receber burosumabe por via subcutânea (SC) a cada 2 ou 4 semanas, com ajuste de dose objetivando um nível sérico de fósforo no limite inferior da normalidade. O desfecho primário foi a mudança no escore radiográfico de gravidade de Thacher, abrangendo valores de 0 a 10, com as maiores pontuações indicando maior gravidade da doença, após 40 e 64 semanas, entre outras análises. Os resultados apresentaram uma redução no escore de 1,9 para 0,8 no grupo que utilizava a medicação a cada 2 semanas, e redução de 1,7 para 1,1 no grupo que utilizava

a cada 4 semanas, na 40ª semana ($p < 0,001$ nas duas comparações), com persistência dos resultados na semana 64. Desfechos secundários mostraram aumento do nível médio de fósforo em ambos os grupos, com incremento de 34% na 40ª semana e de 38% na semana 64, sem pacientes com valores acima do limite superior da normalidade durante o estudo. Esse incremento foi mantido no grupo de 2 semanas. Houve também aumento na reabsorção tubular de fósforo, redução da FA: fosfatase alcalina (FA), aumento dos níveis de $1,25(OH)_2D$, melhora na capacidade física e redução da dor. Um estudo subsequente "*head to head*", fase 3, em crianças de 1 a 12 anos, comparou o burosumabe a cada 2 semanas com a terapia-padrão com calcitriol e fosfato. Após 40 semanas, as crianças tratadas com o anticorpo monoclonal tiveram melhorias significativas nos níveis de fosfato, FA e no escore de gravidade do raquitismo, entre outros benefícios. Já em adultos, um estudo multicêntrico, randomizado, duplo-cego, placebo controlado, demonstrou que a terapia com o burosumabe, administrado a cada 4 semanas a 1 mg/kg, melhorou significativamente os níveis séricos de fosfato e calcitriol. Em média, 94% dos indivíduos tratados com o anticorpo atingiram níveis séricos de fosfato acima do limite inferior da normalidade, enquanto somente 7,6% dos indivíduos tratados com placebo alcançaram esse resultado. Os indivíduos tratados com o burosumabe tiveram uma probabilidade 17 vezes maior de curar uma fratura ou pseudofratura, além de melhora em parâmetros como dor, rigidez e função física. Atualmente, o burosumabe está aprovado para o tratamento da hipofosfatemia ligada ao X em adultos e crianças a partir dos 6 meses de vida, via SC, com dose inicial de 0,8 mg/kg a cada 2 semanas em crianças e 1 mg/kg a cada 4 semanas em adultos

- Além do burosumabe, já em uso clínico, o infigratinibe, um inibidor da tirosina quinase dos *fibroblast growth factor receptors 1-3* (FGFR1-3), está sendo testado em estudos clínicos para o tratamento da OIT. A justificativa para seu uso baseia-se no fato de que 40% dos TMF exibem fusão dos genes fibronectina-1 (*FN1*) e *FGFR1* (*FN1-FGFR1*). Dados preliminares mostram que, nesses casos, o tratamento com infigratinibe está associado a uma grande redução dos níveis de FGF-23 associada à melhora dos achados clínicos e da fosfatemia.
- Hipofosfatemia não relacionada com o FGF-23:
  - Síndrome de Fanconi: suplementos orais de fosfato e uma dieta rica em fosfato; vitamina D (ou alfacalcidiol/calcitriol se ocorrer disfunção de 1-alfa-hidroxilase). Bicarbonato de sódio oral para acidose metabólica crônica (1 a 2 mEq/kg/dia)
  - ATR: suplementos orais de bicarbonato, citrato e potássio
  - Hipofosfatasia: evitar uso do tratamento clássico (vitamina D e bisfosfonatos), em razão do risco de hipercalcemia e hipercalciúria. Tratamento de craniossinostose, pseudofraturas e fraturas de estresse; cuidados dentários de rotina; e anti-inflamatórios não hormonais (AINH) para dor óssea. Terapia de reposição da enzima recombinante beneficia a maioria dos pacientes. A asfotase alfa (Strensiq), na dose subcutânea de 0,3 a 1 mg/kg/dia, restabelece a inibição do piridoxal-5-fosfato e do pirofosfato inorgânico, levando assim a melhor mineralização óssea.

## *SCREENING* DE COMPLICAÇÕES

- Craniossinostose e fusão prematura de suturas cranianas: devem ser rastreadas avaliando-se a circunferência da cabeça, a forma do crânio e também os sinais neurológicos (fundoscopia, cefaleia). Em caso de sintomas neurológicos, deve-se prosseguir o estudo com TC ou RM
- Audição: deve ser avaliada por meio da audiometria durante a infância
- Dentição: deve ser avaliada pelo menos 1 vez ao ano em crianças
- Crescimento: deve ser monitorado pelo menos 2 vezes ao ano, incluindo a avaliação da idade óssea
- Nefrocalcinose e nefrolitíase: deve ser feito o *screening* por meio de ultrassonografia no início da terapia e, aproximadamente, a cada 1 a 2 anos, de acordo com a excreção urinária de cálcio
- Cardiovascular: apesar de o FGF-23 estar associado ao aumento do risco cardiovascular, complicações cardíacas relacionadas com

hipofosfatemia ligada ao X não costumam ser relatadas. Dadas as poucas evidências, é difícil chegar a recomendações significativas.

## LACUNAS DE PESQUISA E ÁREAS COM POTENCIAL DE DESENVOLVIMENTO

Até o momento, o diagnóstico da osteomalacia é principalmente clínico e bioquímico, dadas as grandes limitações na definição da osteomalacia pela DXA. A avaliação sistemática da qualidade óssea, a fim de encontrar padrões específicos dessa doença, ajudaria no refinamento do diagnóstico radiológico. Na verdade, o escore ósseo trabecular (TBS), um índice para inferir a microarquitetura óssea em imagens de DXA, pode ajudar a diferenciar a osteomalacia da osteoporose. De fato, o TBS e a tomografia computadorizada quantitativa periférica de alta resolução (HRpQCT) começaram a ser empregados para analisar melhor o comprometimento ósseo na osteomalacia induzida por tumor, no qual estão correlacionados e demonstraram ser úteis na avaliação do comprometimento ósseo em relação à densitometria.

Biomarcadores mais específicos das doenças (microRNAs, vesículas extracelulares) podem ser estudados para encontrar padrões específicos na osteomalacia. Além disso, os resultados a médio e longo prazos de terapias específicas (por exemplo, burosumabe e asfotase alfa) ainda precisam ser avaliados em estudos reais a longo prazo.

## LEITURAS SUGERIDAS


Andreopoulou P, Dumitrescu CE, Brillante BA, Cutler Peck CM, Wodajo FM, Kelly MH, et al. Selective venous catheterization for the localization of phosphaturic mesenchymal tumors. J Bone Miner Res. 2011;26(6):1295-302.

Athonvarangkul D, Insogna KL. New therapies for hypophosphatemia-related to FGF23 excess. Calcif Tissue Int. 2020; (0123456789).

Carpenter TO, Whyte MP, Imel EA, Boot AM, Högler W, Mao M, et al. Burosumab therapy in children with X-linked hypophosphatemia. N Engl J Med. 2018;378:1987-98.

Cianferotti L. Osteomalacia is not a single disease. Int J Mol Sci. 2022;23(23):14896.

Feng JQ, Clinkenbeard EL, Yuan B, White KE, Drezner MK. Osteocyte regulation of phosphate homeostasis and bone mineralization underlies the pathophysiology of the heritable disorders of rickets and osteomalacia. Bone. 2013; 54(2):213-22.

Hartley IR, Roszko KL. Treatment advances in tumor-induced osteomalacia. Calcif Tissue Int. 2025; 116(1):24.

Holick MF, Binkley NC, Bischoff-Ferrari HA, Gordon CM, Hanley DA, Heaney RP, et al. Evaluation, treatment, and prevention of vitamin D deficiency: an Endocrine Society clinical practice guideline. J Clin Endocrinol Metab. 2011; 96(7):1911-30.

Minisola S, Peacock M, Fukumoto S, Cipriani C, Pepe J, Tella SH, et al. Tumour-induced osteomalacia. Nat Publ Gr. 2017;3:1-15.

Prentice A. Nutritional rickets around the world. J Steroid Biochem Mol Biol. 2013;136:201-6.

Rothenbuhler A, Schnabel D, Högler W, Linglart A. Diagnosis, treatment-monitoring and follow-up of children and adolescents with X-linked hypophosphatemia (XLH). Metabolism. 2020;103.

Ruppe MD, Jan de Beur SM. Disorders of phosphate homeostasis. In: Rosen CJ. Primer on the metabolic bone diseases and disorders of mineral metabolism. 8. ed. Iowa: Willey-Blackwell; 2013.

Seefried L, Kishnani PS, Moseley S, Denker AE, Watsky E, Whyte MP, et al. Pharmacodynamics of asfotase alfa in adults with pediatric-onset hypophosphatasia. Bone. 2021;142:115664.

Capítulo 45

# Deficiência de Vitamina D

Laura Peixoto Lins ▪ Talitha Mey ▪ Leydiane Lima ▪ Marcela Pitaluga ▪ Renata de Castro ▪ Leonardo Bandeira ▪ Francisco Bandeira

## INTRODUÇÃO

A vitamina D é amplamente reconhecida por sua importância no metabolismo osteomineral, sendo essencial no tratamento da osteomalacia e do raquitismo nutricional. Ela desempenha um papel crucial na biomineralização, processo que confere rigidez e resistência aos ossos, fundamentais para a integridade do sistema musculoesquelético. Alterações nesse processo podem levar à redução da mineralização e resistência óssea, impactando negativamente a qualidade de vida dos indivíduos.

Além de seu papel conhecido na saúde óssea, a vitamina D é objeto de investigação em relação a seus efeitos extraesqueléticos. Receptores de vitamina D estão presentes em várias células do organismo, sugerindo uma atuação além do sistema ósseo. Assim, a deficiência de vitamina D tem gerado crescente preocupação devido às suas possíveis implicações em diversas condições de saúde. Estudos recentes associam a deficiência de vitamina D a um aumento do risco para vários tipos de câncer, doenças cardiovasculares e doenças autoimunes, evidenciando a importância de manter níveis adequados dessa vitamina para a saúde geral.

## PAPEL FISIOLÓGICO DA VITAMINA D

A vitamina D é predominantemente sintetizada na pele durante a exposição solar, na forma de colecalciferol (vitamina $D_3$). Além disso, a dieta contribui secundariamente para a obtenção de vitamina D, na forma de colecalciferol ou ergocalciferol (vitamina $D_2$). Após a absorção, essas formas de vitamina D são metabolizadas no fígado para gerar 25-hidroxivitamina D – ou 25(OH)D –, que é o principal metabólito circulante e a forma mais comum na dosagem sérica.

Nos rins e em alguns tecidos extrarrenais, a 25(OH)D é convertida em 1,25-di-hidroxivitamina D – ou 1,25(OH)2D –, também conhecida como calcitriol. O calcitriol desempenha um papel crucial na regulação dos níveis de cálcio e fósforo no organismo, além de ser fundamental para a mineralização adequada do esqueleto.

## NÍVEIS DE VITAMINA D

Os níveis séricos de vitamina D ainda geram controvérsias e podem variar conforme a patologia específica que está sendo tratada.

De acordo com o Institute of Medicine, valores acima de 20 ng/mℓ são considerados adequados para a população geral. A Endocrine Society, em 2011, recomendou que níveis superiores a 30 ng/mℓ estariam mais associados à redução do risco de câncer de mama, pâncreas e próstata. No entanto, em 2024, a mesma instituição publicou uma nova diretriz que não estabelece valores pré-especificados, alegando que as concentrações ideais de 25(OH)D permanecem incertas.

A Sociedade Brasileira de Endocrinologia e Metabologia, por meio do Departamento de Metabolismo Ósseo e Mineral, define que valores superiores a 20 ng/mℓ são desejáveis para a população geral saudável. Para grupos de risco, como idosos, gestantes, pacientes com osteomalacia, raquitismo, osteoporose, hiperparatireoidismo secundário, doenças inflamatórias e autoimunes, insuficiência renal crônica e indivíduos pré-bariátricos, recomenda-se níveis entre 30 e 60 ng/mℓ.

Na 6ª Conferência Internacional sobre Controvérsias em Vitamina D, foi destacado que importantes organizações internacionais recomendam que os níveis ótimos de 25(OH)D sejam de 20 a 30 ng/mℓ. No entanto, esses níveis ótimos permanecem em debate por diversas razões.

A Tabela 45.1 resume as recomendações do nosso serviço para os níveis de vitamina D adequados para pessoas saudáveis e indivíduos com comorbidades, como osteoporose e doenças autoimunes.

## DIAGNÓSTICO

As solicitações de dosagens de 25(OH)D têm se tornado rotina na prática clínica, muitas vezes com indicações incertas e interpretações errôneas dos resultados. As recomendações para a dosagem de 25(OH)D devem seguir uma abordagem racional, considerando os grupos de maior risco para a deficiência de vitamina D:

- Grupo 1: indivíduos saudáveis e assintomáticos. Não necessitam de rastreamento
- Grupo 2: indivíduos assintomáticos com alto risco de deficiência de vitamina D. É composto por gestantes e lactantes, especialmente quando adolescentes e mulheres jovens; indivíduos com 65 anos ou mais; indivíduos com baixa exposição solar; indivíduos de pele negra;[a] pacientes com diabetes; indivíduos portadores do vírus da imunodeficiência humana (HIV); portadores de síndromes disabsortivas (doença celíaca, ressecção intestinal) e obesos. O rastreamento pode ser feito antes do início da suplementação
- Grupo 3: indivíduos com sintomas que podem ser atribuídos à deficiência de vitamina D; pacientes com sintomas sugestivos de osteomalacia, como dor muscular, articular e óssea, hiperalgesia e fraqueza muscular; e pacientes com dor crônica generalizada
- Grupo 4: pacientes com doenças cujo desfecho pode melhorar com a suplementação de vitamina D, por exemplo, portadores de doenças ósseas como osteomalacia, osteoporose e doença de Paget. A avaliação dos níveis séricos de 25(OH)D é recomendada nesses pacientes para diagnóstico de osteomalacia e com o objetivo de corrigir a deficiência antes do início do tratamento da doença de Paget e da osteoporose, especialmente com o uso de antirreabsortivos potentes (ácido zoledrônico e denosumabe). Um estudo realizado pelo nosso serviço sugere alta prevalência de hipovitaminose D em pacientes com doença de Paget óssea, de 85,7% de 25(OH)D < 30 ng/mℓ, quando comparados aos controles (homens idosos e mulheres na pós-menopausa), o que ressalta a necessidade da mensuração e suplementação antes do início do tratamento.

[a]O rastreio universal da deficiência de vitamina D ainda é controverso em pessoas de pele escura, que podem ter menor conversão da vitamina na pele. A 6ª Conferência Internacional considera a população de "pele escura" como tendo risco da deficiência, enquanto a Endocrine Society (2024) não indica nenhum rastreio nessa população saudável, pois o painel não identificou nenhum ensaio clínico que relacionasse os resultados clínicos diretamente à tonalidade da pele. Além disso, não indicou benefício da vitamina D empiricamente suplementada para aqueles que se identificam como negros, reconhecendo que a etnia autoidentificada é um indicador impreciso e problemático para a tonalidade escura da pele.

**TABELA 45.1** Recomendações dos níveis de vitamina D.

| | |
|---|---|
| Suficiência para pessoas com comorbidades | > 30 ng/mℓ |
| Suficiência para pessoas saudáveis | > 20 ng/mℓ |
| Insuficiência | 12 a 20 ng/mℓ |
| Deficiência | < 12 ng/mℓ |

### Dosagem de 1,25(OH)2D

A medição de 1,25(OH)2D pode contribuir para o diagnóstico de condições com baixos níveis de calcitriol, como deficiência de 1-alfa-hidroxilase, ou aquelas associadas a altos níveis de 1,25(OH)2D, como raquitismo hereditário resistente à vitamina D, condições granulomatosas (sarcoidose e tuberculose) e síndromes hipofosfatêmicas.

A Figura 45.1 apresenta os grupos conforme a relevância da deficiência de vitamina D.

## TRATAMENTO

A suplementação da vitamina D envolve a exposição solar e a suplementação oral, garantindo a correção da deficiência, evitando a toxicidade e melhorando a reversão das consequências clínicas. Além da correção nos casos de deficiência, a suplementação com vitamina D inclui a manutenção das necessidades diárias, conforme descrito anteriormente, para pacientes com níveis suficientes de 25(OH)D.

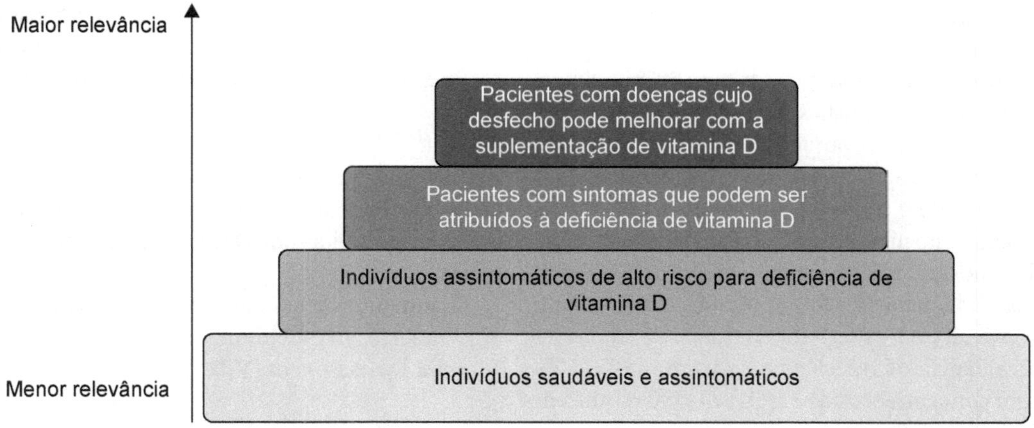


FIGURA 45.1 Grupos conforme a relevância da deficiência de vitamina D. (Adaptada de Francis et al., 2013.)

A dose é expressa como μg ou UI (em que 10 μg são 400 UI). Doses diárias são geralmente preferidas quando a reposição de vitamina D é considerada necessária.

## Indicações

As indicações de suplementação são definidas a partir dos níveis séricos de 25(OH)D ou do risco de desenvolver deficiência da vitamina D (ver Tabela 45.1). Nos casos de pacientes assintomáticos em que a dosagem da 25(OH)D não seja recomendada, devem ser mantidas as necessidades diárias conforme a faixa etária.

## Riscos e benefícios da exposição solar

As fontes de vitamina D são, primariamente, a produção cutânea (80 a 90%) e a dieta (10 a 20%). Em geral, como a dieta é pobre em vitamina D, a produção cutânea por exposição à radiação ultravioleta torna-se a fonte natural mais importante. Apesar disso, subgrupos de pacientes, como os idosos, apresentam alta prevalência de deficiência de vitamina D, parcialmente em decorrência da redução à exposição solar e pela baixa ingestão de alimentos ricos em vitamina D, mas também pelas alterações atróficas da pele típicas dessa idade, reduzindo a conversão cutânea de 7-de-hidrocolesterol (7-DHC) em provitamina $D_3$. Além disso, a quantidade de radiação ultravioleta necessária para a síntese cutânea de provitamina D também tem efeito lesivo sobre a estrutura do DNA, sobretudo nos trópicos, independentemente do horário durante o dia.

Estudo realizado em nosso serviço evidenciou elevada prevalência de deficiência de vitamina D em 284 homens idosos (atendidos na atenção primária do Sistema Único de Saúde [SUS]), de 31,5% se considerados níveis abaixo de 20 ng/mℓ para 25(OH)D sérica e 66,7% quando considerados níveis abaixo de 30 ng/mℓ. Os pacientes do grupo com maior índice solar (fração de área de superfície corpórea exposta multiplicada pelo número de horas de exposição solar por semana) apresentaram média de 25(OH)D sanguínea de 29,8 ± 13,78 ng/mℓ, e não houve diferença significativa quando comparados ao grupo com menores índices (23,98 ± 14,66 ng/mℓ), sugerindo que mesmo a alta exposição solar do dia a dia tem um pequeno efeito na prevenção da deficiência de vitamina D nessa população, ou seja, na aquisição de concentrações séricas acima de 30 ng/mℓ. Outro fator limitante ao aumento progressivo das concentrações séricas de 25(OH)D em consequência da exposição diária aos raios solares diz respeito à progressiva pigmentação da pele (bronzeamento). Nossos dados demonstram que quanto maior o índice solar, mais bronzeada a pele, indicando que a pele se torna mais escura pela repetida exposição ao sol. Mesmo assim, a maioria dos indivíduos com alta exposição solar não consegue atingir os níveis sanguíneos considerados ideais.

Outro estudo realizado em hospital avaliou indivíduos jovens e saudáveis após elevada exposição à radiação solar por 4 h, com 70% da superfície corporal exposta sem uso de proteção solar, e concluiu que as variações nos níveis séricos de 25(OH)D, antes, logo após e 1 semana após o período de 4 h de exposição aos raios solares foram muito menores que o esperado para o tempo de exposição solar (aumento médio de 5 ng/mℓ). Dados semelhantes foram obtidos em Honolulu (Havaí, EUA), onde também foi encontrada alta prevalência de deficiência de vitamina D (50% com concentrações de 25(OH)D < 30 ng/mℓ em indivíduos jovens com exposição solar muito alta).

Estudo publicado em 2016, realizado pelo nosso serviço, avaliou índice de sol, fotótipo de pele e medidas de 25(OH)D e paratormônio (PTH) em 986 pacientes entre 18 e 52 anos, excluídos indivíduos que usavam filtro solar com regularidade e suplementação de vitamina D. Observou-se que a maioria dos pacientes com altas taxas de exposição ao sol na vida diária apresentou 25(OH)D inferior a 30 ng/mℓ, advertindo que o bronzeamento da pele limita o aumento progressivo de 25(OH)D para concentrações ideais.

Várias organizações ligadas à dermatologia, incluindo a American Academy of Dermatology (AAD), recomendam a suplementação oral de vitamina D ou por meio de dieta (peixes gordurosos) e desaprova fontes provenientes de radiação ultravioleta como exposição solar e bronzeamento artificial, sob risco de envelhecimento precoce e câncer de pele. Então, considerando os efeitos deletérios da radiação solar sobre a pele, a exposição solar repetida não é uma abordagem muito apropriada nem eficaz para a correção da deficiência de vitamina D.

## Suplementação oral

### *Dose diária* vs. *dose semanal*

Sob uma perspectiva fisiológica, a administração diária de colecalciferol parece ser mais natural e tende a resultar em maior eficácia, tanto em termos de 25(OH)D quanto em benefícios extraesqueléticos.

A suplementação semanal de vitamina D, por outro lado, é frequentemente prescrita devido à melhor adesão do paciente, utilizando uma dose cumulativa equivalente. No entanto, a superioridade da suplementação diária em comparação com a semanal ainda carece de confirmação definitiva.

### *Dose mensal*

Atualmente, não há evidências de superioridade na relação benefício/risco dos regimes semanais ou mensais de vitamina D sobre a suplementação diária.

O aumento de quedas com doses mensais é algo incerto, não evidenciado no estudo *The Vitamin D Assessment* (ViDA).

### *Via de administração*

A via oral é a preferida, mas a via parenteral pode ser mais adequada para indivíduos com má-absorção intestinal, como aqueles com doença inflamatória intestinal, doença celíaca, insuficiência pancreática, síndrome do intestino curto ou após cirurgia bariátrica. Nesses casos, o colecalciferol intramuscular pode ser a forma de vitamina D mais indicada. Há um consenso de que *bolus* de vitamina D não devem exceder 100.000 UI, devido a relatos de toxicidade com doses maiores. Um problema significativo é que, no momento, no Brasil, não temos formulações intramusculares disponíveis, e não recomendamos o uso de fórmulas manipuladas.

### *Dose*

As doses de vitamina D podem ser expressas em microgramas (μg) ou Unidades Internacionais (UI), sendo que 10 μg equivalem a 400 UI.

As doses são geralmente classificadas como de "ataque" ou de "manutenção". A dose de ataque é comumente utilizada para corrigir rapidamente níveis baixos de 25(OH)D no sangue (Quadro 45.1). No entanto, a eficácia clínica dessa abordagem tem sido questionada, especialmente devido a estudos que mostram efeitos adversos quando doses muito altas são administradas de forma esporádica. Em geral, recomenda-se uma dose inicial maior naqueles indivíduos com osteomalacia ou com níveis de 25(OH)D < 12 ng/mℓ, e, em seguida, a dose de manutenção (Tabela 45.2).

A Academia Nacional de Medicina recomenda uma dose dietética de vitamina D entre 400 e 800 UI/dia, estabelecendo o limite máximo tolerável em 4.000 UI/dia. A dose pode variar

**QUADRO 45.1** Indicações para dosagem da 25(OH)D no sangue (soro ou plasma).

| |
|---|
| Raquitismo e osteomalacia |
| Performance física |
| Doenças metabólicas ósseas |
| Doença renal crônica |
| Doença hepática crônica |
| Síndromes de má absorção<br>• Fibrose cística<br>• Doença inflamatória intestinal<br>• Doença de Crohn<br>• Cirurgia bariátrica |
| Doenças cardiovasculares |
| Uso de medicações<br>• Anticonvulsivantes<br>• Glicocorticoides<br>• Antirretrovirais<br>• Antifúngicos |
| Doenças autoimunes e alérgicas |
| Gestantes e lactantes |
| Idosos com histórico de quedas e fraturas |
| Doenças neurológicas e psiquiátricas |
| Obesidade, diabetes e síndrome metabólica |
| Doenças granulomatosas<br>• Sarcoidose<br>• Tuberculose<br>• Histoplasmose<br>• Coccidiomicose |
| Câncer |

Adaptada de Institute of Medicine, 2010.

**TABELA 45.2** Esquemas de suplementação de vitamina $D_3$.

| Vitamina $D_3$ | Esquemas |
|---|---|
| Dose inicial (se 25(OH)D sérica menor que 15 ng/mℓ) | 50.000 UI = 1,25 mg/semana, durante 4 a 8 semanas<br>ou<br>20.000 UI = 500 μg, 2 vezes/semana, durante 4 a 8 semanas |
| Manutenção | 800 UI = 20 μg a 4.000 UI = 100 μg/dia<br>ou<br>7.000 UI = 175 μg a 28.000 UI = 700 μg/semana |

dependendo do resultado desejado. É importante notar que doses diárias de até 10.000 UI já foram utilizadas sem preocupações e com segurança.

Para manter concentrações adequadas de 25(OH)D, as diretrizes do Institute of Medicine (IOM) de 2010 recomendam 600 UI/dia (15 μg) para crianças, adolescentes e adultos, e 400 UI/dia (10 μg) para bebês.

A Tabela 45.3 mostra as indicações de suplementação empírica e as doses segundo as últimas recomendações da Endocrine Society.

O estudo VITAL trata-se de um estudo randomizado, duplo-cego e controlado com placebo com o uso de vitamina $D_3$ (colecalciferol, na dose de 2.000 UI/dia) e ácidos graxos marinhos ômega-3 (na dose de 1 g/dia). O estudo teve um objetivo primário complexo correspondente a câncer invasivo e eventos cardiovasculares maiores e, no grupo placebo, era permitida a suplementação de vitamina D até 800 UI/dia. Apesar de não haver significância estatística em relação ao objetivo primário, no objetivo secundário houve redução significativa de mortes por câncer a longo prazo. O uso de ômega-3, com ou sem vitamina D, também reduziu o risco de infarto agudo do miocárdio e de angioplastia coronariana como objetivos secundários.

Na amostra, havia 25.871 participantes. Desses, 12.927 indivíduos foram randomizados para vitamina D, e 12.944 para placebo de vitamina D.

Dos randomizados para vitamina D:

- 6.464 usaram vitamina D + placebo de ômega-3
- 6.463 usaram vitamina D + ômega-3.

No grupo de 12.944 indivíduos randomizados para placebo de vitamina D:

- 6.474 para ômega-3 + placebo de vitamina D
- 6.470 para placebo de vitamina D + placebo de ômega-3.

A recomendação de administrar a vitamina $D_3$ junto a refeições ricas em gorduras foi avaliada em um estudo realizado por Dawson-Hughes et al. (2013), no qual, o teor de gordura parece não influenciar o desfecho final da suplementação, o que está de acordo com nossos dados acerca da farmacocinética da vitamina D em um estudo comparando a suplementação da vitamina D em cápsulas não oleosas com preparações oleosas.

**TABELA 45.3** Indicações de suplementação empírica de vitamina D e doses segundo as últimas recomendações da Endocrine Society. A vitamina D empírica pode incluir a ingestão diária de alimentos fortificados, formulações vitamínicas que contenham vitamina D e/ou a ingestão diária de um suplemento de vitamina D (pílula ou gotas).

| Público | Suplementação empírica | Dose | Benefício |
|---|---|---|---|
| Crianças de 1 a 18 anos | Sim | 300 a 2.000 UI<br>Média: 1.200 UI | Prevenir o raquitismo nutricional e potencialmente diminuir o risco de infecções do trato respiratório |
| Adultos < 50 anos | Não | Dieta adequada conforme IOM | – |
| Adultos 50 a 74 anos | Não | Dieta adequada conforme IOM | – |
| Adultos > 75 anos | Sim | 400 a 3.333 UI<br>Média: 900 UI | Potencial de redução do risco de mortalidade |
| Gestantes | Sim | 600 a 5.000 UI<br>Média: 2.500 UI | Reduzir o risco de pré-eclâmpsia, mortalidade intrauterina, parto prematuro, nascimento pequeno para a idade gestacional e mortalidade neonatal |
| Pré-diabetes | Sim | 842 a 7.543 UI<br>Média: 3.500 UI | Reduzir o risco de progressão para diabetes |

Nesse estudo, demonstrou-se que a curva de absorção foi semelhante entre os dois grupos, sendo consideradas, desse modo, preparações bioequivalentes.

É recomendável associar à suplementação de vitamina D uma ingesta adequada de cálcio de, ao menos, 800 mg/dia e, nos casos em que o consumo não for regular ou houver intolerância à lactose, é necessária a suplementação com fosfato tricálcico, carbonato de cálcio ou citrato de cálcio.

### *Condições específicas*

Para o tratamento de raquitismo nutricional, a dose mínima recomendada de vitamina $D_2$ ou $D_3$ é 2.000 UI/dia durante um mínimo de 3 meses.

Pacientes com síndrome de má-absorção necessitam, em geral, de doses maiores de vitamina $D_3$, como os pacientes portadores de doença celíaca ou submetidos a cirurgia bariátrica, podendo atingir 8.000 UI/dia. Alguns autores sugerem a dose máxima diária de 4.000 UI/dia.

## Calcifediol

O calcifediol é o metabólito intermediário entre o colecalciferol e o calcitriol. Devido às suas propriedades hidrofílicas, o calcifediol é prontamente absorvido e eleva rapidamente as concentrações circulantes de $25(OH)D_3$, diferentemente do colecalciferol, que é armazenado principalmente no tecido adiposo. Essas características justificam o uso do calcifediol em condições clínicas específicas, como obesidade, insuficiência hepática, pacientes com mutações inativadoras dos genes que codificam a enzima CYP2R1 (responsável pela 25-hidroxilação da vitamina D) ou em pacientes que fazem uso de medicamentos que podem influenciar a atividade das enzimas do citocromo, como antirretrovirais ou antituberculosos.

## Calcitriol

O calcitriol é a forma ativa da vitamina D e deve ser utilizado em situações específicas, devido ao maior risco de hipercalcemia e hipercalciúria, o que exige uma monitoração mais cuidadosa. É tradicionalmente utilizado para o raquitismo tipo 1 resistente à vitamina D, raquitismo hipofosfatêmico ligado ao X, hipoparatireoidismo crônico (como alternativa à reposição do PTH) e em insuficiência renal moderada a grave, quando a produção de calcitriol está prejudicada ou para suprimir a secreção excessiva de PTH.

### Suplementação de vitamina D em pacientes críticos

Os dados sobre os benefícios da suplementação de vitamina D em pacientes críticos permanecem controversos. Um dos fatores que podem interferir na avaliação é a hipoalbuminemia, que pode causar falsos níveis baixos de vitamina D nesses pacientes.

Uma metanálise conduzida por Lan et al. sugeriu que a administração de vitamina D não apresentou vantagens significativas em comparação ao placebo em pacientes gravemente enfermos. No entanto, estudos como o de Yang et al. mostraram resultados diferentes, indicando que a suplementação de vitamina D em pacientes com sepse durante a internação na UTI foi associada a um melhor prognóstico, embora não tenha reduzido o tempo de internação hospitalar ou na UTI. Além disso, esse estudo revelou que as taxas de mortalidade hospitalar, ao 28º dia e ao 90º dia, foram significativamente menores em pacientes com sepse que receberam a suplementação de vitamina D.

Dados prévios de um estudo fase 2 randomizado e controlado por placebo, o *Correction of Vitamin D Deficiency in Critically Ill Patients: a Randomized, Double-blind, Placebo-controlled Trial* (VITdAL-ICU), conduzido na Áustria, em uma população constituída por pacientes hospitalizados em terapia intensiva, sobretudo por causas cirúrgicas ou neurocríticas, evidenciou uma redução de mortalidade em 28 dias estatisticamente significativa (HR, 0,56 [95% IC, 0,35 a 0,90]) no subgrupo de pacientes que apresentavam hipovitaminose D grave (< 12 ng/mℓ). Diante disso, outro estudo fase 3, o *Early High-Dose Vitamin $D_3$ for Critically Ill, Vitamin D-Deficient Patients*, conduzido inicialmente com 1.360 pacientes com deficiência de vitamina D, randomizado e placebo-controlado, teve como intervenção a administração de colecalciferol 540.000 UI em dose única, via enteral, de maneira precoce em pacientes admitidos em unidade de cuidados intensivos que apresentavam deficiência comprovada (25(OH)D sérica < 20 ng/mℓ). As amostras foram pareadas e comparáveis, caracterizadas por um acometimento maior de patologias clínicas, incluindo sepse, choque e síndrome da angústia respiratória aguda (SARA).

De fato, após a intervenção, houve rápida correção dos níveis séricos de vitamina D, conforme necessário. Entretanto, tal fato não acarretou benefícios clínicos, ou seja, não foi evidenciada redução de desfecho primário (redução de mortalidade em 90 dias por qualquer causa), bem como nenhum impacto sobre os desfechos secundários propostos, e o estudo foi, portanto, interrompido previamente antes de atingir a amostra alvo de 3 mil indivíduos.

### Covid-19

Dados retrospectivos indicam que a deficiência de vitamina D se associa a maior risco de infecção grave pelo novo coronavírus. Embora ainda não existam estudos de intervenção em pacientes com covid-19, é razoável recomendar níveis adequados de 25(OH)D no sangue (entre 30 e 60 ng/mℓ). A suplementação de vitamina D aqui recomendada pode reduzir a inflamação, melhorar a resposta imune e minimizar a ocorrência de infecções do sistema respiratório em geral.

## TOXICIDADE

A toxicidade por vitamina D é rara e costuma ocorrer quando são administradas doses muito altas. Os principais sinais de toxicidade são hipercalcemia, hipercalciúria, nefrolitíase e insuficiência renal. Doses de vitamina D abaixo de 10.000 UI (ou 250 mg)/dia geralmente não se associam à toxicidade, enquanto doses acima de 50.000 UI (ou 1.250 mg)/dia durante semanas a meses são frequentemente associadas. De acordo com o European Food Safety Authority (EFSA), doses de até 4.000 UI (ou 100 μg)/dia são seguras para adultos e crianças maiores de 11 anos.

Nesse sentido, um estudo recente avaliou os efeitos de altas doses de vitamina $D_3$ (100.000 UI a cada 15 dias, equivalentes a 6.666 UI por dia) em comparação com placebo, durante 2 anos, em pacientes com esclerose múltipla. Observou-se, por meio de imagens de ressonância magnética, uma redução significativa da atividade da doença, entre 30 e 40%, no grupo que recebeu vitamina D.

## DIVERGÊNCIAS ENTRE DIRETRIZES E CONSENSOS

Recentemente, dois novos consensos e diretrizes internacionais, além do livro *ABC da Vitamina D*, trouxeram atualizações sobre a relação entre a vitamina D e diversas doenças. As diretrizes da Endocrine Society falharam ao considerar exclusivamente os objetivos primários dos estudos randomizados e controlados com placebo (RCT), negligenciando os inúmeros benefícios observados nos objetivos secundários, como a redução do risco de fraturas, infecções, eventos cardiovasculares maiores e mortes por câncer.

Embora esse critério seja matematicamente plausível para demonstrar a eficácia e a segurança de um medicamento, a presença de um erro beta de 20% nos RCTs tradicionais pode levar à conclusão equivocada de que um fármaco eficaz é ineficaz. Assim, a grande limitação da aplicabilidade dos RCTs na prática clínica reside na elevada margem de erro tipo 2 (beta), comprometendo a interpretação dos resultados.

A segurança da vitamina D, por ser também um nutriente, é fundamentalmente dose-dependente, não exigindo, portanto, um RCT para sua avaliação. Além disso, a vitamina D não pode ser analisada estritamente como uma medicação, uma vez que diversos fatores influenciam sua ação. No estudo VITAL, amplamente valorizado no documento da Endocrine Society, os participantes do grupo placebo puderam suplementar até 800 UI/dia de vitamina D, o que invalidaria qualquer outro RCT voltado para avaliar a eficácia de uma medicação.

Além disso, de forma arbitrária, o documento da Endocrine Society recomenda contra a dosagem sérica de 25(OH)D, apesar de sua importância em pacientes com doenças crônicas, permitindo o ajuste da suplementação para alcançar níveis ideais. O consenso internacional, por sua vez, apresenta uma revisão mais abrangente, com maior aplicabilidade na prática clínica, contrariando diretamente as recomendações da Endocrine Society. Também considera que, em indivíduos de alto risco para deficiência de vitamina D, a mensuração dos níveis sanguíneos de 25(OH)D pode ser necessária para definir alvos mais elevados com a suplementação de colecalciferol ou calcifediol.

## LEITURAS SUGERIDAS


Amrein K, Schnedl C, Holl A, Riedl R, Christopher KB, Pachler C, et al. Effect of high-dose vitamin D3 on hospital length of stay in critically ill patients with vitamin D deficiency: The VITdAL-ICU Randomized Clinical Trial. JAMA. 2014;312(15):1520-30.

Azevedo M, Bandeira L, Luza MC, Lemos A, Bandeira F. Vitamin D deficiency, skin phototype, sun index, and metabolic risk among patients with high rates of sun exposure living in the tropics. J Clin Aesthet Dermatol. 2018;11(8):15-8.

Bandeira F (Ed.). ABC da vitamina D. 2. ed. São Paulo: Editora Clannad; 2024. 252 p.

Bandeira FF, Bandeira L, Correia A, Lucena C, Bandeira MP. Serum 25OHD, skin phototype and sun index from adolescence to old age: data from a large sample of individuals with high rates of sun exposure living in the tropics. 100th Annual Meeting of The Endocrine Society, Boston. 2016.

Barbarawi M, Zayed Y, Barbarawi O, Bala A, Alabdouh A, Gakhal I, et al. Effect of vitamin D supplementation on the incidence of diabetes mellitus. J Clin Endocrinol Metab. 2020;105(8):dgaa335.

Bergman P. The link between vitamin D and COVID-19: distinguishing facts from fiction. J Intern Med. 2021;289(1):131-3.

Brown TT, Hoy J, Borderi M, Guaraldi G, Renjifo B, Vescini F, et al. Recommendations for evaluation and management of bone disease in HIV. Clin Infect Dis. 2015;60(8):1242-51.

Cabral MA, Borges CN, Maia JMC, Aires CAM, Bandeira F. Prevalence of vitamin D deficiency during the summer and its relationship with sun exposure and skin phototype in elderly men living in the tropics. Clin Interv Aging. 2013; 8:1347-51.

Carvalho EKB, Griz L, Fontele T, Accioly LV, Melo AA, Amaral LMB, et al. Serum 25OHD changes following high rates of sun exposure in young subjects with pigmented skin living in the tropics. Clin Exp Med Sciences. 2013;(1):363-71.

Cianferotti, L. Osteomalacia is not a single disease. Int J Mol Sci. 2022;23(23):14896.

Dawson-Hughes B, Harris SS, Palermo NJ, Ceglia L, Rasmussen H. Meal conditions affect the absorption of supplemental vitamin D3 but not the plasma 25-hydroxyvitamin D response to supplementation. J Bone Miner Res. 2013; 28(8):1778-83.

De-Regil LM, Palacios C, Lombardo LK, Peña-Rosas JP. Vitamin D supplementation for women during pregnancy. Cochrane Database Syst Rev. 2016;(1).

Demay MB, Pittas AG, Bikle DD, Diab DL, Kiely ME, et al. Vitamin D for the prevention of disease: an Endocrine Society clinical practice guideline. J Clin Endocrinol Metab. 2024.

Francis R, Aspray T, Fraser W, Gittoes N, Javaid K, Macdonald H, et al. Vitamin D and bone health: a practical clinical guideline for patient management. Bath: National Osteoporosis Society; 2013.

Giustina A, Adler RA, Binkley N, Bouillon R, Ebeling PR, Lazaretti-Castro M, et al. Controversies in vitamin D: Summary Statement from an International Conference. J Clin Endocrinol Metab. 2019;104(2):234-40.

Giustina A, Bilezikian JP, Adler RA, et al. Consensus statement on vitamin D status assessment and supplementation: whys, whens, and hows. Endocr Rev. 2024 Apr 27:bnae009.

Holick MF, Binkley NC, Bischoff-Ferrari HA, Gordon CM, Hanley DA, Heaney RP, et al. Guidelines for preventing and treating vitamin D deficiency and insufficiency revisited. J Clin Endocrinol Metab. 2012;97(4):1153-8.

Hung M, Birmingham WC, Ocampo M, Mohajeri A. The role of vitamin D in cardiovascular diseases. Nutrients. 2023;15(16):3547.

IOM (Institute of Medicine). 2011 Dietary reference intakes for calcium and vitamin D. Committee to Review Dietary Reference Intakes for Calcium and Vitamin D. Washington, DC: National Academies Press, Institute of Medicine; 2011.

Lan SH, Lai CC, Chang SP, Lu LC, Hung SH, Lin WT. Vitamin D supplementation and the outcomes of critically ill adult patients: a systematic review and meta-analysis of randomized controlled trials. Sci Rep. 2020;10(1):14261.

Mackey JD, Young P, Zimmerer R, Miles B. Vitamin D deficiency as a risk factor for breast cancer development. J Clin Oncol. 2023;41(n. 16_suppl):10559.

Manson JE, Bassuk SS, Cook NR, Lee IM, Mora S, Albert CM. et al. VITAL Research Group. Vitamin D, marine n-3 fatty acids, and primary prevention of cardiovascular disease: current evidence. Circ Res. 2020;126(1):112-28.

Manson JE, Cook NR, Lee I-M, Christen W, Bassuk SS, Mora S, et al. Vitamin D supplements and prevention of cancer and cardiovascular disease. N Engl J Med. 2019; 380(1):33-44.

Moreira C, Ferreira C, Madeira M, Silva B, Maeda S, Batista M, *et al.* Reference values of 25-hydroxyvitamin D revisited: a position statement from the Brazilian Society of Endocrinology and Metabolism and the Brazilian Society of Clinical Pathology. Arch Endocrinol Metab. 2020; 64(4):462-78.

Pludowski P, Takacs I, Boyanov M, Belaya Z, Diaconu CC, Mokhort T, et al. Clinical practice in the prevention, diagnosis and treatment of vitamin D deficiency: a Central and Eastern European Expert Consensus Statement. Nutrients. 2022;14(7):1483.

Ross AC, Manson JE, Abrams SA, Aloia JF, Brannon PM, Clinton SK, et al. The 2011 Report on dietary reference intakes for calcium and vitamin D from the Institute of Medicine: what clinicians need to know J Clin Endocrinol Metab. 2011;96(1):53-8.

Salahuddin N, Ali F, Hasan Z, Rao N, Aqeel M, Mahmood F. Vitamin D accelerates clinical recovery from tuberculosis: results of the SUCCINCT Study [Supplementary Cholecalciferol in recovery from tuberculosis]. A randomized, placebo-controlled, clinical trial of vitamin D supplementation in patients with pulmonary tuberculosis. BMC Infect Dis. 2013;13:22.

Selvaraj P, Harishankar M, Afsal K. Vitamin D: immunomodulation and tuberculosis treatment. Can J Physiol Pharmacol. 2015;93(5):377-84.

The National Heart, Lung, and Blood Institute PETAL Clinical Trials Network. Early high-dose vitamin D3 for critically ill, vitamin D-deficient patients. N Engl J Med. 2019;381(26):2529-40.

Thouvenot E, Laplaud D, Lebrun-Frenay C, Derache N, Le Page E, et al. D-Lay MS Investigators. High-dose vitamin D in clinically isolated syndrome typical of multiple sclerosis: the D-Lay MS randomized clinical trial. JAMA. 2025; Mar 10:e251604.

Wagner CL, Hollis BW. The implications of vitamin D status during pregnancy on mother and her developing child. Front Endocrinol. 2018;9:500.

Wimalawansa, S. J. Infections and autoimmunity – The immune system and vitamin D: a systematic review. Nutrients. 2023;15(17):3842.

Yang B, Zhu Y, Zheng X, Li T, Niu K, Wang Z, et al. Vitamin D supplementation during intensive care unit stay is associated with improved outcomes in critically ill patients with sepsis: a cohort study. Nutrients. 2023;15(13):2924.

Capítulo 46

# Hiperparatireoidismo Primário

Maíra Nóbrega ▪ Nathalia Lobo Brito ▪
Leonardo Bandeira ▪ Francisco Bandeira

## DEFINIÇÃO

O hiperparatireoidismo primário (HPTP) é um distúrbio endócrino comum, geralmente descoberto pela triagem bioquímica de rotina, e definido como hipercalcemia com paratormônio (PTH) plasmático aumentado ou inapropriadamente normal. Trata-se da causa mais comum de hipercalcemia diagnosticada ambulatorialmente.

Hoje, reconhece-se que o HPTP inclui três fenótipos clínicos:

- Envolvimento de órgãos-alvo
- Hipercalcemia assintomática leve
- Níveis elevados de PTH com valores de cálcio sérico corrigidos, com albumina e cálcio iônico persistentemente normais.

Os fatores que determinam qual dessas apresentações clínicas tem maior probabilidade de predominar em determinado país incluem a extensão em que a triagem bioquímica é usada, a deficiência de vitamina D e se os níveis de PTH são rotineiramente medidos na avaliação da baixa densidade mineral óssea (DMO) ou osteoporose franca.

Os primeiros relatos da apresentação clínica, há 7 décadas, incluem doença sintomática, com nefrolitíase, doença óssea e hipercalcemia acentuada. No entanto, com o advento da dosagem rotineira de cálcio no sangue em pacientes ambulatoriais e hospitalizados, a apresentação clínica mudou para uma doença de sintomatologia leve, na ausência dos achados clássicos.

A patologia é mais comumente observada após a idade de 50 anos, e é 3 ou 4 vezes mais prevalente em mulheres. A fisiopatologia relaciona-se com a perda do controle homeostático de síntese e secreção de PTH, que conduz a um aumento da secreção desse hormônio por células individuais da paratireoide ou aumento de sua proliferação.

## HIPERPARATIREOIDISMO PRIMÁRIO NORMOCALCÊMICO

O HPTP normocalcêmico é uma variante cujo nível sérico de cálcio torna-se persistentemente normal, mas os níveis de PTH aumentam sem um estímulo evidente. A etiologia permanece indefinida na maioria dos pacientes. História de irradiação em região cervical na infância, exposição a um incidente nuclear em adultos e terapia com lítio de longa duração (em oposição à com lítio a curto prazo, que pode causar hiperparatireoidismo secundário) estão presentes em alguns casos.

É importante descartar causas não relacionadas com HPTP e que elevam o PTH, como a deficiência de vitamina D, o agente mais comum de elevação secundária do PTH. Nos pacientes com HPTP, as concentrações séricas de cálcio podem estar falsamente normais em decorrência da deficiência de vitamina D. Com a suplementação, o paciente pode evoluir para hipercalcemia, passando a ser classificado como HPTP hipercalcêmico tradicional. Hipercalciúria e *clearance* de creatinina (ClCr) reduzido (< 60 mℓ/min) também causam elevação secundária do PTH e devem ser excluídas.

Dados sugerem que o HPTP normocalcêmico tem apresentação fenotípica variada, e não se enquadra necessariamente como uma condição indolente. Os pacientes podem evoluir com hipercalcemia ou nefrolitíase e redução da massa óssea sem evidência de hipercalcemia, e devem ser encaminhados à paratireoidectomia caso tenham ou desenvolvam complicações de HPTP, mesmo com níveis séricos normais de cálcio. Os níveis de PTH, creatinina e cálcio sérico devem ser monitorados anualmente, e o diabetes melito osteoporótico deve ser avaliado a cada 1 a 2 anos.

## ETIOLOGIA

Nos EUA e na Europa, a prevalência é de 0,1 a 1% (ambulatório e pacientes internos), e a incidência é de 30 a 150 casos por 100 mil pessoas ao ano. No Hospital Agamenon Magalhães, em Recife (PE), a prevalência é de 0,8% em pacientes com 18 anos ou mais atendidos em ambulatório, sendo 82% assintomáticos no momento da apresentação. Os adenomas solitários das paratireoides ocorrem em 85 a 90% dos casos (Tabela 46.1).

A hiperfunção em múltiplas glândulas paratireoides (hiperplasia e adenomas múltiplos) ocorre na maior parte dos demais casos. O envolvimento multiglandular pode se apresentar de maneira assíncrona e, portanto, ser confundido com adenoma de única glândula. Ao longo do tempo, outro adenoma da paratireoide pode se tornar clinicamente evidente.

Na hiperplasia, ocorre aumento do número de células da paratireoide, porém mantém-se a sensibilidade normal ao cálcio, enquanto nos adenomas, as células da paratireoide apresentam menor sensibilidade para a ação inibidora desse mineral.

Os carcinomas estão presentes em menos de 1% dos casos na maioria das séries. A suspeita de câncer de paratireoide aumenta quando os pacientes, tipicamente mais jovens em cerca de uma década, apresentam níveis séricos de cálcio e PTH muito mais altos. Invariavelmente, o envolvimento renal e esquelético será aparente.

O envolvimento de múltiplas glândulas representa o achado mais comum em indivíduos com as síndromes de HPTP familiar, correspondendo a cerca de 10% dos casos. Consideram-se como causas genéticas de HPTP:

- Neoplasia endócrina múltipla tipos 1 (NEM-1 [mutações no gene *menin*]), 2 (NEM-2 [mutações no gene *RET*]) e 3 (NEM-3 [mutações no gene *CDNK1B*])
- Síndrome de hiperparatireoidismo-tumor de mandíbula (mutações no gene *parafibromina*)
- Hipercalcemia hipocalciúrica familiar (mutações no gene *CaSR*)
- HPTP neonatal grave (mutações no gene *CaSR*)
- Hiperparatireoidismo familiar isolado (mutações nos genes: *menin*, *parafibromina* ou *CaSR*).

## FATORES DE RISCO

Os fatores de risco ambientais e modificáveis associados ao HPTP incluem ingestão de cálcio cronicamente baixa, atividade física reduzida, maior peso corporal, uso de furosemida e diagnóstico de hipertensão arterial sistêmica (HAS). Radiação cervical externa e terapia com lítio e tiazídicos também são fatores de risco clássicos.

**TABELA 46.1** Achados patológicos no hiperparatireoidismo primário.

| Manifestações clínicas | Achados |
|---|---|
| OFC (31 pacientes, 1 NEM-2A)<br>28 operações | 25 adenomas únicos (89,2%)<br>3 carcinomas (10,7%) |
| CR (31 pacientes)<br>30 operações (1 NEM-1) | 27 adenomas únicos (90%)<br>2 hiperplasias (7%)<br>1 sem sucesso |
| Assintomático (59 pacientes)<br>17 operações | 14 adenomas únicos (82,3%)<br>1 adenoma múltiplo<br>2 hiperplasias |
| SNP (3 pacientes)<br>3 operações | 2 adenomas únicos<br>1 hiperplasia |

CR: cálculo renal; NEM-1: neoplasia endócrina múltipla tipo 1; NEM-2A: neoplasia endócrina múltipla tipo 2A; OFC: osteíte fibrosa cística; SNP: síndrome neuropsiquiátrica.
Adaptada de Bandeira et al., 2006.

## APRESENTAÇÃO CLÍNICA

Existem diversas manifestações clínicas de HPTP, podendo apresentar-se como forma assintomática, correspondendo a 80% dos casos nos países desenvolvidos, sintomática ou (raramente) como forma aguda, ocasionando crise hipercalcêmica. Os sinais e os sintomas do HPTP podem ser decorrentes da própria hipercalcemia, principalmente quando o cálcio sérico é maior que 12 mg/dℓ e/ou se houve aumento repentino. Os sintomas incluem poliúria, polidipsia, obstipação, anorexia, vômitos, desidratação, arritmias e alterações do estado mental. É mais provável, no entanto, que os sintomas do HPTP não estejam relacionados com a hipercalcemia em si, mas a seus principais órgãos-alvo. Classicamente, as manifestações clínicas envolvem o sistema esquelético e os rins. No entanto, sintomas gastrintestinais, cardiovasculares, neuromusculares e neuropsiquiátricos também podem estar presentes.

### Manifestações esqueléticas

Os pacientes podem se apresentar assintomáticos, com redução da massa óssea ou com dores ósseas, fraturas patológicas e fraqueza muscular, características mais comuns em pacientes sintomáticos com doença grave (osteíte fibrosa). As principais manifestações incluem:

#### *Dores ósseas*

- Fraturas patológicas, especialmente nos ossos longos das extremidades inferiores
- Lesões em "sal e pimenta" no crânio
- Erosões ósseas subperiosteais em falanges distais e sobre as bordas laterais das falanges mediais
- Várias lesões líticas com margens irregulares escleróticas (mais comuns em pelve, ossos longos e ombros)
- Cortical dos ossos longos extremamente fina e, em alguns pacientes, quase ausente
- Fraqueza muscular frequentemente proximal, com reflexos tendinosos profundos hiperativos
- Tumores ósseos (tumor marrom):
  - Áreas líticas, sobretudo em pelve, ossos longos e ombros, que devem ser diferenciadas de neoplasias primárias ou metástases
  - Tumorações que podem ser palpadas, especialmente ao longo do eixo dos ossos longos em suas extremidades
- Redução na DMO, mais evidente no terço distal do rádio (localização de osso cortical)
- Na coluna lombar, localização de osso predominantemente esponjoso, a DMO pode estar relativamente preservada
- O fêmur proximal, associação mais uniforme de elementos cortical e esponjoso, exibe alterações intermediárias na DMO entre o terço distal do rádio e a coluna lombar.

O escore ósseo trabecular (TBS) é um novo método que usa os parâmetros de textura para avaliar as variações em cinza (*pixels*) nas imagens obtidas pela absorciometria por dupla emissão de raios-X (DXA) na coluna lombar.

O resultado constitui um parâmetro que proporciona informações da microarquitetura óssea e risco de fraturas, independentemente da DMO. Um valor baixo de TBS indica pequenas variações de tom cinza com grandes amplitudes e se associa com pior estrutura óssea. No HPTP, os valores de TBS são baixos e se correlacionam com os índices de resistência óssea obtidos por tomografia computadorizada quantitativa periférica de alta resolução (HRpQCT), como rigidez óssea global, volume trabecular e espessura cortical. Para a aplicação rotineira na prática clínica, é necessário que o *software* se torne mais amplamente disponível e com custo acessível.

### Manifestações renais

A relação entre nefrolitíase e HPTP não é bem compreendida, entretanto, evidências mostram que a calciúria de 24 h é maior em formadores de cálculos com hiperparatireoidismo em comparação com aqueles que apresentam nefrolitíase e níveis séricos normais de PTH. No entanto, isso não foi observado de maneira consistente, e a hipercalciúria por si não explica completamente o risco aumentado, requerendo uma avaliação prospectiva adicional de outras causas que possam levar a essa complicação, incluindo medidas de ácido úrico sérico e pH urinário, bem como avaliação do volume urinário e presença de hiperuricosúria, hipomagnesiúria, hiperoxalúria, hipocitratúria ou cistinúria.

A nefrolitíase está mais associada a pacientes jovens e do sexo masculino. O risco de cálculo diminui após a paratireoidectomia, mas provavelmente permanece elevado em comparação com a população em geral por até 10 anos.

## Manifestações extraesqueléticas

Os estudos são conflitantes em relação ao envolvimento extraesquelético do HPTP, como alterações cardiovasculares, gastrintestinais, neurológicas e na qualidade de vida.

Alterações cardiovasculares incluem maior prevalência de anormalidades vasculares em carótidas, elevação de marcadores inflamatórios, espessamento da camada íntima-média de carótidas, rigidez arterial, disfunção endotelial, HAS e doença coronariana fatal e não fatal. A hipertrofia do ventrículo esquerdo (VE) tem sido relacionada com a doença e foi demonstrada a redução do risco após o tratamento cirúrgico. Dislipidemia, aumento do risco de diabetes e resistência à insulina também se associam ao HPTP em alguns estudos.

Manifestações digestivas podem fazer parte do quadro clínico no HPTP, como esteatorreia, por alterações na secreção pancreática exócrina, náuseas, pirose e obstipação por hipotonia muscular lisa, doença ulcerosa péptica e pancreatite aguda.

Alterações neurocognitivas, depressão, ansiedade, mudanças de humor, fadiga e falta de concentração podem também estar presentes em pacientes portadores de HPTP. Alterações da composição corporal com redução da força e desempenho físico também podem ocorrer, inclusive no HPTP normocalcêmico.

# DIAGNÓSTICO

A rotina diagnóstica inclui dosagem sérica de cálcio, fósforo, albumina, fosfatase alcalina, PTH intacto, 25(OH)D, ureia e creatinina; ultrassonografia (US) renal e de vias urinárias; e radiografia de coluna torácica e lombar (deve-se avaliar a presença de fraturas; Tabela 46.2).

Níveis séricos de PTH acima de 20 a 28 pg/mℓ, considerando-se valores referenciais entre 19 e 65 pg/mℓ, em caso de hipercalcemia confirmada, são diagnósticos de HPTP. Em praticamente todas as outras etiologias da hipercalcemia, o nível de PTH será francamente suprimido.

**TABELA 46.2** Valores laboratoriais (sangue e urina) comumente encontrados no hiperparatireoidismo assintomático.

| Exame | Valores |
|---|---|
| Cálcio (VR: 8,8 a 10,2 mg/dℓ) | Elevado |
| PTH (VR: 19 a 65 pg/mℓ) | Elevado ou inapropriadamente normal |
| Fósforo (VR: 2,7 a 4,5 mg/dℓ) | Normal a baixo |
| Marcadores de formação óssea (FA, osteocalcina) | Normal a alto |
| MTO (CTX, NTX) | Normal a alto |
| Cálcio urinário 24 h (até 250 mg/dℓ) | Normal a alto |

CTX: telopeptídeo C-terminal do colágeno tipo 1; FA: fosfatase alcalina; MTO: marcadores de *turnover* ósseo; NTX: telopeptídeo N-terminal do colágeno tipo 1; PTH: paratormônio; VR: valor de referência.

Substâncias interferentes, como a biotina, podem causar uma leitura errônea dos níveis de PTH em certos testes. Quando descontinuada, o nível de medição repetida do PTH será mais compatível com o diagnóstico de HPTP se o paciente tiver a doença.

O HPTP normocalcêmico tem sido cada vez mais reconhecido ao longo da última década, tipicamente após a medição do PTH para avaliação da osteoporose secundária. Níveis séricos elevados deste hormônio na presença de cálcio total corrigido pela albumina e cálcio ionizado consistentemente normais, 25(OH)D > 30 ng/mℓ ou 75 nmol/ℓ e função renal conservada (receptor do fator de crescimento epidérmico [EGFR] > 60 mℓ/min/1,73 $m^2$) apoiam esse diagnóstico.

A hipercalciúria está presente em cerca de 30% dos pacientes assintomáticos, em 50% dos pacientes com nefrolitíase em atividade e em 40% dos pacientes com osteíte fibrosa cística. Outras causas secundárias para um PTH elevado devem ser excluídas, como hipercalciúria primária, síndromes de má-absorção, uso de diuréticos tiazídicos, lítio, bisfosfonatos ou terapia com denosumabe. Com o tempo, o HPTP normocalcêmico pode progredir para HPTP clássico com suas complicações.

A prevalência de urolitíase está aumentada quando a procura ativa por US ou TC é realizada, mesmo nos pacientes sem história de cólica renal.

## TÉCNICAS PARA A LOCALIZAÇÃO DAS PARATIREOIDES

As lesões responsáveis pela hipersecreção do PTH podem ser detectadas por meio de US, TC e cintilografia. Apesar de não serem indicados para o diagnóstico do HPTP, os exames de imagem são úteis na localização da lesão paratireoidiana antes da cirurgia eletiva, para que seja possível planejar o procedimento cirúrgico minimamente invasivo (Figura 46.1).

### Ultrassonografia cervical

Exame muito usado para localizar as paratireoides. Tem baixo custo e não é invasivo, entretanto, tem a desvantagem de depender do examinador.

Um adenoma paratireoidiano é geralmente visto como uma estrutura hipoecogênica redonda ou oval bem definida, delineada por uma linha ecogênica e contrastando o tecido tireoidiano hiperecogênico sobreposto. As glândulas paratireoides normais medem 4 mm, em média, e não são detectadas por esse método.

Nos casos com glândulas ectópicas, especialmente se for um adenoma de paratireoide intratireoidiano, pode ser difícil distinguir de nódulos de tireoide.

### Cintilografia com sestamibi ($^{99m}$Tc-sestamibi) + SPECT

A cintilografia com sestamibi ($^{99m}$Tc-sestamibi) de duas fases, a mais utilizada atualmente, baseia-se na captação preferencial de sestamibi nas células de adenoma da paratireoide ricas em mitocôndrias. O $^{99m}$Tc-sestamibi tem um clareamento mais rápido do tecido tireoidiano do que das glândulas paratireoides aumentadas, e a retenção do marcador identifica tecido paratireoidiano hiperfuncionante. Adenoma paratireoidiano maior (> 1,8 cm) e níveis mais elevados de cálcio ionizado pré-operatório (> 1,49 mmol/ℓ) são identificados com mais confiança pela técnica. É capaz de identificar tecido paratireoidiano tópico ou ectópico, assim como lesões ósseas na doença grave, porém pode haver captação pelos tumores marrons (maior vascularização e atividade osteoclástica da lesão), simulando doença metastática do câncer de paratireoide.

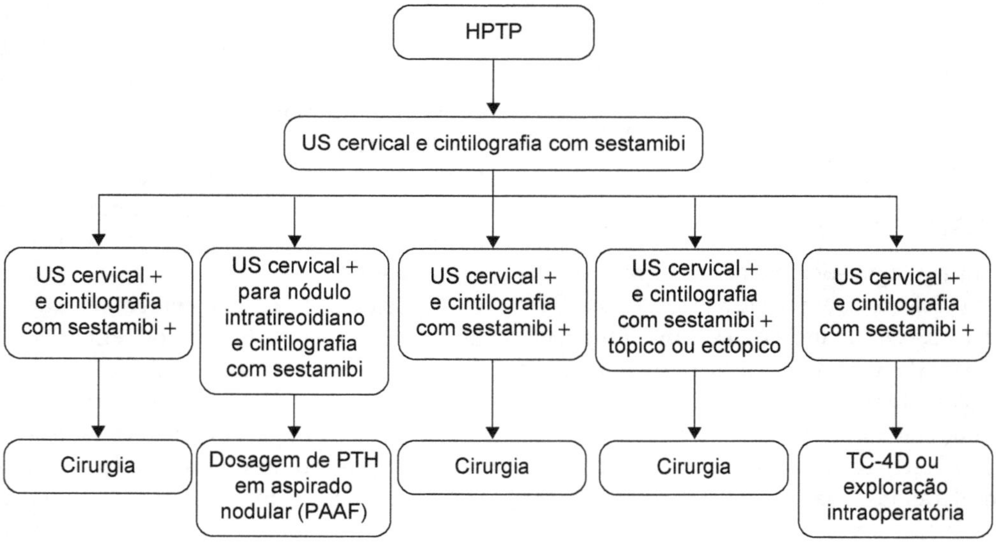


FIGURA 46.1 Procedimentos para localização da lesão paratireoidiana. HPTP: hiperparatireoidismo primário; PAAF: punção aspirativa com agulha fina; PTH: paratormônio; TC-4D: tomografia computadorizada quadridimensional; US: ultrassonografia; (+): positiva.

Essa técnica de duas fases pode levar a resultados falso-negativos: algumas das glândulas paratireoides afetadas são caracterizadas por um rápido clareamento de $^{99m}$Tc-sestamibi. Os resultados falso-positivos, por sua vez, podem ser causados por tumores da tireoide, que apresentam aumento e prolongamento da retenção do radiofármaco.

## Dosagem de paratormônio em aspirado nodular por punção aspirativa com agulha fina

A punção aspirativa com agulha fina (PAAF) pode ser usada para aumentar a precisão do diagnóstico pré-operatório, quando há dúvida da etiologia do nódulo (tireoidiano ou paratireoidiano). Valores de PTH do aspirado 3 vezes acima dos níveis séricos confirmam etiologia paratireoidiana do nódulo.

## Tomografia computadorizada 4D

A tomografia computadorizada quadridimensional (TC-4D) deriva da TC em três dimensões, com uma dimensão adicional referindo-se às alterações na perfusão do contraste ao longo do tempo, surgindo como uma técnica mais precisa para a localização pré-operatória da paratireoide anormal.

As imagens geradas pela TC-4D fornecem tanto informações anatômicas quanto funcionais (com base em alterações na perfusão) em um único estudo, que pode ser facilmente interpretado pelo cirurgião. É útil na detecção de hiperplasias de paratireoides (Figura 46.2).

O PET-CT com 18-Fluorocolina, um isótopo que atua no metabolismo dos fosfolipídeos, tem se mostrado mais eficiente na localização do adenoma de paratireoide do que a tomografia 4D, tanto em pacientes com HTPT assintomático quanto em pacientes normocalcêmicos.

# TRATAMENTO

## Cirúrgico

A paratireoidectomia é recomendada em todos os pacientes com HPTP sintomático e nas seguintes situações nos pacientes assintomáticos:

- Nefrolitíase
- Osteíte fibrosa cística (OFC)
- HPTP assintomático, associado a uma ou mais das seguintes situações:
  - Idade < 50 anos
  - Cálcio sérico > 1 mg/dℓ acima do limite superior da normalidade

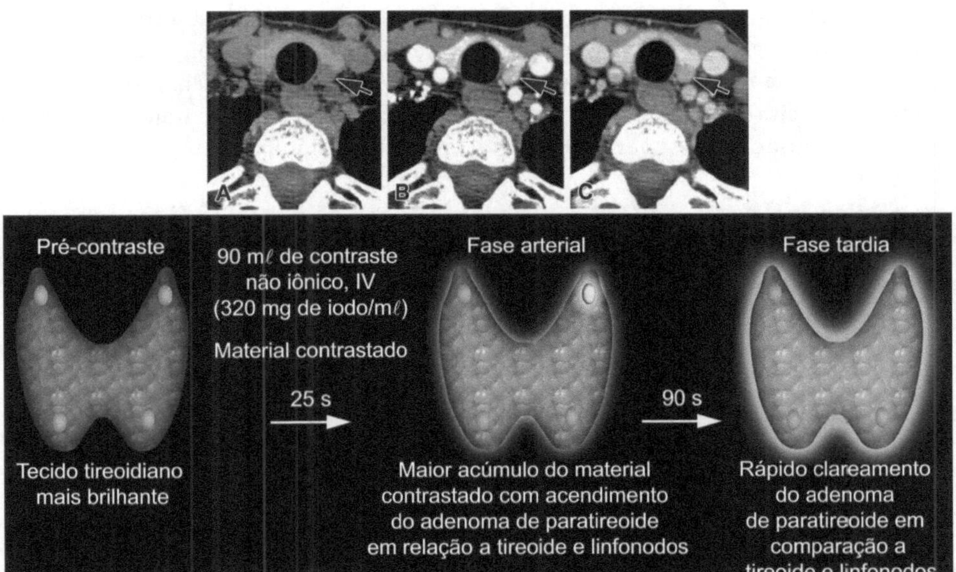


FIGURA 46.2 Fundamentos da tomografia computadorizada em 4D. As quatro dimensões dizem respeito a uma sem contraste e três subsequentes após a administração do contraste iodado não iônico (tempo de avaliação das dimensões pós-contraste: 2 min).

- Manifestações esqueléticas:
  - Escore T < −2,5 na coluna lombar, fêmur proximal ou rádio distal
  - Fraturas vertebrais morfométricas (por radiografia, RM ou TC)
- Manifestações renais:
  - ClCr < 60 mℓ/min/1,73 $m^2$
  - Nefrolitíase ou nefrocalcinose por exame de imagem
  - Calciúria de 24 h > 300 mg em homens e > 250 mg em mulheres.

O tratamento cirúrgico é definitivo e causa ganho importante de massa óssea em coluna vertebral e quadril, porém não existem dados concretos sobre a redução do risco de fraturas.

A abordagem cirúrgica convencional é feita por exploração cervical bilateral, com a identificação de todas as paratireoides e a retirada daquelas aparentemente anormais. A cirurgia minimamente invasiva vem sendo bastante usada. A exploração é unilateral, com anestesia locorregional, e pode ser conduzida ambulatorialmente com alta no mesmo dia. Não é indicada em pacientes com bócio volumoso ou com manipulação cervical prévia.

O monitoramento do PTH intraoperatório é indicado na cirurgia minimamente invasiva. A queda de 50% dos níveis 10 min após a excisão do adenoma sugere a retirada da paratireoide acometida. A primeira coleta deve ser realizada antes da manipulação das paratireoides (Tabela 46.3).

## Não cirúrgico

### *Nutricional*

A lógica intrínseca considerada por muitos pacientes e alguns médicos é restringir a ingestão de cálcio. A restrição dietética de cálcio, no entanto, pode ser percebida pelo tecido anormal da paratireoide, que ainda mantém alguma resposta às flutuações do cálcio sérico – embora em um nível mais elevado – para aumentar ainda mais os níveis de PTH. Por essa razão, uma ingestão normal de cálcio, de acordo com as recomendações gerais da National Academy of Medicine (NAM) para a ingestão desse íon, deve ser adotada por pacientes com HPTP.

### *Medicamentoso*

#### Bisfosfonatos

No HPTP, o uso de alendronato oral mostrou-se promissor, levando a significativo aumento de DMO na coluna lombar e no colo de fêmur, porém sem mudanças substanciais no rádio distal e nos níveis séricos de cálcio e PTH, como também na redução do risco de fraturas.

Os bisfosfonatos também podem ser administrados no pré-operatório de pacientes com doença óssea grave, para evitar a queda marcante do cálcio sérico que caracteriza a síndrome da fome óssea.

O tratamento antirreabsortivo deve ser considerado em pacientes com escore T ≤ −2,5 em coluna lombar, colo de fêmur ou terço distal do rádio, ou na presença de fraturas de fragilidade em pacientes incapazes de serem submetidos ao tratamento cirúrgico.

**TABELA 46.3** Mensuração de PTH intraoperatório.

| Critério de cura | Calendário das coletas do PTH no bloco cirúrgico | Número de coletas | Taxa de cura (%) |
|---|---|---|---|
| MIAMI:<br>> 50% de queda do PTH após o nível mais alto, pré-incisão ou pré-excisão | Pré-incisão: antes da incisão<br>Pré-excisão: antes do suprimento sanguíneo ser bloqueado<br>Nível do 5º min: 5 min após retirada da glândula<br>Nível do 10º min: 10 min após retirada da glândula | 3 a 4 | 97 a 99 |
| DUAL:<br>> 50% de queda do PTH pré-incisão + PTH final na taxa normal | Pré-incisão: antes da incisão<br>Nível do 10º min: 10 min após a retirada da glândula | 2 | 97 a 99 |

PTH: paratormônio.

Não há recomendação para o uso de bisfosfonatos após a cura cirúrgica do HPTP, pois a recuperação da DMO após uma paratireoidectomia bem-sucedida é superior a qualquer tratamento farmacológico para osteoporose pós-menopausa. Além disso, o uso de antirreabsortivos nessas circunstâncias pode prejudicar a recuperação da DMO no período pós-operatório.

### Terapia de reposição estrogênica

A terapia de reposição estrogênica (TRE) diminui a atividade do HPTP em mulheres na pós-menopausa, o que induz pequena redução na calcemia sem modificar níveis de PTH, diminui o *turnover* ósseo, aumenta a DMO e reduz a excreção urinária de cálcio e deoxipiridinolina.

O raloxifeno é um modulador seletivo do receptor estrogênico (SERM) com mecanismo de ação semelhante ao estrogênio em mulheres com HPTP assintomático na pós-menopausa.

### Calcimiméticos

Ativam os receptores sensíveis ao cálcio extracelular (CaSR) nas células paratireoidianas e propiciam a redução dos níveis de PTH e da calcemia. São indicados para pacientes com hiperparatireoidismo de insuficiência renal crônica e naqueles com HPTP ou hiperparatireoidismo terciário; e nos carcinomas de paratireoide, quando há contraindicações ao procedimento cirúrgico.

Podem reduzir em até 50% os níveis de PTH, com normalização do cálcio sérico em aproximadamente 80% dos pacientes tratados. Em geral, administra-se cinacalcete em comprimidos de 30, 60 ou 90 mg. A dose inicial recomendada é de 30 mg (dose única diária), podendo ser reajustada até 300 mg/dia.

A associação cinacalcete e denosumabe leva ao duplo efeito de aumento da densidade mineral óssea e redução da calcemia na maioria dos pacientes.

### Vitamina D

A inadequação dos níveis séricos dessa vitamina parece estar associada a uma doença óssea mais grave e maior risco de síndrome de fome óssea após paratireoidectomia. A suplementação de vitamina D no HPTP mostrou segurança e efetividade na redução dos níveis de PTH sem aumentar o cálcio sérico ou a excreção urinária de cálcio de forma significativa. Os efeitos nos marcadores ósseos e na DMO não são conclusivos.

Recomenda-se que a deficiência de vitamina D seja corrigida, mantendo-se o nível sérico ótimo maior que 50 nmol/ℓ, ou até mesmo maior que 75 nmol/ℓ (30 ng/mℓ).

**TABELA 46.4** Monitoramento médico em pacientes com hiperparatireoidismo primário assintomático manejado de modo conservador.

| Parâmetro | Frequência de avaliação |
|---|---|
| Cálcio sérico | Anualmente |
| Avaliação esquelética | Exame de avaliação da composição corporal de três locais a cada 1 a 2 anos (quadril, coluna e terço distal do braço)<br>Imagem da coluna vertebral para avaliar fratura vertebral se houver suspeita clínica (p. ex., perda de altura, dor nas costas) |
| Avaliação renal | Creatinina sérica e EGFR anualmente<br>Se houver suspeita clínica de cálculos renais: perfil bioquímico de 24 h, imagens abdominais por radiografia, US ou TC |

EGFR: receptor do fator de crescimento epidérmico; TC: tomografia computadorizada; US: ultrassonografia.
Adaptada de Bilezikian, 2018.

## SEGUIMENTO DOS PACIENTES NÃO SUBMETIDOS A PARATIREOIDECTOMIA

Nos pacientes não submetidos a cirurgia, um protocolo de monitoramento aceitável inclui testes anuais do cálcio sérico e do PTH, exame de avaliação de composição corporal anual (preferido) ou bianual, medições anuais de cálcio urinário e exames de imagem esquelética, e renal de acordo com a clínica do paciente. Se este necessitar de cirurgia, deve-se considerá-la avaliando-se o caso criteriosamente (Tabela 46.4).

## LEITURAS SUGERIDAS

Almquist M, Nilsson M. Undertreatment of primary hyperparathyroidism. JAMA Surg. 2021 Jan. 6.

Amaral L, Aragão P, Bandeira F. Primary hyperparathyroidism. In: Bandeira F, Gharib H, Golbert A, Griz L, Faria M. Endocrinology and diabetes: a problem-oriented approach. New York: Springer Science; 2014.

Bandeira F, Correia A. Clinical presentation of primary hyperparathyroidism: a global perspective. In: Bilezikian J, Marcus R, Levine MA, Marcocci C, Silverberg SJ, Potts JT (Ed.). The parathyroids. 3. ed. San Diego: Elsevier; 2015. p. 309-15.

Bandeira F, Griz L, Caldas G, Bandeira C, Freese E. From mild to severe primary hyperparathyroidism, the Brazilian experience. Arq Bras Endocrinol Metabol. 2006;50(4): 657-66.

Bandeira F, Griz L, Chaves N, Carvalho NC, Borges LM, Lazaretti-Castro M, et al. Diagnosis and management of primary hyperparathyroidism – a scientific statement from the Departament of Bone Metabolism, the Brazilian Society for Endocrinology and Metabolism. Arq Bras Endocrinol Metabol. 2013;57(6):406-24.

Bilezikian JP. Primary hyperparathyroidism. J Clin Endocrinol Metabol. 2018;103(11):3993-4004.

Bilezikian JP, Bandeira L, Khan A, Cusano N. Hyperparathyroidism. The Lancet. 2018;391(10116):168-78.

Bilezikian JP, Cusano NE, Khan AA, Liu J, Marcocci C, Bandeira F. Primary hyperparathyroidism. Nat Rev Dis Primers. 2016;2:16033.

Bilezikian JP, Silverberg SJ, Bandeira F, et al. Management of primary hyperparathyroidism. J Bone Miner Res. 2022; 37(11):2391-403.

Cunha-Bezerra P, Vieira R, Amaral F , Cartaxo H, Lima T, Montarroyos U, et al. Better performance of four-dimension computed tomography as a localization procedure in normocalcemic primary hyperparathyroidism. J Med Imaging Radiat Oncol. 2018.

Cusano NE, Silverberg SJ, Bilezikian JP. Normocalcemic primary hyperparathyroidism. J Clin Densitom. 2013;16:33-9.

Eufrazino C, Veras A, Bandeira F. Epidemiology of primary hyperparathyroidism and its non-classical manifestations in the city of Recife, Brazil. Clin Med Insights Endocrinol Diabetes. 2013;6:69-74.

Ingimarsson JP, Lieske JC. Nephrolithiasis in primary hyperparathyroidism. Hyperparathyroidism: a clinical casebook. 2016;19-26.

Leere JS, Karmisholt J, Robaczyk M, Lykkeboe S, Handberg A, Steinkohl E, et al. Denosumab and cinacalcet for primary hyperparathyroidism (DENOCINA): a randomised, double-blind, placebo-controlled, phase 3 trial. Lancet Diabetes Endocrinol. 2020;8(5):407-17.

Lemos ALP, Andrade SRL, Pontes LLH, et al. High Rate of Occult Urolithiasis in Normocalcemic Primary Hyperparathyroidism. Kidney Blood Press Res. 2019;44(5):1189-95.

Silverberg S, Clarke B, Peacock M, Bandeira F, Boutroy S, Cusano NE, et al. Current issues in the presentation of asymptomatic primary hyperparathyroidism: proceedings of the Fourth International Workshop. J Clin Endocrinol Metab. 2014;99(10):3580-94.

Talbot JN, Périé S, Tassart M, Delbot T, et al. 18F-fluorocholine PET/CT detects parathyroid gland hyperplasia as well as adenoma: 401 PET/CTs in one center. Q J Nucl Med Mol Imaging. 2023; 67(2):96-113.

Voss L, Nóbrega M, Bandeira L, Griz L, Rocha-Filho PAS, Bandeira F. Impaired physical function and evaluation of quality of life in normocalcemic and hypercalcemic primary hyperparathyroidism. Bone. 2020;141:115583.

Capítulo 47

# Hipoparatireoidismo

Carolina Aguiar Moreira ▪ Larissa Pakuszevski Savi

## DEFINIÇÃO

O hipoparatireoidismo é uma doença endócrina rara caracterizada por níveis de cálcio sérico baixos, hiperfosfatemia e ausência ou níveis séricos inapropriadamente baixos de paratormônio (PTH). As glândulas paratireoides são as responsáveis por manter a homeostase do cálcio e aumentar a secreção do PTH em resposta à hipocalcemia, detectada pelo receptor sensível ao cálcio (CaSR) localizado nas células principais.

O PTH liga-se aos receptores de superfície celular no esqueleto e no rim, aumentando os níveis séricos de cálcio, e estimula a síntese renal da $1,25(OH)_2D$, a forma ativa da vitamina D, que age sobre o intestino para aumentar a absorção de cálcio da dieta. Com todas essas ações fisiológicas hipercalcemiantes do PTH, o hipoparatireoidismo, ou seja, a ausência ou o não funcionamento desse hormônio, caracteriza-se por um estado de hipocalcemia constante e todas as suas consequências.

Nas últimas décadas, tem-se observado um interesse maior dos especialistas em osteometabolismo, no entendimento das complicações e opções terapêuticas do hipoparatireoidismo.

## ETIOLOGIA

O hipoparatireoidismo pode ser causado por deficiência da síntese ou da secreção do PTH, resultante da destruição do tecido paratireoidiano ou por resistência periférica à ação do PTH (Quadro 47.1). A doença pode se apresentar de maneira isolada ou associada a outras manifestações.

A causa adquirida mais comum é a pós-cirúrgica, secundária a procedimentos cervicais cirúrgicos, principalmente tireoidectomias.

O hipoparatireoidismo transitório, em geral até 6 meses após a cirurgia, ocorre com mais frequência (de 6,9 a 46% dos casos) do que o permanente (0,9 a 1,6%), mas depende de alguns fatores relacionados com a cirurgia, como a experiência da equipe no seguimento das cirurgias tireoidianas.

**QUADRO 47.1** Etiologia do hipoparatireoidismo.

| Produção insuficiente de PTH |
|---|
| **Distúrbios genéticos**<br>Autossômica recessiva<br>Autossômica dominante<br>Ligado ao X |
| **Distúrbios mitocondriais**<br>Mutações ativadoras CaSR, PTH, GSM2, GNA11<br>Mutação no gene *AIRE*<br>Síndrome de DiGeorge<br>Síndrome de Sanjad-Sakati<br>Síndrome de Kenny-Caffey<br>Síndrome de Kearns-Sayre |
| **Iatrogênica**<br>Cirurgia (tireoidectomia e paratireoidectomia)<br>Linfadenectomia do compartimento central/lateral<br>Radioterapia cervical<br>Iodoterapia |
| **Autoimune**<br>Isolada<br>Síndrome poliglandular autoimune |
| **Doenças infiltrativas**<br>Hemocromatose<br>Doença de Wilson<br>Doenças granulomatosas<br>Amiloidose/sarcoidose<br>Metástases |
| **Distúrbios da secreção do PTH**<br>Hipomagnesemia e hipermagnesemia |
| Resistência à ação do PTH |
| Pseudo-hipoparatireoidismo |
| Fármacos |
| Cinacalcete |

CaSR: receptor sensível ao cálcio; PTH: paratormônio.

Radioterapia, terapia com iodo radioativo, metástase, deposição de ferro na hemocromatose ou de chumbo na doença de Wilson também são causas menos frequentes de hipoparatireoidismo.

Depois do hipoparatireoidismo pós-cirúrgico, o autoimune é a causa mais comum em adultos. Pode ser isolado ou parte da síndrome poliglandular autoimune, e o tipo 1 é o mais comum, caracterizado por hipoparatireoidismo, insuficiência suprarrenal e candidíase mucocutânea.

O hipoparatireoidismo pode ser causado por mutação em um único gene ou em vários genes, podendo se manifestar como uma alteração isolada ou associada a várias anormalidades. A síndrome de DiGeorge, na maioria dos casos, resulta de microdeleções no cromossomo 22q11 e caracteriza-se por hipocalcemia, hipoplasia tímica, defeitos cardíacos, anormalidades faciais e palato em ogiva.

O pseudo-hipoparatireoidismo caracteriza-se por resistência periférica do PTH no órgão-alvo, causada por um defeito genético pós-receptor de sinalização desse hormônio, que cursa com hipocalcemia e hipofosfatemia na vigência de altos níveis de PTH.

## APRESENTAÇÃO CLÍNICA

Os sinais e os sintomas predominantes do hipoparatireoidismo são secundários aos baixos níveis séricos de cálcio, os quais se dividem em agudos e crônicos. Os sintomas clínicos da hipocalcemia aguda são decorrentes da irritabilidade neuromuscular, inclusive parestesias periorais, formigamento dos dedos das mãos e dos pés, e tetania espontânea ou latente.

A tetania pode ser produzida pela percussão do nervo facial, abaixo do zigomático, o que resulta em contrações ipsilaterais da musculatura facial (sinal de Chvostek), ou por 3 min de pressão oclusiva com manguito de pressão arterial, resultando em espasmo do carpo (sinal de Trousseau; Figura 47.1). Convulsões do tipo grande mal ou laringospasmo também podem ser observadas em situações mais graves. As alterações eletrocardiográficas, como intervalos QT prolongados e alterações acentuadas de QRS e de ST, podem decorrer da hipocalcemia e mimetizar um infarto agudo do miocárdio (IAM).

A calcificação nos núcleos da base é uma complicação conhecida no seguimento do hipoparatireoidismo e costuma ser simétrica e bilateral. As manifestações extrapiramidais podem ou não estar presentes (Figura 47.2).

As complicações renais estão relacionadas com o desequilíbrio do metabolismo do cálcio e fósforo. Doses elevadas de cálcio e calcitriol durante o tratamento do hipoparatireoidismo levam ao aumento da calciúria e da absorção intestinal de fósforo, aumentando o produto cálcio-fósforo e, consequentemente, a predisposição de nefrolitíase e nefrocalcinose, causas de insuficiência renal nesses pacientes. Um estudo identificou 25% de prevalência de complicação renal nos pacientes acompanhados com hipoparatireoidismo, sendo mais frequente naqueles com calciúria maior que 3,3 mg/kg/dia.

A diminuição da qualidade de vida relacionada com hipoparatireoidismo tem causas multifatoriais. Alguns estudos demonstram que 32 a 65% dos pacientes têm alterações na qualidade de vida. Podem estar associados ainda a transtornos de humor, ansiedade, depressão e, em alguns casos, alucinações e estados psicóticos. Também infecções de pele podem estar presentes, como piodermites e psoríase pustular aguda generalizada. Existe um aumento de doença cardíaca isquêmica e catarata em hipoparatireoidismo de causa não cirúrgica.

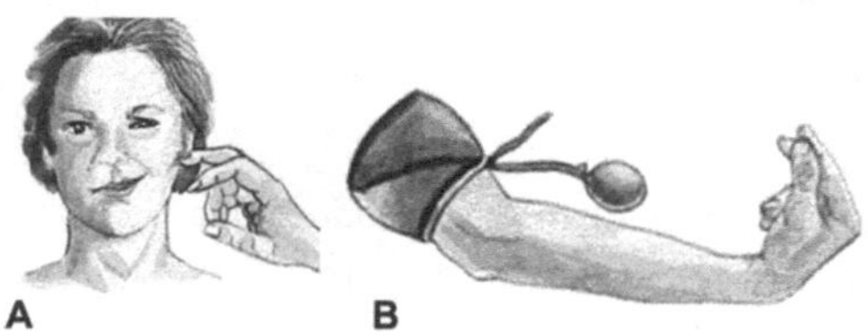

A B

FIGURA 47.1 Sinal de Chvostek (A) e sinal de Trousseau (B).

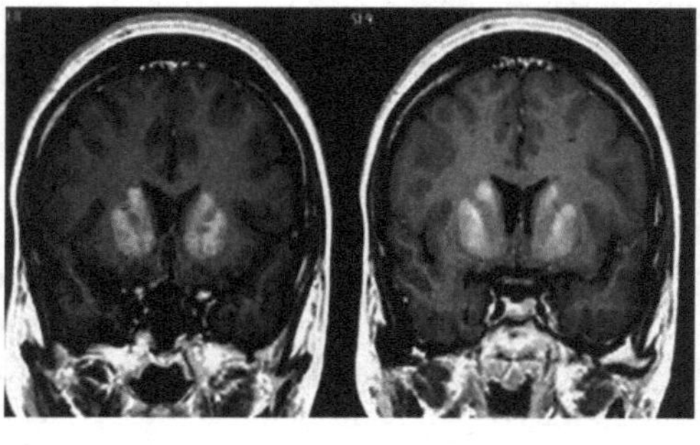

FIGURA 47.2 Tomografia computadorizada com calcificações em núcleos da base.

Na gestação, pode ocorrer parto prematuro, morte fetal e neonatal, hipotonia neonatal e síndrome da angústia respiratória do recém-nascido (SARRN). A hipocalcemia na gestação pode afetar o desenvolvimento do esqueleto neonatal e causar hiperparatireoidismo compensatório no recém-nascido, o que acarreta deformidades ósseas, fraturas, hiperplasia da paratireoide, problemas no desenvolvimento da paratireoide fetal e hipocalcemia neonatal em função do tratamento que resulta em hipercalcemia na gestação.

## DIAGNÓSTICO

Os achados laboratoriais clássicos são hipocalcemia com hiperfosfatemia e níveis baixos de PTH. Na investigação de hipoparatireoidismo, ainda estão presentes excreção urinária de cálcio relativamente elevada e níveis de 1,25(OH)2D baixos. Para o diagnóstico, são importantes os valores de albumina, função renal, 25(OH)D e magnésio. Os exames laboratoriais realizados para investigação incluem:

- Cálcio
- Fósforo
- Albumina
- Fosfatase alcalina (FA)
- Magnésio
- Creatinina
- PTH
- 25(OH)D
- Calciúria na urina de 24 h.

Na suspeita de hipoparatireoidismo primário, a dosagem de anticorpos contra canal de cálcio sensível é fundamental. Toda essa primeira avaliação é importante para afastar outras causas de hipocalcemia, como insuficiência renal, deficiência de vitamina D, pseudo-hipoparatireoidismo, síndromes de má-absorção e hipomagnesemia, que são os principais diagnósticos diferenciais do hipoparatireoidismo.

## TRATAMENTO

### Hipocalcemia aguda

Na hipocalcemia sintomática ou em níveis muito baixos de cálcio (1,9 mmol/dℓ ou 7,5 mg/dℓ), a reposição de cálcio intravenosa (IV) é necessária, na forma de gliconato de cálcio. Em uma ampola de gliconato de cálcio a 10% há 90 mg de cálcio elementar, que deve ser diluído em 100 mℓ de soro glicosado (SG) a 5% ou 100 mℓ de solução salina a 0,9% e administrado em 10 a 20 min. A rápida infusão pode causar flebite e arritmia cardíaca. A reposição deve basear-se em uma dosagem de 15 mg de cálcio elementar/kg de peso. O objetivo é aumentar o cálcio sérico em 2 mg/dℓ. Na vigência de hipomagnesemia associada, a reposição de magnésio é necessária.

### Hipocalcemia crônica

As opções terapêuticas para tratamento incluem cálcio oral, vitamina D (inclusive seus metabólicos e análogos) e diuréticos tiazídicos (Tabela 47.1).

#### *Cálcio*

A suplementação com cálcio deve ser feita com carbonato de cálcio ou citrato de cálcio, principalmente em pacientes com acloridria. A dose necessária pode variar de 1 até 9 g/dia. A média é de 3 g/dia, e a dose inicial deve ser de 2 g, divididos em três dosagens.

#### *Vitamina D*

A dose necessária do colecalciferol ou 25(OH)D pode variar de 25.000 a 100.000 UI/semana.

**TABELA 47.1** Tratamento da hipocalcemia crônica.

| Medicação | | Dose | Comentários |
|---|---|---|---|
| Cálcio | Carbonato de cálcio<br>Citrato de cálcio | 1 a 9 g/dia | Dose inicial de 2 g, divididos em 3 doses/dia |
| Vitamina D | Colecalciferol | 25.000 a 100.000 UI/sem | Objetivo > 30 ng/mℓ |
| | Calcitriol | 0,25 a 2 mg/dia | |
| Diurético tiazídico | Hidroclorotiazida | 25 a 100 mg/dia | Se calciúria > 300 mg/dia |

O objetivo é manter os níveis séricos maiores que 30 ng/mℓ. Como a 1-alfa-hidroxilação está prejudicada no hipoparatireoidismo pela falta de PTH, o calcitriol, que é o metabólito ativo da vitamina D, também faz parte do arsenal terapêutico. A dose recomendada varia de 0,25 a 2 μg/dia, podendo ser dividida em quatro doses. O início da ação é imediato, diferentemente do colecalciferol, cujo efeito pode demorar de 10 a 14 dias.

### *Diurético tiazídico*

Aumenta a reabsorção renal de cálcio no túbulo distal e, consequentemente, diminui a hipercalciúria proporcionada por doença e tratamento com altas doses de cálcio. A dose de hidroclorotiazida pode variar de 25 a 100 mg/dia. No tratamento crônico do hipoparatireoidismo, alguns objetivos devem ser estabelecidos:

- Níveis séricos de cálcio no limite inferior da normalidade
- Níveis séricos de fósforo no limite superior da normalidade
- A excreção de cálcio na urina de 24 h não deve ser maior que 300 mg/dia, com objetivo de prevenir complicações renais, como nefrolitíase, nefrocalcinose e insuficiência renal
- O produto cálcio-fósforo deve ser menor que 55 $mg^2/d\ell_2$, também com o objetivo de evitar calcificação extraesquelética.

O seguimento do paciente com hipoparatireoidismo deve ser frequente e o monitoramento da hipercalciúria, a ultrassonografia (US) de vias urinárias e o *clearance* de creatina (ClCr) devem fazer parte da rotina ambulatorial do paciente.

### *Paratormônio*

O tratamento com PTH é o mais fisiológico porque repõe o hormônio que está faltando, assim, diminui a necessidade diária de cálcio e calcitriol e, consequentemente, reduz a incidência de complicações do tratamento convencional, como hipercalcemia e hipercalciúria. Além disso, diminui a deposição de cálcio nos rins e em outras partes moles. Especificamente em relação ao tecido ósseo, o tratamento com PTH aumenta a remodelação óssea e melhora a qualidade óssea.

### Paratormônio 1-34

O PTH 1-34, aprovado para tratamento de osteoporose, foi estudado no hipoparatireoidismo. A administração 1 a 2 vezes/dia mostrou superioridade à terapia-padrão em manter normais os níveis de cálcio sérico e a excreção renal de cálcio. Um estudo mais recente demonstrou que a administração em bomba de infusão contínua foi superior à aplicação subcutânea (SC) convencional em duas aplicações diárias para controle do cálcio sérico e redução da calciúria. Entretanto, nenhum estudo clínico e randomizado foi conduzido em pacientes com hipoparatireoidismo para avaliar os desfechos clínicos a longo prazo.

### TransCon PTH

Recentemente liberada para tratamento do hipoparatireoidismo nos EUA, TransCon PTH (TC PTH) é um profármaco que consiste em PTH (1-34) conjugado à molécula transportadora de polietilenoglicol, fornecendo níveis estáveis de PTH. Ele é diferente do Paratormônio 1-84, usado até pouco tempo atrás, o qual mantinha um PTH constantemente elevado – sua comercialização foi descontinuada.

Em um estudo randomizado, duplo-cego, de fase 2, que durou por um período de 4 semanas, o TransCon PTH foi comparado à terapia convencional em 59 adultos com hipoparatireoidismo crônico; isso foi seguido por um período de extensão aberto de 26 semanas. TransCon PTH permitiu a cessação do calcitriol com redução da suplementação do cálcio (≤ 500 mg/dia) em 91% dos indivíduos. Além disso, os níveis séricos de cálcio, fósforo, calciúria e produto cálcio × fósforo se mantiveram normais, com melhora na qualidade de vida relacionada com sintomas de hipoparatireodismo. No geral, foi muito bem tolerado e sem eventos adversos graves de hipocalcemia ou hipercalcemia.

Outro estudo de fase 3, duplo-cego, controlado por placebo com TransCon PTH, com dosagem de 18 μg diariamente *versus* placebo, avaliou a segurança e eficácia em 84 pacientes com hipoparatireoidismo crônico. Em 26 semanas, a cessação do calcitriol foi possível em 93% dos pacientes, com manutenção dos níveis séricos de cálcio, redução dos níveis de cálcio urinário e melhores escores em escalas de qualidade de vida. Os eventos adversos foram leves ou moderados e não houve suspensão da medicação em nenhum participante. O TransCon PTH foi seguro, eficaz e bem tolerado por 26 semanas.

Em resumo, o hipoparatireoidismo deve ser acompanhado periodicamente, seguindo os objetivos de tratamento para que o paciente fique assintomático e evolua com as menores chances de complicações. O tratamento convencional ainda é a primeira escolha para o tratamento do hipoparatireoidismo crônico. O TransCon PTH é bastante promissor nos casos refratários ao tratamento convencional, por levar a um controle melhor da calcemia, redução das complicações e, com isso, melhor qualidade de vida.

## LEITURAS SUGERIDAS


Al-Azem H, Khan AA. Hypoparathyroidism. Best Pract Res Clin Endocrinol Metab. 2012;26(4):517-22.

Bilezikian JP, Brandi ML, Cusano NE, Mannstadt M, Rejnmark L, Rizzoli R, et al. Management of hypoparathyroidism: present and future. J Clin Endocrinol Metab. 2016;101(6):2313-24.

Bilezikian JP, Khan A, Potts Jr. JT, Brandi ML, Clarke BL, Shoback D, et al. Hypoparathyroidism in the adult: epidemiology, diagnosis, pathophysiology, target-organ involvement, treatment, and challenges for future research. J Bone Miner Res. 2011;26(10):2317-37.

Bollerslev J, Rejnmark L, Marcocci C, Shoback DM, Sitges-Serra A, van Biesen W, et al. Treatment of chronic hypoparathyroidism in adults in European Society of Endocrinology Clinical Guideline. Eur J Endocrinol. 2015; 173(2):G1-20.

Clark BL. Hypoparathyroidism: update of guidelines from the 2022 International Task Force. Arch Endocrinol Metab. 2022;66(5):604-10.

Cusano NE, Rubin MR, Irani D, Sliney Jr. J., Bilezikian JP. Use of parathyroid hormone in hypoparathyroidism. J Endocrinol Invest. 2013;36(11):1121-7.

Cusano NE, Rubin MR, McMahon DJ, Irani D, Anderson L, Levy E, et al. PTH(1-84) is associated with improved quality of life in hypoparathyroidism through 5 years of therapy. J Clin Endocrinol Metab. 2014;99:3694-9.

De Sanctis V, Soliman A, Fiscina B. Hypoparathyroidism: from diagnosis to treatment. Curr Opin Endocrinol Diabetes Obes. 2012;19(6):435-42.

Khan AA, Bilezikian JP, Brandi ML, Clarke BL, Gittoes NJ, Pasieka JL, et al. Evaluation and management of hypoparathyroidism summary statement and guidelines from the Second International Workshop. Journal of Bone and Mineral Research. Dec 2022;37(12):2568-85.

Khan AA, Rejnmark L, Rubin M, Schwarz P, Vokes T, Clarke B, et al. PaTH forward: a randomized, double-blind, placebo-controlled phase 2 trial of TransCon PTH in adult hypoparathyroidism. The Journal of Clinical Endocrinology & Metabolism. 2022; 107(1):372-85.

Lopes MP, Kliemann BS, Bini IB, Kulchetscki R, Borsani V, Savi L, et al. Hypoparathyroidism and pseudohypoparathyroidism: etiology, laboratory features and complications. Arch Endocrinol Metab. 2016;60(6):532-6.

Maeda SS, Moreira CA, Borba VZC, Bandeira F, Farias MLF, Borges JLC, et al. Diagnosis and treatment of hypoparathyroidism: a position statement from the Brazilian Society of Endocrinology and Metabolism. Arch Endocrinol Metab. 2018;62(1):106-24.

Melmed S, Polonsky KS, Larsen PR, Kronenberg HM. Williams textbook of endocrinology. 12th ed. Philadelphia: Elsevier; 2012.

Mitchell DM, Regan S, Cooley MR, Lauter KB, Vrla MC, Becker CB, et al. Long-term follow-up of patients with hypoparathyroidism. JClinEndocrinolMetab.2012;97(12):4507-14.

Tabacco G, Tay YD, Cusano NE, Williams J, Omeragic B, Majeed R, et al. Quality of life in hypoparathyroidism improves with rhPTH(1-84) throughout 8 years of therapy. J Clin Endocrinol Metab. 2019;104(7):2748-56.

Tay YD, Tabacco G, Cusano NE, Williams J, Omeragic B, Majeed R, et al. Therapy of hypoparathyroidism With rhPTH(1-84): A Prospective, 8-Year Investigation of Efficacy and Safety. J Clin Endocrinol Metab. 2019;104(11):5601-10.

Capítulo 48

# Doença de Paget Óssea

Eliza G. C. Marabuco ▪ Lourena Rodrigues Lima ▪
Bruno Caldas ▪ Francisco Bandeira

## DEFINIÇÃO

A doença de Paget óssea é um distúrbio esquelético crônico, caracterizado por aumento focal na reabsorção óssea osteoclástica que leva a uma elevação da remodelação óssea. A alteração na taxa de remodelação do esqueleto causa modificações na arquitetura evidenciadas pela formação de osso não lamelar, que tende a ser aumentado em tamanho, mais vascular e menos compacto que o osso normal.

Existe desorganização trabecular e expansão óssea, tornando a estrutura esquelética enfraquecida e propensa a deformidades e fraturas. A doença de Paget pode ser monostótica (envolvimento de um osso ou parte dele) ou poliostótica (dois ou mais ossos afetados), e os principais locais de comprometimento são vértebras, ossos longos dos membros inferiores, pelve e crânio.

## ETIOLOGIA

Os principais fatores de risco para a doença de Paget incluem idade aumentada (sobretudo no final da 5ª década de vida), sexo masculino e origem étnica. A prevalência global varia de 1,5 a 8,3%, mais alta em europeus que vivem no Reino Unido, seguido pela Austrália, Nova Zelândia, América do Norte, França, Alemanha, Espanha e Itália. Por outro lado, parece rara entre escandinavos, africanos e asiáticos. Em Recife, Pernambuco, a prevalência de doença de Paget corresponde a aproximadamente 0,8% dos pacientes com idade acima de 45 anos.

### Etiopatogenia

Fatores locais e sistêmicos no microambiente ósseo são importantes para regular a formação e a ativação do osteoclasto, em particular, o RANKL (também conhecido como TRANCE, fator indutor da diferenciação do osteoclasto ou ligante de osteoprotegerina).

Alguns fatores, incluindo $1{,}25(OH)_2D$, interleucina-1 (IL-1), interleucina-11 (IL-11) e o paratormônio (PTH), promovem a formação osteoclástica indiretamente, ao se ligarem a células estromais da medula e induzirem a expressão do RANKL na sua superfície. Esse, após se ligar ao RANK nos precursores do osteoclasto, ativa numerosos sinalizadores de reações químicas, incluindo NF-κB, AKT, JNK, p38 MAPK e ERK. Cada uma dessas reações químicas está implicada em diferenciação, função e sobrevivência do osteoclasto.

Na doença de Paget, fatores de risco ambientais (p. ex., vírus) e genéticos parecem estar envolvidos na sua etiologia. As mutações gênicas relacionadas com a osteoclastogênese e a caracterização de fatores não genéticos que podem estar envolvidos mostram-se importantes no desenvolvimento do controle da remodelação óssea na doença de Paget.

Muitos indivíduos afetados pela doença de Paget têm história familiar e pode ser observado um padrão de herança autossômica dominante com penetrância incompleta. O gene de suscetibilidade mais importante é o *SQSTM1,* que codifica p62, uma proteína envolvida na via de sinalização do NF-κB. A maioria das mutações causais prejudica a capacidade de p62 se ligar à ubiquitina, e isso leva à ativação do RANKL induzida pela sinalização NF-κB com aumento da atividade dos osteoclastos.

Mutações no *SQSMT1* foram identificadas em 40 a 50% dos casos familiares e em 5 a 10% dos pacientes que não relataram história familiar. Estudos transversais sugerem que as mutações de *SQSTM1* são altamente penetrantes, de modo que até 80% dos portadores desenvolvem a doença até a 7ª década de vida.

## Histopatologia

Na doença de Paget, os osteoclastos são multinucleados e estão presentes em número excessivo. O aumento do *turnover* ósseo resulta em uma deposição anormal de osso lamelar intercalado no tecido ósseo. O osso tem aparência desorganizada, com trabéculas espessadas, cercadas por numerosos osteoblastos.

A desorganização do tecido ósseo aumenta o volume ósseo e, com isso, ocasiona muitas complicações da doença. A medula normal é substituída por grande quantidade de tecido vascular e fibrose.

# APRESENTAÇÃO CLÍNICA

Assintomática na maioria dos casos. Os sinais e os sintomas variam de acordo com o grau e o local de comprometimento ósseo, e a relação do osso pagético com as estruturas adjacentes. Outros sintomas incluem:

- Dor óssea: pior em repouso
- Osteoartrite
- Deformidade óssea: encurvamento de extremidades
- Crânio: osteoporose circunscrita, crânio corrugado
- Aumento da temperatura da pele sobre a área óssea comprometida.

## Complicações

As principais complicações são fraturas traumáticas e patológicas, deformidades ósseas, artrite degenerativa, surdez (condução e/ou neurossensorial). Complicações mais raras incluem hipercalcemia na imobilização, insuficiência cardíaca de alto débito, osteossarcoma e tumor de células gigantes.

# DIAGNÓSTICO

Radiografias simples de abdome, tíbias, crânio e ossos faciais são recomendadas como teste de triagem inicial em pacientes com suspeita de doença de Paget, por motivos bioquímicos ou clínicos.

Por meio de radiografia simples, identificam-se:

- Lesões mistas: lesões em forma de chama de vela em ossos longos, osteoporose circunscrita em crânio
- Lesões escleróticas: ossos aumentados de tamanho, espessamento cortical e alterações escleróticas.

Já a cintilografia óssea é recomendada como modo de definir de maneira completa e precisa a extensão da doença metabolicamente ativa.

A dosagem da fosfatase alcalina (FA) é recomendada como teste de triagem bioquímico de primeira linha em combinação com testes de função hepática no rastreamento da doença de Paget. A FA pode estar elevada, e seu grau de elevação reflete a extensão e a atividade da doença. Entretanto, valores normais podem ser encontrados em pacientes com doença monostótica. Se FA normal e suspeita clínica de doença metabolicamente ativa, dosar: telopeptídeo C-terminal do colágeno tipo 1 (CTX), propeptídio N-terminal do procolágeno tipo 1 (P1NP) e FA osso-específica, pois os marcadores de *turnover* ósseo (MTO) estão frequentemente elevados na doença ativa.

# TRATAMENTO

Os objetivos do tratamento são aliviar a dor, restaurar o metabolismo ósseo normal, diminuir a vascularização óssea e prevenir complicações futuras. Todos os pacientes devem fazer suplementação com cálcio (1.200 mg/dia, de preferência por dieta) e vitamina D (800 UI/dia), independentemente de serem sintomáticos ou assintomáticos.

O tratamento antipagético específico envolve o uso de inibidores de osteoclastos para reduzir as elevações no *turnover* ósseo, características da doença ativa, enquanto outros tratamentos, como analgésicos, anti-inflamatórios não hormonais (AINH) e agentes antineuropáticos, são usados para o controle dos sintomas.

As indicações específicas para cada grupo são:

- Pacientes assintomáticos:
  - Doença ativa bioquimicamente em locais onde podem ocorrer complicações (crânio, coluna vertebral e ossos adjacentes a articulações)
  - Em outros locais, considerar tratamento se a FA estiver 2 a 4 vezes acima do valor superior de normalidade
  - Cirurgia planejada para local pagético ativo
  - Hipercalcemia associada à imobilização em pacientes com doença poliostótica

- Pacientes sintomáticos:
  - Os bisfosfonatos representam o tratamento de escolha (Tabela 48.1), pois reduzem significativamente o aumento da renovação óssea, bem como reduzem a dor em alguns pacientes
  - A calcitonina pode ser considerada para o tratamento a curto prazo, em que os bisfosfonatos são contraindicados, porém é consideravelmente mais cara e sua administração a longo prazo resulta em redução dos efeitos metabólicos.

Em um estudo que utilizou a administração mensal de ibandronato oral como opção para o tratamento de doença de Paget, observou-se uma redução média dos níveis de CTX em 65% dos casos, além de redução da FA e melhora clínica após o uso da medicação por 6 meses.

O estudo PRISM e sua extensão PRISM-EZ mostraram que não há diferença entre o tratamento intensivo com bisfosfonatos e o tratamento sintomático em relação à ocorrência de dor, fraturas e melhora da qualidade de vida, independentemente da redução significativa dos níveis de FA com os esquemas propostos.

No PRISM-EZ, concluiu-se que a terapia intensiva a longo prazo com bisfosfonatos, além de não conferir benefício clínico sobre a terapia sintomática, está associada a um aumento não significativo no risco de fraturas, eventos ortopédicos e adversos graves. O estudo também sugere que, na maioria dos pacientes, um esquema terapêutico menos agressivo (p. ex., ibandronato VO, mensal) seria suficiente para reduzir os sintomas e a atividade metabólica.

**TABELA 48.1** Bisfosfonatos usados no tratamento da doença de Paget.

| Fármaco | Dose (via de administração) | Período de uso |
|---|---|---|
| Etidronato | 400 mg/dia (VO) | 6 meses |
| Alendronato | 40 mg/dia (VO) | 6 meses |
| Pamidronato | 60 a 90 mg (IV) | A cada 3 meses |
| Risedronato | 30 mg/dia (VO) | 2 meses |
| Zoledronato | 5 mg (IV) | Infusão única |
| Ibandronato | 150 mg/mês (VO) | 6 meses |

IV: intravenosa; VO: via oral.

Portanto, o tratamento com bisfosfonatos em pacientes assintomáticos pode ser considerado para suprimir a atividade metabólica na doença de Paget, porém o benefício clínico é incerto. Como o PRISM avaliou pacientes com doença avançada, o zoledronato continua sendo uma opção terapêutica naqueles em fase mais precoce da doença.

Considera-se remissão a normalização da FA depois do curso terapêutico. Isso ocorre em mais de 80% dos pacientes com zoledronato e de 70 a 80% com ibandronato. Caso haja elevação posterior, um novo curso de bisfosfonato deve ser iniciado.

## PREVENÇÃO

O estudo *The Zoledronate in the Prevention of Paget's Disease* (ZiPP) avaliou se uma única infusão de ácido zoledrônico (5 mg) poderia prevenir o desenvolvimento de lesões ósseas características da doença de Paget em pessoas portadoras de mutações no gene *SQSTM1*. Embora o desfecho primário não tenha sido atingido, o estudo mostrou que o ácido zoledrônico foi eficaz em modificar favoravelmente a aparência de lesões ósseas existentes, conforme avaliado por cintilografia óssea, e também observou uma diminuição no número de novas lesões. Concluiu que a oferta do teste genético para *SQSTM1* com o exame de cintilografia óssea e intervenção direcionada com ácido zoledrônico pode modificar a evolução da doença de Paget em pessoas com história familiar.

## RASTREAMENTO

Consiste em evidência de aumento anormal do metabolismo ósseo, determinada pela dosagem seriada de FA, progressão radiológica da doença ou dor recorrente. A FA aumentada, isoladamente, não deve ser uma indicação de retratamento. A dose e a duração da terapia são as mesmas do tratamento inicial.

## LEITURAS SUGERIDAS

Araújo AV, Dantas MAT, Liparini A, Cozzuol MA, Halenar-Price LB, Ribeiro RM, Barbosa FHS, Bandeira F, Araújo Júnior HI. Metabolic bone disease in an extinct neotropical primate. Int J Paleopathol. 2025; 48:1-12.

Banaganapalli B, Fallatah I, Alsubhi F, Shetty PJ, Awan Z, Elango R, et al. Paget's disease: a review of the epidemiology, etiology, genetics, and treatment. Front Genet. 2023; 14:1131182.

Bolland MJ, Cundy T. Paget's disease of bone: clinical review and update. J Clin Pathol. 2013;66(11):924-7.

Cronin O, Subedi D, Forsyth L, Goodman K, Lewis SC, Keerie C, et al. Characteristics of early Paget's disease in SQSTM1 mutation carriers: baseline analysis of the ZiPP study cohort. J Bone Miner Res. 2020;35(7):1246-52.

Filho MAS, Leão V, Bandeira F. Metabolic bone diseases other than osteoporosis. In: Bandeira F Gharib H, Golbert A, Griz L, Faria M, editors. Endocrinology and diabetes: a problem-oriented approach. New York: Springer Science; 2014. p. 387-402.

Griz L, Fontan D, Mesquita P, Lazaretti-Castro M, Borba V, Borges L, et al. Diagnosis and management of Paget's disease of bone. Arq Bras Endocrinol Metabol. 2014;58(6):583-7.

Langston AL, Campbell MK, Fraser WD, MacLennan GS, Selby PL, Ralston SH. Randomized trial of intensive bisphosphonate treatment versus symptomatic management in Paget's disease of bone. J Bone Miner Res. 2010;25(1):20-31.

Phillips J, Subedi D, Lewis SC, Keerie C, Ralston SH. Prophylactic zoledronic acid therapy to prevent or modify Paget's disease of bone progression in adults with SQSTM1 mutations: the ZiPP RCT. Effic Mech Eval. 2024;11(10).

Tan A, Goodman K, Walker A, Hudson J, MacLennan GS, Selby PL, et al. Long-term randomized trial of intensive versus symptomatic management in Paget's disease of bone: the PRISM-EZ study. J Bone Miner Res. 2017;32(6): 1165-73.

Tan A, Hudson J, Fraser W. Intensive bisphosphonate therapy aimed at normalising bone turnover in Paget's disease increases the risk of fractures and requirement for orthopaedic procedures: the PRISM-EZ trial. J Bone Miner Res. 2015;30(Suppl 1):523.

Ralston SH, Corral-Gudino L, Cooper C, Francis RM, Fraser WD, Gennari L, et al. Diagnosis and management of Paget's disease of bone in adults: a clinical guideline. J Bone Miner Res. 2019;34(4):579-604.

Reid IR. Management of Paget's disease of bone. Osteoporos Int. 2020;31(5):827-37.

Voss L, Coimbra B, Bandeira F. Clinical response to oral ibandronate in Paget's disease of bone. JSM Arthritis. 2016;1(3):1018-21.

Walker JA, Tuck SP. Paget's disease of the bone: patterns of referral to secondary care following diagnosis on X-rays. Calcif Tissue Int. 2021;108(4):519-25.

Capítulo

# 49 Osteogênese Imperfeita

Laura Peixoto Lins ▪ Maria Paula Bandeira ▪ Francisco Bandeira

## DEFINIÇÃO

A osteogênese imperfeita (OI) é um distúrbio hereditário do tecido conjuntivo, decorrente de um defeito qualitativo ou quantitativo do colágeno tipo 1, caracterizado por fragilidade óssea e propensão a fraturas.

## ETIOLOGIA

O colágeno tipo 1 é uma proteína estrutural importante para ossos, tendões, ligamentos, pele e esclera. As fibras de colágeno tipo 1 são polímeros de moléculas de tropocolágeno, em que cada qual é uma tripla hélice com porções de uma cadeia alfa-1 e duas cadeias alfa-2. A OI costuma ser causada por mutação autossômica dominante nos genes que codificam as cadeias alfa-1 e alfa-2 ou proteínas envolvidas na formação do colágeno tipo 1. Apresentações com herança recessiva também têm sido descritas.

Em um estudo sueco, foram analisadas 164 famílias com OI, em um total de 223 indivíduos, registrando-se a mutação do colágeno tipo 1 em 132 famílias (75 qualitativas e 57 quantitativas). Esse estudo inédito abrangeu mais de 95% de toda a população com OI, sendo um importante preditor do genótipo e do fenótipo desses pacientes. A prevalência de OI dos tipos I, III e IV foi de 5,6, 0,89 e, aproximadamente, 1,35 por 100.000 indivíduos, respectivamente.

## APRESENTAÇÃO CLÍNICA

Varia de formas leves, com fraturas a partir da adolescência e sem deformidades, até formas graves, com fraturas intrauterinas e morte perinatal (Tabela 49.1). A gravidade clínica depende do efeito da mutação.

As taxas de fraturas são mais elevadas durante a infância, diminuem ao longo da vida adulta, mas ainda permanecem superiores quando comparadas a indivíduos sem a doença. No entanto, essas taxas voltam a aumentar de maneira expressiva em idades mais avançadas, sendo observados também maiores riscos de fraturas durante a gravidez e no puerpério.

Há manifestações extraesqueléticas: esclera azulada; perda auditiva mais intensa na 3ª e 4ª décadas de vida; alterações cardiovasculares, como dilatações em câmaras cardíacas, aorta ou disfunções valvares; propensão a equimoses; hipercalciúria com cálculo renal; e frouxidão ligamentar.

## DIAGNÓSTICO

Devem ser considerados: história clínica, história familiar e exames radiológicos. A radiografia pode estar normal na OI tipos I e IV ou apresentar osteopenia acentuada, ossos adelgaçados com cortical fina, deformidades por fraturas ou por defeitos na modelação óssea, compressão vertebral e ossos wormianos no crânio. Nos exames laboratoriais, não há alterações características. Pode haver hipercalciúria, e o aumento de fosfatase alcalina (FA) está mais relacionado com fraturas e OI tipo VI.

### Diagnóstico diferencial

- Violência infantil: assim como a OI, a criança que sofre abuso pode apresentar fraturas em diferentes estágios de consolidação, equimoses e hemorragias retiniana ou subdural
- Raquitismo: pode causar crescimento lento, deformidades ósseas, elevação da FA, defeito na mineralização óssea e, em alguns casos, formação anormal dos dentes. Não costumam ocorrer anormalidades na esclera e perda auditiva. À radiografia, observam-se aumento da largura da placa epifisária, margem irregular na metáfise distal e supercrescimento da metáfise marginal

**TABELA 49.1** Aspectos clínicos de acordo com o tipo de osteogênese imperfeita.

| Tipos de OI | Gravidade/fraturas | Estatura/deformidades | Esclera | Perda auditiva | Dentinogênese imperfeita | Herança | Mutação |
|---|---|---|---|---|---|---|---|
| I | Leve; fraturas começam após início da deambulação e reduzem após puberdade; osteoporose prematura pós-menopausa | Normal a levemente baixa/deformidades mínimas | Azulada | Presente em 50% | Raramente | Autossômica dominante | *COL1A1* (códon de parada) |
| II | Morte perinatal por fraturas graves e hipoplasia pulmonar/múltiplas | Baixa estatura grave/posição de "sapo" (abdução de quadril e flexão de joelhos) | Azulada | – | Sim | Autossômica dominante | *COL1A1* ou *COL1A2* |
| III | Crítica/múltiplas | Muito baixa/face triangular, escoliose grave, deformidades podem impedir a deambulação | Azulada ao nascimento | Frequente | Sim | Autossômica dominante | *COL1A1* ou *COL1A2* |
| IV | Moderada, entre tipos I e III/ múltiplas | Baixa | Normal | Pode haver | Algumas vezes | Autossômica dominante | *COL1A1* ou *COL1A2* |
| V | Moderada; há calcificação da membrana entre Radio e ulna, e tíbia e fíbula, calo ósseo hipertrófico/múltiplas | Variável | Normal | Não | Não | Autossômica dominante | *IFITM5* |
| VI | Moderada, associada a defeitos de mineralização com acúmulo de osteoide no tecido ósseo | Baixa estatura leve | Normal | Não | Não | Autossômica recessiva | *SERPINF1* |
| VII | Moderada | Baixa estatura leve | Normal/ discretamente azulada | Não | Não | Autossômica recessiva | *CRTAP* |
| VIII | Crítica/letal | Baixa estatura grave/membros curtos, nanismo | Normal | Não relatada | Não | Autossômica recessiva | *LEPRE1* |
| IX | Crítica/letal | Baixa estatura grave/membros curtos, nanismo | Azulada | Não | Sim | Autossômica recessiva | *PPIB* |
| X | Crítica/letal | Baixa estatura grave/ manifestações atípicas com bolhas na pele e estenose pilórica | – | – | Sim | Autossômica recessiva | *HSP47* |
| XI | Moderada a crítica | Baixa estatura/associa-se a contraturas congênitas | Normal | – | Normal | Autossômica recessiva | *FKBP10* |

- Osteomalacia: em adultos, pode causar dor óssea, fraturas e elevação da FA, mas não causa perda auditiva ou esclera azulada. Os achados radiológicos incluem redução da densidade óssea, pseudofraturas e perda da distinção das trabéculas nos corpos vertebrais
- Outras causas mais raras: displasias ósseas, doença de Paget juvenil, hipofosfatasia, osteopenia da prematuridade e da desnutrição, osteoporose juvenil idiopática.

## TRATAMENTO

Os objetivos do tratamento são reduzir o risco de fraturas, prevenir deformidades, controlar a dor e melhorar a capacidade funcional e a deambulação.

### Tratamentos aprovados

#### *Bisfosfonatos*

Os bisfosfonatos são os medicamentos mais estudados e mais comumente usados. Em crianças com OI, observa-se uma renovação óssea acelerada e uma atividade osteoclástica excessiva, o que compromete a resistência óssea. A terapia com bisfosfonatos tem demonstrado efeitos positivos, melhorando tanto a micro quanto a macroestrutura óssea, além de aumentar a densidade mineral óssea e, consequentemente, a qualidade de vida dos pacientes.

Dessa maneira, os bisfosfonatos são considerados a principal terapia para a prevenção de fraturas na maioria das formas de OI. Contudo, alguns autores questionam a eficácia dessa terapia devido à falta de resultados com significância estatística em alguns estudos. Por exemplo, Viapiana et al. apontaram a incerteza dos benefícios clínicos dos bisfosfonatos. No estudo de Shapiro et al., com administração de bisfosfonatos intravenosos (IV) e orais, não foi observada redução de fraturas em pacientes com OI tipo I. Apenas o bisfosfonato IV, e não o oral, foi associado à redução de fraturas em adultos com OI tipos III e IV, quando comparados com dados de controle históricos de 5 anos antes do tratamento.

Em 2023, a Endocrine Society declarou que, embora os bisfosfonatos pareçam aumentar a densidade mineral óssea areal em adultos com OI, a relação entre esse aumento e a redução do risco de fraturas na OI ainda não está claramente estabelecida, mas afirma que os bisfosfonatos devem ser considerados a opção mais apropriada ao iniciar a terapia na maioria dos adultos com OI.

É prudente reservar o pamidronato para pacientes nos quais o benefício clínico supera os riscos (deformidade dos ossos longos, fratura com compressão vertebral, três ou mais fraturas por ano), pois seus efeitos a longo prazo não são bem conhecidos. No nosso serviço, indicamos o uso de bisfosfonato oral ou venoso a depender do tipo da OI e do grau de comprometimento do paciente, como será mostrado adiante. A Tabela 49.2 apresenta as doses sugeridas das medicações.

### Tratamentos em estudo

#### *Teriparatida*

Estudos indicam que a terapia com teriparatida pode melhorar a densidade mineral óssea e os parâmetros de resistência óssea vertebral em adultos com OI tipo I. No entanto, não há evidências suficientes para confirmar que a teriparatida efetivamente reduz o risco de fraturas. Apesar disso, ela pode ser uma opção de tratamento atraente para adultos com OI tipo I que apresentam alto risco de fraturas vertebrais ou intolerância aos bisfosfonatos.

Os efeitos esqueléticos positivos da teriparatida foram observados principalmente em adultos com OI tipo I, mas não em pacientes com formas mais graves da doença, como OI tipos III e IV. Embora os efeitos sobre a densidade óssea sejam promissores, especialmente para OI tipo I, nenhum estudo até o momento foi projetado para fornecer conclusões definitivas sobre o impacto da teriparatida na redução do risco de fraturas. Estudos adicionais estão em andamento para esclarecer essa questão.

Além disso, a terapia com teriparatida ainda não foi aprovada para uso em crianças com OI, e há preocupações em relação ao risco potencial de neoplasias na faixa etária pediátrica.

#### *Denosumabe*

O denosumabe atua inibindo a formação de osteoclastos e a reabsorção óssea, sem apresentar o efeito residual dos bisfosfonatos.

TABELA 49.2 Esquema de administração em crianças com osteogênese imperfeita.

| Pamidronato | | |
|---|---|---|
| < 2 anos | 0,5 mg/kg/dia durante 3 dias consecutivos; infusão durante 2 a 4 h | A cada 2 meses |
| Entre 2 e 3 anos | 0,75 mg/kg/dia durante 3 dias consecutivos; infusão durante 2 a 4 h | A cada 3 meses |
| > 3 anos | 1 mg/kg/dia durante 3 dias consecutivos; infusão durante 2 a 4 h | A cada 4 meses |
| **Zoledronato** | | |
| > 1,5 ano | 0,05 mg/kg IV | A cada 6 meses |
| **Risedronato** | | |
| > 6 anos e < 40 kg | 15 mg | Semanal |
| > 6 anos e > 40 kg | 30 mg | Semanal |
| **Alendronato** | | |
| 4 a 10 anos | 5 mg (ou 70 mg a cada 15 dias) | Diariamente |
| > 10 anos | 10 mg (ou 70 mg; semanal) | Diariamente |

Atualmente, não existem dados robustos que sustentem o uso de denosumabe no tratamento da osteogênese imperfeita. No entanto, o denosumabe pode ser uma alternativa a ser considerada em adultos com OI que enfrentam insuficiência renal, intolerância a bisfosfonatos ou teriparatida, ou que não respondem adequadamente a essas terapias.

A segurança e a eficácia do denosumabe ainda são pouco estudadas em pacientes com OI. O estudo de Li apresentou resultados mistos, mostrando melhora na densidade mineral óssea, mas efeitos variáveis na redução da reabsorção e na formação óssea em crianças com OI.

Uma revisão conduzida por Wang et al. mostrou um aumento da densidade mineral óssea e melhora na dor em pelo menos sete estudos de intervenção revisados.

Em um estudo realizado em crianças com OI tipo VI por 2 anos, observou-se aumento da densidade mineral óssea e da mobilidade, com supressão acentuada e reversível da reabsorção óssea. Nesse estudo, não houve impacto sobre o crescimento longitudinal do osso. Durante o período de tratamento, não foram relatados efeitos colaterais graves. Contudo, não existem dados de longa duração em crianças, e mais estudos são necessários para avaliar a segurança e os benefícios a longo prazo.

Ainda são necessários mais dados para confirmar a segurança e a eficácia do denosumabe em pacientes com OI.

### *Romosozumabe*

O romosozumabe é um anticorpo monoclonal que inibe a esclerostina, aumentando a formação óssea e diminuindo a reabsorção óssea. Ele é um tratamento eficaz e aprovado pela Food and Drug Administration (FDA) para a osteoporose em mulheres pós-menopausa.

Um relato de caso documentou o uso do romosozumabe em um adulto com OI. O paciente, um homem de 65 anos com OI tipo I, apresentava fraturas recorrentes após 1 ano de tratamento com alendronato. Após a troca para o romosozumabe, seus escores T de densidade mineral óssea da coluna lombar e do quadril total melhoraram. Embora o romosozumabe mostre potencial como uma terapia eficaz para indivíduos com OI, são necessários estudos adicionais para confirmar sua eficácia e segurança.

### *Setrusumabe*

Outro anticorpo monoclonal que inibe a atividade da esclerostina foi avaliado em um estudo de fase 2b. Embora o estudo não tenha atingido o desfecho primário de aumento da densidade mineral óssea volumétrica trabecular radial (vBMD) medida por tomografia computadorizada periférica de alta resolução, observou-se um aumento dependente da dose na vBMD radial total. Além disso, o estudo demonstrou aumentos significativos na densidade mineral óssea areal (aBMD) na coluna e no quadril total em todos os grupos de dosagem.

### *Inibidores de TGF-beta*

Em estudos pré-clínicos, o excesso de TGF-beta (*transforming growth factor-beta*) tem sido identificado como um fator-chave na remodelação anormal observada nas formas mais graves de OI. A utilização de anticorpos bloqueadores da sinalização de TGF-beta demonstrou associar-se a melhorias na massa óssea. Um pequeno ensaio clínico de fase 2 com fresolimumabe revelou reduções na remodelação óssea, com base na análise dos níveis plasmáticos de osteocalcina. Embora o estudo tenha mostrado um efeito positivo na densidade mineral óssea da coluna lombar (aBMD) em pacientes com OI tipo IV, não foram observadas melhorias semelhantes em pacientes com OI tipos III e VIII.

### *Hormônio do crescimento*

O uso de hormônio do crescimento (GH) foi satisfatório em metade dos casos de OI tipo IV e na maioria dos pacientes com OI tipo I com baixa estatura grave.

A baixa estatura na OI é responsiva à administração do GH em cerca de metade dos casos da OI tipo IV e na maioria dos casos tipo I. Algumas crianças tratadas podem atingir alturas dentro das curvas de crescimento normais, além de ter aumento na densidade mineral óssea na coluna lombar e na taxa de formação óssea.

## Outros cuidados no tratamento da osteogênese imperfeita

Manter uma boa nutrição é essencial, seguindo as recomendações gerais para adultos, com ajustes conforme tamanho e peso, especialmente em adultos com OI. Alguns dados sugerem que a deficiência de vitamina D é mais prevalente em indivíduos com OI. Portanto, monitorar e corrigir níveis inadequados de vitamina D pode ser particularmente importante para esses pacientes.

A fisioterapia e a prática de atividades devem ser realizadas conforme a tolerância e viabilidade do paciente. É crucial minimizar o risco de quedas. Essas medidas ajudam a promover a mobilidade e a segurança dos pacientes com OI, contribuindo para a sua qualidade de vida e redução do risco de fraturas.

Fatores que devem ser considerados para iniciar o tratamento de OI:

1. Tipo de OI: tipo da doença influencia no risco de fratura.
2. Histórico de fraturas.
3. Idade: crianças e idosos (mulheres pós-menopausa) apresentam maior risco de fratura.
4. Massa muscular: redução da musculatura está relacionado com risco de fratura.
5. Risco de quedas.
6. Condições comórbidas: algumas doenças podem levar ao uso de corticosteroides e à fragilidade óssea.

## Avaliação da resposta ao tratamento

A melhor maneira de avaliar a resposta ao tratamento para OI ainda é incerta. Muitas vezes, são empregadas as mesmas medidas usadas na osteoporose. As abordagens comuns incluem a densitometria mineral óssea, que pode ser realizada a cada 1 a 2 anos, e a análise de marcadores de remodelação óssea, como o telopeptídeo C-terminal do colágeno tipo 1 (CTX) e o propeptídeo N-terminal do pró-colágeno tipo 2 (P1NP). Além disso, a incidência de fraturas é monitorada para avaliar a eficácia do tratamento.

## LEITURAS SUGERIDAS


Bregou Bourgeois A, Aubry-Rozier B, Bonafé L, Laurent-Applegate L, Pioletti DP, Zambelli PY. Osteogenesis imperfecta: from diagnosis and multidisciplinary treatment to future perspectives. Swiss Med Wkly. 2016 Jun 20;146: w14322.

Bandeira F, Gharib H, Golbert A, Griz L, Faria M. Endocrinology and diabetes: a problem-oriented approach. New York: Springer Science; 2014.

Bregou Bourgeois A, Aubry-Rozier B, Bonafé L, Laurent-Applegate L, Pioletti DP, Zambelli PY. Osteogenesis imperfecta: from diagnosis and multidisciplinary Hidalgo Perea S, Green DW. Osteogenesis imperfecta: treatment and surgical management. Curr Opin Pediatr. 2021;33(1):74-8.

Li G, Jin Y, Levine MAH, Hoyer-Kuhn H, Ward L, Adachi JD. Systematic review of the effect of denosumab on children with osteogenesis imperfecta showed inconsistent findings. Acta Paediatr. 2018;107(3):534-37.

Liu W, Lee B, Nagamani SCS, Nicol L, Rauch F, Rush ET, et al. Approach to the patient: pharmacological therapies for fracture risk reduction in adults with osteogenesis imperfecta. J Clin Endocrinol Metab. 2023;108(7):1787-96.

LeBoff MS, Chou SH, Ratliff KA, Cook NR, Khurana B, Kim E, et al. Supplemental vitamin D and incident fractures in midlife and older adults. N Engl J Med. 2022;387(4):299-309.

Marini J. Osteogenesis imperfecta. In: Rose CJ. Primer on the metabolic bone diseases and disorders of mineral metabolism. 8. ed. Iowa: Wiley-Blackwell; 2013. p. 822-9.

Ralston SH, Gaston MS. Management of osteogenesis imperfecta. Front Endocrinol (Lausanne). 2020;10:924.

Rauch F, Munns CF, Land C, Cheung M, Glorieux FH. Risedronate in the treatment of mild pediatric osteogenesis imperfecta: a randomized placebo-controlled study. J Bone Miner Res. 2009;24(7):1282-9.

Shapiro JR, Thompson CB, Wu Y, Nunes M, Gillen C. Bone mineral density and fracture rate in response to intravenous and oral bisphosphonates in adult osteogenesis imperfecta. Calcif Tissue Int. 2010;87(2):120-9.

Viapiana O, Idolazzi L, Fassio A, Orsolini G, Rossini M, Adami G, et al. Long-term effects of neridronate in adults with osteogenesis imperfecta: an observational three-year Italian study. Calcif Tissue Int. 2017;100(4):341-7.

Vuorimies I, Toiviainen-Salo S, Hero M, Mäkitie O. Zoledronic acid treatment in children with osteogenesis imperfecta. Horm Res Paediatr. 2011;75(5):346-53.

Vyskocil V, Pikner R, Kutílek S. Effect of alendronate therapy in children with osteogenesis imperfecta. Joint Bone Spine. 2005;72(5):416-23.

Wang D, Tang X, Shi Q, Wang R, Ji T, Tang X, et al. Denosumab in pediatric bone disorders and the role of RANKL blockade: a narrative review. Transl Pediatr. 2023;12(3): 470-86.

Capítulo 50

# Nefrolitíase

Laura Peixoto Lins ▪ Arthur Inojosa ▪ Francisco Bandeira

## DEFINIÇÃO

A nefrolitíase é uma doença urológica comum que pode cursar com dores abdominais, disúria e hematúria. A patologia tem causa multifatorial, mas os principais fatores de risco incluem histórico familiar, condições sistêmicas, problemas renais e hábitos alimentares. Pacientes com histórico de cálculos renais apresentam alta probabilidade de novos episódios, com uma taxa de recorrência que pode ultrapassar 50% em até 10 anos. A incidência na população varia de 5 a 15%, sendo mais frequente no gênero masculino (com uma proporção de 3:1) e em adultos jovens. Em crianças, a ocorrência é semelhante entre os gêneros. A taxa de recorrência é de 15% em 1 ano e de 50% em 5 anos.

## ETIOLOGIA

Os cálculos renais têm causa multifatorial, envolvendo predisposição genética, doenças sistêmicas subjacentes, hábitos de vida e alimentação. Esses fatores influenciam a supersaturação da urina e a excreção de solutos.

O desequilíbrio entre fatores promotores da urolitíase (cálcio, oxalato, ácido úrico e fosfato inorgânico) e fatores protetores (citrato e magnésio) podem facilitar a formação dos cálculos. Além disso, alterações na superfície urotelial ajudam a explicar por que apenas uma fração das pessoas desenvolvem cálculos de oxalato de cálcio, embora a supersaturação urinária seja bastante comum.

Essa supersaturação promove a combinação de íons a uma substância sólida. Por exemplo, íons de cálcio e oxalato podem se depositar na superfície de outro cristal e promover a formação de cálculos de oxalato de cálcio.

Algumas condições endocrinológicas, que serão abordadas à frente, podem ter influência direta na litíase renal, por aumentar, por exemplo, a excreção renal de cálcio.

Os tipos de cálculos renais são classificados conforme sua composição e estão detalhados na Tabela 50.1.

## ENDOCRINOLOGIA E CÁLCULOS RENAIS

Diversas condições endocrinológicas estão associadas à nefrolitíase, pois influenciam a excreção de solutos pela urina.

A obesidade e o diabetes, por exemplo, aumentam o risco de formação de cálculos renais ao promover maior excreção de cálcio e ácido úrico, além de reduzir o pH urinário e diminuir a excreção de citrato. Além disso, síndrome metabólica, dislipidemias e hipertensão estão associadas a uma maior incidência de nefrolitíase, reforçando o papel das condições metabólicas e endócrinas na formação de cálculos renais.

Fatores dietéticos, como o consumo elevado de sal, sacarose, bebidas adoçadas e proteínas animais também desempenham um papel importante na gênese da doença. O sal aumenta a excreção de cálcio, enquanto as proteínas animais aumentam a excreção tanto de cálcio quanto de ácido úrico, ao mesmo tempo em que reduzem a excreção de citrato.

A hipercalciúria, caracterizada pela excreção urinária de cálcio superior a 300 mg/dia em homens e 250 mg/dia em mulheres, é uma

**TABELA 50.1** Tipos de cálculos e sua incidência.

| Tipo de cálculo | Incidência |
|---|---|
| Oxalato de cálcio | 76% |
| Fosfato de cálcio | 18% |
| Ácido úrico | 5% |
| Brushita | 2% |
| Estruvita | 2% |
| Cistina | 0,1% |

Adaptada de Thongprayoon et al., 2020.

condição com frequência relacionada com a formação de cálculos. O aumento dessa excreção pode ser observado em doenças como hiperparatireoidismo, sarcoidose e acidose tubular renal. Quando tanto o cálcio sérico quanto o urinário estão elevados, suspeita-se de hiperparatireoidismo primário.

## APRESENTAÇÃO CLÍNICA

Os cálculos renais podem se apresentar com dores em abdome e/ou nos flancos associadas ou não a disúria e hematúria. Com frequência, a dor irradia para a região genital.

Alguns pacientes podem ser assintomáticos. No caso de crise renal, as principais manifestações clínicas são:

- Cólica nefrética: sintoma mais típico caracteriza-se por dor intensa na região lombar e nos flancos, com irradiação para a fossa ilíaca ipsilateral ou genitália externa. É causada pela passagem do cálculo da pelve renal para o ureter, resultando em espasmo ureteral e, talvez, obstrução
- Náuseas/vômitos são comuns
- Hematúria macro ou microscópica
- Febre/calafrios (se houver infecção do trato urinário [ITU] associada)
- Em crianças, os mesmos sintomas citados ou apenas hematúria, dor abdominal generalizada ou ITU.

## DIAGNÓSTICO

### Avaliação inicial

Deve-se investigar com atenção a história clínica, a história prévia de cálculos, a história familiar, anormalidades conhecidas do trato urinário, doenças sistêmicas (p. ex., doença inflamatória intestinal), história de infecção urinária de repetição, medicamentos, ingestão diária de fluidos e dieta. É preciso realizar sumário de urina para avaliar o sedimento urinário e descartar infecção associada.

A radiografia de abdome pode visualizar cálculos compostos de cálcio, incluindo os de estruvita, mas os demais cálculos podem não ser detectados. Já a ultrassonografia (US) de vias urinárias pode diagnosticar a presença e a localização dos cálculos, avaliar obstrução e alterações anatômicas do trato urinário.

A tomografia computadorizada (TC) de abdome sem contraste é o padrão-ouro para o diagnóstico de nefrolitíase (sensibilidade 95% e especificidade 98%), em especial para diagnóstico de cálculos ureterais. Por esse exame, também é possível avaliar o tamanho e a localização dos cálculos.

### Avaliação metabólica

Por meio da determinação do tipo de cálculo, é possível analisar o que foi eliminado, ou seus fragmentos, para definir sua composição; o sumário de urina avaliará se há cristais e infecção.

A avaliação laboratorial é feita por meio de cálcio sérico (descartar hipercalcemia), bicarbonato sérico (avaliar acidose tubular renal [ATR]), ácido úrico sérico (avaliar hiperuricemia), ureia e creatinina (avaliar disfunção renal aguda ou crônica). A urina de 24 h detecta cálcio, oxalato, ácido úrico, cistina, citrato, sódio, potássio, fosfato, magnésio, creatinina, ureia, volume urinário e pH (Tabela 50.2). Deve ser repetida 4 a 8 semanas após a instituição do tratamento para avaliar sua eficácia. A urocultura é feita para identificar patógenos produtores de urease.

## TRATAMENTO

A nutrição é um dos fatores de risco modificáveis mais importantes. Indica-se aumentar a ingesta hídrica, reduzir sódio e proteínas animais na dieta, bem como aumentar o consumo de frutas e ter uma dieta balanceada de cálcio.

Para o tratamento da crise álgica, podem-se administrar:

- Anti-inflamatórios não hormonais (AINH): cetoprofeno, cetorolaco de trometamina etc.
- Analgésicos: escopolamina, dipirona, tramadol
- Antieméticos.

No manejo urológico, é preciso considerar:

- Cálculos < 3 mm: tansulosina (alfabloqueador seletivo) – terapia expulsiva
- Cálculos < 5 mm: eliminados de maneira espontânea, na ausência de anormalidades do trato urinário
- Cálculos > 5 e < 10 mm: 50% são eliminados de modo espontâneo

**TABELA 50.2** Valores de referência na análise da urina de 24 h.

| Análise | Adultos | Crianças (< 18 anos) |
|---|---|---|
| Volume | > 1,5 ℓ/24 h | 25 ± 7 mℓ/kg/dia |
| pH | 5,8 a 6,2 | 5,85 a 7,05 |
| Cálcio | < 4 mg/kg/24 h | < 4 mg/kg ou < 0,21 g/g creatinina (> 2 anos) |
| Oxalato | 30 a 50 mg/24 h | < 45 mg/1,73 m²/24 h ou < 0,56 mg/kg/24 h (> 2 anos) |
| Citrato | > 500 mg/24 h | > 400 mg/g creatinina |
| Ácido úrico | < 700 mg/24 h | < 815 mg/1,73 m²/24 h ou < 0,56 mg/100 mℓ TFG |
| Fosfato | 400 a 1.300 mg/24 h | – |
| Magnésio | 50 a 150 mg/24 h | < 88 mg/1,73 m²/24 h |
| Sulfato | 20 a 80 mmol/24 h | – |
| Amônia | 15 a 60 mmol/24 h | – |
| Sódio | 50 a 150 mEq/24 h | – |
| Potássio | 20 a 100 mEq/24 h | – |

TFG: taxa de filtração glomerular.

- Cálculos > 10 mm: necessitam de procedimentos urológicos para eliminação
- Procedimentos urológicos: litotripsia extracorpórea (cálculos < 2 cm), abordagem cirúrgica percutânea e ureteroscopia (abordagem de cálculos ureterais e na pelve renal).

Nos pacientes com sinais de obstrução e infecção secundários ao cálculo, o procedimento urológico de descompressão é uma emergência.

## DISTÚRBIOS METABÓLICOS

Estão envolvidos na litogênese em 80 a 90% dos casos de litíase renal.

### Hipercalciúria

As causas genéticas de hipercalciúria estão descritas na Tabela 50.3, e os fatores desencadeantes para hipercalciúria estão descritos na Tabela 50.4.

**TABELA 50.3** Causas genéticas de hipercalciúria.

| Distúrbio | Genes envolvidos | Características |
|---|---|---|
| Hipercalciúria familiar | *ADCY10, VDR* | Herança autossômica dominante. Responde a diuréticos tiazídicos |
| Hipocalcemia autossômica dominante | *CaSR, GNA11* | Hipocalcemia, hiperfosfatemia, PTH de modo inapropriado diminuído no sangue |
| Síndrome de Bartter | *NKCC2, ROMK, CaSR, CLCN5* | Herança autossômica dominante<br>Hipopotassemia, acidose metabólica. Responde à indometacina e à espironolactona |
| Hipofosfatemia | *SLC34A1, SLC34A3, SLC34A3R1* | Herança autossômica recessiva. Hiperfosfatúria. Elevação da 1,25(OH)2-D no sangue |
| Hipomagnesemia familiar | *CLDN16, CLDN19* | Herança autossômica recessiva<br>Hipermagnesúria, miopia, coloboma macular, nistagmo |
| Hipercalcemia infantil | *CYP24A1, SLC34A1* | Herança autossômica recessiva. Responde ao fluconazol (*CYP24A1*) e à reposição de fosfato (*SCL34A1*) |
| Doença de Dent | *CLCN5* | Herança ligada ao X. Proteinúria, IRC |

CaSR: receptor sensível ao cálcio; IRC: insuficiência renal crônica; PTH: paratormônio; VDR: receptor de vitamina D.

**TABELA 50.4** Principais causas de hipercalciúria.

| Alteração metabólica | Principais causas |
|---|---|
| Hipercalcemia | Hiperparatireoidismo<br>Sarcoidose<br>Hipervitaminose D<br>Síndrome do leite alcalino<br>Acromegalia<br>Hipertireoidismo<br>Tumores malignos |
| Hipercalciúria idiopática | Sem causa aparente. Cálcio sérico mostra-se normal sem outros fatores que elevem a excreção de cálcio urinário (até 4 mg/kg/24 h) |

Para o tratamento, não é preconizada dieta restrita em cálcio, pois pode causar hiperoxalúria e exacerbar o comprometimento ósseo. Recomenda-se dieta com 800 mg/dia de cálcio elementar e, em pacientes intolerantes, pode ser administrado sob a forma de citrato de cálcio. Nas farmácias, há preparações em comprimidos de 1,6 a 1,8 g que contêm de 250 a 300 mg de cálcio elementar (na forma de cálcio citrato malato) por comprimido, associados a 1.000 a 2.000 UI de colecalciferol (vitamina $D_3$): DPrev Cálcio®, Addera Cal® e Sany D Cálcio®.

Deve-se aumentar o volume urinário para, pelo menos, 2 ℓ/dia e administrar diuréticos tiazídicos, como hidroclorotiazida 25 a 50 mg/dia, clortalidona 25 a 50 mg/dia, indapamida 1,2 a 2,5 mg/dia . Os diuréticos tiazídicos promovem a absorção de cálcio nos rins, limitando, assim, a excreção de cálcio e a concentração de cálcio na urina.

Estudos recentes demonstram que doses baixas de tiazidas podem oferecer benefícios comparáveis aos diuréticos em altas doses na prevenção do desenvolvimento de cálculos de cálcio, sem os efeitos colaterais significativos frequentemente observados com doses elevadas.

Em casos recorrentes, usar citrato de potássio, 30 a 60 mEq/dia, ou Litocit® (comprimidos com 10 ou 5 mEq de citrato de potássio).

## Hiperuricosúria

Quando o pH urinário cai abaixo de 5,5, o ácido úrico se torna menos solúvel, aumentando o risco de formação de cálculos. Mesmo com níveis normais de ácido úrico em uma amostra de urina de 24 h, o paciente ainda pode desenvolver litíase renal. Mas, no geral, há hiperuricosúria.

Os cálculos podem ser:

- Constituídos por ácido úrico puro: cálculos formados em decorrência de um pH urinário bastante ácido; em geral, são observados em pacientes com hiperuricemia e sem hiperuricosúria, em geral em pessoas com obesidade e portadores de síndrome metabólica/resistência à insulina. O uso de vitamina C também pode favorecer a acidificação urinária e predispor a cálculos de ácido úrico
- Associados ao oxalato de cálcio.

O tratamento deve basear-se em dieta pobre em purinas: restrição de alimentos, como vísceras de animais, frutos do mar, leguminosas e peixes pequenos. Deve-se administrar um inibidor da xantina-oxidase, como alopurinol 100 mg/dia (indicado para pacientes com excreção urinária de ácido úrico > 1.000 mg/24 h ou quando há hiperuricemia associada), e manter ácido úrico sérico < 6 mg/dℓ. Para alcalinização urinária, utilizar citrato de potássio 30 a 60 mEq/dia ou bicarbonato de sódio, visando elevar o pH urinário de 6 a 6,5.

## Hiperoxalúria

A hiperoxalúria pode levar à supersaturação urinária de oxalato de cálcio e à formação de cristais. Classifica-se em primária e secundária, conforme Tabela 50.5.

A hiperoxalúria primária associa-se mais à insuficiência renal do que à litogênese. O aumento da absorção intestinal de oxalato, também denominado "hiperoxalúria entérica", que predispõe

**TABELA 50.5** Classificação e causas de hiperoxalúria.

| Classificação | Causas |
|---|---|
| Primária | Aumento da síntese de oxalato<br>Distúrbios enzimáticos (hiperoxalúria primária tipos I e II)<br>Deficiência de piridoxina |
| Secundária | Aumento do substrato<br>Intoxicação por etilenoglicol ou metoxiflurano ou consumo aumentado de vitamina C<br>Hiperabsorção intestinal de oxalato |

à litíase, é decorrente do desequilíbrio entre cálcio e oxalato no lúmen intestinal. Esse desequilíbrio ocorre com dieta pobre em cálcio e em condições em que há má-absorção intestinal de gorduras (doença inflamatória intestinal, ressecção e *bypass* intestinal). O aumento da absorção de oxalato de modo isolado causa apenas oxalúria, mas, em geral, não produz cálculos.

O tratamento para hiperoxalúria primária consiste em reduzir a ingestão de oxalato na dieta (frutas e vegetais vermelhos) e aumentar a de piridoxina e cálcio oral com as refeições. Já para a hiperoxalúria secundária, o tratamento é focado em identificar a causa e manter uma dieta pobre em gorduras e oxalato, e aumentar a ingesta de cálcio durante as refeições com o objetivo de se ligar ao oxalato e evitar sua absorção. Além disso, recomenda-se reduzir a ingesta de sal.

## Cistinúria

É uma doença genética autossômica recessiva rara e de penetrância tardia, caracterizada pela elevada excreção urinária de quatro aminoácidos: cistina, ornitina, lisina e arginina. Mais de 20 mutações no gene *SLC3A1* já foram descritas. Caracteriza-se por cálculos grandes, recorrentes e de difícil fragmentação pela litotripsia extracorpórea. A cistina urinária de 24 h apresenta-se, em geral, acima de 30 mg (125 mmol).

Em condições de pH ácido, a cistina é insolúvel, o que leva à formação de cálculos. A ocorrência é rara (< 1% dos litiásicos). Os fenótipos incluem:

- Tipo I: cistina urinária até 100 mmol/g de creatinina
- Tipo II: cistina urinária > 1.000 mmol/g de creatinina
- Tipo III: cistina entre 100 e 600 mmol/g de creatinina.

O tratamento consiste em hidratação oral (> 3.000 mℓ/dia) e alcalinização da urina (citrato de potássio 20 a 60 mEq/dia), mantendo-se o pH em torno de 7 para aumentar a solubilização da cistina. Se não houver resolução com essas medidas, pode-se tentar os seguintes medicamentos:

- D-penicilamina 750 a 1.250 mg/dia: converte cistina em um modo mais solúvel, a cisteína. Seu inconveniente são os vários efeitos colaterais hematológicos, hepatotóxicos e renais (proteinúria e síndrome nefrótica)
- Tiopronina (N-2-mercaptopropionilglicina), dose máxima de 800 mg/dia: reduz a excreção renal de cistina. Apresenta menor toxicidade que a D-penicilamina, mas pode causar os mesmos efeitos adversos (maior tolerabilidade)
- Captopril: indicado para os pacientes não responsivos aos fármacos descritos antes, contudo, sua eficácia é controversa.

## Acidose tubular renal

A ATR clássica caracteriza-se pela incapacidade de o túbulo distal secretar íons $H^+$ e reduzir o pH urinário a < 5,5, ocasionando acidose metabólica sistêmica, desmineralização óssea e hipopotassemia, o que predispõe a nefrocalcinose e/ou nefrolitíase.

Os cálculos são compostos de fosfato de cálcio, e sua precipitação é favorecida pelo elevado pH urinário e pela redução da excreção urinária de citrato (decorrente da acidose sistêmica). A etiologia inclui:

- Causa primária: ATR distal primária
- Causas secundárias:
  - Doenças genéticas
  - Doenças autoimunes (síndrome de Sjögren, lúpus eritematoso sistêmico)
  - Distúrbios do metabolismo do cálcio (hiperparatireoidismo primário [HPTP], hipercalciúria idiopática com nefrocalcinose)
  - Rim em esponja medular
  - Nefropatias tubulointersticiais
  - Rejeição de transplantes
  - Nefropatia obstrutiva
  - Fármacos (anfotericina, analgésicos, lítio, aminoglicosídeos).

O diagnóstico ocorre pela identificação de pH urinário > 5,5 associado à acidose sistêmica. Para a medida do pH urinário, deve-se coletar, sob vaselina, a segunda urina do dia após 12 h de jejum e medir com pHmetro.

O tratamento consiste em reposição de álcalis, com o objetivo de controlar a acidose, reduzir a reabsorção óssea, restaurar o crescimento normal nas crianças e reduzir a calciúria, resultando em menor deposição de cálcio (nefrocalcinose) e/ou formação de cálculos.

## Alcalinização

- Bicarbonato de potássio: efeito hipocalciúrico mais potente que o bicarbonato de sódio (1 colher de chá equivale a quase 60 mEq de bicarbonato de potássio)
- Citrato de potássio (Litocit®): 60 a 120 mEq/dia (1 a 2 mEq/kg/dia), corrige a acidose metabólica e a hipopotassemia, e restaura os níveis de citrato urinário.

## Infecção do trato urinário

A ITU pode provocar formação de cálculos quando causada por bactérias produtoras de urease, como Proteus, Providencia, Klebsiella, Pseudomonas e Enterococcus. A ITU crônica ou recidivante por outros patógenos também pode favorecer a formação de cálculos.

As bactérias produtoras de urease hidrolisam a ureia em amônio, o qual eleva o pH urinário (> 7), promovendo aumento na concentração de fosfato e, como consequência, a precipitação de cálculos de fosfato amônio-magnesiano (estruvita). Esses cálculos também são chamados "coraliformes" e são mais associados à perda da função renal, dado seu crescimento progressivo.

O tratamento da ITU é feito com antibiótico, de acordo com o padrão de resistência do patógeno isolado. A antibioticoprofilaxia da ITU pode ser necessária nos casos recidivantes. A retirada cirúrgica dos cálculos é fundamental, pois a presença do cálculo mantém a infecção. Nesse sentido, as técnicas da cirurgia intrarrenal retrógrada, incluindo *stent* ureteral, têm ganhado força no manejo da calculose renal recidivante. Os inibidores da urease (ácido aceto-hidroxâmico ou seus derivados) devem ser administrados de maneira restrita em função de seus efeitos colaterais, como tromboflebite, anemia hemolítica e nefrotoxicidade.

## Hipocitratúria

Caracteriza-se por citrato urinário < 500 mg/24 h. A etiologia é de ATR completa ou incompleta e síndromes diarreicas crônicas, hipopotassemia, diuréticos tiazídicos, ITU, idiopática, exercícios extenuantes, elevada ingestão de sal ou dieta rica em proteína animal podem contribuir para redução do citrato urinário.

O citrato age como inibidor da cristalização por meio da sua capacidade de se ligar ao cálcio, reduzindo a saturação de oxalato e fosfato de cálcio. O citrato deposita-se sobre a superfície dos cristais de cálcio já formados e impede seu crescimento e a agregação em partículas maiores. Por ser convertido em bicarbonato, o citrato tem poder alcalinizante, sendo preconizado em condições de hiperuricosúria ou litíase por ácido úrico (para solubilizar o ácido úrico) e na ATR (para controlar a acidose sistêmica).

O tratamento consiste em administrar citrato de potássio 30 a 60 mEq/dia e em evitar manter o pH > 7,5. Contudo, deve ser evitado nos casos em que o pH urinário > 6,5, pelo risco de formação de cálculos de fosfato de cálcio.

## LEITURAS SUGERIDAS


Chandrashekar KB, Fulop T, Juncos LA. Medical management and prevention of nephrolithiasis. Am J Med. 2012;125(4):344-7.

Falagario UG, Calò B, Auciello M, Carrieri G, Cormio L. Advanced ureteroscopic techniques for the management of kidney stones. Curr Opin Urol. 2021;31(1):58-65.

Hilberg I, Amaral L. Litíase renal. In: Bandeira F, Mancini M, Graf H, Griz L, Faria M, Lazaretti Castro M. Endocrinologia e Diabetes. 3rd ed. Rio de Janeiro: Medbook; 2015. p. 517-26.

Howles AS, Thakker R. Genetics of kidney stone disease. Nat Rev Urol. 2020;17(7):407-21.

Liu M, Gao M, Wu J, Zhu Z, Hu J, Chen H, Chen Z, Chen J. Metabolic syndrome and the risk of kidney stones: evidence from 487 860 UK biobank participants. J Clin Endocrinol Metab. 2025; 110(4):e1211-9.

Maharaul HH, Brar G, Dhorajia D. Clinical profile and management of nephrolithiasis. Int J Health Sci. 2022;711-25.

Peerapen P, Thongboonkerd V. Kidney stone prevention. Adv Nutr. 2023 May;14(3):555-69.

Rahman I, Nusaly I, Syahrir S, Nusaly H, Mansyur M. Association between metabolic syndrome components and the risk of developing nephrolithiasis: a systematic review and Bayesian meta-analysis. F1000Res. 2021;10.

Segall M, Geavlete PA, Somani BK, Skolarikos A, Sarica K, Seitz C. Pharmacologic treatment of kidney stones: current medication and pH monitoring. Actas Urol Esp. 2024; 48(1):11-8.

Thongprayoon C, Krambeck AE, Rule AD. Determining the true burden of kidney stone disease. Nat Rev Nephrol. 2020;16(12):736-46.

Worcester EM, Coe FL. Nephrolithiasis. Prim Care Clin Office Pract. 2008;35(2):369-91.

Capítulo 51

# Distúrbios Mineral e Ósseo na Doença Renal Crônica

Victoria Stahlhofer Konze ■ Marcela Resende Sarmento ■ Francisco Bandeira

## INTRODUÇÃO

A doença renal crônica (DRC) é considerada um problema de saúde pública internacional que afeta de 5 a 10% da população mundial. Com o declínio da função renal, surgem alterações do metabolismo mineral e ósseo, denominadas "distúrbios mineral e ósseo na doença renal crônica" (DMO-DRC), as quais podem causar desde uma hipocalcemia leve até fraturas, doença óssea histologicamente documentada (osteodistrofia renal [ODR]) e calcificações extraesqueléticas, principalmente as vasculares, que são a principal causa da alta taxa de morbimortalidade observada na DRC.

## FISIOPATOLOGIA

O rim sintetiza a 1,25(OH)2D (calcitriol), o metabólito mais ativo da vitamina D, que, por meio da enzima 1-alfa-hidroxilase, se transforma em 25(OH)D. O calcitriol é responsável pela absorção intestinal de cálcio. Tanto o cálcio como o calcitriol têm receptores específicos nas paratireoides, podendo ter expressão inibitória na síntese e na secreção de paratormônio (PTH). À medida que a função renal se deteriora, a produção de calcitriol também diminui, provocando consecutivas reduções na 25(OH)D. A dosagem de calcitriol plasmático pode estar normal em pacientes no estágio inicial ou moderado de DRC; entretanto, os níveis plasmáticos de PTH são geralmente aumentados nessa condição.

## HOMEOSTASE DO CÁLCIO

É regulada por intestino, rim e ossos. Caso esse íon se apresente em déficit no organismo, aumenta-se o risco de fraturas e de osteoporose; do contrário, pode-se aumentar o risco de calcificação vascular e eventos cardiovasculares. O metabolismo do cálcio depende fortemente da interação de PTH e vitamina D. O cálcio total tende a diminuir durante o curso da DRC, contudo, o cálcio livre permanece inalterado na maioria desses pacientes. Uma série de fatores pode causar a hipocalcemia nesses casos, como a retenção do fósforo, o aumento do PTH e a diminuição da conversão e produção do calcitriol pelo rim, levando a uma menor absorção de cálcio pelo intestino e resistência calcêmica pelo osso.

## HOMEOSTASE DO FÓSFORO

Além do cálcio e do calcitriol, o fósforo também tem importante ação nas paratireoides, estimulando a produção de PTH por meio de um mecanismo pós-transcripcional. No rim, o PTH é capaz de inibir a reabsorção tubular de fósforo, provocando fosfatúria.

Com a evolução da DRC, o fósforo passa a ser retido pelo rim, entretanto, essa hiperfosfatemia só se torna evidente quando a taxa de filtração glomerular (TFG) diminui seu ritmo em 30%.

Nesse meio tempo, o PTH é responsável por eliminar o fósforo urinário com o objetivo de regular a homeostase interna. A retenção de fosfato provoca diminuição na produção de calcitriol, levando a menor absorção de cálcio intestinal, provocando hipocalcemia e estimulando a secreção de PTH.

### Paratormônio *versus* fator de crescimento fibroblástico 23

O PTH, produzido pelas glândulas paratireoides, tem como principal função a manutenção da calcemia no corpo. O PTH mantém a homeostase calcêmica por meio de três mecanismos: a reabsorção renal de cálcio, a ativação da 1-alfa-hidroxilase e da reabsorção óssea. O fator de crescimento de fibroblastos-23 (FGF-23) é uma fosfatonina envolvida na regulação do metabolismo mineral e ósseo. Ela é produzida pelos osteoblastos e osteófitos e tem ação fosfatúrica no rim. Além disso, atua diretamente na síntese de calcitriol, inibindo a 1-alfa-hidroxilase, estimulando indiretamente o PTH. Contudo, o FGF-23 também pode inibir diretamente a produção de PTH quando atua em um receptor paratireoidiano específico, juntamente a um cofator, a proteína Klotho.

## OSTEODISTROFIA RENAL

A ODR é caracterizada como distúrbio do metabolismo ósseo e da qualidade óssea decorrente de complicações da insuficiência renal crônica (IRC). As anormalidades ósseas e do metabolismo ósseo mineral são responsáveis pelo aumento da morbimortalidade em pacientes com DRC (Quadro 51.1). Em particular, a hiperfosfatemia e a elevação de FGF-23 demonstraram uma associação com alto risco de mortalidade.

Do ponto de vista histológico, a ODR varia desde a osteíte fibrosa (doença com alto *turnover* ósseo, alta remodelação, relacionada com hiperparatireoidismo secundário [HPTS] e acompanhada de proliferação de osteoblastos e osteoclastos, além de fibrose medular), osteomalacia (doença de baixa remodelação) até a doença óssea adinâmica (DOA) com baixo *turnover* ósseo, redução da formação óssea e da celularidade.

**QUADRO 51.1** Alterações ósseas associadas com anormalidades hormonais e metabólicas na doença renal crônica.

| Diminuição da qualidade óssea |
|---|
| Mineralização (osteomalacia) |
| Remodelação anormal (perda do processo reparador) |
| Doença óssea adinâmica, baixo e alto *turnover* |
| Redução da resistência ao impacto |
| Perda da elasticidade e fragilização dos tecidos |

## BIOMARCADORES DE RENOVAÇÃO ÓSSEA NA DOENÇA RENAL CRÔNICA

Sabe-se que tanto a alta quanto a baixa renovação óssea podem levar à baixa densidade mineral óssea e ao risco de fraturas, mas a abordagem terapêutica para cada uma dessas situações é diametralmente oposta, e os marcadores de renovação óssea auxiliam no diagnóstico diferencial.

Com relação ao PTH, dados da literatura apontam que níveis menores que 150 pg/mℓ têm alto valor preditivo para doença de baixo *turnouver* (doença óssea adinâmica), enquanto valores acima de 9 vezes o intervalo de referência normal possuem alta especificidade para doença de alto remodelamento ósseo.

É importante ressaltar que o paratormônio intacto (IPTH) não deve ser utilizado como único indicador de remodelação óssea quando aplicado a pacientes individuais, no entanto, quando um paciente em diálise possui uma concentração extremamente alta de iPTH, a especificidade para doença de alto *turnover* é alta.

O mesmo também pode ser verdadeiro para pacientes com níveis muito baixos de PTH – por exemplo: consistentemente abaixo de 50 pg/mℓ, com provável diagnóstico de baixo remodelamento.

Diversos outros biomarcadores também podem ser utilizados, como FGF-23, proteína klotho, fosfatase alcalina específica do osso (b-ALP, do inglês *bone alkaline phosphatase*), fosfatase ácida-resistente ao tartarato, propeptídeo N-terminal do pró-colágeno tipo 1 (P1NP), telopeptídeo C-terminal do colágeno tipo 1 (CTX) e vários outros, mas apenas alguns estão amplamente disponíveis clinicamente. A maioria deles é afetada pela TFG e encontra-se elevada na DRC. A b-ALP é um dos biomarcadores da formação óssea que não é afetado pela TFG, assim, baixas concentrações de b-ALP são consistentemente associadas com a baixa remodelação óssea.

De maneira geral, embora os biomarcadores sejam úteis em níveis extremos, a biopsia óssea da crista ilíaca continua sendo o padrão-ouro para diagnosticar remodelação óssea e patologia subjacente em pacientes com DRC, visto que além da remodelação óssea, a análise histomorfométrica fornece informações sobre mineralização e volume. No entanto, poucos pacientes com DRC recebem biopsias ósseas, tanto pela menor disponibilidade quanto pela natureza invasiva do procedimento, apesar de complicações serem raras.

## HIPERPARATIREOIDISMO SECUNDÁRIO

O HPTS é caracterizado por uma patogênese complexa causada por vários fatores, incluindo deficiência de vitamina D, aumento dos níveis de FGF-23, hipocalcemia e hiperfosfatemia, o que pode levar a anormalidades significativas na mineralização e na renovação óssea. Existem vários fatores implicados na fisiopatologia do DMO-DRC que levam ao HPTS, contudo, os principais são a diminuição da eliminação renal do fósforo, a diminuição da produção de calcitriol pelo rim e a hipocalcemia (Tabela 51.1).

Essas alterações são mais evidentes a partir do estágio 3 da DRC, levando a complicações graves. O HPTS se instala precocemente no paciente DMO-DRC, agrava-se durante o tratamento dialítico e, muitas vezes, não se resolve nem mesmo com o transplante renal bem-sucedido.

**TABELA 51.1** Exames a serem solicitados na suspeita de distúrbios do metabolismo ósseo-mineral da DRC.

| Exames | Objetivo |
|---|---|
| Radiografias de ossos (mãos, crânio, bacia e ossos longos) | Detectar calcificações extraósseas |
| US e cintilografia com sestamibi das glândulas paratireoides | Avaliar localização e função das paratireoides |
| Ecocardiograma e radiografia lateral de abdome | Detectar calcificações extraesqueléticas, incluindo vasos, valvas cardíacas e miocárdio |
| Dosagem dos níveis séricos de alumínio | Descartar intoxicação alumínica, apesar do abandono do uso de hidróxido de alumínio como quelante de fósforo e do emprego de sistemas eficientes de purificação da água das máquinas de hemodiálise |
| Densitometria óssea | Avaliação da massa óssea |
| Biopsia óssea | Padrão-ouro para o diagnóstico da doença óssea, tanto de alta como de baixa remodelação e, ainda, quando ocorre intoxicação por alumínio |
| Marcadores ósseos (P1NP, osteocalcina, FA óssea específica, CTX) | Podem ser usados para monitorar a terapia de pacientes com osteoporose, porém em pacientes com DRC, a FA óssea específica no soro oferece menor interferência com a TFG. O CTX acumula-se, e sua elevação ocorre com TFG < 60 mℓ/min |

CTX: telopeptídeo C-terminal do colágeno tipo 1; DMO-DRC: distúrbios mineral e ósseo na doença renal crônica; FA: fosfatase alcalina; P1NP: propeptídio N-terminal do pró-colágeno tipo 1; TFG: taxa de filtração glomerular; US: ultrassonografia.

## TRATAMENTO

### Hiperparatireoidismo secundário/alta remodelação/doença óssea adinâmica

Consiste em diálise, tratamento não farmacológico, tratamento farmacológico, calcimiméticos ou, até mesmo, paratireoidectomia.

O tratamento não farmacológico do HPTS consiste em dieta hipoproteica para evitar o acúmulo de fósforo causado pelo aumento da reabsorção óssea, pela ineficiência da diálise e pela ingestão excessiva do elemento. A terapia medicamentosa disponível para o HPTS para hiperfosfatemia inclui quelantes de fosfato, como carbonato de cálcio, acetato de cálcio ou sevelâmer (DRC estágio 5). Os quelantes se ligam e quelam o fósforo no lúmen intestinal, diminuindo sua absorção no tubo digestivo. A hipovitaminose D também deve ser tratada nos pacientes com DRC estágios 3 e 4, visando reduzir a frequência e a gravidade do HPTS.

Os calcimiméticos foram desenvolvidos após a identificação do receptor sensível ao cálcio (CaSR), que imita o efeito do cálcio. Esses compostos aumentam a sensibilidade das glândulas paratireoides ao cálcio, produzindo um deslocamento para PTH-Ca. Portanto, a concentração de cálcio necessária para inibir a secreção de PTH para 50% é reduzida após administração calcimimética. Além disso, ao reduzirem o PTH, os calcimiméticos também reduzem o cálcio, o fósforo e o FGF-23.

O ensaio EVOLVE avaliou o uso de calcimimético *versus* placebo em 3.883 pacientes em diálise durante 4 anos. Embora a doença cardiovascular fosse o resultado primário, avaliou fraturas como resultado secundário, tendo evidenciado, em uma análise de subgrupo, que o cinacalcete pode ter sido útil na prevenção de fraturas nos pacientes em diálise mais velhos e com histórico prévio de fratura. Como recomendação geral, deve-se utilizar calcimiméticos nos pacientes em diálise com suspeita de alta remodelação óssea, para a prevenção de fraturas.

Como a DOA pode ocorrer em vários estágios de DRC, uma possibilidade para o tratamento seria um regime intermitente de PTH exógeno, pois quando administrado nos estágios iniciais da DRC, há a possibilidade de impedir o aumento do FGF-23, a queda da 1,25(OH)2D e o desenvolvimento de ODR, incluindo HPTS. Além disso, em contraste com os efeitos catabólicos do PTH, sua administração intermitente poderia ter efeito anabólico. Entretanto, no cenário oposto, efeitos negativos podem ocorrer, como facilitar o desenvolvimento de hiperparatireoidismo e acelerar a calcificação vascular.

A teriparatida (PTH 1-34) poderia ser administrada com uma dose menor que 20 mg, e sua administração poderia ser menos frequente em comparação com o uso diário de osteoporose. Outra opção poderia ser o abaloparatida (análogo da proteína relacionada ao paratormônio [PTHrP]), em uma dosagem recomendada de 80 mg, injeção subcutânea (SC), 1 vez/dia. O abaloparatida, quando comparado com a teriparatida, pode ter a vantagem de apresentar menor probabilidade de causar hipercalcemia e aumento da formação óssea com pouco efeito sobre a reabsorção.

Do mesmo modo, a esclerostina (proteína secretada pelos osteócitos que retrorregula a formação óssea) está elevada nos vários estágios de DRC, especialmente em pacientes com diabetes. Por isso, o uso de anticorpos antiesclerostina (romosozumabe) seria teoricamente importante na diminuição dos efeitos ósseos da DOA. Entretanto, existem preocupações em relação ao possível risco de maior calcificação vascular, visto que a esclerostina, mesmo reduzindo a mineralização óssea, minimiza o processo da calcificação arterial. Portanto, dada a alta prevalência de doença cardiovascular em pacientes com DRC avançada, evita-se o uso de romosozumabe na prática clínica até que dados de segurança fiquem disponíveis.

A administração intermitente proposta de PTH ou PTHrP é biologicamente plausível, mas sua eficácia e segurança devem ser avaliadas criticamente em estudos prospectivos a longo prazo, pois em pacientes com DRC com doença óssea de alto *turnover*, por exemplo, o tratamento com PTH pode levar ao aumento da porosidade cortical devido à trabecularização endocortical. Logo, estudos a longo prazo em pacientes com DRC são necessários no sentido de avaliar a segurança das terapias anabólicas no contexto dos distúrbios do metabolismo ósseo-mineral da DRC.

## OSTEOPOROSE NO PACIENTE COM DISTÚRBIOS MINERAL E ÓSSEO NA DOENÇA RENAL CRÔNICA

A osteoporose é uma doença caracterizada por baixa densidade mineral óssea, levando ao risco de fraturas. Pessoas com doença renal crônica tem 3 a 5 vezes maior risco de osteoporose e fraturas em comparação à população em geral. Estudos sugeriram uma taxa de incidência de fraturas de quadril de 7,5 a 13,6 por 1.000 pessoas/ano em homens e mulheres em diálise de manutenção, respectivamente.

Em 2017, a KDIGO atualizou a diretriz recomendando que "em pacientes com DRC G3a-G5D com evidência de DMO-DRC e/ou fatores de risco para osteoporose, sugerem-se testes de densidade mineral óssea para avaliar o risco de fratura se os resultados impactarem as decisões de tratamento". No entanto, é importante reforçar que os dados da densitometria óssea não devem ser interpretados isoladamente, pois, embora forneçam informações sobre densidade óssea, volume e risco de fratura, não fornecem informações sobre remodelação óssea, *turnover* e mineralização, que é conhecida por ser anormal em muitos pacientes com DRC e possui implicações diretas no tratamento. Existem outras modalidades de imagem, embora menos disponíveis, que fornecem informações sobre remodelação ou arquitetura óssea, como tomografia com emissão de pósitrons (PET) ou tomografia computadorizada de alta resolução.

Com relação ao tratamento, os antirreabsortivos podem ter benefícios específicos em pessoas com doença de alta remodelação óssea, sendo os bisfosfonatos a classe mais estudada nessa população específica, embora os dados na DRC estágio 4-5D ainda sejam bastante limitados, especialmente devido ao risco de hipercalcemia e de progressão do declínio da TFG.

Os bisfosfonatos são eliminados principalmente pelos rins, portanto, esses agentes não foram recomendados em pacientes com *clearance* de creatina (CrCl) < 30 mℓ/min, em virtude da preocupação com o acúmulo excessivo de bisfosfonatos no esqueleto, resultando em supersupressão da remodelação óssea.

Apesar das preocupações de segurança com o uso de bisfosfonatos em pacientes com DRC, uma quantidade crescente de dados sugere que esses agentes são seguros em pacientes com TFG entre 15 e 59 mℓ/min/1,73 $m^2$, em razão dos declínios relacionados com idade na função renal sem DRC. A taxa de eventos adversos renais e não renais não foi maior em mulheres com insuficiência renal. Em indivíduos provenientes do Japão, com osteoporose e TFG entre 30 e ≥ 90 mℓ/min/1,73 $m^2$, a administração de risendronato melhorou a densidade mineral óssea da coluna lombar e suprimiu os marcadores de *turnover* ósseo (MTO).

Em uma análise secundária do *Fracture Intervention Trial* (FIT), o tratamento com alendronato foi seguro e resultou em aumento na densidade óssea total de quadril e coluna, e redução nas fraturas vertebrais em mulheres com TFG < 45 mℓ/min/1,73 $m^2$. A administração de alendronato em pacientes com DRC estágios 3 e 4 resultou em aumento significativo no escore T da coluna lombar em comparação com pacientes que receberam placebo. Apesar dos benefícios esqueléticos, a principal preocupação com o uso de bisfosfonatos é o agravamento da DOA. Portanto, são necessários dados sugestivos de alto *turnover*, como elevação da FA total no sangue ou a FA óssea específica sérica > percentil 75 e PTH sérico > 150 pg/mℓ.

Em relação ao denosumabe, a medicação é eliminada pelo sistema reticuloendotelial, e não pelos rins. Em contraste com os bisfosfonatos, ele não se acumula, em caso de insuficiência renal, e não apresenta o risco de supressão a longo prazo do *turnover* ósseo. No estudo FREEDOM, a taxa de eventos adversos não diferiu entre pacientes com ClCr menor quando comparado a ClCr > 30 mℓ/min/1,73 $m^2$. No entanto, estudos posteriores e relatos de casos demonstraram que a administração de denosumabe está associada a um risco significativo de hipocalcemia. No entanto, estudos posteriores e relatos de casos demonstraram que a administração de denosumabe está associada a um risco significativo de hipocalcemia, especialmente em pacientes com DRC avançada ou em diálise. Nesses casos, pode ser necessário um monitoramento rigoroso e uma suplementação agressiva e prolongada de cálcio. Além disso, os dados que sustentam a eficácia do denosumabe na prevenção de fraturas em pacientes com DRC avançada ou em diálise ainda são limitados.

Quanto ao raloxifeno, estudos em pacientes com DRC demonstraram um perfil de segurança favorável, embora faltem dados específicos para aqueles em estágio avançado da doença ou em diálise. Apesar de a terapia estrogênica poder aumentar o risco de eventos trombóticos, esse risco tende a ser menor com o uso de moduladores seletivos do receptor de estrogênio (SERMs). Ainda assim, é recomendada cautela em pacientes com histórico de eventos tromboembólicos, como acidente vascular cerebral ou trombose de fístula arteriovenosa.

Com relação ao acompanhamento desses pacientes, embora os biomarcadores de turnover ósseo tenham uso limitado no diagnóstico definitivo dos distúrbios de remodelação em indivíduos com DRC ou em diálise, eles podem ser úteis para monitorar a resposta às terapias. A duração do tratamento – seja com agentes antirreabsortivos ou anabólicos – ainda não está bem estabelecida e provavelmente deve ser individualizada.

Alguns estudos sugerem a realização de absorciometria por dupla emissão de raios-X (DXA) a cada 2 anos, e recomenda-se considerar a interrupção da terapia quando houver melhora significativa da densidade mineral óssea ou da histomorfometria óssea.

Por fim, a recomendação é que, em pessoas com DRC estágios G3a a G5, o tratamento de DMO-DRC seja orientado por avaliações seriadas e integradas dos níveis de fósforo, cálcio e PTH. Concentrações elevadas de fósforo sérico estão associadas a maior mortalidade, calcificação vascular e doença cardiovascular. Para controle do fósforo, são utilizadas dietas com baixo teor de fósforo e quelantes. Da mesma forma, apesar das evidências limitadas quanto ao benefício da reposição de vitamina D e do uso de calcimiméticos no controle do PTH e na manutenção do cálcio sérico dentro da faixa ideal, essas estratégias continuam sendo amplamente adotadas na prática clínica.

## LEITURAS SUGERIDAS


Block GA, Bushinsky DA, Cheng S, Cunningham J, Dehmel B, Drueke TB, et al. Effect of etelcalcetidevscinacalcet on serum parathyroid hormone in patients receiving hemodialysis with secondary hyperparathyroidism: a randomized clinical trial. JAMA. 2017;317(2):156-64.

Damasiewicz MJ, Nickolas TL. Rethinking bone disease in kidney disease. JBMR Plus. 2018;2(6):309-22.

Feehally J, Floege J, Johnson RJ. Comprehensive clinical nephrology. 3rd ed. Canada: Elsevier; 2007. p. 869-80.

Ginsberg C, Ix JH. Diagnosis and management of osteoporosis in advanced kidney disease: a review. Am J Kidney Dis. 2022 Mar;79(3):427-36.

Hamano N, Komaba H, Fukagawa M. Etelcalcetide for the treatment of secondary hyperparathyroidism. Expert Opin Pharmacother. 2017;18(5):529-34.

Hill Gallant KM, Spiegel DM. Calcium balance in chronic kidney disease. Curr Osteoporos Rep. 2017;15(3):214-21.

Hou YC, Lu CL, Lu KC. Mineral bone disorders in chronic kidney disease. Nephrology (Carlton). 2018;23 Suppl 4:88-94.

KDIGO. Kidney disease: improving global outcomes (KDIGO) clinical practice guideline for the management of chronic kidney disease. [S.l.]: KDIGO, 2024. p. 229-30.

Ketteler M, Block GA, Evenepoel P, Fukagama M, Herzog CA. Executive summary of the 2017 KDIGO Chronic Kidney Diasease – Mineral and Bone Disorder (CKD – MBD) Guideline Update: what's changed and why it matters. Kidney Int. 2017;92:26-36.

Ketteler M, Elder GJ, Evenepoel P, Ix JH, Jamal AS, Lafage'Proust MH, et al. Revisiting KDIGO clinical practice guideline on chronic kidney disease-mineral and bone disorder: a commentary from a kidney disease: improving global outcomes controversies conference. Kidney Int. 2015;87(3): 502-28.

Kidney Disease Improving Global Outcomes. KDIGO 2016 clinical practice guideline update on diagnosis, evaluation, prevention and treatment of CKD-MBD – public review draft. 2016. 52 p.

Lundquist AL, Nigwekar SU. Optimal management of bone mineral disorders in chronic kidney disease and end stage renal disease. Curr Opin Nephrol Hypertens. 2016;25(2): 120-6.

McNerny EMB, Nickolas TL. Bone quality in chronic kidney disease: definitions and diagnostics. Curr Osteoporos Rep. 2017;15(3):207-13.

Medeiros MC, Rocha N, Bandeira E, et al. Serum sclerostin, body composition, and sarcopenia in hemodialysis patients with diabetes. Int J Nephrol. 2020; 2020:4596920.

Oliveira RB de, Barreto FC, Custódio MR, Gueiros JEB, Neves CL, Karohl C, et al. Registro Brasileiro de Biópsias Ósseas (REBRABO): desenho, banco de dados e metodologia. J Bras Nefrol. 2014;36(3):14-21.

Pazianas M, Miller P. Current Understanding of Mineral and Bone Disorders of Chronic Kidney Disease and the Scientific Grounds on the Use of Exogenous Parathyroid Hormone in Its Management. J Bone Metab 2020;27(1):1-13.

Portillo MR, Rodríguez-Ortiz ME. Secondary hyperparathyroidism: pathogenesis, diagnosis, preventive and therapeutic strategies. Rev Endocr Metab Disord. 2017;18(1):79-95.

Shlipak MG, Tummalapalli SL, Boulware LE, Grams ME, Ix JH, Jha V, et al. Conference participants. The case for early identification and intervention of chronic kidney disease: conclusions from a Kidney Disease: Improving Global Outcomes (KDIGO) Controversies Conference. Kidney Int. 2021;99(1):34-47.

Capítulo 52

# Sarcopenia e Fragilidade

Felipe Mágero ▪ Arthur Inojosa ▪
Fabio Moura ▪ Francisco Bandeira

## INTRODUÇÃO

Define-se sarcopenia como uma síndrome caracterizada pela perda progressiva e generalizada de massa e força muscular esquelética. É definida pelo European Working Group on Sarcopenia in Older People 2 (EWGSOP2), em sua diretriz mais recente, como um distúrbio muscular esquelético progressivo e generalizado associado a maior probabilidade de desfechos adversos, incluindo quedas, fraturas, incapacidade física e mortalidade. Recentemente, a Organização Mundial da Saúde (OMS) e sua Classificação Estatística Internacional de Doenças e Problemas Relacionados à Saúde (CID) reconheceram a sarcopenia como uma enfermidade, o que levou à investigação de melhores práticas para seu rastreamento, diagnóstico e manejo.

Desde que o termo *sarcopenia* foi utilizado pela primeira vez, no fim da década de 1980, a sua definição vem evoluindo. Ao longo do tempo, muitos grupos internacionais contribuíram para o desenvolvimento de definições conceituais e operacionais, com mudanças para incorporar evidências epidemiológicas empíricas que complementam e informam abordagens com base em consensos. Essa evolução contínua do conceito de sarcopenia resultou em diversas definições na literatura e na prática clínica. De modo geral, todas as definições atuais incorporam um ou mais dos três componentes seguintes: baixa massa muscular, baixa força muscular e baixa capacidade física. Existem também semelhanças nos pontos de corte, com algumas particularidades quanto a diferentes regiões do mundo, dadas as variações globais nos principais componentes da sarcopenia e nos fatores subjacentes, como o tamanho e a composição corporal. O estabelecimento da Global Leadership Initiative in Sarcopenia (GLIS) sinaliza um movimento promissor em direção ao consenso global.

Como consequência das diferentes definições e das diferentes características das populações estudadas, a prevalência varia entre os estudos. Devido à maior expectativa de vida e da grande população de idosos no mundo, estima-se que a sarcopenia continuará a crescer exponencialmente. Sua prevalência é de aproximadamente 5 a 22%. Por meio da tradução de evidências atuais e abrangentes na prática clínica, pode ser possível reduzir o risco de quedas, fraturas, distúrbios funcionais de declínio, hospitalização e mortalidade associados a esta condição.

## COMORBIDADES E FATORES DE RISCO

Várias comorbidades compartilham componentes semelhantes à sarcopenia, como inflamação sistêmica e dano oxidativo. Em 2023, uma revisão de estudos estimou a prevalência de sarcopenia de 18% em pacientes com diabetes. Foi identificada também maior prevalência em pacientes oncológicos, com doença hepática e renal, insuficiência cardíaca, arritmia cardíaca e em pessoas vivendo com HIV. Atualmente, também existe um interesse maior em pacientes com obesidade e osteoporose, com termos como obesidade sarcopênica e osteosarcopenia geralmente sendo utilizados.

Alguns fatores de risco para essa condição são habitualmente descritos, como: fatores sociodemográficos (idade avançada, ser solteiro e viver sozinho), estar abaixo do peso, tabagismo, álcool, sedentarismo, distúrbios do sono; e várias doenças, como: diabetes, comprometimento cognitivo, doenças cardíacas, respiratórias, osteoporose, depressão entre outras. Estudos em andamento também buscam identificar potenciais determinantes genéticos da sarcopenia.

## MECANISMOS DE REGULAÇÃO DA MASSA MUSCULAR ESQUELÉTICA

A massa muscular é determinada pelo equilíbrio entre vias que favorecem a síntese e a degradação de proteínas (Figura 52.1). O pico de massa muscular em um indivíduo saudável ocorre por volta dos 25 anos. Assim como a força, a massa muscular é praticamente mantida entre os 25 e os 50 anos, com redução de somente 5% no número de fibras musculares e de cerca de 10% no tamanho das fibras. Portanto, entre os 50 e os 80 anos ocorre a maior perda da massa muscular. A quantidade de fibras sofre redução de 35%, enquanto o tamanho das fibras é reduzido em cerca de 30%.

## FISIOPATOLOGIA

Como mencionado anteriormente, múltiplos fatores de riscos e mecanismos contribuem para o desenvolvimento de sarcopenia (Figura 52.2). Entre eles, estão:

- Falta de atividade física: em qualquer idade, trata-se de um fator contribuinte importante para a perda de massa e de força muscular
- Baixa ingesta calórica e proteica: a taxa de síntese de proteína muscular sofre redução de cerca de 30% no idoso, e um dos principais responsáveis é o fator nutricional. Baixa ingesta calórica e proteica em pessoas idosas está associada ao desenvolvimento da fragilidade e a diversos mecanismos que podem causar a anorexia do envelhecimento, como: diminuição do apetite; redução da função de órgãos sensoriais, como paladar e olfato; alteração na dentição; saciedade precoce (em decorrência do aumento da liberação de colecistoquinina e elevação da leptina)
- Mudanças hormonais:
  - Insulina: o aumento dos níveis de insulina após ingestão de glicose e aminoácidos resulta em menor taxa de síntese proteica nos idosos em comparação aos jovens. Além disso, a hiperinsulinemia pode estar associada à redução da função mitocondrial no idoso

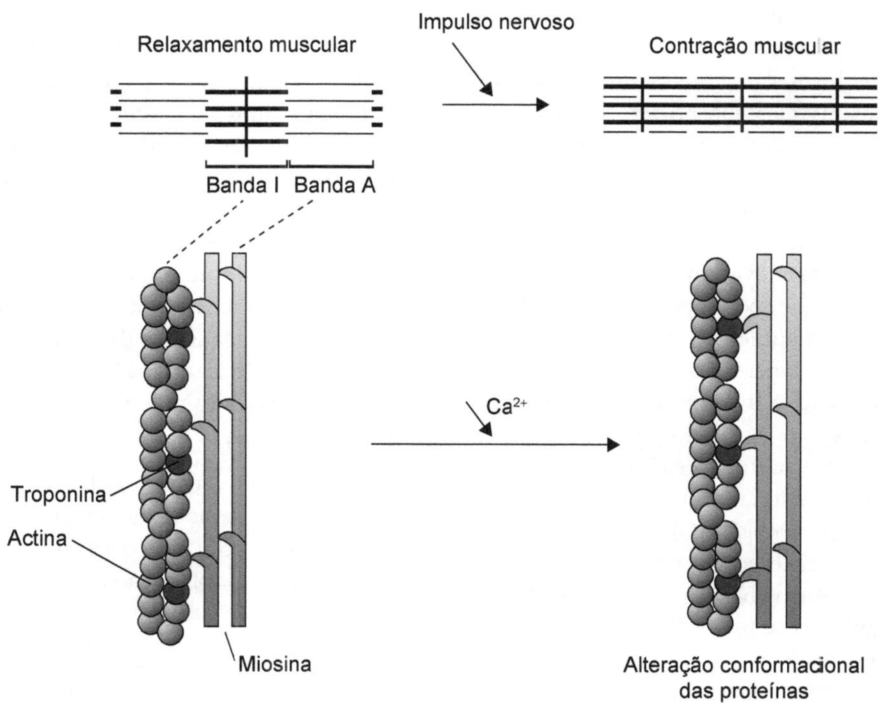


FIGURA 52.1 Processo de contração do músculo esquelético induzido por estimulação nervosa resultante do movimento dos filamentos finos (I) e grossos (A) em decorrência de alterações conformacionais das proteínas (miosina, actina, tropomiosina e troponina) estimuladas pelo cálcio.

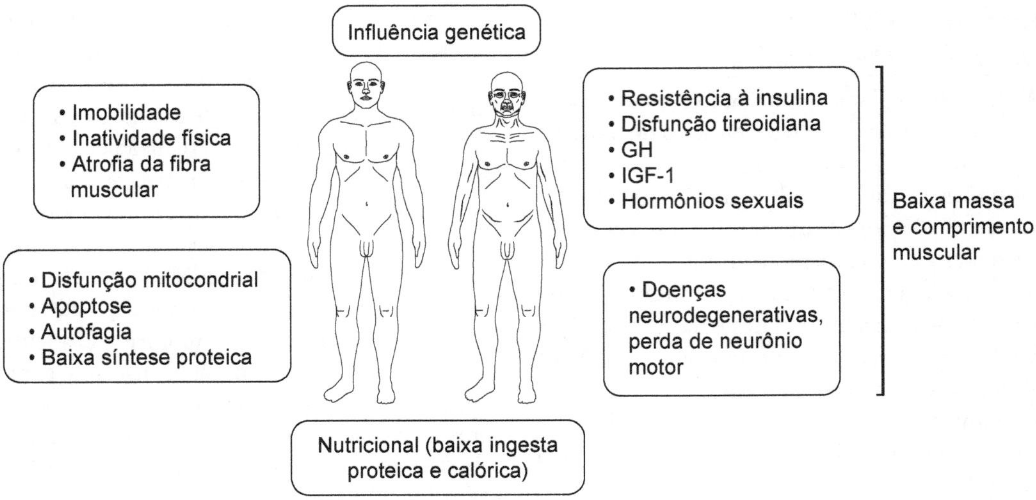


**FIGURA 52.2** Fisiopatologia da sarcopenia. GH: hormônio do crescimento; IGF-1: fator de crescimento semelhante à insulina tipo 1.

- Estrógeno: efeitos do estrógeno na força e na função muscular são controversos. Além disso, o estrógeno associado a exercícios resistidos não produziu aumento da massa ou da força muscular nos estudos publicados até o momento
- Testosterona: os níveis de testosterona declinam lentamente no homem idoso a uma taxa de 1% ao ano. Estudos epidemiológicos sugerem uma relação entre baixos níveis de testosterona no idoso e perda de massa, força e função muscular
- Desidroepiandrosterona (DHEA): apesar de evidências de que a suplementação de DHEA resulte em aumento nos níveis de testosterona nas mulheres e do fator de crescimento semelhante à insulina tipo 1 (IGF-1) nos homens, poucos estudos relatam efeito positivo na massa e na força muscular
- Hormônio do crescimento (GH, do inglês *growth hormone*) e IGF-1: declinam com a idade e estão entre os prováveis contribuintes para o desenvolvimento da sarcopenia
- Vitamina D: os níveis de 25(OH)D declinam com a idade, e baixos níveis séricos podem influenciar o *turnover* das proteínas musculares a partir da redução da secreção de insulina

- Perda de função neuromuscular: o declínio da função neuromuscular inicia após a 7ª década de vida, quando é comum haver perda de cerca de 50% dos neurônios motores alfa, o que afeta principalmente os membros inferiores. Durante o envelhecimento, o número de células satélites e sua habilidade para recrutamento são reduzidos, com maior prejuízo para as fibras tipo II. As células satélites são precursoras miogênicas e podem se diferenciar em novas fibras musculares ou novas células satélites, caso sejam ativadas durante o processo de regeneração
- Disfunção mitocondrial: a função mitocondrial pode ser afetada pelo dano cumulativo ao DNA mitocondrial do músculo, observado com o envelhecimento. Esse fato pode resultar em redução da taxa de síntese de proteína muscular e de trifosfato de adenosina (ATP) e, finalmente, na morte das fibras musculares e na perda de massa muscular.

Na patogênese, a remodelação do tecido muscular sofre alterações, assim como o recrutamento de suas células. A perda dos neurônios motores alfa e a apoptose são muito comuns.

## CLASSIFICAÇÃO E ESTÁGIOS

A classificação de sarcopenia como primária ou secundária pode ser útil na prática clínica (Quadro 52.1), pois é difícil encontrar uma causa isolada para o processo da enfermidade.

QUADRO 52.1 Classificação da sarcopenia segundo o European Working Group on Sarcopenia in Older People.

| Sarcopenia primária |
|---|
| Relacionada com idade: não há evidências baseadas em outras causas além do envelhecimento |
| **Sarcopenia secundária** |
| Relacionada com enfermidade: pode resultar de doenças neoplásicas, endocrinológicas, inflamatórias e da falência de órgãos (cérebro, pulmão, coração e rim) |
| Relacionada com atividade física: pode ser desencadeada por imobilidade, restrição ao leito, sedentarismo e descondicionamento físico |
| Relacionada com nutrição: pode ser causada por ingesta inadequada ou insuficiente de proteínas e/ou calorias, doenças gastrintestinais que levam à má-absorção, além do uso de fármacos que causam anorexia |

Além disso, reconhecer os estágios pode ajudar a selecionar tratamentos e definir metas de recuperação adequadas:

- Pré-sarcopenia: baixa massa muscular, sem impacto na força muscular ou no desempenho físico. Essa etapa somente pode ser identificada por técnicas que medem a massa muscular com precisão e em referência para populações padrão
- Sarcopenia: baixa massa e força musculares ou baixo desempenho físico
- Sarcopenia grave: massa e força musculares, bem como desempenho físico, baixos (Tabela 52.1).

## AVALIAÇÃO DO PACIENTE COM SARCOPENIA | DIAGNÓSTICO CLÍNICO E COMPLEMENTAR

A GLIS está em processo de estabelecer uma definição global de sarcopenia, alinhando os critérios diagnósticos propostos pelo EWGSOP2, endorsados pelo consenso da Austrália/Nova Zelândia, da versão de 2019 do consenso da Asian Working Group for Sarcopenia (AWGS 2019) e dos dados publicados pelo Sarcopenia Definitions and Outcomes Consortium (SDOC).

A maioria dos casos de sarcopenia não é diagnosticada e não pode ser rastreada universalmente porque as ferramentas de triagem não são precisas, logo, recomenda-se uma abordagem no estilo "*Case finding*". A prática envolve procurar a sarcopenia quando sintomas relevantes são relatados. Esses sintomas podem incluir queda, fraqueza, lentidão, perda de massa muscular ou dificuldades na realização de atividades da vida diária, e o SARC-F é um dos instrumentos recomendados para rastreio. Posteriormente, os parâmetros da sarcopenia são estadiados na função e na quantidade de músculos. As variáveis mensuráveis são massa, força e desempenho físico (Tabela 52.2). O desafio é determinar qual o melhor método para medi-los com precisão.

### Rastreamento

Recentemente, para facilitar a identificação da sarcopenia na prática clínica, foi elaborado o SARC-F, um questionário com cinco perguntas simples sobre: força (*strength*), caminhada (*assistance in walking*), movimento de se levantar da cadeira (*rise from a chair*), subida de escadas (*climb stairs*) e quedas (*falls*; Tabela 52.3).

Recomenda-se que todos os idosos com 65 anos ou mais devem ser rastreados anualmente ou após a ocorrência de eventos importantes de saúde, como quedas que resultam em hospitalização. É consenso que adultos mais velhos correm o risco de desenvolver sarcopenia, particularmente os sedentários. Em segundo lugar, a

TABELA 52.1 Estágios da sarcopenia.

| Estágio | Massa muscular | Força muscular | Desempenho |
|---|---|---|---|
| Pré-sarcopenia | Diminuída | Preservada | Preservado |
| Sarcopenia | Diminuída | Diminuída, com desempenho normal | Diminuído, com força muscular normal |
| Sarcopenia avançada | Diminuída | Diminuída | Diminuído |

**TABELA 52.2** Métodos diagnósticos.

| Variáveis | Pesquisa | Prática clínica |
|---|---|---|
| Massa muscular | TC<br>RM<br>DXA<br>BIA | DXA<br>BIA<br>Antropometria |
| Força muscular | Força de preensão manual<br>Flexão/extensão do joelho<br>Pico de fluxo expiratório | Força de preensão manual |
| Desempenho físico | BDFC<br>Velocidade de marcha < 0,8 m/s (em 4 m)<br>Teste de "levantar e ir"<br>Teste de "levantar e ir" programado<br>Teste da capacidade de subida da escada | BDFC<br>Velocidade de marcha < 0,8 m/s (em 4 m)<br>Teste de "levantar e ir"<br>Teste de "levantar e ir" programado |

BDFC: bateria de desempenho físico curta; BIA: bioimpedância elétrica; DXA: absorciometria por dupla emissão de raios-X; RM: ressonância magnética; TC: tomografia computadorizada.

**TABELA 52.3** Questionário SARC-F para rastreamento da sarcopenia.

| Componentes | Perguntas | Pontuação |
|---|---|---|
| *Strength* (força) | Quanto de dificuldade você tem para levantar e carregar 5 kg? | Nenhuma = 0<br>Alguma = 1<br>Muita ou não consegue = 2 |
| *Assistance in walking* (ajuda para caminhar) | Quanto de dificuldade você tem para atravessar um cômodo? | Nenhuma = 0<br>Alguma = 1<br>Muita, usa apoios ou é incapaz = 2 |
| *Rise from a chair* (movimento de se levantar da cadeira) | Quanto de dificuldade você tem para levantar de uma cama ou cadeira? | Nenhuma = 0<br>Alguma = 1<br>Muita ou não consegue sem ajuda = 2 |
| *Climb stairs* (subida de escadas) | Quanto de dificuldade você tem para subir um lance de escadas de 10 degraus? | Nenhuma = 0<br>Alguma = 1<br>Muita ou não consegue = 2 |
| *Falls* (quedas) | Quantas vezes você caiu no último ano? | Nenhuma = 0<br>1 a 3 quedas = 1<br>4 ou mais quedas = 2 |

Observação: para o diagnóstico de sarcopenia, considera-se pontuação ≥ 4.

sarcopenia é comum em todas as populações de idosos e pode ser transitória em seus estágios iniciais (Figura 52.3).

## Massa muscular

Uma ampla gama de técnicas pode ser usada para avaliar a massa. Custo, disponibilidade e integridade de uso podem determinar quais são mais rápidas para a prática clínica ou mais úteis para a pesquisa.

### *Técnicas de imagem/medidas corporais*

Três técnicas de imagem podem ser usadas para estimar a massa muscular ou a massa corporal magra: tomografia computadorizada (TC), ressonância magnética (RM) e absorciometria por dupla emissão de raios-X (DXA).

A TC e a RM são sistemas de imagem muito precisos que podem separar a gordura de outros tecidos moles do corpo, o que torna esses métodos padrão-ouro para estimar a massa muscular na

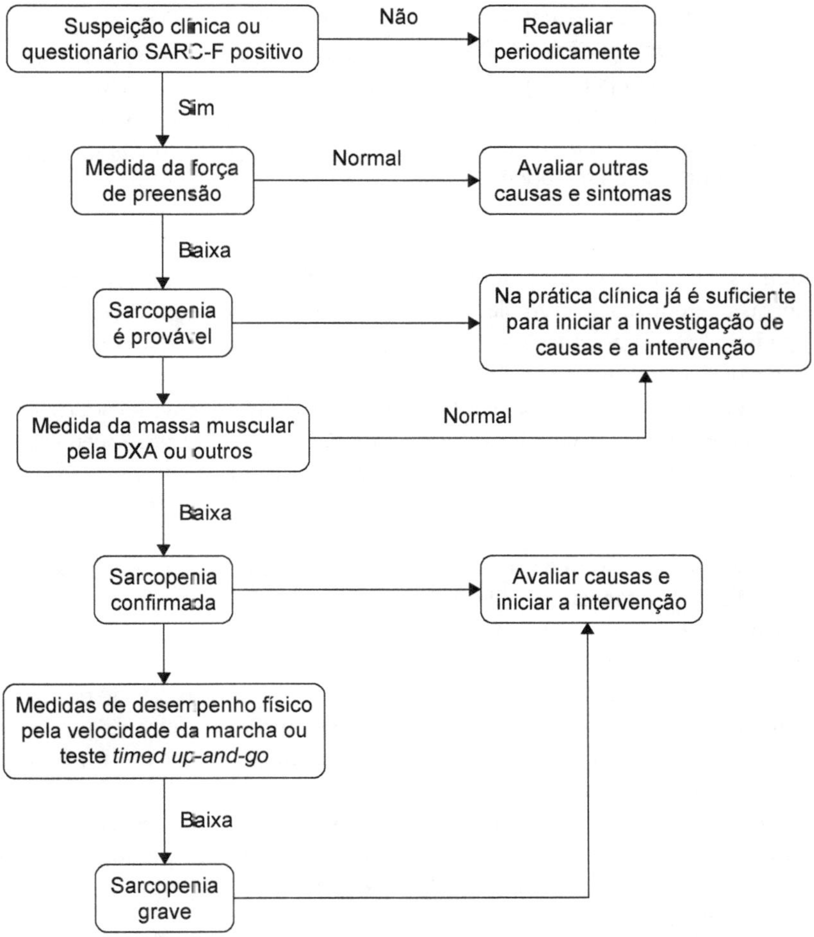


**FIGURA 52.3** Fluxograma de rastreamento da sarcopenia. DXA: absorciometria por dupla emissão de raios-X.

pesquisa. Alto custo, acesso limitado ao equipamento e preocupações sobre a exposição à radiação (quando atinge corpo todo) limitam seu uso na prática clínica de rotina.

A DXA é um método alternativo atraente tanto para a pesquisa quanto para o uso clínico. Distingue gordura, mineral ósseo e tecidos magros. A pesquisa de corpo inteiro com iodo-131 expõe o paciente à radiação mínima. A principal desvantagem é que o equipamento não é portátil, o que pode impedir seu uso em larga escala.

## Bioimpedância

A bioimpedância elétrica (BIA) mensura o volume de gordura e a massa corporal magra. O teste é barato, fácil de usar, prontamente reproduzível e apropriado para pacientes ambulatoriais e acamados. As técnicas de medição seguem condições padronizadas, estudadas há mais de 10 anos, e os resultados se correlacionam bem com os da RM. Equações de previsão foram validadas para adultos multiétnicos, e valores de referência foram estabelecidos para homens e mulheres brancos adultos. Portanto, a BIA pode ser uma boa alternativa portátil para a DXA.

### *Medidas antropométricas*

Cálculos baseados na média da circunferência do braço e na espessura da dobra da pele foram usados para estimar a massa muscular ambulatorialmente. A circunferência da panturrilha correlaciona-se positivamente com a massa muscular (quando

< 31 cm). No entanto, alterações referentes à idade, quanto aos depósitos de gordura e à perda da elasticidade cutânea contribuem para erros de estimativa em idosos. Medidas antropométricas são vulneráveis a erros e não são recomendadas para uso rotineiro no diagnóstico de sarcopenia.

## Força muscular

Há menos técnicas sensíveis para avaliar a força muscular. A força do punho tem sido amplamente utilizada e está bem correlacionada com resultados mais relevantes. Contudo, custo, disponibilidade e facilidade de uso podem determinar se as técnicas são mais adequadas à prática clínica ou se são úteis para pesquisa.

### *Força de preensão palmar*

A força de preensão de mão isométrica é fortemente relacionada com a potência muscular dos membros inferiores, amplitude de extensão dos joelhos e área secção transversal da musculatura da panturrilha. A baixa força de preensão manual é um marcador clínico de mobilidade e um melhor preditor de desfechos clínicos que a baixa massa muscular. Na prática, há também uma relação entre força de preensão manual e maior probabilidade de desenvolvimento de incapacidade física ao longo do tempo. Em relação aos valores normais, considerando-se a mão dominante, em indivíduos acima de 65 anos, situam-se acima de 30 kg para homens, e acima de 18 kg para mulheres.

### *Flexão/extensão do joelho*

A força pode ser medida de modo isométrico ou isocinético, sendo este último um reflexo mais próximo da função muscular em atividade cotidiana. As técnicas de flexão do joelho são adequadas para estudos de pesquisa, mas seu uso na prática clínica é limitado pela necessidade de equipamento especial e treinamento.

### *Pico de fluxo expiratório*

Em pessoas sem distúrbios pulmonares, o pico de fluxo expiratório (PFE) é determinado pela força dos músculos respiratórios. Entretanto, pesquisas sobre seu uso como medida de sarcopenia são limitadas.

### *Desempenho físico*

Diversos testes de desempenho físico estão disponíveis, como a bateria de desempenho físico curta (BDFC), velocidade de marcha, teste de caminhada de 6 min e o teste da capacidade de subida da escada.

### *Bateria de desempenho físico curta*

A BDFC avalia o equilíbrio de marcha, força e resistência, mensurando a capacidade de o indivíduo ficar com os pés juntos em posições lado a lado, o tempo para andar oito passos e o período para se levantar de uma cadeira e voltar para a posição sentada 5 vezes. Recentemente, foi recomendado para uso como medida de desfecho em ensaios clínicos em idosos frágeis. Assim, a BDFC pode ser usada como padrão de medida do desempenho físico tanto para pesquisa quanto na prática clínica.

### *Teste de "levantar e ir" programado*

Mede-se o tempo necessário para completar uma série de funções e tarefas. Requer que o indivíduo se levante de uma cadeira, ande uma curta distância, vire-se, volte e sente-se novamente. A função de equilíbrio é observada e pontuada em uma escala de cinco pontos, e pode servir como medição de desempenho.

### *Teste da capacidade de subida da escada*

Foi proposto como uma medida clinicamente relevante de incapacidade. Os resultados são consistentes com técnicas mais complexas para medir a potência das pernas (*leg press*) a 40 e 70% de uma repetição máxima. É sugerido para configurações de pesquisa.

## Pontos de corte

Os pontos de corte para o diagnóstico de sarcopenia dependem não somente da população estudada, mas também da massa, da força muscular e do desempenho físico avaliados por seus respectivos métodos. A maioria dos estudos populacionais publicados utilizou a densitometria de corpo inteiro para medir a massa muscular apendicular, representada pela quantidade de massa magra dos membros superiores e inferiores, e para definir o índice de massa muscular esquelética (IMM) como IMM apendicular/altura$^2$ (kg/m). O valor de IMM com dois desvios-padrão abaixo da média de uma população de referência jovem tem sido utilizado para definir o ponto de corte para sarcopenia (Tabela 52.4). Em um estudo realizado com idosos dos EUA que participaram da terceira pesquisa nacional sobre saúde e nutrição (NHANES III), utilizou-se a BIA como método para a definição da sarcopenia. A Tabela 52.5 também descreve os critérios recomendados para definição de sarcopenia por diferentes grupos de consenso internacionais, incluindo os três parâmetros principais que devem ser avaliados.

## SARCOPENIA E OUTRAS SÍNDROMES

A sarcopenia é apresentada em outras síndromes associadas à perda muscular proeminente. O principal motivo para diferenciá-las é incentivar a pesquisa sobre mecanismos relacionados com a idade de início da sarcopenia e orientar a terapia-alvo apropriada para cada um.

### Caquexia

É amplamente reconhecida em adultos mais velhos como uma perda grave que acompanha estados de doença, como câncer, cardiomiopatia congestiva e doença renal terminal.

Recentemente, foi definida como uma síndrome metabólica complexa associada com doença subjacente e caracterizada por perda de massa muscular com ou sem perda de massa gorda. Frequentemente, está associada à inflamação, à resistência à insulina, anorexia e ao aumento da degradação de proteínas musculares. Assim, a maioria dos indivíduos caquéticos também é sarcopênica, mas a maioria dos indivíduos sarcopênicos não é considerada caquética.

### Fragilidade

É uma síndrome geriátrica caracterizada pela redução da reserva homeostática e das defesas do organismo ao estresse, com consequente aumento da vulnerabilidade aos desfechos adversos à saúde, incluindo quedas, hospitalização, institucionalização e mortalidade.

Fried et al. desenvolveram uma definição fenotípica de fragilidade com base em cinco critérios: perda de peso não intencional, exaustão, fraqueza, velocidade de marcha lenta e baixa atividade física. A presença de três ou mais dessas condições fecha o diagnóstico de fragilidade.

A fragilidade e a sarcopenia se sobrepõem. Idosos mais frágeis apresentam sarcopenia, e alguns idosos sarcopênicos também são frágeis. O conceito geral de fragilidade, no entanto, vai além dos fatores físicos, incluindo *status* cognitivo, apoio social e outros fatores.

### Obesidade

Obesidade sarcopênica é a relação entre a redução da idade relacionada à massa e a força muscular, e é comum que seja independente da massa corporal. No entanto, é evidente que alterações na composição muscular também são importantes, e a infiltração de gordura no músculo (mioesteatose) diminui a qualidade muscular e o desempenho no trabalho.

### Osteoporose

A sarcopenia, a osteopenia e a osteoporose têm alta incidência e prevalência em idosos com mais de 70 anos. O estudo Health ABC demonstrou que a massa magra diminuída e a gordurosa aumentada

**TABELA 52.4** Valores de referência para os parâmetros de massa magra (DXA e BIA).

| | DXA | | BIA | |
|---|---|---|---|---|
| Índices | Masculino | Feminino | Masculino | Feminino |
| IMM total/altura$^2$<br>IMLG | - | - | > 9,2 kg/m$^2$<br>> 16,6 kg/m$^2$ | > 7,7 kg/m$^2$<br>> 14,6 kg/m$^2$ |
| IMM apendicular/altura$^2$ | > 7 kg/m$^2$ | > 6 kg/m$^2$ | > 6,9 kg/m$^2$ | > 5,2 kg/m$^2$ |

BIA: bioimpedância elétrica; DXA: absorciometria por dupla emissão de raios-X (do inglês *dual-energy X-ray absorptiometry*); IMM: índice de massa muscular esquelética; IMLG: índice de massa livre de gordura.

**TABELA 52.5** Critérios recomendados para definição de sarcopenia por diferentes grupos de consenso internacionais.

| Baixa massa magra | | | Baixa força de preensão manual | | Baixo desempenho físico | |
|---|---|---|---|---|---|---|
| Medida | Gênero | Ponto de corte recomendado[a] | Gênero | Ponto de corte recomendado | Medida | Ponto de corte recomendado |
| **EWGSOP2[b]** | | | | | | |
| ALM | Homem | < 20 kg | Homem | < 27 kg | Velocidade da marcha | ≤ 0,8 m/s |
| | Mulher | < 15 kg | Mulher | < 16 kg | Escore SPPB | ≤ 8 |
| ALMI | Homem | < 7 kg/m² | | | TUG | ≥ 20 s |
| | Mulher | < 5,5 kg/m² | | | Teste de caminhada de 400 m | Não completar ou ≥ 6 min |
| | | | | | Tempo de sentar-se e levantar-se 5 vezes | > 15 s |
| **AWGS** | | | | | | |
| ALMI | Homem | < 7 kg/m² com DXA ou BIA | Homem | < 28 kg | Velocidade da marcha | < 1 m/s |
| | Mulher | < 5,4 kg/m² com DXA; < 5,7 kg/m² com BIA | Mulher | < 18 kg | Escore SPPB | < 9 |
| | | | | | Tempo de sentar-se e levantar-se 5 vezes | ≥ 12 s |
| **SDOC** | | | | | | |
| Não usado | | | Homem | < 3 5,5 kg | Velocidade da marcha | < 1 m/s |
| | | | Mulher | < 20 kg | | |

As definições desses três grupos de trabalho são apresentadas como refletem o consenso mais atualizado para a Europa, Ásia e EUA no momento da publicação, e são as recomendações desses grupos de trabalho que têm sido mais comumente operacionalizadas em estudos sintetizados em revisões sistemáticas publicadas sobre prevalência de sarcopenia.

[a]Esses são os pontos de corte para força de preensão manual absoluta. SDOC destaca que ajustes de força no índice de massa corporal, gordura corporal ou massa magra no braço também são aceitáveis.

[b]EWGSOP2 define sarcopenia confirmada como a presença de baixa força muscular e baixa quantidade muscular (massa magra). Baixo desempenho físico é então usado para definir a gravidade da sarcopenia. Note que essa definição também foi adotada pela *Australian e New Zealand Society for Sarcopenia and Frailty Research Sarcopenia Diagnosis and Management Task Force*.

ALM: massa magra apendicular; ALM: índice de massa magra apendicular (= ALM/altura², onde a altura está em metros); AWGS: *Asian Working Group of Sarcopenia*; BIA: bioimpedância elétrica; DXA: absorciometria por dupla emissão de raios-X; EWGSOP2: *European Working Group on Sarcopenia in Older People*; SDOC: *Sarcopenia Definitions and Outcomes Consortium*; SPPB: bateria de desempenho físico curta; TUG: teste *timed up-and-go*.

contribuíram para diminuir a densidade mineral óssea (DMO) de maneira independente, o que leva a aconselhar a prática de atividades físicas que aumentem ou mantenham a massa magra do idoso.

## Tratamento

Os objetivos do tratamento da sarcopenia são reverter ou estabilizar a perda de força muscular (e idealmente também de massa muscular) e, assim, preservar ou melhorar a qualidade de vida e a capacidade de realizar atividades da vida diária. Atualmente, existem poucas opções de tratamento com boas evidências de ensaios clínicos randomizados; no entanto, esta é uma área ativa de investigação com terapias emergentes promissoras e é provável que o tratamento da sarcopenia sofra mudanças rápidas nos próximos anos.

### Atividade física

Em qualquer faixa etária, o exercício físico exige as três variáveis a seguir:

- Potência: capacidade de gerar força elevada no menor tempo possível, como a força necessária para um salto
- Força: capacidade de gerar a maior força possível, sem se preocupar com o tempo, como levantar um objeto pesado
- Resistência: energia gerada para manter o exercício físico.

A prescrição de atividade física com base em treino de resistência pode ser eficaz para melhorar a força e a massa muscular esquelética, além da função física. O foco no treinamento de resistência foi endossado pela força-tarefa como uma terapia de primeira linha para gerenciar a sarcopenia. Refere-se a qualquer atividade física que produz contração muscular esquelética com o uso de halteres, pesos livres, bandas elásticas e o próprio peso corporal.

A força-tarefa recomenda prescrever atividade física de acordo com as metas e as preferências do paciente, o que, por sua vez, pode aumentar a adesão ao programa. Adultos são conhecidos por terem baixa adesão à atividade física.

Idosos com sarcopenia têm como objetivo atividade física baseada em resultados funcionais e melhores práticas em relação à intensidade, volume e progressão.

Orienta-se o encaminhamento do paciente para um fisioterapeuta ou educador físico para um programa individual de treino de resistência. Foi recomendado pela força-tarefa que os médicos também considerem a eficácia da combinação da suplementação proteica com uma intervenção em atividade física.

### Vitamina D

Existem evidências insuficientes para determinar se a vitamina D por si só é eficaz em adultos mais velhos com sarcopenia. Revisões sistemáticas apresentam resultados conflitantes, apontando desde um pequeno efeito benéfico na força e massa muscular até ausência de efeito ou possível piora na força muscular e no desempenho físico, além de um aumento no risco de quedas, especialmente com doses muito altas. A relação entre a frequência ou dose da suplementação de vitamina D e seus efeitos não é clara, mas indivíduos com baixos níveis basais de 25-hidroxivitamina D podem ter maior probabilidade de se beneficiar.

### Suplementação proteica

Estudos recentes mostram que a falta de proteína em quantidade adequada na dieta e a falta de resposta anabólica à sua ingesta são mecanismos envolvidos na sarcopenia. A razão para a suplementação de proteína na dieta tem base na hipótese de que isso estimularia a síntese de proteína muscular. Os adultos mais velhos geralmente comem menos proteínas que os adultos mais jovens.

Cerca de 10% dos idosos da comunidade e 1/3 dos que vivem em casas de repouso não satisfazem o requisito médio estimado para a ingestão diária de proteína (0,7 g/kg de peso corporal/dia), isto é, estipulou-se recentemente um nível mínimo de ingestão para manter a integridade muscular em adultos. Muitos, se não todos, os adultos mais velhos precisam de mais proteína na dieta que os adultos mais jovens. Estudos têm demonstrado que suplementação de quantidade moderada de aminoácidos essenciais estimula a síntese proteica em pessoas idosas. Alimentos ricos em proteína, como a do soro do leite (rica em leucina), ou suplementos nutricionais por via oral (VO) podem ser um meio prático e de baixo custo para aumentar o aporte de proteína.

Atualmente, há grande discussão sobre qual seria a quantidade ideal de ingesta proteica para minimizar ou reverter o processo de sarcopenia. Recomenda-se ingesta entre 1 e 1,2 g/kg de peso/dia. É importante considerar não somente a quantidade de proteína ingerida, mas também o horário de consumo ao longo do dia. A distribuição igualitária da quantidade de proteína entre as três principais refeições (café da manhã, almoço e jantar) pode produzir síntese máxima de proteína e, com isso, maior resposta anabólica. O fornecimento de suplemento nutricional enriquecido com aminoácidos essenciais pode melhorar a massa, a força e a função muscular, mesmo sem a realização de exercícios. O consumo de leucina na dose de 3 g/dia aumenta a síntese proteica máxima no idoso, contudo, os resultados são melhores quando há combinação dos exercícios à suplementação nutricional, em comparação com ambos isoladamente. O beta-hidroxibeta-metilbutirato (beta-HMB), um metabólito ativo do aminoácido essencial leucina, tem se mostrado promissor como suplemento nutricional, na dose de 3 g/dia durante 30 dias. A combinação de suplemento de beta-HMB com programa de treinamento de exercícios resistidos aumenta a massa muscular e diminui o tecido gorduroso em idosos.

## Outras medicações e perspectivas futuras

A farmacoterapia é uma ferramenta benéfica para o tratamento da sarcopenia em idosos, em que os exercícios e tratamentos dietéticos não são métodos eficazes, já que as comorbidades subjacentes podem influenciar o fornecimento de energia. A administração hormonal é uma terapia particularmente explorada para esse subgrupo. Demonstrou-se que o GH provoca aumento na massa muscular, porém sua implementação não alterou explicitamente os testes funcionais e, portanto, é de valor questionável. Também foi demonstrado que a suplementação de testosterona aumenta a massa muscular e a força nos indivíduos do sexo masculino, porém está relacionada com desfechos cardiovasculares adversos. Até o momento, poucas farmacoterapias para sarcopenia foram testadas após os ensaios de fase 2. Os agentes promotores de crescimento (incluindo inibidores da miostatina, testosterona e moduladores seletivos do receptor estrogênico [SERM]) têm o potencial de aumentar a massa magra em pessoas idosas, porém a conversão desses benefícios em mudanças na força muscular e atividade física de forma clinicamente aplicáveis necessita de uma avaliação mais aprofundada.

Recente estudo de fase 2 mostrou que o bimagrumab (Anticorpo monoclonal antirreceptor II-A e II-B da activina) na dose de 700 mg/mês (por via intravenosa), promoveu ganho de massa muscular e redução da massa gorda em adultos idosos quando comparado ao placebo. Outras medicações em estudo estão listadas na Tabela 52.6.

**TABELA 52.6** Exemplos de classes de medicações sob investigação para sarcopenia.

| Classe da medicação | Fármaco |
|---|---|
| Inibidor de miostatina | Anticorpo monoclonal antirreceptor tipo II da activina |
| Senolíticos e senostáticos | Dasatinibe combinado com quercetina, fisetina |
| Anti-inflamatórios | Inibidores de JAK-2 (p. ex., Tofacitinib), ibuprofeno |
| Modulação mTOR | Metformina, rapamicina |
| Análogos de NAD | Ribosídeo de nicotinamida, Acipimox |
| Agentes para melhorar a função mitocondrial | Urolitina A, Renamezin |
| Antioxidantes/ moduladores da via redox | Alopurinol |
| Moduladores do sistema renina-angiotensina-aldosterona | Inibidores da enzima conversora da angiotensina, bloqueadores do receptor de angiotensina, espironolactona, agonistas do receptor Mas (receptor para angiotensina 1-7) |
| Agonista do receptor de andrógeno | Testosterona, moduladores seletivos do receptor de andrógeno |
| Análogos da grelina | Anamorelin |

JAK: Janus quinase; mTOR: alvo mecanístico da rapamicina; NAD: nicotinamida adenina dinucleotídeo.

## Planos de tratamento combinados

- Encaminhamento para fisioterapeuta e/ou educador físico para avaliação adicional de grupos formados por classes que se concentram em treinamento com base em resistência
- Educação sobre a importância da atividade física para a melhoraria da força e da função muscular, além da ingesta de calorias e proteínas adequadas no regime alimentar.

## LEITURAS SUGERIDAS

Ali S, Garcia JM. Sarcopenia, cachexia and aging: diagnosis, mechanisms and therapeutic options – a mini-review. Gerontology. 2014;60(4):294-305.

Cruz-Jentoft AJ, Sayer AA. Sarcopenia. Lancet. 2019; 393(10191):2636-46.

Dent E, Morley JE, Cruz-Jentoft AJ, Arai H, Kritchevsky SB, Guralnik J. International Clinical Practice Guidelines for Sarcopenia: screening, diagnosis and management. J Nutr Health Aging. 2018;22(10):1148-61.

Fried LP, Ferrucci L, Darer J, Williamson JD, Anderson G. Untangling the concepts of disability, frailty, and comorbidity: implications for improved targeting and care. J Gerontol A Biol Sci Med Sci. 2004;59:25-63.

Kanbay M, Siriopol D, Copur S, Hasbal NB, Güldan M, et al. Effect of Bimagrumab on body composition: a systematic review and meta-analysis. Aging Clin Exp Res. 2024; 36(1):185.

National Institute on Aging. Exercise & physical activity: your everyday guide from the National Institute on Aging. National Institute on Aging (NIA)/National Institutes of Health (NIH). 2018;18(AG-4258):1-124.

Papadopoulou SK. Sarcopenia: a contemporary health problem among older adult populations. Nutrients. 2020;12(5):1293.

Rooks D, Swan T, Goswami B, Filosa LA, Bunte O, Panchaud N, et al. Bimagrumab vs optimized standard of care for treatment of sarcopenia in community-dwelling older adults: a randomized clinical trial. JAMA Netw Open. 2020;3(10):e2020836.

Sayer AA, Cooper R, Arai H, Cawthon PM, Essomba MJN, Fielding RA, et al. Sarcopenia. Nature Reviews Disease Primers. 2024;10(1):68.

Capítulo 53

# Exercícios Físicos e Suplementos Alimentares

Thyago Bruno de Lira dos Santos ▪ Lívia Laeny H. Pontes Farias ▪ Renata de Castro ▪ Fabio Moura ▪ Francisco Bandeira

## INTRODUÇÃO

Nos últimos anos, a combinação de exercício físico e nutrição tem se destacado na endocrinologia como uma estratégia essencial para promover a saúde metabólica e hormonal. O estilo de vida moderno, caracterizado pela inatividade física e pelo consumo excessivo de alimentos, tem impulsionado o aumento de doenças metabólicas, como obesidade e diabetes melito tipo 2 (DM2).

Nesse contexto, o exercício físico aliado a uma nutrição equilibrada se consolida como um pilar crucial tanto para a prevenção quanto para o tratamento dessas doenças, favorecendo o equilíbrio hormonal e a saúde metabólica.

## EFEITOS DO EXERCÍCIO FÍSICO NO METABOLISMO

O exercício físico impacta significativamente o metabolismo ao aumentar a sensibilidade à insulina. A prática regular de atividades aeróbicas e de resistência intensifica a captação de glicose pelos músculos de forma independente da insulina, diminuindo a carga sobre o pâncreas e melhorando a resposta insulínica. Esse mecanismo é essencial na prevenção e no controle do DM2, já que a resistência à insulina é um fator de risco chave. Além disso, o exercício promove adaptações metabólicas que mantêm níveis saudáveis de glicose no sangue.

Na regulação do peso e composição corporal, o exercício eleva o gasto energético, equilibrando o consumo calórico e prevenindo o ganho excessivo de peso. Combinado a uma nutrição adequada, facilita a perda de gordura corporal e visceral, aumenta a massa muscular e óssea, aprimora a força e melhora a qualidade de vida e saúde metabólica a longo prazo. Essas mudanças contribuem para a regulação hormonal e influenciam positivamente o metabolismo de gorduras e proteínas.

Pesquisas recentes revelam que o músculo esquelético atua como um órgão endócrino, produzindo e liberando miocinas, proteínas secretadas durante o exercício, e que exercem efeitos endócrinos em tecidos como o adiposo, o fígado, o pâncreas, o intestino, o coração, os ossos e o cérebro.

García-Hermoso et al., em metanálise de 40 ensaios clínicos randomizados e 2.160 participantes com DM2, concluíram que o treinamento físico induziu alterações nos níveis de diversas exerquinas, incluindo adiponectina, fetuína-A, fator de crescimento de fibroblastos-21 (FGF-21), IL-6, IL-10, leptina, resistina e fator de necrose tumoral-alfa, resultando em reduções na hemoglobina glicada, glicemia de jejum, circunferência da cintura e massa corporal.

### Tipos de exercício e seus benefícios

O Consenso do American College of Sports Medicine estabelece quatro tipos de exercício/treinamento físico:

- Exercícios aeróbicos: melhoram a sensibilidade à insulina e a função mitocondrial a curto prazo. Metanálises mostram que o treinamento aeróbico regular diminui as excursões hiperglicêmicas diárias e reduz a hemoglobina glicada (HbA1c), além de melhorar lipídios, pressão arterial e aptidão física, mesmo sem perda de peso
- Exercícios de resistência: aumentam a força muscular, melhoram a densidade mineral óssea, reduzem a pressão arterial e a gordura visceral, e aumentam a sensibilidade à insulina. Quando combinados com perda de peso moderada, podem aumentar a massa muscular magra e

reduzir a HbA1c significativamente mais do que apenas a restrição calórica. Treinamentos de alta intensidade são mais eficazes para o controle glicêmico e redução dos níveis de insulina do que intensidades baixas a moderadas

- Exercícios combinados: combinar treinamento aeróbico e de resistência pode ser superior a praticar cada modalidade isoladamente. Programas combinados apresentam maiores reduções na HbA1c, maior perda de peso e melhora na aptidão aeróbica em comparação com aqueles que não se exercitam
- Treinos intervalados de alta intensidade (HIIT): envolvem períodos de exercício aeróbico intenso intercalados com períodos de recuperação. Uma única sessão de HIIT pode reduzir a hiperglicemia pós-prandial, melhorar significativamente a aptidão física, reduzir a HbA1c e o índice de massa corporal (IMC). No entanto, treinamentos intensivos crônicos podem causar hiperglicemia transitória após o exercício, especialmente se feitos em jejum, exigindo monitoramento.

## Diretrizes de exercício de fortalecimento muscular e atividade física

Desde a década de 1970, as recomendações de atividade física para a saúde pública focavam na promoção de atividades aeróbicas de intensidade moderada a vigorosa, como caminhar, correr ou pedalar. Porém, na última década, os exercícios de fortalecimento muscular foram incorporados às diretrizes. Inicialmente incluídos nas Diretrizes de Atividade Física para Americanos de 2008 e, posteriormente, adotados nas Recomendações Globais de Atividade Física para a Saúde da Organização Mundial da Saúde em 2010, esses exercícios agora fazem parte de muitas recomendações nacionais de saúde pública.

As recomendações globais atuais estabelecem que adultos entre 18 e 64 anos devem:

- Praticar pelo menos 150 min de atividade aeróbica de intensidade moderada, ou pelo menos 75 min de atividade aeróbica de intensidade vigorosa, ou uma combinação equivalente, por semana
- Realizar atividades de fortalecimento muscular que envolvam os principais grupos musculares em dois ou mais dias por semana.

Saeidifard et al. conduziram a primeira metanálise sobre as associações entre exercícios de fortalecimento muscular e mortalidade. Analisando 11 estudos longitudinais com 370.256 participantes e um seguimento médio de 8,85 anos, eles descobriram que, em comparação com a ausência de exercício, a prática de exercícios de fortalecimento muscular estava associada a uma redução de 21% no risco de mortalidade por todas as causas, mesmo após ajustes para atividade física aeróbica de intensidade moderada a vigorosa, idade e sexo.

Dados apresentados no Consenso do American College of Sports Medicine, em 2022, indicam que as intervenções com treino combinado de exercício aeróbico e de resistência podem ser superiores a qualquer uma das modalidades isoladamente, sobretudo para redução da hemoglobina glicada.

## Protocolo sistematizado de exercício resistido

Nos últimos anos, pesquisas conduzidas pela Divisão de Endocrinologia e Diabetes do Hospital Agamenon Magalhães da Faculdade de Medicina da Universidade de Pernambuco/Sistema Único de Saúde (SUS), em Recife, têm buscado compreender os efeitos do exercício resistido em mulheres com DM2 na pós-menopausa. Para isso, os pesquisadores desenvolveram um protocolo sistematizado de exercício resistido (Tabela 53.1).

Durante a realização do protocolo de exercício resistido, deve-se monitorar pressão arterial (PA), frequência cardíaca (FC) e escala de percepção subjetiva de esforço de Borg (Figura 53.1). O protocolo de treinamento deve ser interrompido quando as pacientes apresentarem FC acima de 85% da FC máxima, estimada pela equação (220 – idade), variação da PA maior ou menor que 20 mmHg, Borg igual ou maior que 17 (muito intenso) ou sinais de mal-estar.

De acordo com os resultados já encontrados, a realização do protocolo sistematizado de exercício resistido de curta duração (2 a 3 meses), em ambiente hospitalar e supervisionado, aumentou a força de preensão palmar (*handgrip*), melhorou

TABELA 53.1 Protocolo sistematizado de exercício resistido.

| Etapas | Tipo de exercício | Tempo | Frequência | Intensidade | Período |
|---|---|---|---|---|---|
| **Aquecimento** | Agachamento com halteres (quadríceps, glúteos, tendões, adutores)<br>Prensa de ombros com halteres (deltoide frontal, trapézio, tríceps)<br>Rosca direta com halteres (Bíceps braquial) | 10 min | 1 série de 10 repetições | 25% de 1RM | 2 dias alternados por semana |
| **Flexibilidade** | Alongamento de pescoço, pernas, braços e costas | 5 min | 1 alongamento de 15 s por seguimento | – | |
| **Treinamento resistido** | Agachamento com halteres (quadríceps, isquiotibiais, glúteos)<br>Flexão plantar com halteres (gastrocnêmios, sóleo)<br>Flexão lateral do tronco com halteres (oblíquo e reto do abdome)<br>Crucifixo com halteres (peitoral maior, deltoide clavicular)<br>Desenvolvimento com halteres alternado (deltoides, tríceps braquial, trapézio)<br>Rosca direta com halteres (bíceps braquial, flexores do cotovelo)<br>Tríceps francês com halteres (tríceps braquial) | 60 min | 3 séries de10 repetições<br>2 min de descanso entre as séries | 50% de 1RM (1 a 2 semanas)<br>50 a 75% de 1RM (3 a 8 semanas)<br>75% de 1RM (> 8 semanas) | |
| **Desaquecimento** | Agachamento sem halteres (quadríceps, glúteos, tendões, adutores)<br>Prensa de ombros sem halteres (deltoide frontal, trapézio, tríceps)<br>Rosca direta sem halteres (bíceps braquial) | 10 min | 1 série de 10 repetições | Sem peso | |
| **Flexibilidade** | Alongamento de pescoço, pernas, braços e costas | 5 min | 1 alongamento de 15 s por seguimento | – | |

1RM: 1 repetição máxima.

o desempenho físico e o controle de peso, reduziu a obesidade visceral e melhorou a qualidade de vida. O protocolo mostrou-se, portanto, uma prática segura, de baixo custo e com impactos significativos na melhora de desempenho físico, qualidade de vida e obesidade visceral de mulheres com DM2 na pós-menopausa.

## SUPLEMENTAÇÃO ALIMENTAR

A nutrição desempenha um papel crucial na otimização do treinamento, recuperação e adaptação metabólica ao exercício. As necessidades nutricionais de cada indivíduo, sobretudo dos atletas, variam conforme o esporte, período competitivo, tempo de atividade, intensidade e

| Escala de Borg | |
|---|---|
| 6 | Sem nenhum esforço |
| 7 | |
| 8 | Extremamente leve |
| 9 | Muito leve |
| 10 | |
| 11 | Leve |
| 12 | |
| 13 | Um pouco intenso |
| 14 | |
| 15 | Intenso (pesado) |
| 16 | |
| 17 | Muito intenso |
| 18 | |
| 19 | Extremamente intenso |
| 20 | Máximo esforço |

FIGURA 53.1 Escala de percepção subjetiva de esforço. (Adaptada de Borg, 1998.)

tipo de treinamento, sendo essencial obter macro e micronutrientes por meio de uma dieta equilibrada ou suplementação.

Suplementos alimentares são produtos destinados a complementar a dieta e podem ser encontrados em diversas formas, como comprimidos, cápsulas (moles ou em gel), líquidos, gomas, pós e barras. Os mais comuns incluem vitaminas (como vitamina D e biotina), minerais (cálcio, magnésio e ferro), compostos botânicos (cafeína e curcumina), ervas (equinácea e gengibre), aminoácidos (triptofano, glutamina e BCAA), carboidratos (maltodextrina), proteínas (*whey protein*) e os microrganismos vivos (probióticos).

Atletas, desportistas e frequentadores de academia buscam benefícios específicos com a suplementação, como ganho de massa muscular, perda de peso, melhora na recuperação, aumento da disposição e desempenho. No entanto, o uso indiscriminado e sem orientação profissional pode apresentar sérios riscos à saúde.

Durante os Jogos Olímpicos de Atlanta, em 1996, e Sidney, em 2000, foram avaliados atletas de 33 modalidades esportivas. Na amostra, 117 atletas (50%) relataram uso de suplementos, dos quais 93 (42,47%) consumiam vitaminas, 51 (23,28%) sais minerais, 44 (20,09%) aminoácidos e 31 (14,15%) isotônicos e carboidratos. Atletas de esportes individuais tendem a consumir mais suplementos, possivelmente porque pequenas vantagens podem ser decisivas em seus resultados.

Em idosos que praticam exercícios vigorosos, suplementos à base de proteína, bicarbonato e beta-hidroxibetametilbutirato (beta-HMB) têm efeitos positivos no desempenho físico. Em jovens que treinam regularmente, a ingestão de proteína antes do sono (p. ex., 20 a 30 g de caseína) pode acelerar a reparação muscular.

Na Tabela 53.2 são listados os principais suplementos utilizados por atletas, amadores ou de elite, seus efeitos esperados e as evidências correspondentes.

## Esteroides anabólicos e seus efeitos

Os esteroides anabólicos (EA) são derivados da testosterona utilizados por atletas profissionais e recreativos para melhorar o desempenho atlético e a aparência física. Embora promovam rápido aumento de massa muscular e redução da gordura corporal, seu uso pode causar efeitos adversos sérios e potencialmente irreversíveis em diversos órgãos e sistemas.

Entre as consequências mais significativas estão o aumento duplo na taxa de morbidade e mortalidade cardiovascular, decorrente de hipertrofia ventricular esquerda, fibrose e miocitólise, além de possíveis embolias pulmonares. Danos neuroendócrinos podem levar à infertilidade e à dependência vitalícia de terapia de reposição de testosterona. Altas doses de esteroides também são neurotóxicas, podendo causar déficits cognitivos e danos cerebrais futuros. Há relatos de comprometimento renal, resultando em hipertensão maligna e insuficiência renal crônica (IRC).

O uso de testosterona exógena (esteroides) tem efeito na composição corporal masculina graças ao rápido aumento da massa muscular e à diminuição da gordura corporal, o que justifica a procura por esses fármacos por frequentadores de academias de ginástica. Em contraste, as consequências mais significativas para a saúde do usuário incluem um aumento de 2 vezes na taxa de morbidade e mortalidade cardiovascular comparado aos não usuários. O acometimento cardíaco ocorre pela hipertrofia

TABELA 53.2 Suplementos utilizados por atletas.

| Suplemento | Efeitos esperados | Evidências |
|---|---|---|
| Betaglucanas | Estimulam a imunidade inata | Eficaz em camundongos inoculados com vírus influenza. No entanto, estudos humanos com atletas não apresentam benefícios |
| Cafeína | Estimulante encontrado em grande variedade de alimentos e bebidas (p. ex., café e bebidas esportivas) | Há evidências de que a suplementação de cafeína ativa os linfócitos e atenua a queda na função neutrofílica após o exercício |
| Creatina | Maior resposta adaptativa ao exercício por meio do aumento do fator de crescimento/expressão gênica e incremento da água intracelular. Redução dos sintomas de dano muscular e/ou recuperação melhorada pós-exercício | Muitos estudos demonstraram adaptações melhoradas para o treinamento, como aumento da massa magra ou força. Os sintomas de redução ao dano muscular e/ou recuperação melhorada pós-exercício foram relatados em alguns estudos |
| Glutamina | Aminoácido não essencial, é um importante substrato de energia para as células imunes, particularmente os linfócitos. A glutamina circulante é diminuída após o exercício prolongado e o treinamento muito pesado | A suplementação antes e após o exercício não altera as respostas imunes. O mecanismo para efeito terapêutico ainda requer investigação |
| Beta-HMB | Melhora a resposta adaptativa ao exercício por meio da diminuição da degradação proteica, aumento das sínteses proteica e de colesterol, de GH e IGF-1, da proliferação e diferenciação das células satélites e inibição da apoptose | Os efeitos benéficos do beta-HMB na força e na massa livre de gordura são pequenos, e aqueles em relação ao dano muscular são obscuros. Os benefícios da suplementação de beta-HMB provavelmente poderiam ser obtidos a partir da ingesta proteica pela dieta ou por suplementos proteicos completos, de modo que os suplementos de beta-HMB podem não ser mais eficazes do que a adesão às recomendações atuais de ingestão de proteínas |
| Ômega-3 | Melhora do processamento cognitivo, aumento da síntese de proteínas musculares, redução dos sintomas de recuperação muscular após realização de exercícios | Melhora do processamento cognitivo após suplementação de ômega-3 foi demonstrada em adultos idosos saudáveis com comprometimento cognitivo leve ou grave. Não se sabe se os benefícios ocorreriam em atletas jovens e saudáveis ou como isso se traduziria em desempenho atlético |
| Probióticos | Microrganismos vivos que, quando administrados por VO durante várias semanas, podem aumentar o número de bactérias benéficas no intestino. Foram associados com uma escala de benefícios potenciais à saúde do intestino, assim como a modulação da função imune | Evidência moderada em atletas com dose diária de aproximadamente 1.010 bactérias vivas. Mais evidência ainda é exigida para suporte da eficácia com a finalidade de reduzir os distúrbios gastrintestinais em atletas |
| Proteínas | Aumento dos ganhos de massa magra quando ingeridas durante programas de treinamento de resistência | Metanálises com foco em jovens e idosos têm demonstrado efeitos positivos aumentando os ganhos de massa muscular |

Beta-HMB: beta-hidroxibetametilbutirato; GH: hormônio do crescimento; IGF-1: fator de crescimento semelhante à insulina tipo 1; VO: via oral.

ventricular esquerda, frequentemente associada à fibrose e miocitólise, e, em número menor, por causas mecânicas, como embolia pulmonar bilateral de trombo venoso profundo dos membros inferiores. Já os danos ao sistema neuroendócrino podem causar infertilidade e dependência vitalícia da terapia de reposição de testosterona.

Altas doses de esteroides também podem ser neurotóxicas, sugerindo que seu uso carrega o potencial de dano cerebral no futuro. Um estudo recente encontrou grandes déficits cognitivos na memória visual e espacial de usuários crônicos de esteroides em comparação com não usuários. Além do acometimento neurológico, há também o dano renal que causa hipertensão maligna e IRC.

Uma revisão sistemática de 33 estudos e uma metanálise de 11 estudos examinaram a função gonadal de homens antes, durante e após o uso de esteroides anabólicos. Ambas as análises concluíram que, apesar do ganho muscular, a maioria dos usuários de EA desenvolve hipogonadismo, com níveis baixos de gonadotrofinas e testosterona persistindo por semanas ou meses após a interrupção do uso, afetando potencialmente a fertilidade.

O uso de EA não se restringe aos homens; mulheres também os utilizam para melhorar desempenho e aparência, enfrentando efeitos adversos como acne, hirsutismo, alteração vocal, distúrbios menstruais e graves alterações cardíacas, incluindo arritmias e morte súbita.

Compreender a ciência por trás da eficácia dos EA é fundamental para orientar o público e evitar seu uso. A capacidade desses fármacos de proporcionar resultados superiores aos de não usuários explica seu fascínio e a disseminação entre atletas recreativos, contribuindo para a dependência psicológica que afeta cerca de um terço dos usuários.

## Da medicina antienvelhecimento à "fadiga suprarrenal": uso indiscriminado da suplementação

Em março de 2020, a American Association of Clinical Endocrinologists (AACE) posicionou-se formalmente contra o uso inadequado de suplementação de testosterona, hormônio tireoidiano, hormônio do crescimento (GH) e glicocorticoides em indivíduos sem deficiência hormonal comprovada, seja em atletas amadores ou de elite e idosos, visando principalmente padrões estéticos ou baseados no movimento "antienvelhecimento". A pressão por padrões de beleza e desempenho, aliada ao apelo midiático e a práticas médicas não respaldadas cientificamente, tem levado ao uso indiscriminado desses hormônios, muitas vezes sem a devida investigação diagnóstica.

Essa prática expõe os pacientes a riscos significativos, como tireotoxicose iatrogênica, arritmias cardíacas, distúrbios cognitivos e perda de massa muscular associada ao uso inadequado de levotiroxina em indivíduos eutireóideos. Além disso, diagnósticos não reconhecidos, como "fadiga suprarrenal", são utilizados para justificar terapias hormonais sem base médica sólida. O uso indiscriminado de GH também é preocupante, pois sua prescrição adequada requer diagnóstico preciso e é indicado apenas para condições específicas.

A falta de cuidado em estabelecer diagnósticos corretos de insuficiência suprarrenal, hipogonadismo, hipotireoidismo ou deficiência de GH, muitas vezes sem seguir protocolos estabelecidos ou realizar testes confirmatórios (Tabela 53.3), leva à suplementação hormonal desenfreada. Essa prática não só prejudica a saúde física dos pacientes, mas também viola princípios éticos e morais da boa prática médica.

**TABELA 53.3** Indicações formais e efeitos adversos relacionados com uso de alguns hormônios.

| Hormônio | Indicação | Efeitos adversos |
|---|---|---|
| Testosterona | Hipogonadismo masculino | Acne, hipertrofia prostática e progressão do câncer de próstata metastático, distúrbios no perfil lipídico, ginecomastia, alterações comportamentais, atrofia testicular, eritrocitose, apneia obstrutiva do sono, infertilidade |
| GH | Manejo clínico da baixa estatura por deficiência de GH ou condições sindrômicas específicas | Dor abdominal, artralgias, síndrome do túnel do carpo, edema facial, disglicemias e intolerância à glicose, cefaleia, náuseas e vômitos |

(continua)

**TABELA 53.3** Indicações formais e efeitos adversos relacionados com uso de alguns hormônios. (*Continuação*)

| Hormônio | Indicação | Efeitos adversos |
|---|---|---|
| Hormônio tireoidiano | Hipotireoidismo | Cólicas abdominais, alopecia, amenorreia, insuficiência cardíaca, arritmias, infarto agudo do miocárdio, irritabilidade e transtornos do humor/sono, tremor, elevação de enzimas hepáticas, distúrbios osteometabólicos |
| Glicocorticoides | Insuficiência suprarrenal, doenças autoimunes e inflamatórias e quadros alérgicos | Amenorreia, necrose asséptica do fêmur, redução da densidade mineral óssea, transtornos do humor, síndrome de Cushing iatrogênica, miopatia, catarata, distúrbios hidreletrolíticos, elevação de enzimas hepáticas |

GH: hormônio do crescimento.

## LEITURAS SUGERIDAS


AACE Position Statement. Off-label use and misuse of testosterone, growth hormone, thyroid hormone and adrenal supplements: risks and costs of a growing problem. Endocrine Practice. 2020;26(3):340-53.

Antonio J, Candow DG, Forbes SC, Ormsbee MJ, Saracino PG, Roberts J. Effects of dietary protein on body composition in exercising individuals. Nutrients. 2020;12(6):1890.

Birzniece V. Doping in sport: effects, harm and misconceptions. Intern Med J. 2015;45(3):239-48.

Chow LS, Gerszten RE, Taylor JM, Pedersen BK, van Praag H, Trappe S, et al. Exerkines in health, resilience and disease. Nat Rev Endocrinol. 2022;18(5):273-89.

Christou MA, Christou PA, Markozannes G, Tsatsoulis A, Mastorakos G, Tigas S. Effects of anabolic androgenic steroids on the reproductive system of athletes and recreational users: a systematic review and meta-analysis. Sport Med. 2017;47(9):1869-83.

Dos Santos Quaresma MVL, Marques CG, Nakamoto FP. Effects of diet interventions, dietary supplements, and performance-enhancing substances on the performance of crossfit-trained individuals: a systematic review of clinical studies. Nutrition. 2021;82:110994.

Elliehausen CJ, Anderson RM, Diffee GM, Rhoads TW, Lamming DW, Hornberger TA, et al. Geroprotector drugs and exercise: friends or foes on healthy longevity? BMC Biology. 2023;21(1):287.

Frati P, Busardò FP, Cipolloni L, Dominicis ED, Fineschi V. Anabolic androgenic steroid (AAS) related histopathological and toxicological findings deaths: autoptic, histopathological and toxicological findings. Curr Neuropharmacol. 2015;13(1):146-59.

García-Hermoso A, Ramírez-Vélez R, Díez J, González A, Izquierdo M. Exercise training-induced changes in exerkine concentrations may be relevant to the metabolic control of type 2 diabetes mellitus patients: a systematic review and meta-analysis of randomized controlled trials. J Sport Health Sci. 2023;12(2):147-57.

Garthe I, Maughan RJ. Athletes and supplements: prevalence and perspectives. Int J Sport Nutr Exerc Metab. 2018;28(2):126-38.

Huang G, Basaria S. Do anabolic-androgenic steroids have performance-enhancing effects in female athletes? Mol Cell Endocrinol. 2018;464:56-64.

Kanaley JA, Colberg SR, Corcoran MH, Malin SK, Rodriguez NR, Crespo CJ, et al. Exercise/physical activity in individuals with type 2 diabetes: a consensus statement from the American College of Sports Medicine. Med Sci Sports Exerc. 2022;54(2):353-68.

Lacerda FMM, Carvalho WRG, Hortegal EV, Cabral NAL, Veloso HJF. Factors associated with dietary supplement use by people who exercise at gyms. Rev Saúde Pública [Internet]. 2015;49:63.

Martinez-Rodriguez A, Cuestas-Calero BJ, Hernández-García M, Martíez-Olcina M, Vicente-Martínez M, Rubio-Arias JA. Effect of supplements on endurance exercise in the older population: systematic review. Int J Environ Res Public Health. 2020;17(14):5224.

Master PBZ, Macedo RCO. Effects of dietary supplementation in sport and exercise: a review of evidence on milk proteins and amino acids. Crit Rev Food Sci Nutr. 2021;61(7):1225-39.

Maughan RJ, Burke LM, Dvorak J, Larson-Meyer DE, Peeling P, Phillips SM, et al. IOC consensus statement: dietary supplements and the high-performance athlete. Br J Sports Med. 2018;52(7):439-55.

Merino García E, Borrego Utiel FJ, Martínez Arcos MÁ, Borrego Hinojosa J, Pérez Del Barrio MP. Kidney damage due to the use of anabolic androgenic steroides and practice of bodybuilding. Nefrologia. 2018;38(1):101-3.

Nabuco HCG, Rodrigues VB, Ravagnani CFC. Fatores associados ao uso de suplementos alimentares entre atletas: revisão sistemática. Rev Bras Med Esporte. 2016;22(5):412-9.

Peeling P, Binnie MJ, Goods PSR, Sim M, Burke LM. Evidence-based supplements for the enhancement of athletic performance. Int J Sport Nutr Exerc Metab. 2018;28(2):178-87.

Pinto AJ, Bergouignan A, Dempsey PC, Roschel H, Owen N, Gualano B, et al. Physiology of sedentary behavior. Physiol Rev. 2023;103(4):2561-622.

Romagnoli C, Pampaloni B, Brandi ML. Muscle endocrinology and its relation with nutrition. Aging Clin Exp Res. 2019;31(6):783-92.

Romagnoli C, Zonefrati R, Sharma P, Innocenti M, Cianferotti L, Brandi ML. Characterization of skeletal muscle endocrine control in an in vitro model of myogenesis. Calcified Tissue International. 2020;107(1):18.

Saeidifard F, Medina-Inojosa JR, West CP, Olson TP, Somers VK, Bonikowske AR, et al. The association of resistance training with mortality: a systematic review and meta-analysis. Eur J Prev Cardiol. 2019;26(15):1647-65.

Samson SL, Vellanki P, Blonde L, Christofides EA, Galindo RJ, Hirsch IB, et al. American Association of Clinical Endocrinology Consensus Statement: Comprehensive type 2 diabetes management algorithm – 2023 Update. Endocr Pract. 2023;29(5):305-40.

Thyfault JP, Bergouignan A. Exercise and metabolic health: beyond skeletal muscle. Diabetologia. 2020;63(8):1464-74.

# Parte 5

# Obesidade e Lipídios

Capítulo 54

# Dislipidemias

Josivan Gomes de Lima ▪ Lucia Helena Coelho Nóbrega ▪ Kennyo E. F. Santos ▪ Leydiane Lima ▪ Rodolpho Pinto de Mendonça ▪ Francisco Bandeira

## DEFINIÇÃO

As dislipidemias são alterações no metabolismo lipídico que podem levar a acúmulo e/ou deficiência nos níveis séricos de diversas lipoproteínas, culminando em complicações cardiovasculares, principalmente doenças coronariana e cerebrovascular. Quando presentes em concomitância com outros fatores de risco (p. ex., tabagismo, diabetes, sedentarismo, hipertensão arterial sistêmica [HAS] e obesidade), têm seus efeitos metabólicos amplificados, aumentando ainda mais a chance de morte súbita por doenças cardiovasculares (DCV).

## METABOLISMO LIPÍDICO

Inclui todo o processo que compreende desde a gênese dos lipídios (anabolismo) até o consumo (catabolismo) pelas células do organismo, passando por etapas de transferência das moléculas lipídicas (seja no complexo com as lipoproteínas, seja na captação, principalmente hepática), alvo de novas terapêuticas. Como são várias as funções dos lipídios no organismo – constituição de membrana plasmática, formação de hormônios (esteroides) e vitamina D, geração de energia e de calor etc. –, são necessárias reposições significativas, de modo que cerca de 20 a 30% da ingesta diária de alimentos são compostos de lipídios. Além dessa fonte alimentar (via exógena), o organismo ainda necessita produzir esse macronutriente por meio da via endógena. O conhecimento mais detalhado dessas vias permitiu a descoberta de novas possibilidades terapêuticas, mais potentes e com resultados animadores em relação à redução de eventos cardiovasculares. Entretanto, antes de abordar essas vias em detalhes, é importante conhecer melhor as lipoproteínas.

## LIPOPROTEÍNAS

Como o nome indica, são compostos mistos de lipídios e proteínas, denominados apolipoproteínas (Apo). As diferentes Apo são específicas de cada lipoproteína (p. ex., Apo A para lipoproteínas de alta densidade [HDL-c]; Apo B100 para lipoproteínas de muito baixa densidade [VLDL-c] etc.) e, por serem hidrofílicas, têm papel fundamental no transporte do conteúdo lipídico (hidrofóbico) para os demais tecidos do organismo. Assim, as lipoproteínas se organizam de modo que o núcleo central da partícula contenha a porção lipídica, rica em éster de colesterol (EC) e triglicerídeos (TG), enquanto as Apo permanecem na superfície. As lipoproteínas de interesse clínico são quilomícrons (QM), VLDL-c, lipoproteínas de densidade intermediária (IDL-c, importante na disbetalipoproteinemia, ou doença dos remanescentes), lipoproteínas de baixa densidade (LDL-c) e HDL-c. Suas principais composições estão representadas na Tabela 54.1. É importante destacar que os TG são moléculas grandes que ocupam um volume considerável. Portanto, espera-se que, com a redução gradativa na quantidade de TG, a lipoproteína se torne mais densa e menor (QM e VLDL-c são as maiores e menos densas, por conterem mais TG). Ao contrário do que se imaginou por muito tempo, as lipoproteínas não são meras transportadoras dos lipídios no sangue. Com composições diferentes, têm comportamentos e impactos diversos sobre o risco cardiovascular, e também são consideradas de modo particular no tratamento da dislipidemia.

### Via exógena

Começa a partir do momento em que os lipídios da dieta, em forma de EC e TG, são digeridos a ácidos graxos e absorvidos pela mucosa intestinal.

TABELA 54.1 Lipoproteínas e suas principais composições.

| Lipoproteína | Principal composição | Principais Apo | Diâmetro (nm) | Densidade (g/dℓ) |
|---|---|---|---|---|
| Quilomícron | TG dietéticos | B48, CII, CIII e E | 800 a 5.000 | < 0,95 |
| VLDL-c | TG endógenos | B100, CII, CIII e E | 300 a 800 | < 1,006 |
| IDL-c | TG remanescentes | B100, CIII e E | 250 a 350 | 1,006 a 1,019 |
| LDL-c | Ésteres de colesterol | B100 e CIII | 180 a 280 | 1,019 a 1,063 |
| HDL-c | – | AI, AII, CII, CIII e E | 50 a 120 | 1,063 a 1,210 |

Apo: apolipoproteína; HDL-c: lipoproteínas de alta densidade; IDL-c: lipoproteínas de densidade intermediária; LDL-c: lipoproteínas de baixa densidade; TG: triglicerídeos; VLDL-c: lipoproteínas de muito baixa densidade.

Nessa etapa, participa um receptor especial, o NP1C1-L1 (*Niemann-Pick C1-Like 1*), que permite a absorção de colesterol na borda em escova e tem sido alvo de terapia (ezetimiba). Após o processo de reesterificação nos enterócitos, os EC e predominantemente os TG se unem em QM e chegam ao sistema linfático até o ducto torácico e, por fim, entram na corrente sanguínea, via veia subclávia.

Na corrente sanguínea, os QM recebem da HDL-c as Apo CII, CIII e E, que serão importantes posteriormente em sua metabolização. São transportados até os capilares sanguíneos, onde sofrem ação da lipase lipoproteica (presente no endotélio capilar) e de seu cofator Apo CII (já presente na superfície do QM), liberando conteúdo lipídico (TG), sobretudo para os tecidos muscular e adiposo. Os remanescentes de QM, resultantes da atuação da lipase lipoproteica, são então transportados ao fígado e removidos da corrente sanguínea.

## Via endógena

Nessa via, o fígado produz VLDL-c, uma lipoproteína bem semelhante ao QM, mas que tem em sua superfície a Apo B100, e não a Apo B48. Na circulação, assim como o QM, a VLDL-c recebe da HDL-c as Apo CII, III e E, ficando apta a ser hidrolisada pela lipase lipoproteica endotelial (LPL), liberando TG que será captado pela HDL-c no transporte reverso em troca de EC. À medida que a VLDL-c libera TG, seu tamanho diminui e sua densidade aumenta, e ela se transforma em IDL-c, depois em LDL-c e, por fim, chega ao estágio final com conteúdo máximo de colesterol.

A LDL-c, por sua vez, retorna ao tecido hepático, fechando o ciclo, ou é transportada aos tecidos extra-hepáticos, nos quais, após endocitose, sofre ação de enzimas lisossômicas. É importante lembrar que o receptor de LDL-c (receptor tipo BE) reconhece e necessita da Apo B100 presente na superfície da LDL-c. Os produtos de degradação da LDL-c dão origem a aminoácidos (provenientes das Apo) e colesterol, que ora pode ser utilizado fisiologicamente (membrana plasmática, hormônios etc.), ora pode ser útil para inibir a enzima 3-hidroxi-3-metilglutaril-CoA (HMG-CoA) redutase, responsável pela produção intracelular de colesterol. Com melhor elucidação do processo de internalização da LDL-c nos hepatócitos, começou a se perceber a participação de outra enzima, a PCSK9. Essa protease é expressa predominantemente por fígado, intestino e rins. Fisiologicamente, após se ligar à LDL-c na superfície celular, o receptor de LDL-c é internalizado e pode ser degradado pela PCSK9, impedindo a reciclagem desse receptor para a superfície celular. Isso resulta em menor número de receptores e, consequentemente, aumento dos níveis plasmáticos de LDL-c. Tal descoberta proporcionou um novo foco no tratamento das dislipidemias, com os inibidores da pró-proteína convertase subtilisina/kexina tipo 9 (iPCSK9).

A HDL-c, por sua vez, atua realizando o transporte reverso do colesterol, trazendo EC dos tecidos periféricos para metabolização pelo fígado, impedindo a deposição excessiva de colesterol nos tecidos extra-hepáticos. Duas enzimas são importantes nesta via: a lecitina-colesterol aciltransferase (LCAT), que reesterifica o colesterol livre captado na periferia para que a HDL-c o leve para o fígado, e a proteína de transferência de éster de colesterol (CETP) que, como o nome indica, transfere ésteres de colesterol da HDL-c para a VLDL-c em troca de TG. Assim, a HDL-c traz de volta o colesterol para o fígado diretamente (LCAT – HDL-c) ou indiretamente (CETP – VLDL-c, IDL-c).

## MECANISMO DE ATEROGÊNESE

A aterogênese se inicia com o processo inflamatório na íntima endotelial. Moléculas de adesão, como a selectina, a molécula de adesão celular vascular (VCAM) e a molécula de adesão intercelular (ICAM), promovem o agrupamento de monócitos que migram para o subendotélio, onde se diferenciam em macrófagos. As LDL-c pequenas e densas são as lipoproteínas mais aterogênicas, sofrem oxidação na íntima endotelial e são fagocitadas pelos macrófragos, formando as células espumosas características da placa ateromatosa. Os fibroblastos migram da camada média para a íntima, e seus produtos se juntam a conteúdo lipídico, restos celulares e depósito de cálcio, concluindo a formação da placa de ateroma. A ruptura dessa placa desencadeia o processo isquêmico agudo.

## CLASSIFICAÇÃO DAS DISLIPIDEMIAS

As dislipidemias podem ser classificadas de acordo com seu aspecto fenotípico (classificação de Fredrickson) ou etiológico (primárias – genéticas – ou secundárias).

### Classificação de Fredrickson

Em 1967, Fredrickson et al., com base em resultados clinicolaboratoriais, formularam uma classificação para as dislipidemias que foi aceita internacionalmente por facilitar uma linguagem universal (Tabela 54.2). Apesar de ainda ser válida, é motivo de controvérsia entre alguns autores por não levar em consideração a etiologia das dislipidemias.

### Dislipidemias primárias e secundárias

As dislipidemias primárias decorrem de mutações cuja codificação anômala altera a formação das Apo e/ou dos receptores das lipoproteínas, causando sua elevação e de seus conteúdos. Atualmente, sabe-se que há uma interação importante de fatores genéticos e ambientais, de modo que mesmo as dislipidemias primárias podem ser consideradas doenças multifatorais. As principais dislipidemias primárias são apresentadas na Tabela 54.3.

Por outro lado, as dislipidemias secundárias se caracterizam por sua possível reversão após tratamento da patologia de base, e ocorrem mais frequentemente na prática clínica em pacientes com síndrome metabólica e hipotireoidismo. Diabetes, insuficiência renal crônica (IRC), síndrome nefrótica, colestase, tabagismo e álcool são outras possíveis causas. Já fármacos como

**TABELA 54.2** Classificação fenotípica das dislipidemias (Fredrickson).

| Fenótipo | Alteração lipoproteica | Alteração lipídica | Valores séricos (mg/dℓ) | Aparência do plasma ou soro |
|---|---|---|---|---|
| I | QM | Hipertrigliceridemia | CT = 160 a 400<br>TG = 1.500 a 5.000 | Sobrenadante cremoso |
| IIa | LDL-c | Hipercolesterolemia | CT > 240<br>TG < 200 | Transparente |
| IIb | LDL-c<br>VLDL-c | Hipertrigliceridemia<br>Hipercolesterolemia | CT = 240 a 500<br>TG = 200 a 500 | Turvo |
| III | IDL-c | Hipertrigliceridemia<br>Hipercolesterolemia | CT = 300 a 600<br>TG = 300 a 600 | Turvo |
| IV | VLDL-c | Hipertrigliceridemia | CT = 240<br>TG = 300 a 1.000 | Turvo |
| V | QM<br>VLDL-c | Hipertrigliceridemia | CT = 160 a 400<br>TG = 1.500 a 5.000 | Sobrenadante cremoso, inferior turva |

CT: colesterol total; IDL-c: lipoproteínas de densidade intermediária; LDL-c: lipoproteínas de baixa densidade; QM: quilomícrons; TG: triglicerídeos; VLDL-c: lipoproteínas de muito baixa densidade.

TABELA 54.3 Principais dislipidemias primárias.

| Patologias | | Alteração genética | Modo de herança | Manifestações clinicolaboratoriais |
|---|---|---|---|---|
| Relacionadas com LDL-c | Hipercolesterolemia familiar | Apo B100/Receptor LDL-c | AD | Xantomas tendinosos/ xantelasma<br>Arco corneano |
| | Hiperlipidemia familiar combinada | LLP | AD | DAC precoce |
| | Apo B100 defeituosa | Apo B100 | AD | Xantomas tendinosos |
| Relacionadas com TG | Hipertrigliceridemia familiar | LLP | AD | Xantomas eruptivos/TG > 500 mg/dℓ |
| | Hiperquilomicronemia familiar | LLP<br>Apo CII<br>LMF1<br>GPIHBP1<br>Apo A5 | AR | Hepatoesplenomegalia<br>Lipemia retinal<br>TG entre 1.500 e 5.000 mg/dℓ |
| | Disbetalipoproteinemia | Apo E | AR | Xantomas tuberosos/ palmares DAC |
| Relacionadas com HDL-c | Hipoalfalipoproteinemia familiar | ABCA1 | AD | DAC precoce |
| Deficiência de LCAT | | LCAT | AR | Opacificação corneana<br>DAC precoce/anemia |

AD: autossômico dominante; AR: autossômico recessivo; DAC: doença arterial coronariana; HDL-c: lipoproteínas de alta densidade; LCAT: lecitina-colesterol aciltransferase; LDL-c: lipoproteínas de baixa densidade; LLP: enzima lipase-lipoproteína; TG: triglicerídeos.
A mutação no gene da PCSK9 causa hipercolesterolemia familiar com ganho de função, ao contrário das mutações no LDLR e APOB.

diuréticos tiazídicos, contraceptivos e outros podem alterar o metabolismo lipídico, sendo necessária uma avaliação específica para analisar o risco em contraposição ao benefício do uso.

## APRESENTAÇÃO CLÍNICA

O quadro clínico da dislipidemia é, de modo geral, pouco expressivo e, quando presente, varia de acordo com as formas primárias e secundárias. Nas formas primárias, podem-se encontrar manifestações clínicas relacionadas com suas principais alterações. Em caso de hipertrigliceridemia, é possível haver ocorrência de lesões cutâneas de coloração amarela em faces extensoras dos membros superiores, denominadas xantomas eruptivos (Figura 54.1). Esses pacientes estão mais propensos a desenvolver pancreatite aguda, sobretudo quando níveis séricos de TG estão acima de 1.000 mg/dℓ. Já pacientes com níveis elevados de colesterol são mais suscetíveis a eventos aterogênicos nas primeiras décadas de vida e podem apresentar xantomas tendinosos (região extensora dos membros superiores e inferiores), xantelasma ou arco corneano (devem ser pesquisados atentamente na suspeita de dislipidemias primárias). Por outro lado, nas formas secundárias, o quadro clínico está mais relacionado às suas patologias de base.

## DIRETRIZES

Com a finalidade de guiar as condutas em pacientes com dislipidemias, diversas sociedades têm feito esforços para publicar diretrizes baseadas em estudos recentes.

### Sociedade Brasileira de Cardiologia

Em diretriz publicada em 2017 pela Sociedade Brasileira de Cardiologia (SBC), manteve-se o escore de risco global para estimar o risco de infarto agudo do miocárdio (IAM), acidente vascular encefálico (AVE), insuficiência vascular periférica ou insuficiência cardíaca em 10 anos. Esse escore baseia-se em critérios clínicos (idade, tabagismo e/ou diabetes), critérios

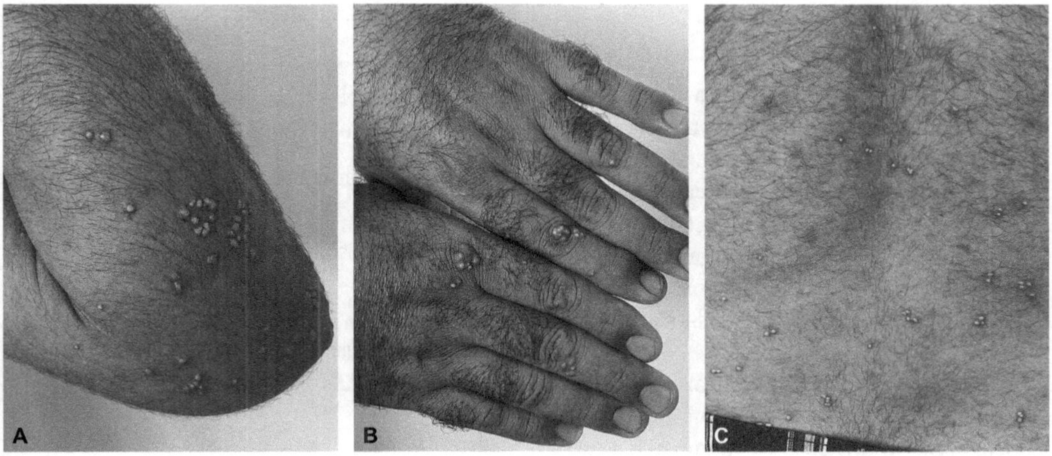

FIGURA 54.1 Xantomas eruptivos.

laboratoriais (HDL-c e colesterol total [CT]) e dados do exame físico (pressão arterial sistólica [PAS]). Foi abandonada a estratificação do risco de Framingham, utilizada anteriormente, segundo o *National Cholesterol Education Program* (NCEP), e preconizada que todos os adultos com idade acima de 20 anos tenham seu perfil lipídico mensurado. Se os resultados laboratoriais forem satisfatórios, sem demais fatores de risco, é recomendada a repetição a cada 5 anos. Para indivíduos entre 2 e 19 anos, recomenda-se a determinação do perfil lipídico apenas quando houver:

- História de dislipidemia em familiares de primeiro grau
- Suspeita de dislipidemia (incluindo achados do exame físico)
- Fatores de risco
- Uso de medicações que interfiram no perfil lipídico.

Vale lembrar que geralmente o LDL-c não é mensurado, apenas calculado a partir da fórmula de Friedewald:

$$\text{LDL-c} = (\text{CT} - \text{HDL-c}) - \frac{\text{TG}}{5}$$

Esta fórmula só pode ser utilizada se os valores de TG forem inferiores a 400 mg/dℓ, visto que valores acima desse patamar subestimam os reais níveis de LDL-c no soro. Além disso, não se percebe uma linearidade da fórmula em relação às variações de TG, de modo que fatores de correção pouco práticos têm sido propostos para uma melhor acurácia da estimativa. Apesar de ser possível calcular a LDL-c quando a trigliceridemia está entre 200 e 400 mg/dℓ, nesses pacientes e naqueles com TG > 400 mg/dℓ, em que não se pode usar a fórmula de Friedwald, é sugerido utilizar como meta terapêutica o colesterol não HDL-c (CT – HDL-c), adicionando-se 30 mg/dℓ à meta da LDL-c para determinado paciente.

Estudos com novas terapias com potencial de redução dos níveis de LDL-c para patamares antes não imaginados começaram a provar o benefício extra de níveis muito baixos dessa fração do colesterol. Entretanto, não se identificou um limiar de LDL-c abaixo do qual o tratamento hipolipemiante deixa de promover benefício cardiovascular. Esses resultados motivaram mudanças nas recomendações, sendo acrescentada uma nova categoria de risco, o muito alto (doença aterosclerótica manifesta sintomática ou obstrução arterial superior a 50%), com meta de LDL-c < 50 mg/dℓ (não HDL-c < 80 mg/dℓ). Houve mudança ainda para as demais categorias, com metas mais rigorosas de < 70, < 100 e < 130 mg/dℓ para riscos alto, intermediário e baixo, respectivamente. Sempre que as metas não forem alcançadas, deve-se iniciar ou modificar o tratamento medicamentoso, intensificando-o.

## American Heart Association e American College of Cardiology

Desde a revolução promovida pela última diretriz da American Heart Association (AHA) e do American College Cardiology (ACC), em 2013, quando foram propostos tratamentos fixos com parâmetros percentuais de avaliação de resposta, publicaram-se vários trabalhos com novas medicações mostrando benefícios adicionais em termos de mortalidade, com reduções mais significativas da LDL-c.

Em novembro de 2018, foram publicadas novas recomendações no *Guideline on the Management of Blood Cholesterol*. Manteve-se a estrutura de avaliação e estratificação dos pacientes em relação ao risco cardiovascular pela doença aterosclerótica cardiovascular. Algumas situações específicas ficaram bem esclarecidas:

- Prevenção secundária: nesse grupo, houve uma mudança significativa, com o surgimento da nova categoria – o risco muito alto – estabelecida como pacientes com múltiplos eventos cardiovasculares/cerebrovasculares maiores – síndrome coronariana aguda (SCA) no último ano, IAM ou AVE isquêmico, ou doença arterial periférica obstrutiva sintomática (claudicação, revascularização ou amputação) ou um evento maior e fatores de alto risco vascular (> 65 anos, HAS, diabetes, hipercolesterolemia familiar, taxa de filtração glomerular (TFG) < 60 mℓ/min, tabagismo atual, angioplastia/revascularização eletiva, insuficiência cardíaca congestiva; Quadro 54.1)
- Hipercolesterolemia grave (LDL-c ≥ 190 mg/dℓ)
- Diabéticos com idades entre 40 e 75 anos e LDL-c > 70 e < 190 mg/dℓ
- Prevenção primária (com necessidade de avaliação extra com escore específico – ASCVD *risk score* – e estratificação extra de acordo com o resultado).

Os três primeiros grupos beneficiam-se do uso de estatina, habitualmente de alta potência (com meta de redução do LDL-c > 50%). A avaliação da resposta inicial é feita após 4 a 12 semanas de terapia. Vale lembrar que, para o subgrupo de muito alto risco que persiste com LDL-c > 70 mg/dℓ, há a recomendação de associação com outro hipolipemiante, especialmente ezetimiba e/ou iPCSK9. Nos pacientes com diabetes entre 20 e 39 anos, deve-se iniciar tratamento moderado com estatinas nos seguintes casos: duração de doença > 10 anos (diabetes melito tipo 2) ou 20 anos (diabetes melito tipo 1), microalbuminúria, TFG < 60 mℓ/min, retinopatia ou neuropatia, índice tornozelo-braquial (ITB) < 0,9.

Já para o grupo da prevenção primária (LDL-c < 190 mg/dℓ e não diabético), recomenda-se avaliar basicamente idade e ASCVD *risk score*

**QUADRO 54.1** Critérios para o paciente de muito alto risco.

| Eventos cardiovasculares/cerebrovasculares maiores |
|---|
| SCA recente no último ano |
| História de infarto agudo do miocárdio (diferente de SCA no último ano) |
| História de AVE isquêmico |
| Doença arterial periférica sintomática (história de claudicação com ITB < 0,85, revascularização ou amputação prévia) |
| **Fatores de alto risco** |
| Idade ≥ 65 anos |
| Hipercolesterolemia familiar heterozigótica |
| História de cirurgia de revascularização miocárdica ou angioplastia coronária, sem evento aterosclerótico agudo |
| Diabetes melito |
| Hipertensão arterial sistêmica |
| Doença renal crônica (TFG < 60 mℓ/min) |
| Tabagismo ativo |
| LDL-c persistentemente elevado (LDL-c ≥ 100 mg/dℓ), mesmo com dose máxima de estatina e ezetimiba |
| História de insuficiência cardíaca congestiva |

AVE: acidente vascular encefálico; ITB: índice tornozelo-braquial; LDL-c: lipoproteínas de baixa densidade; SCA: síndrome coronariana aguda; TFG: taxa de filtração glomerular.
Paciente com risco cardiovascular muito alto inclui: história de eventos cardiovasculares/cerebrovasculares maiores; ou um evento cardiovascular/cerebrovascular maior e vários fatores de alto risco.
Adaptado de Grundy et al., 2018.

e mudanças no estilo de vida (MEV) para todos os pacientes:

- < 20 anos: pode-se iniciar estatina se LDL-c > 160 mg/dℓ com história de hipercolesterolemia familiar, diagnosticada pelos critérios de *Dutch Lipid Clinic* (Tabela 54.4)
- 20 a 39 anos: se história familiar de DCV precoce (antes de 55 anos no homem e 65 anos em mulheres) e LDL-c ≥ 160 mg/dℓ, considerar estatina. Nos casos que não preencherem os critérios anteriores, deve-se calcular o ASCVD *risk score*
- 40 a 75 anos (LDL-c 70 a 189 mg/dℓ): calcular ASCVD *risk score*:
    - < 5%: baixo risco (MEV)
    - 5 a 7,5%: risco limítrofe; considerar estatina de moderada intensidade se houver aumento de risco (DAC precoce na família; LDL-c ≥ 160 mg/dℓ; TGF < 60 mℓ/min; síndrome metabólica; doenças inflamatórias, como artrite reumatoide (AR), psoríase e síndrome da imunodeficiência adquirida [AIDS]; alterações laboratoriais, como trigliceridemia > 175 mg/dℓ, proteína C reativa [PCR] ultrassensível > 2, lipoproteína (a) Lp(a) ≥ 50 mg/dℓ, Apo B ≥ 130 mg/dℓ, ITB < 0,9; ou condições específicas da mulher, como pré-eclâmpsia, menopausa antes dos 40 anos)

**TABELA 54.4** Critérios para diagnóstico de hipercolesterolemia familiar.

| Critérios | Pontos |
|---|---|
| **História familiar** | |
| Parente de primeiro grau com doenças coronariana e vascular precoces* conhecidas, ou<br>Parente de primeiro grau com nível de LDL-c acima do percentil 95 | 1 |
| Parente de primeiro grau com xantomas tendinosos e/ou arco corneano, ou<br>Paciente com idade inferior a 18 anos com nível de LDL-c acima do percentil 95 | 2 |
| **História clínica** | |
| Paciente com doença coronariana precoce* | 2 |
| Paciente com doença vascular cerebral ou periférica precoce* | 1 |
| **Exame físico** | |
| Xantoma tendinoso | 6 |
| Arco corneano antes dos 45 anos | 4 |
| **Níveis de LDL-c (mg/dℓ)** | |
| ≥ 330 mg/dℓ | 8 |
| 250 a 329 mg/dℓ | 5 |
| 190 a 249 mg/dℓ | 3 |
| 155 a 189 mg/dℓ | 1 |
| **Análise de DNA** | |
| Mutação funcional nos genes *LDLR*, *Apo B* ou *PCSK9* | 8 |
| **Diagnóstico (com base no número total de pontos obtidos)** | |
| Hipercolesterolemia familiar definida | > 8 |
| Hipercolesterolemia familiar provável | 6 a 8 |
| Hipercolesterolemia familiar possível | 3 a 5 |
| Hipercolesterolemia familiar improvável | < 3 |

DNA: ácido desoxirribonucleico; LDL-c: lipoproteínas de baixa densidade.
*Precoce ≤ 55 anos em homens; < 60 anos em mulheres.
Adaptada de Austin et al., 2004; Haase et al., 2012; Nordestgaard et al., 2013.

  - 7,5 a 20%: risco intermediário; iniciar estatina de moderada intensidade se houver fatores de alto risco. Caso contrário, realizar escore de cálcio coronariano. Se escore de cálcio zero, suspender estatina (exceto em tabagistas, diabéticos e com risco cardiovascular familiar prévio). Se escore de cálcio entre 1 e 99, considerar estatina em pacientes com mais de 55 anos. Escore de cálcio > 100 tem indicação de estatina
  - ≥ 20%: alto risco; iniciar estatina em alta intensidade
- ≥ 75 anos: a recomendação de tratamento com estatina de alta potência ainda não é clara, entretanto, pode ser mantida ou dar preferência a uma estatina de moderada intensidade. Estudo recente (EWTOPIA75) avaliou o tratamento dos pacientes muito idosos (idade > 75 anos) com dislipidemia e moderado a alto risco cardiovascular com ezetimiba *versus* dieta, demonstrando uma redução do risco relativo importante em desfechos compostos (principalmente IAM), tornando esta uma alternativa em pacientes idosos com intolerância a estatinas.

Ainda considerando o contexto mais amplo das dislipidemias, a AHA considera que o tratamento de hipertrigliceridemia inclui os fibratos em situações com risco elevado de pancreatite (com TG > 500 ou especialmente> 1.000 mg/dℓ), sendo as estatinas o tratamento principal nos casos que não preencherem esse critério.

Por fim, apesar de os iPCSK9 terem o potencial de redução significativa dos níveis de LDL-c e do risco cardiovascular, são uma terapia de alto custo, podendo ser usados em pacientes de muito alto risco, na presença de dose máxima de estatina e LDL-c ≥ 70 mg/dℓ.

Novas medicações não estatinas (ácido bempedoico, evinacumab e inclisiran) demostraram benefícios na redução de LDL-c, e foram necessárias atualizações nas diretrizes para definir em quais situações tais medicações deveriam ser utilizadas. Além de poderem ser combinadas com as estatinas, também emergiram como tratamentos em casos de intolerância às estatinas.

## TRATAMENTO

Os fármacos utilizados no tratamento da dislipidemia são apresentados na Tabela 54.5.

### Estatinas

São inibidores da HMG-CoA redutase, uma enzima presente no citoplasma celular, envolvida na biossíntese de colesterol, sobretudo o hepático. Essa inibição diminui o colesterol intracelular e aumenta, compensatoriamente, os receptores de LDL-c no fígado, aumentando a captação do colesterol periférico. Além desse efeito colesterolêmico, as estatinas também têm efeitos pleiotrópicos, como: estabilização da placa de ateroma, aumento dos níveis de óxido nítrico e redução dos níveis de PCR, promovendo efeito adicional anti-inflamatório.

A redução da LDL-c ocorre sob efeito de duas variáveis: tipo de estatina e dose inicial. Entre as estatinas disponíveis no mercado, a atorvastatina e a rosuvastatina são as mais potentes (Tabela 54.6). É importante lembrar uma regra prática segundo a qual, quando se duplica a dose de uma estatina, há redução adicional de cerca de 6% no colesterol.

**TABELA 54.5** Redução lipídica de acordo com os fármacos utilizados no tratamento de dislipidemia.

| Fármaco | CT (%) | HDL-c (%) | LDL-c (%) | TG (%) |
|---|---|---|---|---|
| Estatina | 15 a 30 | 6 a 12 | 24 a 50 | 10 a 29 |
| Fibrato | 15 | 20 | 5 a 15 | 20 a 50 |
| Ezetimiba | 20 | 4 a 9 | 15 a 20 | - |
| Ácido nicotínico | 25 | 15 a 30 | 25 | 20 a 50 |
| Colestiramina | 20 | 3 a 5 | 15 a 30 | Neutro ou aumento |

CT: colesterol total; HDL-c: lipoproteínas de alta densidade; LDL-c: lipoproteínas de baixa densidade; TG: triglicerídeos.
Adaptada de Yeshurun e Gotto, 1995; Knopp, 1999; Gupta e Ito, 2002.

TABELA 54.6 Tratamento com estatinas.

| Estatinas | Alta intensidade | Moderada intensidade | Baixa intensidade |
|---|---|---|---|
| Redução de LDL-c | ≥ 50% | 30 até 49% | < 30% |
| Estatinas mais usadas na prática clínica (dose diária) | Atorvastatina, 40 a 80 mg<br>Rosuvastatina, 20 a 40 mg | Atorvastatina, 10 a 20 mg<br>Rosuvastatina, 5 a 10 mg<br>Sinvastatina, 20 a 40 mg | Sinvastatina, 10 mg |
| Outras estatinas | – | Pravastatina, 40 a 80 mg<br>Pitavastatina, 1 a 4 mg | Pravastatina, 10 a 20 mg |

LDL-c: lipoproteínas de baixa densidade.
Adaptada de Grundy et al., 2018.

Assim, se o colesterol estiver muito elevado, é preferível mudar a estatina para outra mais potente do que aumentar a dose. Também vale lembrar que, em geral, os valores de TG e HDL-c são inversamente proporcionais, de modo que a terapia redutora de TG geralmente aumenta a HDL-c.

São fármacos bastante seguros e bem tolerados, com efeitos adversos pouco comuns. Pelo fato de interferirem no citocromo P-450, podem causar elevação transitória de transaminase glutâmico-oxaloacética (TGO/AST) e transaminase glutâmico-pirúvica (TGP/ALT). Se ocorrerem elevações de 3 ou mais vezes, deve-se suspender o uso do fármaco e, após normalização, pode-se reiniciar o uso ou mudar o fármaco. Em razão da possível ocorrência de alterações musculares, deve-se dosar a creatinofosfoquinase (CPK) no início do tratamento, repetindo caso apareçam sintomas musculares. Se houver elevação de 7 vezes acima do limite superior de normalidade (LSN) ou maior que 3 vezes de maneira persistente, deve-se iniciar avaliação complementar com hormônio estimulador da tireoide (TSH), tiroxina livre (T4L), velocidade de hemossedimentação (VHS) e fator antinuclear (FAN). Nos casos de sintomas intoleráveis ou elevação acima de 10 vezes o LSN, deve-se incluir ainda dosagem de ureia, creatinina e mioglobina sérica, devendo-se afastar rabdomiólise e miosite necrosante autoimune. Não se deve realizar dosagem de rotina de CPK e transaminases.

Outros dois efeitos colaterais recentemente comentados são o DM induzido pelo uso de estatina e a disfunção cognitiva/demência secundária ao uso de hipolipemiantes. De fato, foram observados casos de aumento da glicemia em pacientes utilizando estatinas, especialmente em alta potência. Em grande ensaio clínico randomizado (JUPITER *trial*) em subanálise, observou-se uma antecipação do diagnóstico de DM em cerca de 5,4 semanas em pacientes usando estatina, e uma redução de 154 eventos cardiovasculares para 54 novos casos de DM. Outra grande metanálise, publicada no periódico JAMA, em 2011, chegou à conclusão de que o benefício das estatinas sobrepõe o risco da indução de diabetes.

Em relação às alterações cognitivas, há relatos de casos, em baixa frequência na literatura, sendo um evento raro e incerto.

## Fibratos

Atuam por meio da ativação do receptor hormonal PPAR-alfa em tecidos hepático, cardíaco e muscular, potencializando a atividade da lipase lipoproteica, levando, em última instância, à diminuição dos níveis de TG. Podem também reduzir a quantidade de partículas de LDL-c pequenas e densas, e aumentar a HDL-c. São úteis principalmente em pacientes que apresentam algum transtorno primário do metabolismo dos TG, sobretudo se os níveis séricos estiverem acima de 500 mg/dℓ. São medicamentos seguros, que apresentam como principais efeitos colaterais sintomas gastrintestinais, miopatia e elevação transitória das enzimas hepáticas.

Nas últimas décadas, na era das estatinas, nenhum estudo com fibratos demonstrou redução de eventos cardiovasculares. Mais recentemente, um estudo (PROMINENT) falhou em demonstrar redução de eventos utilizando pemafibrato em pacientes com diabetes tipo 2, hipertrigliceridemia leve a moderada e HDL-c baixa. Assim, a utilização de fibratos se mantém apenas para reduzir triglicerídeos em pacientes com valores elevados e risco de pancreatite aguda, não é indicado para a redução de risco cardiovascular.

## Ezetimiba

Atua inibindo a absorção de colesterol pelos enterócitos, sem afetar a absorção das vitaminas lipossolúveis. Assim, é eficaz em reduzir em até 20% os níveis de LDL-c. Sua maior indicação está na associação com estatinas, visto que promove sinergia no efeito de ambos os fármacos, principalmente nos casos de difícil controle dos níveis de colesterol no plasma em monoterapia com estatinas. Trata-se de um medicamento seguro, praticamente sem efeitos colaterais. O já mencionado estudo EWTOPIA75 provou a segurança da monoterapia com ezetimiba na dose de 10 mg/dia em pacientes idosos, de modo que esta pode ser uma opção em idosos intolerantes à terapia com estatinas.

## Ácido nicotínico

Trata-se da medicação disponível que mais aumenta a HDL-c. Seu mecanismo de ação é complexo. Pode aumentar a expressão do gene *ABCA1*, que facilita a transferência de colesterol de macrófagos periféricos para partículas de HDL-c, além de inibir receptores enzimáticos de HDL-c, contribuindo para elevação de seus níveis no soro. Reduz a trigliceridemia em 20% e LDL-c em até 25%, por meio da ligação a receptores específicos, reduzindo lipases presentes nos adipócitos, culminando em menor liberação de TG na circulação. É pouco usado na prática clínica, porque os estudos não demonstraram redução de evento cardiovascular, bem como pelos efeitos colaterais frequentes (rubor facial, sintomas eméticos, gastrite, mialgia) que limitam o alcance de doses eficazes (2 g/dia). A utilização de ácido acetilsalicílico antes do uso de ácido nicotínico pode diminuir o risco de rubor facial (causado por prostaglandinas). Entretanto, as diretrizes atuais não recomendam seu uso clínico.

## Colestiramina

Enquadra-se como resina sequestradora de ácidos biliares. Atua por meio da ligação aos sais biliares, impedindo a absorção desses na mucosa intestinal. Promove aumento nos receptores hepáticos de LDL-c, reduzindo em até 30% os níveis de colesterol, de acordo com a dose utilizada. Tendo em vista seu mecanismo de ação peculiar, deve ser administrada durante as refeições. Como principais efeitos colaterais, citam-se os sintomas gastrintestinais (flatulência, diarreia, constipação intestinal), que são minimizados com doses baixas.

## Ômega-3

Alguns vegetais e, principalmente, os óleos derivados de peixe contêm quantidades significativas de ômega-3, cadeias de ácidos graxos poli-insaturados, razão pela qual permanecem em estado líquido à temperatura ambiente. Em altas doses (4 a 10 g/dia), reduz os níveis de TG e eleva a HDL-c. Apesar de estudos prévios não terem mostrado benefício do uso do ômega-3, dois grandes ensaios clínicos randomizados publicados no segundo semestre de 2018 trouxeram dados novos sobre essa modalidade terapêutica.

O primeiro deles (VITAL) contou com cerca de 26 mil pacientes, randomizados para receber 1 g de ômega-3 *versus* placebo, com um acompanhamento médio de 5 anos e conseguiu evidenciar uma redução do risco relativo de IAM em torno de 28%, com resultado mais expressivo entre negros.

Entretanto, o estudo mais contundente, o REDUCE-IT, avaliou cerca de 8 mil pacientes de alto risco cardiovascular já em uso de estatina e com TG elevado (150 a 499 mg/dℓ), randomizando para receber 4 g de ácido eicosapentaenoico (EPA; subtipo de ômega-3) *versus* placebo, com acompanhamento médio de 4,9 anos. Evidenciou-se redução de LDL-c de cerca de 6,6% e de TG de 19,7%, com diminuição do risco relativo de cerca de 25% e do risco absoluto de 4,8% e número necessário para tratar (NNT) estimado de 20,8. O estudo concluiu que o EPA reduziu o risco de eventos cardiovasculares adversos maiores (ECAM, compostos por morte cardiovascular, IAM, AVE, revascularização coronariana ou hospitalização por angina instável) em 25%.

Embora o EPA tenha sido aprovado pela Food and Drug Administration (FDA) para uso clínico, o estudo REDUCE-IT permanece sob escrutínio devido a diversas controvérsias metodológicas. O uso de óleo mineral como placebo foi associado a elevações nos níveis de LDL-c e proteína C reativa de alta sensibilidade no grupo controle, o que levanta questionamentos sobre a magnitude real do benefício do EPA – se este de fato reduziu eventos cardiovasculares ou se os efeitos adversos do placebo amplificaram a diferença observada entre os grupos.

## Inibidores da iPCSK9

Como já mencionado, os iPCSK9 levam a grande redução dos níveis de LDL-c e do risco cardiovascular.

O ODYSSEY *trial* incluiu pacientes com LDL-c > 70 mg/dℓ de muito alto risco cardiovascular e já em uso de estatina em alta potência. Testou-se o uso do alirocumabe (n = 1.153) ou placebo (n = 788), durante um acompanhamento médio de 1,5 ano. O desfecho primário foi redução de LDL-c, evidenciando-se uma redução de cerca de 61%. Em análise *post hoc*, reduziu-se a mortalidade por causas cardiovasculares e cerebrovasculares e eventos maiores.

O estudo FOURIER, publicado em 2017, testou o evolocumabe e incluiu mais de 27 mil pacientes, também de muito alto risco cardiovascular, LDL-c superior a 70 mg/dℓ e em uso de estatina de alta potência. O acompanhamento médio foi de 2,2 anos e os desfechos primários incluíram morte cardiovascular, IAM, AVE, hospitalização por angina instável ou revascularização. Evidenciou-se redução do risco absoluto de 1,5%, com NNT = 67. Vale lembrar que a mediana de LDL-c no grupo que recebeu evolocumabe foi de 30, o que reforça a potência dessa classe de medicações.

## Novas terapias

Ácido bempedoico atua na via de síntese de colesterol inibindo a ATP citrato liase e, consequentemente, reduzindo o LDL-c em 25% (monoterapia) a 40% (associado a ezetimiba). Ele é administrado por via oral em uma forma profármaco, exigindo a ativação nas células hepáticas (mas não nas musculares) para agir. Essa ação minimiza o risco de miopatia que se vê mais frequentemente com as estatinas.

O evinacumab, um anticorpo monoclonal contra a ANGPTL3 (angiopoietina-*like* 3), proteína que inibe a atividade da lipase lipoproteica (LPL). Ele reduz LDL-c, HDL-c e triglicerídeos. Como sua ação independe do receptor de LDL-c, a redução dessa lipoproteína aterogênica (de até 47%) acontece devido ao processamento e à depuração do VLDL-c, precursor do LDL-c. O evinacumab foi aprovado pela FDA para pacientes com hipercolesterolemia familiar homozigótica a partir de 5 anos e a administração é intravenosa a cada 4 semanas, apesar de seu efeito no risco de eventos cardiovasculares ainda não ter sido estabelecido.

O inclisiran faz parte de uma nova classe de medicamentos (pequeno RNA de interferência – siRNA) e inibe a produção da enzima PCSK9, aumentando a densidade de receptores de LDL-c no hepatócito e, consequentemente, reduzindo LDL-c sérico. Os estudos ORION demonstraram reduções de LDL-c de aproximadamente 50% em relação ao placebo em pacientes usando estatinas em doses máximas toleradas. Ele é administrado em injeção subcutânea (284 mg) a cada 6 meses (exceto a segunda dose, que é aplicada com 3 meses), com poucos efeitos adversos (reação no local da injeção é o mais frequente). Estudos com desfecho duro (redução de eventos) estão em andamento (em 2024) e não há estudos comparando com inibidores de PCSK9.

## LEITURAS SUGERIDAS


Austin MA, Hutter CM, Zimmern RL, Humphries SE. Genetic causes of monogenic heterozygous familial hypercholesterolemia: a HuGE prevalence review. Am J Epidemiol. 2004;160:407-20.

Deepak L. REDUCE-IT: residual cardiovascular risk in statin-treated patients with elevated triglycerides: now we can reduce-it! Eur Heart J. 2019;40(15):1174-5.

Grundy SM, Stone NJ, Bailey AL, Beam C, Birtcher KK, et al. AHA/ACC/AACVPR/AAPA/ABC/ACPM/ADA/AGS/APhA/ASPC/NLA/PCNA Guideline on the management of blood cholesterol: a report of the American College of Cardiology/American Heart Association Task Force on Clinical Practice Guidelines. J Am Coll Cardiol. 2019; 73(24):e285-350.

Gunn KH, Gutgsell AR, Xu Y, Johnson CV, Liu J, Neher SB. Comparison of angiopoietin-like protein 3 and 4 reveals structural and mechanistic similarities. J Biol Chem. 2021: 100312.

Gupta EK, Ito MK. Ezetimibe: the first in a novel class of selective cholesterol-absorvation inhibitors. Heart Dis. 2002;4(6):399-409.

Haase A, Goldberg AC. Identification of people with heterozygous familial hypercholesterolemia. Curr Opin Lipidol. 2012;23:282-9.

Knopp RH. Drug treatment of lipid disorders. N Engl J Med. 1999;341(7):498-511.

Manson JE, Cook NR, Lee IM, Christen W, Bassuk SS, Mora S, et al. for the VITAL Research Group. Vitamin D supplements and prevention of cancer and cardiovascular disease. N Engl J Med 2019;380:33-44.

Mohamed F, Seedat F, Raal FJ. Novel therapies for familial hypercholesterolemia. Curr Opin Endocrinol Diabetes Obes. 2020 Dec. 3.

Nordestgaard BG, Chapman MJ, Humphries SE, Ginsberg HN, Masana L, Descamps OS, et al. Familial hypercholesterolaemia is underdiagnosed and undertreated in the general population: guidance for clinicians to prevent coronary heart disease: consensus statement of the European Atherosclerosis Society. Eur Heart J. 2013;34:3478-90a.

Ouchi Y. EWTOPIA75 finds ezetimibe prevents ASCVD events in elderly with high LDL-c. American College of Cardiology. 2018.

Preiss D, Seshasai SR, Welsh P, Murphy SA, Ho JE, Waters DD, et al. Risk of incident diabetes with intensive-dose compared with moderate-dose statin therapy: a meta-analysis. JAMA. 2011;305(24):2556-64.

Ridker PM, Danielson E, Fonseca FA, Genest J, Gotto Jr. AM, Kastelein JJ. Rosuvastatin to prevent vascular events in men and women with elevated C-reactive protein. N Engl J Med. 2008;359:2195-207.

Sabatine MS. Cardiovascular safety and efficacy of the PCSK9 inhibitor evolocumab in patients with and without diabetes and the effect of evolocumab on glycaemia and risk of new-onset diabetes: a prespecified analysis of the FOURIER randomised controlled trial. Lancet Diabetes Endocrinol. 2017;5(12):941-50.

Samson SL, Garber AJ. Metabolic syndrome. Endocrinol Metab Clin North Am. 2014;43(1):1-23.

Schwartz GG, Bessac L, Berdan LG, Bhatt DL, Bittner V, Diaz R, et al. Effect of alirocumab, a monoclonal antibody to PCSK9, on long-term cardiovascular outcomes following acute coronary syndromes: rationale and design of the ODYSSEY outcomes trial. Am Heart J. 2014;168(5):682-9.

Silvestre-Roig C, de Winther MP, Weber C, Daemen MJ, Lutgens E, Soehnlein O. Atherosclerotic plaque destabilization: mechanisms, models, and therapeutic strategies. Circ Res. 2014;114(1):214-26.

Yeshurun D, Gotto AM. Hyperlipidemia: perspectives in diagnosis and treatment. South Med J. 1995;88(4):379-91.

Writing Committee; Lloyd-Jones DM, Morris PB, Ballantyne CM, Birtcher KK, Covington AM, et al. 2022 ACC expert consensus decision pathway on the role of nonstatin therapies for LDL-cholesterol lowering in the management of atherosclerotic cardiovascular disease risk: a report of the American College of Cardiology Solution Set Oversight Committee. J Am Coll Cardiol. 2022 Oct 4;80(14):1366-418.

Capítulo 55

# Cronobiologia e Obesidade

Filipe Cruz Carneiro ▪ Maria Clara Pires D'Oliveira ▪ Caio Escarião de Oliveira ▪ Marcos Pereira de Oliveira Filho ▪ Narriane Holanda

## INTRODUÇÃO

Cronobiologia é a disciplina científica que estuda os processos biológicos em relação ao tempo, analisando como os organismos vivos se ajustam a ritmos temporais, como os ciclos de claro e escuro, e os padrões periódicos que governam suas funções. Os ritmos biológicos são classificados de acordo com a duração de seus ciclos. Aqueles que oscilam em torno de 24 h são chamados ritmos circadianos (do latim *circa diem*, aproximadamente um dia), conceito introduzido por Franz Halberg na década de 1950. Ritmos que duram menos de 24 h são chamados ultradianos, enquanto os ritmos com ciclos superiores a 24 h são conhecidos como infradianos.

Os ritmos circadianos são definidos por três características principais:

1. Eles persistem com um período próximo de 24 h na ausência de influências externas.
2. São reajustados de acordo com modificações nos sinais ambientais, como a alternância de luz e escuridão e ciclos de temperatura.
3. Mantêm estabilidade em uma ampla faixa de temperaturas fisiologicamente relevantes, fenômeno conhecido como compensação de temperatura.

O relógio circadiano é composto por dois subsistemas: o relógio central, localizado no núcleo supraquiasmático (NSQ) do hipotálamo, e os relógios periféricos, presentes em todas as células do corpo. O principal relógio central é o NSQ, que fica no hipotálamo, na região central do cérebro. O NSQ recebe sinais de luz através dos olhos, que atuam como o principal marcador temporal (*Zeitgeber*) para ajustar os ritmos circadianos ao ambiente, e assim coordenar os ritmos circadianos endógenos, ajustando a produção de hormônios e regulando o ciclo de sono-vigília e outros processos fisiológicos, como temperatura corporal e liberação hormonal.

Durante a noite, o NSQ regula a produção de melatonina, um hormônio indutor do sono, cuja síntese aumenta em condições de baixa luminosidade. A melatonina desempenha um papel crucial na regulação do ciclo sono-vigília e afeta funções metabólicas e imunológicas. No nível molecular, a produção de melatonina é influenciada por *loops* de *feedback* de transcrição e tradução de genes, como *CLOCK* e *BMAL1*, que ativam a expressão de genes *PER* e *CRY*. Essas proteínas acumulam-se no citoplasma ao longo do dia e, ao atingirem um nível crítico, inibem a transcrição dos próprios genes que as ativaram, formando um ciclo de *feedback* que dura cerca de 24 h. Esse mecanismo molecular é responsável por gerar e manter a ritmicidade circadiana em todo o organismo.

Assim, o sistema circadiano garante que as células funcionem de modo adequado, sincronizando a expressão de genes, a produção de proteínas e outros processos metabólicos de acordo com os ritmos ambientais. No entanto, fatores externos, como o estilo de vida moderno, têm causado perturbações nesses ritmos, contribuindo para o desenvolvimento de doenças metabólicas, como obesidade e diabetes, em especial em populações expostas a pressões contínuas que desafiam a regulação circadiana (Figura 55.1).

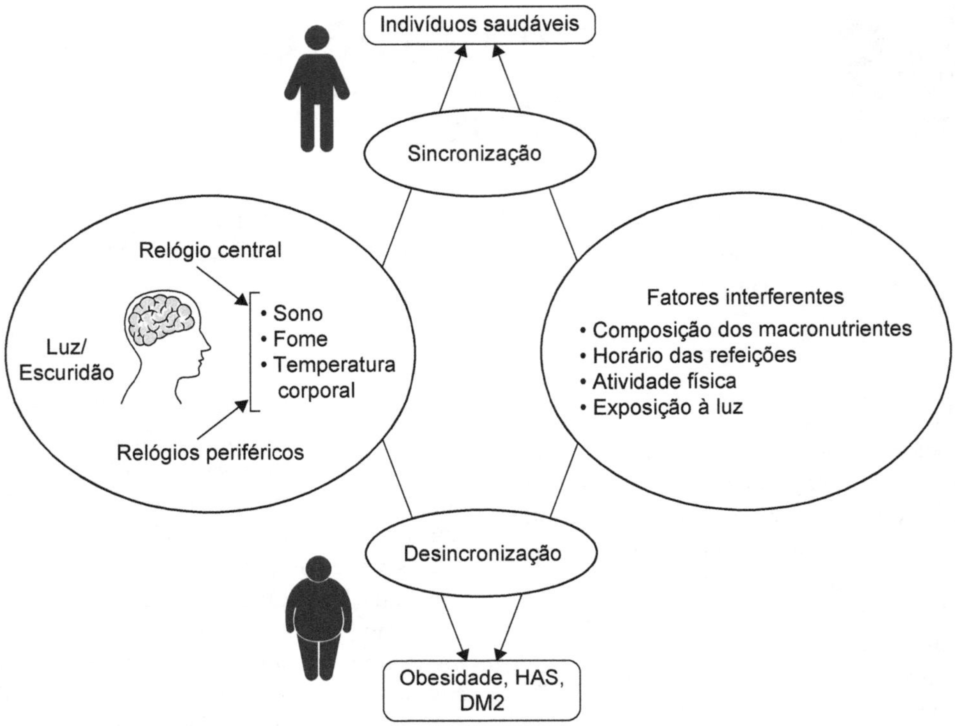


**FIGURA 55.1** Ritmo circadiano humano: ligação entre relógios circadianos e fatores ambientais. DM2: diabetes melito tipo 2; HAS: hipertensão arterial sistêmica. (Adaptada de Basolo et al., 2021.)

## EPIDEMIOLOGIA DOS DISTÚRBIOS DO SONO

A qualidade e a duração do sono são influenciadas por diversos fatores, que variam de aspectos ambientais, como a exposição à luz artificial e o uso de dispositivos eletrônicos, a influências genéticas e comportamentais. O estilo de vida moderno, caracterizado pelo aumento do tempo em ambientes urbanos e o trabalho noturno, tem contribuído para mudanças nos padrões de sono, em especial em grandes centros urbanos. Além disso, o sono é profundamente sensível ao contexto social e econômico. Fatores como o nível educacional, o acesso a cuidados de saúde e a segurança no ambiente doméstico afetam a qualidade do sono em várias populações.

A urbanização acelerada, o aumento das cargas de trabalho noturno e o uso intensivo de tecnologia têm contribuído para a crescente prevalência de distúrbios do sono. Estudos indicam que uma parcela significativa da população brasileira não atinge a quantidade mínima de sono recomendada. Em São Paulo, por exemplo, cerca de 35% dos adultos relatam queixas quanto ao sono, sendo a insônia uma das principais. Mulheres e idosos são sobretudo vulneráveis a esses distúrbios, um padrão que também é observado em nível global. Nos EUA, estima-se que entre 10 e 15% da população adulta sofra de insônia crônica, com as taxas sendo ainda maiores entre os idosos.

Outro problema relevante no Brasil e no mundo é a apneia obstrutiva do sono (AOS), cuja prevalência entre os adultos em São Paulo atinge 33,5%, com maior incidência em homens e indivíduos com sobrepeso. A AOS está fortemente associada a um risco aumentado de doenças cardiovasculares, obesidade, hipertensão e diabetes, destacando sua importância como um problema de saúde pública.

As semelhanças entre os cenários brasileiros e norte-americanos evidenciam a relevância da epidemiologia do sono para a saúde pública, que afeta de maneira direta a saúde metabólica, cardiovascular e endócrina da população, ressaltando a necessidade de maior atenção e de políticas públicas focadas na promoção da saúde do sono.

## FISIOLOGIA DO CICLO CIRCADIANO E SECREÇÃO HORMONAL

O sono desempenha papel essencial na regulação de várias funções biológicas, como o controle metabólico, imunológico e endócrino. Ele é composto por diferentes fases, como o sono REM e o não REM, cada uma com funções específicas. O sono REM, por exemplo, está relacionado com o processamento de informações e emoções, enquanto o sono não REM é fundamental para a restauração física e a recuperação celular. Alterações na arquitetura do sono podem gerar implicações importantes para a saúde, sobretudo no contexto de doenças crônicas e distúrbios endócrinos.

A fisiologia humana varia ao longo do dia em todos os níveis de organização fisiológica (celular, transcriptômico e metabólico) e comportamental, sendo controlada por processos circadianos e pelo ciclo sono-vigília. Durante o período de vigília, ocorre a ingestão calórica e o processamento de nutrientes, enquanto, no sono, em estado de jejum, ocorrem processos restaurativos e relacionados à consolidação da memória e aprendizado.

O ciclo circadiano é profundamente influenciado por genes que regulam os ritmos biológicos. Esses genes, conhecidos como genes relógio ou *CLOCKS*, desempenham papéis cruciais na manutenção dos ritmos circadianos e na sincronização dos processos fisiológicos. Os genes mais conhecidos relacionados com o ciclo circadiano são *CLOCK*, *BMAL1*, *PER* (*Period*), *CRY* (*Cryptochrome*) e *REV-ERB*. Esses genes interagem em uma complexa rede de *feedback*.

Os ritmos circadianos dos hormônios são fundamentais para a regulação de várias funções corporais e ajudam a manter a homeostase. Classicamente, os principais hormônios estudados foram cortisol, melatonina e hormônio do crescimento, cujas variações circadianas já foram demonstradas. Entretanto, hoje, observa-se que os hormônios relacionados com a gênese da obesidade e da síndrome metabólica também seguem uma ciclicidade sono-vigília. Além disso, a desregulação circadiana desses hormônios influencia o desenvolvimento da adiposidade e da resistência à insulina.

## DISTÚRBIOS DO SONO E DESFECHOS EM SAÚDE

### Mortalidade e doença cardiovascular

A insônia crônica e o sono de curta duração (< 6 h/noite) têm sido amplamente reconhecidos como fatores de risco importantes para diversas condições de saúde, incluindo doenças cardiovasculares e mortalidade geral.

Estudos demostraram que pacientes com insônia e/ou sono de curta duração (< 6 h/noite) apresentam níveis 20 a 30% mais altos de proteína C reativa (PCR) que aqueles que dormem adequadamente. Outros apontam que a insônia crônica se associa a um aumento de até 45% de mortalidade geral e cardiopulmonar, destacando o papel da inflamação na progressão dessas condições. Esses dados corroboram a hipótese de que os distúrbios do sono, ao manter o corpo em um estado de hiperexcitação fisiológica, contribuem para a deterioração do sistema cardiovascular ao longo do tempo.

A duração do sono também tem se mostrado um importante marcador de risco para desfechos negativos em saúde. Indivíduos que dormem menos de 6 h/noite apresentam um risco 48% maior de morte por doenças cardiovasculares, enquanto aqueles que dormem mais de 9 h/noite também estão em risco elevado, embora por razões diferentes, como a presença de condições de saúde subjacentes. Esse fenômeno sugere que a qualidade do sono, além da sua duração, é um fator crucial para a saúde a longo prazo.

### Resistência à insulina e obesidade

Distúrbios do sono podem resultar em uma ampla gama de efeitos negativos na saúde, incluindo problemas metabólicos. A privação do sono interfere de maneira significativa no ganho de peso ao afetar a regulação hormonal do apetite e do metabolismo, interferindo no centro homeostático hipotalâmico a partir do desequilíbrio de hormônios como grelina, leptina e GLP-1.

Além disso, a perturbação circadiana afeta o córtex hedônico da fome por meio do sistema endocabinoide e a sensibilidade dos tecidos à insulina.

A desregulação do ciclo circadiano impacta de modo direto o metabolismo da glicose e a resistência à insulina. Isso porque a perturbação ao sono causa disfunção mitocondrial, aumento dos níveis de cortisol e de citocinas inflamatórias, que reduzem a sensibilidade da insulina nas células, aumentando, assim, o risco de obesidade e diabetes tipo 2.

Quando há privação de sono, os níveis de leptina e GLP-1 no corpo diminuem. Com menos leptina e GLP-1 circulando, o cérebro não recebe o sinal adequado de saciedade, o que pode levar a um aumento do apetite e da ingestão alimentar, mesmo quando as reservas de energia são suficientes. Esse efeito contribui para o ganho de peso.

A privação de sono ainda aumenta os níveis de grelina e pode afetar o sistema endocanabinoide (SEC), os quais têm um papel crucial na regulação do apetite, ingestão alimentar e metabolismo energético. Isso leva ao desejo de comer mais, sobretudo alimentos ricos em carboidratos e gorduras, que são altamente calóricos, favorecendo, portanto, o ganho de peso. O SEC modula o ciclo sono-vigília, ou seja, o seu desequilíbrio pode contribuir para distúrbios do sono, criando um ciclo vicioso em que o sono inadequado e o excesso de ativação do SEC levam à obesidade e à resistência à insulina.

O estudo de Holanda investigou a associação entre o trabalho em turnos e o risco de desenvolver síndrome metabólica. Os resultados apontaram que o trabalho noturno e o sono de curta duração estão associados a uma maior prevalência de distúrbios do sono e alterações metabólicas, incluindo hipertrigliceridemia e hipertensão diastólica.

Em uma metanálise com estudos de intervenção, os pesquisadores evidenciaram que a privação de sono parcial pode aumentar a ingesta calórica diária em 385 kcal. Se o comportamento for sustentado, há ganho de peso após 5 noites com apenas 4 h de sono. Em contrapartida, Al Khatib demonstrou, como desfecho secundário, que aumentar o tempo de sono pode reduzir o consumo de açúcar.

### Depressão e outros problemas mentais

Os distúrbios do sono também têm uma forte relação com problemas de saúde mental, em especial à depressão, que com frequência estão associados à obesidade. Há uma relação bidirecional entre insônia e transtornos depressivos: a insônia aumenta o risco de depressão, e a depressão, por sua vez, agrava a insônia. Essa combinação eleva, de maneira significativa, o risco de mortalidade, uma vez que pacientes deprimidos e insones têm mais dificuldade em aderir aos tratamentos e apresentam comportamentos prejudiciais à saúde, como o sedentarismo e o consumo excessivo de álcool. Lima et al. (2021) identificaram, em uma coorte de idosos brasileiros, que aqueles com insônia e sintomas depressivos apresentavam um risco de morte 30% maior em comparação com aqueles sem esses sintomas. Esses dados ressaltam a importância de abordar os distúrbios do sono no contexto de saúde mental para melhorar os desfechos de saúde.

## CRONONUTRIÇÃO E O IMPACTO NA SAÚDE METABÓLICA

A crononutrição é a área da nutrição que estuda o impacto do horário das refeições e da distribuição energética na saúde ao longo do dia. Várias evidências apontam benefícios em diversos parâmetros metabólicos, incluindo peso corporal, a depender do horário da ingesta energética, em indivíduos com sobrepeso e obesidade.

Young et al. conduziram uma revisão sistemática da literatura com metanálise que reforça o potencial benefício metabólico e a perda de peso associados ao aumento da ingestão calórica nos períodos diurnos, como café da manhã e almoço, e à redução da ingestão alimentar em refeições noturnas, como jantar e ceia. Em 2020, um ensaio clínico randomizado evidenciou que, em pacientes com sobrepeso e histórico de sono de curta duração (< 6,5 h/dia), um aumento de 1,2 h de sono reduziu a ingestão de calorias em 270 kcal/dia, em comparação ao grupo de controle.

Alimentar-se de preferência à noite parece interferir no metabolismo energético, contribuindo para o desenvolvimento de doenças crônicas, como obesidade e síndrome metabólica.

Isso ocorre devido a uma menor eficiência metabólica durante a noite, já que o corpo está biologicamente programado para processar alimentos de maneira mais eficaz durante o dia. Em contrapartida, comer no café da manhã parece influenciar de modo positivo na qualidade da dieta ao longo do dia, tornando-se um aspecto fundamental na necessidade nutricional diária. Alguns autores já relataram a associação positiva entre a omissão do desjejum e a maior frequência de doenças como hipertensão, diabetes melito, dislipidemia, ganho de peso e doença arterial coronariana. Ademais, a ingestão de proteínas durante o café da manhã causaria uma sensação de saciedade mais sustentada, com baixa concentração de grelina ao longo do dia.

## MEDIDAS NÃO FARMACOLÓGICAS E MELATONINA

Para adultos, recomenda-se uma média de 7 a 9 h de sono por noite, quantidade necessária para garantir o bom funcionamento fisiológico. Diversas estratégias podem ser usadas para a indução do sono, sejam elas farmacológicas ou não farmacológicas.

A melatonina exógena tem sido utilizada como estratégia farmacológica para auxiliar na regulação do ciclo sono-vigília, sobretudo em casos de insônia inicial. Esse hormônio, que atua como agonista dos receptores de melatonina localizados no núcleo supraquiasmático, desempenha um papel importante no reforço da periodicidade circadiana, ajudando a diminuir a excitação no início da noite e facilitando a indução do sono. Estudos indicam que a melatonina pode reduzir levemente o tempo necessário para adormecer, mas sua eficácia na manutenção do sono ao longo da noite é limitada. As doses comuns variam de 1 a 5 mg, embora existam formulações mais baixas e mais altas. É recomendável ingeri-la algumas horas antes de dormir para otimizar a sincronia com o ritmo circadiano, obtendo assim melhores resultados. No entanto, os efeitos colaterais, como sonhos vívidos, tontura e sonolência diurna, e a ausência de estudos sobre o uso prolongado, tornam prudente o acompanhamento médico em seu uso regular.

Em relação às medidas não farmacológicas, destacam-se a terapia cognitivo comportamental (TCC) e a higiene do sono, que se refere a um conjunto de hábitos e práticas que ajudam a melhorar a qualidade do sono, promovendo um descanso mais profundo e reparador. Dormir bem é essencial para o bem-estar físico e mental, sendo indispensável para a concentração, a memória, o humor e a saúde geral. No entanto, muitos fatores ao longo do dia podem influenciar de modo negativo a qualidade do sono. Adotar uma rotina de higiene do sono (Tabela 55.1) pode ajudar a prevenir problemas como insônia e cansaço excessivo, melhorando a disposição e o desempenho nas atividades diárias.

**TABELA 55.1** Estratégias para uma higiene do sono adequada.

| Tópico | Descrição |
|---|---|
| Horário regular de sono | Manter uma rotina, indo dormir e acordando no mesmo horário todos os dias |
| Limitar o consumo de cafeína | Evitar cafeína no período da tarde ou noite, pois pode interferir no sono |
| Alimentação leve à noite | Evitar refeições pesadas próximas ao horário de dormir, preferindo refeições leves no início da noite |
| Evitar álcool à noite | Limitar o consumo de álcool à tarde, pois pode prejudicar a qualidade do sono |
| Ambiente propício | Manter o quarto escuro, silencioso e com temperatura agradável, evitando distrações |
| Limitar uso de eletrônicos | Evitar exposição a telas antes de dormir, pois a luz azul atrapalha o sono |
| Praticar atividades físicas | Exercitar-se com regularidade, mas evitando exercícios intensos próximo ao horário de dormir |
| Evitar sonecas longas | Preferir cochilos curtos de cerca de 20 min durante o dia, se necessário |
| Consultar um profissional | Procurar ajuda médica se tiver dificuldades persistentes para dormir |

Adaptada de UpToDate, 2024.

## LEITURAS SUGERIDAS


Al Khatib H, Harding SV, Darzi J, Pot GK. The effects of partial sleep deprivation on energy balance: a systematic review and meta-analysis. Eur J Clin Nutr. 2017;71:614-24.

Al Khatib HK, Hall WL, Creedon A, Ooi E, Masri T, McGowan L, et al. Sleep extension is a feasible lifestyle intervention in free-living adults who are habitually short sleepers: a potential strategy for decreasing intake of free sugars? Am J Clin Nutr. 2018;107(1):43-53.

Almeida RR, Ferreira JL. Insônia e mortalidade por todas as causas: evidências de uma meta-análise. Arq Neuropsiquiatr. 2020;78(9):553-61.

Alvaro PK, Jackson ML, Anderson C, Howard ME, Hensley M, Meaklim H, et al. Long-term health consequences of sleep apnea. Eur Respir J. 2022;60(1):2101958.

Basolo A, Hohenadel M, Ang QY, Piaggi P, Krakoff J, Thearle M, et al. Energy balance and control of body weight: possible effects of meal timing and circadian rhythm dysregulation. Nutrients. 2021;13(9):3276.

Beccuti G, Monagheddu C, Evangelista A, Ciccone G, Broglio F, Soldati L, et al. Timing of food intake: sounding the alarm about metabolic impairments? Pharmacol Res. 2017; 125:132-41.

Challet E. The circadian regulation of food intake. Nat Rev Endocrinol. 2019;15(7):393-405.

Chen L, Yin Z, Fang Y. Sleep disorders and cognitive decline: a review of mechanisms and clinical implications. Front Aging Neurosci. 2023;15:10264459.

Colten HR, Altevogt BM, editors. Sleep disorders and sleep deprivation: an unmet public health problem. Washington: National Academies Press; 2006.

Foster RG, Wulff K. The rhythm of life: circadian disruption and sleep disorders during the pandemic. Front Neurosci. 2023;14:789343.

Froy O. Metabolism and circadian rhythms—implications for obesity. Endocr Rev. 2010;31(1):1-24.

Garaulet M, Gómez-Abelllán P. Chrononutrition: a tool to improve metabolic health. Nat Rev Endocrinol. 2020; 16:197-206.

Hale L, Do DP. Racial differences in self-reports of sleep duration in a population-based study. Sleep. 2007;30(9):1096-103.

Hanlon EC, Tasali E, Leproult R, Stuhr KL, Doncheck E, de Wit H, et al. Sleep restriction enhances the daily rhythm of circulating levels of endocannabinoid 2-arachidonoyl-glycerol. Sleep. 2016;39(3):653-64.

Henry CJ, Kaur B, Quek RYC. Chrononutrition in the management of diabetes. Nutr Diabetes. 2020;10(1):6.

Holanda NCP. Síndrome metabólica e trabalho em turnos em equipe de enfermagem de um hospital infantil [dissertation]. Santos: Universidade Católica de Santos; 2017.

Javaheri S, Redline S. Insomnia and risk of cardiovascular disease. J Clin Sleep Med. 2017;13(2):165-71.

Koop S, Oster H. Eat, sleep, repeat - endocrine regulation of behavioural circadian rhythms. FEBS J. 2022;289(21): 6543-58.

Krueger PM, Friedman EM. Sleep duration in the United States: a cross-sectional population-based study. Am J Epidemiol. 2009;169(9):1052-63.

Li Y, Lu L, Androulakis IP. The physiological and pharmacological significance of the circadian timing of the HPA axis: a mathematical modeling approach. J Pharm Sci. 2024;113(1):33-46.

Lima GS, Silva RC, Costa JM, Ferreira MS, Santos PB, Oliveira AC, et al. Impacto da insônia na mortalidade em pacientes idosos: uma coorte brasileira. J Bras Geriatr Gerontol. 2021;24(2):e210045.

Matthys C, De Henauw S, Bellemans M, De Maeyer M, De Backer G. Chronic stress and eating behaviors in adults: a systematic review and meta-analysis. Appetite. 2018;128:174-83.

Mazier W, Saucisse N, Gatta-Cherifi B, Cota D. The endocannabinoid system: pivotal orchestrator of obesity and metabolic disease. Trends Endocrinol Metab. 2015;26(10):524-37.

Mazzoccoli G. Chronobiology meets quantum biology: a new paradigm overlooking the horizon? Front Physiol. 2022; 13:892881.

Mohd Azmi NAS, Juliana N, Mohd Fahmi Teng NI, Azmani S, Das S, Effendy N, et al. Consequences of circadian disruption in shift workers on chrononutrition and their psychosocial wellbeing. Int J Environ Res Public Health. 2020;17:2043.

Morton GJ, Meek TH, Schwartz MW. Neurobiology of food intake in health and disease. Nat Rev Neurosci. 2014; 15(6):367-78.

Nelson RJ, Chen M. The circadian clock and immune function in mammals. Immunol Rev. 2022;319(1):73-84.

Neubauer DN. Pharmacotherapy for insomnia in adults [Internet]. UpToDate; 2024 [cited 2024 Oct 28]. Available from: https://www.uptodate.com.

Peppard PE, Young T, Barnet JH, Palta M, Hagen EW, Hla KM. Increased prevalence of sleep-disordered breathing in adults. Am J Epidemiol. 2013;177(9):1006-14.

Pires MLN, Benedito-Silva AA, Mello MT, Del Giglio S, Tufi S. Sleep habits and complaints of adults in São Paulo, Brazil, in 1987 and 1995. Braz J Med Biol Res. 2010;33(1):35-43.

Reutrakul S, Van Cauter E. Sleep influences on obesity, insulin resistance, and risk of type 2 diabetes. Metabolism. 2018; 84:56-66.

Santos AP, Oliveira MF. Relação entre insônia crônica e mortalidade cardiovascular em adultos brasileiros. Rev Bras Cardiol. 2022;35(4):300-10.

Santos-Silva R, Tufi S, Taddei JAC, Bittencourt LRA, Mello MT. Prevalence of sleep complaints and disorders in the adult Brazilian population: a national survey. Sleep. 2008; 31(4):577-81.

Sateia MJ, Buysse DJ, Krystal AD, Neubauer DN, Heald JL, Vaughn BV, et al. Clinical practice guideline for the pharmacologic treatment of chronic insomnia in adults. J Clin Sleep Med. 2017;13(2):307-49.

Tasali E, Wroblewski K, Kahn E, Kilkus J, Schoeller DA, Dorosty L, et al. Effect of sleep extension on objectively assessed energy intake among adults with overweight in real-life settings: a randomized clinical trial. JAMA Intern Med. 2022;182(4):365-74.

UpToDate. Patient education: good sleep hygiene (The Basics) [Internet]. 2024 [cited 2024 Oct 28]. Available from: https://www.uptodate.com/contents/good-sleep-hygiene-the-basics.

Watson NF, Badr MS, Belenky G, Bliwise DL, Buxton OM, Buysse D, et al. Recommended amount of sleep for a healthy adult: a joint consensus statement of the American Academy of Sleep Medicine and Sleep Research Society. J Clin Sleep Med. 2015;11(6):591-2.

Young IE, Parker HM, Cook RL, O'Dwyer N, Garg ML, Steinbeck KS, et al. Distribution of energy intake across the day and weight loss: a systematic review and meta-analysis. Obes Rev. 2023;24(3):e13537.

Zilstorff DB, Holst JJ, Kuhre RE, Hartmann B, Deacon CF, Albrechtsen NJ, et al. Secretion of glucagon, GLP-1 and GIP may be affected by circadian rhythm in healthy males. BMC Endocr Disord. 2024;24(1):38.

Capítulo 56

# Tratamento Não Cirúrgico da Obesidade

Maíra Nóbrega ▪ Nara Crispim ▪ Francisco Bandeira

## INTRODUÇÃO

A obesidade é uma doença crônica multifatorial caracterizada por acúmulo excessivo de gordura ocasionado por um desequilíbrio entre a ingesta e o gasto energético do indivíduo. Afeta um terço da população norte-americana e é uma preocupação global de saúde pública, estando associada a outras comorbidades graves, como diabetes melito tipo 2 (DM2), esteatose hepática, doença renal, apneia obstrutiva do sono, distúrbios reprodutivos endócrinos (síndrome dos ovários policísticos [SOP] e hipogonadismo masculino), osteoartrite, dislipidemia, hipertensão arterial sistêmica (HAS), coronariopatias, acidente vascular encefálico (AVE), insuficiência cardíaca e certos cânceres.

No Brasil, dados da Vigilância de Fatores de Risco e Proteção para Doenças Crônicas por Inquérito Telefônico (Vigitel) 2023 revelaram aumento crescente dos adultos portadores de sobrepeso e obesidade. No conjunto das 27 capitais brasileiras, a frequência de excesso de peso foi de 61,4%, sendo maior entre os homens (63,4%) do que entre as mulheres (59,6%), enquanto a frequência de adultos com obesidade foi de 24,3%, semelhante entre as mulheres (24,8%) e os homens (23,8%).

O objetivo de todos os tratamentos antiobesidade, incluindo a farmacoterapia, é o equilíbrio energético líquido negativo. Uma perda de 5 a 10% do peso corporal inicial reduz os riscos cardiometabólicos adversos ocasionados pelo excesso de peso. A adição de medicamento a programas supervisionados de atividade física e dieta está associada à diminuição maior do peso corporal, contribuindo para a melhora da qualidade de vida e a redução da morbimortalidade.

## ETIOLOGIA

O desenvolvimento da obesidade envolve fatores ambientais, genéticos, metabólicos, comportamentais e psicossociais.

O apetite e o peso corporal são regulados por um sistema neuroendócrino altamente integrado do intestino ao cérebro que rastreia mudanças a curto e longo prazos na ingestão e gasto de energia, com o objetivo de garantir a homeostase da energia e do peso corporal. Esse sistema evoluiu sobretudo para se defender contra a escassez de alimentos. A capacidade de armazenar o excesso de energia como gordura corporal é crítica para a sobrevivência. Assim, o organismo humano tem a capacidade, durante a escassez de alimentos, de reduzir em 20% ou mais tanto a taxa metabólica de repouso (ou seja, a energia necessária para manter funções biológicas básicas, como a temperatura corporal) quanto a energia gasta durante a atividade física.

Hoje, no Brasil e em outras nações, a regulação neuroendócrina do peso corporal foi amplamente sobrecarregada pelo ambiente alimentar tóxico (comida barata, abundante, ultraprocessada e saborosa, com combinações infinitas de açúcar, gordura e sal). Aumentos na ingestão média diária de energia ocorreram em conjunto com reduções no gasto de energia no trabalho, com a transição para uma economia de informação (digital).

O sistema neuroendócrino, que defende contra os perigos da escassez de alimentos e da perda de peso, não é igualmente hábil em responder à abundância de alimentos ou a um ambiente no qual o gasto de energia não é mais pré-requisito para se alimentar. Infelizmente, ele também não consegue distinguir esforços intencionais para perder peso da fome.

Apesar de o alto consumo de calorias e a diminuição do tempo gasto com atividade física serem fatores ambientais típicos associados a essa patologia, nem todas as pessoas expostas a tais condições tornam-se obesas, o que sugere a existência de mecanismos genéticos subjacentes e individuais. Existem genes relacionados com o controle da ingesta alimentar, que aumentam a fome e reduzem a saciedade, assim como genes relacionados com o gasto energético de repouso, com maior ou menor expressão de enzimas termogênicas e receptores adrenérgicos nos tecidos adiposo e muscular, o que tem grande repercussão na taxa metabólica basal e consequente capacidade de ganho ou perda de peso.

Genes e ambiente interagem em um sistema complexo que regula o equilíbrio energético e os processos fisiológicos ligados ao peso. Dois conjuntos de neurônios de primeira ordem no núcleo arqueado hipotalâmico – os produtores de pró-opiomelanocortina (POMC) e transcrito regulado pela cocaína e anfetamina, e os produtores de neuropeptídeo Y (NPY) e peptídeo relacionado com o Agouti (AgRP) – controlam o equilíbrio energético ao regular a ingestão de alimentos e o gasto energético por meio da inibição ou da excitação por hormônios neuropeptídicos circulantes. Os primeiros ativam a via anorexigênica, enquanto os segundos, a orexigênica. Em estados de privação energética e jejum, ocorre a ativação dos neurônios produtores de NPY/AgRP; nos períodos pós-prandiais, ocorre ativação dos neurônios produtores de POMC/transcrito regulado pela cocaína e anfetamina. O equilíbrio energético a curto e longo prazos é controlado por uma rede coordenada de mecanismos centrais e sinais periféricos que surgem a partir do microbioma e de células dos tecidos adiposo, estômago, pâncreas e outros órgãos.

Evidências sugerem ainda haver participação da microbiota intestinal na gênese da obesidade. Muitos sinais de saciedade são mediados por metabólitos derivados da microbiota provenientes do trato gastrintestinal que agem também no cérebro por meio de um complexo sistema de comunicação bidirecional, o eixo da microbiota-intestino-cérebro. As fibras intestinais não digeridas pelo intestino humano são metabolizadas por esses microrganismos da microbiota saudável em ácidos graxos de cadeia curta (AGCC), como butirato, propionato e acetato, os quais atuam por meio dos receptores acoplados à proteína G, GPR41 e GPR43 em células enteroendócrinas, neurônios entéricos e leucócitos entéricos, exercendo efeitos benéficos sobre a homeostase da glicose e o balanço energético, além de ação anti-inflamatória local. Os AGCC podem contribuir para melhora da síndrome metabólica, promovendo secreção de hormônios peptídicos, como o peptídeo YY e o GLP-1, que diminuem o apetite e aumentam a liberação de insulina, respectivamente.

Dietas ricas em gordura saturada aumentam os níveis de endocanabinoides, tanto no cérebro quanto nos tecidos periféricos, além de modificar a composição da microbiota intestinal alterando a proporção Firmicutes:Bacteroidetes, causando endotoxemia, em especial promovendo aumento dos níveis de lipopolissacarídeo (LPS), o componente imunogênico mais potente das bactérias gram-negativas. A endotoxemia induz o colapso das barreiras intestinais e cerebrais, aumento de interleucina 1-beta (IL-1$\beta$) e respostas neuroinflamatórias mediadas pelo fator de necrose tumoral alfa (TNF-$\alpha$) e glicose, que alteram os circuitos reguladores de apetite da área hipotalâmica mediobasal cerebral delimitada pela eminência mediana. Do mesmo modo, o consumo de fibras torna a microbiota intestinal mais equilibrada, pois essas bactérias exercem papel importante na fermentação dos carboidratos complexos, não digeríveis.

As regiões cerebrais extra-hipotalâmicas contribuem para a regulação do equilíbrio energético pela entrada do sinal sensorial, dos processos cognitivos, dos efeitos hedônicos do consumo dos alimentos, da memória e da atenção.

Faz-se necessário compreender a complexidade dos fatores comportamentais, biológicos, culturais, econômicos, ambientais, étnicos, psicológicos e sociais que influenciam o comportamento e o estilo de vida relacionados com ganho de peso corporal de um indivíduo para a realização de tratamento adequado.

## DIAGNÓSTICO

O índice de massa corporal (IMC) tem sido amplamente utilizado para definição de obesidade, diagnosticada quando a relação do peso pelo quadrado da altura encontra-se maior ou igual a 30 kg/m², enquanto um valor entre 25 e 29,9 kg/m² configura sobrepeso. Apesar de ter um uso muito prático para estudos populacionais, não fornece uma medida precisa da composição corporal, e não é o melhor parâmetro para estabelecer o diagnóstico dessa patologia, tendo em vista que fornece o excesso de peso e não de gordura.

A European Association for the Study of Obesity (EASO) elaborou um consenso para propor uma nova estrutura para o diagnóstico de obesidade, defendendo que esse não deve ser com base somente na presença de um acúmulo anormal e/ou excessivo de gordura (componente antropométrico), sendo necessário incluir uma análise cuidadosa dos efeitos presentes e potenciais que o acúmulo disfuncional e/ou excessivo de gordura pode ter na saúde (componente clínico). Advoga ainda que o IMC sozinho pode ser insuficiente como critério diagnóstico, e que a distribuição de gordura corporal tem um efeito substancial na saúde, tendo em vista que o acúmulo de gordura abdominal está associado a um risco aumentado de desenvolver complicações cardiometabólicas e é um determinante mais forte do desenvolvimento de doenças do que o primeiro citado.

Dessa maneira, propõe que o diagnóstico de obesidade seja estabelecido em indivíduos com IMC maior ou igual a 30 kg/m² ou $\geq$ 25 kg/m² e uma relação cintura-altura > 0,5 e a presença de deficiências ou complicações médicas, funcionais ou psicológicas, devendo ser considerado tratamento medicamentoso para essa população, visando reduzir as complicações clínicas da doença de base.

A medição precisa da composição corporal é uma ferramenta valiosa para avaliação e diagnóstico de processos biológicos relacionados à saúde. A bioimpedância elétrica (BIA) é considerada um método válido de análise de composição corporal total e regional, amplamente disponível, rápido, não invasivo e relativamente barato. Em geral, as estimativas da composição corporal pelos diferentes dispositivos da BIA são baseadas em medidas de impedância, reatância, resistência ou ângulo de fase para a corrente elétrica.

A absorciometria por dupla emissão de raios-X (DXA) é, em geral, aceita como padrão-ouro para medição da composição corporal e da densidade óssea. Permite a medição direta de massa magra, massa gorda e densidade óssea com alta precisão. Entretanto, é um equipamento caro e não está amplamente disponível. Os dois métodos fornecem a massa gorda, sua porcentagem e a massa livre de gordura, que é a massa corporal total menos a massa gorda, incluindo água, osso e tecido muscular. Os pontos de corte para avaliação da massa gorda e magra estão apresentados nas Tabelas 56.1 e 56.2, respectivamente.

## TRATAMENTO NÃO FARMACOLÓGICO

Intervenções no estilo de vida enfatizando a redução da ingestão calórica e o aumento da atividade física, e incorporando técnicas de modificação

**TABELA 56.1** Classificação da massa gorda com base no índice de massa gorda (IMG).

| Classificação | IMG – Homem (kg/m²) | IMG – Mulher (kg/m²) |
|---|---|---|
| Déficit grave de gordura | < 2 | < 3,5 |
| Déficit moderado de gordura | 2 a < 2,3 | 3,4 a < 4 |
| Déficit leve de gordura | 2,3 a < 3 | 4 a 5 |
| Normal | 3 a 6 | 5 a 9 |
| Sobrepeso | > 6 a 9 | > 9 a 13 |
| Obesidade grau I | > 9 a 12 | > 13 a 17 |
| Obesidade grau II | > 12 a 15 | > 17 a 21 |
| Obesidade grau III | > 15 | > 21 |

TABELA 56.2 Avaliação da massa muscular por absorciometria por dupla emissão de raios-X (DXA) e bioimpedância elétrica (BIA).

| Método | Índice | Descrição | Ponte de corte |
|---|---|---|---|
| DXA | Critério de Baumgartner | Massa muscular esquelética (braços e pernas) em relação ao quadrado da altura | Mulher: 5,45 $kg/m^2$<br>Homem: 7,26 $kg/m^2$ |
| | Foundation for the National Institutes of Health | Massa muscular esquelética (braços e pernas) em relação ao IMC | Mulher: 0,512 $kg/m^2$<br>Homem: 0,789 $kg/m^2$ |
| BIA | IMM | Massa muscular esquelética em relação ao quadrado da altura | Mulher: 6,76 $kg/m^2$<br>Homem: 10,76 $kg/m^2$ |
| | FFMI | Massa livre de gordura em relação ao quadrado da altura | Mulher: 15,4 $kg/m^2$<br>Homem: 17,4 $kg/m^2$ |

FFMI: índice de massa livre de gordura (do inglês *fat free-mass index*); IMC: índice de massa corporal; IMM: índice de massa muscular esquelética.

comportamental são consideradas terapia de primeira linha para sobrepeso e obesidade. Como a obesidade surge de complexas interações entre fatores genéticos e ambientais, tais intervenções devem se concentrar não somente nos hábitos alimentares e de exercícios das pessoas com obesidade, mas também nos hábitos no ambiente em que se vive. Assim, as intervenções no estilo de vida devem ser adaptadas a necessidades, preferências e circunstâncias dos indivíduos e a ambientes e populações em que são fornecidas.

## Estratégias dietéticas

Entre muitas estratégias dietéticas adotadas, a dieta cetogênica é um subtipo de dieta pobre em carboidratos e rica em gorduras que precisa ser planejada considerando características dietéticas especiais, como a proporção de macronutrientes. Deve ser planejada a partir de uma perspectiva objetiva, verificando se há aumento nos corpos cetônicos circulantes, um marcador distinto de cetose fisiológica/nutricional. Para atingir um estado de cetose por meio de uma dieta cetogênica, a ingestão de carboidratos deve ser reduzida a, no máximo, cerca de 50 g/dia, ou 10% da ingestão calórica total diária, enquanto a ingestão de proteína é moderada ou alta (p. ex., 1,2 a 1,5 g $\times$ $kg^{-1} \times d^{-1}$). A ingestão restante de energia é predominantemente de gorduras (aproximadamente 60 a 80%).

Vários ensaios clínicos randomizados mostraram que uma dieta cetogênica a curto prazo poderia ser útil para obter uma perda de peso rápida e com relativa segurança em pacientes selecionados. Além disso, essa dieta está associada a um grande número de alterações metabólicas positivas, potencialmente úteis para reduzir o risco de síndrome metabólica e desenvolvimento do DM2. A longo prazo, observa-se uma melhora significativa no peso corporal, na pressão arterial diastólica (PAD) e nos níveis de triglicerídeos (TG) e lipoproteína de alta densidade (HDL-c), sobretudo quando comparada a dietas com baixo teor de gordura. A segurança a longo prazo dessa dieta, incluindo cardiovascular, ainda necessita de mais estudos. As estratégias mais recentes para dieta cetogênica, ou de muito baixo teor de carboidrato, incluem o uso temporário contínuo por 6 a 8 semanas seguindo-se a dieta hipocalórica convencional, ou o uso intermitente 2 a 3 vezes/semana.

A dieta paleolítica é um regime alimentar com base em alimentos presumivelmente consumidos durante o período Paleolítico, que inclui carne magra, peixe, marisco, frutas, legumes, raízes, ovos e nozes, sem o consumo de grãos, laticínios, sal ou gorduras refinadas e açúcar, alimentos que se tornaram básicos com o ser humano moderno.

Alguns trabalhos demonstraram benefício da dieta paleolítica no controle glicêmico e de fatores de risco cardiovasculares, com redução de peso, circunferência abdominal, pressão arterial e melhora do perfil lipídico (redução de TG e aumento de HDL-c). O termo "dieta mediterrânea" implica a existência de algumas características alimentares comuns nos países mediterrâneos, como: quantidades elevadas de azeite e azeitonas, frutas, legumes, cereais (em especial não refinados), legumes e nozes, quantidades moderadas de peixe e produtos lácteos e baixas quantidades de carne. O vinho é aceitável com moderação quando não for contraditório às normas religiosas e sociais. Evidências científicas têm destacado o efeito protetor da dieta mediterrânea sobre as doenças cardiovasculares (DCV) e seus benefícios para a saúde na prevenção de várias doenças crônicas e degenerativas. Dados de uma série de estudos de coorte e controle de caso mostraram que uma alta ingestão de alimentos típicos do padrão de dieta mediterrânea está associada a um risco reduzido de desenvolvimento de vários tipos de câncer, incluindo de trato digestivo superior, gástrico, colorretal, pancreático, hepático e cânceres relacionados com hormônios, como o câncer de endométrio.

A dieta DASH é originada do Ensaio de Abordagens Dietéticas para Parar a Hipertensão. É rica em frutas, vegetais e laticínios com baixo teor de gordura e quantidades reduzidas de gordura saturada, gordura total e colesterol. Fornece potássio, magnésio e cálcio em níveis próximos ao percentil 75 do consumo norte-americano, além de quantidades elevadas de fibras e proteínas. O teor de sódio de cada dieta é reduzido – cerca de 3 g/dia. O estudo mostrou que houve redução de pressão arterial sistólica (PAS) e PAD com essa estratégia.

### Atividade física

O exercício aeróbico melhora as adaptações cardiovasculares que aumentam o pico de consumo de oxigênio sem alterar de modo significativo a força, enquanto o exercício resistido melhora as adaptações neuromusculares que aumentam a força sem alterar significativamente o pico de consumo de oxigênio.

A prática de atividade aeróbica *versus* resistida *versus* combinada (aeróbica e resistida) tem sido avaliada em idosos com obesidade. O treinamento combinado aeróbico e resistido melhorou a aptidão cardiovascular na mesma medida que o treinamento aeróbico sozinho, e a força na mesma medida que o treinamento de resistência sozinho. Portanto, o treino combinado aeróbico e resistido resultou em efeitos adicionais que se traduziram na melhoria entre as intervenções na função física e redução da fragilidade.

Tanto o treinamento resistido quanto o combinado atenuaram a perda de massa magra e a redução da densidade mineral óssea (DMO), medida pela DMO do quadril total quando comparado ao treinamento aeróbico isoladamente, concluindo-se que a perda de peso mais o treinamento de resistência ou o treinamento aeróbico melhoraram a função física e a fragilidade. No entanto, a perda de peso mais o treinamento combinado aeróbico e resistido proporcionaram uma melhoria mais intensa na função física e na redução da fragilidade do que qualquer intervenção isolada, e foi associada à preservação relativa da massa magra.

O treinamento intervalado de velocidade (do inglês *sprint interval training*) e o treino intervalado de alta intensidade (do inglês *high-intensity interval training*) têm sido descritos como estratégias eficientes, em termos de tempo, para induzir adaptações metabólicas e cardiorrespiratórias favoráveis em participantes saudáveis e doentes, com benefícios semelhantes àqueles vistos em treinamento baseado em resistência tradicional. A intensidade de exercício atinge aproximadamente 90% de $O_2$máx, com duração total de exercício relativamente curta (2 sessões/semana) poderia produzir aumentos em $O_2$máx, em indivíduos com baixos níveis iniciais de aptidão física. Essas modalidades podem ter efeitos favoráveis no controle metabólico com benefício para os quadros de obesidade, doença metabólica e insuficiência cardíaca.

## TRATAMENTO FARMACOLÓGICO

A farmacoterapia está indicada como um complemento às mudanças no estilo de vida (MEV), podendo ser considerada para pacientes com IMC maior ou igual a 30 kg/m$^2$ ou ainda entre 27 e 29,9 kg/m$^2$ com, pelo menos, uma outra comorbidade.

As medicações antiobesidade desempenham um papel no controle do peso por meio de sua ação no sistema nervoso central (SNC) ou tecidos periféricos (músculo, tecido adiposo, rim ou trato gastrintestinal), podendo reduzir o apetite ou aumentar a saciedade com sua ação nos receptores hormonais específicos serotoninérgicos, radrenérgicos, dopaminérgicos, opioides, canabinoides ou, ainda, receptores específicos cerebrais; aumentar o gasto energético e a oxidação de gordura, pela ativação de mecanismos catecolaminérgicos no SNC e/ou tecidos periféricos ou, ainda, reduzir a absorção de gordura por inibição da lipase no trato gastrintestinal.

A eficácia e a segurança devem ser avaliadas mensalmente nos 3 primeiros meses de tratamento. Se a resposta for considerada insuficiente (perda de peso < 5% nesse período) ou houver algum problema de segurança ou tolerabilidade a qualquer momento, o fármaco deve ser descontinuado e medicamentos alternativos ou outras abordagens devem ser consideradas.

Para o tratamento a longo prazo da obesidade, a agência americana Food and Drug Administration (FDA) aprovou seis terapêuticas até o momento: topiramato/fentermina, bupropiona/naltrexona, orlistate, liraglutida, semaglutida e tirzepatida. Um resumo de doses, mecanismos de ação e efeitos colaterais dessas medicações está presente na Tabela 56.3.

A lorcaserina, um agonista serotoninérgico específico para o receptor 5-HT2C, foi aprovada pela FDA em 2012. No entanto, em 13 de fevereiro de 2020, a própria agência solicitou que o

**TABELA 56.3** Medicações antiobesidade para uso prolongado aprovadas pela Food and Drug Administration (FDA).

| Medicação (genérica) | Dosagem | Mecanismo de ação | Aprovação da FDA | Efeitos colaterais comuns | Contraindicações |
|---|---|---|---|---|---|
| Orlistate | 120 mg, 3 vezes/dia (VO) | Inibidor de lipase pancreática e gástrica | 1999 | Diminuição da absorção de vitaminas lipossolúveis, esteatorreia, flatulência, urgência fecal | Uso de ciclosporina (tomar 2 h antes ou após), síndrome de má-absorção crônica, gravidez e amamentação, colestase |
| Topiramato/ fentermina | 46 + 7,5 mg/ dia (VO) | Modulação do receptor GABA (T) mais agente liberador de norepinefrina | 2012 | Insônia, boca seca, constipação intestinal, parestesia, tonturas, disgeusia | Gravidez e lactação, hipertireoidismo, glaucoma, uso de IMAO ou aminas simpaticomiméticas |
| Naltrexona/ bupropiona | 90 + 8 mg, 2 vezes/dia (VO) | IRND (bupropiona) e antagonista opioide (naltrexona) | 2014 | Náuseas, constipação intestinal, cefaleia, vômitos, tonturas | HAS não controlada, distúrbios convulsivos, anorexia nervosa ou bulimia, abstinência de drogas ou álcool, uso de IMAO |
| Liraglutida | 3 mg/dia (SC) | Agonista GLP-1 | 2014 | Náuseas, vômitos, elevação de enzimas pancreáticas | História familiar ou pessoal de CMT ou NEM |
| Semaglutida | 2,4 mg/ semanal (SC) | Agonista GLP-1 | 2021 | eventos gastrintestinais (mais comumente náuseas, diarreia, vômitos e constipação) | História familiar ou pessoal de CMT ou NEM Gravidez, lactação |
| Tirzepatida | 10 e 15 mg/ semanal (SC) | Agonista GIP e GLP-1 | 2023 | eventos gastrintestinais (mais comumente náuseas, diarreia, vômitos e constipação) | História familiar ou pessoal de CMT ou NEM Gravidez, lactação |

CMT: carcinoma medular da tireoide; GIP: polipeptídeo insulinotrópico dependente de glicose; HAS: hipertensão arterial sistêmica; IMAO: inibidores da monoaminoxidase; IRND: inibidor da recaptação de noradrenalina e dopamina; NEM: neoplasia endócrina múltipla; SC: subcutânea; VO: via oral.

fabricante retirasse voluntariamente a medicação do mercado dos EUA por ter sido determinado que o risco potencial de a lorcaserina estar associada ao câncer supera seus benefícios. A solicitação ocorreu após avaliação do resultado do estudo CAMELLIA-TIMI 61, que tinha como objetivo primário a avaliação da segurança cardiovascular. A população do estudo consistiu em 12 mil homens e mulheres com sobrepeso ou obesidade e DCV estabelecida, ou ter pelo menos idade de 50 anos para homens ou 55 para mulheres com DM2, além de, no mínimo, um fator de risco cardiovascular adicional. A análise de segurança primária não mostrou diferença significativa entre lorcaserina e placebo no risco de eventos cardiovasculares adversos importantes, demonstrando não inferioridade. No entanto, verificou-se que mais pacientes em uso da medicação (n = 462; 7,7%) foram diagnosticados com câncer em comparação com aqueles em uso de placebo (n = 423; 7,1%). Foi relatada uma variedade de tipos de câncer com mais frequência no grupo da lorcaserina, incluindo pancreático, colorretal e pulmonar. Não houve diferença aparente na incidência de câncer nos primeiros meses de tratamento, mas o desequilíbrio aumentou com a duração da terapêutica.

## Associação topiramato/fentermina (Qsymia®)

O topiramato é um agente anticonvulsivante associado à perda de peso. Seus efeitos no SNC incluem a ação nos sistemas do ácido gama-aminobutírico (GABA) orexígenos, causando supressão do apetite. Estudos investigam seu uso para tratamento da compulsão alimentar. As anfetaminas atuam sobre os receptores hipotalâmicos para liberação de norepinefrina, dopamina e serotonina, aumentando a atividade do SNC e o gasto energético em repouso, diminuindo o apetite e a ingesta de alimentos, levando à redução de peso. A fentermina é o análogo de anfetamina com menor potencial de causar dependência, e é liberada nos EUA para uso a curto prazo, de maneira isolada, para tratamento antiobesidade.

O Qsymia® foi aprovado pela FDA em 2012 como o primeiro agente de combinação para o gerenciamento a longo prazo da obesidade. Em uma revisão de três estudos de fase 3 (EQUIP, CONQUER e SEQUEL), 56 semanas de tratamento com fentermina/ topiramato (PHEN/TPM), em comparação com placebo, levaram a uma perda de peso estatisticamente significativa de 10,6; 8,4; e 5,1% com as doses de 15/92, 7,5/46 e 3,75/23 mg, em sequência. Além disso, o estudo de 52 semanas (SEQUEL) demonstrou que a perda de peso foi mantida por 2 anos com 9,3% e 10,5% de perda de peso desde o início para as doses de PHEN/TPM de 7,5/46 e 15/92 mg, respectivamente.

O Qsymia® exibe um perfil cardiovascular favorável, pois demonstrou diminuir a PAS e a PAD, diminuir os níveis de TG, aumentar a HDL-c e melhorar a homeostase da glicose. Aumento discreto, sobretudo transitório, da frequência cardíaca é observado em alguns pacientes tratados com a associação; no entanto, não há ramificações clínicas adversas associadas. Além disso, em um estudo realizado para avaliar a segurança e a eficácia no tratamento de apneia obstrutiva do sono (AOS) moderada a grave em adultos com obesidade, o tratamento com PHEN/TPM levou a reduções de peso significativas e melhorias concomitantes na AOS e parâmetros relacionados, em comparação com o placebo. Mais especificamente, foram observadas melhorias significativas no índice de distúrbios respiratórios (IDR), no índice de apneia-hipopneia (IAH), na saturação média de oxigênio durante a noite e no Índice de Qualidade do Sono de Pittsburgh (PSQI).

As reações adversas mais comuns à associação PHEN/TPM nesses ensaios foram parestesias, disgeusia, insônia, obstipação e boca seca, sem risco aumentado de efeitos cardiovasculares colaterais graves. Está contraindicado para uso durante a gestação (pelo risco de fissuras orofaciais relacionadas com o topiramato), lactação, em portadores de hipertireoidismo ou glaucoma e usuários de inibidores da monoaminoxidase (IMAO) ou aminas simpaticomiméticas.

## Associação naltrexona/bupropiona (Contrave®)

A combinação fixa de naltrexona/bupropiona (liberação sustentada) foi aprovada pela FDA em 2010, bem como na União Europeia (UE), para o tratamento da obesidade. A naltrexona é um antagonista opioide com alta afinidade pelo receptor μ-opioide e atua como inibidor de apetite, interrompendo a autoinibição dos neurônios POMC mediada por betaendorfina. A bupropiona é um antidepressivo atípico, que inibe a recaptação de noradrenalina e dopamina e produz um efeito anoréxico por meio da estimulação da atividade das células POMC no núcleo arqueado do hipotálamo. Assim, ao associar um antagonista dos receptores opioides que bloqueia a resposta autoinibitória (naltrexona) a um agente que aumenta a atividade das células POMC (bupropiona), torna-se uma combinação sinérgica de fármacos com efeitos totalmente aditivos.

Vários ensaios clínicos fase 3 de 56 semanas foram realizados com a combinação de naltrexona 16 ou 32 mg/bupropiona 360 mg (Contrave®) em pessoas com obesidade ou pacientes com sobrepeso e outra comorbidade. Nos ensaios *Contrave Obesity Research* (COR-I e COR-II), 36 a 42% dos participantes em uso de Contrave® associado à MEV obtiveram uma perda de peso maior ou igual a 5%, em comparação a 17 a 18% daqueles que fizeram MEV com placebo.

Os indivíduos tratados com essa associação apresentaram redução de fatores de risco cardiometabólicos. O efeito da naltrexona/bupropiona na homeostase da glicose variou de neutro a ligeiramente benéfico, com alterações correspondentes na hemoglobina glicada (HbA1c) de neutro a uma redução de 0,5%. Demonstrou-se que, em comparação com o placebo, o Contrave® aumenta a HDL-c em 3 a 5 mg/dℓ, diminui a lipoproteína de baixa densidade (LDL-c) em 1 a 4 mg/dℓ e os TG em 11 a 15 mg/dℓ.

Os efeitos adversos mais comuns da bupropiona/naltrexona incluem náuseas, alteração do hábito intestinal (obstipação ou diarreia), cefaleia, vômitos, insônia e boca seca.

Está contraindicado em casos de gestação, hipertensão arterial não controlada (pode aumentar a PAS em 1,1 a 2,6 mmHg); distúrbios convulsivos; portadores de anorexia nervosa ou bulimia; uso de outros produtos contendo bupropiona; uso crônico de opiáceos; uso de IMAO nos últimos 14 dias; ou indivíduos que sofreram interrupção brusca de álcool, benzodiazepínicos e barbitúricos ou medicamentos antiepilépticos.

## Orlistate

O orlistate (Xenical®) foi aprovado pela primeira vez pela FDA em 1999. Atualmente, continua sendo o medicamento antiobesidade licenciado mais antigo para uso a longo prazo e está disponível sem receita. Como agente não central do sistema nervoso, é prescrito para adultos e adolescentes a partir de 12 anos.

É um medicamento antiobesidade que inibe a lipase pancreática, reduzindo a digestão e a absorção de gorduras em cerca de 30%. Ensaios clínicos (p. ex., o *XENical in the prevention of diabetes in obese subjects* [XENDOS]) com essa medicação mostraram perda de peso significativa, porém modesta em comparação ao placebo (5,8 kg *vs.* 3 kg) utilizando 120 mg, 3 vezes/dia.

O orlistate parece ser significativamente mais eficaz que o placebo, afetando de maneira favorável vários fatores de risco cardiovasculares, incluindo colesterol total (CT), LDL-c, razão LDL-c/HDL-c, lipoproteína (a), PAD e adiposidade central. Além disso, o orlistate melhora o controle glicêmico e reduz a incidência de DM2 em 37,3% no período de 4 anos.

O fármaco interage com várias medicações que podem interferir em sua absorção, biodisponibilidade e eficácia, destacando-se ciclosporina, amiodarona, levotiroxina, varfarina e antiepilépticos. Como o orlistate pode interferir com a absorção de vitaminas lipossolúveis, é necessária a reposição de multivitamínicos contendo vitaminas K, A, D, E e betacaroteno.

Os efeitos colaterais gastrintestinais, como dor e desconforto abdominal, fezes oleosas ou líquidas e urgência fecal, são muito comuns, tornando problemático seu uso a longo prazo; no entanto, a coprescrição de um suplemento contendo fibras pode reduzir os efeitos colaterais gastrintestinais. Pacientes com insuficiência renal devem ter função renal monitorada durante o uso da medicação. É contraindicado para pacientes com síndrome de má-absorção crônica ou colestase. Encontra-se na categoria X para gestantes, e não é indicado para gestantes ou lactantes. Pacientes em uso de ciclosporina devem tomá-lo 2 h antes ou depois da administração dessa medicação.

## Liraglutida

É um análogo do GLP-1 com atividade biológica duradoura (meia-vida de 10 a 14 h) em comparação com o GLP-1 endógeno. Foi aprovado para tratamento de DM2 na dose de 1,8 mg e, recentemente, obteve a aprovação da FDA (2014) e da European Medicines Agency (EMA, 2015) para tratamento da obesidade na dose de 3 mg/dia por via subcutânea (SC).

Atua no trato gastrintestinal promovendo aumento do tempo de esvaziamento gástrico, age diretamente nos neurônios da POMC no núcleo arqueado do hipotálamo, levando à redução do apetite. Receptores de GLP-1 também estão presentes no sistema de recompensa mesolímbica, de modo que essa medicação pode ter ação sobre a ingestão motivada pela recompensa.

Dados do estudo SCALE (2015) sobre a eficácia da liraglutida na perda de peso demonstram uma perda de 6,2% do peso ao longo de 56 semanas com a medicação *versus* 0,2% com placebo. Mais participantes que receberam a medicação (81,4%) mantiveram a perda de peso maior ou igual a 5% em comparação com aqueles que usaram placebo (48,9%). Observou-se ainda redução de biomarcadores de DCV, proteína C reativa (PCR), adiponectina, fibrinogênio, índices glicêmicos e insulina plasmática em jejum. A dose inicial preconizada é 0,6 mg/dia, aumentando-se 0,6 mg 1 vez/semana até atingir a dose de 3 mg.

Exerce efeitos favoráveis na homeostase da glicose, embora pareça haver um risco um pouco aumentado de hipoglicemia. Em um estudo de pacientes hipertensos com DM2, o tratamento com liraglutida, em comparação com o placebo, foi associado a uma diminuição significativa da PAS média de 24 h, em 5,73 mmHg, e uma redução leve/não significativa da PAD média de 24 h por 1,42 mmHg e, mais importante, demonstrou melhorar os resultados cardiovasculares. Em um grande estudo multicêntrico, duplo-cego, controlado por placebo, que incluiu 9.340 pacientes com DM2 e alto risco de DCV, a adição de liraglutida ao tratamento padrão diminuiu de maneira significativa a incidência do resultado composto primário (primeira ocorrência de morte por causas cardiovasculares), infarto do miocárdio não fatal ou AVE não fatal em 13%, em comparação com o placebo. Além disso, reduziu a mortalidade cardiovascular em 22%, e a mortalidade por todas as causas em 15%, em comparação com o placebo, o que se acredita ocorrer por modificação da progressão do processo de aterosclerose.

Os efeitos adversos relacionados com a liraglutida 3 mg incluem náuseas, vômitos, dor abdominal, tontura, fadiga, cefaleia e hipoglicemia. Apesar das considerações iniciais sobre o risco de pancreatite aguda, estudos a longo prazo sugerem que o risco dessa doença não aumenta de modo considerável com a medicação. Em especial, biomarcadores de pancreatite aguda (amilase e principalmente lipase) aumentam de maneira não dependente da dose durante o tratamento com análogos do receptor de GLP-1. No entanto, seu aumento não foi acompanhado por sintomas. Além disso, não foi encontrado aumento no risco total de neoplasias malignas nem benignas, incluindo câncer de pâncreas no grupo liraglutida em estudos em comparação com placebo. Está contraindicada em pacientes com história pessoal ou familiar de CMT ou NEM, devido ao efeito proliferativo do fármaco nas células C da tireoide de roedores e em gestantes.

Em setembro de 2024, foram divulgados os resultados do ensaio clínico do uso da liraglutida em crianças de 6 a 12 anos com obesidade *versus* placebo, sendo o desfecho primário a mudança percentual no índice de massa corporal. Esse ensaio de fase 3a, consistiu em um período de tratamento de 56 semanas e um período de acompanhamento de 26 semanas, no qual foram designados de modo aleatório um total de 82 crianças (idades de 6 a < 12 anos) com obesidade, em uma proporção de 2:1, para receber liraglutida SC, 1 vez/dia, na dose de 3,0 mg (ou a dose máxima tolerada) ou placebo, além de intervenções no estilo de vida. Na semana 56, a variação percentual média da linha de base no IMC foi de −5,8% com liraglutida e 1,6% com placebo, representando uma diferença estimada de −7,4 pontos percentuais (intervalo de confiança [IC] de 95%, −11,6 a −3,2; $p < 0,001$), demonstrando segurança e eficácia nessa população.

## Semaglutida (Wegovy®)

A semaglutida foi aprovada pelo FDA em 2021 e pela Agência Nacional de Vigilância Sanitária (Anvisa) em 2023 para tratamento da obesidade.

Consiste em um análogo de GLP-1 de ação prolongada que imita os efeitos do GLP-1 nativo, que promove perda de peso reduzindo a ingestão de energia, aumentando a saciedade, e reduzindo a fome, bem como melhorando o controle glicêmico. Esse fármaco é aprovado para o tratamento de diabetes na dosagem de 1,0 mg 1 vez/semana por via SC ou na forma de comprimido oral na dosagem de até 14 mg.

Sua eficácia e segurança para tratamento de obesidade foram avaliadas em um conjunto de cinco ensaios clínicos randomizados (STEP 1 a 5).

O STEP 1 (*Semaglutide treatment effect in people with obesity*) foi um estudo de fase 3, randomizado, duplo-cego, multicêntrico, controlado por placebo em 1.961 adultos com obesidade (IMC $\geq$ 30 kg/m$^2$) ou sobrepeso (IMC $\geq$ 27 kg/m$^2$) com pelo menos uma comorbidade relacionada com peso e sem diabetes. Os indivíduos foram randomizados para o uso de semaglutida 2,4 mg ou placebo como adjuvante à intervenção no estilo de vida.

O objetivo principal do estudo foi comparar o efeito de semaglutida 2,4 mg com placebo sobre o peso corporal quando adicionada à intervenção no estilo de vida: dieta hipocalórica (déficit de 500 kcal/dia em relação ao gasto energético total estimado na randomização) e 150 min/semana de atividade física. Os participantes tratados com semaglutida 2,4 mg atingiram uma perda de peso de 16,9% em comparação com uma perda de peso de 2,4% com placebo e foram mais propensos a atingir perdas de peso 5, 10, 15 e 20%. Entre os participantes que permaneceram em tratamento na semana 68, as perdas de peso de 5, 10, 15 e 20% foram alcançadas em 92,4; 74,8; 54,8 e 34,8% dos participantes tratados com semaglutida 2,4 mg, respectivamente, em comparação com 33,1; 11,8; 5,0 e 2,0% com placebo.

O STEP 2 foi um estudo de fase 3 randomizado, duplo-cego, multicêntrico, controlado por placebo e com controle ativo em 1.210 adultos (IMC $\geq$ 27 kg/m$^2$, HbA1c 7 a 10% e diagnóstico de DM2 pelo menos 180 dias antes da triagem) associado a, pelo menos, uma comorbidade ou com obesidade, que foram tratados com dieta e exercícios de modo isolado ou tratados com até três anti-diabéticos orais (ADOs). O objetivo principal do estudo clínico foi comparar o efeito da semaglutida 2,4 mg com semaglutida 1,0 mg e placebo quando adicionados à intervenção no estilo de vida (dieta hipocalórica – déficit de 500 kcal/dia em relação ao gasto energético total estimado na randomização – e 150 min/semana de atividade física) sobre o peso corporal.

Os indivíduos foram randomizados na proporção de 1:1:1 para semaglutida 2,4 mg, placebo ou semaglutida 1,0 mg, como adjuvante à intervenção no estilo de vida, estratificados de acordo com seu tratamento atual para diabetes.

O estudo demonstrou perdas de peso significativamente maiores com semaglutida 2,4 mg *versus* semaglutida 1,0 mg. O resultado foi de 10,6% para semaglutida 2,4 mg *versus* 3,1% para placebo e 7,6% para semaglutida 1,0 mg.

O STEP 3 foi um estudo de fase 3, randomizado, duplo-cego, multicêntrico, controlado por placebo conduzido nos EUA em 611 adultos com obesidade (IMC $\geq$ 30 kg/m$^2$) ou sobrepeso (IMC $\geq$ 27 kg/m$^2$) com pelo menos uma comorbidade relacionada com peso e sem diabetes ou HbA1c < 6,5%. O objetivo principal do estudo foi comparar o efeito da semaglutida 2,4 mg com placebo quando usada em conjunto com terapia comportamental intensiva (TCI), sobre o peso corporal. Os indivíduos foram randomizados 2:1 para semaglutida 2,4 mg mais TCI ou placebo mais TCI. O estudo incluiu um período de tratamento de 68 semanas e um período de acompanhamento de 7 semanas. Os participantes tratados com semaglutida 2,4 mg atingiram uma perda de peso de 17,6% em comparação com 5% com placebo, e tinham maior probabilidade de atingir perdas de peso de 5, 10, 15 e 20%.

O STEP 4 foi um estudo de fase 3, randomizado, duplo-cego, multicêntrico, controlado por placebo em 902 adultos com obesidade (IMC $\geq$ 30 kg/m$^2$) ou sobrepeso (IMC $\geq$ 27 kg/m$^2$) com pelo menos uma comorbidade relacionada com o peso e sem diabetes ou HbA1c 6,5%.

O objetivo principal do estudo foi examinar os efeitos da continuação de semaglutida 2,4 mg em comparação com a suspensão da medicação e o início de placebo na manutenção do peso perdido. Entre as 803 pessoas que atingiram a dose-alvo de semaglutida 2,4 mg durante o período de escalonamento de dose de 20 semanas, o peso corporal médio diminuiu em 10,6% durante o período de escalonamento de dose, para 96,1 kg. Os participantes foram randomizados na semana 20 para continuar o tratamento com semaglutida 2,4 mg (n = 535) ou mudaram para placebo (n = 268) por 48 semanas. Os participantes que receberam semaglutida 2,4 mg por 68 semanas (período de escalonamento de dose mais 48 semanas) atingiram uma perda de peso média total de 17,4%. Em contraste, os participantes que trocaram para placebo na semana 20 recuperaram algum peso, mas não todo o peso perdido durante o período de escalonamento de dose, com uma perda de peso média total de 5% entre a semana 0 e a semana 68.

STEP 5 foi um estudo fase 3 randomizado, duplo-cego, multicêntrico, placebo controlado, com 2 anos de duração que comparou a eficácia de semaglutida 2,4 mg *versus* placebo no controle de peso, em fatores de risco cardiovascular e metabolismo da glicose em 304 pacientes com obesidade ou sobrepeso associado à hipertensão, dislipidemia, apneia obstrutiva do sono e/ou DCV, sem DM2. O desfecho primário foi avaliar a porcentagem de perda de peso e a proporção de pacientes que perderam pelo menos 5% de peso. Como desfecho secundário, avaliou a porcentagem de pacientes que perderam 10 ou 15% de peso corporal e tiveram alteração na circunferência abdominal, pressão arterial (PA) sistólica e diastólica e alteração na proteína C reativa. Além de comparar a segurança e a tolerabilidade de semaglutida 2,4 mg a longo prazo *versus* placebo.

Semaglutida 2,4 mg levou a reduções significativas e sustentadas no peso corporal *versus* placebo após 2 anos de tratamento. Entre os pacientes que concluíram o estudo, a redução da perda de peso foi de 16,7% no grupo semaglutida 2,4 mg *versus* 2,6% no grupo placebo. Os participantes tiveram maior probabilidade de perder 10 e 15% de peso corporal com semaglutida 2,4 mg do que com placebo (67,4 *versus* 12,8%; e 56,8 *versus* 6,4%). Além disso, houve melhora nos fatores de risco cardiometabólicos, incluindo cinrcunferência abdominal, pressão arterial sistólica e diástolica, lípides, parâmetros glicêmicos e na PCR.

Em 2024, foram divulgados os resultados do estudo SELECT, no qual a semaglutida demonstrou uma redução de 20% nos principais eventos cardiovasculares adversos em 17.604 adultos com doença cardiovascular preexistente, sobrepeso ou obesidade, sem diabetes.

Essa medicação é liberada para uso em adolescentes a partir de 12 anos, após dados do tiral STEP Teens, um estudo duplo-cego de 68 semanas, 201 adolescentes púberes, com idades entre 12 e < 18 anos, com obesidade ou sobrepeso associado a pelo menos uma comorbidade relacionada com peso, demonstrando segurança e perda de peso significativa nessa população.

Os eventos adversos mais comuns entre os participantes tratados com semaglutida 2,4 mg foram gastrintestinais (mais comumente náuseas, diarreia, vômitos e constipação), em geral transitórios, de gravidade leve a moderada e se resolveram sem descontinuação permanente do tratamento. Quadros sérios foram relatados em 9,8 e 6,4% dos participantes nos grupos de semaglutida 2,4 mg e placebo, com a diferença sobretudo devido a distúrbios gastrintestinais e hepatobiliares graves.

É contraindicada em pessoas com hipersensibilidade ao princípio ativo, grávidas e lactantes. Não deve ser continuado o uso caso ocorra episódio de pancreatite aguda durante o tratamento.

## Tirzepatida (Zepbound®)

A tirzepatida é uma molécula única que combina polipeptídeo insulinotrópico dependente de glicose (GIP) e agonismo do receptor GLP-1, resultando em efeitos sinérgicos no apetite, na ingestão de alimentos e na função metabólica. Sua administração é injetável SC, 1 vez/semana, e foi aprovada pela FDA para diabetes tipo 2 em 2022 e para obesidade em 2023, projetada a partir da sequência GIP nativa, com atividade agonista nos receptores GIP e GLP-1.

Estudos recentes com agonista do receptor de GLP-1 (arGLP-1) de ação prolongada demonstraram que uma maior eficácia com segurança aceitável poderia ser alcançada visando às vias dos hormônios endógenos estimulados por nutrientes. O GIP, outro hormônio estimulado por nutrientes, regula o equilíbrio energético por meio da sinalização do receptor da superfície celular no cérebro e no tecido adiposo.

A segurança e a eficácia dessa medicação foram avaliadas nos ensaios clínicos SURMOUNT.

O SURMOUNT-1, um estudo duplo-cego, randomizado e controlado de fase 3, avaliou a eficácia e a segurança da tirzepatida em adultos com obesidade ou sobrepeso que não tinham diabetes. Participaram 2.539 adultos com um índice de massa corporal de 30 ou mais, ou 27 ou mais, e pelo menos uma complicação relacionada com peso, excluindo diabetes, em uma proporção de 1:1:1:1 para receber tirzepatida SC, 1 vez/semana (5, 10 ou 15 mg) ou placebo por 72 semanas, incluindo um período de escalonamento de dose de 20 semanas.

A variação percentual média no peso na semana 72 foi de –15% com doses semanais de 5 mg de tirzepatida, –19,5% com doses de 10 mg, –20,9% com doses de 15 mg e –3,1% com placebo ($p < 0,001$ para todas as comparações com placebo); 50 e 57% dos participantes nos grupos de 10 e 15 mg tiveram uma redução no peso corporal de 20% ou mais (36,2% dos participantes do grupo de tirzepatida de 15 mg atingiram o ponto final exploratório pré-especificado de redução de peso de 25% ou mais), em comparação com 3% no grupo placebo ($p < 0,001$ para todas as comparações com placebo). Melhorias em todas as medidas cardiometabólicas pré-especificadas foram observadas com a tirzepatida.

O SURMOUNT-2, um estudo de fase 3, duplo-cego, randomizado e controlado por placebo, foi realizado em sete países. Um total de 1.514 adultos (≥ 18 anos) com IMC de 27 kg/m$^2$ ou superior, e hemoglobina glicada (HbA1c) de 7 a 10% (53 a 86 mmol/mol) foram designados aleatoriamente (1:1:1) para receber tirzepatida SC, 1 vez/semana (10 ou 15 mg) ou placebo por 72 semanas. A alteração média dos mínimos quadrados no peso corporal na semana 72 com tirzepatida 10 e 15 mg foi de –12,8 e –14,7%, respectivamente, e –3,2% com placebo, resultando em diferenças estimadas de tratamento *versus* placebo de –9,6% pontos percentuais (IC 95% –11,1 a –8,1) com tirzepatida 10 mg e –11,6% pontos percentuais (–13,0 a –10,1) com tirzepatida 15 mg (todos $p < 0,00001$).

O SURMOUNT-3, estudo duplo-cego, controlado por placebo, randomizou (1:1) adultos com índice de massa corporal ≥ 30 ou ≥ 27 kg/m$^2$ e, pelo menos, uma complicação relacionada com a obesidade (excluindo diabetes), que alcançaram ≥ 5% de redução de peso após uma intervenção intensiva de estilo de vida de 12 semanas, para dose máxima tolerada de tirzepatida (10 ou 15 mg) ou placebo 1 vez/semana por 72 semanas (n = 579). O desfecho coprimário de alteração percentual média adicional de aleatoriedade até a semana 72 foi atingido, com alterações de –18,4% com tirzepatida e 2,5% com placebo (diferença de tratamento estimada –20,8 pontos percentuais (IC de 95% –23,2%, –18,5%; $p < 0,001$).

No estudo SURMOUNT-3, o tratamento 1 vez/semana com tirzepatida demonstrou resultar em perda de peso adicional clinicamente significativa em adultos com sobrepeso ou obesidade após perda de peso inicial bem-sucedida de pelo menos 5% do peso corporal com intervenção intensiva no estilo de vida.

O SURMOUNT-4 foi um estudo de retirada de fase 3 com um período de introdução de tirzepatida aberto de 36 semanas, seguido por um período de 52 semanas, duplo-cego, randomizado em uma proporção de 1:1 entre a maior dose tolerada de tirzepatida (10 ou 15 mg) e placebo, conduzido em 70 locais na Argentina, Brasil, Taiwan e EUA. Os participantes (n = 670) que completaram o período inicial de 36 semanas experimentaram uma redução média de peso de 20,9%. A variação percentual média de peso da semana 36 à semana 88 foi de –5,5% com tirzepatida *versus* +14% com placebo. Em participantes com obesidade ou sobrepeso, a retirada da tirzepatida levou a uma recuperação substancial do peso perdido, enquanto o tratamento continuado manteve e aumentou a redução do peso inicial.

Os eventos adversos com mais frequência relatados foram gastrintestinais (náuseas, diarreia e constipação).

A tirzepatida é contraindicada para pessoas com hipersensibilidade ao princípio ativo, gestantes e lactantes, em pacientes com histórico pessoal ou familiar de carcinoma medular da tireoide (CMT) ou em pacientes com neoplasia endócrina múltipla tipo 2.

## Medicamentos aprovados pela FDA para síndromes monogênicas de obesidade

### *Setmelanotida*

A setmelanotida é um agonista do receptor de melanocortina-4 (MC4R) que foi aprovado pela FDA em 2020 como uma formulação injetável SC para controle de peso crônico em pacientes com 6 anos ou mais com obesidade resultante de POMC, pró-proteína convertase subtilisina/kexina tipo 1 (deficiência de PCSK1) ou receptor de leptina (LEPR), confirmada por teste genético. Essas condições estão associadas à ativação insuficiente do MC4R, resultando em hiperfagia e obesidade grave de início na infância. A setmelanotida restabelece a atividade da via do receptor MC4R, reduzindo, assim, a fome e promovendo a perda de peso corporal, ao diminuir a ingestão de alimentos.

Em um ensaio multicêntrico de braço único, 11 pacientes com obesidade secundária à deficiência de LEPR (idade média de 23,7 [8,4] anos e um IMC basal médio de 48,2 [10,4] kg/m), tratados com setmelanotida, apresentaram uma diminuição significativa na pontuação de fome em 43,7% ($p < 0{,}0001$) e no peso corporal em 12,5% ($p < 0{,}0001$), em 1 ano em comparação com o valor basal. Além disso, 45% dos pacientes alcançaram ≥ 10% de perda total de peso corporal em 1 ano.

Os eventos adversos mais comuns observados com setmelanotida foram reações no local da injeção (100% dos pacientes com deficiência de POMC ou LEPR) e distúrbios de hiperpigmentação (100% na deficiência de POMC e 45% na deficiência de LEPR).

### *Metreleptina*

A metreleptina é um análogo da leptina aprovado pela FDA em 2014 como terapia de reposição para deficiência de leptina em pacientes com lipodistrofia congênita ou adquirida e comorbidades associadas. É administrada por injeção SC 1 vez/dia, com uma dose que depende do peso do paciente (começando com 0,06 mg/kg/dia com um máximo de 0,13 mg/kg/dia para pacientes com peso basal ≤ 40 kg, e 2,5 mg – para homens – ou 5 mg – para mulheres – 1 vez/dia com um máximo de 10 mg/dia para pacientes com peso basal > 40 kg). Em um estudo cruzado prospectivo não randomizado de 17 pacientes (idade média de 29 [16] anos, peso médio de 70,1 [17,3] kg), com lipodistrofia generalizada ou parcial e baixos níveis de leptina, a metreleptina resultou em uma melhora significativa no metabolismo parâmetros aos 6 meses em comparação com a linha de base.

## Iniciar e encerrar a farmacoterapia para obesidade

Apesar da disponibilidade acentuada, os medicamentos antiobesidade são subutilizados. Apenas 2% dos adultos obesos que são elegíveis para farmacoterapia recebem receitas médicas desses agentes. Como uma doença altamente estigmatizada, que muitas vezes não é reconhecida como patologia, mesmo por profissionais de saúde, permanece um equívoco de que a obesidade se deva sobretudo à falta de força de vontade e ou consequência de preguiça dos indivíduos. O alto custo desses medicamentos também impede a prescrição adequada por longos períodos. A perda de peso é extremamente desafiadora de ser alcançada e mantida, e o manejo da obesidade a longo prazo costuma exigir intervenções farmacológicas adjuvantes.

A decisão de iniciar a terapia medicamentosa em um indivíduo com obesidade deve ser tomada após a consideração dos riscos e benefícios. A resposta do tratamento à maioria desses medicamentos deve ser avaliada em cerca de 12 semanas, por meio da dose de manutenção. Um período experimental de 3 a 4 meses é essencial para prever se um paciente poderá alcançar uma perda de peso clinicamente significativa em 1 ano. Se for alcançada uma perda de peso < 5% após 12 semanas de tratamento com uma dose completa (perda de peso < 4% às 16 semanas para a liraglutida), o medicamento deverá ser descontinuado e devem ser considerados outros fármacos.

A decisão de suspensão das medicações é baseada nos resultados dos ensaios que conduziram intervenções combinadas envolvendo um fármaco antiobesidade e modificações intensivas no estilo de vida deve ser individualizada, tendo em vista o caráter crônico e recidivante da doença de base. Assim, a manutenção prolongada do tratamento farmacológico é uma possibilidade que deve ser discutida com o paciente.

## Novas medicações em estudo

### *Agonistas do GLP-1*

#### Semaglutida

Uma dose mais alta de semaglutida subcutânea (7,2 mg 1 vez/semana) é atualmente avaliada em um estudo de fase 3.

Além disso, em pessoas com obesidade sem DM2, um estudo de fase 3 de 68 semanas (OASIS-1) avaliou a segurança e a eficácia da semaglutida oral 50 mg 1 vez/dia *versus* placebo quando combinada com uma intervenção do estilo de vida de intensidade moderada, resultando em 17,4% de perda de peso em comparação com 1,8% com placebo, com melhora de múltiplos fatores de risco cardiometabólicos

Em pessoas com DM2, a semaglutida oral 50 mg 1 vez/dia resultou em 9,8% de perda de peso *versus* 5,4% com 14 mg de semaglutida oral após 68 semanas no estudo PIONEER PLUS. Além disso, a semaglutida oral 50 mg reduziu a HbA1c em –2,1% em 68 semanas em comparação com –1,3% com semaglutida oral 14 mg.

#### Orforglipron

O orforgliprom é um arGLP-1 oral, não peptídico, 1 vez/dia, que interage com o receptor GLP-1 de maneira um pouco diferente em comparação com o GLP-1 nativo. Mais especificamente, é um potente arGLP-1 parcial que está sendo avaliado para o tratamento da obesidade e DM2, e pode fornecer uma alternativa competitiva à semaglutida oral, com administração menos onerosa, pois não requer ser tomado em jejum.

Em pessoas com obesidade, 36 semanas de orforglipron (doses variando de 12 a 45 mg em um estudo de fase 2) resultaram em uma perda de peso dependente da dose de até –14,7% em comparação com –2,3% com placebo, com melhora concomitante nos fatores de risco cardiometabólicos.

#### Danuglipron

O danuglipron é outro arGLP-1 oral, não peptídeo, com viés de proteína G. Recentemente, um estudo de fase 2b para pessoas com obesidade foi concluído, e um comunicado de imprensa revelou que doses de danuglipron entre 40 e 200 mg 2 vezes/dia levaram a 11,7% de perda de peso em comparação com 1,4% de ganho de peso com placebo após 32 semanas de tratamento. No entanto, as taxas de descontinuação do medicamento foram superiores a 50% em todas as doses em comparação com ≈40% com placebo, com os eventos adversos mais comuns sendo de natureza gastrintestinal.

Como as taxas de descontinuação também foram altas com o danuglipron 2 vezes/dia no estudo de obesidade de fase 2 (conforme discutido anteriormente), a formulação de danuglipron 2 vezes/dia não avançará para estudos de fase 3, mas uma formulação aprimorada 1 vez/dia com o objetivo de melhorar o perfil de tolerabilidade está atualmente em avaliação.

### *Coagonistas GLP-1/glucagon*

O glucagon é secretado pelas células pancreáticas e o principal local fisiológico de ação é o fígado para aumentar a produção hepática de glicose. O agonismo do glucagon também reduz a ingestão de alimentos e aumenta o gasto energético, sugerindo que poderia promover perda de peso.

Além disso, a combinação de glucagon com ações de GLP-1 pode melhorar a perda de peso enquanto protege contra o risco de hiperglicemia. Outras ações do glucagon incluem a melhoria do metabolismo lipídico de todo o corpo e a promoção da oxidação hepática de ácidos graxos, que podem fornecer ações terapêuticas para MASLD e/ou MASH.

#### Survodutide

É um coagonista de GLP-1/glucagon que progrediu para ensaios clínicos de fase 3 como tratamento para a obesidade (programa SYNCHRONIZE). Em um estudo de fase 2 recentemente concluído (dados abstratos), 46 semanas de survodutide 1 vez/semana (0,6 a 4,8 mg) resultaram em uma perda de peso média dependente da dose de até

18,7% *versus* 2% com placebo em pessoas com obesidade. O percentual de participantes que interromperam a medicação devido a evento adverso variou entre 20 e 29%. A maioria das descontinuações do tratamento foi devido a evento adverso gastrintestinal e ocorreu durante a fase de escalonamento rápido – isso pode ser mitigado com escalonamento de dose mais gradual nos ensaios de fase 3.

### Pemvidutide

É outro agonista unimolecular de GLP-1/glucagon 1 vez/semana submetido a um estudo de fase 2 como tratamento da obesidade, após um estudo de fase 1 demonstrando até 10,3% de perda de peso em 12 semanas. Um comunicado de imprensa do estudo de fase 2 sobre obesidade (MOMENTUM-1) relata uma perda de peso média de até 15,6% (13,4% ajustado por placebo) em 48 semanas com a dose de 2,4 mg. Em pessoas com DM2, um estudo de fase 1b não demonstrou melhora na HbA1c, no entanto, houve perda de peso ajustada por placebo de 8,5% após 12 semanas.

Além disso, em um estudo de fase 2 em pessoas com MASLD, 24 semanas de pemvidutide resultaram em uma redução relativa no conteúdo de gordura hepática de até 76% com a dose de 2,4 mg *versus* 14% com placebo. O pemvidutide também está passando por estudos de fase 2 como tratamento MASH.

### Mazdutide

É um análogo da oxintomodulina 1 vez/semana que atua nos receptores GLP-1 e glucagon. Um estudo de fase 2 avaliando mazdutide 3, 4, 5 e 6 mg em uma população chinesa com sobrepeso/obesidade demonstra até 11,3% de perda de peso após 24 semanas de tratamento em comparação com 1% de ganho de peso com placebo. Outro estudo de fase 2 usando uma dose mais alta de mazdutide para obesidade (9 mg) está em andamento com um comunicado de imprensa revelando uma perda de peso ajustada por placebo de 15,4% após 24 semanas.

Estudos de fase 3 usando mazdutide como tratamento da obesidade em uma população chinesa (doses entre 4 e 9 mg) também estão em andamento (NCT05607680, NCT06164873).

## *Agonistas triplos com GLP-1, GIP e glucagon*

### Retatrutide

É um tipo análogo administrado 1 vez/semana e é mais potente nos receptores GIP humanos e menos potente nos receptores GLP-1 e glucagon. Em um estudo de fase 2 em pessoas com obesidade (sem DM2), a retatrutide (doses de 1 a 12 mg) levou a uma perda de peso dependente da dose de até 24,2% no fim do período de tratamento de 48 semanas, em comparação com 2,1% com placebo. Às 48 semanas, perda de peso de ≥ 25% ocorreu em 36 a 48% das pessoas com as doses de 8 e 12 mg em comparação com ninguém do grupo que recebeu placebo. Maior percentual de perda foi obtida com retatrutide entre os participantes com IMC ≥ 35 kg/m$^2$ e entre participantes do sexo feminino. Melhorias acentuadas no perfil lipídico e na pressão arterial também foram observadas em comparação com o placebo.

Um programa de ensaios de fase 3 com retatrutide (TRIUMPH) está em andamento com o objetivo de avaliar a segurança e a eficácia do retatrutide em diferentes populações que vivem com obesidade (AOS, DM2, doença cardiovascular estabelecida, osteoartrite).

## *Agonismo de amilina*

### Cagrilintide

É um novo análogo de amilina de ação prolongada – em um estudo de fase 2, 1 vez/semana, a cagrilintide resultou em uma perda de peso dependente da dose entre 6 e 10,8% em comparação com 9% com liraglutida 3 mg e 3% com placebo.

A amilina é cossecretada com insulina das células beta do pâncreas e desempenha um papel fundamental na regulação da saciedade pós-prandial. Atua nos receptores de amilina no tronco cerebral para reduzir a ingestão de alimentos e melhora o metabolismo da glicose, retardando o esvaziamento gástrico e inibindo a secreção de glucagon. A redução da ingestão alimentar com amilina não é acompanhada pela esperada diminuição concomitante do gasto energético por meio de ações no sistema nervoso simpático.

### *Agonismo duplo com GLP-1 e amilina*

Como a perda de peso com arGLP-1 e análogos de amilina resulta de vias distintas e sobrepostas, uma combinação desses hormônios entero-pancreáticos pode induzir um efeito sinérgico.

#### CagriSema®

Em um estudo de fase 1b, 20 semanas de cagrilintide 2,4 mg 1 vez/semana em combinação com semaglutida 2,4 mg 1 vez/semana (CagriSema®) resultaram em até 17,1% de perda de peso (WL, do inglês *weight loss*) em comparação com 9,5% WL com semaglutida 2,4 mg mais placebo em pessoas com obesidade. Em um estudo de fase 2, pessoas com DM2 e sobrepeso/obesidade alcançaram maior perda de peso média com CagriSema® 2,4 mg em comparação com cagrilintide 2,4 mg ou semaglutida 2,4 mg isoladamente após 32 semanas de tratamento (15,6% WL *versus* 8,1% WL *versus* 5,1% WL, respectivamente). A redução média de HbA1c com CagriSema® também foi maior em comparação com semaglutida 2,4 mg e cagrilintide 2,4 mg de modo isolado (−2,2% *versus* −1,8% *versus* −0,9%, respectivamente).

Os efeitos colaterais gastrintestinais com CagriSema® foram maiores do que com a monoterapia com semagutida ou cagrilintide, no entanto, a descontinuação da medicação foi mínima e semelhante entre os grupos.

Um programa de ensaios clínicos de fase 3 (REDEFINE) avaliando a segurança e eficácia do CagriSema® em pessoas com obesidade (NCT05567796, NCT05394519, NCT05813925) está em andamento. Além disso, um coagonista oral de GLP-1 e amilina (amicretina) também está em ensaios clínicos de fase inicial.

### *Outras farmacoterapias não baseadas em hormônios enteropancreáticos*

#### Bimagrumab

O bimagrumab é um anticorpo monoclonal humano que estimula o crescimento do músculo esquelético bloqueando o receptor de ativina tipo II (ActRII) e é administrado como uma infusão intravenosa de 4 semanas. Em um estudo de fase 2 de 48 semanas em pessoas com DM2 e obesidade, 10 mg/kg de bimagrumab foi associado a uma redução acentuada da massa gorda (20,5% *versus* 0,5% no placebo) e aumento da massa magra (3,6% *versus* −0,8% placebo), com WL total de −6,5% em comparação com −0,8% com placebo. Houve também uma melhora ajustada ao placebo na HbA1c de 0,8%.

Os efeitos colaterais foram semelhantes entre o bimagrumab e o placebo, embora o primeiro tenha sido associado a enzimas pancreáticas e hepáticas transitoriamente elevadas. O bimagrumab tem o potencial de melhorar a qualidade da perda de peso preservando a massa magra e pode se tornar uma opção de tratamento atraente para a obesidade sarcopênica. Um estudo de fase 2 avaliando diferentes doses de bimagrumab (até 30 mg/kg) em combinação com semaglutida como tratamento da obesidade está em andamento (NCT05616013).

## OBESIDADE E DIABETES MELITO TIPO 2

Ao considerar tratamento farmacológico para o diabetes, deve-se, sempre que possível, optar por fármacos que reduzam o peso ou que tenham efeito neutro. Os agentes associados à perda de peso são metformina, análogos de GLP-1, duplos análogos de GLP-1 e GIP, iSGLT-2, inibidores da alfa glicosidase e miméticos de amilina. Os inibidores da dipeptidil peptidase-4 (DPP-4) aparentam ter efeito neutro sobre o peso. Ao contrário desses agentes, os secretagogos de insulina, as tiazolidinedionas e as insulinas são associados a ganho de peso (Tabela 56.4).

**TABELA 56.4** Efeito das medicações antidiabetes sobre o peso.

| Contribuem para ganho de peso | Contribuem para perda de peso | Efeito neutro sobre o peso |
|---|---|---|
| Sulfonilureia<br>Insulina<br>Tiazolidinediona<br>Meglitinidas | iSGLT-2<br>Análogos de GLP-1<br>Análogos de GLP-1 e GIP<br>Biguanida (metformina)<br>Mimético de amilina (pralintida)<br>Inibidores da alfaglicosidase | Inibidores da DPP-4 |

DPP-4: dipeptidil peptidase-4; GIP: polipeptídeo insulinotrópico dependente de glicose; iSGLT-2: inibidores do cotransportador de sódio e glicose 2.

## LEITURAS SUGERIDAS


Allison DB, Gadde KM, Garvey WT, Peterson CA, Schwiers ML, Najarian T, et al. Controlled release phentermine/topiramate in severely obese adults: a randomized controlled trial (EQUIP). Obesity (Silver Spring). 2012;20(2):330-42.

Appel L, Bergström M, Lassen JB, Långström B. Tesofensine, a novel triple monoamine re-uptake inhibitor with anti-obesity effects: dopamine transporter occupancy as measured by PET. Eur Neuropsychopharmacol. 2014;24(2):251-61.

Aronne LJ, Sattar N, Horn DB, Bays HE, Wharton S, Lin WY, et al. Continued treatment with tirzepatide for maintenance of weight reduction in adults with obesity: the SURMOUNT-4 randomized clinical trial. JAMA. 2024;331(1):38-48.

Aronne LJ, Wadden TA, Peterson C, Winslow D, Odeh S, Gadde KM. Evaluation of phentermine and topiramate versus phentermine/topiramate extended-release in obese adults. Obesity (Silver Spring). 2013;21(11):2163-71.

Aslam D. Weight management in obesity: past and present. Int J Clin Pract. 2016;70(3):206-17. Bray GA, Frühbeck G, Ryan DH, Wilding JPH. Management of obesity. Lancet. 2016;387(10031):1947-56.

Busetto L, Dicker D, Frühbeck G, Pancheri F, Goossens GH, Mingrone G. A new framework for the diagnosis, staging and management of obesity in adults. Nat Med. 2024; 30(1):1-12.

Chakhtoura M, Haber R, Ghezzawi M, Rhayem C, Tcheroyan R, Mantzorosc CS. Pharmacotherapy of obesity: an update on the available medications and drugs under investigation. EClinicalMedicine. 2023;58:101882.

Coulter AA, Rebello CJ, Greenway FL. Centrally Acting Agents for Obesity: Past, Present, and Future. Drugs. 2018;78(11): 1113-32.

Davis C, Bryan J, Hodgson J, Murphy K. Definition of the Mediterranean diet: a literature review. Nutrients. 2015; 7(11):9139-53.

Deanfield JE, Leiter LA, Kosiborod MN, Kushner RF, Frias JP, Del Prato S et al. Treatment with once-weekly semaglutide 2.4 mg improves cardiometabolic risk factors in adults with overweight or obesity and type 2 diabetes: STEP 2 post-hoc analysis. Diabetologia. 2021;64(Suppl 1):479.

Dernini S, Berry EM. Mediterranean diet: from a healthy diet to a sustainable dietary pattern. Front Nutr. 2015,2:15.

Fox CK, Barrientos-Pérez M, Bomberg EM, Dcruz J, Gies I, Weghuber D et al. Liraglutide for children 6 to <12 years of age with obesity – a randomized trial. N Engl J Med. 2024;390(11):989-1001.

Fujioka K. Current and emerging medications for overweight or obesity in people with comorbidities. Diabetes Obes Metab. 2015;17(11):1021-32.

Garvey WT, Batterham RL, Bhatta M, Buscemi S, Christensen LN, Frias JP, et al. Two-year effects of semaglutide in adults with overweight or obesity: the STEP 5 trial. Nat Med. 2022; 28(10):2083-91.

Garvey WT, Frias JP, Jastreboff AM, le Roux CW, Sattar N, Aizenberg D, et al. Tirzepatide once weekly for the treatment of obesity in people with type 2 diabetes (SURMOUNT-2): a double-blind, randomised, multicentre, placebo-controlled, phase 3 trial. Lancet. 2023;402(10402):613-26.

Garvey WT, Ryan DH, Kishore ML, Gadde M, Allison DB, Peterson CA, et al. Two-year sustained weight loss and metabolic benefits with controlled-release phentermine/topiramate in obese and overweight adults (SEQUEL): a randomized, placebo-controlled, phase 3 extension study. Am J Clin Nutr. 2012;95(2):297-308.

George M, Rajaram M, Pharm M, Shanmugam E. New and emerging drug molecules against obesity. J Cardiovasc Pharmacol Ther. 2013;19(1):65-76.

Gomez-Arbelaez D, Bellido D, Castro AI, Ordoñez-Mayan L, Carreira J, Galban C, et al. Body composition changes after very low-calorie-ketogenic diet in obesity evaluated by three standardized methods. J Clin Endocrinol Metab. 2017;102(2):488-98.

Haywood CJ, Prendergast LA, Purcell K, Le Fevre L, Lim WK, Galea M, et al. Very low calorie diets for weight loss in obese older adults: a randomized trial. J Gerontol A Biol Sci Med Sci. 2018;73(1):59-65.

Heymsfield SB, Wadden TA. Mechanisms, pathophysiology, and management of obesity. N Engl J Med. 2017;376(3): 254-66.

Jastreboff AM, Aronne LJ, Ahmad NN, Wharton S, Connery L, Alves B, et al. Tirzepatide once weekly for the treatment of obesity. N Engl J Med. 2022;387(3):205-16.

Kahan S, Fujioka K. Obesity Pharmacotherapy in Patients With Type 2 Diabetes. Diabetes J. 2017;30(4):250-8.

Kelly BM, Xenophontos S, King JA, Nimmo MA. An evaluation of low volume high-intensity intermittent training (HIIT) for health risk reduction in overweight and obese men. BMC Obes. 2017;4:17.

Krentz AJ, Fujioka K, Hompesch M. Evolution of pharmacological obesity treatments: focus on adverse side-effect profiles. Diabetes Obes Metab. 2016;18(6):558-70.

Kumar J, Rani K, Datt C. Molecular link between dietary fiber, gut microbiota and health. Mol Biol Rep. 2020;47(8):6229-37.

Kushner RF, Calanna S, Davies M, Dicker D, Garvey WT, Goldman B, et al. Semaglutide 2.4 mg for the Treatment of Obesity: Key Elements of the STEP Trials 1 to 5. Obesity. 2020;28(6):1050-61.

Lingvay I, Brown-Frandsen K, Colhoun HM, Nieuwdorp M, Rasmussen S, Sattar N, et al. Semaglutide for cardiovascular event reduction in people with overweight or obesity: SELECT study baseline characteristics. Obesity. 2023;31(1):111-22.

Manheimer EW, van Zuuren EJ, Fedorowicz Z, Pijl H. Paleolithic nutrition for metabolic syndrome: systematic review and meta-analysis. Am J Clin Nutr. 2015;102(4):922-32.

Melson E, Ashraf U, Papamargaritis D, Miras AD. What is the pipeline for future medications for obesity? Int J Obes. 2024;48(1):1-12.

Ministério da Saúde (BR). Vigilância de fatores de risco e proteção para doenças crônicas por inquérito telefônico (VIGITEL). 1ª ed. Brasília: Ministério da Saúde; 2023.

Montan PD, Sourlas A, Olivero J, Silverio D, Guzman E, Kosmas CE. Pharmacologic therapy of obesity: mechanisms of action and cardiometabolic effects. Ann Transl Med. 2019;7(16):393.

O'Neil PM, Smith SR, Weissman NJ, Fidler MC, Sanchez M, Zhang J, et al. Randomized placebo controlled clinical trial of lorcaserin for weight loss in type 2 diabetes mellitus: the BLOOM-DM Study. Obesity (Silver Spring). 2012;20(7):1426-36.

Roberts CA, Christiansen P, Halford JCG. Tailoring pharmacotherapy to specific eating behaviours in obesity: can recommendations for personalised therapy be made from the current data? Acta Diabetol. 2017;54(8):715-25.

Ryan DH, Lingvay I, Deanfield J, Kushner RF, Lim S, O'Neil PM, et al. Long-term weight loss effects of semaglutide in obesity without diabetes in the SELECT trial. Nat Med. 2024;30(1):2049-57.

Sillanpää E, Cheng S, Häkkinen S, Finni T, Walker S, Pesola A, et al. Body composition in 18- to 88-year-old adults – comparison of multifrequency bioimpedance and dual-energy x ray absorptiometry. Obesity (Silver Spring). 2014;22(1):101-9.

Tak YJ, Lee SY. Anti-Obesity drugs: long-term efficacy and safety: an updated review. World J Mens Health. 2020;38:e14.

Torgerson JS, Hauptman J, Boldrin MN, Sjöström L. XENical in the prevention of diabetes in obese subjects (XENDOS) Study. Diabetes Care. 2004;27(1):155-61.

Valsamakis G, Konstantakou P, Mastorakos G. New targets for drug treatment of obesity. Annu Rev Pharmacol Toxicol. 2017;57(1):585-605.

Vargas S, Romance R, Petro JL, Bonilla DA, Galancho I, Espinar S, et al. Efficacy of ketogenic diet on body composition during resistance training in trained men: a randomized controlled trial. J Int Soc Sports Nutr. 2018,15(1):31.

Villareal DT, Aguirre L, Gurney AB, Waters PTDL, Sinacore DR, Colombo E, et al. Aerobic or resistance exercise, or both, in dieting obese older adults. N Engl J Med. 2017;376(20):1943-55.

Wadden TA, Bailey TS, Billings LK, Davies M, Frias JP, Koroleva A, et al. Effect on body weight of subcutaneous semaglutide versus placebo as an adjunct to intensive behavioral therapy in adults with overweight or obesity: the STEP 3 randomized clinical trial. JAMA. 2021;325(14):1403-13.

Wadden TA, Chao AM, Machineni S, Kushner R, Ard J, Srivastava G et al. Tirzepatide after intensive lifestyle intervention in adults with overweight or obesity: the SURMOUNT-3 phase 3 trial. Nat Med. 2023;29(11): 2909-18.

Wadden TA, Hollander P, Klein S, Niswender K, Woo V, Hale PM, et al. Weight maintenance and additional weight loss with liraglutide after low-calorie-diet-induced weight loss: the SCALE maintenance randomized study. Int J Obes (Lond). 2013;37(11):1443-51.

Wadden TA, Tronieri JS, Butryn ML. Lifestyle modification approaches for the treatment of obesity in adults. Am Psychol. 2020 Feb-Mar;75(2):235-51.

Weghuber D, Barrett T, Barrientos-Pérez M, Gies I, Hesse D, Jeppesen OK, et al. Once-weekly semaglutide in adolescents with obesity. N Engl J Med. 2022;387(24):2245-57.

Wilding JPH, Batterham RL, Calanna S, Davies M, Van Gaal LF, Lingvay I, et al. Once-weekly semaglutide in adults with overweight or obesity. N Engl J Med. 2021;384(11): 989-1002.

Capítulo 57

# Cirurgia Bariátrica

Leo Martins ▪ Morgana Barbosa Duarte ▪ Louise Rayra Alves Bezerra ▪ Francisco Bandeira

## INTRODUÇÃO

A cirurgia bariátrica reúne técnicas destinadas ao tratamento da obesidade e das doenças associadas ao excesso de gordura corporal ou agravadas por ela. É uma opção viável para a perda de peso e uma estratégia para redução e remissão de doenças crônicas relacionadas.

Nos EUA, as intervenções bariátricas mais utilizadas são a gastrectomia vertical (GV) ou *sleeve* gástrico (61,4%), seguido de *bypass* gástrico (ou derivação gástrica) em Y de Roux (BGYR ou DGYR, 20,8%), também conhecida como *bypass* gástrico ou cirurgia de Fobi-Capella, além das terapias bariátricas endoscópicas. Segundo a Sociedade Brasileira de Cirurgia Bariátrica, no Brasil, a cirurgia mais realizada é a BGYR, seguida pela GV. Outras técnicas menos utilizadas atualmente incluem: banda gástrica ajustável laparoscópica (BGAL) e desvio biliopancreático com troca duodenal (*duodenal switch*).

## MECANISMO FISIOLÓGICO DA CIRURGIA BARIÁTRICA

Os efeitos das cirurgias bariátricas, como o BGRP, a GV e a banda gástrica, ainda não estão completamente estabelecidos, mas estudos sugerem que essas intervenções têm um impacto significativo na fisiologia metabólica além da simples perda de peso. Essas cirurgias parecem estar associadas a uma redução nos níveis de leptina, um hormônio que regula a saciedade e o apetite, bem como uma diminuição na grelina, o hormônio da fome. Além disso, observa-se um aumento nos níveis de GLP-1 e peptídeo YY, ambos hormônios envolvidos na regulação do apetite e na melhora da função metabólica. Esses efeitos hormonais indicam que o BGYP e a GV não apenas promovem a perda de peso, mas também têm um efeito metabólico considerável, sendo cada vez mais reconhecidas como cirurgias metabólicas, com indicações que vão além da simples redução do peso corporal. Outro fator relevante no processo de perda de peso associado a essas cirurgias é a alteração da microbiota intestinal. A mudança na composição das bactérias intestinais pode contribuir para a modulação do metabolismo e o sucesso na perda de peso, conforme indicado por algumas pesquisas.

## INDICAÇÕES

Os procedimentos bariátricos devem ser considerados para alcançar resultados ideais em relação à saúde e à qualidade de vida quando a perda de peso necessária para prevenir ou tratar as doenças relacionadas à obesidade não puder ser obtida somente pelas mudanças no estilo de vida e pela terapia medicamentosa.

Os critérios de elegibilidade para a cirurgia bariátrica estabelecidos pelos National Institutes of Health (NIH), em 1992, ainda são amplamente utilizados. De acordo com esses critérios, os indivíduos elegíveis devem ter um índice de massa corporal (IMC) ≥ 40 kg/m$^2$ ou um IMC entre 35 e 40 kg/m$^2$ se tiverem comorbidades de alto risco, como diabetes melito tipo 2 (DM2) grave ou fatores de risco cardiovasculares.

Em 2015 e 2017, o Conselho Federal de Medicina, em suas resoluções nº 2131/2015 e CFM nº 2172/2017 (Tabela 57.1), regulamentou as indicações de cirurgia bariátrica e metabólica em território nacional.

É importante ressaltar que, além da avaliação do IMC e das comorbidades, somente devem ser candidatos potenciais à cirurgia pacientes maiores de 18 anos e com tratamento clínico insatisfatório por, no mínimo, anos. Para a faixa etária entre 16 e 18 anos, é necessária a autorização dos responsáveis legais, bem como evidência do fechamento das epífises ósseas. Usuários de drogas ilícitas,

**TABELA 57.1** Indicações de cirurgia bariátrica segundo o Conselho Federal de Medicina.

| Critérios | Indicações |
|---|---|
| Elegíveis | Pacientes com IMC ≥ 40 kg/m² <br> Pacientes com IMC ≥ 35 kg/m² com uma ou mais complicações relacionadas com obesidade, diabetes, apneia do sono, hipertensão arterial, dislipidemia, doenças cardiovasculares, infarto do miocárdio (IM), angina, acidente vascular cerebral, hipertensão, fibrilação atrial, cardiomiopatia dilatada, *cor pulmonale* e síndrome de hipoventilação, asma grave não controlada, osteoartroses, hérnias discais, refluxo gastroesofágico com indicação cirúrgica, colecistopatia calculosa, pancreatites agudas de repetição, esteatose hepática, incontinência urinária de esforço na mulher, infertilidade masculina e feminina, disfunção erétil, síndrome dos ovários policísticos, veias varicosas e doença hemorroidária, hipertensão intracraniana idiopática (pseudotumor *cerebri*), estigmatização social e depressão <br> Cirurgia metabólica para o tratamento de pacientes portadores de DM2, com IMC entre 30 e 34,9 kg/m², sem resposta ao tratamento clínico convencional |

DM2: diabetes melito tipo 2; IMC: índice de massa corporal.

alcoólatras e portadores de doenças psiquiátricas devem ser avaliados com cautela, pelo risco de complicações da patologia de base após o procedimento bariátrico.

## AVALIAÇÃO PRÉ-OPERATÓRIA

Todos os pacientes devem ser submetidos à avaliação pré-operatória de comorbidades e etiologias que podem cursar com obesidade. Além disso, deve-se ter atenção para os fatores de risco que possam contraindicar a realização da cirurgia. A avaliação pré-operatória dos pacientes candidatos à cirurgia bariátrica deve considerar os seguintes aspectos:

- Anamnese, rastreamento de comorbidades, além de exame físico completo (incluindo, peso, altura, IMC, circunferência abdominal (CA), relação CA/circunferência do quadril, peso ideal, excesso de peso)
- Exames laboratoriais de rotina, incluindo glicemia de jejum, perfil lipídico, funções renal e hepática, hemograma, sumário de urina, coagulograma e tipagem sanguínea
- Triagem de nutrientes: ferro, vitamina $B_{12}$, ácido fólico, 25(OH)D (vitaminas A e E opcionais)
- Rastreio de neoplasias ajustadas para idade e risco de cada paciente
- Avaliação cardiopulmonar com rastreamento para apneia obstrutiva do sono; se positivo, avaliar polissonografia
- Avaliação do trato gastrintestinal com rastreamento para infecção por *Helicobacter pylori*; se sintomas de trato digestivo alto, avaliar endoscopia
- Avaliação endocrinológica incluindo avaliação de diabetes diagnosticado ou suspeito e pré-diabetes. A dosagem de hormônio estimulador da tireoide (TSH) está indicada para pacientes com sintomas ou aumento do risco de doença da tireoide. A triagem de rotina para hipotireoidismo primário com nível de tireotrofina antes de um procedimento bariátrico não é recomendada pelas diretrizes do AACE/TOS/ASMBS/OMA/ASA de 2019
- Avaliação nutricional
- Avaliação psicológica
- Consentimento informado
- Documentação da necessidade médica de cirurgia bariátrica
- Continuidade dos esforços para perda de peso pré-operatória
- Aconselhamento para interrupção do tabagismo
- Aconselhamento sobre gestação, visto que candidatas a procedimentos bariátricos devem evitar a gravidez antes do procedimento e por 12 a 18 meses após o procedimento. Também deve-se orientar suspensão da terapia de reposição hormonal 3 semanas antes do procedimento e dos anticoncepcionais orais 1 ciclo antes da cirurgia.

O controle glicêmico antes do procedimento deve ser otimizado por meio de orientação dietética, atividade física e, se necessário, reajuste dos fármacos hipoglicemiantes.

Os alvos razoáveis para o controle glicêmico pré-operatório, associados a um menor tempo de hospitalização e melhores resultados do procedimento bariátrico, incluem um valor de hemoglobina glicada (HbA1c) entre 6,5 e 7%. Alvos pré-operatórios com HbA1c entre 7 e 8% são recomendados em pacientes com complicações micro ou macrovasculares avançadas ou DM de longa data de difícil controle, apesar dos esforços intensivos. Em pacientes com HbA1c acima de 8% ou com DM não controlado, o julgamento clínico determina a necessidade e o momento ideal para um procedimento bariátrico.

## TÉCNICAS CIRÚRGICAS

A cirurgia bariátrica pode ser classificada em restritiva ou disabsortiva. As cirurgias puramente restritivas limitam a ingestão alimentar por meio da restrição mecânica, em que o único órgão modificado é o estômago. Visam provocar a redução do espaço para o alimento dentro da cavidade gástrica e incluem BGAL e GV (Figura 57.1).

Os procedimentos puramente disabsortivos limitam a absorção dos nutrientes, mas eles foram abandonados por causa do desenvolvimento de efeitos secundários graves.

Os procedimentos do tipo misto, com predomínio dos efeitos disabsortivos (cirurgia de Scopinaro e *duodenal switch*), também são pouco utilizados.

As técnicas mistas com predomínio dos efeitos restritivos incluem o BGYR que, com a GV, são as intervenções bariátricas mais realizadas atualmente (Figura 57.2).

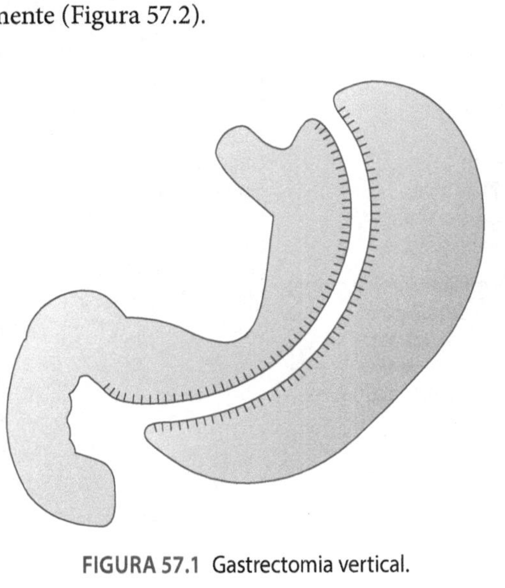

**FIGURA 57.1** Gastrectomia vertical.

A colocação do balão intragástrico é um procedimento endoscópico de utilização reconhecida como método terapêutico restritivo utilizado no preparo pré-operatório para outros procedimentos bariátricos posteriores. Entretanto, estudos demonstraram que tal procedimento não parece ter benefício evidente em desfechos peri e pós-cirúrgicos.

A GV também tem demonstrado associação com uma elevada taxa de melhora e remissão do DM2, bem como de outras comorbidades.

O estudo STAMPEDE, por exemplo, randomizou 150 pacientes com obesidade com HbA1c acima de 7%, os quais foram divididos em três grupos: tratamento medicamentoso otimizado; medicamentoso + cirurgia bariátrica por GV; e medicamentoso + BGYR. O estudo demonstrou que a perda de peso foi maior no grupo submetido a cirurgia e semelhante no que se refere à técnica realizada. O grupo que realizou GV teve o peso corporal reduzido em 21,1 ± 8,9%, e os que foram submetidos ao BGYR, em 24,5 ± 9,1%.

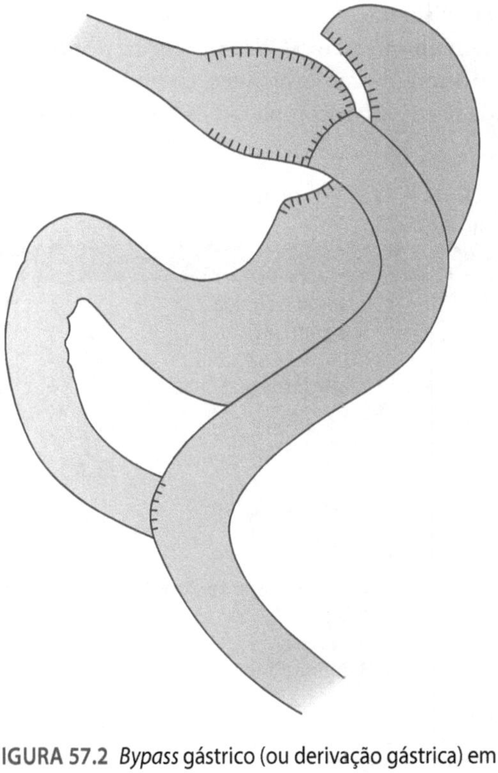

**FIGURA 57.2** *Bypass* gástrico (ou derivação gástrica) em Y de Roux.

Em um estudo realizado por Bandeira et al. no Hospital Agamenon Magalhães, foi analisada uma população de 45 pacientes após a realização de cirurgia bariátrica e não foi evidenciada significância estatística ($p > 0{,}05$) em relação ao percentual de perda de peso em comparação com indivíduos submetidos a GV e DGYR, sendo a média de perda de peso de 26,3 kg na GV, e 27,5 kg no BGYR. Fato semelhante também foi observado com relação às taxas de remissão metabólica (22,2% dos pacientes que realizaram a GV e 21,4% dos que realizaram BGYR). Tal estudo corrobora as evidências atuais que apoiam uma eficácia semelhante entre os dois procedimentos cirúrgicos.

Por outro lado, Bandeira et al. verificaram maior prevalência de hipovitaminose D nos pacientes submetidos a BGYR, o que está vinculado ao efeito disabsortivo da técnica, e observaram menor tempo médio de cirurgia na técnica de GV. Isso pode refletir a tendência atual dos principais centros bariátricos de referência em adotar a GV como abordagem preferencial, tendo em vista que têm sido demonstrados desfechos semelhantes ao BGYR na perda ponderal e melhora de comorbidades, com menos morbidade e risco de complicações pós-cirúrgicas.

## COMPLICAÇÕES APÓS CIRURGIA BARIÁTRICA

A cirurgia bariátrica gera má-absorção e distúrbios hormonais, e as deficiências metabólicas são mais comuns e graves em pacientes submetidos a técnicas disabsortivas, como o BGYR. As principais complicações imediatas, tardias e metabólicas relacionadas com as técnicas de GV e BGYR estão apresentadas na Tabela 57.2.

Também é válido ressaltar o impacto da cirurgia bariátrica sobre a saúde óssea, que tem sido um tema de crescente interesse, especialmente considerando a prevalência de fraturas vertebrais morfométricas (FVM) observadas em pacientes após a perda substancial de peso. O estudo conduzido por Holanda et al. (2024) aborda a prevalência dessas fraturas em pacientes submetidos a cirurgia bariátrica e investiga sua relação com a densidade mineral óssea (DMO) e os marcadores ósseos.

O estudo revela que a prevalência de FVM é significativamente maior entre os pacientes bariátricos em comparação com a população geral. As FVM são frequentemente assintomáticas, o que torna a detecção precoce um desafio. A perda rápida de peso, especialmente nos primeiros meses após a cirurgia, é considerada um fator de risco

**TABELA 57.2** Principais complicações das técnicas gastrectomia vertical (GV) e *bypass* gástrico em Y de Roux (BGYR).

| Técnica | Imediatas | Tardias | Metabólicas |
|---|---|---|---|
| GV | Infecção da ferida<br>Sangramento<br>TVP<br>Vazamentos proximais | DRGE<br>Vômitos<br>Estenose<br>Vazamento<br>Hérnia incisional<br>Fístula gastrocutânea<br>Reganho de peso | Baixo teor de minerais (cálcio, potássio, magnésio, sódio e fósforo)<br>Deficiência de vitaminas lipossolúveis (A*, D, E e K)<br>Deficiência de vitamina** $B_{12}$<br>Deficiência de tiamina<br>Deficiência de ferro, ácido fólico, cobre*, selênio e zinco* |
| BGYR | Infecção da ferida<br>Sangramento<br>TVP<br>Vazamento anastomótico<br>Íleo<br>Obstrução<br>Hemorragia do trato gastrintestinal | Hipoglicemia (*dumping* tardio)<br>Síndrome de *dumping*<br>Estenose anastomática<br>Obstrução intestinal<br>Hérnias da parede abdominal<br>Hérnia interna<br>Intussuscepções<br>Colelitíase<br>Deficiências nutricionais | |

*Mais comum na BGYR.
DRGE: doença do refluxo gastroesofágico; TVP: trombose venosa profunda.

importante para a diminuição da DMO, o que, por sua vez, pode aumentar a vulnerabilidade a fraturas vertebrais. Isso ocorre porque a perda de peso rápida pode desencadear alterações no metabolismo ósseo, com um aumento na reabsorção óssea e uma diminuição na formação de novo tecido ósseo.

A relação entre fraturas vertebrais e a DMO foi evidenciada pelo estudo, que observou que os pacientes com FVM tinham uma DMO significativamente mais baixa, sobretudo nas regiões da coluna lombar e femoral. A diminuição da DMO pode ser atribuída não apenas à perda de peso, mas também às mudanças na dieta e na absorção de nutrientes após a cirurgia, que podem levar a deficiências de cálcio e vitamina D, elementos essenciais para a saúde óssea.

Além disso, o estudo também investigou os marcadores ósseos, que são indicadores da formação e reabsorção óssea. A análise revelou que, após a cirurgia bariátrica, houve um aumento nos marcadores de reabsorção óssea, sugerindo um desequilíbrio no metabolismo ósseo. Essa alteração pode contribuir para a redução da DMO e para o aumento do risco de FVM.

Esses achados destacam a importância de um monitoramento cuidadoso da saúde óssea em pacientes bariátricos, com especial atenção à avaliação da DMO e aos níveis de cálcio e vitamina D. Recomenda-se que os pacientes sejam orientados sobre a necessidade de suplementação adequada desses nutrientes, além de práticas que promovam a saúde óssea, como exercícios físicos que favoreçam a carga óssea, para mitigar o risco de fraturas vertebrais.

Outro tema importante é o aumento de transtornos psiquiátricos após a cirurgia bariátrica. Estudos revelam de maneira clara o aumento do risco de ansiedade, transtornos do sono, depressão, uso de opioides, álcool quando comparado a intervenções clínicas e mudanças no estilo de vida.

## Hipoglicemia tardia

A hipoglicemia pós-prandial, ou "hipoglicemia reativa", é um evento relativamente comum após a cirurgia bariátrica, particularmente após o BGYR. Esse tipo de hipoglicemia ocorre geralmente entre 1 e 3 h após as refeições e é caracterizado por uma queda excessiva dos níveis de glicose no sangue. A hipoglicemia reativa pode ser desencadeada por uma rápida absorção de glicose no intestino devido à alteração na anatomia intestinal e ao aumento da secreção de insulina. Após o *bypass* gástrico, a alteração do trânsito intestinal e a redução do tamanho do estômago podem levar a uma absorção mais rápida de nutrientes, o que estimula uma resposta insulínica exagerada. Essa secreção excessiva de insulina pode causar uma queda nos níveis de glicose, resultando em sintomas como sudorese, tremores, tontura e, em casos mais graves, desmaios ou convulsões. Esse quadro é frequentemente mais prevalente em pacientes com antecedentes de diabetes tipo 2, embora também possa ocorrer em pacientes sem essa condição.

A gestão da hipoglicemia pós-bariátrica envolve uma abordagem cuidadosa. Os pacientes devem ser orientados sobre a importância de monitorar os sintomas e os níveis glicêmicos após as refeições; nessas situações, o monitoramento contínuo de glicose (CGM, do inglês *continuous glucose monitoring*) pode ser uma ferramenta útil. Em alguns casos, ajustes na dieta, como a ingestão de refeições com menor ingesta de carboidrato (dietas *low-carb* ou *very low-carb*), podem ajudar a evitar picos rápidos de glicose no sangue, assim como, ingesta de alimentos com baixo índice glicêmico. Além disso, em casos mais graves pode ser necessário o uso de medicamentos que modifiquem a resposta insulínica como acarbose, diazóxido e bloqueadores dos canais de cálcio. Em resumo, a hipoglicemia pós-bariátrica é uma complicação relevante que precisa ser monitorada com atenção no acompanhamento pós-operatório.

## Dumping

O fenômeno conhecido como *dumping syndrome* (síndrome de *dumping*) é uma complicação comum após a cirurgia bariátrica, especialmente em pacientes submetidos ao *bypass* gástrico. O *dumping* ocorre quando alimentos, sobretudo aqueles ricos em açúcares e carboidratos simples, são rapidamente "despejados" (*dumped*) no intestino delgado devido à alteração na anatomia gástrica causada pela cirurgia.

O *dumping* (precoce) ocorre logo após a ingestão de alimentos e é caracterizado por sintomas como náuseas, cólicas abdominais, diarreia, sudorese, tontura e, em alguns casos, taquicardia. Esses sintomas surgem devido à rápida passagem de alimentos do estômago para o intestino delgado.

A prevenção e o manejo do *dumping* são aspectos cruciais no cuidado pós-operatório de pacientes bariátricos. A principal estratégia para prevenir a síndrome de *dumping* é a modificação da dieta. Pacientes devem ser orientados a evitar alimentos ricos em açúcares simples e optar por refeições menores e mais frequentes, priorizando alimentos ricos em proteínas e com baixo índice glicêmico. Além disso, deve-se incentivar uma mastigação mais lenta e a ingestão de líquidos entre as refeições, e não durante elas, para evitar o excesso de volume no estômago.

## ACOMPANHAMENTO PÓS-OPERATÓRIO

### Suplementação vitamínica e mineral

Não existe polivitamínico no Brasil que contenha as quantidades ideais de nutrientes para pacientes bariátricos. Dessa maneira, orienta-se dobrar dose ou combinar polivitamínicos para atender as cotas nutricionais. Nos EUA, indica-se 1 comprimido/dia para GV e 2 comprimidos/dia para BGYP e *switch* (Tabela 57.3).

É importante notar que alguns suplementos vitamínicos rotineiramente disponíveis podem não conter quantidades suficientes de certas vitaminas e minerais, e que pacientes submetidos a técnica de GV ou outras restritivas podem necessitar de uma quantidade menor de suplementos quando comparados aos submetidos a BGYR ou técnicas disabsortivas. Pacientes com deficiências nutricionais no pré e pós-operatório devem ser tratados de acordo com o quadro de tratamento para a referida deficiência.

### Monitoramento bioquímico e clínico

A frequência de acompanhamento depende do procedimento bariátrico realizado e das complicações apresentadas (Tabela 57.4). Os procedimentos restritivos puramente gástricos não estão associados a alterações na continuidade intestinal e não alteram a fisiologia digestiva normal. Como resultado, as deficiências nutricionais seletivas são incomuns.

**TABELA 57.3** Suplementação nutricional em pacientes após cirurgia bariátrica.

| Nutriente | Suplementação diária mínima preventiva | Tratamento para a deficiência |
|---|---|---|
| Multivitamínico mineral | 1 a 2 multivitamínicos/dia, contendo: ferro, ácido fólico, zinco, selênio, cobre e tiamina | – |
| Vitamina $B_{12}$ | VO ou SL: 350 a 1.000 mg/dia<br>Parenteral: 1.000 mg mensal | 1.000 a 2.000/dia IM ou SC |
| Ferro | 45 a 60 mg/dia de ferro elementar VO | 150 a 200 mg/dia de ferro elementar VO<br>A suplementação de vitamina C pode ser adicionada para aumentar a absorção de ferro e diminuir o risco de sobrecarga de ferro<br>A infusão intravenosa de ferro deve ser administrada se a deficiência de ferro não responder à terapia oral |
| Vitamina $D_3$ | 3.000 UI/dia VO | 50.000 UI/semana VO durante 8 semanas, seguida de terapia de manutenção de 1.500 a 2.000 UI/dia para atingir concentrações normais |
| Cálcio | 1.200 a 1.500 mg/dia de cálcio elementar (em dieta ou citrato de cálcio)<br>O carbonato de cálcio deve ser tomado nas refeições<br>O citrato de cálcio pode ser tomado com ou sem refeições | 1.200 a 2.400 mg/dia |

(*continua*)

TABELA 57.3 Suplementação nutricional em pacientes após cirurgia bariátrica. (*Continuação*)

| Nutriente | Suplementação diária mínima preventiva | Tratamento para a deficiência |
|---|---|---|
| Tiamina | ≥ 12 mg de tiamina diariamente; de preferência uma dose diária de 50 a 100 mg de tiamina | VO: 100 mg 2 a 3 vezes/dia até que os sintomas se resolvam<br>IV: 500 mg/dia por 3 a 5 dias, seguida de 250 mg/dia por 3 a 5 dias ou até que os sintomas se resolvam. Considerar o tratamento com 100 mg/dia VO indefinidamente ou até que os fatores de risco sejam resolvidos<br>IM: 250 mg 1 vez/dia por 3 a 5 dias ou 100 a 250 mg/mês<br>Magnésio, potássio e fósforo devem ser administrados simultaneamente a pacientes em risco de síndrome de realimentação |
| Ácido fólico | 400 a 800 mg/dia<br>Gestantes ou mulheres que planejam engravidar: 800 a 1.000 mg/dia VO | 1.000 mg/dia VO |
| Vitamina A | 5.000 a 10.000 UI/dia<br>Atenção especial deve ser dada à suplementação de vitamina A em mulheres grávidas após cirurgia bariátrica | Sem alterações na córnea: 10.000 a 25.000 UI/dia VO<br>Com alterações na córnea: 50.000 a 100.000 UI/dia durante 3 dias, seguida de 50.000 UI/dia durante 2 semanas IM<br>Pacientes bariátricos com deficiência de vitamina A também devem ser avaliados quanto a deficiências simultâneas de ferro e/ou cobre |
| Vitamina K | 90 a 120 mg/dia | 10 mg IM seguida de 1 a 2 mg/semana VO ou parenteral |
| Vitamina E | 15 mg/dia | A dose terapêutica ideal de vitamina E para pacientes bariátricos não está definida. Potenciais benefícios antioxidantes podem ser alcançados com suplementos de 100 a 400 UI/dia |
| Cobre | 1 mg de cobre para cada 8 a 15 mg de zinco elementar | 2 a 4 mg/dia IV por 6 dias |
| Zinco | 8 a 15 mg/dia | 60 mg 2 vezes/dia |
| Selênio | 20 a 80 mg/dia | 200 mg/dia |

IM: intramuscular; IV: intravenosa; SL: sublingual; VO: via oral.
Adaptada de Sherf Dagan et al., 2017; diretrizes do AACE/TOS/ASMBS/OMA/ASA, 2019.

A recuperação significativa do peso ou a falta de perda de peso devem estimular a avaliação da diminuição da adesão do paciente à modificações de estilo de vida e de medicamentos associados a ganho de peso ou comprometimento da perda de peso. As intervenções devem incluir, em primeiro lugar, uma abordagem multidisciplinar, incluindo mudanças na dieta, atividade física, modificação comportamental com acompanhamento frequente e, se for o caso, terapia farmacológica e/ou revisão cirúrgica. Os pacientes devem ser orientados a incorporar atividade física aeróbica moderada por, no mínimo, 150 min/semana, com objetivo de 300 min/semana, incluindo treinamento de força 2 a 3 vezes/semana.

**TABELA 57.4** Acompanhamento após realização de cirurgia bariátrica.

| Exame | Periodicidade |
|---|---|
| Glicemia e eletrólitos | Pré-operatório, com 1, 3, 6, 12, 18 e 24 meses e, em seguida, anualmente |
| Função renal e hepática | Pré-operatório, com 1, 3, 6, 12, 18 e 24 meses e, em seguida, anualmente |
| Ferro, TIBC, ferritina, número de hemácias | Pré-operatório, com 3, 6, 9 e 12 meses e, em seguida, anualmente* |
| Vitamina $B_{12}$ e ácido fólico | Pré-operatório, com 6, 12, 18 e 24 meses e, em seguida, anualmente* |
| Cobre | Sintomas |
| Cálcio | Pré-operatório, com 6, 12, 18 e 24 meses e, em seguida, anualmente* |
| 25(OH)D | Pré-operatório, com 1, 3, 6 e 12 meses e, em seguida, anualmente com meta > 30 |
| Vitamina A | Pré-operatório, 1, 3, 6 e 12 meses anualmente, a depender de sintomatologia específica |
| Zinco | Pré-operatório, com 6, 12 e 24 meses e anualmente, a depender de sintomatologia específica ou apenas se sintomas |
| Vitamina E e K | Anualmente ou se evidência de sintomas |
| DMO e composição corporal | Sem evidência de necessidade de se realizar no pré-operatório e realizar DMO 2 anos após procedimento |
| Selênio | Sem evidência de benefício. Dosar nas anemias sem causa definida |

*Exames são opcionais para pacientes submetidos a procedimentos restritivos, como a gastrectomia vertical.
25(OH)D: vitamina D; DMO: densidade mineral óssea; TIBC: capacidade total de ligação do ferro.
Adaptada de Heber et al., 2010; diretrizes do AACE/TOS/ASMBS/OMA/ASA, 2019.

## BENEFÍCIOS ESPERADOS COM A CIRURGIA BARIÁTRICA

O objetivo da cirurgia bariátrica é promover a melhora do estado metabólico, com resolução ou melhora das comorbidades, sobretudo do DM.

A cirurgia bariátrica tem mostrado melhorias significativas nos desfechos de saúde a longo prazo, incluindo a redução de comorbidades associadas à obesidade e aumento da sobrevida, conforme evidenciado por diversos estudos. Dados de pesquisas recentes demonstram que intervenções como o BGYP e a GV não apenas promovem a perda de peso, mas também têm efeitos substanciais sobre a saúde cardiovascular, hepática e metabólica dos pacientes.

Adicionalmente, o *Life Expectancy after Bariatric Surgery in the Swedish Obese Subjects Study* (2020) demonstrou um aumento na expectativa de vida após a cirurgia bariátrica, com os pacientes vivendo, em média, 6 anos a mais do que os pacientes que não realizaram a cirurgia. Esse benefício foi particularmente significativo entre os pacientes com DM2, com uma redução considerável na mortalidade relacionada com a doença metabólica.

A associação entre a cirurgia bariátrica e a remissão de comorbidades também foi confirmada pelo estudo The ENGAGE CVD (2021), que comparou os efeitos do *bypass* gástrico e da gastrectomia vertical sobre a remissão da hipertensão. O estudo observou que ambos os procedimentos foram eficazes na redução da pressão arterial, com taxas de remissão de hipertensão superiores a 50% após o primeiro ano, e uma taxa de recaída muito baixa a longo prazo.

Além disso, o estudo SPLENDOR (2020) evidenciou a associação entre a cirurgia bariátrica e a melhora nos desfechos hepáticos e cardiovasculares, especialmente em pacientes com esteato-hepatite não alcoólica (NASH). A cirurgia foi associada a uma redução significativa em complicações graves, como cirrose hepática e insuficiência cardíaca, destacando o impacto positivo desses procedimentos na saúde geral dos pacientes com obesidade.

O estudo STAMPEDE demonstrou, após 3 anos de acompanhamento, que o procedimento bariátrico foi mais eficaz que o tratamento clínico no controle do diabetes e dos níveis da lipoproteína de alta densidade (HDL-c), triglicerídeos (TG) e IMC, diminuindo consideravelmente o risco cardiovascular.

Esses dados fornecem uma forte evidência de que a cirurgia bariátrica, além de promover uma perda de peso duradoura, tem um efeito significativo sobre a mortalidade e as comorbidades associadas à obesidade, com benefícios a longo prazo que incluem a redução da mortalidade, a remissão de doenças metabólicas como diabetes e hipertensão, e a melhora da função hepática e cardiovascular. Assim, as cirurgias bariátricas não devem ser vistas apenas como uma intervenção para controle de peso, mas como uma estratégia terapêutica abrangente para o manejo de doenças crônicas relacionadas à obesidade.

É importante destacar que a necessidade contínua de medicamentos para diabetes após a cirurgia bariátrica depende do procedimento realizado e os níveis glicêmicos precisam ser monitorados no pós-operatório. Em uma revisão retrospectiva de 400 pacientes, o uso de hipoglicemiantes orais ou insulina diminuiu após a cirurgia bariátrica em 18,8% e 4,2%, respectivamente. Efeito semelhante foi encontrado em uma coorte de 65 pacientes submetidos a GV, em que houve uma redução de 50% nos medicamentos para diabetes. Já em um estudo retrospectivo de 79 pacientes submetidos a BGAL e acompanhados por 10 anos, o controle do DM2, bem como da pressão arterial, perfil lipídico e a qualidade de vida melhoraram, mas sem alterações significativas na medicação para diabetes.

Em pacientes com hipotireoidismo, a dose de levotiroxina geralmente diminui após a cirurgia bariátrica devido à perda de peso, mas alguns estudos relataram aumento da dose devido à significativa má-absorção. Vários relatos de casos demonstraram o benefício de cápsulas moles ou formas líquidas de levotiroxina em pacientes no pós-operatório com má-absorção significativa e dificuldade em normalizar níveis elevados de TSH.

Formas líquidas também podem ser indicadas para aqueles com dificuldades de deglutição após a cirurgia bariátrica.

Alguns critérios são apontados como indicadores de remissão: HbA1c ≤ 6%; CT < 155 mg/dℓ; LDL-c < 77 mg/dℓ; TG < 195 md/dℓ; PA < 135/95 mmHg; perda ponderal > 15%; suspensão ou redução das medicações utilizadas antes do procedimento cirúrgico; além de ausência de hipoglicemias.

São utilizados como critérios de melhora do estado metabólico:

- Redução da HbA1c em 20% do valor inicial
- Queda da pressão arterial sistólica (PAS) para níveis < 135/85 mmHg, com redução dos anti-hipertensivos utilizados anteriormente
- Declínio do LDL-c para valores < 89 mg/dℓ.

Redução na massa muscular pode ocorrer especialmente após BGYR. Exercícios resistidos e atenção especial à ingestão adequada de proteína são fortemente recomendados.

Além dos benefícios em relação à perda de peso, a cirurgia bariátrica demonstrou ser capaz de reduzir desfechos como mortalidade, câncer, doença cardiovascular, doença renal crônica, doença hepática esteatótica associada à disfunção metabólica (MASLD, do inglês *metabolic dysfunction-associated steatotic liver disease*), apneia do sono, melhora na função física e na qualidade de vida.

## MANUTENÇÃO E REAQUISIÇÃO DE PESO

O reganho de peso após a cirurgia bariátrica é um desafio comum, mesmo após a perda significativa de peso nos primeiros meses ou anos. Esse reganho pode ser causado por diversos fatores, incluindo mudanças no comportamento alimentar, uso de medicações, alterações hormonais e até modificações anatômicas do trato gastrintestinal. O manejo do reganho de peso deve ser abrangente, e o tratamento medicamentoso, especialmente com o uso de agonistas de GLP-1, tem se mostrado uma opção eficaz para ajudar a controlar o apetite e manter os resultados da cirurgia.

Uma das opções medicamentosas mais promissoras para controlar o reganho de peso é o uso de agonistas de GLP-1, como a liraglutida e a semaglutida. Esses medicamentos, inicialmente utilizados para o controle do DM2, têm demonstrado efeitos significativos na perda de peso e no controle do apetite. Um dos estudos importantes sobre o uso de agonistas de GLP-1 no contexto bariátrico foi o GRAVITAS (*GLP-1 Receptor Agonist for Weight Loss in Obese Patients Post-Bariatric Surgery*), que investigou o efeito da liraglutida em pacientes que haviam se submetido a cirurgia bariátrica e estavam enfrentando reganho de peso. O estudo mostrou que a liraglutida ajudou a promover uma perda de peso adicional significativa em pacientes bariátricos, mesmo após a estabilização inicial do peso, reduzindo o apetite e aumentando a saciedade. Os pacientes que usaram liraglutida experimentaram uma redução no peso corporal em comparação com o grupo controle, além de melhorias na glicemia e na qualidade de vida. Outro estudo relevante sobre o uso de agonistas de GLP-1 no reganho de peso pós-bariátrico foi o *Semaglutide Treatment Effect in People with Obesity* (STEP), que investigou os efeitos da semaglutida. Os resultados mostraram que a semaglutida também promovia uma perda de peso substancial em pacientes com obesidade, incluindo aqueles com histórico de cirurgia bariátrica. A semaglutida não só ajudou a reduzir o apetite, mas também melhorou o controle da glicemia e teve um efeito positivo sobre a pressão arterial.

Além do uso de medicamentos, o manejo do reganho de peso deve incluir o reforço de hábitos alimentares saudáveis, como evitar alimentos ricos em calorias e açúcar, e a prática regular de exercícios físicos. A monitoração regular de parâmetros de saúde, como os níveis de glicose e pressão arterial, também é essencial para garantir que os pacientes mantenham um controle adequado de suas condições metabólicas.

## ACOMPANHAMENTO PÓS-CIRÚRGICO

O acompanhamento pós-cirúrgico de pacientes submetidos a cirurgia bariátrica deve ser realizado de forma coordenada por uma equipe multidisciplinar, composta por médicos, nutricionistas, psicólogos e outros profissionais de saúde. A avaliação inicial ocorre no primeiro mês após a cirurgia, sendo seguida por reavaliações periódicas a cada 3 a 6 meses até que o paciente atinja a estabilização, geralmente entre 6 e 12 meses após o procedimento. Para os pacientes submetidos a GV, os intervalos entre as avaliações podem ser mais prolongados.

Uma parte importante do acompanhamento envolve a revisão das medicações utilizadas pelo paciente, especialmente no caso de medicamentos para condições preexistentes como hipertensão, hipotireoidismo e diabetes. Em relação aos medicamentos anti-hipertensivos, a dose pode precisar ser reduzida após a cirurgia devido à melhora dos níveis de pressão arterial com a perda de peso. Já no caso da levotiroxina, a dose pode precisar ser ajustada dependendo da absorção intestinal, que pode ser afetada pela mudança na anatomia gástrica. Em alguns casos, pode ser necessário aumentar a dose devido à má-absorção, enquanto em outros, uma redução pode ser indicada, especialmente se o paciente estiver perdendo peso rapidamente.

No que se refere ao tratamento para diabetes, é comum que a dose de medicamentos antidiabéticos seja reduzida após a cirurgia bariátrica, já que a perda de peso frequentemente resulta em uma melhora ou resolução do DM2. No entanto, medicamentos como a metformina e os agonistas de GLP-1 (como liraglutida) podem ser mantidos até que a remissão do diabetes seja estável e clinicamente resolvida. Mesmo após a resolução aparente da doença, o monitoramento contínuo é essencial para verificar a possibilidade de reganho glicêmico.

Além disso, é importante monitorar a glicose no sangue regularmente, sobretudo se o paciente apresentar sintomas de hipoglicemia. Nesses casos, é recomendado o uso de um CGM ou a automonitoração frequente dos níveis de glicose para garantir que o paciente esteja controlando adequadamente o risco de hipoglicemia, um efeito comum após a cirurgia bariátrica.

A equipe multidisciplinar desempenha um papel fundamental na reavaliação e no ajuste contínuo do tratamento de comorbidades, garantindo que as necessidades do paciente sejam atendidas de maneira personalizada e eficaz ao longo do processo de recuperação e estabilização pós-cirúrgica.

## LEITURAS SUGERIDAS


Bandeira F, Victor FM. Análise do perfil metabólico e da prevalência de comorbidades relacionadas em pacientes obesos pré e pós cirurgia bariátrica. Apresentado no 2º Annual Meeting of The AACE Brazilian Chapter, Recife, 2017.

Bramante C, Wise E, Chaudhry Z. Care of the patient after metabolic and bariatric surgery. Ann Intern Med. 2022; 175(5):ITC65-ITC80.

British Obesity and Metabolic Surgery Society. Commissioning Guide: Weight Assessment and Management Clinics (Tier 3). BOMSS, London; 2014.

Carlsson LMS, Sjöholm K, Jacobson P, Andersson-Assarsson JC, Svensson PA, Taube M et al. Life expectancy after bariatric surgery in the Swedish obese subjects study. N Engl J Med. 2020;383(16):1535-43.

Coffin B, Maunoury V, Pattou F, Hébuterne X, Schneider S, Coupaye M, et al. Impact of intragastric balloon before laparoscopic gastric bypass on patients with super obesity: a randomized multicenter study. Obes Surg. 2017;27(4):902-9.

Courcoulas AP, Yanovski SZ, Bonds D, Eggerman TL, Horlick M, Staten MA, et al. Long-term outcomes of bariatric surgery: a National Institutes of Health symposium. JAMA Surg. 2014;149(12):1323-9.

de Holanda NCP, Silva TIAR, Cavalcante AG, Lacerda MB, de Oliveira Viena G, de Carvalho CC, et al. Prevalence of morphometric vertebral fractures after bariatric surgery and its relationship with bone mineral density and bone markers. Obes Surg. 2024;34(3):733-40.

de Oliveira PAP, Montenegro ACP, Bezerra LRA, da Conceição Chaves de Lemos M, Bandeira F. Body composition, serum sclerostin and physical function after bariatric surgery: performance of dual-energy x-ray absorptiometry and multifrequency bioelectrical impedance analysis. Obes Surg. 2020;30(8):2957-62.

Garvey WT, Mechanick JI, Brett EM, Garber AJ, Hurley DL, Jastreboff AM, et al. American Association of Clinical Endocrinologists and American College of Endocrinology comprehensive clinical practice guidelines for medical care of patients with obesity. Endocr Pract. 2016; 22(Suppl 3):1-203.

Heber D, Greenway FL, Kaplan LM, Livingston E, Salvador J, Still C, et al. Endocrine and nutritional management of the post-bariatric surgery patient: an Endocrine Society Clinical Practice Guideline. J Clin Endocrinol Metab. 2010;95(11):4823-43.

Huang R, Ding X, Fu H, Cai Q. Potential mechanisms of sleeve gastrectomy for reducing weight and improving metabolism inpatients with obesity. Surg Obes Relat Dis. 2019;15(10):1861-71.

Kovar A, Azagury DE. Bariatric surgery: overview of procedures and outcomes. Endocrinol Metab Clin North Am. 2025; 54(1):121-33.

Lautenbach A, Wernecke M, Huber TB, Stoll F, Wagner J, Meyhöfer SM, et al. The Potential of semaglutide once-weekly in patients without type 2 diabetes with weight regain or insufficient weight loss after bariatric surgery – a retrospective analysis. Obes Surg. 2022 Oct;32(10):3280-8.

Mechanick JI, Apovian C, Brethauer S, Garvey WT, Joffe AM, Kim J, et al. Clinical practice guidelines for the perioperative nutrition, metabolic, and nonsurgical support of patients undergoing bariatric procedures – 2019 update. Obesity (Silver Spring). 2020;28(4):O1-O58.

Mechanick JI, Apovian C, Brethauer S, Garvey WT, Joffe AM, Kim J, et al. Clinical practice guidelines for the perioperative nutrition, metabolic, and nonsurgical support of patients undergoing bariatric procedures – 2019 update – Executive Summary. Endocr Pract. 2019;25(12):1346-59.

Nassour I, Almandoz JP, Adams-Huet B. Metabolic syndrome remission after Roux-en-Y gastric bypass or sleeve gastrectomy. Diabetes Metab Syndr Obes. 2017;10:393-402.

O'Kane M, Pinkney J, Aasheim ET, Barth JH, Batterham RL, Welbourn R. BOMSS Guidelines on perioperative and postoperative biochemical monitoring and micronutrient replacement for patients undergoing bariatric surgery. BOMSS, London, 2014. [WWW document]. Disponível em: http://www.bomss.org.uk/wp-content/uploads/2014/09/BOMSSguidelines-Final...

Rêgo AS, Zulin A, Scolari S, Marcon SS, Radovanovic CAT. Analysis of obese patients' medical conditions in the pre and postoperative periods of bariatric surgery. Rev Col Bras Cir. 2017;44(2):171-8.

Sawathanon S, Promchan D, Thongwong M, Wangkulangkul P, Cheewatanakornkul S, Keeratichananont S, et al. Impact of preoperative esophagogastroduodenoscopy in patients undergoing bariatric surgery and development of a model to predict clinically significant abnormal endoscopic findings. Surg Endosc. 202;37(3):2202-8.

Schauer PR, Deepak LB, Kirwan JP, Wolski K, Aminian A, Brethauer SA, et al. STAMPEDE Investigators. Bariatric surgery versus intensive medical therapy for diabetes – 5-year outcomes. N Engl J Med. 2017;376(6):641-51.

Sherf Dagan S, Goldenshluger A, Globus I, Schweiger C, Kessler Y, Kowen Sandbank G, et al. Nutritional recommendations for adult bariatric surgery patients: clinical practice. American Society for Nutrition. Adv Nutr. 2017;8(2):382-94.

Silva LB, Quadros LG, Campos JM, Villa Boas ML, Marchesini JC, Ferraz AAB, et al. Brazilian national bariatric registry-pilot study. Rev Col Bras Cir. 2023;50. Disponível em: https://doi.org/10.1590/0100-6991e-20233382-en.

Syn NL, Cummings DE, Wang LZ, Lin DJ, Zhao JJ, Loh M, et al. Association of metabolic-bariatric surgery with long-term survival in adults with and without diabetes: a one-stage meta-analysis of matched cohort and prospective controlled studies with 174772 participants. Lancet. 2021;397(10287): 1830-41.

Capítulo 58

# Complicações da Cirurgia Bariátrica

Ingrid Lima ▪ Caio Chaves de H. Limeira ▪
Carla Fernandes ▪ Narriane Holanda

## INTRODUÇÃO

A cirurgia bariátrica é reconhecida como uma terapia bastante eficaz para obesidade, com benefícios de perda de peso, diminuição de comorbidades e mortalidade, além de melhora da qualidade de vida. Todas as técnicas de cirurgias bariátricas alteram, em diferentes graus, a anatomia e a fisiologia do trato gastrintestinal, provocando susceptibilidade a complicações pós-operatórias a curto e longo prazos. As técnicas mais populares são gastrectomia vertical (GV) e *bypass* gástrico (ou derivação gástrica) em Y de Roux (BGYR ou DGYR) laparoscópicos.

Cada uma das modalidades cirúrgicas pode evoluir com diferentes tipos de complicações, portanto, é imprescindível o conhecimento da anatomia intraoperatória, além da revisão completa do histórico médico e cirúrgico do paciente. Dessa maneira, podemos dividir as complicações em precoces e tardias, que deve resultar em diferentes cuidados, a depender da técnica cirúrgica e do período de seguimento pós-operatório.

## TIPOS DE PROCEDIMENTOS BARIÁTRICOS

### Procedimentos restritivos

Os procedimentos restritivos limitam a ingestão calórica, alterando a capacidade volumétrica do estômago. Foram amplamente substituídos pela gastrectomia vertical (Figura 58.1 A), técnica mais realizada em todo o mundo (60,4%), na qual a maior parte do estômago (70 a 80%) é ressecada de modo cirúrgico, deixando um compartimento menor para retenção do alimento.

Embora se concentrem em especial na redução da ingestão de alimentos, esses procedimentos ainda podem levar a deficiências devido à redução global da ingestão de nutrientes essenciais, incluindo a vitamina D, embora em menor grau em comparação com os procedimentos de má-absorção.

### Procedimentos combinados

A cirurgia de BGYR (Figura 58.1 B) é conhecida por seu duplo mecanismo de ação, pois combina elementos de técnicas restritivas e de má-absorção, criando uma pequena bolsa gástrica e contornando uma porção significativa do intestino delgado. Atrás da gastrectomia vertical, compõe o segundo procedimento bariátrico mais comum em todo o mundo (29,5%).

### Procedimentos malabsortivos

Os procedimentos de derivação jejuno ileal e derivação biliopancreática (Figura 58.1 C) agem diminuindo a área de superfície para absorção de nutrientes no intestino delgado ou desviam os alimentos da exposição às secreções biliopancreáticas. Apresentam maior incidência de deficiências nutricionais pós-operatórias, inclusive de vitamina D, pois prejudicam de maneira significativa a absorção de vitaminas lipossolúveis (A, D, E e K), as quais necessitam de ácidos biliares e enzimas pancreáticas para emulsificação em micelas e posterior absorção.

## COMPLICAÇÕES PÓS-OPERATÓRIAS PRECOCES

Apesar de baixa mortalidade (em geral, menor que 1%), a cirurgia bariátrica tem riscos de complicações e desenvolvimento de comorbidades associadas, como toda intervenção cirúrgica.

As cirurgias bariátricas por via aberta, por exemplo, costumam apresentar, como complicações pós-operatórias recentes, a embolia pulmonar,

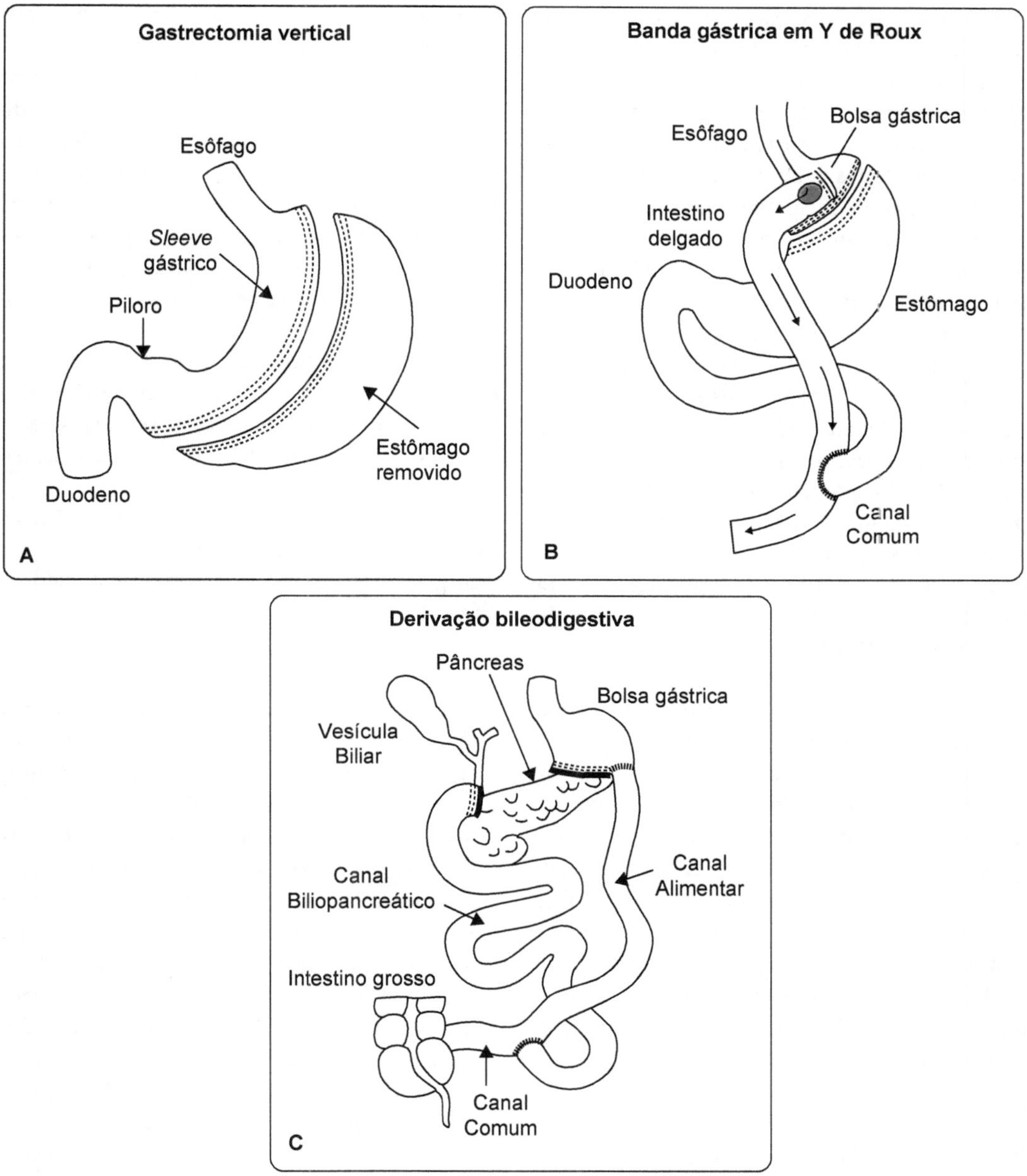


FIGURA 58.1 Principais técnicas de procedimentos bariátricos.

alterações no fechamento da anastomose cirúrgica, hérnias e infecções de ferida operatória. Já nas videolaparoscópicas, a maioria das complicações é relacionada com a distensão peritoneal, como arritmias cardíacas, acidose metabólica, trombose venosa profunda e fístulas, sendo a fístula a complicação com mais frequência relacionada à técnica de BGYR.

## COMPLICAÇÕES PÓS-OPERATÓRIAS TARDIAS

### Complicações gástricas

As complicações gástricas mais prevalentes após cirurgia bariátrica são colecistolitíase, úlcera de anastomose e doença do refluxo gastroesofágico. Há ainda complicações mais raras, relacionadas a procedimentos disabsortivos, como hérnia interna e a obstrução intestinal, com diagnóstico muito desafiador, pois os pacientes costumam apresentar dor abdominal inespecífica.

A colecistolitíase é uma complicação muito comum após todos os tipos de cirurgia bariátrica, e tem seu pico de incidência entre 6 e 18 meses após a cirurgia, coincidente com a perda de excesso de peso. Após BGYR, o trato biliar fica inacessível por via endoscópica, sendo indicada a colecistectomia profilática no pré-operatório de pacientes com conhecida colecistolitíase conhecida.

A úlcera de anastomose está, com mais frequência, relacionada ao BGYR. Metade dos casos se manifestam nos primeiros 3 meses após cirurgia, e cerca de 15% após 2 anos, sendo caracterizada por dispepsia grave, disfagia, dor retroesternal e/ou vômitos e piora da tolerância alimentar. O diagnóstico é feito por endoscopia digestiva alta, e o tratamento é feito com inibidores da bomba de prótons (IBP) em dose dobrada por 3 meses ou cirurgia, nos casos refratários. Uma úlcera anastomótica pode perfurar o estômago excluído, e, nesse caso, pode levar a reganho de peso.

Pacientes submetidos a GV parecem ter um risco maior de doença do refluxo gastroesofágico do que pacientes com BGYR. O tratamento deve ser realizado com modificações dietéticas e do estilo de vida, cessação do tabagismo e alcoolismo, além de IBP. Em caso de falha terapêutica, o tratamento endoscópico ou cirúrgico pode ser considerado.

A Figura 58.2 apresenta dois algoritmos diagnósticos de complicações gástricas tardias após cirurgia bariátrica.

## Complicações nutricionais

Pacientes com obesidade, na maioria das vezes, apresentam alguma deficiência de vitamina ou mineral antes mesmo de operar. Assim, é indicada uma avaliação pré-cirúrgica para definição de níveis basais de tiamina, vitamina $B_{12}$, folato, ferro, vitamina D e cálcio, vitaminas lipossolúveis (A, E, K), zinco e cobre.

A cirurgia bariátrica, apesar de resultar em eficaz perda de peso e melhora de condições relacionadas com a obesidade, com frequência agrava ou promove deficiências nutricionais significativas. A anatomia e fisiologia do trato gastrintestinal alteradas afetam a absorção de vitaminas, minerais e nutrientes essenciais.

As deficiências de micronutrientes são um problema particular após procedimentos de má-absorção ou combinação devido à ingestão inadequada de nutrientes e alterações na anatomia digestiva devido aos procedimentos operatórios que contornam porções do estômago, duodeno e/ou jejuno proximal, desviando assim superfícies de absorção críticas no trato gastrintestinal para algumas vitaminas e minerais.

Após o procedimento, em especial após as cirurgias disabsortivas, avaliações nutricionais devem ser seriadas a cada 3 a 6 meses no primeiro ano após a cirurgia bariátrica e anualmente depois disso com testes laboratoriais.

Na Tabela 58.1, estão listadas as deficiências nutricionais mais comuns observadas após a cirurgia bariátrica, com seus respectivos quadros clínicos e tratamentos.

## Complicações ósseas

As alterações ósseas após a cirurgia bariátrica têm causas multifatoriais, envolvendo alterações na absorção de nutrientes, modificações hormonais complexas, redução da sobrecarga mecânica devido à perda de peso e mudanças na composição corporal. Todos os procedimentos bariátricos podem afetar de maneira negativa a saúde óssea, porém os procedimentos disabsortivos parecem causar um impacto mais significativo. Deficiências de vitamina D e cálcio, que podem ocasionar hiperparatireoidismo secundário, além de deficiências proteicas e outros micronutrientes essenciais à saúde óssea, têm sido bastante associadas a alterações no metabolismo ósseo.

Ocorre ainda uma redução progressiva da densidade mineral óssea, aumento dos marcadores de remodelação óssea e alterações na microarquitetura óssea após a cirurgia bariátrica. Todas essas alterações podem contribuir para o aumento da incidência de fraturas ósseas após cirurgia bariátrica, sendo demonstrada pela maioria das evidências atuais, em especial ao se tratar de procedimentos disabsortivos, e que esse risco começa a aumentar entre 2 e 5 anos após o procedimento. Dessa maneira, atenção à saúde óssea durante todo o processo da cirurgia bariátrica é fundamental.

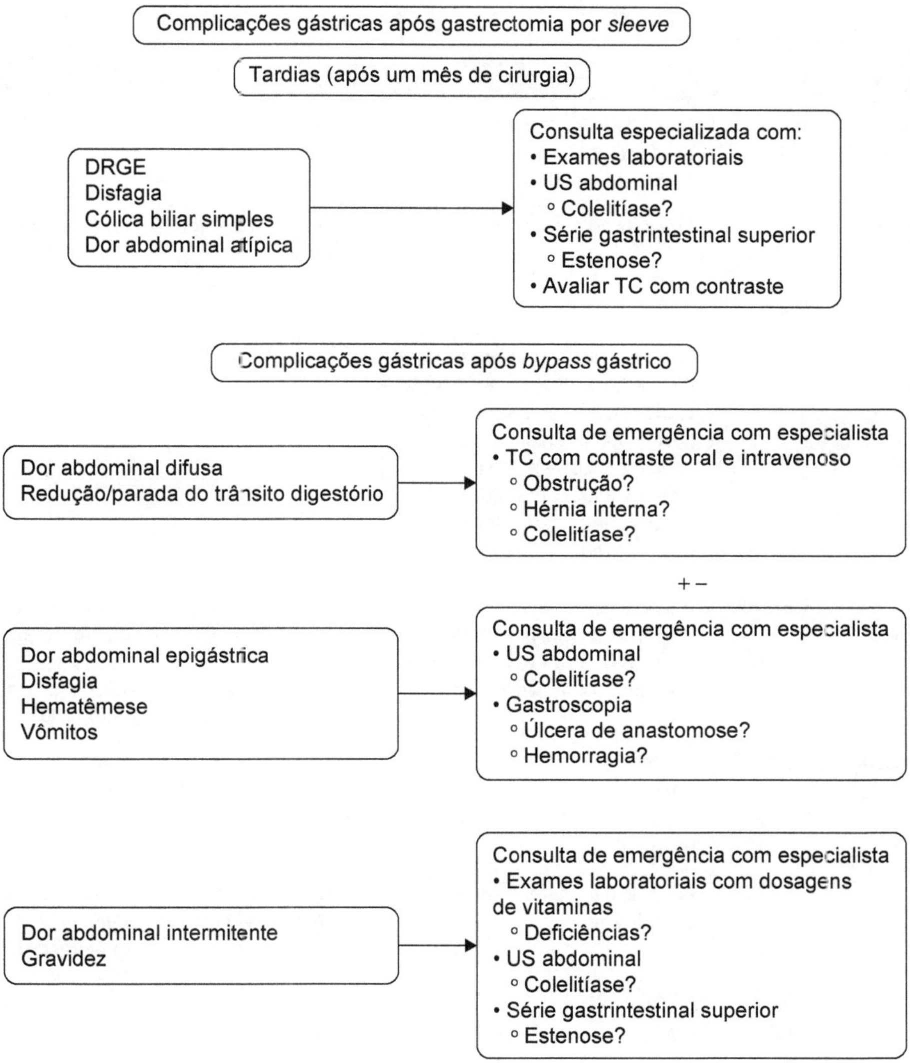


**FIGURA 58.2** Algoritmos diagnósticos de complicações gástricas tardias após cirurgia bariátrica. DRGE: doença do refluxo gastroesofágico; TC: tomografia computadorizada; US: ultrassonografia. (Adaptada de Contival et al., 2017.)

**TABELA 58.1** Resumo do quadro clínico e manejo das principais deficiências nutricionais após cirurgia bariátrica.

| Nutriente | Frequência | Sinais e sintomas | Ataque | Manutenção |
|---|---|---|---|---|
| Retinol (vitamina A) | 11% (BGRY)<br>70% (DBP) | Precoces:<br>cegueira noturna, manchas de Bitot, hiperqueratinização da pele, hipoageusia<br>Avançados: danos na córnea, cegueira | 25.000 UI/dia (sintomas) VO | 5.000 a 10.000 UI/dia VO |
| Vitamina D | 63% | Hipocalcemia, tetania, formigamento, cãibras, doença metabólica óssea, dor muscular | D3: 50.000 UI/semana ou 7.000 UI/dia VO | D3: 3.000 UI/dia VO |

*(continua)*

**TABELA 58.1** Resumo do quadro clínico e manejo das principais deficiências nutricionais após cirurgia bariátrica. (*Continuação*)

| Nutriente | Frequência | Sinais e sintomas | Ataque | Manutenção |
|---|---|---|---|---|
| Tocoferol (vitamina E) | Raro | Neuropatia sensorial e motora, ataxia, degeneração da retina, anemia hemolítica | 800 a 1.200 mg/dia VO por 2 semanas | 15 mg/dia VO |
| Vitamina K | Raro | Coagulação prejudicada | 10 mg IM e manter 5 mg 4/4 h até resolução de hemorragia | 0,5 a 1 mg/dia (INR > 1,4) IM |
| Tiamina (vitamina $B_1$) | 19% | Parestesia nas extremidades, ataxia da marcha, edema, vômitos, confusão<br>Síndrome de *Wernicke-Korsakoff*: Encefalopatia, ataxia, disfunção oculomotora, memória e aprendizado prejudicados<br>Beribéri: neuropatia, dor, parestesia, perda de reflexos | 500 mg IV 8/8 h VO | 400 mcg/dia ou 100 mg/mês VO |
| Cobalamina (vitamina $B_{12}$) | 33% (BGYR)<br>20% (GV) | Anemia macrocítica (megaloblástica), pancitopenia leve, achados neuropsiquiátricos (por exemplo, depressão, neuropatia) | 5.000 mcg/semana IM por 4 semanas<br>ou<br>1.000 mcg/dia SL até correção | 5.000 mcg/mensal ou bimestral IM<br>ou<br>1.000 mcg 2 a 3×/semana SL |
| Ácido fólico (vitamina $B_9$) | 65% (BGYR)<br>18% (GV) | Anemia macrocítica (megaloblástica), pancitopenia leve, defeitos do tubo neural, neuropatia sensorial | 5 a 10 mg/dia VO<br>Metilfolato: 800 mcg/dia VO | Metilfolato: 400 mcg/dia VO |
| Ferro | 25% (BGYR)<br>12% (GV) | Anemia, pica, aprendizagem prejudicada | 40 a 60 mg/dia elementar VO | 1 g elementar/semana IV (preferencial)<br>150 a 300 mg elementar 2 a 3×/dia VO |
| Zinco | 70% (DBP)<br>40% (BGYR)<br>19% (GV) | Retardo do crescimento, maturidade sexual tardia, impotência, função imunológica prejudicada | Até 60 mg/dia VO | 8 mg/dia VO |
| Cobre | 90% (DBP)<br>20% (BGYR) | Anemia, neutropenia, ataxia | 2 a 8 mg/dia VO<br>(Cada 1 mg de cobre repor 15 mg de zinco) | – |
| Cálcio | 1,9% (BGYR)<br>9,3% (GV)<br>10% (DBP) | Doença óssea, hiperparatireoidismo secundário | – | 1.200 a 2.400 mg/dia VO |

DBP: derivação biliopancreática; BGYR: *bypass* gástrico em Y de Roux; GV: gastrectomia vertical; IM: intramuscular; IV: intravenoso; SL: sublingual; VO: via oral.
Adaptada de Mechanick et al., 2019.

Para o rastreio e diagnóstico da doença óssea após cirurgia bariátrica, recomenda-se a realização de absorciometria por dupla emissão de raios-X (DXA) de coluna e quadril antes da cirurgia (de acordo com as recomendações do National Osteoporosis Foundation) e a cada 2 anos após a cirurgia bariátrica, em especial após procedimentos disabsortivos. A busca ativa de fraturas vertebrais morfométricas deve ser realizada em homens acima de 50 anos e mulheres na pós-menopausa. O rastreio da doença óssea após cirurgia bariátrica está resumido na Tabela 58.2. As doses de suplementação de cálcio e vitamina D estão indicadas na Tabela 58.1.

Para evitar a perda muscular acelerada, característica desses pacientes, deve-se orientar ingestão proteica na dieta ou por suplementação alimentar, com o mínimo 60 g/dia ou até 1,5 g/kg de peso ideal, ajustada de maneira individual. Além disso, recomenda-se ao menos 150 min/semana de atividade aeróbica moderada, com treino de força 2 a 3 vezes/semana, com objetivo de aumentar a massa óssea, melhorar a força muscular, e para prevenção e/ou tratamento da sarcopenia, fraturas e quedas.

Caso ainda seja necessário o tratamento, os bisfosfonatos intravenosos são a primeira escolha. A via oral pode ser considerada se não houver problemas de absorção ou úlceras. Denosumabe é uma opção se os bisfosfonatos forem ineficazes ou mal tolerados.

## Transtorno por uso de álcool

Pesquisas demonstram que pacientes submetidos a cirurgia bariátrica podem apresentar maior risco de desenvolver transtorno por uso de álcool. O aumento do alcoolismo pós-bariátrica é multifatorial, sendo associado a sintomas psiquiátricos, ao tipo de cirurgia, ao tempo pós-cirúrgico (há aumento a cada ano, com exceção do primeiro ano, em que há declínio do consumo de álcool) e alterações farmacocinéticas do álcool e no sistema de recompensa do paciente. O BGYR parece ser a principal técnica a provocar aumento do hábito de beber. Contudo, outros estudos revelam aumento similar após gastrectomia vertical.

Quanto às condições psiquiátricas, existe uma relação com transtornos depressivos e ansiosos mal controlados no pré-operatório, provocando aumento do consumo de álcool no pós-operatório.

Um estudo quantitativo longitudinal avaliou participantes (N = 155, média = 50,1 ± 11,3 anos e 45,7 ± 7,0 kg/m$^2$) submetidos a cirurgia de BGYR que responderam pesquisas sobre o uso de substâncias no pré e pós-operatório. O uso de álcool diminuiu de maneira significativa no pré-operatório (72,3%) para o pós-operatório (53,2%). Observou-se que um IMC mais alto provocou aumento das chances de alto consumo de álcool e, por outro lado, a idade avançada diminuiu as chances de uso de álcool e tabagismo. Além disso, pacientes mais jovens são mais propensos a usar álcool e fumar no pós-operatório. Dos 43 participantes que não usaram álcool 1 ano antes da cirurgia, 10 (23,2%) usaram após a cirurgia. Dos 112 participantes que usaram álcool no ano anterior à cirurgia, 24 (21,4%) cessaram o uso após a cirurgia.

**TABELA 58.2** Acompanhamento dos parâmetros de avaliação óssea após cirurgia bariátrica.

| Procedimento | GV | BGYR |
|---|---|---|
| **Tempo** | **3, 6, 12, anual** | **3, 6, 12, anual** |
| ACCE/ACE/Obesity Society (2020) | Cálcio, 25(OH)D<br>DXA (2 anos) | Cálcio, 25(OH)D<br>PTH, marcadores<br>DXA (2 anos) |
| American Society for Metabolic and Bariatric Surgery (ASMBS) (2021) | • Albumina, fosfatase alcalina, níveis de cálcio, PTH e 25(OH)D<br>• 1,25(OH)2D (se IRC)<br>• Calciúria 24 h<br>• CTX (hipoestrogenismo)<br>• DXA (2 anos) | • Albumina, fosfatase alcalina, níveis de cálcio, PTH e 25(OH)D<br>• 1,25(OH)2D (se IRC)<br>• Calciúria 24 h<br>• CTX (hipoestrogenismo)<br>• DXA (0 e a cada 2 anos) |

BGYR: *bypass* gástrico em Y de Roux; CTX: telopeptídeo C-terminal do colágeno tipo 1; DXA: absorciometria por dupla emissão de raios-X; GV: gastrectomia vertical; IRC: insuficiência renal crônica; PTH: paratormônio.
Adaptada de Mechanick et al., 2019; Kim et al., 2021.

## Síndrome de *dumping*

A síndrome de *dumping* é uma complicação comum da cirurgia bariátrica em função da anatomia alterada de maneira cirúrgica e a rápida entrega de alimentos não digeridos no intestino, desencadeando, assim, uma série de sintomas gastrintestinais e vasomotores.

### Dumping *precoce*

Complicação pós-operatória comum de cirurgias bariátricas, de modo específico o BGYR e, em menor frequência, na gastrectomia vertical. Ocorre quando alimentos parcialmente digeridos são despejados de modo precoce do estômago para o intestino delgado. Devido à hiperosmolalidade dos alimentos, ocorrem abruptas mudanças de fluidos do plasma para o intestino, resultando em hipotensão e uma resposta do sistema nervoso simpático. O quadro clínico, em geral, inicia dentro de 1 h após a alimentação e caracteriza-se por sintomas gastrintestinais (dor abdominal, distensão abdominal, borborigmo e diarreia) e sintomas vasomotores (rubor, palpitações, transpiração, taquicardia, hipotensão, fadiga, desejo de deitar, e, raras vezes, síncope).

Os pacientes devem, portanto, evitar alimentos ricos em açúcar simples e substituí-los por uma dieta que consiste em alimentos ricos em fibras, carboidratos complexos e proteínas. Modificações comportamentais contemplam refeições pequenas e frequentes, alimentação lenta, mastigação adequada e separação da ingestão de sólidos e líquidos por 30 min. Em geral, o *dumping* precoce é autolimitado e se resolve em 7 a 12 semanas. Vale salientar que o próprio *dumping* pode contribuir para a perda de peso ao fazer com que os pacientes modifiquem seus hábitos alimentares.

Além da mudança comportamental, suplementos alimentares que aumentam a viscosidade dos alimentos (como goma guar, pectina e glucomanano) ou agentes farmacológicos (como acarbose, liraglutida) são opções de segunda linha para os sintomas da síndrome de *dumping* após modificação alimentar.

### Dumping *tardio ou hipoglicemia hiperinsulinêmica pós-prandial*

Hipoglicemia hiperinsulinêmica pós-prandial (HHP) é uma complicação rara da cirurgia bariátrica: ocorre em 0,1 a 0,3% dos pacientes, mais frequente após o *bypass* gástrico. Ocorre de 1 a 3 h após a ingestão. A fisiopatologia da HHP não é totalmente compreendida, mas talvez inclua alterações em múltiplos padrões hormonais e glicêmicos (por exemplo, aumento nos níveis de incretina). Uma secreção desproporcional de insulina em resposta à rápida absorção de glicose pelos intestinos poderia então causar uma queda rápida nos níveis de glicose no sangue, levando a hipoglicemias.

A maioria dos pacientes com HHP pode ser tratada com a mesma modificação dietética citada para a síndrome de *Dumping* precoce. Pacientes refratários à modificação dietética podem ter terapia medicamentosa instituída com as seguintes classes:

- Bloqueadores dos canais de cálcio: usados *off-label* para reduzir a secreção de insulina
- Acarbose: um inibidor da alfa-glicosidase que retarda a absorção de carboidratos e reduz as flutuações da glicose, atenuando a resposta à insulina
- Diazóxido: reduz a secreção de insulina e pode ajudar a prevenir a hipoglicemia em casos graves
- Octreotida: um análogo da somatostatina que retarda o esvaziamento gástrico e suprime a liberação de insulina. É usado em casos graves ou refratários
- Análogos de GLP-1: têm sido explorados como uma opção de tratamento para a HHP. Embora a evidência ainda seja limitada e não haja consenso sobre sua indicação, podem ser eficazes em casos refratários a outras intervenções
- Nos casos sustentadamente refratários ao tratamento medicamentoso, alimentação por tubo de gastrostomia no estômago remanescente ou cirurgia bariátrica revisional.

Esses episódios podem ser perturbadores para a vida dos pacientes, levando à ansiedade em torno dos horários das refeições e à evitação de certos alimentos, o que pode complicar ainda mais o estado nutricional.

Tanto a síndrome de *dumping* quanto a HHP são complicações importantes pós-bariátrica, em particular no BGYR. Embora as condições compartilhem semelhanças em seu tempo pós-prandial e mecanismos baseados em carboidratos, elas representam entidades distintas com diferentes processos fisiopatológicos. O reconhecimento precoce e o tratamento adequado são essenciais para melhorar a qualidade de vida dos pacientes afetados por essas complicações. A modificação dietética continua sendo a pedra angular do tratamento, enquanto a terapia farmacológica pode ajudar a mitigar os sintomas quando necessário.

## Reganho de peso

A cirurgia bariátrica consiste em um dos tratamentos mais eficazes para obesidade, mesmo com advento de tratamentos medicamentosos promissores. Apesar disso, alguns pacientes, mesmo após atingirem a perda de peso esperada, reganham o peso perdido a longo prazo. O reganho de peso é compreendido como uma recuperação progressiva do peso que ocorre após a obtenção de uma perda de peso inicial bem-sucedida.

A literatura é bastante controversa a respeito dos critérios que definem o reganho de peso. A Sociedade Brasileira de Cirurgia Bariátrica e Metabólica (SBCBM) define reganho de peso (recidiva da obesidade) como 50% do peso perdido recuperado ou 20% do peso recuperado em associação com o reaparecimento de comorbidades. Devido aos mecanismos de adaptação metabólica, é esperado que o paciente recuperasse parte do peso perdido após o nadir de perda de peso, mas esse ganho deve ser < 20% da perda de peso alcançada. Alguns estudos utilizam para definição de reganho de peso o aumento ≥ 25% do peso perdido no nadir. Os fatores relacionados com o reganho de peso estão elencados na Tabela 58.3. Existem controvérsias se o tipo de procedimento realizado influencia no reganho de peso. Um estudo conduzido por nosso grupo de pesquisa encontrou reganho de peso semelhante entre os pacientes que foram submetidos a BGYR e gastrectomia vertical (cerca de 23,24% de reganho no grupo GV e 19,09% de reganho no grupo BGYR; p = 0,252).

A abordagem do reganho de peso envolve intervenções comportamentais e endoscópicas, farmacoterapia e revisão cirúrgica. Uma avaliação abrangente do indivíduo deve ser realizada, tentando identificar padrões alimentares, nível de atividade física, distúrbios psicológicos/psiquiátricos e motivação. Estratégias de intervenção de estilo de vida e terapia comportamental devem ser implementadas. Exames de imagem do trato gastrintestinal devem ser realizados, em busca de complicações anatômicas. A farmacoterapia envolve medicamentos antiobesidade, porém, pelo visto, resultam em menor perda de peso em pacientes com histórico de cirurgia bariátrica em comparação com aqueles sem esse antecedente, além da escassez da literatura sobre o tema.

**TABELA 58.3** Causas de reganho de peso após cirurgia bariátrica.

| | |
|---|---|
| **Anatômicos** | Deslizamento da banda gástrica, fístulas gastro-gástricas, fundo gástrico dilatado e aumento da bolsa gástrica ou estoma gastrojejunal |
| **Hormonais** | Alterações nos hormônios que regulam a ingestão energética: aumento da grelina, diminuição do peptídeo YY e GLP-1 |
| **Estilo de vida** | Sedentarismo<br>Aumento da ingestão calórica, não adesão à dieta/indiscrição alimentar, falta de acompanhamento nutricional |
| **Psiquiátricas** | Depressão, múltiplas condições psiquiátricas, transtorno da compulsão alimentar periódica, perda de controle sobre a alimentação |

Adaptada de El Ansari et al., 2021.

Os análogos de GLP-1 parecem ser efetivos no controle de peso após cirurgia bariátrica. Um estudo randomizado que avaliou o uso de liraglutida 3,0 mg todos os dias em pacientes submetidos a BGYR que recuperaram ≥ 10% do peso perdido após atingirem o peso nadir, demonstrou que a liraglutida (–8,8%) foi mais eficaz que o placebo (–1,1%) na perda de peso. Outro estudo retrospectivo que avaliou a eficácia da semaglutida 1,0 mg semanal *versus* liraglutida 3,0 mg diária no tratamento do reganho de peso após cirurgia bariátrica (englobou GV e BGYR), evidenciou que a semaglutida foi superior à liraglutida para tratar a recorrência de peso. Os pacientes tratados com semaglutida apresentaram uma redução média de peso em 12 meses de –12,92% em comparação com –8,77% no grupo que utilizou liraglutida (p < 0,001).

## CONSIDERAÇÕES FINAIS

A cirurgia bariátrica continua sendo um tratamento eficaz para obesidade, em especial nos casos mais graves, porém, como toda intervenção médica, todas as técnicas cirúrgicas podem levar a complicações, sejam imediatas ou tardias. Cabe ao médico saber identificá-las e tratá-las da maneira mais precoce possível, além de adotar medidas para prevenir aquelas que são passíveis de prevenção.

## LEITURAS SUGERIDAS


Aarts EO, Janssen IMC, Berends FJ. The gastric sleeve: losing weight as fast as micronutrients? Obes Surg. 2011; 21(2):207-11.

American Diabetes Association Professional Practice Committee. 8. Obesity and weight management for the prevention and treatment of type 2 diabetes: standards of care in diabetes-2024. Diabetes Care. 2024;47(Suppl 1): S145-57.

Anvari M, Ghaferi A, Morton J, Shikora S. Members of the IFSO Global Registry Committee. 2019.

Baad VMA, Holanda NCP, Alves JFN, Bandeira F, Santos ACO, Silva AAM, et al. Vitamin D concentration changes after bariatric surgery. J Obes. 2023;2023:4828052.

Berti LV, Campos J, Ramos A, Rossi M, Szego T, Cohen R. Position of the SBCBM – nomenclature and definition of outcomes of bariatric and metabolic surgery. Arq Bras Cir Dig. 2015;28 Suppl 1:2.

Bloomberg RD, Fleishman A, Nalle JE, Herron DM, Kini S. Nutritional deficiencies following bariatric surgery: what have we learned? Obes Surg. 2005;15(2):145-54.

Bone health after bariatric surgery. 2018. Available from: https://pubmed.ncbi.nlm.nih.gov/30283897/. [Cited 2024 Oct.21].

Capoccia D, Coccia F, Paradiso F, Abbatini F, Casella G, Basso N, et al. Laparoscopic gastric sleeve and micronutrients supplementation: our experience. J Obes. 2012;2012:672162.

Chakhtoura MT, Nakhoul NN, Shawwa K, Mantzoros C, El Hajj Fuleihan GA. Hypovitaminosis D in bariatric surgery: a systematic review of observational studies. Metabolism. 2016;65(4):574-85.

Chaves Pereira de Holanda N, de Lima Carlos I, Chaves de Holanda Limeira C, Cesarino de Sousa D, Serra de Lima Junior FA, Telis de Vilela Araújo A, et al. Fracture risk after bariatric surgery: a systematic literature review and meta-analysis. Endocr Pract. 2022;28(1):58-69.

Contival N, Menahem B, Gautier T, Le Roux Y, Alves A. Guiding the non-bariatric surgeon through complications of bariatric surgery. J Visc Surg. 2018;155(1):27-40.

Damásio JPF, Medeiros BG, Paula BS, Silva GO, Soares JVS, Silva MEF, et al. Complicações pós-operatórias da cirurgia bariátrica em mulheres em idade fértil. Rev Eletrônica Acervo Saúde. 2021;13(6):e6957.

de Holanda NCP, Silva TIAR, Cavalcante AG, Lacerda MB, de Oliveira Viena G, de Carvalho CC, et al. Prevalence of morphometric vertebral fractures after bariatric surgery and its relationship with bone mineral density and bone markers. Obes Surg. 2024;34(3):733-40.

El Ansari W, Elhag W. Weight regain and insufficient weight loss after bariatric surgery: definitions, prevalence, mechanisms, predictors, prevention and management strategies, and knowledge gaps-a scoping review. Obes Surg. 2021;31(4):1755-66.

Gehrer S, Kern B, Peters T, Christoffel-Courtin C, Peterli R. Fewer nutrient deficiencies after laparoscopic sleeve gastrectomy (LSG) than after laparoscopic Roux-Y-gastric bypass (LRYGB)-a prospective study. Obes Surg. 2010;20(4): 447-53.

Hng KN, Ang YS. Overview of bariatric surgery for the physician. Clin Med (Lond). 2012;12(5):435-40.

Karmali S, Johnson Stoklossa C, Sharma A, Stadnyk J, Christiansen S, Cottreau D, et al. Bariatric surgery: a primer. Can Fam Physician. 2010;56(9):873-9.

Kassir R, Debs T, Blanc P, Gugenheim J, Ben Amor I, Boutet C, et al. Complications of bariatric surgery: presentation and emergency management. Int J Surg. 2016;27:77-81.

Kim J, Nimeri A, Khorgami Z, El Chaar M, Lima AG, Vosburg RW, et al. Metabolic bone changes after bariatric surgery: 2020 update, American Society for Metabolic and Bariatric Surgery Clinical Issues Committee position statement. Surg Obes Relat Dis. 2021;17(1):1-8.

King K, Sudan R, Bardaro S, Soriano I, Petrick AT, Daly SC, et al. Assessment and management of gastroesophageal reflux disease following bariatric surgery. Surg Obes Relat Dis. 2021;17(11):1919-25.

Krez AN, Stein EM. The skeletal consequences of bariatric surgery. Curr Osteoporos Rep. 2020;18(3):262-72.

LeBoff MS, Greenspan SL, Insogna KL, Lewiecki EM, Saag KG, Singer AJ, et al. The clinician's guide to prevention and treatment of osteoporosis. Osteoporos Int. 2022;33(10): 2049-102.

Ledoux S, Msika S, Moussa F, Larger E, Boudou P, Salomon L, et al. Comparison of nutritional consequences of conventional therapy of obesity, adjustable gastric banding, and gastric bypass. Obes Surg. 2006;16(8):1041-9.

Lent MR, Hayes SM, Wood GC, Napolitano MA, Argyropoulos G, Gerhard GS, et al. Smoking and alcohol use in gastric bypass patients. Eat Behav. 2013;14(4):460-3.

Lofton HF, Maranga G, Hold R, Fielding G, Youn H, Gujral A, et al. A randomized, double-blind, placebo-controlled trial of weight loss using liraglutide 3.0 mg for weight recurrence after Roux-en-Y gastric bypass. Surg Obes Relat Dis. 2024;S1550-7289(24)00800-1.

Lupoli R, Lembo E, Saldalamacchia G, Avola CK, Angrisani L, Capaldo B. Bariatric surgery and long-term nutritional issues. World J Diabetes. 2017;8(11):464-74.

Mechanick JI, Apovian C, Brethauer S, Garvey WT, Joffe AM, Kim J, et al. Clinical practice guidelines for the perioperative nutrition, metabolic, and nonsurgical support of patients undergoing bariatric procedures - 2019 update: cosponsored by American Association of Clinical Endocrinologists/American College of Endocrinology, the Obesity Society, American Society for Metabolic & Bariatric Surgery, Obesity Medicine Association, and American Society of Anesthesiologists – executive summary. Endocr Pract. 2019;25(12):1346-59.

Mocian F, Coroş M. Relationship between gastroesophageal reflux disease and laparoscopic sleeve gastrectomy: a narrative review. Wideochir Inne Tech Maloinwazyjne. 2021; 16(4):648-55.

Murvelashvili N, Xie L, Schellinger JN, Mathew MS, Marroquin EM, Lingvay I, et al. Effectiveness of semaglutide versus liraglutide for treating post-metabolic and bariatric surgery weight recurrence. Obesity (Silver Spring). 2023;31(5):1280-9.

Noria SF, Shelby RD, Atkins KD, Nguyen NT, Gadde KM. Weight regain after bariatric surgery: scope of the problem, causes, prevention, and treatment. Curr Diab Rep. 2023;23(3):31-42.

Qadhi AH, Almuqati AH, Alamro NS, Azhri AS, Azzeh FS, Azhar WF, et al. The effect of bariatric surgery on dietary behaviour, dietary recommendation adherence, and micronutrient deficiencies one year after surgery. Prev Med Rep. 2023;35:102343.

Resende AS, Almeida BR, Barbosa CC, Lima JD, Franco DCZ. O aumento do consumo de álcool pós-bariátrica nas cirurgias de Gastroplastia em Y de Roux e Gastroplastia Vertical: uma revisão em busca dos fatores predisponentes. J Arch Health. 2021;2(4):1384-8.

Scarpellini E, Arts J, Karamanolis G, Laurenius A, Siquini W, Suzuki H, et al. International consensus on the diagnosis and management of dumping syndrome. Nat Rev Endocrinol. 2020;16(8):448-66.

Tack J, Arts J, Caenepeel P, De Wulf D, Bisschops R. Pathophysiology, diagnosis and management of postoperative dumping syndrome. Nat Rev Gastroenterol Hepatol. 2009;6(10):583-90.

Tack J, Deloose E. Complications of bariatric surgery: dumping syndrome, reflux and vitamin deficiencies. Best Pract Res Clin Gastroenterol. 2014;28(4):741-9.

The efficacy of GLP-1RAs for the management of postprandial hypoglycemia following bariatric surgery: a systematic review. 2022. Available from: https://pubmed.ncbi.nlm.nih.gov/36502288/. [Cited 2024 Oct 30].

van Beek AP, Emous M, Laville M, Tack J. Dumping syndrome after esophageal, gastric or bariatric surgery: pathophysiology, diagnosis, and management. Obes Rev. 2017;18(1):68-85.

van Furth AM, de Heide LJM, Emous M, Veeger N, van Beek AP. Dumping syndrome and postbariatric hypoglycemia: supporting evidence for a common etiology. Surg Obes Relat Dis. 2021;17(11):1912-8.

Welbourn R, Pournaras D. Bariatric surgery: a cost-effective intervention for morbid obesity; functional and nutritional outcomes. Proc Nutr Soc. 2010;69(4):528-35.

Yu EW. Bone metabolism after bariatric surgery. J Bone Miner Res. 2014;29(7):1507-18.

Capítulo 59

# Doença Hepática Esteatótica Associada à Disfunção Metabólica

Débora Rodrigues de Melo Brito ▪ Ana Carla Montenegro

## DEFINIÇÃO E NOVAS NOMENCLATURAS

A doença hepática esteatótica é um termo abrangente, caracterizado pela presença de esteatose em mais de 5% dos hepatócitos. Inclui uma variedade de condições, entre elas a doença hepática esteatótica associada à disfunção metabólica (MASLD, do inglês *metabolic dysfunction-associated steatotic liver disease*), anteriormente denominada doença hepática gordurosa não alcoólica (DHGNA). Essa condição refere-se à esteatose hepática em pacientes com, pelo menos, um fator de risco para disfunção cardiometabólica, como dislipidemia, hiperglicemia e obesidade, na ausência de outras causas para doença hepática esteatótica e com consumo mínimo ou nulo de álcool.

Recentemente, um consenso global Delphi, liderado em conjunto pela American Association for the Study of Liver Diseases (AASLD), European Association for the Study of the Liver (EASL) e pela Latin American Association for the Study of the Liver (ALEH), recomendou atualização na nomenclatura e nas definições das condições anteriormente conhecidas como DHGNA. Essa iniciativa visou abordar as limitações dos termos DHGNA e esteato-hepatite não alcoólica (NASH), entre as quais se destacavam a natureza excludente do diagnóstico, o desconhecimento de causas subjacentes e o uso de terminologia de potencial estigmatizante. Esse processo robusto e representativo, publicado em 2023, envolveu ampla participação de sociedades nacionais de hepatologia, sociedades de endocrinologia e organizações de defesa de pacientes, representando 56 países, e buscou uma análise objetiva sobre a necessidade de revisão do termo DHGNA. Como resultado, foram introduzidas novas nomenclaturas e redefinições da condição, sumarizadas na Figura 59.1.

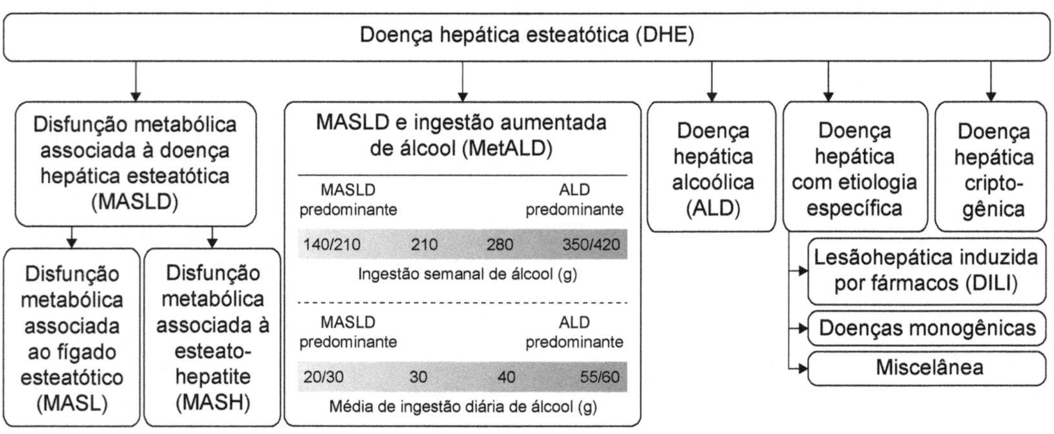


FIGURA 59.1 Nomenclaturas das doenças hepáticas esteatóticas.

## EPIDEMIOLOGIA

Estima-se que a MASLD acometa 30% da população adulta mundial, com um aumento de prevalência de 22 para 37% entre 1991 e 2019, acompanhando o crescimento da obesidade e das condições associadas.

Embora a doença cardiovascular (DCV) seja a principal causa de mortalidade em pacientes com MASLD, aqueles com fibrose hepática mais avançada apresentam um risco significativamente maior de mortalidade relacionada ao fígado, com esse risco aumentando de modo exponencial conforme o estágio da fibrose. De acordo com estudos de acompanhamento a longo prazo, 12 a 40% dos indivíduos com MASL progridem para MASH em um intervalo médio de 10 anos. Cerca de 15% dos pacientes com MASH e fibrose precoce evoluem para cirrose e/ou descompensação hepática dentro do mesmo período. Cerca de 7% dos pacientes com MASLD e cirrose desenvolvem carcinoma hepatocelular (CHC) dentro de 10 anos; 50% desses pacientes precisarão de transplante hepático ou terão desfecho fatal relacionado ao fígado. Nos EUA, a MASH já representa uma das principais causas de transplante hepático em adultos, bem como entre pacientes com CHC submetidos a transplante. A tendência é que o impacto da MASLD e de suas complicações, incluindo o CHC, continue a crescer nos próximos anos.

## FISIOPATOLOGIA

A MASLD é uma entidade clínico-histopatológica com características que lembram lesões hepáticas induzidas por álcool, mas que, por definição, ocorre em pacientes com pouco ou nenhum histórico de consumo alcoólico. Essa condição abrange um espectro de alterações histológicas, que variam desde a esteatose hepática simples (caracterizada pelo acúmulo de gordura nos hepatócitos sem inflamação ou fibrose) até formas mais avançadas, como a esteato-hepatite associada à disfunção metabólica (MASH), que inclui um componente necroinflamatório e pode estar associada à fibrose.

A patogênese da MASLD ainda não foi de todo elucidada, mas a teoria mais aceita implica a resistência à insulina como mecanismo principal, tanto para a esteatose hepática quanto, possivelmente, para a esteato-hepatite. A resistência à insulina aumenta a lipólise e a síntese de triglicerídeos, favorecendo a captação hepática de ácidos graxos livres e o acúmulo de triglicerídeos no fígado. Hormônios derivados do tecido adiposo, como adiponectina, leptina e resistina, também regulam a sensibilidade hepática à insulina, agindo por meio de receptores específicos, glicoproteínas de membrana e citocinas.

A presença e a extensão do componente necroinflamatório não são totalmente compreendidas e parecem depender de diversos fatores. Teorias atuais incluem a possibilidade de um "segundo golpe" ou lesão oxidativa adicional, que desencadearia o componente inflamatório. Outros mecanismos propostos incluem disfunções na estrutura e função mitocondrial, diminuição da capacidade de eliminação de radicais livres de oxigênio, aumento do ferro hepático e presença de subprodutos hepatotóxicos de origem intestinal. Além disso, a ativação de células estelares lobulares e células progenitoras hepáticas estão envolvidas na formação de fibrose. Estudos epidemiológicos, familiares e com gêmeos fornecem evidências de um forte componente genético para suscetibilidade de MASLD e MASH. Pelo menos quatro variantes genéticas relacionadas com a regulação do metabolismo lipídico hepático foram associadas ao desenvolvimento e à progressão da MASLD.

## DIAGNÓSTICO

### Apresentação clínica

A maioria dos pacientes com MASLD é assintomática, mas alguns com MASH podem relatar fadiga, mal-estar e desconforto abdominal superior à direita. Pacientes assintomáticos em geral são diagnosticados por elevação nas aminotransferases ou achados de esteatose hepática em exames de imagem de rotina. Casos de cirrose descompensada são incomuns.

### Exame físico

Na maioria dos casos de MASLD, não há alterações hepáticas significativas, embora hepatomegalia possa ocorrer em até 18% dos casos devido à infiltração gordurosa. Para cirróticos, pode haver sinais clássicos de doença hepática crônica, como eritema palmar, ascite e angiomatoses.

## Achados laboratoriais

Pacientes com MASLD podem apresentar leve a moderada elevação de AST e ALT, em geral 2 a 5 vezes o limite superior, com uma razão AST/ALT inferior a um. Não há correlação direta entre níveis de aminotransferase e gravidade de inflamação ou fibrose hepática, e níveis normais não excluem lesão histológica. Fosfatase alcalina também pode estar elevada, enquanto albumina e bilirrubina costumam permanecer normais, exceto em casos de cirrose. Outras alterações, como trombocitopenia e neutropenia, podem ocorrer em cirróticos. Pacientes com MASLD podem ter ferritina sérica elevada, e níveis acima de 1,5 vez o normal podem indicar risco aumentado de esteato-hepatite e fibrose avançada.

## Avaliação diagnóstica

O diagnóstico de MASLD busca excluir outras causas de doença hepática e confirmar a condição. Suspeita-se de MASLD em pacientes com esteatose hepática em imagem, elevação inexplicada de ALT e AST, fatores de risco metabólico (obesidade, dislipidemia, diabetes tipo 2, hipertensão), ou histórico familiar de cirrose por MASLD. A anamnese deve incluir histórico de doenças metabólicas, uso de medicamentos (ex.: amiodarona, glicocorticoides), consumo de álcool e histórico familiar.

## Exames laboratoriais

Recomenda-se avaliar aminotransferases (ALT, AST), fosfatase alcalina, bilirrubina total, albumina sérica, tempo de protrombina/INR, hemograma com contagem plaquetária, glicemia em jejum, colesterol total e frações, e triglicerídeos. Para investigação de outras causas de doença hepática, recomenda-se: sorologias para hepatites B e C, dosagem de ferritina e saturação da transferrina (rastreio de hemocromatose), e, a critério clínico, anticorpos antimitocondriais (para avaliação de colangite biliar primária), FAN, anti-músculo liso, anti-LKM1 (para hepatite auto-imune), ceruloplasmina (doença de Wilson), anti-transglutaminase IgA (doença celíaca) e alfa-1 antitripsina.

## Exames de imagem

A imagem inicial para diagnóstico de MASLD costuma incluir ultrassonografia abdominal, que pode mostrar textura hiperecogênica devido à infiltração gordurosa. Ultrassom tem sensibilidade de 85% e especificidade de 94% para detectar esteatose moderada a grave, mas a sensibilidade é reduzida em pacientes com obesidade. A quantificação de esteatose e de fibrose pode ser demonstrada por elastografia hepática. A elastografia pode discriminar os seguintes estágios de fibrose: ausente ou leve (F0/F1), moderada (F2), avançada (F3) e cirrose (F4). Entre as elastografias ultrassônicas, a elastografia hepática transitória (FibroScan®) constitui a tecnologia não invasiva mais validada hoje. A elastografia por ressonância magnética apresenta boa acurácia para quantificar gordura e fibrose hepáticas. No entanto, o alto custo e a baixa disponibilidade são limitações desse método.

## Índice de fibrose-4

Dentre os escores clínico-laboratoriais, o índice de fibrose-4 (FIB-4) apresenta a maior acurácia para a estratificação de risco de fibrose avançada (F3/F4). O FIB-4 é calculado a partir de dados clínicos e laboratoriais, que incluem idade, aminotransferases (ALT e AST) e contagem plaquetária. Com o ponto de corte de 1,3, o escore FIB-4 apresentou sensibilidade de 84,4% e especificidade de 68,5% para detecção de fibrose avançada. Porém, se o FIB-4 for $< 1,3$, descarta-se o risco de fibrose avançada, com um valor preditivo negativo de aproximadamente 91%. Pacientes classificados como de risco indeterminado ou alto de fibrose avançada (FIB-4 $\geq 1,3$ e $\leq 2,67$ e $> 2,67$, respectivamente) devem ser avaliados por outros métodos, como a elastografia transitória.

## Biopsia hepática e achados histológicos

A biopsia hepática é o método padrão-ouro para avaliação da esteatose, identificação de MASH e quantificação de fibrose. Por ser um método invasivo, com limitações relacionadas ao custo, reprodutibilidade e risco de complicações, deve ser considerada somente em pacientes cuja avaliação por métodos não invasivos foi duvidosa, sobretudo quando houver dúvidas sobre a etiologia da doença hepática. Para confirmar MASLD, a biopsia deve mostrar > 5% de hepatócitos esteatóticos. Achados histológicos podem incluir esteatose isolada, esteatose com inflamação lobular ou portal, ou com balonização hepatocelular. Para o diagnóstico de MASH, são necessários achados de esteatose, balonização e inflamação lobular.

Fluxograma para diagnóstico da doença hepática esteatótica é apresentado na Figura 59.2.

## TRATAMENTO

### Tratamento não farmacológico

Há evidência de que a perda de peso induzida por restrição calórica (com ou sem atividade física) melhora marcadores de MASLD, incluindo enzimas hepáticas, esteatose, MASH e fibrose. Existe uma relação entre a quantidade de peso perdido e a melhora dos biomarcadores. Perdas de peso ≥ 5% são associadas à redução da gordura hepática, entre 7 e 10% com melhora da inflamação hepática e ≥ 10% com melhora da fibrose. Contudo, poucos estudos incluem casos de fibrose avançada, limitando evidências para esse grupo. Melhorias na qualidade dietética, com redução do consumo de alimentos ultraprocessados, deve ser recomendada. Uma dieta semelhante à mediterrânea (alto consumo de azeite de oliva, vegetais, frutas, oleaginosas, legumes, grãos integrais e peixes, e baixo consumo de açúcares adicionados, carboidratos refinados, gordura saturada e alimentos ultraprocessados) deve ser encorajada em virtude de seus benefícios cardiometabólicos adicionais. O consumo de álcool e o tabagismo devem ser desencorajados.

A prática regular de exercícios, com uma recomendação de 150 min por semana de intensidade moderada ou 75 min de alta intensidade, tem demonstrado ser eficaz na redução da esteatose hepática, mesmo na ausência de perda de peso significativa. Estudos mostram que atividades aeróbicas, treinamento de resistência e exercícios de alta intensidade podem contribuir para a

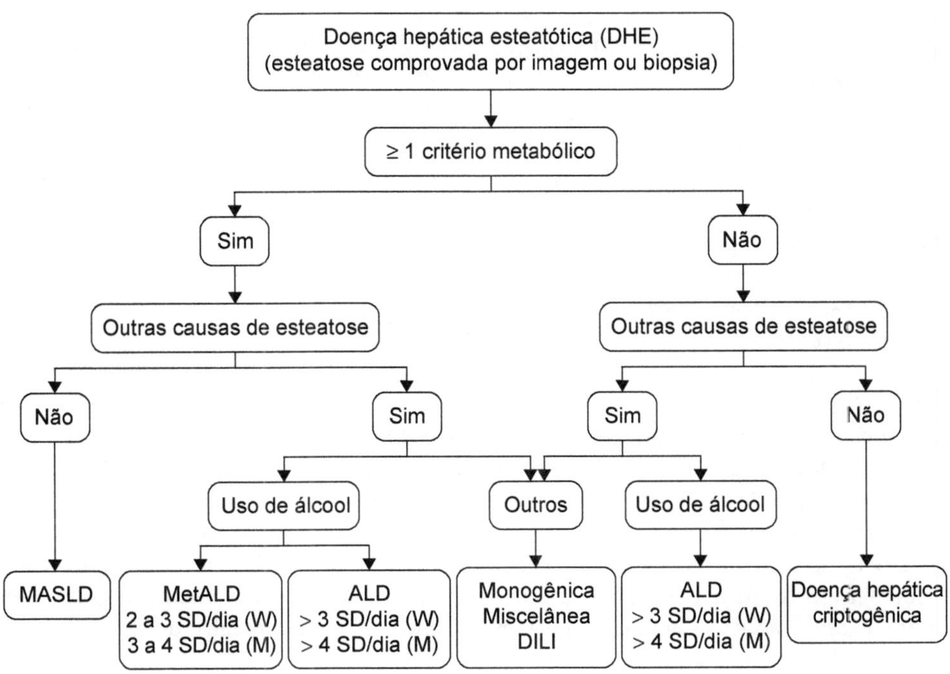


FIGURA 59.2 Fluxograma para diagnóstico da doença hepática esteatótica. ALD: doença hepática associada ao álcool; DILI: lesão hepática induzida por fármacos; MASLD: doença hepática esteatótica associada à disfunção metabólica; MetALD: doença hepática esteatótica associada à disfunção metabólica e ao álcool.
(Adaptada de Allen, 2024.)

diminuição da gordura hepática, embora não haja um consenso claro sobre qual tipo de exercício é mais apropriado para indivíduos com fibrose.

Em adultos com MASLD, a utilização de nutracêuticos não é recomendada, uma vez que as evidências disponíveis não sustentam sua eficácia na redução de danos hepáticos ou fibrose, tampouco em relação à segurança de seu uso. Por outro lado, estudos observacionais indicam que o consumo de café, cafeinado ou descafeinado, está associado a menor risco de esteatose, fibrose e cirrose, além de redução na mortalidade por doenças hepáticas. Uma metanálise recente mostrou que consumir café regularmente pode reduzir o risco de MASLD em 23% e o risco de fibrose em 32%, com um efeito dose-dependente em quem consome mais de três xícaras diárias.

## Tratamento farmacológico

### *Resmetirom*

Esse agonista seletivo do receptor beta do hormônio tireoidiano, direcionado ao fígado, mostrou resultados promissores na fase 3 do ensaio clínico Maestro-NASH, em especial para pacientes com fibrose em estágio 2 ou 3. O medicamento melhorou a atividade da doença e reduziu a progressão da fibrose, com poucos efeitos colaterais gastrintestinais e boa tolerabilidade geral. Nos EUA, é administrado em doses diárias de 80 a 100 mg, ajustadas para o peso corporal, e requer monitoramento de efeitos gastrintestinais e função tireoidiana. Embora estudos preliminares indiquem benefícios, sua eficácia e segurança a longo prazo precisam ser testados.

### *Agonistas de GLP-1*

Em pacientes com sobrepeso ou obesidade e MASH, o uso de liraglutida e semaglutida é recomendado. Metanálises de ensaios clínicos randomizados mostraram que esses medicamentos reduzem o conteúdo de gordura hepática, melhoram os níveis de enzimas hepáticas e contribuem para a resolução da inflamação hepática sem piorar a fibrose. O ensaio ESSENCE, um estudo de fase 3, investigou o efeito da semaglutida 2,4 mg, administrada semanalmente, em adultos com esteato-hepatite associada à disfunção metabólica (MASH) e fibrose hepática moderada a avançada. Após 72 semanas, 37% dos pacientes tratados com semaglutida apresentaram melhora significativa na fibrose hepática sem piora da esteato-hepatite, comparado a 22,5% no grupo placebo. Além disso, 62,9% dos que receberam semaglutida tiveram resolução da esteato-hepatite sem agravamento da fibrose, contra 34,1% no grupo placebo. Esses resultados promissores reforçam o potencial da semaglutida para o tratamento de MASH em pacientes com sobrepeso ou obesidade. Novos agonistas dos receptores de GLP-1/GIP, como tirzepatida, também mostraram potencial, porém mais estudos são necessários para confirmação.

### *Agonistas do PPAR$\gamma$*

A pioglitazona demonstrou melhorar as características histológicas da esteato-hepatite em vários ensaios clínicos randomizados. Uma metanálise evidenciou redução da fibrose avançada e potencial resolução da MASLD associada à pioglitazona, mesmo em pacientes sem diabetes melito tipo 2 (DM2). Há evidências que sustentam a recomendação de pioglitazona em portadores de MASH, com ou sem fibrose, com benefícios sobre a esteatose, esteato-hepatite e fibrose. Seus efeitos colaterais, como o ganho de peso e o risco debatido de câncer de bexiga, devem ser considerados. O saroglitazar, um agonista dual de PPAR$\alpha/\gamma$, foi aprovado na Índia para tratar DM2 e NASH, e estudos com desfechos histológicos do fígado estão em andamento.

### *Vitamina E*

A vitamina E (800 UI/dia) pode ser considerada para portadores de sobrepeso/obesidade e MASLD, sem diabetes associado. Estudos controlados por placebo, como o PIVENS, indicam benefícios sobre a esteatose, inflamação e balonização, sem piora da fibrose, entre os usuários de vitamina E. Não há dados claros sobre a melhora da fibrose, e nenhum grande ensaio clínico de fase 3 foi realizado.

### *Gliflozinas*

Em portadores de sobrepeso/obesidade, com DM2 e MASLD, o uso de gliflozinas deve ser considerado. Uma revisão sistemática e uma metanálise de 12 estudos clínicos randomizados com 850 pacientes indicaram que o uso de iSGLT-2 (dapagliflozina, empagliflozina, ipragliflozina e canagliflozina) resultou em diminuição significativa de esteatose hepática e redução dos níveis de ALT e GGT.

### *Estatinas*

A segurança das estatinas foi bem estabelecida em indivíduos com MASLD, sem aumento do risco de hepatotoxicidade. Estudos de caso-controle demonstraram que o uso de estatinas está associado à redução do risco de MASLD, MASH e fibrose hepática, bem como à diminuição do risco de descompensação hepática, mortalidade e CHC em indivíduos com cirrose. No entanto, a eficácia das estatinas para o tratamento de MASH não pode ser confirmada, pois não há ensaios clínicos randomizados de grande escala com *endpoints* histológicos.

### *Ômega-3 e terapias alternativas*

Os ácidos graxos poli-insaturados ômega-3 possuem efeitos anti-inflamatórios hepáticos e de sensibilização à insulina; no entanto, a sua suplementação não demonstrou eficácia histológica em comparação com placebo em ensaios clínicos randomizados. A silimarina, extrato do cardo mariano (*Silybum marianum*) com propriedades antioxidantes, pode melhorar as enzimas hepáticas, mas os poucos e pequenos ensaios clínicos disponíveis não documentaram melhorias histológicas. O uso de metformina, orlistate e ácido ursodesoxicólico não é recomendado para redução de esteatose, esteato-hepatite ou fibrose.

## Tratamento cirúrgico

A cirurgia bariátrica deve ser considerada para portadores de obesidade grau 2 ou 3 e MASLD, para redução da esteatose, esteato-hepatite e fibrose. Uma metanálise de 32 estudos de coorte (3.093 biopsias) associou a cirurgia bariátrica à resolução de esteatose (66%), inflamação (50%), balonização (76%) e fibrose (40%). O tratamento cirúrgico da obesidade parece eficaz na redução dos desfechos hepáticos a longo prazo, como evidenciado pelo estudo SPLENDOR, que demonstrou risco menor de eventos hepáticos adversos em 1.158 pacientes submetidos ao procedimento. Entretanto, recomenda-se o rastreio de hipertensão portal antes da cirurgia bariátrica em todos os candidatos devido ao risco aumentado de complicações em pacientes com cirrose. A técnica de *bypass* gástrico em Y de Roux (BGYR) tem sido associada à melhora da esteato-hepatite e fibrose, enquanto a gastrectomia vertical, à redução da esteato-hepatite sem progressão da fibrose.

## LEITURAS SUGERIDAS


Alamy Pereira L, Barros F, Andrade TG, Oliveira Neto AA, Nogueira CAV, Valezi AC. Metabolic dysfunction-associated steatotic liver disease – assessment of patients with obesity and metabolic syndrome – guideline from the Brazilian Society of Bariatric and Metabolic Surgery. ABCD Arq Bras Cir Dig. 2024;37:e1821.

Chan WK, Chuah KH, Rajaram RB, Lim LL, Ratnasingam J, Vethakkan SR. Metabolic dysfunction-associated steatotic liver disease (MASLD): A state-of-the-art review. J Obes Metab Syndr. 2023;32(3):197-213.

European Association for the Study of the Liver (EASL), European Association for the Study of Diabetes (EASD), European Association for the Study of Obesity (EASO). EASL-EASD-EASO Clinical Practice Guidelines on the management of metabolic dysfunction-associated steatotic liver disease (MASLD). J Hepatol. 2024;81(3):492-542.

Harrison SA, Bedossa P, Guy CD, Schattenberg JM, Loomba R, Taub R, et al. A phase 3, randomized, controlled trial of Resmetirom in NASH with liver fibrosis. N Engl J Med. 2024;390(6):497-509.

Kanwal F, Neuschwander-Tetri BA, Loomba R, Rinella ME. Metabolic dysfunction-associated steatotic liver disease: Update and impact of new nomenclature on the American Association for the Study of Liver Diseases practice guidance on nonalcoholic fatty liver disease. Hepatology. 2024;79(5):1212-9.

Lekakis V, Papatheodoridis GV. Natural history of metabolic dysfunction-associated steatotic liver disease. Eur J Intern Med. 2024;122:3-10.

Moreira RO, Valerio CM, Villela-Nogueira CA, Cercato C, Gerchman F, Lottenberg AMP, et al. Brazilian evidence-based guideline for screening, diagnosis, treatment, and follow-up of metabolic dysfunction-associated steatotic liver disease (MASLD) in adult individuals with overweight or obesity: A joint position statement from the Brazilian Society of Endocrinology and Metabolism (SBEM), Brazilian Society of Hepatology (SBH), and Brazilian Association for the Study of Obesity and Metabolic Syndrome (Abeso). Arch Endocrinol Metab. 2023;67(6):e230123.

Portincasa P, Khalil M, Mahdi L, Perniola V, Idone V, Graziani A, et al. Metabolic dysfunction-associated steatotic liver disease: from pathogenesis to current therapeutic options. Int J Mol Sci. 2024;25(11):5640.

Silva Júnior WS, Valério CM, Araujo-Neto JM, Godoy-Matos AF, Bertoluci M. Doença hepática esteatótica metabólica (DHEM). Diretriz Oficial da Sociedade Brasileira de Diabetes. 2024.

Capítulo 60

# Lipodistrofias na Prática Clínica

Aiany Sabriny ▪ Daniella Rego ▪ Francisco Bandeira

## INTRODUÇÃO

A lipodistrofia é um grupo de condições heterogêneas e raras, com uma prevalência de 1,3 a 4,7 casos por 1 milhão de pessoas/ano. Caracterizadas pela deficiência seletiva e variável de tecido adiposo, podem apresentar um padrão generalizado, conhecido como lipodistrofia generalizada (LG) ou com acometimento em áreas específicas - lipodistrofia parcial (LP). Ambas as formas podem ser genéticas ou adquiridas, sendo classificadas em quatro categorias principais: lipodistrofia generalizada congênita (LGC), parcial familiar (LPF), generalizada adquirida (LGA) e parcial adquirida (LPA). Menos comum, ainda tem a forma generalizada de lipodistrofia.

A perda do tecido adiposo leva ao acúmulo ectópico de gordura, além do desenvolvimento de resistência à insulina importante e outras doenças. Está associada à elevada morbimortalidade devido ao desenvolvimento comum de síndrome metabólica grave.

## CLASSIFICAÇÃO

### Síndromes de lipodistrofias generalizadas

#### *Lipodistrofia generalizada congênita: Berardinelli-Seip*

É uma condição rara caracterizada pela ausência quase completa de tecido adiposo. Sua herança segue um padrão autossômico recessivo, podendo estar associada à consanguinidade. A perda de gordura costuma ser observada logo após o nascimento ou nos primeiros anos de vida, embora o diagnóstico possa ocorrer mais tarde, na adolescência ou nas fases adultas.

Não é raro a identificação de anomalia genética nos indivíduos portadores da LGC. Existem pelo menos quatro formas moleculares distintas da condição: AGPAT2 - tipo 1; BSCL2 - tipo 2; CAV1 - tipo 3; PTRF - tipo 4. Entretanto, alguns casos de LGC foram registrados sem a presença de variantes patogênicas, como observado na Tabela 60.1.

#### Berardinelli-seip tipo 1 (*AGPAT-2*)

É decorrente da mutação no gene *AGPAT-2*, localizado no cromossomo 9q34. Tal gene está associado à síntese de triglícerídeos dentro do adipócito. Em geral, pacientes com essa síndrome possuem características acromegaloides e preservação da gordura com função mecânica presentes nas palmas da mão, pés, órbitas e regiões periarticulares. Podem apresentar deformidades ósseas decorrentes de lesões líticas em ossos longos.

#### Berardinelli-seip tipo 2 (*BSCL-2*)

Apresentam mutação no gene *BSCL-2*, localizado no cromossomo 11q13, com alteração na proteína seipina (relacionada à fusão das gotículas lipídicas no interior dos adipócitos). Esse tipo está associado a uma forma mais grave, com perda completa da gordura corporal, e a complicações metabólicas mais graves e níveis mais baixos de leptina.

#### *Lipodistrofia generalizada adquirida (síndrome de Lawrence)*

Caracteriza-se por uma perda de gordura que se desenvolve mais tardiamente, na infância ou adolescência, ou seja, não estando presente desde o nascimento como na LGC. Acometem mais mulheres (3:1). LGA está associada à paniculite

TABELA 60.1 Síndrome de lipodistrofia generalizada.

| Lipodistrofia generalizada | Genes | Características |
|---|---|---|
| Lipodistrofia generalizada congênita | CGL1 (*AGPAT2*)<br>Autossômico recessivo | Perda de gordura em regiões metabolicamente ativas; e preservação de gordura em locais de tecido adiposo mecânico, a exemplo da região das órbitas, palmas da mãos e sola dos pés |
| | CGL2 (*BSCL2*)<br>Autossômico recessivo | Tecido adiposo ausente |
| | CGL3 (*CAV1*)<br>Autossômico recessivo | Resistência à vitamina D, baixa densidade mineral óssea, preservação de gordura na medula óssea, acalasia, baixa estatura, magnésio e cálcio diminuídos |
| | CGL4 (*PTRF*)<br>Autossômico recessivo | Arritmias, dismotilidade gastrintestinais, deformidades esqueléticas, miopatia, morte súbita |
| | LMNA p.T101 | Associada a aumento dos triglicérides, hepatomegalia, *acantose nigricans* e diabetes melito |
| | PCYT1A | Esteatose hepática grave e HDL-c baixa |
| | PLAAT3 | Sindrome de lipodistrofia monogênica |
| Lipodistrofia generalizada adquirida | Tipo 1 (25%) | Paniculite localizada no início do quadro |
| | Tipo 2 (25%) | Doenças autoimunes |
| | Tipo 3 | Idiopática (maioria) |

HDL-c: lipoproteína de alta densidade.

em cerca de 25% dos pacientes. Esse tipo pode se manifestar com nódulos inflamatórios subcutâneos (paniculite), que curam pela perda localizada de gordura e, eventualmente, resultam em perda completa de gordura subcutânea (Tabela 60.1).

## *Lipodistrofias parciais congênitas*

### Lipodistrofia parcial familiar

Em geral, possuem história familiar positiva, são caracterizadas por presença de mutações autossômicas dominantes, podendo manifestar-se na infância, puberdade ou no início da vida adulta. Apresentam acúmulo progressivo de gordura nas regiões cervical, facial e intra-abdominal, com perda de gordura em membros e tronco. Podem estar associados a dislipidemia, diabetes, cardiomiopatia, hipertensão arterial sistêmica (HAS) e síndrome dos ovários policísticos (SOP).

Tipos:

- Kobberling
- Dunnigan
- PPARγ
- PLIN-1
- AKT-1
- CIDEC
- PCYT-1A.

#### *Kobberling (tipo 1)*

Defeito genético ainda desconhecido (pode ter origem poligênica). Características:

- Ausência de gordura nas extremidades, região glútea e supra glútea
- Obesidade central
- Diabetes
- Hipertrigliceridemia
- *Acantosis nigricans*
- Hipertensão arterial sistêmica
- Síndrome dos ovários policísticos.

#### *Dunnigan (tipo 2)*

É a mais comum das parciais, decorre de uma mutação do gene *LMNA* presente no cromossomo 1q21-22. Há alteração na função nuclear e apoptose prematura dos adipócitos. Há perda gradual e progressiva de tecido adiposo, levando ao aparecimento de manifestações clínicas no fim da infância ou início da puberdade. Costuma apresentar hipertrofia muscular verdadeira e acúmulo de tecido adiposo intra-abdominal e cervical.

#### PPARγ *(tipo 3)*

Relacionado ao gene PPARγ presente no cromossomo 3p25, está mais associado com HAS e dislipidemia. Apesar de menos proeminente, nessa síndrome a perda de tecido adiposo é marcadamente predominante em região distal dos membros inferiores e superiores, não costumando acumular gordura na região cervical.

### *Lipodistrofia parcial adquirida*

#### Síndrome Barraquer Simons

Considerada muito rara, de etiologia desconhecida, apresenta uma progressão cefalocaudal de perda de gordura, com acúmulo em membros inferiores. Pode estar associada a doenças autoimunes e glomerulonefrite membrano-proliferativa.

#### HIV

É uma causa bem comum nos tempos atuais, sobretudo associada à terapia de antirretrovirais. Há perda de gordura gradual envolvendo a face, os membros superiores, inferiores e nádegas. Os níveis séricos de leptina são normais ou altos.

#### Associada ao transplante de medula óssea

Afeta pacientes em tratamento de leucemia na infância submetidos a transplantes.

## Formas sistêmicas

### *Síndromes progeroides*

Apresentam características particulares associadas ao envelhecimento precoce.

# MANIFESTAÇÕES CLÍNICAS

As características clínicas das lipodistrofias são heterogêneas e dependem da etiologia molecular nos casos genéticos. A perda de tecido gorduroso subcutâneo, seja parcial, seja generalizada, é a característica essencial dessas patologias. Podem apresentar características físicas como pseudo-hipertrofia, *acantose nigricans* grave, xantomas eruptivos, flebomegalia (veias visíveis), aparência que pode variar de cushigoide a acromegaloide ou, até mesmo, uma aparência progeroide.

Em geral, estão associadas a comorbidades como diabetes melito, sobretudo com necessidades de altas doses de insulina (> 200 UI/dia ou 2 UI/kg/dia), hipertrigliceridemia grave (TG > 500 mg/dℓ) com ou sem tratamento instituído, e até mesmo história de antecedentes prévios de pancreatite. Além disso, pode haver esteatose hepática não alcoólica em indivíduos não obesos, história de cardiomiopatia precoce e SOP.

A secreção de leptina nesses pacientes se encontra reduzida, contribuindo, assim, para a patogênese da lipodistrofia, levando a padrão hiperfágico importante, o que afeta de maneira negativa o controle do apetite. Podem ser encontradas anormalidades esqueléticas, como cistos ósseos, escoliose, variações orgânicas baseadas na etiologia molecular (LG) e características autoimunes (LA). É importante ressaltar que, em pacientes pediátricos, as alterações metabólicas podem estar ausentes. Crianças com LG apresentam com mais frequência enzimas hepáticas elevadas e hipertrigliceridemia grave em comparação àquelas com LP.

# DIAGNÓSTICO

O diagnóstico de lipodistrofia é fundamentado na análise da história clínica, exame físico, avaliação da composição corporal e do estado metabólico. Tal condição deve ser considerada em pacientes que apresentam perda de tecido adiposo, seja localizado, seja generalizado.

Na anamnese, é importante uma investigação avaliando a idade da perda de gordura, além de possíveis comorbidades. No exame físico, deve-se atentar para a distribuição da perda de gordura subcutânea, presença de músculos proeminentes, flebomegalia, *acantose nigricans*, hepatomegalia, xantomas e aparência acromegaloide ou progeroide. Tais características são mais evidentes em pacientes com LG. Nos portadores de LP, o exame físico é mais desafiador, já que há seletividade na perda de gordura.

Além disso, o fenótipo também difere conforme o sexo, os homens costumam exibir uma menor distribuição de gordura e um perfil metabólico menos acentuado quando comparados às mulheres.

## Exames laboratoriais

Exames laboratoriais devem ser considerados para avaliar resistência à insulina, diabetes e anormalidades lipídicas (triglicerídeos altos e lipoproteína de alta densidade [HDL-c] baixa são achados típicos). Testes de função hepática, com ultrassom hepático e/ou elastografia, podem identificar sinais de doença hepática esteatótica associada à disfunção metabólica (MASLD) e fibrose hepática. Um eletrocardiograma (ECG) basal é recomendado. Como parte do exame cardíaco, um ecocardiograma pode ser útil para detectar anormalidades cardíacas (p. ex., sinais de cardiomiopatia). A leptina sérica pode ser reduzida, normal ou elevada.

## Medida da prega cutânea

A medição da prega cutânea pode ser útil para auxiliar no diagnóstico. A espessura da prega cutânea da coxa média é fácil de obter e pode ser útil, mas é uma opção um tanto imprecisa em comparação com alternativas para medir a gordura corporal. Os valores da espessura da prega cutânea da coxa anterior < 10 mm em homens adultos e < 22 mm em mulheres adultas são sugestivos para o diagnóstico de LG e LPF. Valores de medida da dobra cutânea subescapular ou clavicular são, em geral, inferiores a 22 mm em LPF, sofrendo variações conforme o tipo e a gravidade da condição.

## Exames de imagem

### *Absorciometria por dupla emissão de raios-X (DXA)*

A densitometria de corpo inteiro é uma estratégia adequada e econômica para avaliar a quantidade e a distribuição de gordura. Apesar de não existirem ainda definições diagnósticas estabelecidas, uma porcentagem baixa de gordura corporal pode ser sugestiva da doença. Além disso, uma razão de massa adiposa (a razão entre a porcentagem da massa adiposa do tronco e a porcentagem da massa adiposa dos membros inferiores) maior que 1,2 em mulheres pode sugerir LPF.

A ressonância magnética é um exame útil e padrão-ouro para avaliar a composição corporal, mas ainda oneroso.

## Testes genéticos

Exames genéticos em pacientes com suspeita de síndromes de lipodistrofia congênita ou familiar podem ser usados para confirmar o diagnóstico. Entretanto, um resultado negativo no teste genético não exclui uma forma hereditária da condição, pois alguns genes envolvidos na origem dessas síndromes de lipodistrofia ainda não foram de todo elucidados. Além disso, certas variantes genéticas da lipodistrofia têm uma origem poligênica, com genes afetados que não costumam estar presentes nos painéis genéticos padrão para lipodistrofia. Em pacientes com suspeita de síndromes de lipodistrofia e resultados genéticos negativos, é necessário considerar a possibilidade de formas adquiridas.

# TRATAMENTO

## Dieta

É importante um acompanhamento nutricional para esses pacientes com dieta de composição balanceada de macronutrientes, sobretudo na faixa etária de crianças e adolescentes. Preferencialmente, a gordura da dieta deve ser composta por ácidos graxos insaturados e ômega-3, e carboidratos complexos e com baixo índice glicêmico. Dietas com restrição energética contribuem para controle metabólico. O tabagismo e a ingestão de álcool devem ser desencorajados.

## Exercício físico

Exercício físico deve sempre ser recomendado; entretanto, pacientes com subtipos predispostos à cardiomiopatia e/ou arritmias devem passar por avaliação cardíaca antes de iniciar a atividade física.

## Metreleptina

Um análogo recombinante do hormônio humano leptina é o único medicamento aprovado usado para tratar complicações da deficiência de leptina em síndromes de lipodistrofia hereditária.

No Brasil, sua utilização é indicada como tratamento complementar à dieta para lidar com complicações da deficiência de leptina em adultos e crianças a partir de 2 anos com diagnóstico confirmado de LGC ou LGA. Além disso, a metreleptina é aprovada para adultos e crianças a partir de 12 anos em LPF ou LPA, nos casos em que os tratamentos convencionais não foram eficazes para alcançar o controle metabólico.

Dose utilizada: < 40 kg: 0,06 mg/kg/dia; > 40 kg: 5 mg/dia.

### Tirzepatida

A terapia com tirzepatida, duplo agonista de GLP-1/GIP, apresenta grande potencial na melhora metabólica de pacientes com lipodistrofias, sobretudo porque o GIP exerce efeitos diretos sobre o tecido adiposo, promovendo aumento da vascularização e, consequentemente, da lipólise no período pós-absortivo.

## COMORBIDADE

### Diabetes melito

Metformina parece ser a primeira escolha, já que atua diminuindo a resistência à insulina. Nas lipodistrofias parciais, as tiazolidinedionas corroboram para melhoria do quadro metabólico, mas devem ser evitadas nas do tipo generalizadas. Insulinas com formulações concentradas podem ser levadas em consideração, diante da necessidade de altas doses de insulina para melhor controle glicêmico.

## LEITURAS SUGERIDAS

Ceccarini G, Magno S, Gilio D, Pelosini C, Santini F. Autoimmunity in lipodystrophy syndromes. Presse Med. 2021;50(3):104073.

Dupuis H, Lemaitre M, Jannin A, Douillard C, Espiard S, Vantyghem MC. Lipomatoses. Ann Endocrinol (Paris). 2024;85(3):231-47.

Fernández-Pombo A, Sánchez-Iglesias S, Cobelo-Gómez S, Hermida-Ameijeiras Á, Araújo-Vilar D. Familial partial lipodystrophy syndromes. Presse Med. 2021;50(3):104071.

Hussain I, Garg A. Lipodystrophy Syndromes. Endocrinol Metab Clin North Am. 2016;45(4):783-97.

Mosbah H, Vatier C, Vigouroux C. Partial lipodystrophy: Clinical presentation and treatment. Ann Endocrinol (Paris). 2024;85(3):197-200.

Patni N, Garg A. Lipodystrophy for the diabetologist-What to Look For. Curr Diab Rep. 2022;22(9):461-70.

Teles M, Murphy R. Editorial: Improving diagnosis and management of genetic lipodystrophy. Front Endocrinol (Lausanne). 2025;15:1543126.

Ten S, Bhangoo A, Buettner C. Tirzepatide for congenital generalized lipodystrophy. N Engl J Med. 2025;392(7):717-9.

Parte 6

# Suprarrenais e Gônadas

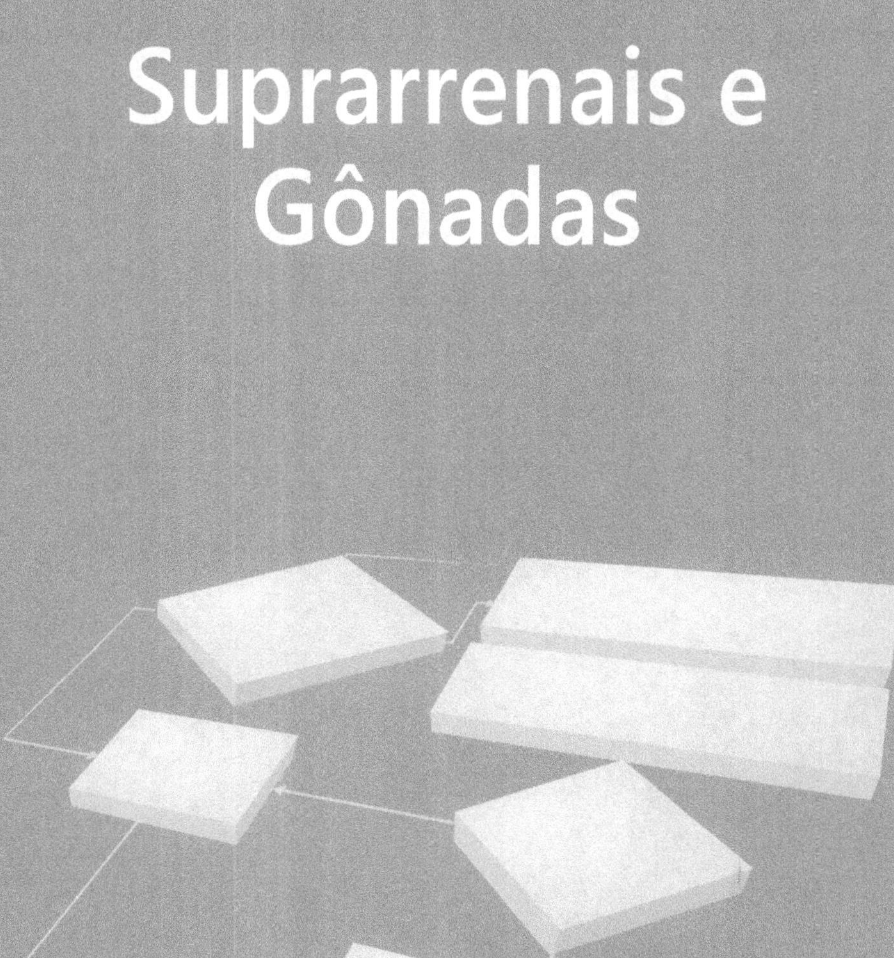

Capítulo 61

# Hipertensão Endócrina

Wesdrey Dantas Fernandes ▪ Ítalo Sérgio da Silveira Arruda ▪ Luiz Henrique Maciel Griz ▪ Francisco Bandeira

## INTRODUÇÃO

A hipertensão arterial sistêmica (HAS) afeta 10 a 40% da população geral e é o principal fator de risco para morte prematura no mundo. Na maioria dos adultos, a HAS é primária (essencial ou idiopática), mas uma causa específica pode ser identificada em 5 a 10% dos pacientes hipertensos (HAS secundária). Quando se considera o grupo de pacientes com HAS resistente, essa prevalência é ainda maior (até 30%). Em crianças, a prevalência de HAS secundária é superior a 50%.

O diagnóstico precoce da HAS secundária constitui uma oportunidade única no que diz respeito à cura da HAS ou no melhor controle dos níveis pressóricos e redução de desfechos cardiovasculares adversos, quando o tratamento específico direcionado à causa da HAS é instituído.

Algumas pistas clínicas devem alertar o médico acerca da possibilidade de HAS secundária: aumento agudo dos níveis pressóricos em paciente previamente controlado, início precoce de HAS (antes dos 30 anos) em pacientes sem outros fatores de risco (obesidade, síndrome metabólica etc.), HAS resistente, HAS grave/emergências hipertensivas (pressão arterial [PA] > 180/110 mmHg), ausência de descenso noturno da PA na monitoração ambulatorial da pressão arterial (MAPA) de 24 h.

Endocrinopatias constituem etiologia frequente de HAS secundária. A HAS pode ser a apresentação clínica inicial de pelo menos 15 distúrbios endócrinos, apresentados no Quadro 61.1. O Quadro 61.2 traz as causas não endócrinas.

## GENÉTICA DA HIPERTENSÃO ARTERIAL

Mais de 900 variantes genéticas têm sido associadas à HAS como um traço poligênico. Entretanto, algumas formas raras de HAS, a maior parte delas associada a alguma disfunção endócrina

**QUADRO 61.1** Causas endócrinas de hipertensão arterial.

| **Causas adrenais relacionadas a excesso de mineralocorticoides** |
|---|
| Hiperaldosteronismo primário |
| Hiperplasia adrenal congênita:<br>• Deficiência de 11-beta-OH (genética ou adquirida induzida pelo posaconazol)<br>• Deficiência de 17-alfa-OH (genética ou adquirida induzida pela abiraterona) |
| Tumor produtor de desoxicorticosterona |
| Síndrome de excesso aparente de mineralocorticoides/deficiência de 11-beta-HSD tipo 2<br>• Genética<br>• Adquirida:<br>▪ Ingestão excessiva de alcaçuz, carbenoxolona e toranja, uso de posaconazol<br>▪ Síndrome de Cushing ACTH-independente |
| Mutação ativadora de receptor mineralocorticoide (síndrome de Geller) |
| **Causas adrenais relacionadas a excesso de glicocorticoides** |
| Síndrome de Cushing ACTH-independente |
| Resistência primária generalizada a glicocorticoides |
| **Causas adrenais relacionadas a excesso de catecolaminas** |
| Feocromocitoma e paraganglioma simpático |
| **Causas hipofisárias** |
| Síndrome de Cushing ACTH-dependente: doença de Cushing e secreção ectópica de ACTH |
| Acromegalia |
| **Causas paratireoidianas** |
| Hiperparatireoidismo |

(continua)

**QUADRO 61.1** Causas endócrinas de hipertensão arterial. (*Continuação*)

| Causas tireoidianas |
|---|
| Hipotireoidismo |
| Hipertireoidismo |
| **Outras causas** |
| Obesidade/resistência à insulina |
| Hipercalcemia independente do PTH |

ACTH: hormônio adrenocorticotrófico; PTH: paratormônio.

**QUADRO 61.2** Causas não endócrinas de hipertensão arterial.

| Causas renais |
|---|
| Hipertensão renovascular |
| Doenças do parênquima renal |
| Pseudo-hipoaldosteronismo tipo 2 (síndrome de Gordon) |
| Tumor secretor de renina |
| Síndrome de Liddle |
| **Outras causas** |
| Apneia obstrutiva do sono |
| Coarctação da aorta |
| Hipertensão relacionada ao uso de medicações |
| Pré-eclâmpsia/eclâmpsia |
| Neurogênica (hipertensão intracraniana) |
| Síndrome de hipertensão e braquidactilia |

abordada neste capítulo, possuem mutações genéticas germinativas isoladas (HAS monogênica) que seguem um padrão de herança mendeliana. A Tabela 61.1 resume as características genéticas e as consequências fisiopatológicas correspondentes para cada gene defeituoso.

## CLASSIFICAÇÃO FENOTÍPICA DA HIPERTENSÃO ARTERIAL

A HAS pode ser categorizada de acordo com os níveis e/ou atividade de renina sérica em: HAS com renina alta; HAS com renina normal; e HAS com renina suprimida. É no último grupo em que a maior parte das doenças abordadas neste capítulo está incluída.

A HAS hiporreninêmica está presente em 1 entre 4 pessoas com HAS. É definida como HAS com atividade plasmática de renina < 0,5 a 1 ng/mℓ/h, equivalente à concentração sérica de renina < 4 a 12 mU/ℓ. Pode ser subdivida em 2 grupos: HAS hiporreninêmica com aldosterona sérica normal/alta e HAS hiporreninêmica com aldosterona suprimida.

Em uma coorte australiana de 261 indivíduos com diagnóstico de HAS atendidos na atenção primária, foi realizado rastreio de hiperaldosteronismo primário antes do início de quaisquer anti-hipertensivos. Indivíduos que apresentavam aumento da relação entre a aldosterona e a renina foram submetidos a testes confirmatórios de hiperaldosteronismo primário. Em caso de teste confirmatório positivo, o participante era classificado como portador de hiperaldosteronismo primário. Em caso de teste confirmatório negativo, era classificado como portador de HAS hiporreninêmica. Nessa coorte, foi evidenciada prevalência de 69 (26,4%) pacientes classificados como HAS hiporreninêmica, 136 (51,9%) pacientes tinham HAS com renina normal e 47 (18%) tiveram diagnóstico de hiperaldosteronismo primário. Caso esses dados sejam reproduzidos em outros estudos, é possível que muitos casos de HAS, hoje classificados como primária/essencial, poderiam ser reclassificados para HAS hiporreninêmica, caso a dosagem de renina fosse adotada como exame de rotina na ocasião do diagnóstico da HAS.

As causas de HAS hiporreninêmica compartilham componentes fisiopatológicos da hipertensão arterial em comum: aumento de reabsorção tubular de sódio e expansão da volemia extracelular. Em geral, são características secundárias à atividade exacerbada do receptor mineralocorticoide. A síndrome de Liddle, entretanto, apresenta achados que mimetizam atividade mineralocorticoide exacerbada, apesar de a atividade do receptor mineralocorticoide estar reduzida.

A Tabela 61.2 descreve o diagnóstico diferencial da hipertensão hiporreninêmica de acordo com os níveis séricos de potássio e aldosterona.

**TABELA 61.1** Principais mutações associadas à hipertensão arterial sistêmica (HAS) monogênica.

| Doença | Padrão de herança | Gene defeituoso | Consequência fisiopatológica |
|---|---|---|---|
| Hiperaldosteronismo familiar tipo 1 | AD | *CYP11B1 / CYP11B2* (gene quimérico) | Produção ectópica de aldosterona regulada pelo ACTH |
| Hiperaldosteronismo familiar tipo 2 | AD | *CLNCN2* | Canal de cloreto ClC-2 defeituoso |
| Hiperaldosteronismo familiar tipo 3 | AD | *KCNJ5* | Canal de potássio retificador interno Kir3.4 defeituoso |
| Hiperaldosteronismo familiar tipo 4 | AD | *CACNA1H* | Canal de cálcio regulado por voltagem defeituoso |
| Síndrome de hiperaldosteronismo primário com convulsões e anormalidades neurológicas* | AD | *CACNA1D* | Canal de cálcio regulado por voltagem defeituoso |
| Deficiência da 11-beta-OH | AR | *CYP11B1* | Excesso de mineralocorticoides e hiperandrogenismo dependentes de ACTH |
| Deficiência da 17-alfa-OH | AR | *CYP17A1* | Excesso de mineralocorticoides dependente de ACTH e deficiência de esteroides sexuais |
| Síndrome de excesso aparente de mineralocorticoides | AR | *HSD11B2* | Excesso de atividade mineralocorticoide |
| Síndrome de Geller | AD | *NR3C2* | Ativação de receptor mineralocorticoide por esteroides atípicos (progesterona) |
| Síndrome de Chrousos | AD ou AR | *NR3C1* | Resistência generalizada a glicocorticoides |
| Pseudo-hipoaldosteronismo tipo 2 | AD ou AR | *WNK1*<br>*WNK4*<br>*KLHL3*<br>*CUL3* | Cotransportador sódio-cloreto sensível a tiazídico defeituoso |
| Síndrome de Liddle | AD | *SCNN1A*<br>*SCNN1B*<br>*SCNN1G* | Hiperativação do canal de sódio epitelial (ENaC) |
| Feocromocitoma e paraganglioma familiares | AD | *RET*<br>*VHL*<br>*NF1*, dentre outros | Tumores secretores de catecolaminas |
| Síndrome de hipertensão e braquidactilia (síndrome de Bilginturan) | AD | *PDE3A* | Aumento dos níveis de cAMP induzem a proliferação de músculo liso vascular |

*Hiperaldosteronismo familiar tipo 5.
AD: autossômico dominante; AR: autossômico recessivo.

**TABELA 61.2** Diagnóstico diferencial de hipertensão arterial sistêmica (HAS) hiporreninêmica.

| Possibilidades diagnósticas | Renina | Potássio | Aldosterona |
|---|---|---|---|
| Hiperaldosteronismo primário<br>HAS essencial | Baixa | Normal-baixo | Normal-alta |
| Pseudo-hipoaldosteronismo tipo 2 (síndrome de Gordon) | Baixa | Alto (com função renal normal) | Normal-baixa |

(continua)

TABELA 61.2 Diagnóstico diferencial de hipertensão arterial sistêmica (HAS) hiporreninêmica. (*Continuação*)

| Possibilidades diagnósticas | Renina | Potássio | Aldosterona |
|---|---|---|---|
| Síndrome de Liddle<br>Síndrome de excesso aparente de mineralocorticoides<br>Deficiência de CYP11B1<br>Deficiência de CYP17A1<br>Mutação ativadora do receptor mineralocorticoide<br>Resistência a glicocorticoide<br>Uso de AINH, inibidores da COX2<br>Heparina<br>Síndrome de Cushing<br>Tumor secretor de DOC<br>HAS essencial + ingesta muito alta de sal | Baixa | Normal-baixo | Baixa |

AINH: anti-inflamatório não hormonal; DOC: desoxicorticosterona.

A HAS com renina e aldosterona altas deve desencadear a investigação de causas de hiperaldosteronismo secundário, como HAS renovascular, uso de diuréticos, tumor secretor de renina, coarctação de aorta.

## HIPERALDOSTERONISMO PRIMÁRIO

O hiperaldosteronismo primário (HAP) corresponde a um grupo de doenças em que a produção de aldosterona é inapropriadamente alta para o *status* de sódio, sendo relativamente autônoma em relação aos principais reguladores da sua secreção (angiotensina II e concentração plasmática de potássio) e não supressível por sobrecarga de sódio. É a forma mais comum de hipertensão secundária, com prevalência estimada de 4% nos hipertensos da atenção primária e em torno de 10% dos pacientes hipertensos da atenção secundária. Em coortes de pacientes com hipertensão resistente, a prevalência de HAP é de aproximadamente 20%.

### Etiologia

Em geral, os adenomas produtores de aldosterona (APA) são responsáveis por cerca de 30 a 40% dos casos de HAP, e o hiperaldosteronismo idiopático (ou hiperplasia adrenal bilateral) por cerca de 60% dos casos.

Causas incomuns de HAP incluem hiperplasia adrenal unilateral, carcinoma produtor de aldosterona e formas hereditárias, como o HAP familiar, com cinco formas de apresentação, sendo uma delas responsiva ao uso de corticosteroide (tipo I) (ver Tabela 61.1). Aproximadamente 5% dos casos de HAP se apresentam como formas familiares, com padrão de herança autossômico dominante. As mutações patogênicas associadas a hiperaldosteronismo primário promovem, em última análise, aumento da expressão do *CYP11B2*, responsável pela produção da aldosterona sintase, por meio de dois mecanismos: induzindo despolarização celular ou proporcionando aumento direto do cálcio intracelular.

### Quadro clínico

É comum a presença de hipertensão moderada a grave, podendo ser precoce nas formas de HAP familiar. A hipopotassemia não é um achado comum, sendo encontrada em 9 a 37% dos pacientes com HAP (metade dos pacientes com APA e 17% daqueles com hiperaldosteronismo idiopático). Quando ocorre hipopotassemia, pode haver associação com parestesias, cãibras, fraqueza muscular e palpitações. Pode ocorrer diabetes insípido nefrogênico induzido pela hipopotassemia, resultando em poliúria, noctúria e polidipsia. Alcalose metabólica também pode ocorrer.

Sabe-se que os pacientes com HAP evoluem com maiores taxas de eventos cardiovasculares (p. ex., arritmias, infartos do miocárdio, acidente vascular encefálico [AVE] e mortalidade cardiovascular), mesmo quando comparados a pacientes da mesma idade, do mesmo sexo e com hipertensão essencial com níveis pressóricos pareados. O HAP é associado a hipertrofia ventricular esquerda, fibrose e necrose do miocárdio; inflamação perivascular, disfunção endotelial; isquemia glomerular, esclerose e fibrose mesangial. Além disso, há evidência da participação da aldosterona na patogênese da síndrome metabólica, reduzindo a sensibilidade à insulina pela ativação do estresse oxidativo e inflamação, ao comprometer a sinalização do receptor de insulina e inibição do transporte de glicose.

## Rastreamento

A Endocrine Society, em sua diretriz de manejo de HAP publicada em 2016, recomenda o rastreio nas seguintes situações:

- HAS com níveis de PA persistentemente acima de 150/100 mmHg
- HAS resistente, definida como HAS não controlada a despeito do uso de três medicamentos anti-hipertensivos de classes diferentes (incluindo um diurético)
- HAS controlada (< 140/90 mmHg) com quatro ou mais anti-hipertensivos
- HAS e hipopotassemia espontânea ou induzida por diuréticos
- HAS e incidentaloma adrenal
- HAS e apneia obstrutiva do sono
- HAS e história familiar de hipertensão de início precoce ou de AVE em idade jovem (< 40 anos)
- Todos os parentes de primeiro grau de pacientes com HAP que sejam hipertensos.

Recentemente, a Diretriz de Hipertensão da Sociedade Europeia de Cardiologia (2024) passou a recomendar o rastreio de HAP em todos os adultos com HAS confirmada (PA ≥ 140/90 mmHg).

## Diagnóstico

### *Teste de triagem*

A relação entre a aldosterona plasmática e a atividade plasmática de renina (RAR) tem sido o teste mais utilizado para triagem do HAP. É mais sensível quando as amostras são coletadas pela manhã, depois de os pacientes terem saído da cama por pelo menos 2 h, geralmente após terem ficado sentados por 5 a 15 min. Recomenda-se a ingesta de sal de maneira irrestrita antes do teste. A hipopotassemia, caso presente, deve ser corrigida, já que níveis reduzidos de potássio podem diminuir a concentração de aldosterona e resultar em falso-negativo.

Em particular, os antagonistas dos receptores de mineralocorticoides (espironolactona, eplerenona) e os inibidores do canal de sódio epitelial (amilorida e triantereno) devem ser retirados durante pelo menos 4 semanas antes do teste de RAR. Em muitos casos, a RAR pode ser interpretada apesar do efeito de medicações mantidas ou de outras condições subótimas de teste, evitando o atraso no diagnóstico e/ou permitindo que o paciente prossiga diretamente para o teste confirmatório ou de exclusão. Se necessário para manter o controle da hipertensão, deve-se administrar medicamentos que tenham menor efeito sobre o resultado da RAR. Algumas opções são:

- Verapamil de liberação prolongada: 80 a 120 mg, 2 vezes/dia
- Hidralazina: dose inicial de 12,5 mg, 2 vezes/dia (associar primeiro verapamil para evitar taquicardia reflexa)
- Prazosina: dose inicial de 0,5 a 1 mg, 2 a 3 vezes/dia
- Doxazosina: dose inicial de 1 a 2 mg, 1 vez/dia.

Nos casos em que não for possível suspender medicações potencialmente interferentes no sistema renina-angiotensina-aldosterona, deve-se levar em conta os efeitos conhecidos da medicação ao interpretar o resultado. Por exemplo, os diuréticos tiazídicos estimulam a secreção de renina e os inibidores da enzima conversora da angiotensina (IECA) e bloqueadores de receptor de angiotensina 2 (BRA2) reduzem a secreção de aldosterona. Portanto, o achado de baixa atividade de renina e elevadas concentrações de aldosterona plasmáticas, em um paciente usando tiazídico e IECA/BRA, torna o diagnóstico de HAP muito provável. A Tabela 61.3 esquematiza condições, medicações e seus respectivos efeitos sobre a aldosterona sérica, renina sérica e relação entre a aldosterona e a renina.

A atividade de renina plasmática encontra-se tipicamente suprimida, < 1 ng/mℓ/h. Uma concentração mínima de aldosterona de 15 ng/dℓ tem sido proposta como parte dos critérios de triagem positiva.

TABELA 61.3 Efeito de condições e medicações sobre a aldosterona, renina e relação entre a aldosterona e a renina.

| | Efeito sobre a aldosterona | Efeito sobre a renina | Efeito sobre a relação entre a aldosterona e a renina |
|---|---|---|---|
| Hipopotassemia | ↓ | →↑ | ↓ (FN) |
| Ingesta de potássio | ↑ | →↑ | ↑ |
| Restrição de sódio | ↑ | ↑↑ | ↓ (FN) |
| Ingesta de sódio | ↓ | ↓↓ | ↑ (FP) |
| Betabloqueadores | ↓ | ↓↓ | ↑ (FP) |
| Alfa-2-agonistas centrais (clonidina, metildopa) | ↓ | ↓↓ | ↑ (FP) |
| AINH | ↓ | ↓↓ | ↑ (FP) |
| Diuréticos não poupadores de potássio | →↑ | ↑↑ | ↓ (FN) |
| Diuréticos poupadores de potássio | ↑ | ↑↑ | ↓ (FN) |
| IECA | ↓ | ↑↑ | ↓ (FN) |
| Bloqueadores de receptor de angiotensina 2 | ↓ | ↑↑ | ↓ (FN) |
| Bloqueadores de canais de cálcio di-hidropiridínicos | →↓ | ↑ | ↓ (FN) |
| Inibidores da renina | ↓ | ↓↑ | ↑ (FP) / ↓ (FN) |
| Contraceptivos orais contendo estrógeno | → | ↓ | ↑ (FP) |
| Inibidores do SGLT-2 | → | ↑ | ↓ (FN) |
| Envelhecimento | ↓ | ↓↓ | ↑ (FP) |
| Gênero (mulheres na menacme em relação a homens) | →↑ | ↓ | ↑ (FP) |
| Gestação | ↑ | ↑↑ | ↓ (FN) |
| Doença renal crônica | → | ↓ | ↑ (FP) |
| HAS renovascular ou HAS maligna | ↑ | ↑↑ | ↓ (FN) |

AINH: anti-inflamatório não hormonal; FN: falso-negativo; FP: falso-positivo; HAS: hipertensão arterial sistêmica; IECA: inibidores da enzima conversora da angiotensina.
Interpretação do teste: ao medir a aldosterona plasmática em ng/dℓ e a atividade de renina plasmática em ng/mℓ/h, o ponto de corte de 30 da RAR é o mais adotado para considerar a triagem de HP positiva. Valores < 20 tornam o diagnóstico improvável.

Em estudo retrospectivo, a combinação de RAR > 30 e aldosterona plasmática > 20 ng/dℓ teve sensibilidade de 90% e especificidade de 91% para o diagnóstico de APA. Na experiência da clínica Mayo, foi encontrada RAR > 20 e aldosterona plasmática > 15 ng/dℓ em mais de 90% dos pacientes com APA cirurgicamente confirmados. Quando se utiliza a dosagem direta da renina no sangue, a relação entre a aldosterona (em ng/dℓ) e a renina (em mU/ℓ) geralmente é superior a 2,5.

### *Testes confirmatórios*

Pacientes com RAR positiva são submetidos a um ou mais testes confirmatórios para confirmar ou excluir definitivamente o diagnóstico. No entanto, quando há hipopotassemia espontânea, renina plasmática abaixo dos níveis de detecção, aldosterona sérica > 20 ng/dℓ, não há necessidade de testes confirmatórios, podendo-se progredir diretamente para os testes de imagem.

### *Teste da infusão salina*

- Deixar o paciente em posição reclinada por pelo menos 1 h antes e durante a infusão de 2 ℓ de solução salina a 0,9% por 4 h, iniciando entre 8 e 9h30 da manhã. Não é indicado em pacientes com insuficiência cardíaca congestiva (ICC), hipertensão não controlada e insuficiência renal dialítica

- Dosar renina, aldosterona, cortisol e potássio plasmáticos no tempo zero e após 4 h, com o monitoramento contínuo de PA e frequência cardíaca (FC). A concentração plasmática de cortisol pós-infusão deve ser menor que o valor basal (para excluir potencial efeito confundidor de hormônio adrenocorticotrófico [ACTH]). Caso contrário, indica-se repetição do teste
- Interpretação: os níveis plasmáticos de aldosterona pós-infusão < 5 ng/dℓ tornam o diagnóstico de HAP improvável, enquanto níveis acima de 10 ng/dℓ são sinal de HAP muito provável. Valores entre 5 e 10 ng/dℓ são indeterminados.

### *Teste da sobrecarga oral de sódio*

- Aumentar a ingestão de cloreto de sódio (NaCl) para 6 g/dia durante 3 dias, sendo confirmada pela aferição do sódio urinário de 24 h
- Suplementar adequadamente potássio com cloreto de potássio (KCl) de liberação lenta para manter a potassemia dentro da faixa de normalidade
- Medir a aldosterona urinária na coleta de urina de 24 h da manhã do dia 3 até a manhã do dia 4
- Interpretação: o HAP é improvável se a aldosterona urinária for < 10 μg/24 h, na ausência de doença renal. Excreção urinária de aldosterona > 12 a 14 μg/24 h torna o HAP altamente provável.

### *Teste da supressão com fludrocortisona*

- Administrar 0,1 mg de fludrocortisona via oral (VO) a cada 6 h por 4 dias + KCl de liberação lenta VO (a cada 6 h em doses suficientes para manter potassemia próxima a 4 mEq/ℓ) + suplementação de NaCl nas refeições objetivando uma taxa de excreção urinária de sódio de pelo menos 3 mmol/kg de peso corporal
- Dosar (no dia 4) a aldosterona plasmática e a atividade da renina plasmática às 10 h da manhã com o paciente sentado + cortisol plasmático às 7 e às 10 h da manhã
- Interpretação: a aldosterona plasmática > 6 ng/dℓ no dia 4 às 10 h da manhã confirma HAP, desde que a atividade plasmática de renina (APR) seja < 1 ng/mℓ/h e a concentração plasmática de cortisol seja menor do que o valor obtido às 7 h da manhã (para excluir um fator de confusão do ACTH).

### *Teste do captopril*

- Administrar 25 a 50 mg de captopril VO (manter paciente sentado ou em pé por pelo menos 1 h antes da administração)
- Dosar aldosterona plasmática, atividade da renina plasmática e cortisol sérico no tempo zero e 1 ou 2 h após o uso do captopril, com o paciente sentado durante esse período
- Interpretação: em pacientes normais, a aldosterona plasmática é geralmente suprimida pelo captopril (> 30%). Em pacientes com HAP, a aldosterona permanece elevada (> 12 ng/dℓ) e a APR permanece suprimida. Ocasionalmente, os pacientes com HAP idiopático podem evoluir com alguma diminuição dos níveis de aldosterona, ao contrário dos pacientes com APA.

## Exames para definição etiológica

### *Tomografia computadorizada de abdome*

É o exame de imagem inicial de escolha. O APA aparece geralmente como pequeno nódulo hipodenso < 2 cm de diâmetro. No HAP idiopático, as adrenais podem estar normais ou apresentarem alterações nodulares. Os carcinomas adrenais produtores de aldosterona têm quase sempre > 4 cm de diâmetro e, como a maioria dos carcinomas adrenocorticais, têm um fenótipo de imagem suspeito na tomografia computadorizada (TC).

### *Cateterismo de veias adrenais*

Quando o tratamento cirúrgico é viável e desejado pelo paciente, o cateterismo (não carcinoma) de veias adrenais (CVA) deve ser realizado para distinguir entre doença adrenal unilateral e bilateral, pois é o método mais acurado para tal. Um paciente com HAP idiopático pode ter o diagnóstico errado de APA em caso de incidentaloma adrenal. APA de 3 a 4 mm podem não ser identificados na TC, e pacientes com APA unilateral podem ter nódulos bilaterais na TC (um incidentaloma e outro hipersecretor de aldosterona). Pacientes mais jovens (idade < 35 anos, pois incidentalomas são incomuns em pacientes jovens) com hipopotassemia espontânea, aldosterona aumentada e lesão adrenal unilateral com características radiológicas sugestivas de adenoma cortical na TC podem não precisar de CVA antes de proceder à adrenalectomia unilateral.

- 1º passo: infundir 1 ampola de cortrosina (250 mg), diluída em soro fisiológico 5% 500 mℓ, em uma vazão de 50 mg/h (ou seja, 100 mℓ/h) 30 min antes da cateterização da veia adrenal e continuar a infusão durante todo o procedimento
- 2º passo: puncionar as veias adrenais através das veias femorais. A cateterização da veia adrenal direita é mais difícil, pois seu ângulo é agudo ao desembocar diretamente na veia cava inferior, além de ser mais curta que a veia adrenal esquerda, que desemboca na veia renal esquerda
- 3º passo: dosar as concentrações de cortisol das veias adrenais e veias periféricas para confirmar o sucesso do cateterismo, por meio do cálculo do índice de seletividade (cortisol na veia adrenal/cortisol em veia periférica). O índice de seletividade é tipicamente superior a 5:1 com o protocolo de infusão contínua de cortrosina e mais de 2:1 sem utilização de cortrosina
- 4º passo: quando for confirmado o posicionamento adequado do cateter na veia adrenal, deve-se calcular o índice de lateralização, que avalia a relação entre a aldosterona e o cortisol entre as duas veias adrenais. A relação entre a aldosterona e o cortisol também é conhecida como aldosterona normatizada, já que há a correção da aldosterona para a concentração de cortisol, a fim de corrigir os efeitos de diluição do sangue que vem da veia frênica inferior em direção à veia adrenal esquerda. Com a administração contínua de cortrosina, um índice de lateralização > 4:1 (ou > 2:1 em casos em que não se utilizou infusão de cortrosina) indica excesso de aldosterona unilateral. Já uma razão < 3:1 é sugestiva de hipersecreção bilateral de aldosterona. Com esses pontos de corte, o CVA para diferenciação de APA ou HP idiopático tem sensibilidade de 95% com especificidade de 100%. Pacientes com índices de lateralização entre 3:1 e 4:1 podem ter doença unilateral ou bilateral, e os resultados do CVA devem ser interpretados com cautela, em conjunto com o quadro clínico, TC, exames complementares e, se possível, repetição do CVA.

### *Teste da postura ereta*

Pouco utilizado, tem como base o achado de que a concentração de aldosterona plasmática em pacientes com APA apresenta pouca variação após aumento da angiotensina II que ocorre quando o paciente fica em ortostase, enquanto no HAP idiopático, a postura ereta aumenta consideravelmente a aldosterona plasmática.

### *Testes genéticos*

É indicada avaliação genética para identificação de formas familiares de HAP quando o indivíduo apresentar diagnóstico de HAP em idade precoce (< 30 anos), principalmente se houver história familiar de HAP e/ou antecedente pessoal de AVE em idade inferior a 40 anos. Os casos de HAP devem ser submetidos a tratamento clínico, uma vez que as mutações envolvidas (germinativas) estão presentes nas duas glândulas adrenais. As mutações presentes no HAP familiar são descritas na Tabela 61.1.

### *Estratégias alternativas ao cateterismo de veias adrenais*

Por ser procedimento de alto custo, laborioso e pouco disponível, alternativas ao uso do CVA como ferramentas para subtipagem do HAP seriam bem-vindas. Alguns radiofármacos vêm sendo desenvolvidos para essa finalidade. O PET-CT com o C11-metomidato e Gallium-68-Pentixafor (liga-se ao receptor quimiocina tipo 4 [CXCR4], presente nos adenomas produtores de aldosterona) demonstraram acurácia semelhante ao cateterismo seletivo das veias adrenais para coleta da aldosterona.

## Tratamento

Recomenda-se adrenalectomia laparoscópica unilateral para pacientes com HAP unilateral documentado. Se um paciente não puder ou não desejar se submeter à cirurgia, recomenda-se o uso de antagonistas de receptor mineralocorticoide.

A adrenalectomia unilateral induz redução significativa e sustentada do índice de massa ventricular esquerda, causando melhora da disfunção diastólica, além de diminuição da espessura da íntima média da carótida em pacientes com HAP unilateral.

Antes da cirurgia, deve-se controlar a hipertensão e a hipopotassemia, com antagonista mineralocorticoide, objetivando aumento dos níveis de renina e potássio, reduzindo o risco de hipoaldosteronismo hiporreninêmico no pós-operatório, já que a adrenal contralateral está com atividade suprimida.

Geralmente, os níveis pressóricos normalizam-se ou apresentam melhora máxima em 1 a 6 meses após a adrenalectomia unilateral para APA, mas podem continuar a cair por até 1 ano em alguns pacientes.

A hiperplasia adrenal bilateral deve ser tratada com antagonista mineralocorticoide (espironolactona, eplerenona, canrenona, canrenoato de potássio). A espironolactona (50 a 400 mg/dia) reduz os níveis pressóricos, bem como a necessidade de medicamentos anti-hipertensivos. Inicia-se 50 mg, 1 vez/dia, com aumento de 50 mg a cada 3 a 4 semanas, conforme necessário.

A eplerenona é um antagonista de receptor mineralocorticoide mais novo e seletivo, sem os efeitos antiandrogênico e progestogênico, comuns com a espironolactona, o que reduz a frequência de efeitos colaterais, como ginecomastia, diminuição da libido, irregularidade menstrual e sensibilidade mamária. Uma das suas desvantagens é o alto custo. A dose inicial é de 50 mg a cada 12 h, com dose máxima de 200 a 300 mg em 24 h, dividida em 2 a 3 tomadas por dia.

Inibidores do canal de sódio epitelial (amilorida, triantereno) podem ser indicados em caso de intolerância a antagonistas de receptor mineralocorticoides.

Inibidores da aldosterona sintase, como osilodrostate, baxdrostate e lorundrostate, poderão ser opções de tratamento clínico do HAP no futuro.

Outros fármacos, como a canrenona e o canrenoato de potássio não estão disponíveis no Brasil.

A dexametasona em baixas doses é o tratamento de escolha para o HAP familiar tipo I.

### Acompanhamento

O tipo de acompanhamento do paciente com HAP depende principalmente da modalidade de tratamento instituída (adrenalectomia unilateral *versus* tratamento clínico).

Por questões éticas, não existem ensaios clínicos randomizados comparando a eficácia do tratamento clínico em relação ao tratamento cirúrgico. Porém, alguns estudos observacionais demonstraram melhores desfechos, necessidade de doses mais baixas ou de menor número de medicamentos anti-hipertensivos nos pacientes submetidos a cirurgia. Sugerimos a seguinte abordagem no seguimento desses pacientes:

- Pacientes submetidos a tratamento clínico: dosar potássio, renina e creatinina plasmáticos; acompanhar a pressão arterial em 1 mês, depois 6 meses e, a partir de então, anualmente após o início do tratamento
- Pacientes submetidos a tratamento cirúrgico: dosar potássio e creatinina plasmáticos, acompanhar a pressão arterial no primeiro e no segundo dias de pós-operatório. Acrescentar dosagem plasmática de renina e aldosterona em 1 mês, 6 meses e, a partir de então, anualmente, após a adrenalectomia.

## OUTRAS CAUSAS DE HIPERTENSÃO ARTERIAL SISTÊMICA SECUNDÁRIA A HIPERATIVAÇÃO MINERALOCORTICOIDE

As condições descritas na Tabela 61.4 devem ser lembradas quando um paciente apresenta HAS, hipopotassemia espontânea e baixos níveis de aldosterona e renina. Esses distúrbios têm em comum um exacerbado efeito mineralocorticoide que não é promovido por excesso de aldosterona. Enquanto no HAP, as consequências fisiopatológicas são secundárias à ativação do receptor mineralocorticoide pela aldosterona, nas condições discutidas neste tópico, o efeito mineralocorticoide é impulsionado pelo cortisol ou pela desoxicorticosterona (DOC).

### Hiperplasia adrenal congênita

Corresponde a um grupo de distúrbios autossômicos recessivos causados por defeitos enzimáticos na esteroidogênese adrenal, que resultam na secreção

**TABELA 61.4** Perfil laboratorial de pacientes com hipertensão arterial sistêmica (HAS) secundária a hiperativação mineralocorticoide (excluindo o hiperaldosteronismo primário [HAP]).

| Doença | Cortisol livre em urina 24 h | Relação cortisol/ cortisona séricos e/ou urinários | DOC | 11-desoxicortisol | Androstenediona | SDHEA |
|---|---|---|---|---|---|---|
| Deficiência da 11-beta-OH | ↓ | – | ↑↑↑ | ↑↑↑ | ↑↑↑ | ↑↑↑ |
| Deficiência da 17-alfa-OH | ↓ | – | ↑ | ↑ | ↓ | ↓ |
| Tumor produtor de DOC | – | – | ↑↑↑ | – | – | – |
| Resistência primária ao cortisol | ↑↑ | – | ↑ | ↑ | ↑ | ↑ |
| Síndrome de excesso aparente de mineralocorticoides | ↑↑↑↑ | ↑↑↑↑ | ↑ | – | – | – |

DOC: desoxicorticosterona; SDHEA: sulfato de desidroepiandrosterona.

deficiente de cortisol. A deficiência mais comum é a de 21-OH (90% dos casos), que não resulta em hipertensão. Já as deficiências de 11-beta-OH ou 17-alfa-OH causam hipertensão e hipopotassemia pela hipersecreção do mineralocorticoide DOC que, por *feedback*, promove redução da secreção de renina e aldosterona.

### *Deficiência de 11-beta-OH*

Corresponde a 5% de todos os casos de hiperplasia adrenal congênita (HAC). Prejudica a conversão de DOC em corticosterona resultando em altos níveis de DOC e 11-desoxicortisol; o acúmulo desses substratos resulta em níveis aumentados de andrógenos adrenais.

#### Quadro clínico

Aproximadamente dois terços dos pacientes têm hipertensão leve a moderada. Geralmente, as meninas afetadas evoluem na infância com hipertensão, hipopotassemia, acne, hirsutismo e virilização; os meninos apresentam hipertensão, hipopotassemia e puberdade pseudoprecoce.

#### Rastreamento

Solicitar DOC, 11-desoxicortisol, androstenediona, testosterona e sulfato de desidroepiandrosterona (SDHEA). Em geral, todos estão com valores aumentados.

### *Deficiência de 17-alfa-OH*

A 17-alfa-OH é essencial para a síntese do cortisol e dos hormônios gonadais. De ocorrência mais rara, sua deficiência resulta na diminuição da produção de cortisol e dos esteroides sexuais.

#### Quadro clínico

Os pacientes 46 XY do sexo masculino apresentam pseudo-hermafroditismo ou fenótipo feminino, enquanto as pacientes do sexo feminino 46 XX apresentam amenorreia primária. Devem-se rastrear crianças, adolescentes e adultos jovens que apresentam hipertensão e hipopotassemia espontânea e baixos níveis de aldosterona e renina. A suspeita para essa mutação deve ser maior no cenário de amenorreia primária e pseudo-hermafroditismo.

#### Rastreamento

Solicitar androstenediona, testosterona, SDHEA, 17-hidroxiprogesterona, aldosterona e cortisol: todos devem ser baixos ou no quartil inferior de suas respectivas faixas de normalidade. As concentrações plasmáticas de DOC e corticosterona situam-se acima do limite superior de normalidade (LSN) dos respectivos intervalos de referência.

## Síndrome de excesso aparente de mineralocorticoides

Essa síndrome é resultado da ação deficiente da enzima 11-beta-HSD tipo 2 (11βHSD2).

O receptor mineralocorticoide possui afinidade por glicocorticoides e por mineralocorticoides. A enzima 11βHSD2, entretanto, inativa, nos tecidos onde ela está presente, os glicocorticoides cortisol e corticosterona, impedindo, assim, a ativação do receptor mineralocorticoide por esses hormônios. A deficiência da 11βHSD2, congênita ou adquirida, permite que altos níveis de cortisol se acumulem e ativem receptores mineralocorticoides nos rins.

A deficiência adquirida da 11βHSD2 já foi relacionada à ingesta de alcacuz, carbenoxolona e posaconazol. A hipersecreção maciça de cortisol, principalmente na síndrome de Cushing por ACTH ectópico, satura a capacidade da enzima 11βHSD2, o que permite a ativação do receptor mineralocorticoide pelo cortisol.

### *Quadro clínico*

Tipicamente, pacientes com essa síndrome apresentam hipertensão arterial, hipopotassemia, alcalose metabólica, renina baixa, aldosterona baixa e cortisol sérico normal.

### *Rastreamento*

Solicitar relação cortisol/cortisona sérico ou em amostra de urina de 24 h, que encontra-se aumentada em 10 vezes acima do normal. Na síndrome de Cushing, os níveis séricos do DOC podem estar aumentados.

O diagnóstico correto de cada uma dessas doenças viabiliza a instituição do tratamento direcionado ao alvo fisiopatológico específico para cada doença. A Tabela 61.5 resume as opções de tratamento de escolha para cada uma das causas de HAS secundária até aqui abordadas.

## FEOCROMOCITOMA E PARAGANGLIOMA

O feocromocitoma é um tumor originado de células cromafins da medula adrenal que comumente produz uma ou mais catecolaminas: epinefrina, norepinefrina e dopamina. O paraganglioma é um tumor derivado de células cromafins extra-adrenais dos gânglios paravertebrais simpáticos do tórax, abdome e pelve. Também podem surgir de gânglios parassimpáticos localizados ao longo dos nervos glossofaríngeo e vago no pescoço e na base do crânio.

Uma particularidade desses tumores é sua forte influência genética. Os feocromocitomas e paragangliomas são considerados, na atualidade, os tumores que mais frequentemente têm origem atribuída a alguma mutação genética, seja ela somática ou germinativa. Cerca de 80% dos pacientes com feocromocitoma e paraganglioma apresentam mutações gênicas, que são divididas em 3 grupos:

**CLUSTER 1.** Subdividido em *cluster* 1A e 1B, inclui mutações que promovem ativação de vias de sinalização celular que induzem hipoxia.

**TABELA 61.5** Opções de escolha para tratamento das principais causas de hipertensão arterial sistêmica (HAS) hiporreninêmica.

| Doença | Tratamento clínico | Outras opções de tratamento |
|---|---|---|
| Hiperaldosteronismo esporádico unilateral | Não é a primeira opção de tratamento<br>Antagonistas de receptor mineralocorticoide nos casos com contraindicação a tratamento cirúrgico ou se preferência do paciente | Adrenalectomia unilateral (opção de escolha) |
| Hiperaldosteronismo esporádico bilateral | Antagonistas de receptor mineralocorticoide | – |
| Hiperaldosteronismo familiar tipo 1 | Glicocorticoides | Antagonistas de receptor mineralocorticoide podem ser associados a dexametasona para melhor controle da pressão arterial |
| Hiperaldosteronismo familiar tipo 2 | Antagonistas de receptor mineralocorticoide | Adrenalectomia em casos selecionados |
| Hiperaldosteronismo familiar tipo 3 | Antagonistas de receptor mineralocorticoide | Adrenalectomia em casos selecionados |

(*continua*)

TABELA 61.5 Opções de escolha para tratamento das principais causas de hipertensão arterial sistêmica (HAS) hiporreninêmica. (*Continuação*)

| Doença | Tratamento clínico | Outras opções de tratamento |
|---|---|---|
| Hiperaldosteronismo familiar tipo 4 | Antagonistas de receptor mineralocorticoide | Adrenalectomia em casos selecionados |
| Síndrome de hiperaldosteronismo primário com convulsões e anormalidades neurológicas | Antagonistas de receptor mineralocorticoide | Bloqueador de canal de cálcio |
| Deficiência da 11-beta-OH | Glicocorticoides | Adrenalectomia bilateral em casos não controlados |
| Deficiência da 17-alfa-OH | Glicocorticoides, esteroides sexuais | – |
| Síndrome de excesso aparente de mineralocorticoides | Antagonistas de receptor mineralocorticoide | Diuréticos tiazídicos para hipercalciúria |
| Síndrome de Liddle | Inibidores de canal de sódio epitelial (amilorida, triantereno) | – |
| Síndrome de Gordon | Diuréticos tiazídicos | – |
| Síndrome de Chrousos | Dexametasona | – |
| Síndrome de Geller | Diuréticos tiazídicos e inibidores de canal de sódio epitelial (amilorida, triantereno) | – |

Genes acometidos: *SDHx* (*SDHA, SDHB, SDHC, SDHD*), *SDHAF2, FH, MDH2, GOT2, SLC25A11, DLST, IDH1, VHL, EPAS1, EGLN1, EGLN2, IRP1*.

***CLUSTER* 2.** Inclui mutações de genes envolvidos nas vias de sinalização da tirosina-quinase. Genes acometidos incluem: *RET, NF1, HRAS, TMEM127, MAX, FGFR1*.

***CLUSTER* 3.** Inclui mutações de genes envolvidos nas vias de sinalização da Wnt. Gene acometido: *MAML3*.

Cada *cluster* apresenta características específicas no que diz respeito a fenótipo bioquímico, comportamento clínico e prognóstico a longo prazo. Alguns autores recomendam teste genético para todos os indivíduos com diagnóstico de feocromocitoma e paraganglioma, pois a determinação do *cluster* em que ele se encontra tem forte impacto positivo no manejo e nos desfechos do tumor.

Mutações germinativas são associadas a síndromes hereditárias: paragangliomas familiares (*SDHx, SDHAF2*), doença de von Hippel-Lindau (*VHL*), síndrome de Reed (*FH*), eritrocitose familiar (*EGLN1, EGLN2*), neoplasia endócrina múltipla tipos 2A e 2B (*RET*), neurofibromatose tipo 1 (*NF1*), feocromocitoma familiar (*TMEM127*).

## Quadro clínico

Quando presente, a tríade clássica de cefaleia, palpitações e sudorese profusa ocorre em períodos que duram de vários minutos a algumas horas. Há alívio completo dos sintomas entre os paroxismos, cuja frequência pode variar de várias vezes ao dia a algumas vezes por mês, ocorrendo espontaneamente ou provocada por uma variedade de fatores físicos ou químicos, como anestesia geral, manobras que aumentam a pressão intra-abdominal e medicamentos (corticosteroides, betabloqueadores, metoclopramida, antidepressivos tricíclicos).

A hipertensão arterial associada pode ser sustentada ou intermitente. Quando o diagnóstico ocorre em estágios pré-sintomáticos, a pressão arterial pode ser normal. Hipotensão ortostática pode ocorrer principalmente em tumores secretores de epinefrina e dopamina.

Existe a clássica regra dos 10% nos feocromocitomas: 10% evoluem sem hipertensão, 10% são extra-adrenais, 10% são extra-abdominais, 10%

são bilaterais, 10% são familiares, 10% são malignos, 10% ocorrem em crianças. Além de catecolaminas, os tumores podem secretar outros hormônios, como o ACTH, com manifestações da síndrome de Cushing; peptídeo vasoativo intestinal (VIP), resultando em diarreia e hipopotassemia. Pode ocorrer hipercalcemia tanto pela estimulação adrenérgica das paratireoides quanto pela secreção tumoral de proteína relacionada ao paratormônio (PTHrP).

Os tumores adrenais, em geral, produzem epinefrina e seu metabólito, metanefrina. A norepinefrina e seu metabólito (normetanefrina) podem ser sintetizadas por tumores adrenais, mas são o fenótipo bioquímico predominante de tumores extra-adrenais.

## Rastreamento

É indicado nas seguintes situações:

- Paroxismos de sinais e sintomas relacionados com excesso de catecolaminas (palpitações, diaforese, cefaleia, tremores, palidez)
- Resposta paradoxal da PA a medicamentos, incluindo anti-hipertensivos, cirurgia, anestesia ou trabalho de parto
- Hipertensão arterial resistente
- Hipertensão de início precoce (idade inferior a 20 anos)
- Incidentaloma adrenal com características não típicas para um adenoma benigno (com ou sem hipertensão)
- Diagnóstico prévio de feocromocitoma ou paraganglioma (com testes bioquímicos anuais para detectar doença recorrente)
- História familiar de feocromocitoma ou paraganglioma
- Característica sindrômica indicando uma síndrome hereditária relacionada com feocromocitoma (neoplasia endócrina tipo 2, neurofibromatose tipo 1, doença de von Hippel-Lindau)
- Miocardiopatia dilatada idiopática.

## Diagnóstico

### *Metanefrinas plasmáticas ou metanefrinas fracionadas urinárias*

São as formas biologicamente inativas derivadas das catecolaminas. Para a dosagem de metanefrinas plasmáticas (exame de escolha), é preferível o uso da cromatografia líquida com espectrometria de massas em *tandem*, por sua maior sensibilidade em comparação com os métodos de radioimunoensaio. O paciente deve estar na posição supina por pelo menos 30 min antes da coleta.

Algumas medicações podem causar elevação na dosagem de catecolaminas e metanefrinas, resultando em teste falso-positivo, como: inibidores da monoaminoxidase (IMAO), levodopa, tricíclicos, anfetaminas, buspirona, antipsicóticos, reserpina, retirada de clonidina, drogas ilícitas (cocaína, heroína) e etanol.

Metanefrinas plasmáticas em níveis superiores a 3 a 4 vezes o LSN ou níveis de metanefrinas fracionadas na urina de 24 h > 2 vezes o LSN são preditores altamente confiáveis da presença de feocromocitoma ou paraganglioma. Nesses casos, o risco de falso-positivo é muito baixo e deve-se prosseguir com exames de imagem.

### *Catecolaminas plasmáticas (epinefrina + norepinefrina + dopamina) associadas à dosagem de metanefrinas urinárias*

Podem ser utilizados caso o teste padrão-ouro (dosagem de metanefrinas plasmáticas) não esteja disponível. Valores de catecolaminas plasmáticas ≥ 2.000 pg/mℓ (com metanefrinas urinárias ≥ 1,8 μg/mg de creatinina/24 h) são compatíveis com feocromocitoma, enquanto níveis < 500 pg/mℓ (e com metanefrinas urinárias < 1,1 μg/mg de creatinina/24 h) afastam o diagnóstico.

Antidepressivos tricíclicos são as medicações que mais interferem na interpretação da dosagem de catecolaminas e metanefrinas urinárias. Devem ser descontinuados por pelo menos 2 semanas antes da coleta desses exames.

### *3-metoxitiramina plasmática*

A 3-metoxitiramina é um metabólito da dopamina. Sua dosagem sérica pode ser útil no diagnóstico dos raros tumores secretores de dopamina, de localização extra-adrenal, principalmente em base de crânio e pescoço. Sua dosagem pode estar falsamente aumentada quando a coleta de sangue não é realizada após jejum adequado.

### *Cromogranina A*

É uma glicoproteína estocada e secretada com as catecolaminas nas vesículas de terminais nervosos simpáticos. Seus níveis séricos estão aumentados em 80% dos pacientes com feocromocitoma. Entretanto, tem baixa especificidade para feocromocitoma (em torno de 50%).

### *Testes confirmatórios*

#### Teste supressivo com clonidina

Pode ser utilizado em pacientes hipertensos com catecolaminas pouco elevadas (1.000 a 2.000 pg/mℓ) e metanefrinas urinárias entre 1,1 e 1,8 μg/mg de creatinina/24 h. A clonidina é um agonista dos receptores alfa-2-adrenérgicos que inibe a liberação neuronal de norepinefrina em pacientes sem feocromocitoma ou paraganglioma, mas não em pacientes com secreção tumoral autônoma de catecolaminas. Devem-se retirar betabloqueadores, diuréticos e antidepressivos tricíclicos pelo menos 48 h antes do teste, além de não ingerir café/chá e não fumar 24 h antes do exame.

O teste é realizado com o paciente em decúbito dorsal e é cancelado se a PA inicial for < 110/60 mmHg ou em pacientes com depleção de volume. Após 20 min em posição supina, uma primeira amostra de sangue é retirada. A clonidina é administrada por via oral em uma dose de 0,3 mg. A PA e a FC são medidas em intervalos regulares antes e durante o teste. Passadas 3 h da administração do medicamento, coleta-se nova amostra para dosagem de catecolaminas plasmáticas. As normetanefrinas plasmáticas também podem ser dosadas.

A ausência de queda das catecolaminas plasmásticas para < 500 pg/mℓ ou uma queda menor que 40% do valor basal é compatível com feocromocitoma ou paraganglioma.

#### Teste provocativo com glucagon

Pode ser utilizado em pacientes com clínica sugestiva de feocromocitoma, mas que se apresentam normotensos entre os paroxismos e/ou níveis de catecolaminas pouco elevados (500 a 1.000 pg/mℓ) e metanefrinas urinárias entre 1,1 e 1,3 μg/mg de creatinina/24 h.

Em pacientes portadores de feocromocitoma, o glucagon estimula a produção e a liberação de catecolaminas. Após a administração de glucagon 1 mg via intravenosa (IV), dosam-se as catecolaminas plasmáticas 1, 2 e 3 min após. O aumento de pelo menos 3 vezes nos níveis basais e/ou níveis > 2.000 pg/mℓ sugere feocromocitoma.

## Exames de imagem

### *Tomografia computadorizada*

Sugere-se como exame de primeira escolha. A TC tem excelente resolução, mas, assim como a ressonância magnética (RM), não tem alta especificidade. Na TC, os feocromocitomas e os paragangliomas podem ser homogêneos ou heterogêneos, necróticos com algumas calcificações, sólidos ou císticos. Entre 87 e 100% dos feocromocitomas e paragangliomas têm atenuação média > 10 unidades Hounsfield na TC sem contraste. O *washout* geralmente é tardio, podendo ser rápido em alguns casos.

### *Ressonância nuclear magnética*

Recomenda-se em: pacientes com feocromocitomas e paragangliomas metastáticos, para detecção de paragangliomas cervicais e de base do crânio; pacientes com clipes cirúrgicos que são evidenciados como artefatos na TC; pacientes com alergia ao contraste; pacientes nos quais a exposição à radiação deve ser limitada (mulheres grávidas, crianças, pacientes com mutações germinativas conhecidas e aqueles com exposição recente excessiva à radiação). É comum haver presença de hipersinal em T2 em relação ao parênquima hepático.

### *Cintilografia com I-metaiodobenzilguanidina*

Sugere-se o uso da cintilografia com metaiodobenzilguanidina (MIBG) em pacientes com feocromocitomas e paragangliomas metastáticos detectados por outras modalidades de imagem quando a radioterapia com $^{131}$I-MIBG é planejada ou quando os achados da TC ou RM são duvidosos. Também pode ser solicitada em pacientes com maior risco de doença metastática, como tamanho aumentado do tumor primário, localização extra-adrenal, multifocal ou recorrente.

Prescrever lugol 5 gotas via oral (VO), 3 vezes/dia, 24 h antes do exame e 5 dias após, para evitar a captação tireoidiana do MIBG.

### *18-FDG-PET/CT*

Nos pacientes com doença metastática, o 18-FDG-PET/CT é a modalidade de imagem preferida sobre a cintilografia com $^{123}$I-MIBG.

### *PET-CT com DOTATATE Ga-68*

O PET com radiotraçador Ga-68 DOTATATE, quando comparado com o 18-FDG-PET/CT em pacientes com feocromocitoma confirmado, detectou um número semelhante de lesões (96,2% no grupo DOTATATE *versus* 91,4% no grupo 18-F), mas com intensidade da captação do radiotraçador maior em comparação com o 18-FDG-PET/CT. Em razão de sua alta especificidade, conveniência e custo relativamente baixo, o DOTATATE PET/CT parece promissor como exame de primeira linha para a investigação de feocromocitoma/paraganglioma.

## Tratamento

Deve-se realizar o bloqueio adrenérgico para prevenir complicações cardiovasculares perioperatórias. O uso de bloqueadores dos receptores adrenérgicos alfa-1-seletivos (doxazosina 2 a 32 mg/dia, prazosina 1 a 20 mg/dia) foi associado a menor PAD pré-operatória, menor FC intraoperatória, menor tempo para recuperação hemodinâmica e menos efeitos adversos, como taquicardia e hipotensão sustentada no pós-operatório, quando comparado com bloqueadores adrenérgicos não seletivos (fenoxibenzamina e fentolamina).

Iniciar sempre com bloqueadores alfa-adrenérgicos e adicionar o betabloqueador (propranolol 20 a 40 mg a cada 8 h ou atenolol 25 a 50 mg/dia) somente 3 a 4 dias após, pois o uso de betabloqueadores (na ausência de uso prévio de bloqueador alfa-adrenérgico) pode desencadear crise hipertensiva grave, pois há estímulo dos alfarreceptores livres, induzindo a vasoconstrição. Com base em estudos retrospectivos, o objetivo é manter uma pressão arterial < 130/80 mmHg sentado e PAS > 90 mmHg em pé, com uma FC-alvo de 60 a 70 bpm sentado e 70 a 80 bpm em pé.

O tratamento também deve incluir dieta rica em sódio e ingesta abundante de líquidos para reverter a contração do volume sanguíneo induzida pelas catecolaminas no pré-operatório, evitando a hipotensão grave após a remoção do tumor. Evitar diuréticos no perioperatório. A adrenalectomia minimamente invasiva (p. ex., laparoscópica) é preferível para a maioria dos feocromocitomas adrenais. A ressecção aberta é reservada para feocromocitomas grandes (p. ex., > 6 cm) ou invasivos para garantir a ressecção completa do tumor e sua ruptura, evitando a recorrência local. Paragangliomas também devem ser manejados por ressecção aberta, mas a ressecção laparoscópica é uma opção para paragangliomas pequenos e não invasivos em locais favoráveis cirurgicamente.

## Acompanhamento

Metanefrinas plasmáticas ou urinárias devem ser testadas 2 a 6 semanas após a cirurgia para avaliar se houve ressecção completa do tumor e de forma anual ao longo da vida para avaliar a recorrência de doença ou surgimento de metástases.

# OUTRAS CAUSAS DE HIPERTENSÃO ENDÓCRINA

Mais detalhes sobre as patologias a seguir estão descritos nos capítulos correspondentes.

## Síndrome de Cushing

A hipertensão ocorre em 75 a 80% dos pacientes com síndrome de Cushing (SC), especialmente em pacientes com doença adrenal ou tumor ectópico produtor de ACTH. Os mecanismos da hipertensão incluem ativação do sistema renina-angiotensina-aldosterona pelo aumento da produção hepática de angiotensinogênio, com aumento da sensibilidade aos vasoconstritores endógenos (como a angiotensina II e a epinefrina), ativação de receptores mineralocorticoides pelo cortisol, aumento da produção de DOC e aumento do débito cardíaco.

São indicações de rastreamento de SC:

- Pacientes com hipertensão de início precoce (< 45 anos)
- Hipertensão resistente ou hipertensão associada a fatores preditores de SC, como fraqueza muscular proximal, pele fina e frágil, ganho rápido de peso, estrias violáceas largas (> 1 cm), adiposidade dorsocervical e pletora facial.

Recentemente, tem sido descrita a secreção autônoma de cortisol, também conhecida como SC subclínica. Refere-se ao hipercortisolismo bioquímico sem as manifestações clínicas da SC, e deve ser considerado em pacientes hipertensos com incidentaloma adrenal. Estudos demonstraram aumento da taxa de hipertensão, diabetes, aterosclerose, osteoporose, bem como mortalidade associada à SC subclínica.

O rastreamento da SC pode ser realizado com o teste de supressão de 1 mg de dexametasona, excreção de cortisol livre urinário de 24 h e com o cortisol salivar à meia-noite.

O tratamento consiste em resolver a causa de base (hipercortisolismo). Conforme a fisiopatologia da hipertensão na SC, a primeira opção de tratamento é IECA ou BRA. Evitar betabloqueadores, pois não são considerados fármacos de primeira linha e pelas possíveis contraindicações relativas ao seu uso, representadas por síndrome metabólica, intolerância à glicose e apneia do sono, todos muito frequentes em pacientes com síndrome de Cushing em atividade ou após cura. Os diuréticos tiazídicos devem ser usados com cautela, pois há risco de piora de hipopotassemia, hiperuricemia, gota e diabetes, comuns na SC.

## Hipertireoidismo

Os hormônios tireoidianos em quantidade excessiva interagem com seus receptores nos tecidos periféricos, aumentando tanto a atividade metabólica quanto a sensibilidade às catecolaminas circulantes. Desse modo, os pacientes com tireotoxicose geralmente apresentam aumento da PAS, taquicardia, aumento do débito cardíaco e diminuição da resistência vascular periférica.

## Hipotireoidismo

Os mecanismos para elevação da PA incluem expansão do volume extracelular e aumento da resistência vascular sistêmica. Pacientes com hipotireoidismo geralmente têm pulso lento e hipertensão diastólica.

## Hipercalcemia e hiperparatireoidismo primário

A hipercalcemia está associada a aumento da frequência de hipertensão. Nos pacientes com hiperparatireoidismo primário, a frequência de hipertensão varia de 10 a 60%. Os mecanismos da hipertensão não são claros, pois não há correlação direta com os níveis de paratormônio ou de cálcio. A hipertensão associada ao hiperparatireoidismo também pode ocorrer como uma complicação do comprometimento renal induzido por hipercalcemia.

## Acromegalia

A hipertensão ocorre em 20 a 40% dos pacientes acromegálicos e está associada a retenção de sódio e expansão do volume extracelular.

## LEITURAS SUGERIDAS

Araujo-Castro M, Ruiz-Sánchez JG, Parra Ramírez P, Martín Rojas-Marcos P, Aguilera-Saborido A, Gómez Cerezo JF, et al. Screening and diagnosis of primary aldosteronism. Consensus document of all the Spanish Societies involved in the management of primary aldosteronism. Endocrine. 2024;85(1): 99-121.

Betsikos A, Paschou E, Geladari V, Magaliou S, Sabanis N. Abiraterone-induced secondary hypertension: two wrongs don't make a right. Cureus. 2024;16(5):e60299.

Brown JM, Siddiqui M, Calhoun DA, Carey RM, Hopkins PN, Williams GH, et al. The unrecognized prevalence of primary aldosteronism. a cross-sectional study. Ann Intern Med. 2020;173(1):10-20.

Charoensri S, Auchus RJ. Therapeutic management of congenital forms of endocrine hypertension. Eur J Endocrinol. 2023;189(5):R11-R22.

Costa-Barbosa F, Silva R, Kater C. Feocromocitoma. In: Bandeira F. Endocrinologia e diabetes. 3. ed. Rio de Janeiro: Medbook; 2015. p. 317-29.

da Silveira JV, Sangaleti C, Camacho C, Maciel AAW, Irigoyen MC, et al. Cutoff values of aldosterone and the aldosterone-renin ratio for predicting primary aldosteronism in patients with resistant hypertension: a real-life study. J Cardiovasc Dev Dis. 2024; 11(10):299.

Dick SM, Queiroz M, Bernardi BL, Dall'Agnol A, Brondani LA, Silveiro SP. Update in diagnosis and management of primary aldosteronism. Clin Chem Lab Med. 2018;56(3):360-72.

Fassnacht M, Tsagarakis S, Terzolo M, Tabarin A, Sahdev A, Newell-Price J, et al. European Society of Endocrinology clinical practice guidelines on the management of adrenal incidentalomas, in collaboration with the European Network for the Study of Adrenal Tumors. Eur J Endocrinol. 2023; 189(1):G1-G42.

Hu J, Xu T, Shen H, Song Y, Yang J, Zhang A, et al. Chongqing Primary Aldosteronism Study (CONPASS) Group. Accuracy of gallium-68 pentixafor positron emission tomography-computed tomography for subtyping diagnosis of primary aldosteronism. JAMA Netw Open. 2023;6(2):e2255609.

Lenders JWM, Kerstens MN, Amar L, Prejbisz A, Robledo M, Taieb D, et al. Genetics, diagnosis, management and future directions of research of phaeochromocytoma and paraganglioma: a position statement and consensus of the Working Group on Endocrine Hypertension of the European Society of Hypertension. J Hypertens. 2020;38(8):1443-56.

McEvoy JW, McCarthy CP, Bruno RM, Brouwers S, Canavan MD, Ceconi C, et al. 2024 ESC Guidelines for the management of elevated blood pressure and hypertension. Eur Heart J. 2024;45(38):3912-4018.
Melmed S, Auchus RJ, Goldfine AB, Rosen CJ, Kopp PA. Williams textbook of endocrinology. 15th ed. Elsevier; 2025.
Mulatero P, Monticone S, Bertello C, Viola A, Tizzani D, Iannaccone A, et al. Long-term cardio and cerebrovascular events in patients with primary aldosteronism. J Clin Endocrinol Metab. 2013;98(12):4826-33.
Neumann HPH, Young WF, Eng C. Pheochromocytoma and paraganglioma – Review article. N Engl J Med. 2019;381(6):552-65.
Nölting S, Bechmann N, Taieb D, Beuschlein F, Fassnacht M, Kroiss M, et al. Personalized management of pheochromocytoma and paraganglioma. Endocr Rev. 2022;43(2):199-239.
Rossi GP, Cesari M, Lenzini L, Seccia TM. Disease monitoring of primary aldosteronism. Best Pract Res Clin Endocrinol Metab. 2020;34(2):101417.
Rossi GP. Primary aldosteronism. JACC State-of-the-Art Review. JACC. 2019;74(22):2799-811.
Shah SS, Fuller PJ, Young MJ, Yang J. Update on low-renin hypertension: current understanding and future direction. Hypertension. 2024;81(10):2038-48.
Shah SS, Libianto R, Gwini SM, Rusell G, Young MJ, Fuller PJ, et al. Prevalence and characteristics of low-renin hypertension in a primary care population. J Endocr Soc. 2024;8(8):bvae113.
Yang J, Bell DA, Carroll R, Chiang C, Cowley D, et al. Adrenal bein sampling for primary aldosteronism: recommendations from the Australian and New Zealand working group. Clin Endocrinol (Oxf). 2025; 102(1):31-43.
Yang J, Shen J, Fuller PJ. Diagnosing endocrine hypertension: a practical approach. Nephrology. 2017;22(9):663-77.
Young WF, Calhoun DA, Lenders JWM, Stowasser M, Textor SC. Screening for endocrine hypertension: an endocrine society scientific statement. Endocr Rev. 2017;38(2):103-22.

Capítulo 62

# Incidentaloma Suprarrenal

Aline Alves Lopes Albuquerque ▪ Luiz Henrique Maciel Griz ▪ Francisco Bandeira

## INTRODUÇÃO

Incidentalomas suprarrenais são lesões suprarrenais descobertas ao acaso, geralmente por meio de exames de imagens realizados por outros motivos que não a investigação de patologias suprarrenais ou metástases. Geralmente, os pacientes não apresentam estigmas de hiperprodução hormonal. Sua incidência tem aumentado com o uso frequente de métodos de imagem como tomografia computadorizada (TC) ou ressonância magnética (RM). Estudos mostram que a ocorrência de incidentaloma suprarrenal também aumenta com a idade, sendo menor que 1% para pacientes com menos de 30 anos e chegando a 7% em pacientes com mais de 70 anos. Além disso, a maior prevalência de incidentaloma suprarrenal é vista em pacientes com obesidade, hipertensos e diabéticos.

Diante do diagnóstico de incidentaloma suprarrenal, é preciso investigar hipersecreção hormonal e se o tumor é maligno, situações que devem ser tratadas de maneira mais agressiva. Algumas dessas características podem ser sugeridas por métodos de imagem.

Também é preciso diferenciar as lesões unilaterais das bilaterais. Para lesões bilaterais, deve-se considerar: doença metastática, hiperplasia suprarrenal congênita, adenomas corticais, linfoma, infecções fúngicas, tuberculose e hiperplasia suprarrenal bilateral macronodular. Há descrição na literatura de pacientes com massas suprarrenais bilaterais com presença de tumor produtor de hormônio em uma suprarrenal e adenoma não funcionante na suprarrenal contralateral.

## AVALIAÇÃO POR EXAMES DE IMAGEM

A avaliação para malignidade é feita por exames de imagem, primariamente TC de abdome com contraste. Devem ser avaliadas as seguintes características (Tabela 62.1): tamanho, margens, conteúdo, grau de atenuação e grau de clareamento do contraste (*washout*). Além das características já sugeridas pela TC, à RM de abdome com contraste acrescenta-se a avaliação do sinal brilhante na imagem fora de fase (*out-of-phase*). Pacientes cuja TC ou RM não foram conclusivas, apresentam risco de malignidade e podem ser

**TABELA 62.1** Características de benignidade *versus* malignidade de acordo o fenótipo na imagem.

| Característica | Benigno | Maligno |
|---|---|---|
| Tamanho (cm) | < 4 cm | ≥ 4 cm |
| Margens | Regulares | Irregulares |
| Conteúdo | Homogêneo; geralmente com alto teor de gordura | Heterogêneo; geralmente pobre em gordura |
| Grau de atenuação (UH) | < 10 | > 10 a 20 |
| *Washout* (em 10 min) | > 50% | < 50% |
| Sinal brilhante na imagem fora de fase (RM) | Perde o sinal brilhante | Mantém o sinal brilhante |

RM: ressonância magnética; UH: unidades de Hounsfield.

submetidos a 18-FDG-PET ou com 11-C-metomidato, com boa sensibilidade para detecção de lesões malignas.

Lesões benignas geralmente são < 4 cm, apresentam margens regulares, conteúdo homogêneo, grau de atenuação < 10 UH (unidades de Hounsfield) e clareamento rápido pelo contraste. O grau de atenuação < 10 UH é o principal parâmetro sugestivo de benignidade do incidentaloma suprarrenal. Entretanto, até 30% dos adenomas apresentam grau de atenuação > 10 UH e são considerados pobres em lipídios, com aspecto fenotípico semelhante a tumores malignos ou feocromocitomas.

A Tabela 62.2 descreve as lesões suprarrenais mais prevalentes e suas características, e a Tabela 62.3 apresenta as características fenotípicas dos adenomas suprarrenais comparadas às do incidentaloma suprarrenal não adenomas.

## INDICAÇÕES DE BIOPSIA DE SUPRARRENAL

Casos específicos podem ser submetidos à biopsia por punção aspirativa com agulha fina (PAAF). Quando há suspeita de doenças infecciosas, como tuberculose ou doenças fúngicas, ou neoplasias passíveis de cura como linfoma, a biopsia por PAAF está indicada. Entretanto, ela não está indicada para diferenciar adenoma e carcinoma primário de suprarrenal, pois essa diferenciação não pode ser feita com a citologia. Deve-se evitar na suspeita de feocromocitoma (risco de desencadear crise adrenérgica) ou carcinoma primário de suprarrenal (disseminação tumoral no trajeto da agulha). Apesar de baixo índice de complicações, estas são potencialmente graves e incluem hematoma, pneumotórax, sangramento, dor abdominal, abscesso e hematúria.

## AVALIAÇÃO DE HIPERSECREÇÃO HORMONAL

Após avaliação do potencial de malignidade do incidentaloma suprarrenal, é necessário avaliar se a lesão é produtora de hormônio, devendo-se investigar para hipercortisolismo subclínico, feocromocitoma e hiperaldosteronismo (em pacientes hipertensos e/ou com hipopotassemia). Em estudos entre os anos 1980 e 2008, envolvendo cerca de 1.800 pacientes, as principais lesões

**TABELA 62.2** Lesões suprarrenais mais frequentes e suas características.

| Lesões | Características |
|---|---|
| Adenoma | Geralmente unilaterais, < 4 cm, densidade homogênea, grau de atenuação < 10 UH, margens regulares, *washout* rápido |
| Mielolipoma | Geralmente unilaterais, grandes, com teor variável de gordura e tecido hematopoético. Apresentam grau de atenuação muito baixo em razão da grande quantidade de lipídios |
| Hiperadrenocorticismo | Lesões funcionantes que costumam apresentar quadro clínico sugestivo desde a infância |
| Feocromocitoma | Conhecido como "tumor camaleão", pelas múltiplas formas de apresentação. Os tamanhos são variáveis, apresentam grau de atenuação variável, com *washout* lento. Até 10% dos feocromocitomas podem ser bioquimicamente silenciosos e os pacientes, assintomáticos. Em virtude da elevada morbimortalidade, deve ser excluído em todos os pacientes com incidentaloma suprarrenal, principalmente antes da realização de procedimentos intervencionistas |
| Carcinoma | O carcinoma primário de suprarrenal é muito raro, sendo mais comum no sexo feminino, com distribuição bimodal (crianças e adultos a partir da 4ª década). A maioria dos carcinomas é produtora de hormônio. São tumores grandes, geralmente > 6 cm, com grau de atenuação elevado, margens irregulares, *washout* lento e, na RM, permanecem com sinal brilhante na imagem fora de fase |
| Metástases | Como as suprarrenais são muito vascularizadas, não é rara a presença de metástases para essas glândulas. São tumores de tamanho intermediário entre adenoma e carcinoma, podem ser bilaterais, com *washout* lento, elevado grau de atenuação e sempre devem ser investigadas em pacientes com malignidade extra-suprarrenal sabidamente confirmada |

RM: ressonância magnética; UH: unidades de Hounsfield.

**TABELA 62.3** Características fenotípicas das lesões suprarrenais adenomatosas *versus* não adenomatosas.

| Característica/tipo de tumor | Adenoma | Feocromocitoma | Metástases | Carcinoma |
|---|---|---|---|---|
| Tamanho | < 4 cm | Variável | Variável | > 4 cm |
| Margens | Regulares | Variáveis | Irregulares | Irregulares |
| Densidade | Homogênea | Heterogênea | Heterogênea | Heterogênea |
| Lateralidade | Geralmente unilateral | Bilateral em cerca de 10% dos casos | Tendência a ser bilateral | Unilateral |
| Grau de atenuação (TC) | Baixo (< 10 UH) | Alto (> 10 UH) | Alto (> 20 UH) | Alto (> 20%) |
| *Washout* | > 50% | < 50% | < 50% | < 50% |
| Sinal brilhante na imagem fora de fase (RM) | Ausente | Presente | Presente | Presente |
| Vascularização | Normal | Elevada | Elevada | Elevada |
| Hemorragia | Ausente | Pode apresentar | Pode apresentar, às vezes, associada à necrose | Pode apresentar |
| Calcificação | Ausente | Pode apresentar | Ausente | Pode apresentar |

RM: ressonância magnética; TC: tomografia computadorizada; UH: unidades de Hounsfield.

suprarrenais encontradas foram: adenoma não funcionante (89,7%), hipercortisolismo subclínico (síndrome de Cushing subclínica ou secreção autônoma de cortisol; 6,4%), feocromocitoma (3,1%) e hiperaldosteronismo primário (hiperaldosteronismo primário [HP] 0,6%). Quanto ao rastreamento de hipercortisolismo subclínico (HCSC), à malignidade, 1,9% foram carcinomas primários de suprarrenal e 0,7%, metástases.

## HIPERCORTISOLISMO SUBCLÍNICO

É a anormalidade mais frequente e se caracteriza por produção excessiva de cortisol sem estigmas clássicos de síndrome de Cushing, podendo ser dependentes do estímulo do hormônio adrenocorticotrófico (ACTH) ou não (hiperprodução autônoma da suprarrenal). Embora os pacientes não tenham as características da síndrome de Cushing, podem apresentar comorbidades decorrentes do hipercortisolismo, como hipertensão arterial sistêmica (HAS), diabetes melito (DM), osteoporose/fratura vertebral assintomática, dislipidemia e obesidade. Da mesma maneira, portadores dessas doenças devem ser submetidos ao rastreamento de HCSC, que deve ser feito com a dosagem do cortisol após 1 mg de dexametasona, às 23 h e coleta no dia seguinte, às 8 h da manhã. Valores < 1,8 mcg/dℓ excluem esse diagnóstico, valores de cortisol após supressão > 5 mcg/dℓ são nomeados de "secreção autônoma de cortisol" e são definitivos para o diagnóstico de HCSC. Diante de valores entre 1,8 e 5 mcg/dℓ (provável secreção autônoma de cortisol), deve-se prosseguir com a investigação, sendo o diagnóstico de HCSC confirmado com a positividade de dois dos seguintes critérios:

- Cortisol sérico > 3 µg/dℓ
- ACTH plasmático < 10 pg/mℓ
- Elevação do cortisol livre urinário (UFC) ou cortisol salivar da meia-noite (pelo método de cromatografia líquida com espectrometria de massa em tandem)
- Razão entre o sulfato de desidroepiandrosterona (SDHEA) medido e o limite superior de normalidade (LSN) para idade e sexo ≤ 1,12.

Destaca-se que o UFC pode estar normal no HCSC, pois o aumento do cortisol pode não ultrapassar a capacidade de ligação das globulinas ligadoras de corticosteroides (CBG), limitando o aparecimento no UFC. Ainda, o SDHEA é o androgênio também estimulado pelo ACTH, então, diante de níveis suprimidos de ACTH pelo hipercortisolismo, o SDHEA também tende a apresentar níveis séricos reduzidos. Além disso, o risco de secreção autônoma de cortisol confirmada ou provável tornar-se síndrome de Cushing clínica (com sinais e sintomas associados) é muito baixo, descrito como < 1% em estudos.

## FEOCROMOCITOMA

Devem ser pesquisados em todos os pacientes com incidentaloma suprarrenal, pois até 10% dos feocromocitomas podem ser assintomáticos e descobertos como tal. O rastreamento inicial deve ser feito com metanefrinas urinárias e/ou plasmáticas. Resultados normais dispensam avaliações subsequentes, mas resultados alterados devem ser confirmados com a dosagem de catecolaminas urinárias ou plasmáticas.

## HIPERALDOSTERONISMO PRIMÁRIO

Corresponde à lesão suprarrenal produtora de hormônio menos frequente. O rastreamento é feito com a dosagem de aldosterona plasmática (AP) associada à atividade plasmática de renina (APR), a partir das quais é calculada a relação entre a AP e a APR (RAR). Os valores referenciais são controversos, sendo os mais utilizados: concentração de AP > 12 a 20 ng/mℓ; a < 0,1 ng/mℓ/h e RAR com níveis variáveis de 25 a 40. Valores < 20 excluem HP, níveis entre 25 e 30 sugerem investigação adicional com testes confirmatórios e valores acima de 40 são altamente sugestivos. Valores de aldosterona urinária de 24 h acima de 12 microgramas também são diagnósticos, especialmente se o sódio urinário estiver acima de 200 mEq/24 h, ou seja, com o paciente em alta ingesta de sódio.

## CARCINOMA ADRENOCORTICAL

É sugerida a dosagem de hormônios sexuais como andrógenos e precursores esteroides em pacientes com características clínicas ou de imagem sugestivas de carcinoma.

## TRATAMENTO

Pacientes portadores de tumores suprarrenais funcionantes como feocromocitoma e aldosterona são cirúrgicos, destacando o preparo pré-operatório do feocromocitoma com alfa e betabloqueadores. Já os casos de HCSC devem ser individualizados, considerando o grau de elevação do cortisol, idade, comorbidades e preferência do paciente. Pacientes com mais de 50 anos e com comorbidades decorrentes do HCSC (diabetes melito, HAS, obesidade, dislipidemia, osteoporose) podem se beneficiar da suprarrenalectomia, com percentual variável (podendo chegar a 70%) de controle dessas comorbidades. Entretanto, pacientes com mais de 70 anos apresentam risco cirúrgico mais elevado e podem não ser candidatos a cirurgia. Pacientes entre 50 e 70 anos devem ter sua conduta individualizada, considerando riscos e benefícios da suprarrenalectomia. Pacientes com possibilidade de HCSC devem receber corticosteroide (hidrocortisona) no intra e pós-operatório imediato, pelo risco de supressão da produção de cortisol da suprarrenal contralateral.

Lesões suprarrenais não produtoras de hormônios, devem ser submetidas a cirurgia se:

- Tumores > 4 cm (maior risco de carcinoma primário de suprarrenal)
- Lesões com características de malignidade
- Crescimento significativo em exames de imagem de seguimento.

Não estão bem definidos na literatura o ponto de corte do crescimento nem o tempo de intervalo entre os exames de imagem. Estudos propuseram avaliações distintas: crescimento de 20% na maior dimensão do tumor associado ao aumento de pelo menos 5 mm em 6 a 12 meses; crescimento de 8 mm em 6 a 12 meses e até 1 cm em um período de 3 a 12 meses; todos demonstrando maior potencial de malignidade.

As indicações de cirurgia são apresentadas no Quadro 62.1.

## ACOMPANHAMENTO

Pacientes com fenótipo benigno à imagem devem repetir TC e RM com 6 a 12 meses no primeiro ano, e depois anualmente por 3 a 5 anos. Já o rastreamento de produção hormonal deve ser feito, rigorosamente, nos primeiros 3 anos, quando é maior o risco de o tumor tornar-se hiperssecretor. O tempo de acompanhamento e o intervalo das avaliações periódicas podem ser ajustados de acordo com o julgamento clínico, mediante as características clínicas e de exames complementares.

**QUADRO 62.1** Indicações de cirurgia.

| Tumores funcionantes |
|---|
| Feocromocitoma |
| Hiperaldosteronismo primário |
| Hipercortisolismo subclínico (considerando os aspectos descritos) |
| **Tumores não funcionantes** |
| Lesões > 4 cm |
| Lesões com crescimento significativo durante o acompanhamento |
| Lesões com características sugestivas de malignidade (alto grau de atenuação, baixo *washout*) |

O risco de HCSC tornar-se síndrome de Cushing clínica é muito pequeno, em média 0,3%; menor ainda é o risco de lesões inicialmente não funcionantes tornarem-se produtoras de catecolaminas ou aldosterona.

## LEITURAS SUGERIDAS

Cawood TJ, Hunt PJ, O'Shea D, Cole D, Soule S. Recommended evaluation of suprarrenal incidentalomas is costly, has high false-positive rates and confers a risk of fatal cancer that is similar to the risk of the suprarrenal lesion becoming malignant; time for a rethink? Eur J Endocrinol. 20091; 161(4):513-27.

Fassnacht M, Arlt W, Bancos I, Dralle H, Newell-Price J, Sahdev A, et al. Management of suprarrenal incidentalomas: European society of endocrinology clinical practice guideline in collaboration with the European network for the study of suprarrenal tumors. Eur J Endocrinol. 2016; 175(2):G1-34.

Grazzini G, Pradella S, De Litteris F, Galluzzo A, Anichini M, et al. Adrenal mass evaluation: suspicious radiological signs of malignancy. Cancers (Basel). 2025 Feb 28;17(5):849.

Hu J, Kassu R, Titanji B, Kebebew E. Evaluation of adrenal incidentaloma. Surg Clin North Am. 2024; 104(4): 837-49.

Ospina NS, Young WF, Ghayee HK. Diagnostic testing for elevated cortisol in the setting of an suprarrenal mass. JAMA. 2018;320(13):1373-4.

Sherlock M, Scarsbrook A, Abbas A, Fraser S, Limumpornpetch P, Dineen R, et al. Suprarrenal Incidentaloma. Endocr Rev. 2020;41(6):775-820.

Stowasser M. Update in primary aldosteronism. J Clin Endocrinol Metab. 2015;100(1):1-10.

Capítulo 63

# Hiperplasia Suprarrenal Congênita

Vanessa Leão de Medeiros ▪ Maria Paula Bandeira ▪ Arianna Barreto de Sousa Chacon ▪ Francisco Bandeira

## DEFINIÇÃO

A hiperplasia suprarrenal congênita (HSRC) é um grupo de doenças de padrão autossômico recessivo que se caracteriza por diferentes deficiências enzimáticas na síntese dos esteroides suprarrenais. Caracteriza-se por diminuição do cortisol plasmático e aumento do hormônio adrenocorticotrófico (ACTH). Níveis elevados de ACTH exercem efeito trófico nas suprarrenais, promovendo hiperplasia. Constitui uma das causas de insuficiência adrenocortical primária, e é responsável pela maior parte dos casos de distúrbio da diferenciação sexual XX e 50% dos casos de ambiguidade da genitália externa. A incidência mundial varia em torno de 1:10.000 a 1:20.000 nascimentos, porém essa condição é mais prevalente em populações pequenas (grupos isolados geneticamente), sobretudo em regiões geográficas remotas.

A HSRC apresenta-se na deficiência das seguintes enzimas:

- 21-hidroxilase (21-OH)
- 11-beta-hidroxilase (11-beta-OH)
- 17-alfa-hidroxilase (17-alfa-OH)
- Proteína StAR
- Colesterol desmolase
- 3-beta-hidroxiesteroide-desidrogenase (3-beta-HSD)
- Oxidorredutase.

## HIPERPLASIA SUPRARRENAL CONGÊNITA POR DEFICIÊNCIA DE 21-OH

Ocorre por alterações no gene *CYP21A2*. Corresponde a 95% dos casos de HSRC. A enzima 21-OH converte a 17-OHP em 11-desoxicortisol e a progesterona em desoxicorticosterona (DOC), precursores, respectivamente, do cortisol e da aldosterona (Figura 63.1).

### Manifestações clínicas

#### *Forma clássica*

As alterações clínicas e laboratoriais estão presentes desde o nascimento (1:10.000). A característica principal é a ambiguidade genital no sexo feminino e a perda de sal em 75% dos casos, o que leva à desidratação e à morte se não for diagnosticada e tratada precocemente. Ambos os sexos apresentam pubarca precoce, aceleração do crescimento linear e da idade óssea.

A atividade residual enzimática manifesta-se em graus variados, resultando em apresentações distintas:

- Forma clássica perdedora de sal (corresponde a 75% dos casos clássicos)
- Forma clássica não perdedora de sal (virilizante simples).

#### Forma clássica perdedora de sal

Os sinais e sintomas da forma clássica perdedora de sal encontram-se na Tabela 63.1.

A HSRC é uma doença que pode ser detectada por rastreamento ao nascimento, e cujo reconhecimento e tratamento precoces diminuem a morbidade e a mortalidade, que oscilam em torno de 4 e 10% nos casos perdedores de sal que não passaram por rastreamento neonatal. A diretriz da Endocrine Society (Speiser et al., 2018) recomenda o rastreamento para deficiência da 21-OH em todos os programas de triagem neonatal em razão da prevalência e da morbimortalidade da doença.

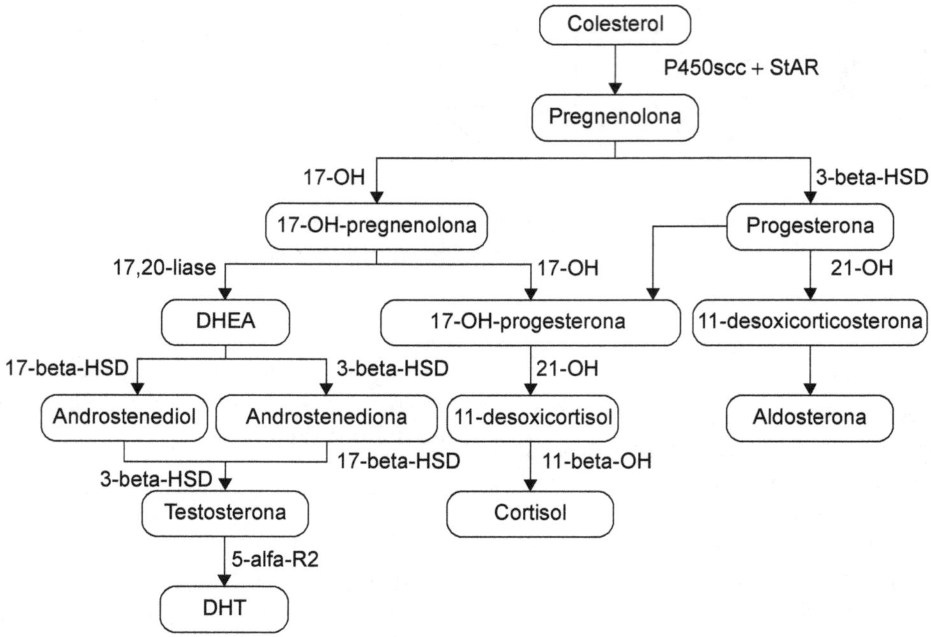


FIGURA 63.1 Esteroidogênese. 11-beta-OH: 11-beta-hidroxilase; 17-beta-HSD: 17-beta-hidroxiesteroide-desidrogenase; 17-OH: 17-hidroxilase; 21-OH: 21-hidroxilase; 3-beta-HSD: 3-beta-hidroxiesteroide-desidrogenase; 5-alfa-R2: 5-alfa-redutase tipo 2; DHEA: desidroepiandrosterona; DHT: di-hidrotestosterona.

TABELA 63.1 Sinais e sintomas da forma clássica perdedora de sal.

| Alterações hormonais | Sinais e sintomas |
|---|---|
| Deficiência de glicocorticoides (primeiros dias de vida) | Hipoglicemia |
| Deficiência de mineralocorticoides (1 a 3 semanas de vida) | Baixo ganho ponderal, vômitos, desidratação hiponatrêmica, hiperpotassemia, acidose metabólica e aumento da APR e da excreção urinária de sódio |
| Hiperprodução androgênica | Meninas: distúrbio da diferenciação sexual com genitália ambígua (clitoromegalia, fusão labioescrotal)<br>Meninos: genitália externa é normal, com discreto aumento do comprimento do pênis sem aumento dos testículos |
| Excesso de ACTH | Hiperpigmentação genital, areolar e gengival |

ACTH: hormônio adrenocorticotrófico; APR: atividade plasmática de renina.

## Forma clássica não perdedora de sal

Ocorrem manifestações androgênicas, sem sintomas de deficiência mineralocorticoide. O diagnóstico é precoce nas meninas, em virtude da genitália ambígua; já nos meninos, pode ser adiado por muitos anos (excesso de androgênios).

Em 80% das mulheres, a fertilidade está preservada. Nos homens, são poucos os problemas de infertilidade. As filhas das mulheres com HSRC não apresentam alteração na genitália e têm crescimento e desenvolvimento normais, porque a aromatase da placenta é capaz de metabolizar o excesso de androgênios maternos.

### *Forma não clássica*

A deficiência de CYP21A2 é leve, e as manifestações clínicas e laboratoriais surgem mais tardiamente, na infância ou na puberdade. A forma não clássica acomete 0,1 a 0,2% da população em geral.

As características clínicas incluem as fases:

- Pré-puberal: manifestam-se em ambos os sexos (virilização, pubarca precoce e avanço da idade óssea)
- Pós-puberal: nas meninas, hirsutismo (60%), oligomenorreia (54%), acne (33%), síndrome dos ovários policísticos (SOP) e infertilidade (13%).

### *Forma críptica*

Os pacientes com essa forma da doença são assintomáticos. O diagnóstico é feito por teste hormonal na investigação de famílias com membros sintomáticos.

## Diagnóstico

Feito por meio da avaliação hormonal: ACTH, cortisol, testosterona, 17-OHP, androstenediona, desidroepiandrosterona (DHEA), composto S (11-desoxicortisol). O diagnóstico é feito por aumento da 17-alfa-OHP, sendo o valor normal < 2 ng/mℓ. Na forma não clássica, níveis de 17-alfa-OHP podem ser normais ou pouco elevados, mas têm resposta exagerada ao teste de estímulo com cortrosina (padrão-ouro). No teste da cortrosina, administra-se ACTH, 0,125 a 0,25 mg por via intravenosa (IV), com dosagem de 17-alfa-OHP em zero e 60 min. Em indivíduos saudáveis, a resposta não ultrapassa 3 ng/mℓ. Em indivíduos afetados, a concentração de 17-OHP aumenta consideravelmente, para níveis acima de 10 ng/mℓ (Figura 63.2).

Nos casos de genitália ambígua, deve-se solicitar cariótipo, ultrassonografia (US) pélvica para avaliar genitália interna e ionograma para avaliar hiponatremia e hiperpotassemia.

## Considerações

- Na forma perdedora de sal, ocorre aumento da atividade plasmática de renina (APR), e a relação entre aldosterona e APR está diminuída
- Em crianças e adolescentes, a idade óssea deve ser avaliada anualmente após os 2 anos
- Em adolescentes, a dosagem da 17-alfa-OHP deve ser realizada na fase folicular, para evitar a secreção ovariana pelo corpo lúteo
- O diagnóstico pré-natal é feito pela dosagem de 17-alfa-OHP no líquido amniótico ou por biopsia das vilosidades, mas não há consenso quanto ao início de tratamento nessa fase
- O rastreamento neonatal, quando disponível, deve ser realizado após o 3º dia de vida. Em recém-nascidos prematuros, doentes ou sob estresse, pode ocorrer aumento da 17-alfa-OHP. Deve-se repetir a dosagem posteriormente, para confirmação. Nesses casos, o ponto de corte para a 17-OHP deve ser com base na idade gestacional, mas ainda não há consenso a esse respeito
- O teste genético está indicado apenas em casos de aconselhamento genético ou se permanecer dúvida diagnóstica após o teste da cortrosina.

## Tratamento

Consiste em reposição de glicocorticoides (GC) em doses adequadas para suprir as necessidades fisiológicas do paciente. Na forma clássica perdedora de sal, além de GC, é necessário o mineralocorticoide, e deve ser dada atenção especial para evitar desidratação.

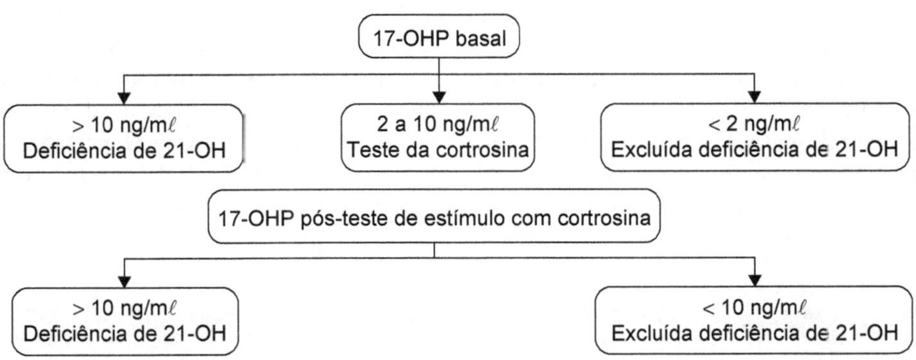


FIGURA 63.2 Valores de 17-OHP basal e após estímulo com ACTH. 17-OHP: 17-alfa-hidroxiprogesterona; 21-OH: 21-hidroxilase; ACTH: hormônio adrenocorticotrófico.

É importante coletar os exames antes de iniciar a terapia para controlar o hiperandrogenismo e evitar a progressão da virilização, preservar a função gonadal e a fertilidade, e manter a velocidade de crescimento e estatura final adequadas.

O tratamento em excesso leva a supressão do crescimento, aumento da pressão arterial (PA) e síndrome de Cushing iatrogênica. Já o tratamento insuficiente leva a risco de crise suprarrenal e permite aumento na produção de androgênios e aumento da idade óssea, com perda de estatura esperada.

Na forma não clássica, os pacientes assintomáticos não devem ser tratados, entretanto, deve ser instituído tratamento a crianças que manifestaram a doença precocemente ou com rápida progressão, ou ainda, com avanço da idade óssea. Nos pacientes sintomáticos, o tratamento pode ser suspenso logo que se resolvam os sintomas.

A acne e a irregularidade menstrual apresentam regressão após o uso do GC por 3 meses; o hirsutismo, por sua vez, requer terapia combinada com anticoncepcional e/ou antiandrogênico.

### *Fase aguda | Crise de perda de sal*

- Expansão volêmica com soro fisiológico (SF) 0,9% 20 mℓ/kg (podendo ser repetida se necessário)
- Hemissuccinato de hidrocortisona: 50 a 100 mg/m$^2$ de superfície corporal, em *bolus* IV, seguida da mesma dose dividida nas 24 h (a cada 6 h)
- Acetato de fludrocortisona, 0,05 a 0,2 mg/dia (1 vez/dia) VO. Doses de 50 a 100 mg/m$^2$ de hidrocortisona (GC) têm efeito mineralocorticoide (fludrocortisona), porém não deve ser mantida por longo prazo, em razão de seus efeitos adversos
- Monitoramento de sódio e potássio, por meio de ionograma
- Todo paciente que necessite de tratamento deve ter consigo uma identificação de que é portador de insuficiência suprarrenal (IS).

### *Fase de manutenção da forma clássica não perdedora de sal*

A hidrocortisona é o corticosteroide de eleição, pois apresenta menos efeitos colaterais e interfere menos no crescimento. Dose de manutenção em recém-nascido (RN) e lactente jovem: 20 a 25 mg/m$^2$/dia VO, e 10 a 20 mg/m$^2$/dia em crianças maiores. Deve-se preferir a apresentação em comprimidos, se estiver disponível. A dose deve ser fracionada para três administrações: 50% pela manhã, 25% à tarde e 25% à noite. É consenso que o uso de corticosteroides de maior potência, como a dexametasona, a prednisona e a prednisolona, deve ser evitado em crianças, pelo risco de inibição do crescimento com prejuízo da estatura final.

Em pós-púberes e adultos, pode-se usar dosagem baixa de prednisona (2 a 4 mg/m$^2$/dia), em dose única diária, pela manhã (Tabela 63.2).

Em caso de estresse clínico (febre, infecção), deve-se aumentar a dose oral de corticosteroide em 2 ou 3 vezes, até que o paciente fique afebril por 24 h. Para os pacientes com a forma não clássica da doença, não é necessário aumentar a dose de GC em situações de estresse, a menos que a função suprarrenal esteja comprometida ou o eixo hipófise-suprarrenal esteja suprimido iatrogenicamente.

Em casos de vômitos, diarreia, desidratação, administrar associação de hidrocortisona IV com hidratação.

### *Fase de manutenção da forma clássica perdedora de sal*

Adicionar à dieta 1 a 3 g/dia de cloreto de sódio (NaCl). A fludrocortisona (0,05 a 0,2 mg/dia) é indicada também para pacientes com aumento discreto da atividade da renina plasmática (ARP) ou que estejam com dificuldade de controle com uso apenas de GC. Observar hipertensão súbita, taquicardia, retenção hídrica ou supressão da ARP (excesso de mineralocorticoide).

**TABELA 63.2** Doses recomendadas de corticosteroide.

| Dose | Hidrocortisona | Prednisona | Prednisolona | Dexametasona | Fludrocortisona |
|---|---|---|---|---|---|
| Dose sugerida (mg/dia) | 15 a 25 | 5 a 7,5 | 4 a 6 | 0,25 a 0,5 | 0,05 a 0,2 |
| Nº de doses/dia | 2 a 3 | 2 | 2 | 1 | 1 |

### Monitoramento

Sinais de um bom seguimento clínico:

- Ausência de síndrome de Cushing ou aumento da virilização
- Velocidade de crescimento entre os percentis 25 e 75
- Controle da maturação óssea.

Critérios laboratoriais:

- Normalização de androstenediona e testosterona (em 2 a 3 avaliações)
- 17-alfa-OHP permanentemente alta
- Níveis ótimos de corticosteroide, os quais costumam manter a 17-alfa-OHP entre 6 e 8 ng/mℓ, ou até mesmo entre 10 e 12 ng/mℓ, se os androgênios estiverem normais
- ACTH e ARP utilizados para regular a dose de mineralocorticoide.

### Considerações

Caso seja necessário, para crianças abaixo de –2,25 desvios-padrão (DP) para altura ou prejuízo na estatura final, pode-se avaliar o uso de hormônio do crescimento (GH) para alcançar a altura-alvo. Se ocorrer evolução para puberdade central, pode-se cogitar o uso do hormônio liberador de gonadotrofina (GnRH).

Se houver dissociação entre a gravidade do quadro clínico e níveis de 17-OHP, deve-se cogitar a possibilidade de HSRC, por deficiência de 11-beta-OH. O quadro clínico é semelhante, podendo apresentar também hipertensão arterial sistêmica (HAS) e hipopotassemia (sinais podem não ser pesquisados ou estar ausentes em 20 a 30% dos casos). Nesses casos, deve-se dosar 11-desoxicortisol (composto S).

Com relação às comorbidades, crianças com HSRC têm maior índice de massa corporal (IMC), quando comparadas a controles, maior prevalência de HAS e níveis mais elevados de leptina e insulina.

Em 21 a 28% dos casos de HSRC, quando há ausência ou irregularidade no tratamento, pode-se observar o desenvolvimento de massa testicular formada por tecido suprarrenal, que está sendo estimulado pelo ACTH não suprimido. Esses restos suprarrenais são considerados tumores benignos e devem ser rastreados por US e dosagens de DHEA e SDHEA. Com o correto tratamento clínico, ocorre regressão do tumor.

Adolescentes ou mulheres adultas com HSRC de forma clássica que pretendam engravidar devem manter a dose usual do GC. Não se aconselha o uso de dexametasona, pois esta atravessa a barreira placentária. Caso ocorram sintomas de IS, a dose deve ser aumentada, assim como durante o trabalho de parto. Deve ser feito controle rigoroso da glicemia, em vista do maior risco de desenvolver diabetes melito gestacional (DMG).

## HIPERPLASIA SUPRARRENAL CONGÊNITA POR DEFICIÊNCIA DE 11-BETA-OH

Ocorre por alteração no gene da enzima CYP11B1. Corresponde a 5% de todos os casos de HSC, com incidência de 1:100.000. A apresentação clínica é semelhante à da deficiência de 21-OH. A alteração genética compromete a via do cortisol, gerando produção excessiva dos androgênios. Ocorre aumento dos precursores imediatos 11-desoxicortisol e DOC (mineralocorticoides), levando à HAS. A maioria não é diagnosticada na infância.

Na adolescência, por elevação da DOC, ocorre HAS em 50% dos acometidos.

### Manifestações clínicas

- Ambos os sexos: virilização, pubarca precoce, avanço da idade óssea (baixa estatura final) e infertilidade
- Em meninos: aumento do pênis, hiperpigmentação escrotal e voz grave
- Em meninas: clitoromegalia ou virilização completa da genitália. Hirsutismo, acne, alteração do ciclo menstrual e SOP podem ocorrer após a puberdade ou se houver irregularidade do tratamento.

### Diagnóstico

- Aumento do 11-desoxicortisol (composto S), 11-DOC, 17-OHP, androstenediona e testosterona
- Diminuição de corticosterona, aldosterona e ARP.

### Tratamento

É feito com reposição de GC, o que tende a normalizar os níveis pressóricos.

## HIPERPLASIA SUPRARRENAL CONGÊNITA POR DEFICIÊNCIA DE 17-ALFA-OH OU 17,20-LIASE

Ocorre por alteração no gene da enzima CYP17A1. A atividade das enzimas 17-alfa-OH e 17,20-liase pode ser afetada isoladamente ou em conjunto. É comum a deficiência ser completa e acometer suprarrenais e gônadas, afetando a produção de cortisol, androgênios e estrogênios. Em razão do acúmulo de DOC e corticosterona, podem ocorrer HAS, hipopotassemia e alcalose.

### Manifestações clínicas

- Ambos os sexos: infantilismo sexual (puberdade atrasada)
- Em meninos: alteração da diferenciação sexual, com genitália externa ambígua ou totalmente feminina. Na puberdade, pode surgir ginecomastia com escassez de pelos axilares e púbicos
- Em meninas: ausência de desenvolvimento puberal e amenorreia primária.

### Diagnóstico

- Aumento de progesterona, DOC, corticosterona, 18-OH-corticosterona, hormônio folículo-estimulante (FSH) e hormônio luteinizante (LH; hipogonadismo hipergonadotrófico)
- Diminuição de testosterona, DHEA e estradiol
- O aumento importante (até 60 vezes) da corticosterona garante atividade GC suficiente para sobrevivência.

### Tratamento

- Reposição de GC, para normalizar níveis pressóricos e hipopotassemia
- Esteroides sexuais, usados na adolescência, de acordo com o sexo social adotado (em geral, o feminino).

O paciente deve ser avaliado a cada 3 meses para controle do peso e da velocidade de crescimento, cálculo da dose da medicação (feito a partir da superfície corporal), avaliação do estágio puberal, acompanhamento psicológico, avaliação de virilização ou Cushing. A idade óssea deve ser acompanhada anualmente.

Há ainda a opção de tratamento cirúrgico. A correção cirúrgica precoce (até 18 meses de vida) possibilita melhor identificação e adequação psicossocial. Na puberdade, se necessário, pode-se fazer correção definitiva – vaginoplastia ou neovagina.

## LEITURAS SUGERIDAS

Auchus RJ, Hamidi O, Pivonello R, Bancos I, Russo G, Witchel SF, et al.; CAHtalyst Adult Trial Investigators. Phase 3 Trial of Crinecerfont in adult congenital adrenal hyperplasia. N Engl J Med. 2024 Aug 8;391(6):504-14.

Gambineri A, Balsamo A, Pasquili R. Hisurtism and virilization. In: Bandeira F, Gharib H, Golbert A, Griz L, Faria M. Endocrinology and diabetes: a problem-oriented approach. New York: Springer Science; 2014.

Kurtoğlu S, Hatipoğlu N. Non-classical congenital adrenal hyperplasia in childhood. J Clin Res Pediatr Endocrinol. 2017;9(1):1-7.

Mendes-dos-Santos CT, Martins DL, Guerra-Júnior G, Baptista MTM, de-Mello MP, Oliveira LC, et al. Prevalence of testicular adrenal rest tumor and factors associated with its development in congenital adrenal hyperplasia. Horm Res Paediatrics. 2018;90(3):161-8.

Newfield RS, Sarafoglou K, Fechner PY, Nokoff NJ, Auchus RJ, Vogiatzi MG, et al. Crinecerfont, a CRF1 receptor antagonist, lowers adrenal androgens in adolescents with congenital adrenal hyperplasia. J Clin Endocrinol Metab. 2023 Oct 18;108(11):2871-8.

Speiser PW, Arlt W, Auchus RJ, Baskin LS, Conway GS, Merke DP, et al. Congenital adrenal hyperplasia due to steroid 21-hydroxylase deficiency: an Endocrine Society Clinical Practice Guideline. J Clin Endocrinol Metab. 2018; 103(11):4043-88.

Capítulo 64

# Insuficiência Suprarrenal

Fernanda Victor ▪ Francisco Bandeira

## INTRODUÇÃO

A insuficiência suprarrenal (IS) é resultado da redução da síntese e secreção de esteroides suprarrenais em decorrência de doença adrenocortical (etiologia primária) ou de doença hipotálamo-hipofisária (etiologia secundária) pela ausência/deficiência da secreção de hormônio adrenocorticotrófico (ACTH) pela hipófise ou de hormônio liberador de corticotrofina (CRH) pelo hipotálamo. Os achados clínicos em geral são inespecíficos e apresentam-se de maneira progressiva e insidiosa, muitas vezes levando a um atraso no diagnóstico. A crise suprarrenal ou addisoniana manifesta-se de forma aguda e constitui uma apresentação relativamente comum na doença primária (ISP), sendo bem menos frequente na IS secundária (ISS).

## ETIOLOGIA

A adrenalite autoimune (doença de Addison) é a causa mais comum de ISP, sobretudo em países desenvolvidos, e representa cerca de 70% dos casos. Pode ocorrer de forma isolada ou associada à síndrome poliglandular autoimune (SPA). Nos países em desenvolvimento, as etiologias infecciosas ainda são as mais frequentes, representadas principalmente pela tuberculose suprarrenal e pelas infecções fúngicas sistêmicas.

Entre as causas de ISS (central), a mais comum é a suspensão abrupta do uso de corticosteroides após corticoterapia prolongada, que ocasiona a supressão do eixo hipotálamo-hipófise-suprarrenal (HHS) e atrofia dos córtices suprarrenais. (Quadro 64.1).

## FISIOPATOLOGIA

As manifestações clínicas geralmente são percebidas quando há destruição de, pelo menos, 90% do córtex suprarrenal.

**QUADRO 64.1** Causas de insuficiência suprarrenal.

| Insuficiência suprarrenal primária |
|---|
| **Apresentação crônica ou insidiosa** |
| Adrenalite autoimune ou doença de Addison |
| Síndromes poliglandulares autoimunes (exceto SPA do tipo 3) |
| Tuberculose, sarcoidose, hanseníase |
| Paracoccidioidomicose, blastomicose, histoplasmose e criptococose |
| Hemocromatose, amiloidose |
| HIV (mais de 5% em pacientes com AIDS), citomegalovírus |
| Metástase suprarrenal (neoplasias de pulmão, mama, rim, melanoma, cólon etc.) |
| Linfomas |
| Adrenoleucodistrofia (doença recessiva ligada ao X) |
| Hiperplasia suprarrenal congênita |
| Hipoplasia suprarrenal congênita |
| Deficiência familiar de glicocorticoide |
| Fármacos: cetoconazol, fluconazol, fenitoína, fenobarbital, rifampicina, etomidato, aminoglutetimida, mitotano, metirapona; imunoterapia com inibidores do *checkpoint* imune (ipilimumabe, nivolumabe, atezolizumabe), inibidores de tirosinoquinase (lenvatinibe, vandetanibe) etc. |
| Outros distúrbios metabólicos: doença mitocondrial e doença de Wolman |
| **Apresentação aguda** |
| Hemorragia suprarrenal (traumatismo, uso de anticoagulantes, sepse etc.) |
| Adrenalectomia bilateral |
| Infarto suprarrenal (síndrome antifosfolipídica) |
| Síndrome de Waterhouse-Friderichsen (meningococcemia) |

(continua)

**QUADRO 64.1** Causas de insuficiência suprarrenal. (*Continuação*)

| Insuficiência suprarrenal secundária |
|---|
| Suspensão do uso crônico de glicocorticoides em doses suprafisiológicas (tópico, oral ou parenteral) |
| Tumores na região hipotálamo-hipofisária |
| Apoplexia hipofisária (apresentação aguda) |
| Cirurgia e/ou radioterapia na região hipotálamo-hipofisária |
| Tratamento da doença de Cushing |
| Tuberculose, sarcoidose, histiocitose das células de Langerhans, hemocromatose, hipofisite linfocítica |
| Fármacos: opioides, inibidores do *checkpoint* imune |
| Deficiência isolada de ACTH (rara) |
| Traumatismos cranioencefálicos |

ACTH: hormônio adrenocorticotrófico; AIDS: síndrome da imunodeficiência adquirida; HIV: vírus da imunodeficiência humana; SPA: síndrome poliglandular autoimune.

Na ISP, há comprometimento das três zonas adrenocorticais (fasciculada, glomerulosa e reticulada), resultando em síntese subnormal de corticosteroides, mineralocorticoides e androgênios. A falta de resposta devido ao déficit de corticosteroides aumenta a liberação de ACTH e de outros componentes da pró-opiomelanocortina (POMC), como o hormônio betaestimulante de melanócitos (beta-MSH), promovendo hiperpigmentação cutânea mediante estímulo em receptores de melanocortina-1 (MC1R) presentes na pele.

Na ISS, não se observa deficiência de mineralocorticoides, tendo em vista que há preservação da síntese de aldosterona pela zona glomerulosa sujeita à influência mantida do sistema renina-angiotensina-aldosterona (SRAA).

## APRESENTAÇÃO CLÍNICA

A IS pode se manifestar como um espectro de características clínicas, variando de fadiga e diminuição da qualidade de vida até crise suprarrenal, condição potencialmente fatal. A IS não diagnosticada acarreta, portanto, significativa morbidade.

A Tabela 64.1 apresenta características clínicas da IS e crise suprarrenal.

## DIAGNÓSTICO

A dosagem de cortisol basal, coletado entre 8 e 9 h, constitui o primeiro exame a ser solicitado

**TABELA 64.1** Características clínicas de insuficiência suprarrenal e crise suprarrenal.

| Sintomas | Sinais | Laboratório |
|---|---|---|
| **Insuficiência suprarrenal** | | |
| Fadiga<br>Hipotensão postural<br>Perda de peso<br>Anorexia<br>Desconforto abdominal | Hiperpigmentação cutânea (somente na forma primária), sobretudo em áreas expostas ao sol, regiões de dobras, mucosas, cicatrizes e aréolas mamárias<br>Hipovolemia, taquicardia e hipotensão postural<br>Déficit de crescimento em crianças | Anemia (normocítica e normocrômica), eosinofilia e linfocitose<br>Hiponatremia<br>Hiperpotassemia<br>Hipoglicemia<br>Uremia<br>Incomuns: hipoglicemia, hipercalcemia, hipomagnesemia |
| **Crise suprarrenal** | | |
| Fraqueza grave<br>Síncope<br>Dor abdominal, náuseas, vômitos (pode simular abdome agudo)<br>Confusão mental<br>Dorsalgia | Hipotensão<br>Dor abdominal<br>Rebaixamento do nível de consciência, *delirium* | Hiponatremia<br>Hiperpotassemia<br>Hipoglicemia<br>Hipercalcemia |

Adaptada de Bornstein et al., 2016.

diante da suspeita de IS. Valores de cortisol sérico inferiores a 3 μg/dℓ na presença de quadro clínico típico confirmam IS, embora valores inferiores a 5 μg/dℓ já apontem esse diagnóstico. Níveis séricos acima de 18 μg/dℓ excluem o diagnóstico de ISP. As diretrizes da Endocrine Society recomendam também mensurar o ACTH plasmático como estratégia para ajudar na distinção entre ISP e ISS. O valor de ACTH maior que 2 vezes o limite superior da referência local é considerado altamente preditivo de ISP no cenário de hipocortisolemia confirmada. Cortisol sérico matinal entre 3 e 18 μg/dℓ requer a realização de testes confirmatórios. (Tabela 64.2). O teste da cortrosina e o teste de tolerância à insulina (ITT) constituem o padrão-ouro para estabelecer os diagnósticos de ISP e ISS, respectivamente, determinado quando há um pico de cortisol inferior a 18 μg/dℓ após o estímulo (Figura 64.1).

Na doença de Addison, os níveis de ACTH encontram-se elevados, caracteristicamente acima de 100 pg/mℓ, enquanto na ISS tendem a ser baixos ou no limite inferior da normalidade (ACTH < 10 a 20 pg/mℓ).

Estabelecido o diagnóstico, para identificar a etiologia da IS são necessárias investigações adicionais, como dosagem de autoanticorpos (anti-21-hidroxilase e anticórtex suprarrenal), realização de testes sorológicos e microbiológicos, investigação de síndromes poliglandulares autoimunes e síndromes genéticas raras, dosagem sérica de ácidos graxos de cadeia muito longa e exames de imagem (tomografia computadorizada [TC] e ressonância magnética [RM] de suprarrenais, e RM de hipófise e hipotálamo; Figura 64.2).

**TABELA 64.2** Diagnóstico simplificado de insuficiência suprarrenal.

| | Exclui | Confirma |
|---|---|---|
| IS primária | CS > 18 μg/dℓ | CS < 3 a 5 μg/dℓ + ACTH > 2 × LSN |
| IS central | CS > 18 μg/dℓ | CS < 3 a 5 μg/dℓ + ACTH < 10 a 20 pg/mℓ |

Valores de CS entre 3 e 18 μg/dℓ: testes confirmatórios. CS: cortisol sérico; IS: insuficiência suprarrenal; LSN: limite superior de normalidade.

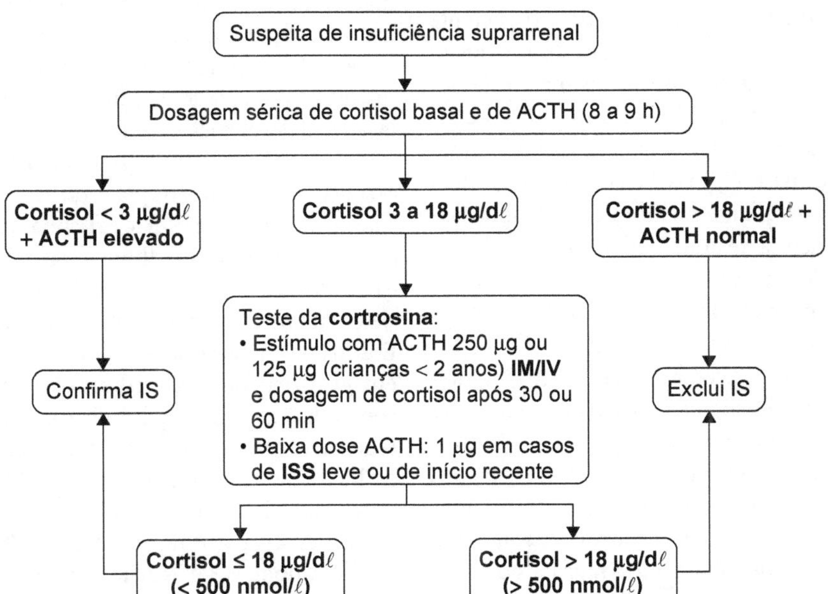


**FIGURA 64.1** Investigação da insuficiência suprarrenal (IS). ACTH: hormônio adrenocorticotrófico; IM: intramuscular; IV: intravenosa; ISS: insuficiência suprarrenal secundária.

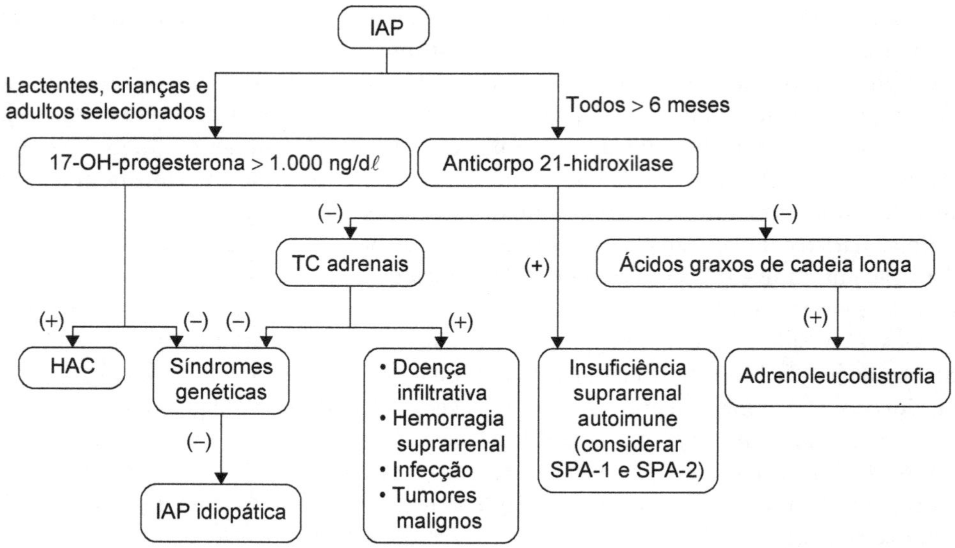


FIGURA 64.2 Algoritmo para diagnóstico de insuficiência suprarrenal primária (ISP). HAC: hiperplasia adrenal congênita; IAP: insuficiência adrenal primária; SPA-1: síndrome poliglandular autoimune tipo 1; SPA-2: síndrome poliglandular autoimune tipo 2. (Adaptada de Bornstein et al., 2016.)

## TRATAMENTO

A crise suprarrenal constitui uma emergência médica e deve ser prontamente tratada com hidrocortisona (ação glicocorticoide e mineralocorticoide) e reposição vigorosa de fluidos cristaloides, bem como medidas de suporte para o paciente em estado grave. Recomenda-se a administração venosa de 100 mg de hidrocortisona em *bolus*, seguida de 200 mg em 24 h como infusão contínua ou dividida a cada 6 h, com posterior redução para 100 mg nas próximas 24 h e redução gradual nas próximas 72 h até melhora clínica significativa. Recomenda-se ainda, quando necessária, a reposição de glicose parenteral e a correção de distúrbios hidreletrolíticos, além de investigar e tratar a causa precipitante.

A reposição de glicocorticoides objetiva mimetizar a síntese fisiológica do cortisol, com oferta da menor dose possível e com ajustes terapêuticos, conforme resposta clínica. No paciente com doença crônica ou insidiosa, os glicocorticoides usuais para reposição são: hidrocortisona 15 a 25 mg/dia; prednisolona 3 a 5 mg/dia ou prednisona 5 a 7,5 mg/dia (formulações mais disponíveis em nosso meio, administradas em 1 a 2 tomadas diárias), além de dexametasona 0,25 a 0,75 mg/dia e acetato de cortisona 20 a 50 mg/dia, pouco utilizados na prática clínica. Recomenda-se a utilização de hidrocortisona em dose única ou dividida em duas a três doses diárias, com a maior dose administrada no período da manhã. Em crianças, sugere-se o tratamento com hidrocortisona na dose diária de 8 mg/m$^2$ de superfície corpórea, dividida em três a quatro tomadas. A terapia com hidrocortisona em formulação oral de liberação modificada permite replicar de forma mais fiel o ritmo circadiano fisiológico do cortisol, evitando os picos diurnos associados à administração de hidrocortisona 2 ou 3 vezes/dia. Essa abordagem melhora o controle hormonal e reduz os efeitos adversos relacionados ao excesso de cortisol. O Plenadren®, comercializado na Europa pelo laboratório Takeda®, está disponível em comprimidos de liberação modificada contendo 5 mg e 20 mg de hidrocortisona. A dose recomendada é equivalente à da hidrocortisona de liberação imediata, porém administrada em dose única diária, pela manhã.

A fludrocortisona na dose diária de 0,05 a 0,2 mg também pode ser prescrita, juntamente com os glicocorticoides, para os pacientes com deficiência mineralocorticoide (ISP), sendo raramente necessária na ISS em virtude da integridade do SRAA.

A reposição de desidroepiandrosterona (DHEA) 25 a 50 mg/dia pode ser considerada em mulheres com ISP e redução de libido, astenia e sintomas depressivos/ansiosos, embora as atuais evidências ainda sejam insuficientes para justificar seu uso rotineiro.

Os pacientes devem ser orientados a portar uma identificação (pulseira/cartão/colar) que contenha o diagnóstico e as orientações para prevenir crise suprarrenal diante de doenças agudas, traumatismos ou cirurgias, sendo recomendado aumentar de 2 a 3 vezes a oferta de glicocorticoides de acordo com a magnitude do evento estressor. Além disso, precisam ser orientados sobre a administração de doses emergenciais em situações de estresse, bem como portarem um *kit* de emergência adrenal que recentemente passou a ser disponibilizado pela Associação Brasileira Addisoniana (ABA; www.abaddison.org.br).

## LEITURAS SUGERIDAS


Bandeira F. Endocrinology and diabetes: a problem-oriented approach. New York: Springer; 2014.

Barroso-Sousa R, Barry WT, Garrido-Castro AC, Stephen Hodi F, Min L, Krop IE, et al. Incidence of Endocrine Dysfunction Following the Use of Different Immune Checkpoint Inhibitor Regimens: A Systematic Review and Meta-analysis. JAMA Oncol. 2018 4(2):173-82.

Beuschlein F, Else T, Bancos I, et al. European Society of Endocrinology and Endocrine Society Joint Clinical Guideline: Diagnosis and therapy of glucocorticoid-induced adrenal insufficiency. Eur J Endocrinol. 2024;190(5): G25-G51.

Bornstein SR, Allolio B, Arlt W, Barthel A, Don-Wauchope A, Hammer GD, et al. Diagnosis and treatment of primary suprarrenal insufficiency: an Endocrine Society clinical practice guideline. J Clin Endocrinol Metab. 2016;101(2): 364-89.

Colombo C, De Leo S, Di Stefano M, Vannucchi G, Persani L, Fugazzola L. Primary Suprarrenal Insufficiency During Lenvatinib or Vandetanib and Improvement of Fatigue After Cortisone Acetate Therapy. J Clin Endocrinol Metab. 2019;104(3):779-84.

Fleseriu M, Hashim IA, Karavitaki N, Melmed S, Murad MH, Salvatori R, et al. Hormonal replacement in hypopituitarism in adults: an endocrine society clinical practice guideline. J Clin Endocrinol Metab. 2016;101(11):3888-921.

Graves LE, Torpy DJ, Coates PT, Alexander IE, Bornstein SR, Clarke B. Future Directions for Adrenal Insufficiency: Cellular Transplantation and Genetic Therapies. J Clin Endocrinol Metab. 2023;108(6):1273-89.

Martin-Grace J, Dineen R, Sherlock M, Thompson CJ. Adrenal insufficiency: physiology, clinical presentation and diagnostic challenges. Clin Chim Acta. 2020 Jun;505:78-91.

Neumann U, Blankenstein O, Claahsen-van der Grinten HL. PERSPECTIVE: treatment with hydrocortisone modified-release capsules in children and adolescents with congenital adrenal hyperplasia: an expert opinion. Endocr Connect. 2025; 14(5):e240619.

Oprea A, Bonnet NCG, Pollé O, Lysy PA. Novel insights into glucocorticoid replacement therapy for pediatric and adult suprarrenal insufficiency. Ther Adv Endocrinol Metab. 2019;10:1-27.

Ospina NS, Al Nofal A, Bancos I, Javed A, Benkhadra K, Kapoor E, et al. ACTH stimulation tests for the diagnosis of suprarrenal insufficiency: systematic review and meta-analysis. J Clin Endocrinol Metab. 2016;101(2): 427-34.

Capítulo 65

# Hirsutismo

Paulo Bernardo Barros ■ Larissa B. Pimentel ■
Cynthia Salgado ■ Francisco Bandeira

## INTRODUÇÃO

Hirsutismo é a presença, na mulher, de pelos terminais em áreas androgênio-dependentes (característica de distribuição típica do sexo masculino). É mais que um problema cosmético, pois pode estar relacionado com doenças subjacentes significativas e é frequentemente associado a uma diminuição da qualidade de vida e a uma autoimagem prejudicada da paciente.

A hipertricose, por sua vez, caracteriza-se por crescimento generalizado de pelos, independentemente da distribuição sexual e dos hormônios androgênicos. Pode resultar do uso de medicamentos, fatores hereditários, metabólicos ou outros distúrbios não endócrinos. Apesar de não ser causada por excesso de andrógenos, estes podem agravar o problema.

O hirsutismo acomete 5 a 10% das mulheres em idade reprodutiva. A prevalência varia de 4,3 a 10,8% nas etnias negra e branca, mas os estudos evidenciam percentuais mais baixos entre os povos asiáticos.

## FISIOPATOLOGIA

O corpo humano é coberto por uma vasta quantidade de folículos capilares. A quantidade dos folículos não muda significativamente durante a vida de um indivíduo, mas o tamanho do folículo e o tipo de pelo pode mudar em resposta a vários fatores, particularmente aos andrógenos. O hirsutismo, desse modo, reflete a interação entre concentrações circulantes e locais de androgênio e a sensibilidade do folículo piloso aos andrógenos.

De acordo com o local do corpo, a regulação hormonal desempenha um papel importante no ciclo de crescimento capilar, principalmente depois da puberdade. Durante essa fase, em certas áreas do corpo, o pelo velo (fino e pouco pigmentado) é estimulado a ser substituído por pelos terminais (grossos e pigmentados). Por sua vez, a transição de folículos pilosos terminais ao pelo velo pode ocorrer em estados patológicos, como na alopecia androgenética, assim como a transição anormal da penugem aos pelos terminais ocorre no hirsutismo em mulheres.

Assim, andrógenos são os hormônios mais associados à modulação do crescimento capilar. Eles são necessários para formação de pelos terminais e desenvolvimento de glândulas sebáceas, pois promovem a diferenciação de unidades pilossebáceas em um folículo piloso terminal ou em uma glândula sebácea. Além disso, estão envolvidos na queratinização, aumento do folículo piloso, definição do tamanho e diâmetro da fibra capilar, e proporção de tempo em que o pelo terminal passa na fase anágena, quando ocorre o crescimento ativo do cabelo.

## ETIOLOGIA

O hirsutismo não é uma doença, mas um sinal clínico comum a várias condições mórbidas, podendo também estar associado ao uso de alguns medicamentos. A causa mais comum de hiperandrogenismo é a síndrome dos ovários policísticos (SOP), presente em cerca de 6% das mulheres em idade fértil.

As principais causas são:

- Síndrome dos ovários policísticos
- Síndrome de Cushing
- Hiperprolactinemia
- Tumores de células estromais de Leydig
- Síndrome HAIR-AN
- Hiperplasia suprarrenal congênita (HSC)
- Tumores suprarrenais virilizantes
- Acromegalia
- Hipertecose
- Sensibilidade androgênica periférica
- Síndrome de resistência à insulina
- Uso de medicamentos hiperandrogênicos.

Pode-se dividir a etiologia em três grupos:

- Aumento na produção de androgênios pelos ovários e/ou pelas glândulas suprarrenais: SOP; HSC na forma não clássica; tumores secretores de androgênios (ovarianos e suprarrenais); síndrome de Cushing
- Elevação da sensibilidade cutânea aos androgênios circulantes: hirsutismo idiopático, que se caracteriza por hirsutismo clínico isolado + ausência de alterações laboratoriais de hiperandrogenismo + ciclos menstruais regulares e ovulatórios + morfologia ovariana normal
- Alterações no metabolismo e/ou no transporte dos androgênios: doenças tireoidianas, hiperprolactinemia, uso de fármacos (ciclosporinas, fenitoína, ácido valproico, minoxidil).

## DIAGNÓSTICO

### Anamnese

Deve-se obter história detalhada sobre o início, a progressão e a evolução do hirsutismo, além de questionar sobre ganho ponderal e sintomas relacionados com intolerância à glicose (poliúria, polidipsia) e com virilização (hipertrofia de clitóris, aumento da massa muscular, aumento da libido e alteração na voz). Em relação aos antecedentes, deve-se questionar irregularidade menstrual, amenorreia, história reprodutiva, puberdade e hirsutismo na família.

É necessário, ainda, investigar o uso de medicamentos, como danazol, metirapona, esteroides anabólicos, levonorgestrel, acetazolamida, ácido valproico, diazóxido, minoxidil e glicocorticoides (GC).

### Escore de Ferriman-Gallwey modificado

O método padrão-ouro para se quantificar o hirsutismo é o escore Ferriman-Gallwey modificado (FGm), pelo qual são avaliadas nove áreas corporais sensíveis a reduzidas concentrações de androgênios (Figura 65.1). Cada área recebe de 1 a 4 pontos, e a soma das pontuações dessas áreas apresenta a seguinte interpretação:

- Hirsutismo leve: 8 a 15 pontos
- Hirsutismo moderado: 16 a 25 pontos
- Hirsutismo grave: > 25 pontos.

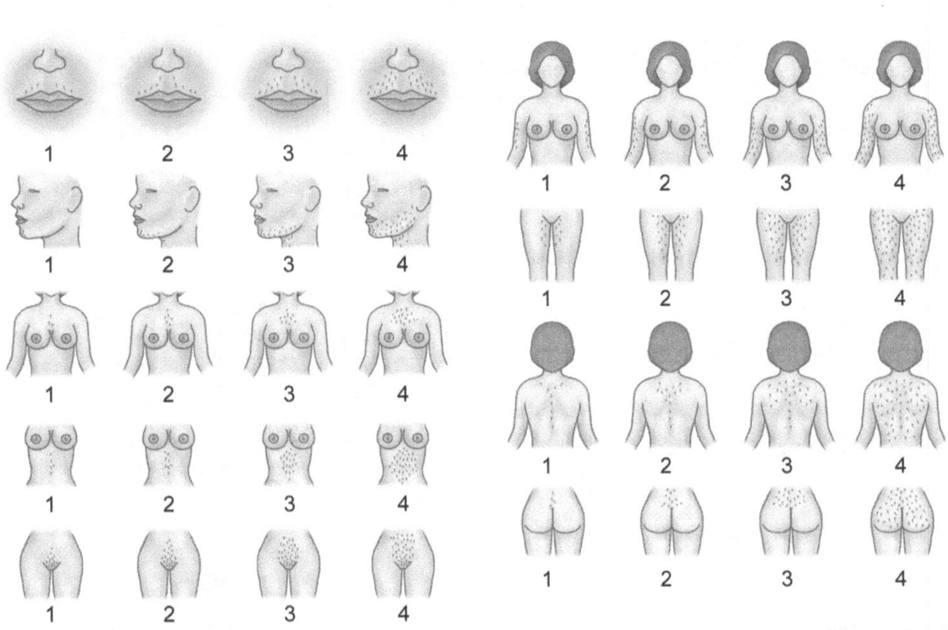


**FIGURA 65.1** Estágios do hirsutismo. Pelos terminais são aqueles de comprimento > 0,5 cm e com aumento da pigmentação. O FGm é um escore visual e subjetivo; logo, para evitar variações importantes entre examinadores, recomenda-se evitar: uso de *laser* nos últimos 3 meses, depilação com lâmina ou cera nas últimas 3 semanas e barbear-se nos últimos 5 dias antes do exame.

## Avaliação laboratorial

### *Primeiro passo*

Inicialmente, para avaliação de hiperandrogenismo, devem ser solicitadas dosagem sérica de testosterona livre e total (no quarto ao décimo dia do ciclo menstrual) e de sulfato de desidroepiandrosterona (SDHEA). É importante levar em consideração que pacientes em uso de anticoncepcionais podem apresentar baixos níveis de testosterona no soro (Figura 65.2).

Níveis de testosterona acima de 200 ng/dℓ são sugestivos de tumores suprarrenais ou ovarianos. Se houver níveis de SDHEA normais, é provável que haja um tumor ovariano. Se o SDHEA estiver acima de 700 mg/dℓ, deve-se pesquisar etiologia suprarrenal.

Diante de discretas elevações nos níveis séricos de testosterona e de SDHEA, a suspeita será de hiperandrogenismo ovariano ou de HSC de início tardio.

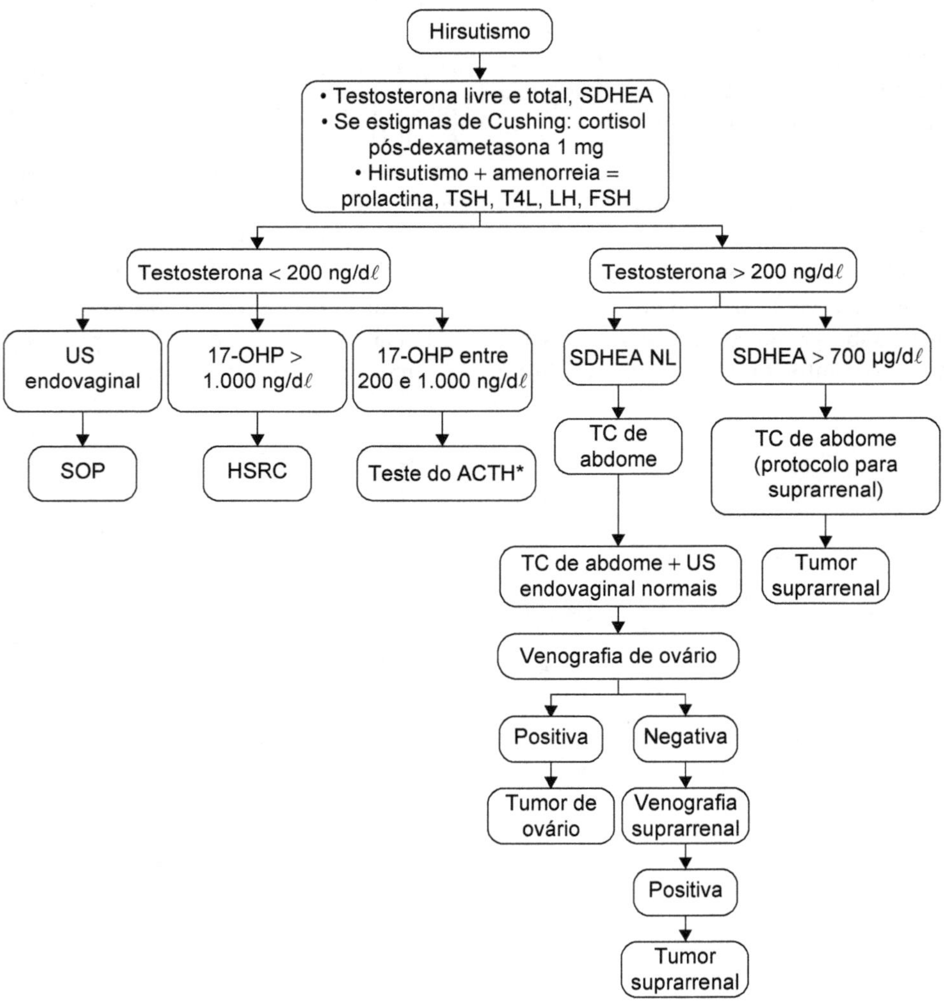


FIGURA 65.2 Investigação do hirsutismo. *Teste de estímulo com hormônio adrenocorticotrófico (ACTH) sintético < 1.000 ng/dℓ exclui hiperplasia suprarrenal congênita clássica (HSRC). 17-OHP: 17-hidroxiprogesterona; FSH: hormônio folículo-estimulante; HSRC: hiperplasia suprarrenal congênita clássica; LH: hormônio luteinizante; NL: normal; SDHEA: sulfato de desidroepiandrosterona; SOP: dos ovários policísticos; T4L: tiroxina livre; TC: tomografia computadorizada; TSH: hormônio estimulador da tireoide; US: ultrassonografia.

### *Segundo passo*

Solicitar 17-hidroxiprogesterona (17-OHP). Valores acima de 500 ng/dℓ são sugestivos de HSC. Pacientes com SOP podem apresentar elevação de hormônio luteinizante (LH) 2 ou 4 vezes maior que o hormônio folículo-estimulante (FSH).

É importante ressaltar que, na investigação inicial de situações cujo quadro inicial apresente amenorreia e hirsutismo, deve-se solicitar prolactina sérica, TSH e tiroxina livre (T4L). Se houver suspeita clínica de síndrome de Cushing, incluir dosagem de cortisol após 1 mg de dexametasona.

## TRATAMENTO

### Princípios gerais

O tratamento do hirsutismo inclui medidas cosméticas e farmacológicas. A escolha deve se basear na gravidade do hirsutismo, na causa subjacente e no grau de desconforto gerado para a paciente e na sua qualidade de vida.

A avaliação da efetividade do tratamento deve considerar a satisfação da paciente e a melhora no escore de FGm em comparação ao obtido antes do início do tratamento.

É importante destacar que qualquer terapêutica instituída deve ser mantida por pelo menos 6 meses (tempo do ciclo de um folículo piloso) antes de determinar sua eficácia.

### Modificações do estilo de vida

A obesidade pode aumentar a secreção ovariana de androgênios e agravar o hirsutismo. Ademais, a resposta ao tratamento apresenta associação inversamente proporcional ao índice de massa corpórea (IMC). Assim, as mulheres com obesidade devem ser estimuladas à perda de peso.

### Medidas cosméticas

Métodos cosméticos tradicionais incluem clareamento, depilação, tratamento químico e eletrólise. Somente a eletrólise galvânica associada à termólise pode destruir a papila dérmica e promover uma melhora permanente do hirsutismo. Terapias com *laser* ou fototermólise seletiva podem destruir o folículo piloso.

Recomenda-se clareamento e métodos temporários de depilação nos primeiros meses de tratamento, enquanto ocorre o efeito do fármaco, bem como *laser* para fotodepilação em pacientes com hirsutismo leve ou como adjuvante no tratamento farmacológico em pacientes com hirsutismo moderado a grave.

### Medidas farmacológicas

Para mulheres na pré-menopausa, recomendam-se anticoncepcionais orais (ACO) com atividade antiandrogênica como primeira linha de tratamento em monoterapia.

Antiandrogênicos devem constituir a primeira linha para mulheres na pós-menopausa e podem ser utilizados em associação com ACO na pré-menopausa. A terapia combinada é indicada quando a resposta ao tratamento for insatisfatória após 6 meses de monoterapia.

Os antiandrogênicos, incluindo espironolactona, flutamida e finasterida, devem ser utilizados em mulheres em idade fértil somente se acompanhados de ACO, por seu potencial efeito teratogênico. Quando houver contraindicação ao uso de ACO, deve ser adotado outro método contraceptivo seguro.

Já os análogos do GnRH são recomendados para mulheres com formas graves de hiperandrogenismo, com baixa resposta aos ACO e antiandrogênicos.

O tratamento do hirsutismo pode ser resumido, então, da seguinte maneira:

- Hirsutismo leve: ACO (etinilestradiol + drospirenona ou etinilestradiol + ciproterona)
- Hirsutismo moderado ou grave: ACO + antiandrogênico (espironolactona 100 mg/dia ou finasterida 5 mg/dia ou flutamida 25 a 500 mg/dia.

Em pacientes com SOP, o tratamento pode ser realizado com o regime SPIOMET (espironolactona 50 mg/dia + pioglitazona 7,5 mg/dia + metformina 850 mg/dia). Isto leva a uma comparável redução do excesso androgênico, melhora da resistência à insulina, redução da gordura visceral e maior taxa de ovulação pós tratamento.

## LEITURAS SUGERIDAS

Amiri M, Mahmoudieh L, Sheidaei A, Ramezani Tehrani F. Idiopathic hirsutism and dyslipidemia: A systematic review, meta-analysis, and meta-regressions. J Cosmet Dermatol. 2023 May;22(5):1449-62.

Escobar-Morreale HF, Carmina E, Dewailly D, Gambineri A, Kelestimur F, Moghetti P, et al. Epidemiology, diagnosis and management of hirsutism: a consensus statement by the Androgen Excess and Polycystic Ovary Syndrome Society. Hum Reprod Update. 2012;18(2):146-70.

Gambineri A, Balsamo A, Pasquali R. Hirsutism and virilization. In: Bandeira F, Gharib H, Golbert A, Griz L, Faria M. Endocrinology and diabetes: a problem-oriented approach. New York: Springer Science; 2014.

Ibáñez L, Díaz M, García-Beltrán C, Malpique R, Garde E, López-Bermejo A, et al. Towards a treatment normalizing ovulation rate in adolescent girls with polycystic ovary symdrome. J Endocr Soc. 2020;4(5):bvaa032.

Legro RS, Silva A, Arslanin DA, Ehrmann DA, Hoeger KM, Murad MH, et al. Diagnosis and treatment of policystic ovary syndrome: an Endocrine Society Clinical Practice Guideline. J Clin Endocrinol Metab. 2013;98(12):4565-92.

Martin KA, Anderson RR, Chang RJ, Ehrmann DA, Lobo RA, Murad MH, et al. Evaluation and treatment of hirsutism in premenopausal women: an Endocrine Society Clinical Practice Guideline. J Clin Endocrinol Metab. 2018;103(4): 1233-57.

Somani N, Harrison S, Bergfeld WF. Clinical evaluation of hirsutism. Dermatolol Ther. 2008;21(5):376-91.

Speiser PW, Arlt W, Auchus RJ, Baskin LS, Conway GS, Merke DP, et al. Congenital adrenal hyperplasia due to steroid 21-hydroxylase deficiency: an Endocrine Society Clinical Practice Guideline. J Clin Endocrinol Metab. 2018;103(11): 4043-88.

Spritzer PM, Marchesan LB, Santos BR, Fighera TM. Hirsutism, Normal Androgens and Diagnosis of PCOS. Diagnostics (Basel). 2022 Aug 9;12(8):1922.

Su P, Chen C, Sun Y. Physiopathology of polycystic ovary syndrome in endocrinology, metabolism and inflammation. J Ovarian Res. 2025; 18(1):34.

Unluhizarci K, Hacioglu A, Taheri S, Karaca Z, Kelestimur F. Idiopathic hirsutism: Is it really idiopathic or is it misnomer? World J Clin Cases. 2023 Jan 16;11(2):292-8.

Capítulo 66

# Amenorreia

Alyne Layane Pereira Lemos ▪ Francisco Bandeira

## INTRODUÇÃO

Amenorreia é a ausência temporária ou definitiva da menstruação. Trata-se de um sintoma, não de uma doença, com etiologias diversas. Para haver menstruação, necessitam-se integridade e bom funcionamento do eixo hormonal, com equilíbrio entre as funções do meio externo, o sistema nervoso central (SNC), o hipotálamo, a hipófise e a resposta ovariana e endometrial, além de permeabilidade do trajeto anatômico para sua exteriorização.

## CLASSIFICAÇÃO

A amenorreia pode ser primária ou secundária, a depender das causas e dos compartimentos envolvidos:

- Amenorreia primária: ocorre em meninas que não apresentaram menarca aos 14 anos na ausência de características sexuais secundárias, ou aos 16 anos com ou sem as características sexuais desenvolvidas. A etiopatogenia envolve defeitos de herança genética, congênitos ou orgânicos
- Amenorreia secundária: ocorre quando já houve menarca e, por algum motivo, há ausência do fluxo por um período de 6 meses ou três ciclos consecutivos. Gravidez é a principal causa de amenorreia secundária, seguida de disfunções ovarianas.

Outras classificações consideram etiopatogenia (amenorreia fisiológica e patológica), duração (curta e longa), causas (locais e sistêmicas, endócrinas, funcionais, orgânicas). A amenorreia pode ainda ser classificada em compartimentos, levando-se em conta a localização da causa:

- Compartimento IV: SNC e hipotálamo
- Compartimento III: hipófise
- Compartimento II: gônadas
- Compartimento I: canalicular (útero e vagina).

## CAUSAS

As várias causas de amenorreia estão listadas nos Quadros 66.1 e 66.2.

**QUADRO 66.1** Causas de amenorreia primária.

| Hipotalâmicas |
|---|
| Amenorreia hipotalâmica funcional |
| Tumores ou traumatismos |
| Disritmias corticais |
| Acidentes vasculares |
| Encefalite |
| Síndromes (Fröhlich, Kallmann, Laurence-Moon-Biedl) |
| Anorexia nervosa |
| Pseudociese |
| Puberdade tardia constitucional |
| Iatrogenia (cirurgia, radiação e medicamentos) |
| **Hipofisárias** |
| Hiperprolactinemia |
| Puberdade atrasada constitucional |
| Pan-hipopituitarismo |
| Hipogonadotrofismo isolado |
| Tumores (craniofaringioma e germinoma) |
| Traumatismo craniano |
| Infecções (encefalite e meningite) |
| Doenças autoimunes |
| **Ovarianas** |
| Disgenesia gonadal (falência ovariana primária) |
| Síndrome de Turner |
| Síndrome de Savage (síndrome dos ovários resistentes) |
| Síndrome de Swyer |
| Disgenesia gonadal mista |

(*continua*)

**QUADRO 66.1** Causas de amenorreia primária. (*Continuação*)

| Vulvovaginais |
|---|
| Hímen imperfurado |
| Agenesia vaginal isolada |
| Septo vaginal transverso |
| Estenose ou atrofia genital congênita |
| **Canaliculares** |
| Agenesia mülleriana ou síndrome de Mayer-Rokitansky-Küster-Hauser |
| Tuberculose ou esquistossomose genital |
| Endométrio refratário |
| Útero infantil |
| Útero rudimentar |
| **Anormalidades do receptor** |
| Síndrome de insensibilidade androgênica |
| **Alterações enzimáticas** |
| Deficiência de 5-alfa-R |
| Deficiência de 17-alfa-OH (CYP17) |

## DIAGNÓSTICO

O diagnóstico precoce é fundamental para melhorar a qualidade de vida da mulher. Com a identificação de amenorreia, objetiva-se restabelecer o fluxo menstrual e evitar perda de massa óssea e baixa estatura, além de corrigir a infertilidade. Na amenorreia primária, a investigação inicia-se pela identificação do aparecimento ou não das características sexuais secundárias.

A anamnese oferece informações importantes sobre a etiologia da amenorreia. A época de surgimento da telarca e da pubarca e se estas aconteceram de maneira satisfatória são informações essenciais. O aparecimento dos pelos púbicos é indicativo de atividade androgênica e, em associação a esse processo, ocorre a liberação das gonadotrofinas, estimulando os ovários a produzirem estrogênio, com consequente desenvolvimento das mamas.

A ausência das características sexuais secundárias pode significar falta de função ovariana.

**QUADRO 66.2** Causas de amenorreia secundária.

| Sistema nervoso central |
|---|
| Psicogênicas (anorexia nervosa, estresse, pseudociese) |
| Tumores |
| Infecções |
| Disfunções do sistema límbico |
| Sarcoidose |
| Hemocromatose |
| Amiloidose |
| Disritmias cerebrais |
| Iatrogênicas |
| **Hipotalâmicas** |
| Amenorreia funcional |
| Síndrome de imaturidade do eixo hipotalâmico-hipofisário-ovariano |
| Deficiência congênita de hormônio liberador de gonadotrofina |
| Síndrome puerperal |
| Tireoidopatias |
| Tumores |
| Lesões infiltrativas |
| Hipofisárias |
| Adenomas produtores de prolactina, hormônio adrenocorticotrófico ou hormônio do crescimento |
| **Hipofisites** |
| Hipotireoidismo primário |
| Síndrome da sela vazia |
| Síndrome de Sheehan |
| Lesões infiltrativas |
| Malformações |
| Iatrogenias |
| **Ovarianas** |
| Síndrome dos ovários policísticos |
| Falência ovariana precoce |
| Hiperinsulinemia |
| Tumores |
| Medicamentos |
| Iatrogenias |

(*continua*)

QUADRO 66.2 Causas de amenorreia secundária. (*Continuação*)

| Canaliculares |
|---|
| Síndrome de Asherman |
| Estenose cervical |
| Septos vaginais |
| Estenose vaginal |
| Tuberculose genital |
| Histerectomia |
| **Sistêmicas** |
| Tireoidopatias |
| Diabetes melito |
| Hepatopatias |
| Doenças renais |
| Desnutrição |
| Obesidade |

Além de infertilidade, o hipogonadismo traz complicações a longo prazo (p. ex., osteoporose) e deve ser tratado.

Mulheres com baixo peso praticantes de exercício físico intenso ou aquelas com transtornos alimentares (p. ex., anorexia nervosa) podem apresentar amenorreia. Por outro lado, a amenorreia hipotalâmica pode ser causada por deficiências nutricionais não associadas à perda de peso nem a exercício físico extenuante. A doença celíaca também cursa com amenorreia, por causa das deficiências nutricionais decorrentes da doença.

Sinais como acne, engrossamento da voz, hirsutismo, obesidade e acantose *nigricans* correlacionam-se com síndrome dos ovários policísticos (SOP). Esses sintomas estão associados a hiperandrogenismo e resistência periférica à insulina.

Alguns medicamentos (p. ex., benzodiazepínicos, ansiolíticos, antidepressivos, anti-hipertensivos e metoclopramida) podem ter amenorreia como efeito colateral.

A galactorreia pode indicar hiperprolactinemia. Nos casos em que há associação de amenorreia e descarga papilar, deve-se solicitar dosagem de PRL.

O Quadro 66.3 resume os principais dados da anamnese e do exame físico a serem coletados para investigação de amenorreia.

## Amenorreia primária

Investiga-se amenorreia primária quando: a menarca não ocorre até os 16 anos; as características sexuais não surgem até os 14 anos; há baixo peso e estatura; e 3 anos de telarca. Na presença desses critérios, após anamnese e exame físico, solicitam-se os seguintes exames: beta-gonadotrofina coriônica humana (beta-hCG, hormônio estimulador da tireoide (TSH), hormônio folículo-estimulante (FSH) e prolactina (PRL) (Figura 66.1). A procura por alterações uterinas e vaginais é essencial, e a ultrassonografia auxilia nessa caracterização. Para facilitar o entendimento, o manejo da amenorreia foi dividido de acordo com a presença ou a ausência de útero.

QUADRO 66.3 Investigação de amenorreia.

| Anamnese |
|---|
| Sintomas como cefaleia, alterações visuais, virilização, hirsutismo, galactorreia, dor pélvica |
| Alimentação |
| Uso de medicações |
| Alterações psicológicas e contexto social |
| Antecedentes obstétricos (histerectomia, ooforectomia, hemorragias durante o parto) |
| Antecedentes médicos (cirurgias prévias) |
| Antecedentes familiares de distúrbios genéticos |
| Estatura-alvo familiar |
| Carga de exercício físico |
| **Exame físico** |
| Aferição de peso, altura, velocidade e curva de crescimento |
| Desenvolvimento de mamas e pelos (escala de Tanner) |
| Exame da região genital, inspeção da vagina e do hímen |
| Presença de acne, hirsutismo, virilização |

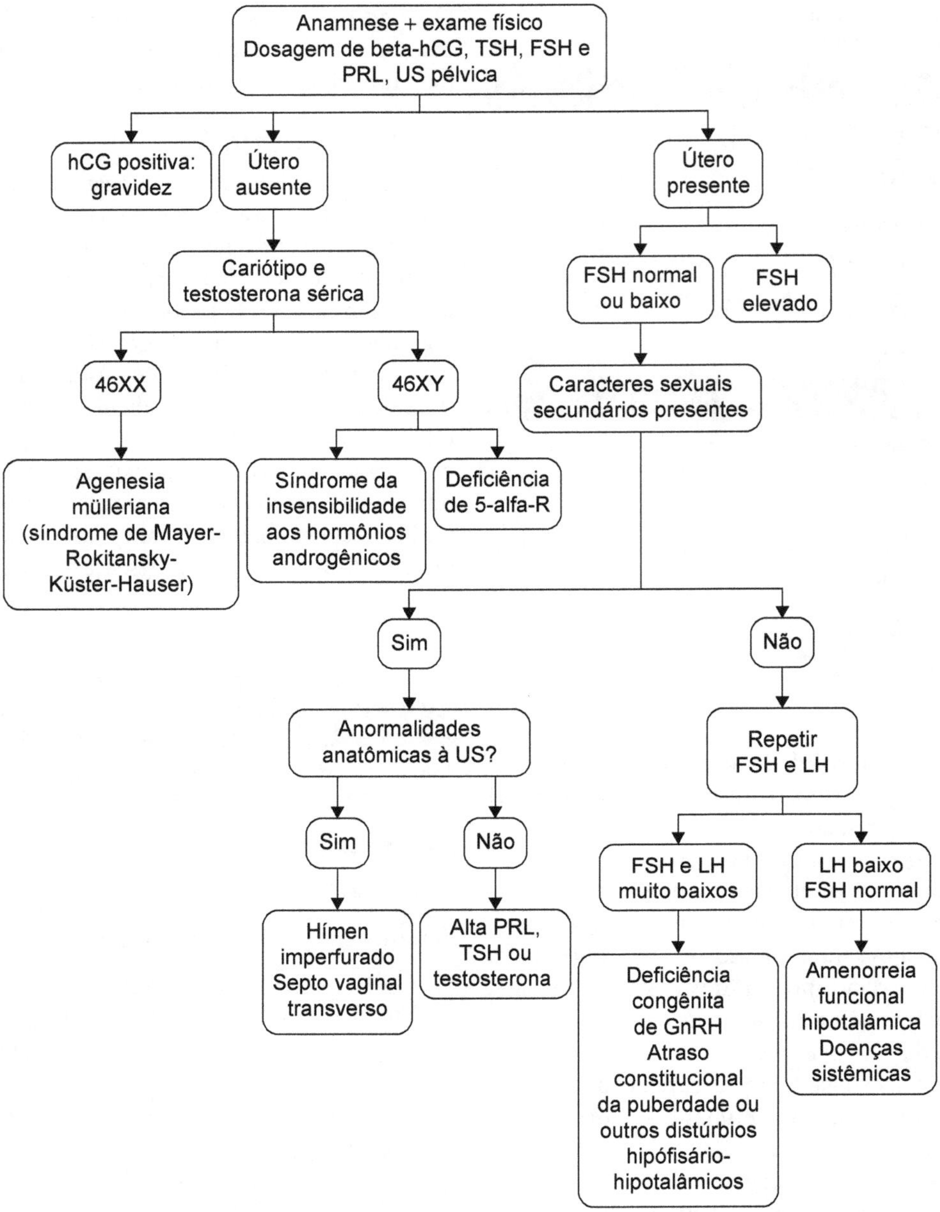


**FIGURA 66.1** Roteiro diagnóstico de amenorreia primária. (Adaptada de Correia et al., 2015.) (*continua*)

## *Ausência de útero*

Na ausência de útero, o cariótipo e a dosagem de testosterona são fundamentais. O cariótipo 46XX com testosterona normal está presente nas agenesias müllerianas (síndrome de Mayer-Rokitansky-Küster-Hauser), manifestadas por ausência congênita de vagina com agenesia uterina. Se o cariótipo for 46XY com testosterona normal, pode-se pensar em síndrome de insensibilidade aos hormônios androgênicos (fenótipo feminino, mamas desenvolvidas, genitália externa feminina e ausência de útero, tubas uterinas e terço superior da vagina) ou em deficiência de 5-alfa-R (paciente XY com genitália feminina ou ambígua que, na puberdade, viriliza por causa do aumento da testosterona).

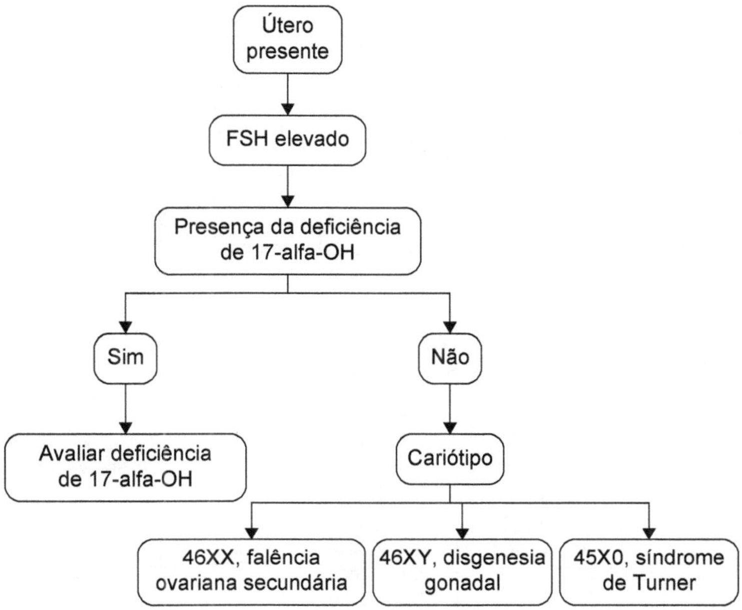


FIGURA 66.1 (*Continuação*) Roteiro diagnóstico de amenorreia primária. 17-alfa-OH: 17-alfa-hidroxilase; FSH: hormônio folículo-estimulante; GnRH: hormônio liberador de gonadotrofina; LH: hormônio luteinizante; PRL: prolactina; TSH: hormônio estimulador da tireoide; US: ultrassonografia. (Adaptada de Correia et al., 2015.)

### *Presença de útero*

Com útero presente, dosa-se o FSH. Se os valores forem normais ou reduzidos, observam-se as características sexuais pela escala de Tanner. Se presentes, investiga-se qualquer anormalidade canalicular (p. ex., hímen imperfurado ou septo transverso vaginal). Na ausência das características, acrescenta-se a dosagem de hormônio luteinizante (LH). Se o LH e o FSH estiverem muito baixos, deve-se suspeitar de deficiência congênita do hormônio liberador de gonadotrofina (GnRH), retardo puberal ou distúrbios hipotalâmicos ou hipofisários. Nível de LH baixo com FSH normal sugere amenorreia hipotalâmica funcional ou causas sistêmicas de amenorreia (diabetes melito ou doença celíaca). Em pacientes com FSH elevado, deve-se cogitar deficiência de 17-alfa-OH, insuficiência ovariana primária, disgenesia gonadal ou síndrome de Turner, a serem diferenciados por meio de cariótipo.

## Amenorreia secundária

A principal causa de amenorreia secundária ainda é a gravidez, de modo que ela sempre deve ser descartada. Para tanto, é fundamental detalhar a data da última menstruação e a história de anticoncepção, além de solicitar dosagem de beta-hCG.

Depois de confirmada a ausência de gravidez, os exames laboratoriais a serem solicitados incluem, inicialmente, TSH, PRL, LH, FSH e estradiol. TSH elevado sugere hipotireoidismo. PRL superior a 100 com TSH normal indica hiperprolactinemia, sendo necessário exame de imagem da sela túrcica (Figura 66.2).

Na presença de TSH e PRL normais, pode-se realizar o teste de progesterona. O teste é realizado com a administração de acetato de medroxiprogesterona, 10 mg/dia, durante 5 a 10 dias; didrogesterona, 10 mg/dia, durante 5 a 10 dias; acetato de nomegestrol, 5 mg/dia, durante 5 a 10 dias; ou progesterona micronizada, 200 mg/dia, durante 10 dias. O teste é positivo quando ocorre sangramento 2 a 7 dias após o término da progesterona. Na presença de menstruação, cogita-se anovulação crônica, e deve-se considerar SOP. A ausência de menstruação sugere ausência de resposta endometrial ao estímulo ou obstrução do trato de saída

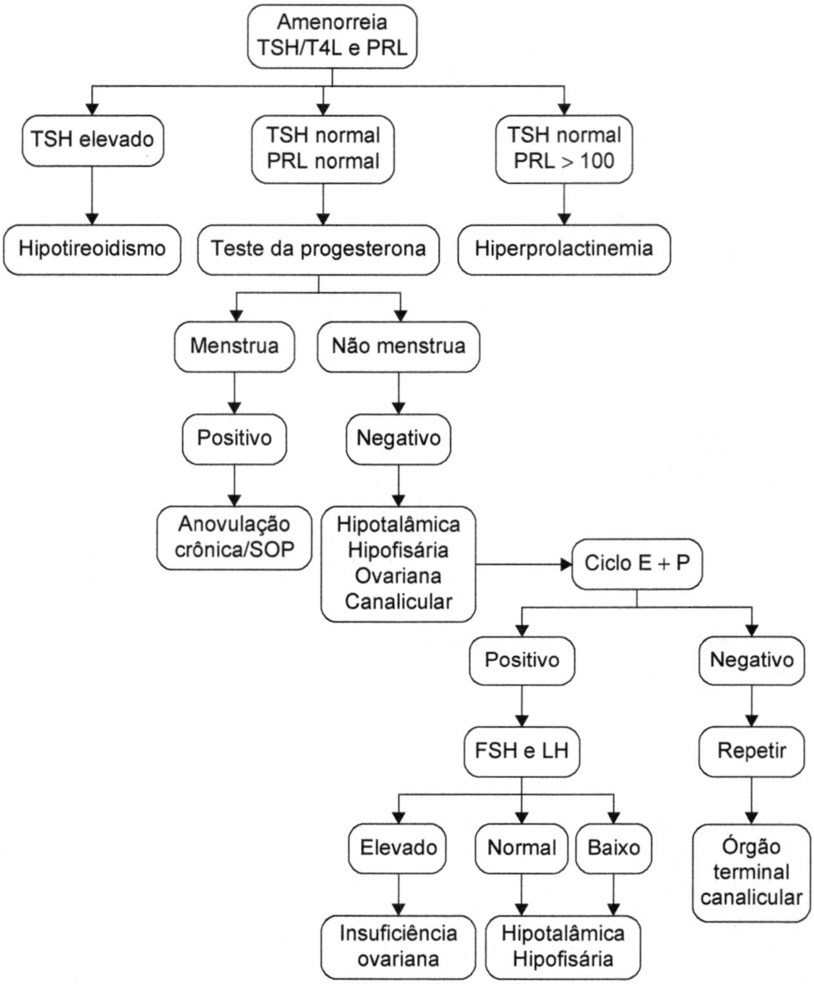


FIGURA 66.2 Roteiro diagnóstico de amenorreia secundária. E: estrogênio; FSH: hormônio folículo-estimulante; LH: hormônio luteinizante; P: progesterona; PRL: prolactina; T4L: tiroxina livre; TSH: hormônio estimulador da tireoide. (Adaptada de Correia et al., 2015.)

do sangramento. Nesses casos, deve-se realizar o teste do ciclo estrogênio-progestogênico, que consiste em utilização de estrogênios conjugados por um período de 21 dias. Assim, consegue-se estimular adequadamente o endométrio a proliferar, causando sangramento no fim do ciclo. Caso o teste seja negativo, deve-se repeti-lo, pois a resposta estrogênica do receptor pode estar comprometida. Se persistir negativo, pode-se pensar em causas canaliculares, como síndrome de Asherman, caracterizada por sinéquias uterinas causadas durante curetagens, cirurgias uterinas ou infecciosas.

As estenoses cervical e vaginal podem resultar em teste negativo. Se o teste estrogênio-progestogênico for positivo, é necessário localizar a causa. Em circunstâncias de produção inadequada de gonadotrofinas, a causa pode ser hipotalâmica ou hipofisária, quando há diminuição da atividade folicular, sendo que os ovários não produzem adequadamente os esteroides sexuais. Diante disso, deve-se solicitar dosagem das gonadotrofinas. Em caso de elevação de FSH e LH, deve-se cogitar menopausa precoce, pós-menopausa, insuficiência ovariana, SOP e doenças autoimunes. Diante de valores normais ou baixos das gonadotrofinas, as causas hipofisárias e hipotalâmicas são lembradas. Nesses casos, é necessária a ressonância magnética (RM) da sela túrcica para investigar tumores hipofisários, síndrome de Sheehan, hipofisite linfocítica e síndrome da sela vazia.

## TRATAMENTO

Visa corrigir as anormalidades, buscar a fertilidade e prevenir complicações decorrentes do hipogonadismo (p. ex., osteoporose). O tratamento depende da causa básica. Diante de anormalidades uterinas e canaliculares, é aconselhado, sempre que possível, procedimento cirúrgico. Em circunstâncias de hipogonadismo com retardo puberal, a reposição de estrogênio pode ser utilizada em alguns casos. Caso esteja presente hipogonadismo hipogonadotrófico, indica-se a reposição dos hormônios, se houver pretensão de gravidez. A hiperprolactinemia responde bem aos agonistas dopaminérgicos. É importante lembrar que, se houver uso de medicamentos que causem hiperprolactinemia, estes devem ser suspensos quando possível.

## LEITURAS SUGERIDAS


Baracat EC. Manual de ginecologia endócrina. São Paulo: Federação Brasileira de Ginecologia e Obstetrícia (Febrasgo); 2015. p. 58-68.

Correia A, Pinho Neto JS, Lima JC, Azevedo MSC. Amenorreia. In: Bandeira F, Mancini M, Graf H, et al. Endocrinologia e diabetes. São Paulo: Medsi; 2015. p. 43-56.

Gordon CM. Functional hypothalamic amenorrhea. N Engl J Med. 2010;363:365-71.

Nie L, Wang X, Wang S, Hong Z, Wang M. Genetic insights into the complexity of premature ovarian insufficiency. Reprod Biol Endocrinol. 2024 Aug 2;22(1):94. doi:

McCartney CR, Marshall JC. Polycystic ovary syndrome. N Engl J Med. 2016;375:54-64.

Stewart EA. Uterine fibroids. N Engl J Med. 2015;372:1646-55.

Capítulo 67

# Menopausa

Alexandre Hohl ■ Marcelo Fernando Ronsoni ■
Simone van de Sande Lee

## INTRODUÇÃO

O climatério compreende a transição entre o período reprodutivo e o não reprodutivo da vida da mulher, e a menopausa é um marco dessa fase, representado pelo término das menstruações. Só se reconhece o último ciclo menstrual após 12 meses de amenorreia e acontece fisiologicamente entre os 40 e 60 anos. Nessa fase, também se intensifica a preocupação com determinadas doenças de alta incidência, como cânceres de mama, útero e ovário; osteoporose; doenças metabólicas, como diabetes melito (DM) e obesidade; e doenças tromboembólicas e cardiovasculares. Assim, o acompanhamento da mulher no climatério compreende:

- Tratamento dos sintomas climatéricos
- Tratamento das irregularidades menstruais e hemorragias disfuncionais
- Tratamento dos sintomas da síndrome urogenital
- Ações de prevenção e rastreamento de doenças cardiovasculares (DCV), osteoporose, câncer ginecológico e mamário
- Apoio às alterações psicológicas próprias do período
- Orientações sobre medidas de manutenção geral de saúde, como dieta e exercícios físicos
- Apoio para mudanças de hábitos, como sedentarismo, tabagismo, alcoolismo e outros.

Consegue-se tal abrangência por meio de várias ações e, em alguns casos, indica-se a terapia hormonal.

## AVALIAÇÃO LABORATORIAL DA MULHER NO CLIMATÉRIO

O início do climatério é gradativo e evidencia-se clinicamente em maior ou menor grau, dependendo de vários fatores. No entanto, a ocorrência da menopausa é eminentemente clínica, caracterizada pelo término das menstruações por um período de 12 meses ou mais. Portanto, não são necessárias dosagens hormonais, a menos que a menopausa seja cirúrgica e/ou haja dúvidas em relação ao quadro hormonal. A dosagem do hormônio folículo-estimulante (FSH) é suficiente para o diagnóstico de hipofunção ou falência ovariana, sendo altamente sugestivo quando o resultado é > 40 mUI/mℓ, associado a baixos níveis de estradiol, em mais de uma dosagem laboratorial.

Alguns exames de rotina são necessários para o acompanhamento do climatério, baseados nas doenças mais prevalentes nesse período de vida da mulher (Tabela 67.1).

**TABELA 67.1** Exames complementares para avaliação da mulher no climatério.

| Exame | Agravos associados |
|---|---|
| Hemograma | Anemia, irregularidades menstruais, processos infecciosos, alterações imunológicas |
| TSH | Hipotireoidismo |
| GJ<br>TOTG* | GJ alterada, intolerância à glicose, DM |
| CT, HDL-c, TG | Dislipidemias |
| TGO, TGP | Alterações na função hepática |
| Sumário de urina (e urocultura) | ITU, comprometimento da função renal |
| Pesquisa de sangue oculto nas fezes<br>Colonoscopia* | Doenças do aparelho digestivo |

*Em alguns casos.
CT: colesterol total; DM: diabetes melito; GJ: glicose de jejum; HDL-c: lipoproteína de alta densidade; ITU: infecção do trato urinário; TG: triglicerídeos; TGO: transaminase glutâmico-oxaloacética; TGP: transaminase glutâmico-pirúvica; TOTG: teste oral de tolerância à glicose; TSH: hormônio estimulador da tireoide.

## INDICAÇÕES E CONTRAINDICAÇÕES DA TERAPIA HORMONAL NA SÍNDROME CLIMATÉRICA

Grandes estudos, como o *Heart and Estrogen/Progestin Replacement Study* (HERS) e o *Women's Health Iniciative* (WHI), mudaram a forma como a terapia hormonal é feita em todo o mundo. As sociedades científicas internacionais entraram em consenso de que a terapia hormonal deve ser iniciada para alívio dos sintomas relacionados ao hipoestrogenismo, tais como alterações menstruais, fogachos/sudorese e aqueles consequentes à atrofia urogenital. A dose ministrada deve ser a mínima eficaz para melhorar os sintomas, devendo ser interrompida se os riscos superarem os benefícios. Atualmente, a terapia hormonal não deve mais ser iniciada com o objetivo de prevenção primária ou secundária de DCV.

Os benefícios da terapia hormonal (TH) da menopausa com grau de evidência A são: melhora dos sintomas vasomotores (fogachos) e dos sintomas urogenitais (bexiga hiperativa, incontinência urinária, infecção do trato urinário (ITU) recorrente e atrofia vaginal), redução do risco de osteoporose pós-menopausa e do câncer de cólon.

Os riscos da terapia hormonal da menopausa com grau de evidência A estão associados a tromboembolismo venoso (TEV), câncer e hiperplasia endometrial (uso de estrógeno isolado em mulheres com útero), acidente vascular encefálico (AVE) e câncer de mama (dependendo da dose e do tipo de medicamento, da idade da mulher e da via de administração). As contraindicações (absolutas ou relativas) para uso de terapia hormonal da menopausa são:

- Sangramento genital anormal não diagnosticado
- História de câncer de mama, conhecida ou suspeita
- Câncer estrogênio dependente conhecido ou suspeito (p. ex., câncer de endométrio)
- Trombose venosa profunda (TVP) ativa ou tromboembolismo pulmonar (TEP) atual ou prévios
- Doença tromboembólica arterial (AVE, infarto agudo do miocárdio) atual ou prévia
- Reação anafilática ou angioedema a algum dos componentes da terapia hormonal
- Doença hepática descompensada
- Suspeita de gestação ou gestação.

## TRATAMENTO DA SÍNDROME CLIMATÉRICA

A terapia hormonal, quando adotada, deve ser individualizada às necessidades da mulher e condicionada à fase em que ela se encontra, ou seja, na transição menopausal (perimenopausa) ou após a menopausa. A Tabela 67.2 resume os principais tipos de terapias que podem ser utilizadas no climatério e seus benefícios.

Os estrógenos são classificados em naturais e sintéticos, e sua ação ocorre por efeitos genômicos e não genômicos similares. No entanto, a origem, a estrutura química e a composição dos estrógenos empregados na terapia hormonal variam em capacidade, farmacocinética e farmacodinâmica. Estas variáveis também são influenciadas pela dose e pela via de administração. Assim, a escolha do estrógeno e de sua via de administração deve ser individualizada.

**TABELA 67.2** Terapias hormonais e não hormonais usadas no climatério.

| Tipos de tratamento e seus efeitos | Tratamento hormonal: E isolado, P isolado, E + P | Tratamento hormonal: SERM (tamoxifeno, raloxifeno) | Agentes antidopaminérgicos, antidepressivos, hipnossedativos, vasoativos |
|---|---|---|---|
| Sintomas climatéricos | Sim | Não | Sim |
| Alterações urogenitais | Sim | Não | Não |
| Distúrbios da sexualidade | Sim | Não | Sim |
| Prevenção de osteoporose | Sim | Sim | Não |

E: estrógeno; P: progestógeno ; SERM: modulador seletivo do receptor estrogênico.

**TABELA 67.3** Doses e vias de administração do componente estrogênico da terapia de reposição hormonal.

| | Dose convencional | Dose baixa | Dose ultrabaixa |
|---|---|---|---|
| Estradiol (oral) | 2 | 1 | 0,5 |
| Gel transdérmico de estradiol (mg) | 1,5 | 1 | 0,5 a 0,75 |
| Adesivo transdérmico de estradiol (mcg) | 50 | 25 | 12,5 |

A associação do progestógeno ao estrógeno é obrigatória em pacientes com útero intacto ou em pacientes com histerectomia parcial em que existe resíduo de cavidade endometrial. A indicação primária da adição do progestógeno à estrogenoterapia refere-se à proteção endometrial contra a hiperplasia e o adenocarcinoma associados à reposição isolada de estrógeno. O uso do progestógeno pode ser contínuo ou cíclico (geralmente de 10 a 14 dias do mês) preferindo-se, na maioria dos casos, os metabolicamente neutros (Tabela 67.4).

Como terapias alternativas, destacam-se a tibolona e o raloxifeno. A tibolona pode aliviar os sintomas vasomotores, melhorar a atrofia urogenital, prevenir a perda de massa óssea, melhorar a libido e elevar os níveis de lipoproteína de baixa densidade (LDL-c) circulantes. Entretanto, apresenta riscos semelhantes aos da terapia hormonal. O raloxifeno exerce efeitos estrogênicos no osso e em lipídios e antiestrogênicos em mama, útero, epitélio vaginal e centros cerebrais promotores dos fogachos. Assim como os estrógenos, o raloxifeno aumenta o risco de AVE e de tromboembolismo.

Os antagonistas do receptor de neurocinina 3 (NK3R) oferecem uma nova abordagem não hormonal para o gerenciamento de sintomas vasomotores em mulheres. Fezolinetanto, um antagonista oral do NK3R foi aprovado recentemente pela Anvisa como uma opção de tratamento eficaz para sintomas vasomotores moderados a graves.

Não existem razões médicas ou científicas para recomendar "hormônios bioidênticos" não registrados. As preparações hormonais "customizadas" não foram testadas em estudos, e sua pureza e riscos são desconhecidos.

O uso de progesteronas manipuladas, principalmente na forma de gel transdérmico, não apresentam segurança para a proteção endometrial nas mulheres com útero e devem ser evitadas. Da mesma maneira, não são recomendados implantes hormonais manipulados na terapia hormonal da menopausa.

**TABELA 67.4** Principais apresentações dos estrogênios.

| Via | Estrogênios | Apresentação | Posologia usual |
|---|---|---|---|
| Oral | Valerato de estradiol | 1 a 2 mg/comprimido | 1 a 2 mg/dia |
| | Estrogênio | 1 a 2 mg/comprimido | 1 a 2 mg/dia |
| Vaginal | Estriol | 1 mg/g | Aplicar o conteúdo de 1 aplicador por 1 a 4 vezes/semana |
| | Estradiol | 10 mcg/comprimido | Aplicar 1 comprimido 2 vezes/semana |
| | Pomestrieno | 10 mg/g (creme ou cápsulas) | Conforme orientações médicas |
| Transdérmica | Estradiol | Adesivos de 25 e 50 mcg | Substituir o adesivo a cada 3 dias ou 2 vezes/semana |
| | | Sachês de 0,5 e 1 mg | Aplicar o conteúdo de 1 sache/dia conforme orientações médicas |
| | | Gel em tubo com válvula dosadora 0,75 mg/puff | Aplicar o conteúdo de 1 a 3 puffs/dia conforme orientações médicas |
| | | Gel em tubo com válvula dosadora 0,5 mg/puff | Aplicar o conteúdo de 1 a 4 puffs/dia conforme orientações médicas |

TABELA 67.5 Tipos de progestógenos.

| Pregnanos | Estranos |
|---|---|
| **Derivados da progesterona** | **Derivados da testosterona (etinilados)** |
| Retroprogesterona | Noretisterona (e acetato) |
| **Derivados da 17-OHP** | Noretinodrel |
| Acetato de clomadinona | **Gonanos derivados da testosterona** |
| Acetato de ciproterona | Levonorgestrel |
| Acetato de medroxiprogesterona | **Derivativos de gonanos** |
| **Derivados da 19-nor-progesterona** | Desogestrel |
| Demegestona | Cetodesogestrel |
| Promegestona | Gestodeno |
| Trimegestona | Norgestimato |
| Nestorona | **Não etinilados** |
| Acetato de nomegestrol | Dienogeste |
| Trimegestona | Drospirenona |

As diretrizes e os consensos atuais são unânimes em relatar que os benefícios da terapia hormonal são máximos quando iniciada na perimenopausa; é a chamada "janela de oportunidade". A mulher de 50 a 59 anos ou com menos de 10 anos de menopausa é o grupo-alvo e representa a faixa de mulheres na qual os benefícios, na maioria das vezes, superam os riscos. O término da terapia hormonal da menopausa é sempre revisto a cada consulta, avaliando os riscos e os benefícios individualmente.

Baixo desejo sexual é uma queixa comum na prática clínica em mulheres na pós-menopausa e pode interferir negativamente na qualidade de vida. A testosterona parece exercer um efeito positivo no desejo sexual em mulheres com disfunção sexual, apesar de uma pequena magnitude de efeito, falta de dados de segurança a longo prazo e evidências insuficientes para fazer uma recomendação ampla para a terapia com testosterona. Em alguns poucos casos, a terapia com testosterona

TABELA 67.6 Principais terapias hormonais disponíveis no Brasil.

| | |
|---|---|
| Estrógeno oral isolado | Estradiol (Natifa®, Estrofem®)<br>Valerato de estradiol (Primogyna®) |
| Estrógeno transdérmico isolado | Estradiol adesivo (System®, Estradot®)<br>Estradiol gel percutâneo (Sandrena®, Estreva®, Oestrogel®) |
| Estrógeno vaginal | Pomestrieno (Colpotrofine®)<br>Estradiol (Vagifem®)<br>Estriol (Ovestrion®, Stele®) |
| Progesterona oral | Acetado de medroxiprogesterona (Provera®)<br>Didrogesterona (Duphaston®)<br>Progesterona Micronizada (Utrogestan®, Evocanil®, Junno®, Gynpro®) |
| Progesterona sistema intrauterino | Levonogestrel (Mirena®) |
| Terapias combinadas orais | Estradiol + Noretisterona (Natifa Pro® e Natifa Pro Ubd®, Suprelle®, Suprema®, Activelle®, Cliane®)<br>Estradiol + Drospirenona (Angeliq®)<br>Estradiol + Norgestimato (Prefest®)<br>Estradiol + Didrogesterona (Femoston®)<br>Estradiol + Ciproterona (Climene®, Elamax®)<br>Estradiol + Gestodeno (Avaden®)<br>Estradiol + Trimegestona (Totelle®)<br>Valerato de Estradiol + Medroxiprogesterona (Dilena®)<br>Valerato de Estradiol + Levonogestrel (Cicloprimogyna®, Postoval®) |
| Terapias combinadas transdérmicas | Estradiol + Noretisterona (Systen Sequi e System Conti®, Estalis®) |

em gel manipulado pode ser considerada se outras estratégias falharem, mas os riscos e benefícios devem ser discutidos com a paciente antes da prescrição.

## LEITURAS SUGERIDAS

Chavez MP, Pasqualotto E, Ferreira ROM, Hohl A, de Moraes FCA, Schmidt PHS, et al. Fezolinetant for the treatment of vasomotor symptoms associated with menopause: a meta-analysis. Climacteric. 2024 Jun;27(3):245-54.

Faubion SS, Crandall CJ, Davis L, El Khoudary SR, Hodis HN, Lobo RA, et al. The 2022 hormone therapy position statement of The North American Menopause Society. Menopause. July 2022;29(7):767-94.

Machado RB, Pompei LM, Paiva LHSC, Melo NR, Wender MCO, Fernandes CE. Consenso brasileiro de terapêutica hormonal do climatério 2024 (SOBRAC). 3. ed. Barueri, SP: Alef, 2024.

Manson JE, Aragaki AK, Rossouw JE, Anderson GL, Prentice RL, LaCroix AZ, et al. Menopausal hormone therapy and long-term all-cause and cause-specific mortality: the Women's Health Initiative Randomized Trials. JAMA. 2017;318(10):927-38.

Pinkerton JV. Hormone therapy for postmenopausal women. N Engl J Med. 2020 Jan 30;382(5):446-55.

Santoro N, Braunstein GD, Butts CL, Martin KA, McDermott M, Pinkerton JV. Compounded bioidentical hormones in endocrinology practice: an Endocrine Society scientific statement. J Clin Endocrinol Metab. 2016;101(4):1318-43.

Weiss RV, Hohl A, Athayde A, Pardini D, Gomes L, Oliveira M, et al. Testosterone therapy for women with low sexual desire: a position statement from the Brazilian Society of Endocrinology and Metabolism. Arch Endocrinol Metab. 2019;63(3):190-8.

Capítulo 68

# Hipogonadismo Masculino

Alexandre Hohl ▪ Simone van de Sande Lee ▪ Marcelo Fernando Ronsoni

## AVALIAÇÃO

O hipogonadismo masculino é definido pela síndrome clínica decorrente da incapacidade testicular em produzir concentrações fisiológicas adequadas de testosterona (deficiência de testosterona) e/ou de número adequado de espermatozoides devido a uma ou mais alterações no eixo hipotálamo-hipófise-testículos.

A avaliação do hipogonadismo masculino pode ser feita conforme indicado na Figura 68.1. Além disso, o cálculo da testosterona livre pode ser realizado por meio da fórmula de Vermeulen:

$$TL = [TT\ (nM/\ell)/SHBG\ (nM/\ell)] \times 100$$

Em que:

- TL: testosterona livre
- TT: testosterona total
- SHBG: globulina ligadora de hormônios sexuais.

Assume-se que concentração de albumina é normal.

Na Tabela 68.1 encontram-se os valores de corte sugerido pelas principais sociedades médicas quanto aos níveis de testosterona total e livre, e na Tabela 68.2 estão os parâmetros do sêmen (percentil 5 e seus intervalos de confiança de 95%) de homens em casais que iniciaram uma gravidez dentro de um ano de relações sexuais desprotegidas levando a uma concepção natural segundo critérios da Organização Mundial da Saúde (OMS) 2010 (5ª edição) e 2021 (6ª edição).

## INDICAÇÕES DE DOSAGEM DE TESTOSTERONA | RISCO PARA HIPOGONADISMO

O rastreamento para deficiência androgênica na população geral não está indicado, pois não há consenso sobre o assunto. O impacto da deficiência androgênica não tratada sobre a mortalidade não está claro, embora vários estudos epidemiológicos mostrem uma associação de baixos níveis de testosterona com maior mortalidade por todas as causas, principalmente a mortalidade por doença cardiovascular. Os benefícios e os eventos adversos da terapia de testosterona a longo prazo em homens assintomáticos com hipogonadismo presumido permanecem em estudo. Vários sinais e sintomas podem estar associados ao hipogonadismo masculino: cansaço, desânimo, alteração do sono, aumento de gordura corporal, diminuição de massa magra, perda de massa óssea e alteração do humor. Entretanto, os sintomas principais e mais comuns são os da esfera sexual: diminuição de libido, dificuldade de ereção e piora do desempenho sexual (Quadro 68.1).

Assim, a triagem para hipogonadismo em homens adultos deve ser feita nas seguintes condições:

- Massa selar, radiação da região selar ou outras doenças dessa região
- Tratamento com medicamentos que afetem a produção ou o metabolismo da testosterona, como glicocorticoides e opioides
- Perda de peso associada ao HIV
- Uso crônico de esteroides anabolizantes androgênicos (EAA) e sua retirada
- Infertilidade
- Osteoporose ou fratura por trauma leve
- Queda de libido ou disfunção erétil.

Outros testes laboratoriais ou de imagem devem ser avaliados caso a caso. Na suspeita de doenças testiculares, a ultrassonografia testicular pode ser solicitada para avaliar o volume testicular e anormalidades associadas. A ressonância

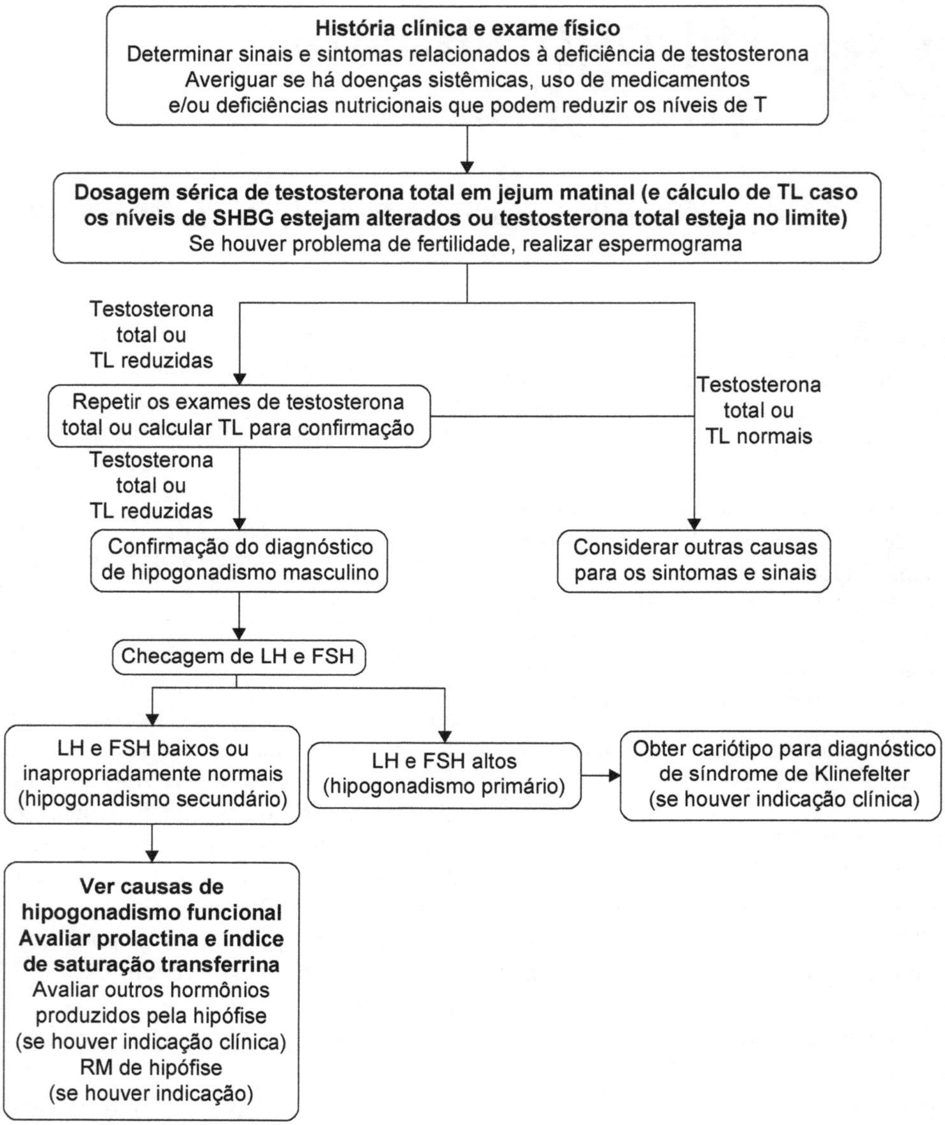


**FIGURA 68.1** Fluxograma de avaliação do hipogonadismo masculino. FSH: hormônio folículo-estimulante; LH: hormônio luteinizante; RM: ressonância magnética; SHBG: globulina ligadora de hormônios sexuais; T: testosterona.

nuclear magnética de hipófise deve ser realizada em casos suspeitos de doenças centrais (hipotalâmicas e hipofisárias). O teste olfativo deve ser realizado para detectar a presença de anosmia ou hiposmia como parte da avaliação da síndrome de Kallmann. O cariótipo é indicado em casos de suspeitas de anormalidades cromossômicas e deve sempre ser acompanhado de aconselhamento genético.

## TRATAMENTO

O objetivo principal do tratamento de pacientes com hipogonadismo é reestabelecer e manter a função sexual, assim como os caracteres sexuais secundários e os efeitos extrassexuais dos andrógenos (densidade mineral óssea [DMO], trofismo muscular, bem-estar, entre outros). De acordo com a etiologia do hipogonadismo, após a avaliação da fertilidade do indivíduo, a indução

**TABELA 68.1** Pontos de cortes para interpretação da testosterona total e da testosterona livre de acordo com as diferentes sociedades científicas.

| Sociedade, ano | Testosterona total (ng/dℓ) | Testosterona livre (ng/dℓ) |
|---|---|---|
| European Academy of Andrology, 2020 | 350 | – |
| European Association of Urology, 2020 | 350 | 6,5 |
| International Consultation for Sexual Medicine, 2019 | 350 | 6,5 a 10 |
| Endocrine Society, 2018 | 264 | – |
| American Urological Association, 2018 | 300 | – |
| British Society for Sexual Medicine, 2017 | 346 | 6,5 |
| International Society for the Study of Aging Male, 2015 | 350 | 6,5 a 7 |

**TABELA 68.2** Parâmetros do sêmen de homens em casais que iniciaram uma gravidez dentro de um ano de relações sexuais desprotegidas levando a uma concepção natural segundo critérios da OMS de 2010 (5ª edição) e 2021 (6ª edição).

| Parâmetro | OMS, 2010 | OMS, 2021 |
|---|---|---|
| Volume do sêmen (mℓ) | 1,5 (1,4 a 1,7) | 1,4 (1,3 a 1,5) |
| Número total de espermatozoides ($10^6$ por ejaculado) | 39 (33 a 46) | 39 (35 a 40) |
| Concentração de espermatozoides ($10^6$ por mℓ) | 15 (12 a 16) | – |
| Motilidade total (PR + NP, %) | 40 (38 a 42) | 42 (40 a 43) |
| Motilidade progressiva (PR, %) | 32 (31 a 34) | 30 (29 a 31) |
| Vitalidade (espermatozoides vivos, %) | 58 (55 a 63) | 54 (50 a 56) |
| Morfologia espermática (formas normais, %) | 4 (3 a 4) | 4 (3,9 a 4) |

Percentil 5 e seus intervalos de confiança de 95%. NP: não progressivo; OMS: Organização Mundial da Saúde; PR: progressivo.

**QUADRO 68.1** Sinais e sintomas sugestivos de deficiência de testosterona em homens.

| Sinais e sintomas específicos |
|---|
| Desenvolvimento sexual incompleto ou atrasado<br>Perda de pelos no corpo (axilar e púbico)<br>Testículos muito pequenos (< 6 mℓ) |
| **Sinais e sintomas sugestivos** |
| Atividade sexual e desejo (libido) reduzidos<br>Ereções espontâneas diminuídas, disfunção erétil<br>Desconforto mamário, ginecomastia<br>Proporções do corpo eunucoides<br>Incapacidade de ter filhos, baixa contagem de espermatozoides<br>Perda de altura, fratura de baixo trauma, baixa densidade mineral óssea<br>Ondas de calor, suores |
| **Sinais e sintomas não específicos associados com deficiência de testosterona** |
| Diminuição de energia, motivação, iniciativa e autoconfiança<br>Sentimento de tristeza, humor deprimido, transtorno depressivo<br>Má concentração e memória<br>Perturbação do sono, aumento da sonolência<br>Anemia leve e inexplicável (normocrômica, normocítica)<br>Massa e força muscular reduzidas<br>Aumento da gordura corporal e do índice de massa corporal |

da espermatogênese pode ser um dos objetivos, caso haja o desejo da fertilidade. Nessas situações, é possível o uso de citrato de clomifeno ou gonadotrofina coriônica humana (hCG). Caso contrário, a terapia de reposição de testosterona (TRT) é o tratamento indicado no hipogonadismo masculino. As formas de administração dos andrógenos existentes no Brasil são:

- Andrógenos transdérmicos: presente nas formas de gel
  - Gel de testosterona (1% – sachê): aplicado diariamente em doses de 50 mg/dia, em ombros e braços
  - Gel de testosterona (1,62% – *pump*): aplicado diariamente em doses de 20,25 a 81 mg/dia, em ombros e braços
- Andrógenos injetáveis: é a terapia mais utilizada no Brasil atualmente
  - Cipionato de testosterona (ampolas de 200 mg em 2 mℓ): via intramuscular (IM) a cada 2 a 4 semanas
  - Ésteres de testosterona (ampolas de 250 mg contendo quatro ésteres: propionato, fenilpropionato, isocaproato e decanoato de testosterona em 1 mℓ): via IM a cada 2 a 4 semanas
  - Undecilato (ou undecanoato) de testosterona (ampolas de 1.000 mg em 4 mℓ): via IM a cada 10 a 14 semanas
  - Solução hidroalcoólica, adesivos transdérmicos e bucais não estão disponíveis no Brasil.

Se o paciente tiver desejo de fertilidade, se for ex-usuário de EAA, ou em alguns casos selecionados de hipogonadismo hipogonadotrópico, em vez de TRT, pode ser tentado o estímulo testicular de produção de testosterona e da espermatogênese. Tratamento (*off label*) com hCG (5.000 UI/semana, 12 a 16 semanas) ou citrato de clomifeno (50 mg/dia, 6 a 12 meses) podem ser considerados visando ao estímulo do LH, da testosterona e da espermatogênese.

## Reposição de testosterona

### *Contraindicações*

A reposição de testosterona é contraindicada nos casos em que está associada a alto risco de eventos adversos, conforme apresentado no Quadro 68.2.

**QUADRO 68.2** Contraindicações à reposição de testosterona.

| Alto risco de eventos adversos (contraindicação absoluta) |
|---|
| Câncer de próstata metastático ou em atividade<br>Câncer de mama |
| Moderado risco de eventos adversos (contraindicação relativa) |
| Nódulo palpável ou endurecimento da próstata<br>PSA > 4 ng/mℓ sem diagnóstico ou tratamento urológico (ou > 3 ng/mℓ em indivíduos com elevado risco para câncer de próstata, como negros ou homens com parentes de 1º grau com história de câncer de próstata)<br>Hematócrito superior a 48% (> 50% para homens que vivem em altas altitudes)<br>Sintomas graves do trato urinário com escore internacional de sintomas prostáticos (IPSS) > 19<br>Insuficiência cardíaca não controlada ou mal controlada<br>Desejo de fertilidade a curto prazo |

### *Monitoramento*

- Avaliar o paciente 3 a 6 meses após o início do tratamento e depois anualmente, para verificar se houve melhora dos sintomas e se não há nenhum efeito adverso
- Explicar os potenciais benefícios e riscos do monitoramento da próstata e envolver o paciente na tomada de decisão compartilhada sobre esse monitoramento
- Monitorar os níveis de testosterona sérica 3 a 6 meses após o início do tratamento. A terapia deve manter os níveis de testosterona séricos na metade superior do valor de referência do método utilizado
- Os níveis séricos de testosterona devem ser avaliados de acordo com o tipo de medicamento em uso. A seguir, são apresentadas as recomendações conforme a formulação da testosterona:
  - Ésteres de testosterona ou cipionato de testosterona IM: dosar na metade do intervalo entre as aplicações. Caso os níveis de testosterona estejam acima de 700 ng/dℓ ou abaixo de 400 ng/dℓ, deve-se ajustar a dose ou a frequência das aplicações

- Gel transdérmico: após um período mínimo de 1 semana de uso do gel, dosar os níveis 2 h após a aplicação. Sugestão: ajustar a dose para manter os níveis entre 400 e 700 ng/dℓ
- Undecanoato de testosterona IM: dosar imediatamente antes da aplicação da nova injeção. Ajustar as doses para manter os níveis na metade do valor de referência

- Avaliar o hematócrito no início da terapia, no 3º e no 6º mês de uso. Se os níveis estiverem acima de 54%, a medicação deve ser interrompida. Outras opções nesses casos é a flebotomia ou reiniciar a terapia com redução da dose de testosterona, aumentar o intervalo de aplicação no caso das formulações injetáveis ou substituir a formulação injetável pela transdérmica
- Avaliar hipoxia e apneia do sono. Quando os níveis atingirem valores considerados adequados, a terapêutica deve ser reiniciada com dose reduzida
- Avaliar a DMO da coluna lombar e/ou colo do fêmur após 1 a 2 anos de terapia em homens com hipogonadismo e com história de osteoporose, osteopenia ou fratura por fragilidade
- Para homens de 55 a 69 anos e para homens de 40 a 69 anos com maior risco de câncer de próstata que escolherem o monitoramento da próstata, realizar o exame retal digital e verificar o nível de PSA antes de iniciar o tratamento. Verificar o PSA e realizar o exame retal digital de 3 a 12 meses após o início do tratamento com testosterona e, em seguida, de acordo com as diretrizes para o rastreamento do câncer de próstata, dependendo da idade e raça do paciente
- Encaminhar para avaliação urológica se houver:
  - Aumento na concentração sérica de PSA> 1,4 ng/mℓ em um período de 12 meses de tratamento com testosterona
  - PSA confirmado > 4 ng/mℓ a qualquer momento
  - Detecção de qualquer anormalidade prostática ao exame do toque retal
  - Piora substancial dos sintomas do trato urinário inferior (LUTS)
- Avaliar os efeitos adversos específicos de cada formulação em todas as consultas:
  - Testosterona IM (ésteres, cipionato e undecanoato): avaliar flutuações de humor ou libido e, raramente, tosse após as injeções
  - Gel de testosterona: para evitar a transmissão, aconselhar os pacientes a cobrirem os locais de aplicação com uma camisa (por pelo menos 2 h) e lavar as mãos após a aplicação. Os géis podem deixar um resíduo de testosterona na pele que podem ser transferidos para a parceira ou outros indivíduos que possam entrar em contato imediato após a aplicação.

## LEITURAS SUGERIDAS


Barratt CLR, Björndahl L, De Jonge CJ, Lamb DJ, Osorio Martini F, McLachlan R, et al. The diagnosis of male infertility: an analysis of the evidence to support the development of global WHO guidance-challenges and future research opportunities. Hum Reprod Update. 2017;23(6):660-80.

Bhasin S, Brito JP, Cunningham GR, Hayes FJ, Hodis HN, Matsumoto AM, et al. Testosterone therapy in men with hypogonadism: an Endocrine Society Clinical Practice Guideline. J Clin Endocrinol Metab. 2018;103(5):1715-44.

Carson SA, Kallen AN. Diagnosis and management of infertility: a review. JAMA. 2021;326(1):65-76.

Corona G, Goulis DG, Huhtaniemi I, Zitzmann M, Toppari J, Forti G, et al. European Academy of Andrology (EAA) guidelines on investigation, treatment and monitoring of functional hypogonadism in males: Endorsing organization: European Society of Endocrinology. Andrology. 2020;8(5):970-87.

Hackett G, Kirby M, Rees RW, Jones TH, Muneer A, Livingston M, et al. The British Society for Sexual Medicine Guidelines on Male Adult Testosterone Deficiency, with Statements for Practice. World J Mens Health. 2023;41(3):508-37.

Hohl A, Ronsoni MF, van de Sande-Lee S, Vieira FCF, Schwarzbold ML, Diaz AP, et al. Androgens, male hypogonadism and traumatic brain injury. Open J Endocrinol Metab Dis. 2014;4:13-23.

Hohl A, Spivakoski CS, Rigon FA, van de Sande-Lee S, Ronsoni MF. Hipogonadismo masculino na síndrome metabólica e DM2. Diretriz Oficial da Sociedade Brasileira de Diabetes (2023). Disponível em: https://diretriz.diabetes.org.br/hipogonadismo-masculino-na-sindrome-metabolica-e-dm2/. Acesso em: 27 out. 2024.

Mulhall JP, Trost LW, Brannigan RE, Kurtz EG, Redmon JB, Chiles KA, et al. Evaluation and management of testosterone deficiency: AUA Guideline. J Urol. 2018;200(2):423-32.

Rastrelli G, Guaraldi F, Reismann Y, Sforza A, Isidori AM, Maggi M, et al. Testosterone replacement therapy for sexual symptoms. Sex Med Rev. 2019;7(3):464-75.

Capítulo 69

# Síndrome dos Ovários Policísticos

Tatiane Santos ■ Paulo Bernardo Barros ■
Lílian Barbosa de Souza ■ Francisco Bandeira

## DEFINIÇÃO

A síndrome dos ovários policísticos (SOP) é um dos distúrbios endócrinos mais comuns em mulheres e caracteriza-se por hiperandrogenismo (clínico ou bioquímico), disfunção ovulatória e menstrual, ovário policístico e, muitas vezes, síndrome metabólica.

## ETIOLOGIA

A SOP é uma doença multifatorial, e a suscetibilidade individual provavelmente é determinada por múltiplos fatores de risco genéticos e ambientais. A etiologia da SOP permanece mal definida, mas algumas condições parecem apresentar maior prevalência da doença, destacando-se obesidade, resistência à insulina, diabetes melito gestacional [DMG] e diabetes tipos 1 e 2 [DM1 e DM2] e SOP em parentes de 1º grau. Tais associações sugerem um componente genético para a síndrome, com alguma influência de fatores ambientais.

## EPIDEMIOLOGIA

A prevalência da SOP é estimada em 4 a 8%, podendo chegar a 14,6 a 19,9% quando utilizados os critérios do Consenso de Rotterdam.

## FISIOPATOLOGIA

A fisiopatologia da SOP é complexa, e múltiplos fatores causais têm sido sugeridos. Permanece incerto se o ciclo vicioso da anovulação é acionado por excesso de andrógenos ou por hiperinsulinemia, ambos observados na SOP.

Um dos defeitos neuroendócrinos primários descritos são alterações na secreção de gonadotrofinas. Ocorre anormalidade intrínseca na pulsatilidade do hormônio liberador de gonadotrofina (GnRH), causando aumento da amplitude e da frequência de pulsos de hormônio luteinizante (LH), com deficiência relativa de hormônio folículo-estimulante (FSH). Por sua vez, a atividade aumentada do LH, amplificada pela hiperinsulinemia, impulsiona a elevação da produção de andrógenos nas células da teca ovariana, com reduzidos níveis de aromatose. A hiperinsulinemia inibe ainda mais a produção de globulina ligadora de hormônios sexuais (SHBG) no fígado, aumentando, assim, a produção de testosterona livre em comparação com a total.

Além das disfunções endócrinas descritas, há evidências na literatura da existência de um componente genético na SOP. Embora inicialmente se acreditasse em um padrão de herança monossômica dominante, atualmente, há evidências de um padrão mais complexo de hereditariedade envolvendo vários genes. Assim, a existência de penetrância gênica incompleta, modificações epigenéticas e influência de fatores ambientais torna bastante complicadas a elucidação e a identificação do padrão de hereditariedade envolvido nesta doença.

## MANIFESTAÇÕES CLÍNICAS

Incluem irregularidade menstrual (oligo ou amenorreia) e hiperandrogenismo, cujas principais características são hirsutismo e acne, podendo manifestar-se também como alopecia androgenética e clitoromegalia. Mulheres com resistência à insulina podem, ainda, apresentar acantose *nigricans*. Em mulheres adultas, o hirsutismo, a acne e a alopecia são bons marcadores do hiperandrogenismo bioquímico, e devem ser considerados como indicadores do excesso de produção androgênica. Contudo, durante a adolescência, apenas o hirsutismo deve ser considerado como um marcador do hiperandrogenismo bioquímico, visto que a acne é bastante comum, e geralmente reversível, enquanto a alopecia é incomum e costuma apresentar outras etiologias.

Estudos mostram risco aumentado de diabetes em pacientes com SOP, bem como maior risco cardiovascular naquelas com hiperandrogenismo e associação com infertilidade e malignidade endometrial com anovulação crônica.

## DIAGNÓSTICO

SOP é um diagnóstico de exclusão e deve ser feito com base nos critérios de Rotterdam, pela identificação de dois dos achados presentes na Tabela 69.1. O critério ultrassonográfico não é obrigatório, pois 7 a 20% das pacientes não apresentam alterações ovarianas à ultrassonografia (US). Na avaliação da US, o padrão-ouro para avaliar a morfologia ovariana é a contagem de folículos por ovário. Contudo, a opção de contagem de folículos por seção transversal e o volume ovariano são alternativas quando há limitações técnicas na contagem dos folículos.

De acordo com os critérios de Rotterdam, existem quatro fenótipos/subtipos de SOP:

- SOP franca/clássica (hiperandrogenismo + oligo-ovulação/anovulação + ovários policísticos)
- SOP de ovários não policísticos (hiperandrogenismo + oligo-ovulação/anovulação, com ovários de aparência normal)
- SOP ovulatória (hiperandrogenismo + ovários de aparência policística, com ciclos menstruais)
- SOP leve ou normoandrogênica (oligo-ovulação/anovulação + ovários policísticos, com níveis normais de androgênio).

Recentemente, as novas diretrizes da Sociedade Internacional de SOP incluíram a dosagem do hormônio antimülleriano (HAM) para definir morfologia de ovários policísticos, independentemente do resultado apresentado na US. No entanto, é importante ressaltar que a dosagem do HAM só deve ser utilizada em mulheres adultas e os laboratórios devem considerar valores de referência conforme idade e etnia.

As prevalências são 66, 11, 13 e 9%, respectivamente. Além disso, as evidências sustentam que mulheres com subtipos 2 e 4 apresentam menor incidência de doenças crônicas, e aquelas com SOP ovulatória apresentam menores riscos de câncer endometrial, enquanto aquelas com SOP clássica apresentam os distúrbios metabólicos mais graves.

Em adolescentes, sintomas anovulatórios e critério ultrassonográfico (morfologia ovariana) não são suficientes para o diagnóstico, uma vez que tais achados podem ser normais na fase de maturação reprodutiva (puberdade). A Figura 69.1 mostra o rastreamento e o manejo diagnóstico da SOP.

**TABELA 69.1** Critérios de Rotterdam.

| Critérios | Achados |
|---|---|
| Hiperandrogenismo | Clínicos: hirsutismo, acne, alopecia androgenética<br>Laboratoriais: elevação da testosterona livre e/ou total |
| Oligo ou anovulação | Entre 1 e 3 anos da menarca: ciclos com duração < 21 ou > 45 dias<br>3 anos após a menarca: ciclos com < 21 ou > 35 dias ou < 8 ciclos/ano<br>Amenorreia aos 15 anos ou mais de 3 anos após a telarca |
| US (morfologia ovariana) | 12 ou mais folículos de 2 a 9 mm de diâmetro ou aumento do volume ovariano maior que 10 $m^3$, sem folículo dominante ou elevação do HAM de acordo com a faixa etária em mulheres adultas |

HAM: hormônio antimülleriano; US: ultrassonografia.

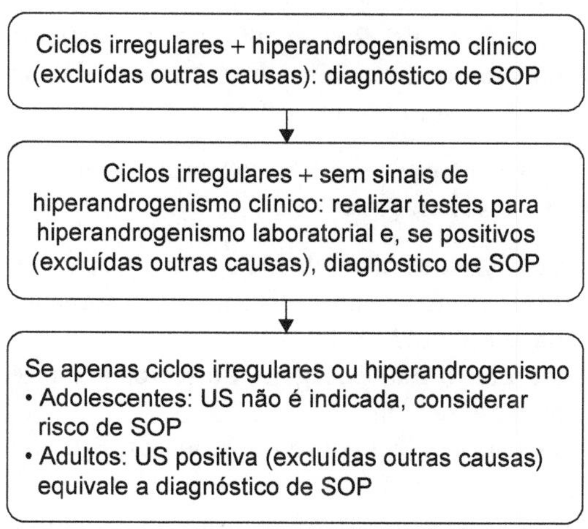


**FIGURA 69.1** Rastreamento da síndrome dos ovários policísticos (SOP). US: ultrassonografia.

## AVALIAÇÃO LABORATORIAL

A SOP está incluída entre as síndromes hiperandrogênicas não virilizantes, mas raramente sinais de virilização estão presentes. Portanto, o primeiro passo é avaliar o hiperandrogenismo. Deve-se realizar dosagem sérica de testosterona livre e total (do 4º ao 10º dia do ciclo menstrual), caso não estejam alteradas, pode-se considerar dosar a andronestediona e o sulfato de desidroepiandrosterona (SDHEA) como alternativa, com a ressalva de que estas apresentam menor especificidade e o SDHEA varia conforme a idade.

Em pacientes com hirsutismo e amenorreia, dosar prolactina (PRL), hormônio estimulador da tireoide (TSH) e tiroxina livre (T4L). Se houver estigmas de síndrome de Cushing, dosar cortisol após 1 mg de dexametasona.

Com relação à dosagem de testosterona e de SDHEA, alguns cenários são possíveis:

- Testosterona > 200 ng/dℓ e SDHEA normal: tumor ovariano (mais provável) ou suprarrenal
- Testosterona > 200 ng/dℓ e SDHEA > 700 mg/dℓ: pesquisar suprarrenal
- Testosterona < 200 ng/dℓ: dosar 17-hidroxiprogesterona (17-OHP).

A dosagem de 17-OHP, por sua vez, traz duas possibilidades:

- 17-OHP > 1.000 ng/dℓ: sugere hiperplasia suprarrenal congênita (HSC)
- 17-OHP entre 200 e 1.000 ng/dℓ: teste do hormônio adrenocorticotrófico (ACTH); se < 1.000 ng/dℓ, exclui-se HSC.

Na SOP, podem ser encontradas, ainda, as seguintes alterações:

- Elevação dos níveis de LH e concentrações de FSH normais a baixas, levando a um aumento da relação LH/FSH
- Aumento nas dosagens de testosterona e androstenediona
- Resistência à insulina e hiperinsulinemia compensatória
- Redução na produção hepática de SHBG, o que aumenta os níveis de esteroides livres (testosterona e estradiol).

## COMORBIDADES ASSOCIADAS

Pacientes portadoras de SOP devem ser consideradas de maior risco cardiovascular, o que torna necessário realizar estratificação do risco durante o seguimento, incluindo o perfil lipídico e aferição dos níveis pressóricos ao menos uma vez por ano.

A intolerância à glicose é mais prevalente nessa população, independente do índice de massa corporal (IMC), o que justifica a avaliação do estado glicêmico em todas as pacientes com SOP, preferencialmente com o teste oral de tolerância a glicose de 75 g.

A apneia obstrutiva do sono também é mais prevalente em mulheres com SOP, a despeito do IMC, devendo-se considerar a pesquisa de sintomas associados a essa condição em todas as mulheres.

## TRATAMENTO

### Não medicamentoso

#### *Dieta e exercício físico*

Perda de cerca de 15% do peso corporal tem associação com diminuição dos níveis de androgênio, aumento da proteína ligadora de globulina e redução dos níveis basais de insulina; também pode restaurar ciclos ovulatórios e reduzir risco cardiovascular.

Recomenda-se uma dieta de 1.200 a 1.500 kcal/dia e um mínimo de 150 min/semana de atividade física de intensidade moderada ou 75 min/semana de atividades de intensidade vigorosa.

#### *Medidas cosméticas*

Clareamento, depilação, eletrólise, fotodepilação com *laser* para tratamento do hirsutismo.

### Medicamentoso

A escolha da terapêutica farmacológica deve levar em consideração as características e expectativas da paciente, além de seu desejo ou não de engravidar.

Anticoncepcional oral (ACO) com progesterona antiandrogênica (ciproterona, drospirenona) é o tratamento ideal para mulheres que não desejam engravidar e é preferível em relação à metformina para o tratamento de SOP em pacientes com hirsutismo e ciclos menstruais irregulares.

A metformina isolada deve ser considerada em mulheres com SOP e IMC > 25, pois contribui para a melhora de valores antropométricos e metabólicos, na dose de 1.500 a 2.500 mg\dia. A associação de ACO e metformina pode ser considerada, embora com pouco benefício adicional em relação ao uso isolado em pacientes com IMC < 30.

Estudos evidenciaram que o uso de tais sensibilizadores periféricos à ação da insulina reduz os níveis de testosterona circulante em mulheres com SOP, na presença ou não de obesidade, sendo efetivo na melhora da função reprodutiva de tais mulheres, com discreta ou nenhuma eficácia sobre o hiperandrogenismo clínico.

A pioglitazona, fármaco sensibilizador da insulina, da família das tiazolidinedionas, tem se mostrado uma boa alternativa na abordagem medicamentosa da resistência à insulina, com resultados clínicos satisfatórios, reversão dos distúrbios metabólicos e segurança posológica.

Recentemente, o inositol também tem sido proposto para melhora metabólica em pacientes com SOP, contudo, os dados ainda são conflitantes quanto ao benefício do uso, além de o inositol não ser superior à metformina e os estudos para avaliar melhora na ovulação serem limitados.

O uso de fármacos para obesidade como análogos de GLP-1 pode ser considerado para perda de peso e melhora metabólica em pacientes com SOP, contudo, deve-se garantir a anticoncepção, visto que esses medicamentos não são aprovados para uso durante a gestação.

As pacientes que manifestam desejo reprodutivo devem utilizar o clomifeno para induzir a ovulação e, caso não haja resposta, utilizam-se os inibidores de aromatase. Assim, as gonadotrofinas recombinantes ficam reservadas aos casos que não tiverem sucesso com as duas primeiras opções.

Recentemente, um estudo evidenciou que a combinação de baixas doses de espironolactona, pioglitazona e metformina (SPIOMET) – mas não a contracepção oral – normaliza os níveis de fetuína-A em meninas adolescentes com SOP. A fetuína-A é uma glicoproteína produzida no fígado relacionada à síndrome metabólica; sua secreção é regulada de forma divergente em diferentes condições patológicas. Em meninas com SOP, a sensibilização à insulina teve um resultado endocrinometabólico mais favorável que a contracepção oral. Em acordo com tal estudo, novos resultados em meninas adolescentes sem obesidade com SOP confirmaram o SPIOMET como um tratamento que atenua a resistência à insulina, reduz a adiposidade ectópica e apresenta uma taxa de ovulação mais normal que a contracepção oral.

A Tabela 69.2 mostra as principais medicações disponíveis para o tratamento da SOP. Na Tabela 69.3, estão elencadas as indicações dos fármacos, de acordo com as diferentes situações.

**TABELA 69.2** Tratamento farmacológico da síndrome dos ovários policísticos.

| Tratamento | Fármaco | Ação |
|---|---|---|
| Supressão da hiperandrogenemia e regularização dos ciclos menstruais | Contraceptivos orais | Suprimem a secreção de gonadotrofinas (LH e FSH), diminuindo a produção ovariana de androgênios |
| | Análogos do GnRH de longa duração | Supressão do eixo HHS |
| Agentes sensibilizadores de insulina | Metformina | Melhora as alterações endocrinometabólicas e a função ovulatória |
| | Tiazolidinedionas | Usadas em baixas doses, em casos selecionados |
| | Inositol | Melhora alterações endocrinometabólicas, porém os dados ainda são limitados |
| Tratamento do hirsutismo | Espironolactona | Inibição competitiva do receptor androgênico e inibição da atividade da 5-alfa-redutase |
| | Ciproterona | Alta atividade antiandrogênica, mas está em desuso pelo aumento do risco de meningiomas quando utilizada em doses acima de 25 mg/dia |
| | Flutamida | Bloqueio do receptor androgênico, dose-dependente |
| | Drospirenona | Efeito antiandrogênico e antimineralocorticoide |
| | Finasterida | Inibição parcial da 5-alfa-redutase tipo 2 |

*(continua)*

**TABELA 69.2** Tratamento farmacológico da síndrome dos ovários policísticos. (*Continuação*)

| Tratamento | Fármaco | Ação |
|---|---|---|
| Indução da ovulação | Metformina (terapia adjuvante) | Melhora da sensibilidade à insulina e frequência de ovulação |
| | Citrato de clomifeno | Bloqueio do *feedback* negativo que resulta em aumento da secreção de FSH |
| | Letrozol (inibidor da aromatase) | Efeito na diminuição da quantidade de estrogênio sintetizado pelo organismo, aumento da sensibilidade dos folículos ao FSH ao acumular androgênios intraovarianos |

FSH: hormônio folículo-estimulante; GnRH: hormônio liberador de gonadotrofina; HHS: hipotálamo-hipófise-suprarrenal; LH: hormônio luteinizante.

**TABELA 69.3** Indicações dos fármacos de acordo com as diferentes situações.

| Situações | Fármacos indicados |
|---|---|
| Mulheres na pré-menopausa | ACO (1ª linha)<br>ACO + antiandrogênicos |
| Mulheres na pós-menopausa | Antiandrogênicos (espironolactona, ciproterona, flutamida, finasterida; 1ª linha) |
| Hirsutismo leve | ACO: etinilestradiol + drospirenona ou etinilestradiol + ciproterona |
| Hirsutismo moderado/grave | ACO + antiandrogênicos (espironolactona ou finasterida ou flutamina) |
| Irregularidade menstrual/resistência à insulina/síndrome metabólica | Associar metformina |
| Anovulação com desejo de engravidar | Metformina e/ou clomifeno |
| Hiperandrogenismo grave | Análogos do GnRH |

ACO: anticoncepcionais orais; GnRH: hormônio liberador de gonadotrofina.

## LEITURAS SUGERIDAS


Australian Clinical Practice Guidelines. International evidence-based guideline for the assessment and management of polycystic ovary syndrome 2018. Disponível em: https://www.clinicalguidelines.gov.au/portal/2598/international-evidence-based-guideline-assessment-and-management-polycystic-ovary. Acesso em: 11 mar. 2019.

Bandeira F. (Ed.). Diabetes & Endocrinologia na Prática Clínica. Rio de Janeiro: Elsevier; 2019.

Díaz M, Gallego-Escuredo JM, López-Bermejo A, Zegher F, Villarroya F, Ibáñez L. Low-dose spironolactone-pioglitazone-metformina normalizes circulating fetuin-a concentrations in adolescent girls with polycystic ovary syndrome. Int J Endocrinol. 2018;2018:1-5.

Eufrazino C, Bandeira MP, Bandeira F. Síndrome dos ovários policísticos. In: Bandeira F, Mancini M, Graf H, Griz L, Faria M, Lazaretti-Castro M. Endocrinologia e diabetes. Rio de Janeiro: MedBook; 2015.

Fitz V, Graca S, Mahalingaiah S, Liu J, Lai L, Butt A, et al. Inositol for polycystic ovary syndrome: a systematic review and meta-analysis to inform the 2023 update of the International Evidence-based PCOS Guidelines. J Clin Endocrinol Metab. 2024 May 17;109(6):1630-55. Erratum in: J Clin Endocrinol Metab. 2024 Aug 29:dgae588.

Ibáñez L, Díaz M, García-Beltran C, Malpique R, Garde E, López-Bermejo A, et al. Toward a treatment normalizing ovulation rate in adolescent girls with polycystic ovary syndrome. J Endocr Soc. 2020;4(5):1-9.

Meier RK. Polycystic ovary syndrome. Nurs Clin N Am. 2018; 53(3):407-20.

Nazirudeen R, Sridhar S, Priyanka R, Sumathi B, Natarajan V, Subbiah E, et al. A randomized controlled trial comparing myoinositol with metformin versus metformin monotherapy in polycystic ovary syndrome. Clin Endocrinol (Oxf). 2023 Aug;99(2):198-205.

Osibogun O, Ogunmoroti O, Michos ED. Polycystic ovary syndrome and cardiometabolic risk: opportunities for cardiovascular disease prevention. Trends Cardiovasc Med. 2020 Oct;30(7):399-404.

Pea J, Bryan J, Wan C, Oldfield AL, Ganga K, Carter FE, et al. Ultrasonographic criteria in the diagnosis of polycystic ovary syndrome: a systematic review and diagnostic meta-analysis. Hum Reprod Update. 2024 Jan 3;30(1): 109-30.

Roland N, Neumann A, Baricault B, Dayani P, Duranteau L, et al. High-Dose Cyproterone Acetate and Intracranial Meningioma: Impact of the Risk Minimisation Measures Implemented in France in 2018-2019. Pharmacoepidemiol Drug Saf. 2025;34(1):e70078.

Teede HJ, Tay CT, Laven JJE, Dokras A, Moran LJ, Piltonen TT, et al. Recommendations from the 2023 international evidence-based guideline for the assessment and management of polycystic ovary syndrome. Eur J Endocrinol. 2023 Aug 2;189(2):G43-G64.

Capítulo 70

# Terapia Hormonal em Pessoas Transgênero e Gênero Diverso

Sergio Ricardo de Lima Andrade ▪ Fernanda Victor ▪
Bruno Caldas ▪ Francisco Bandeira

## INTRODUÇÃO

Pessoas transgênero e gênero diverso (TGD) são aquelas cujo sexo biológico difere de sua identidade de gênero ou expressão social. Alguns desses indivíduos apresentam sofrimento mental causado pela disforia de gênero, o que pode ocasionar repercussões psíquicas, que são melhoradas após alinhamento da aparência externa à identidade de gênero. Depressão, ansiedade e baixa autoestima são comuns nessa população. Dados brasileiros mostram que mais de 72% de jovens trans e não binários já apresentaram ideação suicida e 42% já tentaram suicídio. Embora não existam dados globais precisos sobre o tamanho dessa população, estima-se uma prevalência de 0,3 a 0,5%. Nos EUA, 0,7 a 2,7% dos adolescentes se reconhecem como trans ou gênero diverso.

## TERMINOLOGIA

Denomina-se transição o período no qual os transgêneros modificam suas características físicas, sociais e/ou legais para o gênero oposto ao biológico. O termo "mulher transgênero" refere-se a indivíduo de gênero masculino atribuído ao nascimento que se identifica e deseja viver como pessoa do sexo feminino. O termo "homem transgênero" refere-se a indivíduo de gênero feminino atribuído ao nascimento que se identifica e deseja viver como membro do sexo masculino. O termo "gênero diverso" inclui crianças trans binárias e não binárias, bem como crianças de gênero diverso, que não irão se identificar como trans em uma fase posterior de suas vidas.

## DIAGNÓSTICO E AVALIAÇÃO

O diagnóstico dessa condição relacionada à saúde sexual pode ser confirmado por endocrinologista treinado ou profissional de saúde mental, este último de preferência em casos de crianças e adolescentes, guiando-se pelos critérios do Manual Diagnóstico e Estatístico de Transtornos Mentais (DSM-V; Quadros 70.1 e 70.2). Além de uma escuta qualificada do paciente, aconselha-se a consulta ao Manual, a fim de se identificarem diagnósticos diferenciais.

Para pessoas TGD adultas apresentando quadros mais complexos ou para quem solicita tratamentos infrequentes ou pouco baseado em evidências, recomendam-se avaliações mais abrangentes e minuciosas com diferentes componentes de uma equipe multidisciplinar. Porém, vale salientar que avaliações psicométricas ou psicoterapia não são obrigatórias para procedimentos médico-cirúrgicos de afirmação de gênero em adultos.

A World Professional Association for Transgender Health (WPATH) avalia que é importante obter termo de consentimento livre e esclarecido (TCLE) dos pacientes antes do início do tratamento hormonal de afirmação de gênero (THAG). Alguns podem demorar um pouco a consentirem com o tratamento até que compreendam todos os cuidados de saúde e/ou possíveis consequências. O modelo de TCLE para THAG está disponível no *site* da Sociedade Brasileira de Endocrinologia e Metabologia (SBEM).

Desde 2018, a Organização Mundial da Saúde (OMS) retirou a incongruência de gênero da lista

**QUADRO 70.1** Critérios diagnósticos de incongruência de gênero em crianças.

A. Incongruência de gênero acentuada por, no mínimo, 6 meses:
  - A1 (critério obrigatório): forte desejo de pertencer ao outro gênero ou insistência de que um gênero é o outro
  - A2: em meninos, preferência por vestir trajes femininos ou simular vesti-los; em meninas, resistência ao vestuário feminino ou preferência por vestir só roupas masculinas
  - A3: forte preferência por papéis transgênero em brincadeiras de faz de conta ou fantasia
  - A4: forte preferência por brinquedos, jogos ou atividades tipicamente usados ou preferidos do outro gênero
  - A5: forte preferência por brincar com pares do outro gênero
  - A6: em meninos, marcada rejeição a brinquedos, jogos ou atividades caracterizadas pelo gênero masculino e forte evitação de brincadeiras agressivas e competitivas; em meninas, forte rejeição de brinquedos, jogos e atividades comuns ao gênero feminino
  - A7: forte desgosto com a própria anatomia sexual
  - A8: desejo intenso por características sexuais primárias e/ou secundárias compatíveis com o gênero experimentado

B. A condição está associada a sofrimento clinicamente significativo ou a prejuízo no envolvimento social, acadêmico ou em outras áreas importantes da vida do indivíduo.

Para o diagnóstico, devem-se confirmar os critérios A1 e B, além de mais seis dos critérios listados de A2 a A8.

**QUADRO 70.2** Critérios diagnósticos de incongruência de gênero em adolescentes e adultos.

A. Incongruência de gênero acentuada por, no mínimo, 6 meses:
  - A1: Incongruência acentuada entre o gênero experimentado e as características sexuais primárias e/ou secundárias (ou, em adolescentes jovens, as características sexuais secundárias previstas)
  - A2: marcado desejo de livrar-se das próprias características sexuais primárias e/ou secundárias em razão de incongruência de gênero (ou, em adolescentes jovens, desejo de impedir o desenvolvimento das características sexuais secundárias previstas)
  - A3: forte desejo pelas características sexuais primárias e/ou secundárias do outro gênero
  - A4: forte desejo de pertencer ao outro gênero ou a algum gênero alternativo
  - A5: forte desejo de ser tratado como o outro gênero ou como algum gênero alternativo
  - A6: forte convicção de ter os sentimentos e as reações típicos do outro gênero ou de algum gênero alternativo

B. A condição está associada a sofrimento clinicamente significativo ou prejuízo no convívio social, profissional ou em outras áreas importantes da vida do indivíduo.

Para o diagnóstico, devem-se confirmar, no mínimo, dois critérios A1 a A6 mais o critério B.

de transtornos mentais, uma vez que se considera transgeneridade ou gênero diverso como expressão normal da vida humana.

Durante as avaliações seriadas, devem ser observados os efeitos da feminilização e da masculinização decorrentes da terapia hormonal utilizada, conforme descritos a seguir:

- Efeitos masculinizantes:
  - Pele oleosa/acne
  - Aumento da pilificação (face/corpo)
  - Aumento da libido
  - Alopecia androgenética
  - Aumento de força e massa musculares
  - Redistribuição da gordura para área abdominal
  - Cessação ou redução da menstruação
  - Hipertrofia de clitóris
  - Atrofia vaginal
  - Voz mais grave
- Efeitos feminilizantes:
  - Redistribuição da gordura corporal do abdome para quadris
  - Diminuição da força e da massa musculares
  - Maciez da pele e diminuição da oleosidade
  - Redução da libido e das ereções espontâneas
  - Disfunção sexual masculina
  - Crescimento mamário variável
  - Redução do volume testicular e da espermogênese
  - Redução do crescimento de pelos terminais.

Vale salientar que o uso de hormônios femininos não altera a voz e não afeta pelos faciais, sendo recomendada a depilação permanente. Por sua vez, o uso de hormônios masculinos não é um método contraceptivo para homens trans, sendo aconselhado uso de medroxiprogesterona ou dispositivo intrauterino. Ainda não há dados a respeito da preservação da fertilidade após longo período de tratamento hormonal.

Recente revisão sistemática com metanálise evidenciou aumento do risco cardiovascular em 40% em homens e mulheres trans, porém sugere que os fatores hormonais teriam papel limitado e destaca a contribuição de fatores socioeconômicos e estresse de minorias na gênese dessas patologias.

No processo de redesignação sexual, recomenda-se encaminhar o indivíduo para a cirurgia de afirmação de gênero quando ele apresentar satisfação com os efeitos hormonais, desejo de mudanças cirúrgicas definitivas ou disforia persistente. O indivíduo deve ser maior de idade e ter realizado tratamento hormonal por, no mínimo, 1 ano para se proceder a cirurgias que não preservem a fertilidade. Para cirurgias mamárias, deve ser levado em consideração o *status* físico e mental do paciente, não havendo, dessa maneira, um requisito mínimo de idade.

## TRATAMENTO

É uma tarefa desafiadora que objetiva assegurar a supressão dos hormônios sexuais endógenos e manter níveis fisiológicos dos esteroides sexuais administrados, a fim de desenvolver características fenotípicas do gênero desejado.

O processo de afirmação de gênero é um fenômeno multidimensional, que pode requerer uma abordagem multidisciplinar nas fases de diagnóstico e tratamento para fornecer aconselhamento adequado, confirmar o diagnóstico e evitar erros ou arrependimentos. Os indivíduos que vivenciam as características sexuais secundárias desejadas ratificam a adequação ao diagnóstico e podem decidir pela etapa cirúrgica irreversível, desde que tenham maioridade legal e concluído pelo menos 1 ano de terapia hormonal. Mastectomia em homens trans pode ser realizada independente da idade, desde que o indivíduo apresente bom *status* físico e mental.

Vale salientar que a terapia hormonal também é válida para pessoas não binárias, que não desejam total masculinização ou feminilização, visando alcançar metas individuais, como atingir uma aparência andrógena ou melhorar sintomas de disforia.

Os efeitos dos hormônios esteroides são mediados por receptores. Vários estudos de farmacogenômica apontam que o polimorfismo desses receptores pode ser responsável pela diversidade de resposta dos indivíduos à THAG.

É imprescindível alertar os pacientes de que doses hormonais suprafisiológicas aumentam os riscos de reações adversas e não proporcionam resultados melhores, além de esclarecer que existem metas físicas inatingíveis, mesmo com tratamento otimizado.

A Endocrine Society considera o bloqueio da puberdade com a administração de análogos hormônio liberador de gonadotrofina (GnRH) após atingir estágio 2 de Tanner, e administração de esteroides junto aos análogos GnRH para indução da puberdade cruzada a partir dos 16 anos, idade em que em geral há capacidade mental suficiente para tomar tal decisão, após conhecer os efeitos quase irreversíveis da terapia hormonal. Todavia, é facultado o início precoce da terapia hormonal em casos de intensa disforia de gênero ou em casos em que o grande intervalo entre o bloqueio puberal e o início da terapia hormonal possam prejudicar o ganho de massa óssea, representando um fator de risco para osteoporose. Vale lembrar que não há experiência mínima publicada para tratamento antes de 13,5 a 14 anos. As doses preconizadas para trans juvenis estão descritas no Quadro 70.3.

**QUADRO 70.3** Protocolo de indução da puberdade trans juvenil.

| **Indução da puberdade feminina** |
|---|
| Doses crescentes (semestrais) de 17-beta-estradiol oral:<br>5 mg/kg/dia<br>10 mg/kg/dia<br>15 mg/kg/dia<br>20 mg/kg/dia<br>2 a 6 mg/dia (dose adulto) |
| **Indução da puberdade masculina** |
| Doses crescentes (semestrais) de testosterona intramuscular:<br>25 mg/m² a cada 2 semanas<br>50 mg/m² a cada 2 semanas<br>75 mg/m² a cada 2 semanas<br>100 a 200 mg/m² a cada 2 semanas |

A terapia padrão inclui a administração de testosterona para homens trans e de antiandrogênios e estrogênios para mulheres trans. Para estas, o antiandrogênio é recomendado para também propiciar redução de dose de estrógeno utilizado. Os regimes hormonais mais utilizados estão descritos na Tabela 70.1. As metas propostas são:

- Mulheres transgênero: estradiol sérico em níveis pré-menopausais (100 a 200 pg/dℓ) e testosterona em níveis femininos (< 50 ng/dℓ)
- Homens transgênero: testosterona sérica na faixa fisiológica (400 a 700 ng/dℓ), tais como em homens cis hipogonádicos.

Recomenda-se utilizar estrogênios não sintéticos pelo menor risco de eventos tromboembólicos observado com o 17-beta-estradiol, quando comparado ao etinilestradiol. As preparações transdérmicas constituem a primeira escolha para pacientes maiores de 45 anos, história positiva para fenômenos trombóticos, portadores de fatores de risco cardiovascular ou tabagistas. O rastreamento de trombofilias (Quadro 70.4) deve ser limitado aos indivíduos com história pessoal ou familiar de tromboembolismo venoso (TEV) e não se deve monitorar níveis de D-dímero de maneira indiscriminada. Vale salientar a baixa incidência de TEV, 1 a 5%, mesmo na vigência de tabagismo, imobilização e trombofilias.

**QUADRO 70.4** Avaliação laboratorial para trombofilias.

| |
|---|
| Anticardiolipina IgM e/ou IgG |
| Antibeta-2-glicoproteína IgM e/ou IgG |
| Anticoagulante lúpico |
| Atividade de proteína C, proteína S e atividade de antitrombina |
| PCR para mutação do gene da protrombina ou fator V de Leiden |
| Homocisteína em jejum |

IgG: imunoglobulina G; IgM: imunoglobulina M; PCR: proteína C reativa.

Em homens trans, devemos medir a testosterona sérica a cada 3 meses, até que seus níveis atinjam os níveis fisiológicos. O período de avaliação varia conforme a formulação de testosterona utilizada: caso se use enantato ou cipionato de testosterona, deve-se aferir o nível sérico no meio do ciclo (de maneira alternativa, pode-se medir a testosterona nos picos e vales para garantir que tais níveis estejam na faixa fisiológica masculina); caso se use undecanoato de testosterona,

**TABELA 70.1** Regimes hormonais em pacientes trans adultos.

| Hormônios | Doses |
|---|---|
| **Mulheres transgênero** | |
| Estrogênio:<br>• Oral: estradiol<br>• Transdérmico: patch estradiol<br>• Parenteral: valerato ou cipionato de estradiol | <br>2 a 6 mg/dia<br>0,025 a 0,2 mg/dia (trocar a cada 3 a 5 dias)<br>5 a 30 mg IM a cada 2 semanas ou 2 a 10 mg IM semanal |
| Antiandrogênico:<br>• Espironolactona<br>• Acetato de ciproterona<br>• Agonista GnRH (leuprorrelina) | <br>100 a 300 mg/dia<br>25 a 50 mg/dia<br>3,75 mg SC mensal ou 11,25 mg SC trimestral |
| **Homens transgênero** | |
| Testosterona:<br>• Parenteral:<br>▪ Enantato ou cipionato de testosterona<br>▪ Undecanoato de testosterona<br>• Transdérmico:<br>▪ Testosterona gel 1 a 2%<br>▪ *Patch* testosterona | <br>100 a 200 mg IM a cada 2 semanas ou 50% desta dose SC de<br>maneira semanal (usar agulha calibre 23 g)<br>1.000 mg IM a cada 12 semanas (trimestral)<br><br>50 a 100 mg/dia<br>2,5 a 7,5 mg/dia |

GnRH: hormônio liberador de gonadotrofina; IM: intramuscular; SC: subcutânea.
Adaptada de Hembree et al., 2017.

deve ser medido um dia antes da próxima aplicação; e caso se use testosterona transdérmica, medir após pelo menos 1 semana de uso diário e pelo menos após 2 h da aplicação.

Em homens trans, o risco de coronariopatia aumenta quando hematócrito > 55%. Caso hematócrito > 50%, deve-se reduzir a dose de testosterona. Caso hematócrito não retorne aos valores prévios, deve-se fazer diagnóstico diferencial com policitemia vera (elevação de massa eritrocitária, leucócitos e plaquetas, saturação normal de oxigênio arterial, baixos níveis de eritropoetina, elevação sérica da vitamina $B_{12}$ e hiperuricemia) ou síndrome da apneia obstrutiva do sono.

Também devem-se considerar medidas profiláticas para TEV diante das múltiplas cirurgias, muitas vezes necessárias para a afirmação de gênero, não estando estabelecida a suspensão de THAG no período peroperatório.

Aconselha-se de maneira intensa a cessação de tabagismo para todos que fazem uso de terapia hormonal. A Tabela 70.2 mostra os riscos mais prevalentes relacionados com esta terapia.

**TABELA 70.2** Riscos e/ou efeitos adversos previsíveis da terapia hormonal.

| Mulheres transgênero | Homens transgênero |
|---|---|
| Tromboembolismo<br>Doença arterial coronariana<br>Doença cerebrovascular<br>Hipertensão arterial sistêmica<br>Neoplasia de mamas<br>Colelitíase<br>Hipertrigliceridemia<br>Macroprolactinemia | Hematócrito > 50%<br>Transaminases hepáticas > 3 vezes o limite superior de normalidade<br>Doença arterial coronariana<br>Doença cerebrovascular<br>Hipertensão arterial sistêmica<br>Neoplasia de mamas e de útero<br>Obesidade<br>Acne<br>Síndrome da apneia obstrutiva do sono |

## MONITORAMENTO

Sugere-se manter os níveis fisiológicos de hormônios do gênero almejado e monitorar riscos conhecidos e complicações.

### Pré-púberes

- Avaliação trimestral: medidas antropométricas, circunferência abdominal (CA), circunferência do quadril (CQ), pressão arterial (PA) e escala de Tanner
- Exames laboratoriais: solicitar em primeira consulta e seguir intervalo de tempo designado na Tabela 70.3.

### Adultos

- Avaliação trimestral: medidas antropométricas, CA, CQ e PA
- Exames laboratoriais: solicitar em primeira consulta hemograma, função renal, eletrólitos, função hepática, glicemia de jejum (GJ), hemoglobina glicada (HbA1c), perfil lipídico, vírus B e C, hormônio luteinizante (LH), hormônio folículo-estimulante (FSH), estradiol, testosterona total, prolactina (em especial, para mulheres trans) e seguir intervalo de tempo designado na Tabela 70.4
- Rastreamento para câncer de mama: indicação idêntica à população cisgênero. Em caso de mastectomia, examinar região sub e periareolar. Recomenda-se também este rastreio em mulheres trans usuárias de terapia hormonal
- Rastreamento para câncer de colo de útero: indicação idêntica à população cisgênero

**TABELA 70.3** Intervalo para exames laboratoriais em trans juvenis.

| Pré-púberes | Trimestral* | Semestral* | Anual** |
|---|---|---|---|
| Homens trans | Testosterona total, Estradiol | FSH, LH, hemoglobina, hematócrito, perfil lipídico, PRL | Ureia, creatinina, GJ, HbA1c, enzimas hepáticas, idade óssea, densitometria óssea (DMO) a cada 1 a 2 anos*** |
| Mulheres trans | Testosterona total, estradiol, potássio | FSH, LH, PRL | Ureia, creatinina, GJ, HbA1c, enzimas hepáticas, perfil lipídico, idade óssea a cada 1 a 2 anos*** |

*Trimestral ou semestral no 1º ano, a depender da recomendação clínica. Casos normais, repetir 1 a 2 vezes/ano a partir do 2º ano.
**Anual, se não houver alterações em exames iniciais.
***Considerar densitometria óssea bianual, se não houver alterações.
FSH: hormônio folículo-estimulante; GJ: glicose de jejum; HbA1c: hemoglobina glicada; LH: hormônio luteinizante; PRL: prolactina.

**TABELA 70.4** Intervalo para exames laboratoriais em trans adultos.

| Adultos | Trimestral* | Anual** |
|---|---|---|
| Homens trans | Hemoglobina, hematócrito, perfil lipídico, testosterona total, estradiol, FSH, LH | Ureia, creatinina, GJ, HbA1c, enzimas hepáticas, PRL, densitometria óssea a cada 1 a 2 anos*** |
| Mulheres trans | Testosterona total, estradiol, potássio, FSH, LH | Ureia, creatinina, GJ, HbA1c, enzimas hepáticas, PRL, densitometria óssea a cada 1 a 2 anos*** |

*Trimestral no 1º ano. Casos normais, repetir 1 a 2 vezes/ano a partir do 2º ano.
**Anual, se não houver alterações em exames iniciais.
***Considerar densitometria óssea bianual, se não houver alterações.
FSH: hormônio folículo-estimulante; GJ: glicose de jejum; HbA1c: hemoglobina glicada; LH: hormônio luteinizante; PRL: prolactina.

- Rastreamento para câncer de próstata: indicação idêntica à população cisgênero, mesmo se procedida gonadectomia
- Rastreamento para osteoporose: avaliar DMO na vigência de fatores de risco, em especial naqueles que interrompem terapia hormonal após gonadectomia
- Vale salientar que os riscos de neoplasias de endométrio e mama induzidos pela terapia hormonal são baixos na maioria dos casos, em virtude da atrofia dos tecidos endometrial e mamário. Pode-se solicitar ultrassonografia pélvica a cada 2 anos até realização de histerectomia.

## LEITURAS SUGERIDAS


Chinazzo IR, Fontanari AMV, Costa AB, Lobato MIR. Factors associated with suicidal ideation and suicide attempt in Brazilian transgender youth. Int J Environ Res Public Health. 2023;20(4):3215.

Coleman E, et al. Standards of care for the health of transgender and gender diverse people, version 8. Int J Transgend Health. 2022;23(S1):S1-258.

Hembree WC, Cohen-Kettenis P, Delemarre-van de Waal HA, Gooren LJ, Meyer 3rd WJ, Spack NP, et al. Endocrine treatment of transsexual persons: an Endocrine Society clinical practice guideline. J Clin Endocrinol Metab. 2009;94(9):3132-54.

Hembree WC, Cohen-Kettenis PT, Gooren L, Hannema SE, Meyer WJ, Murad MH, et al. Endocrine treatment of gender-dysphoric/gender-incongruent persons: an endocrine society clinical practice guideline. J Clin Endocrinol Metab. 2017;102(11):3869-903.

Lee JY, Rosenthal SM. Gender-affirming care of transgender and gender diverse youth: current concepts. Annu Rev Med. 2023;74:107-16.

Libman H, Safer JD, Siegel JR, Reynolds EE. Caring for the transgender patient: grand rounds discussion from Beth Israel Deaconess Medical Center. Ann Intern Med. 2020; 172(3):202-9.

Meriggiola MC, Jannini EA, Lenzi A, Maggi M, Manieri C. Endocrine treatment of transsexual persons: an Endocrine Society clinical practice guideline: commentary from a European perspective. Eur J Endocrinol. 2010;162(5):831-3.

Ramsay A, Safer JD. Update in adult transgender medicine. Annu Rev Med. 2023;74:117-24.

Reisner SL, Poteat T, Keatley J, Cabral M, Mothopeng T, Dunham E, et al. Global health burden and needs of transgender populations: a review. Lancet. 2016;388(10042):412-36.

Salas-Humara C, Sequeira M, Rossi W, Dhar CP. Gender affirming medical care of transgender youth. Curr Probl Pediatr Adolesc Health Care. 2019;49(9):100683.

Sociedade Brasileira de Endocrinologia e Metabologia, Sociedade Brasileira de Patologia Clínica, Colégio Brasileiro de Radiologia e Diagnóstico por Imagem. Posicionamento conjunto – medicina diagnóstica inclusiva: cuidando de pacientes transgênero. 2019.

Zijverden LV, Wiepjes CM, Diemen JJK, Thijs A, Heijer M. Cardiovascular disease in transgender people: a systematic review and meta-analysis. Eur J Cardiol. 2024;190:S13-24.

Capítulo

# 71 Disfunção Erétil

Tatiane Santos ▪ Viviane Pereira de Araújo ▪ Francisco Bandeira

## DEFINIÇÃO

Disfunção erétil é a incapacidade persistente de se atingir e/ou manter ereção suficiente para uma relação sexual.

## FATORES DE RISCO

Entre os fatores de risco para disfunção erétil, destacam-se sedentarismo, obesidade, tabagismo, etilismo, hipercolesterolemia, síndrome metabólica e causas de doenças cardiovasculares (DCV; hipertensão arterial sistêmica [HAS], dislipidemia, disfunção endotelial e diabetes).

## ETIOLOGIA

A disfunção erétil psicogênica deve ser atribuída a relação de estresse, ansiedade no desempenho sexual ou transtornos psicológicos, como depressão ou esquizofrenia. Já a disfunção erétil orgânica pode ser atribuída a anormalidades penianas, como fimose, líquen escleroso, curvatura peniana (curvatura congênita ou doença de Peyronie), fibrose do corpo cavernoso, priapismo recorrente, transtornos neurológicos (Parkinson, Alzheimer, esclerose múltipla, doença medular), neuropatia autonômica, disfunção endotelial e doença microvascular associada com diabetes.

## DIAGNÓSTICO

É feito pela obtenção da história sexual com: descrição detalhada do problema e duração dos sintomas; fatores precipitantes; histórias médica, psiquiátrica e cirúrgica; história de relações sexuais prévias; orientação sexual; etilismo; tabagismo; uso de drogas ilícitas; início e duração do problema erétil; tratamentos; estado sexual do parceiro; ereções matutinas; problemas com ejaculação e orgasmo. Depois, realiza-se o exame físico, que consiste em exame genital (para investigar se há desvio peniano durante a tumescência, dor, sintomas de hipogonadismo); toque retal em pacientes com mais de 40 anos; exame físico geral e neurológico. Os exames laboratoriais a serem pedidos são perfil lipídico, função renal, perfil hepático, glicose de jejum (GJ), hemoglobina glicada (HbA1c), testosterona total, hormônio luteinizante (LH), hormônio folículo-estimulante (FSH), prolactina (PRL), globulina ligadora de hormônios sexuais (SHBG), antígeno prostático específico (PSA) total e livre (pacientes com mais de 50 anos com exame retal alterado), teste com inibidor da fosfodiesterase tipo 5 (PDE5). Caso o resultado do teste com inibidor da PDE5 seja negativo, devem ser feitos os testes de rigidez e tumescência peniana noturna, ao menos por duas noites. Um mecanismo funcional erétil é indicado por um evento erétil de, ao menos, 60% de rigidez. Em casos especiais:

- Injeção intracavernosa: teste que fornece informação limitada sobre o estado vascular. Considera-se um resultado positivo uma resposta erétil que aparece 10 min após a injeção e permanece por 30 min. Essa resposta indica funcionalidade erétil, e a ereção deve coexistir com insuficiência arterial e/ou disfunção venoclusiva
- Ultrassonografia (US) com Doppler do pênis: pico de fluxo sistólico > 30 s, velocidade diastólica < 3 cm/s e índice de resistência > 0,8 geralmente são considerados normais.

## TRATAMENTO

O objetivo é identificar e tratar as causas de disfunção erétil curáveis. Consiste em mudança de estilo de vida, modificação de fatores de risco, aconselhamento educacional aos pacientes e seus parceiros, tratamento das causas reversíveis, como hipogonadismo, hipertireoidismo, hipotireoidismo, hiperprolactinemia e suspensão de fármacos que devem afetar a resposta sexual – anti-hipertensivos, antiandrogênios e medicamentos que causam hiperprolactinemia (Quadro 71.1).

QUADRO 71.1 Fármacos associados à disfunção erétil.

**Antidepressivos**
Inibidor seletivo da recaptação de serotonina
Inibidor da monoaminoxidase
Antidepressivos tricíclicos
**Anti-hipertensivos**
Betabloqueadores
Verapamil
Metildopa
Clonidina
**Fármacos para insuficiência cardíaca e diuréticos**
Digoxina
Amiodarona
Espironolactona
Tiazídicos
**Hormônios**
Antiandrogênios (acetato de ciproterona, flutamida)
Leuprorrelina
Inibidores da 5-alfa-redutase
Corticosteroides
Cetoconazol
**Antagonistas do receptor de histamina**
Ranitidina
Cimetidina

## Hipogonadismo

As causas devem ser investigadas antes do tratamento com testosterona. Homens com testosterona < 200 ng/ℓ devem se beneficiar de reposição de testosterona por mais de 6 meses. Não é indicado que a disfunção erétil dos pacientes que não têm hipogonadismo seja tratada com uso de testosterona, uma vez que não se demonstrou benefício para a função erétil nem para a qualidade de vida.

### *Primeira linha de tratamento*

Os inibidores da PDE5 (p. ex., sildenafila, tadalafila, vardenafila) são eficazes e seguros. Em comparação com pacientes sem diabetes, o uso dessas medicações não aumentou a ocorrência de eventos cardiovasculares ou o risco destes acontecerem em pacientes com diabetes, de modo que podem ser utilizadas com segurança nessa população. Entre os efeitos adversos, destacam-se cefaleia, dispepsia, mialgia e rinite. Recomenda-se que os pacientes recebam oito doses de inibidores da PDE5 com estímulo sexual na dose máxima para serem classificados como não responsivos (Tabela 71.1).

Dispositivos de ereção a vácuo são altamente efetivos independentemente da etiologia. Os efeitos adversos incluem dor local, falência para ejacular, pênis frio e necrose peniana (raro). Podem ser usados isoladamente ou em combinação com outro tratamento.

### Sildenafila

Efetiva em 30 a 60 min após a administração. Sua eficácia é reduzida após uma refeição pesada ou gordurosa, em decorrência da absorção prolongada. Deve ser administrada nas doses de 25, 50 e 100 mg, iniciando-se com 50 mg e aumentando-se a dose de acordo com a resposta do paciente e seus efeitos adversos. A eficácia é mantida acima de 12 h.

### Tadalafila

Efetiva 30 min após sua administração, com melhor eficácia após cerca de 2 h. Essa eficácia é mantida por até 36 h e não há alteração com a alimentação. No tratamento de demanda, as doses recomendadas são 10 e 20 mg.

### Vardenafila

Tem eficácia 30 min após sua administração; porém, altera-se com a alimentação. No tratamento de demanda, as doses recomendadas são 5, 10 e 20 mg. Recomenda-se iniciar com 10 mg, que devem ser ajustados de acordo com a resposta do paciente e seus efeitos adversos. É 10 vezes mais potente que a sildenafila, embora sua dose não necessariamente signifique maior eficácia.

TABELA 71.1 Inibidores da PDE5 mais comuns usados no tratamento da disfunção erétil.

| Fármaco | Dose | Tempo de início (min) | Meia-vida (h) | Duração (h) |
|---|---|---|---|---|
| Sildenafila (Viagra®) | 25 a 100 mg | 30 a 60 | 4 | 4 a 8 |
| Tadalafila (Cialis®) | 5 mg/dia ou 10 a 20 mg na demanda | 45 | 17,5 | 24 a 36 |
| Vardenafila (Levitra®) | 10 a 20 mg na demanda | 25 a 40 | 4 a 5 | 6 |

A escolha ou preferência entre os diferentes inibidores da PDE5 depende da frequência do intercurso (uso ocasional ou regular 3 a 4 vezes/semana) e da experiência pessoal do paciente. É necessário saber se o fármaco é de longa ou curta duração, suas possíveis desvantagens e como usá-lo.

## Novos inibidores da PDE5

A avanafila, recentemente introduzida no mercado em outros países, além de apresentar eficácia superior aos fármacos já existentes, oferece menor interferência (interação) com os nitratos. Deve ser usada na dose de 200 mg na primeira administração, 30 a 45 min após ingesta alimentar. Apresenta-se com janela terapêutica entre 30 min e 6 h, sendo considerada um fármaco de ação intermediária.

A mirodenafila, em alguns estudos, tem demonstrado efeitos sinérgicos com os bloqueadores alfa-1-adrenérgicos (p. ex., tamsulosina e alfuzosina) na melhora dos sintomas obstrutivos do trato urinário inferior em pacientes com hiperplasia benigna da próstata.

### *Segunda linha de tratamento*

A injeção intracavernosa de alprostadil intrauretral (2,5 a 20 mg) aumenta a concentração de monofosfato de adenosina (AMP) cíclico, resultando no relaxamento do músculo. O alprostadil intracavernoso é mais eficaz como monoterapia na dose de 5 a 40 mg. Foi o primeiro fármaco a ser aprovado para tratamento de disfunção erétil intracavernosa. A ereção aparece após 5 a 15 min, e sua duração está relacionada com a dose injetada. A taxa de eficácia é superior a 70%, com resposta de atividade sexual acima de 94% e média de satisfação entre 87 e 93,5% nos pacientes e de 86 a 90% em seus parceiros.

As complicações incluem dor peniana, ereção prolongada, priapismo e fibrose. A dor pode ser aliviada com a adição de bicarbonato de sódio ou anestesia local. Fibrose cavernosa normalmente melhora em poucos meses após a descontinuação temporária do fármaco. Efeitos colaterais sistêmicos são raros. O mais comum é hipotensão, especialmente no uso de doses altas. Contraindicações incluem homens com história de hipersensibilidade ao alprostadil, homens com risco de priapismo e distúrbios de coagulação.

Pacientes não responsivos ao fármaco oral devem ser submetidos à injeção intracavernosa, com uma alta taxa de sucesso de 85%.

### *Terceira linha de tratamento*

A prótese peniana deve ser oferecida a todos os pacientes relutantes, não responsivos ou incapazes de continuar com terapia médica ou dispositivos externos. É adequada para aqueles com doença orgânica grave. Deve ser considerada em pacientes não responsivos à farmacoterapia ou que prefiram uma solução permanente para o problema. Os implantes penianos podem ser infláveis e maleáveis. A maioria dos pacientes prefere as três peças de dispositivos infláveis, porque a ereção obtida é mais natural. Esse tipo de dispositivo inclui um reservatório separado localizado na cavidade abdominal. A prótese maleável resulta em pênis firme, que deve ser manualmente colocado em estado erétil ou flácido.

## Efeitos cardiovasculares

Resultados de ensaios clínicos têm demonstrado que os inibidores da PDE5 não aumentam o risco de infarto agudo do miocárdio. Nenhum deles teve um efeito adverso no tempo total do teste ergométrico ou tempo para isquemia durante teste de exercício em homens com angina estável.

Sildenafila não altera a contratilidade cardíaca ou o consumo de oxigênio do miocárdio. O uso crônico ou sob demanda é bem tolerado, com um perfil de segurança similar. Nitratos são contraindicados com esses fármacos. Se um paciente em uso de um inibidor da PDE5 desenvolver dor torácica, não se deve administrar nitroglicerina por, pelo menos, 24 h; se em uso de sildenafila, não administrar taladafila por, pelo menos, 48 h. Novas formulações de sildenafila poderão proporcionar efeito mais duradouro com menos reações adversas.

# OSTEOPOROSE E DISFUNÇÃO ERÉTIL

Estudos demonstram que pacientes com disfunção erétil apresentam risco 3 vezes maior de desenvolver osteoporose em relação aos pacientes sem a doença. Isso ocorre porque as duas doenças

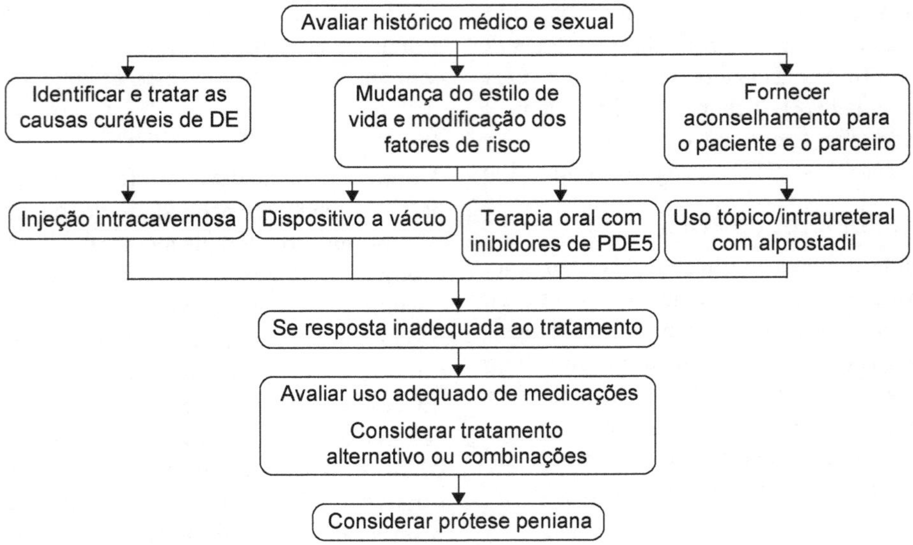


FIGURA 71.1 Fluxograma para tratamento de disfunção erétil (DE).

compartilham os mesmos fatores de risco: DCV, diabetes, dislipidemia, HAS, doença renal crônica e síndrome metabólica.

Nesses pacientes, uma série de condições aumenta o risco de fraturas, como nível de testosterona livre baixo, disfunção endotelial por aumento de interleucinas inflamatórias, baixa reserva de vitamina D, transtornos do sono, demência e depressão.

Dessa maneira, disfunção erétil é considerada preditor precoce de osteoporose, sendo indicada em todo paciente, principalmente entre 40 e 59 anos, a realização de densitometria óssea para rastreamento de osteoporose.

## NOVAS TERAPIAS

Estudos envolvendo a terapia com células-tronco em ratos diabéticos com disfunção erétil mostraram aumento na expressão do óxido nítrico endotelial vascular e aumento de secreção de citocinas que participam da angiogênese e do crescimento endotelial, promovendo maior sobrevida celular e proteção contra apoptose.

Essa terapia tem um grande potencial como estratégia efetiva para pacientes com diabetes e disfunção erétil. Além disso, terapias com ondas de choque extracorpóreo e plasma rico em plaquetas encontram-se em estudo.

## LEITURAS SUGERIDAS

Hakky TS, Wang R, Henry GD. The evolution of the inflatable penile prosthetic device and surgical innovations with anatomical considerations. Curr Urol Rep. 2014; 15(6):410.

Hosny KM, Aljaeid BM. Sildenafil citrate as oral solid lipid nanoparticles: a novel formula with higher bioavailability and sustained action for treatment of erectile dysfunction. Expert Opin Drug Deliv. 2014;11(7):1015-22.

Khoder WY, Waidelich R, Seitz M, Becker AJ, Buchner A, Trittschler S, et al. Do we need the nerve sparing radical prostatectomy techniques (intrafascial vs. interfascial) in men with erectile dysfunction? Results of a single-centre study. World J Urol. 2015;33(3):301-7.

Li M, Li H, Ruan Y, Wang T, Liu J. Stem cell therapy for diabetic erectile dysfunction in rats: a meta-analysis. PLoS One. 2016;11(4):e0154341.

Park HJ, Moon KH, Lee SW, Lee WK, Kam SC, Lee JH, et al. Mirodenafil for the treatment of erectile dysfunction: a systematic review of the literature. World J Mens Health. 2014;32(1):18-27.

Raheem OA, Natale C, Dick B, Reddy AG, Yousif A, Khera M, et al. Novel treatments of erectile dysfunction: review of the current literature. Sex Med Rev. 2021;9(1):123-32.

Salonia A, Bettocchi C, Capogrosso P, Carvalho J, Jones GTH, Kadioglu A, et al. EAU Guidelines on sexual and reproductive health. Edn. presented at the EAU Annual Congress, Paris 2024.

Seidu S, Cebrián A, Kunutsor SK, Khunti K. Erectile dysfunction, phosphodiesterase-5 inhibitor use and risk of cardiovascular disease and mortality in people with diabetes: A systematic review and meta-analysis. Primary Care Diabetes. 2022,16(5), 601-13.

Wu CH, Lu YY, Chai CY, Su Y-F, Tsai T-H, Tsai F-J, et al. Increased risk of osteoporosis in patients with erectile dysfunction: a nationwide population-based cohort study. Medicine. 2016;95(26):e4024.

Capítulo 72

# Insuficiência Ovariana Prematura

Emilliana Guerra ▪ Mônica de Oliveira

## INTRODUÇÃO

Insuficiência ovariana prematura (IOP) é uma condição que se caracteriza pela perda precoce da função ovariana por exaustão prematura do reservatório de folículos primordiais que ocorre antes dos 40 anos. Manifesta por amenorreia ou oligomenorreia, acompanhada por níveis elevados do hormônio folículo-estimulante (FSH) e baixos níveis de estradiol. A IOP impacta de modo direto a saúde geral e reprodutiva das mulheres afetadas e traz riscos cardiovasculares, ósseos, musculares além de afetar o bem-estar psicológico e sexual.

## EPIDEMIOLOGIA

A prevalência da IOP não iatrogênica é cerca de 1 a 3,5% e varia de acordo com idade, etnia e, talvez, condição socioeconômica. Há pouco tempo vem sendo observado um aumento na incidência de IOP iatrogênica em sobreviventes de câncer infantil.

## ETIOLOGIA

Vários mecanismos estão envolvidos na patogênese da IOP, incluindo um número reduzido de folículos primordiais ao nascimento, bem como atresia folicular acelerada, ou disfunção no crescimento folicular, como luteinização precoce. As causas da IOP são diversas e incluem autoimunidade, causas iatrogênicas (como quimioterapia ou cirurgia ovariana), causas infecciosas (como caxumba, malária, varicela, herpes simples e tuberculose), causas ambientais, genéticas e metabólicas. Em cerca de 70% das pacientes com IOP esporádica, a etiologia é inexplicada. No entanto, algumas dessas pacientes podem ter variantes genéticas causais não identificadas.

### Causas autoimunes

A ooforite autoimune é uma causa importante de IOP, representando 30% dos casos, e pode estar associada à insuficiência adrenal autoimune, que é potencialmente fatal. As doenças autoimunes mais associadas à IOP, na maioria das vezes, incluem a síndrome de falência poliglandular autoimune tipos 1 e 2, diabetes tipo 1, hiperparatireoidismo, tireoidite de Hashimoto, doença de Graves, miastenia *gravis* e lúpus eritematoso sistêmico.

### Causas cromossômicas

As causas cromossômicas são responsáveis por até 15% dos casos de IOP. Essas incluem a síndrome de Turner (45,X) e outras anomalias no cromossomo X. Esses rearranjos cromossômicos podem causar atresia dos oócitos ao interromper o pareamento homólogo e a meiose, ou ao desestabilizar genes cruciais para a função ovariana, como *FMR1* e *POF1B*.

A causa monogênica mais comum de IOP é a pré-mutação do gene *FMR1* (*fragile X mental retardation 1*), localizada no braço longo do cromossomo X, tem uma incidência de 1:100-200 mulheres, representando 11% dos casos de IOP familiar e 3% dos casos esporádicos. De maneira curiosa, não há associação entre mutação completa do *FMR1* e IOP. É aconselhável pesquisar *FMR1* em toda mulher com IOP primária de causa desconhecida.

### Causas metabólicas

A galactosemia decorre da mutação da enzima galactose-1-fosfato-uridil-transferase (GALT), que leva ao acúmulo de galactose nos tecidos e a complicações, como insuficiência hepática e renal nos primeiros dias de vida, retardo mental e catarata durante a infância ou até mesmo IOP, expressa por amenorreia primária, retardo puberal e hipogonadismo hipergonadotrófico.

### Outras causas

Diversas mutações em genes autossômicos e defeitos enzimáticos têm sido associadas à IOP. Mutações em genes das gonadotrofinas, mutações na proteína G, no FOXL2, no ATM, no gene da inibina (*G769 A*), assim como a deficiência de 17-alfa-OH são causas descritas de IOP, expressando-se, em geral, como amenorreia primária e características de cada condição. Processos infecciosos, drogas tóxicas ao tecido ovariano ou hipofisário, irradiação e toxinas ambientais também são causas de IOP.

## DIAGNÓSTICO

### Sinais e sintomas clínicos

A amenorreia primária pode ser o sintoma inicial, sobretudo em mulheres com menos de 20 anos, podendo estar associada à ausência ou atraso no desenvolvimento puberal. Contudo, também pode ocorrer em meninas com puberdade normal, indicando que IOP nem sempre está ligada à disgenesia ovariana.

Em muitos casos, a IOP se manifesta como amenorreia secundária (parada da menstruação após a menarca por pelo menos três meses), sendo, com frequência, precedida por oligomenorreia. A ausência de menstruação após a interrupção do uso de anticoncepcionais pode sinalizar o início da IOP anos antes do diagnóstico formal. Além dos distúrbios menstruais, sintomas de menopausa precoce, como ondas de calor, baixa libido e secura vaginal, podem motivar a busca por atendimento médico.

Em pacientes com esses sintomas, uma revisão do histórico médico é fundamental para o diagnóstico correto. É importante verificar a cronologia dos eventos, possíveis exposições, histórico familiar e uma história menstrual detalhada. Outras condições médicas, medicamentos utilizados e associações com endocrinopatias, devem ser observados. O exame físico deve focar em sinais de distúrbios subjacentes (como bócio ou despigmentação da pele) ou de hipoestrogenismo (como secura vaginal), embora muitos pacientes apresentem exame físico normal. Os sintomas climatéricos só existem naquelas mulheres que já foram sensibilizadas pelo estrogênio, sendo incomuns naquelas que não desenvolveram puberdade.

### Definições diagnósticas

O diagnóstico pode ser feito de modo definitivo em mulheres com menos de 40 anos com distúrbios menstruais, amenorreia ou oligomenorreia, por um período de 4 a 6 meses, com concentrações de FSH > 25 IU/l. Nos casos incertos, a dosagem do FSH deve ser repetida após um período de pelo menos 4 semanas segundo o Consenso Europeu, enquanto o Consenso da Federação Brasileira das Associações de Ginecologia e Obstetrícia (Febrasgo) orienta a repetição em todos os casos (Figura 72.1).

É comum que mulheres com IOP apresentem níveis baixos de estradiol, mas a função ovariana e os níveis de estradiol podem flutuar. Formas flutuantes de IOP representam um desafio diagnóstico, em especial em mulheres com infertilidade, e são observadas em cerca de 25% das pacientes, sobretudo no primeiro ano após o diagnóstico. Esses casos costumam envolver amenorreia secundária e níveis levemente elevados de FSH, com a presença de folículos visíveis na ultrassonografia.

A dosagem do hormônio antimülleriano (AMH) pode ser considerada quando o diagnóstico de IOP é incerto, contudo, não tem mostrado benefício sobre o critério com base no FSH. A dosagem do AMH tem relevância no caso de mulheres em idade reprodutiva e ciclos regulares, candidatas à estimulação ovariana após diagnóstico de infertilidade. Nesses casos, os níveis de AMH reduzidos parecem ser o mais promissor no diagnóstico de reserva ovariana diminuída (ROD), uma vez que aparenta ter melhor acurácia, além da vantagem de poder ser dosado de modo aleatório em qualquer fase do ciclo menstrual. Além disso, também pode predizer o risco de síndrome da hiperestimulação ovariana quando em níveis aumentados. A distinção entre IOP e ROD é desafiadora. Mulheres com ROD apresentam AMH reduzido

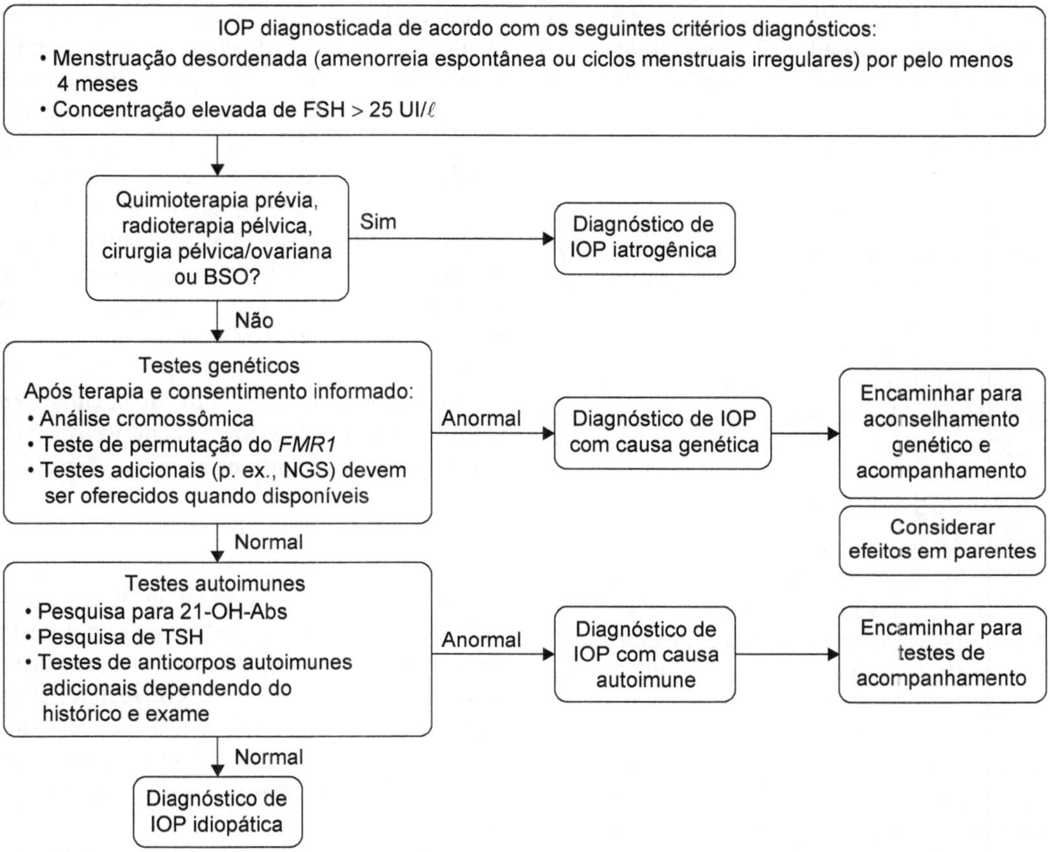


FIGURA 72.1 Fluxograma de diagnóstico de insuficiência ovariana prematura (IOP). BSO: salpingo-ooforectomia bilateral; FSH: hormônio folículo-estimulante.

para a idade, com FSH normal ou um pouco elevado, mas que não atinge o nível necessário para o diagnóstico de IOP.

Para todas as mulheres com IOP de causa desconhecida, recomenda-se um teste de cariótipo e uma análise do gene *FMR1*, ambos disponíveis como exames clínicos de rotina. Métodos de sequenciamento de nova geração, como análises de exoma e genoma, estão sendo desenvolvidos para IOP, mas ainda não são aplicados como prática padrão.

Além disso, uma ultrassonografia pélvica, de preferência transvaginal, pode ajudar a confirmar o diagnóstico. Características como ovários pequenos (com superfície < 2 cm$^2$), endométrio fino e ausência ou baixo número de folículos antrais são indicativas de IOP. Embora a densidade mineral óssea (DMO) não seja necessária para o diagnóstico de IOP, sua medição é importante para o manejo clínico posterior.

## Especificidade do diagnóstico em adolescentes

Diagnosticar IOP de início precoce em adolescentes é um desafio, pois, em geral, o diagnóstico só é feito após o início da puberdade. Sinais clínicos em adolescentes incluem desenvolvimento incompleto ou ausente das mamas, amenorreia primária ou secundária e sangramentos uterinos anormais com ciclos irregulares. Esses sintomas podem atrasar o diagnóstico, pois irregularidades menstruais de mais de 3 meses são comuns na adolescência.

Para sobreviventes de câncer infantil, em especial expostos a altas doses de agentes alquilantes ou radioterapia nos ovários, a conscientização sobre o risco de IOP e o acompanhamento são bastante recomendados. Exames clínicos com atenção aos sintomas de IOP e avaliação dos níveis séricos de FSH e estradiol podem permitir um diagnóstico precoce.

## MANEJO

É primordial incluir uma abordagem multidisciplinar. Muitas pacientes experimentam sintomas de ansiedade, depressão e uma diminuição na qualidade de vida, o que torna essencial o suporte emocional e o acompanhamento psicológico, além de sensibilidade ao comunicar o diagnóstico de IOP.

### Fertilidade em mulheres com IOP

A gravidez espontânea é rara em mulheres com IOP, ocorrendo em cerca de 3 a 5% dos casos, seja de maneira natural ou com tratamentos, como terapia hormonal (TH), fertilização *in vitro*, maturação *in vitro* e terapia com células-tronco, excluindo a doação de óvulos, sugerindo alguma atividade ovariana intermitente. A retomada da função ovariana é observada em 25% das mulheres, mas a idade avançada e os altos níveis de FSH reduzem as chances de função residual dos ovários.

Cerca de 14,8% das mulheres com IOP alcançaram a gravidez por meio de doação de óvulos, com um intervalo de 5 a 8 anos após o diagnóstico. Como o sucesso da doação de óvulos depende da idade da doadora e não da receptora, a doação de óvulos é a estratégia mais eficiente para a gravidez e o nascimento vivo de 50 a 60% após transferência de embriões, alcançando 70 a 80% após quatro ciclos. No entanto, a doação de óvulos pode estar associada a um risco aumentado de complicações na gravidez, como hipertensão gestacional.

Um regime fisiológico de TH com estradiol e progesterona micronizada pode melhorar a função folicular e facilitar a ovulação, aumentando a fertilidade. Antes de considerar a doação de óvulos, outras estratégias, como monitoramento da ovulação, inseminação intrauterina e indução de ovulação com FSH, podem ser oferecidas. O tratamento com estrogênio ou dexametasona pode aumentar as chances de gravidez, mas os estudos não foram robustos o suficiente para confirmar resultados definitivos.

Em pacientes com câncer, a preservação de tecido ovariano antes da quimioterapia permite transplantes futuros, o que pode levar a taxas satisfatórias de nascimento vivo (23,52% em uma metanálise de 2024). No entanto, existe o risco de reintrodução de células cancerosas dependendo do tipo de câncer. Mulheres com níveis baixos, mas não diagnósticos, de FSH, podem optar pela criopreservação de óvulos, embora a quantidade necessária para uma chance alta de sucesso (15 a 20 óvulos) seja difícil de alcançar em mulheres com IOP.

A maturação *in vitro* (IVM) de oócitos, tem sido viável em meninas jovens com risco de IOP, mas resulta em menor rendimento de óvulos.

### Consequências cardiovasculares da IOP

As mulheres com IOP apresentam risco aumentado de doenças cardiovasculares, incluindo doenças coronarianas, insuficiência cardíaca e acidentes vasculares cerebrais, resistência à insulina e DM2 associadas à ausência de estrogênio. Nesse contexto, a TH surge como uma intervenção importante para mitigar esses riscos.

A implementação de TH deve ser enfatizada e discutida entre pacientes e médicos de maneira cuidadosa, garantindo que as mulheres recebam o tratamento mais adequado para suas necessidades individuais. A duração da TH pode influenciar os benefícios cardiovasculares e deve ser mantida até a idade fisiológica da menopausa (aproximadamente 50 anos).

### Impacto da IOP na saúde óssea

IOP está associada à redução da saúde óssea, pois a deficiência de estrogênio contribui para a perda de densidade óssea e aumento do risco de osteoporose e fraturas. A massa óssea é influenciada por vários fatores, como hereditariedade, fatores ambientais e hormonais. Os estrogênios são responsáveis pelo pico de massa óssea e atuam na regulação de sua remodelação e formação. O estrogênio inibe a esclerostina, suprime o RANKL, aumenta a produção de IGF-1, TGF-$\beta$ e a síntese de colágeno, além de inibir a produção de citocinas inflamatórias.

Dessa maneira, a TH é recomendada como prevenção contra a osteoporose, ajudando a manter a saúde óssea até a idade da menopausa natural.

Nos casos em que a TH é contraindicada, pode-se considerar o uso de bisfosfonatos, sempre sob a supervisão de um especialista.

### Impacto da IOP na cognição

Mulheres submetidas à ooforectomia uni ou bilateral antes da idade da menopausa parecem apresentar maior risco de demência. Esse risco é maior quanto mais precoce a idade da cirurgia, apontando para a possibilidade de uma "janela de neuroproteção", ou seja, mulheres mais jovens parecem ser mais vulneráveis ao dano cognitivo quando privadas de maneira precoce do estrogênio. Por outro lado, mulheres portadoras de IOP que foram submetidas à TH até a idade média de 50 anos não parecem apresentar maior risco para dano cognitivo/demência.

### Função sexual

Com frequência, a função sexual é prejudicada de diversas maneiras, tendo como sintomas comuns atrofia vulvovaginal e dificuldade de lubrificação. A TH ajuda a reduzir sintomas vasomotores como ondas de calor e melhora a função sexual. Cerca de 15% das mulheres, mesmo recebendo a TH sistêmica, persistem com atrofia vulvovaginal, sendo recomendado a associação de estrogênios vaginais.

## TRATAMENTO

Recomendações gerais, como dieta balanceada, exercícios físicos resistidos, peso corporal adequado, cessação do tabagismo, moderação no consumo de álcool e adequada ingesta de cálcio e vitamina D são fundamentais para uma abordagem apropriada de IOP.

## TERAPIA HORMONAL

A TH é recomendada para mulheres com IOP devido aos seus benefícios no desenvolvimento puberal, qualidade de vida e saúde a longo prazo. O tratamento hormonal tem os seguintes benefícios comprovados:

- Controle dos sintomas vasomotores e geniturinários (ressecamento vaginal, dispareunia, urgência urinária e infecções urinárias recorrentes)
- Prevenção da osteoporose
- Redução do risco cardiovascular
- Desenvolvimento dos caracteres sexuais secundários (em meninas pré-púberes).

Esquemas de TH para mulheres com IOP incluem estrogênios e, para mulheres sem histerectomia, progestagênios, para reduzir o risco de hiperplasia/câncer endometrial. Os estrogênios podem ser administrados de maneira oral, vaginal ou transdérmica (gel ou adesivo). A via transdérmica é preferida por estar associada a um risco cardiovascular possivelmente menor que a via oral, e terapias locais de estrogênio podem ser úteis para sintomas geniturinários persistentes. Progestagênios, como progesterona natural micronizada e didrogesterona, têm menores efeitos tromboembólicos e metabólicos em comparação com outros progestagênios. Diferentemente da TH da menopausa fisiológica, no caso da IOP, a TH visa alcançar níveis fisiológicos de estradiol e não apenas o alívio dos sintomas, sendo, na maioria das vezes, necessárias doses mais elevadas dos hormônios.

Para mulheres que não desejam engravidar, anticoncepcionais orais combinados podem ser uma alternativa à TH, e estudos mais recentes têm evidenciado eficácia similar na melhora da DMO quando administrados de modo contínuo (sem pausa para menstruar).

A terapia estrogênica ainda deve ser considerada a primeira linha de tratamento para a prevenção e o manejo da osteoporose na mulher portadora de IOP. Os bisfosfonatos devem ser evitados na população jovem em vista de um potencial desejo de gravidez e possível necessidade de uso prolongado associado à redução do *turnover* ósseo.

### Estrógenos

Há três tipos de estrogênios disponíveis para a TH: estradiol (o principal estrogênio ovariano;

17-beta-estradiol é o componente ativo), etinilestradiol (estrogênio sintético) e estrógenos equinos conjugados (derivados da urina de éguas grávidas).

O estradiol é a opção mais fisiológica em termos de efeitos cardiovasculares e ósseos quando comparado aos contraceptivos orais combinados predominantemente à base de etinilestradiol (EE). Quando comparada a TH com estradiol transdérmico (100 a 150 mcg/dia) *versus* EE oral (pílula combinada 30 mcg EE + 1,5 mg de noretisterona com pausas) por um período de 12 meses, foram observados menores níveis de pressão sistólica e diastólica nas usuárias de TH transdérmico comparadas com pílula, assim como menores níveis de angiotensina II, sugerindo menor ativação do sistema renina-angiotensina-aldosterona. Mais que o tipo do estrogênio, a manutenção do tratamento até a idade fisiológica da menopausa é que deve ser enfatizada e buscada pelos médicos.

O risco de câncer de mama em mulheres jovens com IOP que fazem TH é baixo, e os benefícios do tratamento superam os riscos, em especial se comparado ao uso de contraceptivos orais combinados que possuem etinilestradiol e estão associados a maior risco de tromboembolismo venoso (TEV).

As doses recomendadas para TH na IOP estão listadas na Tabela 72.1 (as doses de estrógenos usadas

**TABELA 72.1** Resumo das opções de terapia hormonal (TH): esquemas padrão e insuficiência ovariana prematura (IOP).

| Tipo de TH | TH combinada sequencial | | TH combinada contínua | |
|---|---|---|---|---|
| Por 24 h ou dia | Doses padrão/baixa | Doses IOP | Doses padrão/baixas | Doses IOP |
| **Tipo de estradiol** | | | | |
| Adesivo (transdérmico, µg/24 h) | 25 a 50 | 75 a 100 | 25 a 50 | 75 a 100 |
| Sachê de gel (transdérmico, mg) | 0,5 a 1 | 1,5 a 2 | 0,5 a 1 | 1,5 a 2 |
| Bomba de gel (1 dose-medida = 0,75 mg) | 1 a 2 | 3 a 4 | 1 a 2 | 3 a 4 |
| Aerossol (1,53 mg por aerossol) | 1 a 2 | 3 a 4 | 1 a 2 | 3 a 4 |
| Oral (mg) | 1 a 2 | 2 a 4 | 1 a 2 | 2 a 4 |
| **Progestagênio** | | | | |
| Progesterona micronizada (oral/vaginal, mg) | 100 a 200 | ≥ 200 (p. ex., 300 a 400) | 100 | ≥ 200 |
| Di-hidrogesterona (oral, mg) | 10 | 20 | 5 | 10 |
| Acetato de medroxiprogesterona (oral, mg) | 5 | 10 | 2,5 | 5 |
| Acetato de noretisterona (oral, mg) | 2,5 a 5 | 2,5 a 10 | 1,25 a 2,5 | 2,5 a 5 |
| Sistema intrauterino de levonogestrel (SIU-LNG) | 20 mg/dia são suficientes para doses baixas/padrão e IOP (52 mg SIU-LNG) | | | |
| **17-beta-estradiol/preparações combinadas de dose fixa de progestagênio** | | | | |
| Estradiol/progesterona micronizada (oral, mg) | 1 a 2/100 a 200 | ≥ 2/≥ 200 | 1 a 2/100 a 200 | 3 a 4/300 a 400 |
| Estradiol/acetato de noretisterona (transdérmico) (µg) | 25 a 50/85 a 170 | 75 a 100/255 a 340 | 25 a 50/85 a 170 | 75 a 100/255 a 340 |
| Estradiol/di-hidrogesterona (oral, mg) | 1 a 2/10 | 2/10 | 0,5 a 1/2,5 a 5 | 3 a 4/7,5 a10 |
| Estradiol/acetato de noretisterona (oral, mg) | 1 a 2/1 | 3 a 4/2 a 4 | 0,1 a 2/0,5 a 1 | 3 a 4/1,5 a 2 |

A tabela não mostra todas as opções disponíveis globalmente. Tipos/doses/regimes licenciados (em pelo menos um país) de TH são mostrados em negrito; outros esquemas são obtidos *off-label*, reduzindo-se pela metade/dobrando/combinando regimes, especialmente para aqueles combinados de dose fixa.

devem ser maiores do que aquelas recomendadas na menopausa natural).

- Doses mais altas de estradiol geralmente são necessárias em IOP, entretanto, para avaliar a tolerância ou em caso de efeitos adversos, doses mais baixas podem ser usadas inicialmente
- Variação global quanto às doses percebidas como baixas, médias e altas; por exemplo, na América do Norte, 0,5 mg de estradiol é dose baixa, 1 mg é dose padrão e 2 mg é dose alta
- Os esquemas sequenciais exigem 12 a 14 dias de progesterona/progestagênio por ciclo para proteção endometrial – isso pode precisar de modificação dependendo da tolerância
- A segurança endometrial é menos garantida com progesterona micronizada usada por > 5 anos
- As doses de progesterona/progestagênio mostradas são as mínimas eficazes para proteção endometrial, considerando-se os dados atuais
- Faltam dados de segurança endometrial para a dose mínima eficaz de progestagênio/progesterona com doses mais altas de estrogênio.

Uma dose de 1 mg de acetato de noretisterona é adequada para TH combinada contínua de dose padrão, mas só está disponível em uma combinação de dose fixa com estradiol, portanto doses de 1,25 a 2,5 mg (1/4 a 1/2 de um comprimido de 5 mg). (Adaptada de ESHRE Guideline Group on POI et al., 2024.)

## Progestagênios

Indicados para mulheres com útero para prevenir a hiperplasia e o risco de câncer endometrial, que podem ocorrer com o uso de estrogênio isolado. Os utilizados de maneira mais ampla para a TH são o acetato de medroxiprogesterona, a progesterona natural micronizada e a noretisterona.

A dose dependerá do regime escolhido (contínuo ou cíclico; ver Tabela 72.1). No regime cíclico, o progestógeno é administrado por 12 a 14 dias consecutivos por mês em doses maiores do que as usadas no regime contínuo. A paciente deve ser questionada sobre as suas preferências quanto à ocorrência de sangramentos de supressão periódicos, também deve receber a recomendação de usar o regime cíclico se a gravidez for desejada, pois esse regime estimula a proliferação regular do endométrio. O dispositivo intrauterino (DIU) com liberação de levonorgestrel é uma alternativa ao progestógeno oral e, dada sua ação contraceptiva, pode ser atrativo para mulheres que não desejam engravidar. Mulheres histerectomizadas não requerem a associação de progestógenos durante a reposição estrogênica, com exceção de casos em que há endometriose prévia (para redução do risco de reativação da doença).

## Monitoramento

- Não é necessária a dosagem rotineira dos níveis de estrogênio, mas pode auxiliar na avaliação do alívio inadequado dos sintomas ou ocorrência de efeitos adversos
- Avaliação da pressão arterial sistêmica e perfil glicêmico pelo menos uma vez ao ano
- Avaliação do perfil lipídico a cada 5 anos
- Exames de rastreio para o câncer de colo uterino, mama e cólon devem ser realizados com as mesmas indicações e periodicidade das mulheres sem IOP
- Densitometria óssea deve ser considerada ao diagnóstico de IOP (com repetição individualizada).

## Andrógenos

Não há evidência suficiente para recomendar administração rotineira de testosterona nas mulheres com IOP. A testosterona pode ser prescrita nessa população na presença de desordem do desejo sexual hipoativo e na ausência de contraindicações.

## Riscos e contraindicações

O risco do câncer de mama em portadoras de IOP em uso de TH não parece ser maior do que a população de mesma idade sem IOP. Contudo, a TH é contraindicada naquelas com história pessoal de câncer de mama.

TABELA 72.2 Indução puberal em pacientes diagnosticadas com insuficiência ovariana prematura (IOP).

| Estrógeno | | | |
|---|---|---|---|
| Opções | Estradiol transdérmico (mg/dia) | Estradiol oral (mg/dia) | Estrógenos equinos conjugados (mg/dia) |
| Dose inicial | 12,5 | 0,5 | 0,3 |
| Ajuste gradual da dose | 25–50-100 | 1,0–1,5–2,0 | 0,625 |
| **Progestógeno** | | | |
| Opções | Progesterona natural micronizada (mg/dia) | Didrogesterona (mg/dia) | Acetato de medroxiprogesterona (mg/dia) |
| Dose (regime cíclico – 12 a 14 dias/mês) | 100 a 200 | 5 a 10 | 5 a 10 |

Adaptada de Hohl et al., 2022.

As pacientes com história pessoal de TEV ou trombofilia devem ser referenciadas ao hematologista antes de iniciar a TH.

Migrânea, hipertensão arterial sistêmica e obesidade não são contraindicações para a TH em mulheres com IOP; todavia, é preferível a reposição estrogênica transdérmica.

## Ajustes em adolescentes e indução puberal

Em adolescentes, a dose deve ser ajustada para garantir tolerância e aceitação do tratamento, monitorando parâmetros clínicos, como peso, altura, pressão arterial e crescimento das mamas. Embora o monitoramento de níveis hormonais não seja rotineiro, a ultrassonografia pode ser usada para avaliar o crescimento uterino, se necessário.

Adolescentes diagnosticadas com IOP necessitam de indução puberal com estrogênios (Tabela 72.2), com aumento gradual da dose ao longo de 2 a 3 anos, para simular o desenvolvimento natural. A introdução de progestágenos ocorre após o primeiro sangramento espontâneo ou após 18 a 24 meses de uso de estrogênio, e o tratamento pode ser ajustado para evitar sangramentos inesperados.

## Alternativas farmacológicas não hormonais e terapias complementares

Opções farmacológicas não hormonais (venlafaxina, paroxetina, gabapentina, oxibutinina) devem ser recomendadas para alívio dos sintomas vasomotores apenas quando a TH é contraindicada.

## LEITURAS SUGERIDAS

Biancalana V, Glaeser D, McQuaid S, Steinbach P. EMQN best practice guidelines for the molecular genetic testing and reporting of fragile X syndrome and other fragile X-associated disorders. Eur J Hum Genet. 2015;23(4): 417-25.

ESHRE Guideline Group on POI, et al. Premature ovarian insufficiency (POI): guideline of European Society of Human Reproduction and Embryology. 2024.

Febrasgo. Premature ovarian insufficiency: a hormonal treatment approach. [Cited 2024 Nov 3].

Hohl A, Ronsoni MF, Meirelles RMR, editors. Guia prático em endocrinologia feminina, andrologia e transgeneridade. 1st ed. São Paulo: Clannad; 2022.

Practice Committees of the American Society for Reproductive Medicine and the Society for Assisted Reproductive Technology. Mature oocyte cryopreservation: a guideline. Fertil Steril. 2013;99(1):37-43.

Touraine P, Chabbert-Buffet N, Plu-Bureau G, Gompel A, Christin-Maitre S, Bouchard P, et al. Premature ovarian insufficiency. Nat Rev Dis Primers. 2024;10(1):63.

Parte 7

# Endocrinologia Pediátrica

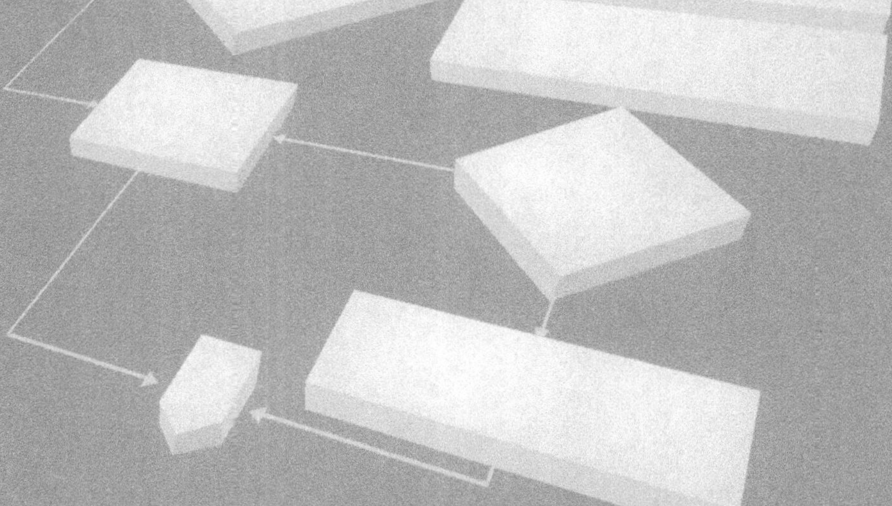

Capítulo 73

# Baixa Estatura

Maria Teresa Portela ▪ Mateus Tínel ▪
Ana Carolina Miranda ▪ Maria Paula Bandeira

## DEFINIÇÃO

Baixa estatura (BE) é definida quando uma criança tem altura inferior a 2 desvios-padrão (–2DP) ou escore Z (< –2) da estatura média para indivíduos de mesmo sexo e idade cronológica. A medida deve ser feita com a criança deitada (comprimento) até os 2 anos, com a régua apropriada, e, depois, em posição supina (altura) com estadiômetro fixo a uma parede. Recomenda-se o uso das curvas da Organização Mundial da Saúde (OMS) para crianças até 2 anos e do Centers for Disease Control and Prevention (CDC) para as maiores, até 20 anos. Ambas podem ser obtidas gratuitamente no *site* do CDC. O cálculo do escore Z da altura é:

$$\text{Escore Z} = \frac{\text{Estatura atual – estatura da média populacional}}{\text{DP para idade e sexo}}$$

Assim como a estatura, o ritmo de crescimento é avaliado a partir do cálculo da velocidade de crescimento (VC) medida em cm/ano. Devem ser feitas duas medições da estatura em um intervalo de, pelo menos, 6 meses. A VC varia conforme as fases da vida da criança, sendo maior no lactente (12 a 25 cm/ano), diminuindo durante a infância (5 a 8 cm/ano) e voltando a aumentar na puberdade (8 a 14 cm/ano). Há gráficos de Tanner específicos para VC, e quando a criança estiver abaixo do percentil 25, deve-se considerar uma investigação de BE.

É importante ainda comparar a estatura da criança com a estatura média familiar:

$$\text{Estatura-alvo} = \frac{\text{Altura do pai + altura da mãe} \pm 13\text{ cm}}{2}$$

Considera-se normal uma variação em relação à estatura-alvo de ± 10 cm para meninos ou ± 8,5 cm para meninas (canal familiar).

## ETIOLOGIA

### Variantes normais do crescimento

A BE familiar ou genética é a causa mais comum de déficit de crescimento, com VC normal a baixa, porém dentro do alvo familiar. A idade óssea é compatível com a idade cronológica.

Já o retardo constitucional do crescimento e da puberdade, mais comum em meninos, caracteriza-se por crianças que nascem com o tamanho normal, mas a curva de crescimento desloca-se para baixo dos 3 a 6 meses e permanece assim até os 3 a 4 anos. A curva de crescimento permanece baixa, porém paralela ao terceiro percentil de altura. Essas crianças tendem a ter atraso no desenvolvimento puberal. A idade óssea é atrasada e compatível com a idade estatural, e o crescimento continua por um tempo mais prolongado, geralmente resultando em uma estatura adulta dentro da faixa normal.

### Baixa estatura idiopática

A BE idiopática é um diagnóstico de exclusão, sem evidências de patologias sistêmicas, nutricionais, endócrinas ou sindrômicas, com peso normal ao nascer e secreção adequada de hormônio do crescimento (GH).

### Pequeno para a idade gestacional sem recuperação

Crianças pequenas para a idade gestacional (PIG) recuperam o crescimento normal até os 2 anos (crescimento *catch-up*). Entretanto, 10 a 15% dessas crianças continuam com BE e abaixo do alvo genético durante a infância e a vida adulta, apesar da adequada secreção do GH. Esses casos são considerados resistentes à ação do GH.

## Baixa estatura patológica

O crescimento de uma criança é consequência de sua condição de saúde, bem-estar e nutrição. No Quadro 73.1 estão listadas as causas mais frequentes de BE.

### *Doenças orgânicas*

A desnutrição predispõe a BE com um padrão de crescimento atrasado. Pode ser isolada por fatores socioeconômicos ou ser componente de uma doença sistêmica concomitante que interfira na ingestão ou na absorção de nutrientes ou aumente as necessidades calóricas. Além da doença sistêmica de base, o tratamento pode também ser um fator agravante, como o uso de glicocorticoides, estimulantes para transtorno do déficit de atenção com hiperatividade (TDAH), quimioterápicos e radioterapia. Apresenta baixo peso para estatura.

**QUADRO 73.1** Causas de baixa estatura.

| Variantes normais do crescimento |
|---|
| Baixa estatura idiopática<br>Baixa estatura familiar<br>Atraso constitucional do crescimento e da puberdade<br>PIG sem recuperação |
| **Causas patológicas** |
| Desnutrição<br>Doença hepática<br>Doenças pulmonares: asma; fibrose cística<br>Doenças cardíacas<br>Doenças gastrintestinais: doença inflamatória intestinal, doença celíaca, síndrome do intestino curto<br>Doença imunológica<br>Infecção pelo HIV<br>Imunodeficiências<br>Doenças reumatológicas<br>Doenças hematológicas<br>Neoplasias<br>Excesso de glicose de jejum<br>Químio e radioterapia<br>Doenças genéticas (mais comuns): síndromes de Down, de Turner e de Silver-Russell<br>Doenças endócrinas: hipotireoidismo, deficiência de GH, resistência ao GH, hipercortisolismo, puberdade precoce |

GH: hormônio do crescimento; HIV: vírus da imunodeficiência humana; PIG: pequeno para a idade gestacional.

### *Síndromes genéticas*

Várias doenças genéticas têm efeito importante no crescimento. Tanto alterações cromossômicas (p. ex., síndromes de Down e Turner) como não cromossômicas (p. ex., síndromes de Noonan, Prader-Willi, Silver-Russell, Léri-Weill e mutações no gene *SHOX*) causam BE.

Além disso, desproporções corporais avaliadas pelas relações seguimento superior/segmento inferior e altura sentada/altura total ajudam no diagnóstico das osteocondrodisplasias. Na infância, a altura sentada representa 2/3 do comprimento da criança. Nos anos pré-púberes, o crescimento dos membros excede o crescimento da coluna vertebral culminando com uma relação mais próxima de 50% na puberdade. Ademais, é importante destacar que existem diferenças de proporcionalidade corporal nas crianças em diferentes regiões do mundo.

### *Doenças endócrinas*

Correspondem a um percentual pequeno das crianças com BE. Algumas enfermidades incluem:

- Diabetes melito tipo 1 (DM1): apresenta alguma diminuição na produção e na ação do fator de crescimento semelhante à insulina tipo 1 (IGF-1), e há uma correlação negativa entre hemoglobina glicada (HbA1c) e altura adulta
- Síndrome de Cushing: causa exógena mais frequente. Apresenta diminuição da VC, ganho de peso excessivo, face de lua cheia, estrias e maturação óssea atrasada
- Hipotireoidismo: causa endócrina mais comum. Esses pacientes apresentam VC baixa
- Deficiência do GH (DGH): causa bastante rara de BE. Quando congênito, as crianças apresentam falha de crescimento grave no pós-natal, idade óssea atrasada e concentrações muito baixas de IGF-1 proteína de ligação do fator de crescimento semelhante à insulina 3 (IGFBP-3). Além disso, apresentam hipoglicemia, icterícia prolongada e micropênis, caso

haja hipogonadismo hipogonadotrófico concomitante. As crianças podem ter crescimento recuperado durante o tratamento com análogo de GH

- Resistência ao GH: distúrbio raro; em sua resistência completa, é chamado síndrome de Laron. Apresenta concentrações elevadas de GH sérico e baixas concentrações de IGF-1 e IGFBP-3 séricos
- Puberdade precoce: causa fechamento precoce das epífises por ação dos esteroides sexuais e, por consequência, BE na vida adulta.

## INVESTIGAÇÃO E DIAGNÓSTICO

- Anamnese: informações sobre gestação, estado clínico pós-natal (icterícia, hipoglicemia e micropênis sugerindo DGH), alimentação desde o nascimento, doenças, internamentos, medicamentos e prática de exercício físico de alto impacto durante a infância. Verificar história de traumatismo cranioencefálico (TCE) ou alguma intercorrência no sistema nervoso central (SNC) prévios
- Antecedentes familiares: altura e idade de início da puberdade dos pais, história familiar de doenças genéticas
- Exame físico: é necessário avaliar peso, altura, desproporções segmentares do corpo e alterações morfológicas que sugiram alguma síndrome genética. Estadiamento puberal e avaliação de genitália devem ser realizados.

Deve-se investigar BE nas seguintes situações:

- Crianças com estatura cujo escore Z é inferior a –2 ou percentil inferior a 3
- Desaceleração na VC em relação à idade (abaixo do percentil 25)
- Altura incompatível com canal familiar
- Retardo na idade óssea.

### Avaliação complementar

Quando confirmada BE e VC inadequada, solicitam-se os seguintes exames de rotina: hemograma completo, velocidade de hemossedimentação (VHS), ferritina, sódio, potássio, hormônio estimulador da tireoide (TSH), tiroxina livre (T4L), funções renal e hepática, cálcio, fósforo, magnésio e fosfatase alcalina (FA). Devem também ser solicitadas análise de exame de urina (elementos anormais do sedimento [EAS] e urocultura) e pesquisa de parasitas em fezes.

Para casos com sintomas digestivos, a doença celíaca deve ser investigada com dosagem total de imunoglobulina A (IgA) e IgA antitransglutaminase. Além disso, o IGF-1 – e não o GH –, pela sua secreção pulsátil, é um bom teste de triagem para rastrear DGH.

É importante avaliar a radiografia do punho esquerdo para comparar a idade óssea com a cronológica. E, nos casos de suspeita de displasia óssea, radiografias do crânio, ossos longos e coluna vertebral devem ser solicitadas. Ademais, é importante pesquisar cariótipo em todas as meninas com baixa estatura e em meninos com ambiguidade genital.

No Brasil, o protocolo do Ministério da Saúde recomenda, para a confirmação da DGH, dois testes provocativos em momentos diferentes (teste da clonidina e da tolerância à insulina [ITT]). O paciente deve apresentar as funções tireoidiana e suprarrenal normalizadas para uma adequada resposta do GH. O diagnóstico é considerado quando o pico após estímulos for menor que 5 μg/ℓ em ambos os testes. Em pacientes em idade puberal, sem características sexuais secundárias, é opcional o uso de esteroides sexuais, conhecido como *priming*, para a realização dos testes. Em meninas, 1 mg de 17-betaestradiol por via oral (VO), na noite anterior e na manhã do teste; em meninos, 100 mg de enantato de testosterona, por via intramuscular (IM), 3 dias antes do teste. Os testes de estímulo para o GH são apresentados na Tabela 73.1.

Após confirmada DGH ou o hipopituitarismo, a região hipotálamo-hipofisária deve ser avaliada por ressonância magnética (RM).

## TRATAMENTO

O objetivo terapêutico é acelerar o crescimento durante a infância para atingir a altura máxima adulta ou aliviar o prejuízo psicossocial, considerando uma relação custo-benefício favorável.

Na DGH, a base da terapia é a reposição fisiológica com hormônio do crescimento humano recombinante (rhGH), na dose inicial de 0,16 a 0,24 mg/kg/semana, dividida em 6 a 7 vezes/

**TABELA 73.1** Substâncias administradas nos testes de estímulo de hormônio do crescimento.

| Substância | Dose | Dose máxima | Tempo das amostras (min) |
|---|---|---|---|
| Insulina IV | 0,05 UI/kg | 0,1 UI/kg | 0, 15, 30, 60, 75, 90, 120 |
| Glucagon IM | 0,03 mg/kg | 1 mg | 0, 30, 60, 90, 120, 150, 180 |
| Clonidina VO | 0,15 mg/m$^2$ | - | 0, 30, 60, 90 |
| Levodopa VO | 125 a 500 mg | - | 0, 60, 90 |
| GHRH IV | 1 mg/kg | - | 0, 15, 30, 45, 60, 90, 120 |

GHRH: hormônio liberador do hormônio do crescimento; IM: intramuscular; IV: intravenosa; VO: via oral.

semana, por via subcutânea (SC), com individualização da dose subsequente até obter a menor dose efetiva.

Para reduzir a frequência de administração do hormônio do crecimento e melhorar a adesão à terapia, foram desenvolvidas as formulações de GH de ação prolongada, com intervalos de aplicação mais longos. Nesse sentido, o somapacitana, um análogo de GH de ação prolongada, foi aprovado recentemente pela Anvisa para o tratamento de adultos e crianças com deficiência de GH.

A medição dos níveis de IGF-I é útil para monitorar a adesão ao tratamento e a resposta à mudança da dose do rhGH. Esta deve ser reduzida caso os níveis de IGF-I se elevem acima da faixa normal definida pelo laboratório para a idade e o estágio puberal do paciente.

O tratamento deve ser descontinuado quando a VC for menor que 2 a 2,5 cm/ano, ou a criança atingir a estatura final pelo alvo genético ou a idade óssea das meninas for de 14 a 15 anos e dos meninos, de 16 a 17 anos.

Após o término do crescimento em pacientes com DGH isolada e nas formas idiopáticas de DGH, é importante fazer novo teste de estímulo alguns meses após a retirada do medicamento para avaliar se a DGH persiste, uma vez que 50 a 65% dos pacientes mostram resposta normal de GH ao ITT.

Atualmente, o tratamento com rhGH pode ser usado em outras situações sem deficiência, mas associadas com BE, nas quais o propósito da terapia é normalizar o crescimento a curto prazo (altura e VC) e a longo prazo (estatura final). Nessas situações, rhGH é iniciado assim que a condição for diagnosticada ou quando a VC cair abaixo do normal. Além de melhorar o crescimento, o rhGH também pode ser usado para melhorar a composição corporal, como na síndrome de Prader-Willi. As indicações para o uso do rhGH são apresentadas na Tabela 73.2.

O tratamento com o rhGH geralmente é seguro, com raros efeitos colaterais, como hipertensão intracraniana benigna, epifisiólise da cabeça do fêmur, progressão da escoliose, apneia obstrutiva do sono, intolerância à glicose e resistência à insulina. Não há evidências concretas do aumento de risco de neoplasias; entretanto, em crianças com BE e que fizeram tratamento para câncer, o uso de GH deve ser considerado após cuidadosa avaliação dos riscos e benefícios.

O uso combinado de análogos do GnRH (GnRHa) em associação ao GH é indicado para casos de BE na puberdade, por interromper a puberdade e diminuir o avanço da maturação óssea.

Os inibidores da aromatase bloqueiam a conversão da testosterona para estradiol e androstenediona para estrona, que são fundamentais na cartilagem de crescimento e fusão epifisária. O uso dos inibidores da aromatase para BE ainda é experimental, porém, mostra-se útil em associação ao GH em meninos que iniciam a puberdade com idade cronológica adequada e estatura abaixo da média, prejudicando a estatura final. Dessa maneira, consegue-se aumentar a VC sem progressão da idade óssea. Os efeitos adversos são raros e dependem do uso prolongado. Incluem redução na densidade mineral óssea (DMO), deformidades na coluna vertebral, alteração no perfil lipídico, efeitos na espermatogênese e na fertilidade.

Nas alterações do gene do receptor do hormônio do crescimento (GHR), das vias de sinalização intracelular do GHR e alterações do gene de IGF-1, o IGF-1 recombinante tem sido usado no

**TABELA 73.2** Doenças com indicação do uso do hormônio do crescimento recombinante humano.

| Diagnóstico | Indicação |
|---|---|
| Deficiência de GH | VC baixa para idade<br>GH < 5 ng/mℓ (dois testes de estímulo) |
| Síndrome de Turner | Altura < p5 (meninas normais)<br>4 anos antes do início do estrogênio |
| IRC | Pré-púbere com baixa estatura<br>Pré-transplante |
| Síndrome de Prader-Willi | Melhora da composição corporal<br>Promoção do crescimento |
| PIG sem crescimento de recuperação | 2 a 4 anos, se altura < –2 DP (< p3) |
| Baixa estatura idiopática | Altura < percentil 1 (< –2,25 DP) sem causa determinada |
| Deficiência do gene *SHOX* | Baixa estatura ou retardo de crescimento |
| Síndrome de Noonan | Baixa estatura |

DP: desvio-padrão; GH: hormônio do crescimento; IRC: insuficiência renal crônica; PIG: pequeno para a idade gestacional; VC: velocidade de crescimento.

tratamento e também nos casos de deleções do gene *GH1* do GH que desenvolvem anticorpos ao rhGH. Em pacientes com BE idiopática não responsivos ao tratamento com rhGH, o IGF-1 poderia ser uma opção.

## LEITURAS SUGERIDAS


Biederman J, Spencer TJ, Monuteaux MC, Faraone SV. A naturalistic 10-year prospective study of height and weight in children with attention-deficit hyperactivity disorder grown up: sex and treatment effects. J Pediatr. 2010;157(4):635.

Centers for Disease Control and Prevention (CDC). Growth charts. Disponível em: www.cdc.gov/growthcharts. Acesso em: 12 mar. 2019.

Chiarelli F, Primavera M, Mastromauro C. Evaluation and management of child with short stature. Minerva Pediatr. 2020 Jul. 20.

Cohen P, Rogol AD, Deal CL, Saenger P, Reiter EO, Ross JL, et al. Consensus statement on the diagnosis and treatment of children with idiopathic short stature: a summary of the Growth Hormone Research Society, the Lawson Wilkins Pediatric Endocrine Society, and the European Society for Paediatric Endocrinology Workshop. J Clin Endocrinol Metab. 2008;93(11):4210.

Faraone SV, Biederman J, Morley CP, Spencer TJ. Effect of stimulants on height and weight: a review of the literature. J Am Acad Child Adolesc Psychiatry. 2008;47(9):994.

Grimberg A, DiVall SA, Polychronakos C, Allen DB, Cohen LE, Quintos JB, et al. Guidelines for growth hormone and insulina-like growth factor-I treatment in children and adolescents: growth hormone deficiency, idiopathic short stature, and primary insulina-like growth factor-I deficiency. Horm Res Paediatr. 2016;86(6):361-97.

Hawkes CP, Mostoufi-Moab S, McCormack SE, Grimberg A, Zemel BS. Sitting height to standing height ratio reference charts for children in the United States. J. Pediatr. 2020;226:221-7.

Joshi SM, Hewitt RJ, Storr HL. Cushing's disease in children and adolescents: 20 years of experience in a single neurosurgical center. Neurosurgery. 2005;57(2):281.

Kanter AS, Diallo AO, Jane Jr. JA. Single-center experience with pediatric Cushing's disease. J Neurosurg. 2005;103(5 Suppl):413-20.

Magiakou MA, Mastorakos G, Oldfield EH, Gomez MT, Doppman JL, Cutler Jr. GB, et al. Cushing's syndrome in children and adolescents. Presentation, diagnosis, and therapy. N Engl J Med. 1994;331(10):629-36.

Mameli C, Orso M, Calcaterra V, et al. Efficacy, safety, quality of life, adherence and cost-effectiveness of long-acting growth hormone replacement therapy compared to daily growth hormone in children with growth hormone deficiency: A systematic review and meta-analysis. Pharmacol Res. 2023;193:106805.

McGrath N, O'Grady MJ. Aromatase inhibitors for short stature in male children and adolescentes. Cochrane Database Syst Rev. 2015;8(10):CD010888.

Poulton AS, Melzer E, Tait PR. Growth and pubertal development of adolescent boys on stimulant medication for attention deficit hyperactivity disorder. Med J Aust. 2013;198(1):29.

Swanson JM, Elliott GR, Greenhill LL, Wigal T, Arnold LE, Vitiello B, et al. Effects of stimulant medication on growth rates across 3 years in the MTA follow-up. J Am Acad Child Adolesc Psychiatry. 2007;46(8):1015-27.

Tanner JM, Goldstein H, Whitehouse RH. Standards for children's height at ages 2-9 years allowing for heights of parents. Arch Dis Child. 1970;45(244):755-62.

Tanner JM, Whitehouse RH, Takaishi M. Standards from birth to maturity for height, weight, height velocity, and weight velocity: British children, 1965. II. Arch Dis Child. 1966;41(220):613-35.

Wit JM, Oostdigk W. Novel approaches to short stature therapy. Best Pract Res Clin Endocrinol Metab. 2015;29(3):353-66.

Wood AR, Esko T, Yang J, Vedantam S, Pers TH, Gustafsson S, et al. Defining the role of common variation in the genomic and biological architecture of adult human height. Nat Genet. 2014;46(11):1173-86.

Capítulo

# 74 Puberdade Precoce

Natalia Rocha da Silva ▪ Marcela Resende Sarmento ▪
Maria Paula Bandeira ▪ Mariana Andrade de Figueiredo Martins Siqueira ▪
Francisco Bandeira

## INTRODUÇÃO

A puberdade é um processo biológico complexo do desenvolvimento sexual que pode ser afetado por fatores genéticos, socioeconômicos, ambientais e nutricionais. A faixa etária normal para o início da puberdade refere-se ao período em que 95% das crianças atingem os sinais puberais iniciais (estágio 2 da escala de Tanner e Marshall em ambos os sexos), sendo considerada precoce (PP) quando as características sexuais secundárias aparecem antes dos 8 anos em meninas – sexo em que é mais prevalente – e antes dos 9 anos em meninos. As características da escala de Tanner são evidenciadas na Tabela 74.1.

O primeiro sinal puberal observado nas meninas geralmente é a telarca e, nos meninos, o aumento testicular (> 4 mℓ ou 2,5 cm no maior comprimento). Os pelos púbicos podem surgir antes, durante ou

**TABELA 74.1** Estadiamento de Tanner.

| Estadiamento | Características |
|---|---|
| **Genitais: sexo masculino** | |
| G1 | Genitália pré-puberal ou infantil |
| G2 | Aumento do volume testicular maior que 4 mℓ com alteração textural e hipervascularização da bolsa escrotal, sem aumento do pênis |
| G3 | Crescimento peniano, principalmente em comprimento, testicular e da bolsa escrotal |
| G4 | Crescimento peniano, principalmente em diâmetro, com desenvolvimento da glande<br>Crescimento e hiperpigmentação da bolsa escrotal |
| G5 | Genitália adulta em tamanho, forma e volume testicular |
| **Mamas: sexo feminino** | |
| M1 | Mamas infantis |
| M2 | Aumento inicial da glândula mamária, com elevação da aréola e da papila formando uma pequena saliência |
| M3 | Maior aumento da glândula e da aréola, mas sem definição de seus contornos |
| M4 | Maior crescimento da mama e da aréola, formando-se uma segunda saliência acima do contorno da mama |
| M5 | Mama com tamanho adulto |
| **Pelos púbicos: ambos os sexos** | |
| P1 | Ausência de pelos púbicos |
| P2 | Pelos longos e finos, pouco pigmentados, lisos principalmente na base do pênis ou ao longo dos grandes lábios |
| P3 | Aumento da quantidade de pelos encaracolados, grossos e escuros, com distribuição em toda a região púbica |
| P4 | Pelos do tipo adulto cobrindo mais densamente a região púbica, sem atingir a raiz da coxa |

após o início clínico da puberdade. A ativação precoce da secreção pulsátil do hormônio liberador de gonadotrofina (GnRH) – puberdade precoce central (PPC)/GnRH-dependente – é a causa mais comum de PP.

Também pode ser causada pela produção ou exposição aos esteroides sexuais (puberdade precoce periférica [PPP]/GnRH-independente). A Figura 74.1 mostra as causas da PP. O início puberal eficaz requer a secreção hipotalâmica pulsátil do GnRH, que estimula a secreção das gonadotrofinas (hormônios luteinizante [LH] e folículo-estimulante [FSH]) pela hipófise anterior. Assim, as gonadotrofinas exercem um efeito de retroalimentação negativa sobre o hipotálamo e estimulam as gônadas a produzirem seus esteroides gonadais (testosterona/estradiol). Os esteroides sexuais inibem tanto o hipotálamo quanto a hipófise anterior.

O diagnóstico em tempo adequado visa prevenir a baixa estatura adulta decorrente da fusão epifisária precoce e desfechos psicossociais adversos, bem como desfechos adversos à saúde na vida adulta. A menarca precoce tem sido associada a aumento dos riscos de obesidade, hipertensão arterial sistêmica, diabetes melito tipo 2 (DM2), acidente vascular encefálico (AVE) e mortalidade cardiovascular. Além disso, a PP é um fator de risco conhecido para o desenvolvimento de câncer de mama. Essa associação é atribuída à alta exposição precoce ao estrogênio durante os estágios iniciais do desenvolvimento mamário e ao longo do período reprodutivo.

## PUBERDADE PRECOCE CENTRAL

É mais prevalente em crianças do sexo feminino. Em meninas, a etiologia idiopática ocorre em 90% dos casos; em meninos, a orgânica é mais comum e representa 60 a 70% dos diagnósticos. Alterações no sistema nervoso central (SNC) podem ativar o eixo hipotálamo-hipófise-gônada, causando a liberação do eixo gonadotrófico e a produção de esteroides sexuais, o que desencadeia o aparecimento/avanço das características puberais, além de aumentar a velocidade de crescimento e avançar a idade óssea, podendo atingir maturação sexual completa e fertilidade.

### Etiologia

#### *Idiopática*

#### Lesões no sistema nervoso central

Os hamartomas constituem a causa orgânica mais comum em ambos os sexos. Essa massa congênita provavelmente é composta por neurônios do GnRH ou células da astróglia produtoras do fator de crescimento transformador que podem ativar prematuramente a liberação pulsátil do GnRH. É comum ocorrer em crianças com idade inferior a 4 anos. As crianças podem apresentar convulsões

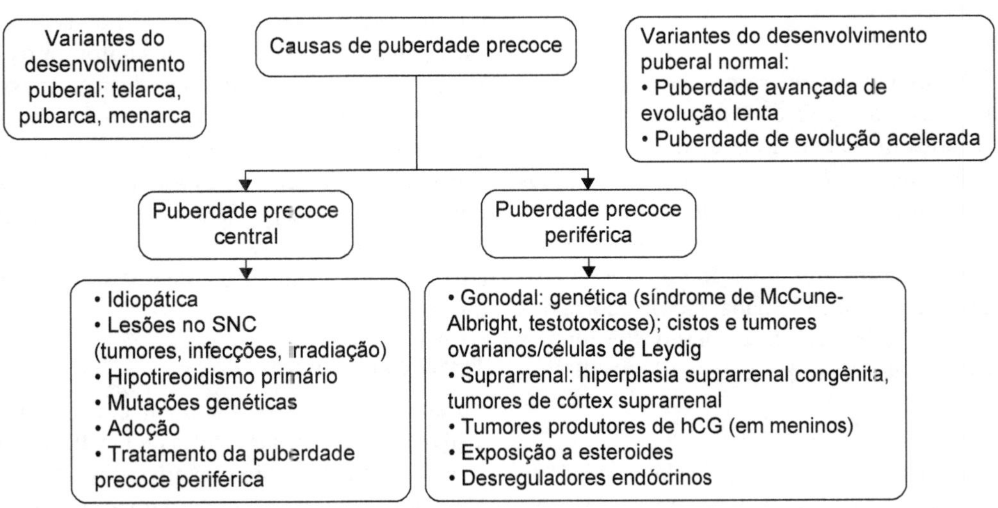


FIGURA 74.1 Causas de puberdade precoce. hCG: gonadotrofina coriônica humana; SNC: sistema nervoso central.

tônico-clônicas generalizadas e comprometimento cognitivo. Outros tumores incluem: astrocitomas, craniofaringiomas, disgerminomas, meningiomas, gliomas, pinealomas e ependimomas. Outras lesões são: perinatal, infecciosa, por radioterapia e traumatismo.

### Adoção

Observou-se um risco maior em crianças adotadas internacionalmente. Apesar de o mecanismo ainda não estar totalmente claro, acredita-se que a ativação do eixo seja multifatorial em função de uma melhora da dieta, do ambiente psicossocial e de alteração dos efeitos ambientais.

### Exposição prévia a esteroides sexuais

A exposição prolongada a esteroides sexuais pode levar à maturação de centros no SNC, o que produz pulsos de GnRH. Essa forma de puberdade pode ocorrer após o tratamento da PPP.

### Hipotireoidismo primário

Há relatos raros de casos de crianças com hipotireoidismo grave e de longa duração sem tratamento que desenvolveram PP. Postula-se que o excesso de hormônio estimulador da tireoide (TSH) estimularia os receptores de FSH, levando a tal quadro. A regressão do desenvolvimento puberal foi observada após o tratamento com levotiroxina (LT4). Nessa etiologia, a PPC apresenta baixa velocidade de crescimento e idade óssea atrasada.

### *Genética*

Defeitos extremamente raros da via da kisspeptina (genes *KISS1* e *KISS1R*) foram recentemente implicados nessa condição, assim como mutações do gene *DLK1*. Distúrbios cromossômicos distintos foram associados a fenótipos sindrômicos que podem apresentar o desenvolvimento sexual prematuro por ativação precoce do eixo hipotálamo-hipófise-gônadas, como ocorre nos casos das síndromes de Williams-Beuren, de Silver-Russel, de Temple e de Prader-Willi.

## Pandemia de covid-19

Dados de uma pesquisa feita pela Universidade de Gênova, na Itália, apontou o aumento de maneira expressiva, cerca de até quatro casos novos por mês, de puberdade precoce pós-pandemia. Foram avaliadas 133 meninas italianas e encontrados 72 casos de puberdade precoce antes da pandemia de covid-19 (janeiro de 2016 a março de 2020) e 61 casos entre março de 2020 e junho de 2021.

Apesar de o mecanismo não estar definido, questiona-se o aumento do estresse, do uso de telas, mudanças na alimentação, isolamento social e uma pausa nas atividades físicas, como possíveis deflagradores da fase puberal. Tudo isso tem constituído hipóteses estudadas e relacionadas com o crescimento dos casos de puberdade precoce no mundo todo.

# PUBERDADE PRECOCE PERIFÉRICA

A PPP é definida como a maturação puberal precoce não decorrente da ativação do eixo hipotálamo-hipófise-gônadas. Geralmente, observa-se excesso de esteroides sexuais produzido pelas gônadas e suprarrenais ou por exposição a alguma fonte exógena. Nesse tipo, pode haver desenvolvimento puberal isossexual ou heterossexual, com virilização em meninas e feminilização em meninos.

## Gônadas

### *Genética*

### Síndrome de McCune-Albright

É um distúrbio caracterizado pela tríade: displasia fibrosa + manchas café com leite + PP. Pode ocorrer em ambos os sexos, sendo mais comum em meninas, resultando da secreção estrogênica de cistos ovarianos autônomos. O sangramento vaginal indolor pode ocorrer associado a pequeno desenvolvimento mamário, com idade óssea e velocidade de crescimento normal em um primeiro momento. Raramente ocorre em meninos, podendo se manifestar com crescimento peniano associado a aumento testicular bilateral secundário à hiperplasia de células de Leydig.

### Testotoxicose

Apresenta uma etiologia familiar, cursando com a ativação precoce das células de Leydig, decorrente de uma mutação que ativa o receptor do LH. Pode se manifestar como aumento testicular em meninos entre 1 e 4 anos.

### *Tumores*

A PPP pode ser decorrente de:

- Cistos ovarianos: etiologia tumoral comum apresentando caráter cíclico de suas manifestações
- Tumores ovarianos: raros, podendo levar a manifestações clínicas isossexuais ou heterossexuais
- Tumores de células de Leydig: manifestam-se com assimetria testicular à palpação.

### *Suprarrenal*

A produção excessiva de androgênios suprarrenais pode causar pubarca precoce em ambos os sexos, além de estar associada a sinais de virilização em meninas e aumento peniano isolado em meninos. Em geral, a etiologia suprarrenal consiste em casos de hiperplasia suprarrenal congênita (HSC) causada por um defeito enzimático na esteroidogênese ou por tumores suprarrenais.

### *Exógena*

Entre as causas exógenas estão:

- Desreguladores endócrinos: exposição ao inseticida diclorodifeniltricloroetano durante a vida perinatal ou a infância, pois apresenta propriedades estrogênicas, e a seu derivado diclorodifenildicloroetileno, considerado antiandrogênico. Contudo, são necessários mais estudos para consolidar essa relação
- Estrogênios tópicos ou orais administrados incorretamente
- Variantes do desenvolvimento puberal normal: formas isoladas de telarca, pubarca ou menarca decorrentes de uma etiologia normal ou não.

## DIAGNÓSTICO

O primeiro passo consiste em uma anamnese detalhada visando orientar a etiologia da provável PP. Deve-se obter a história pessoal e familiar detalhada do paciente, questionar a idade do início dos sintomas e o tempo de progressão, bem como a história de exposição a esteroides. Sintomas como cefaleia e alteração visual podem sugerir etiologia central. Já virilização neonatal ou na infância pode sugerir etiologia periférica.

O exame físico inclui, na inspeção, a busca por características sexuais secundárias, como a presença de pelos púbicos, alterações cutâneas como manchas café com leite (o que sugere síndrome de McCune-Albright), assim como acne e oleosidade na pele, sugerindo etiologia periférica.

Avaliar a mucosa vaginal, que, quando rósea, sugere a exposição a estrogênio. Na palpação testicular, o volume superior a 4 mℓ (ou comprimento acima de 2,5 cm) geralmente sugere estimulação gonadotrófica; é útil também para pesquisar a presença de assimetrias testiculares. A palpação mamária para avaliação do tamanho e presença do broto mamário é importante para a posterior classificação nos estágios de Marshall e Tanner (ver Tabela 74.1), sendo considerada puberal a partir do estágio 3. A avaliação antropométrica é importante para identificar crianças com sobrepeso e obesidade, e também para não haver superestimação do volume mamário. Ainda na avaliação antropométrica, é necessário observar a estatura e, ao decorrer do tempo, a velocidade de crescimento, sendo considerada acelerada quando superior a 6 cm/ano.

Após o exame clínico, o segundo passo é solicitar a radiografia de mãos e punhos para obter a idade óssea do paciente e observar se está avançada (se houver mais de 2 desvios-padrão [DP] para a idade cronológica ou 2 anos avançada), retardada ou normal.

O método padrão-ouro é a dosagem das gonadotrofinas, principalmente a dosagem de LH pós-estímulo com análogos do GnRH. A dosagem hormonal para avaliar o eixo gonadotrófico é indicada a partir dos 3 anos. Contudo, níveis baixos nessa faixa etária em pacientes com características clínicas sugerem etiologia periférica. É proposto que a dosagem do LH basal seja útil para avaliar a ativação do eixo gonadotrófico. O uso de métodos como imunoquimioluminescência (ICMA), que apresenta maior sensibilidade e especificidade, faz o diagnóstico da puberdade com o ponto de corte de LH basal acima de 0,1 U/ℓ. Se for usado o método ensaio imunofluorométrico (IFMA), o ponto de corte sugerido do LH basal é acima de 0,6 U/ℓ. A dosagem das gonadotrofinas para estabelecer a relação LH/FSH com o ponto de corte acima de 1 também é util. Em pacientes com características clínicas e níveis de LH pré-púberes, os testes de geração de gonadotrofinas por meio da dosagem de LH e FSH após a administração de análogos do GnRH estão indicados. Os protocolos propostos sugerem a coleta sanguínea em dois momentos, variando de 30 a 180 min após a administração do GnRH, sendo mais comum a dosagem após 120 min. Valores de pico de LH maiores que 5 U/ℓ por ICMA sugerem a ativação do eixo gonadotrófico. Outros pontos de corte também foram adotados, podendo-se considerar o valor maior que 7,9 U/ℓ, que corresponde a 2 DP da média. Pelo método ensaio imunofluorométrico (IFMA), valores superiores a 9,6 U/ℓ em meninos e 6,9 U/ℓ em meninas sugerem o diagnóstico de PPC. Níveis elevados de FSH sugerem etiologia periférica. Em meninos, a testosterona é um excelente marcador; os valores pré-púberes excluem o diagnóstico de PP, diferentemente do valor de estradiol em meninas, que não excluem o diagnóstico mesmo se baixos. Cerca de 40% das meninas com PP apresentam níveis de estradiol pré-púberes. No entanto, altas concentrações com dosagem de gonadotrofinas suprimidas sugerem etiologia periférica.

Na suspeita de casos de PP em meninos, a dosagem de gonadotrofina coriônica humana (hCG) é necessária para confirmar a presença ou não de tumores embriogênicos. Diante de quadros de testotoxicose, os valores de gonadotrofinas encontram-se baixos, com níveis de testosterona bem acima do esperado para o quadro de virilização detectada. Na suspeita de HSC ou em casos de pubarca precoce, a dosagem da 17-hidroxiprogesterona (17-OHP) é indicada. O sulfato de desidroepiandrosterona (SDHEA) aumentado é marcador de tumores suprarrenais.

Nas meninas, a ultrassonografia (US) pélvica é útil para avaliar útero e ovários, principalmente para avaliar tumores e cistos de ovários em casos de pacientes que apresentam níveis de estradiol elevados. Nos meninos, a US de testículos auxilia na diferenciação de doenças primárias do testículo. A US abdominal é indicada em ambos os sexos para avaliação da suprarrenal ou tumores abdominais produtores de hCG.

A ressonância magnética (RM) de crânio é indicada para avaliar lesões hipotalâmicas em casos de suspeita de PPC em todos os meninos ou em meninas menores de 6 anos, ou ainda em crianças maiores com sintomas ou doenças neurológicas associadas. A prevalência dessas lesões é maior em meninos (40 a 90%) do que em meninas (8 a 33%). O resumo do diagnóstico de PP pode ser evidenciado pela Figura 74.2.

## Diagnóstico diferencial

É muito importante distinguir casos de PPC das variantes normais da puberdade (telarca, adrenarca e pubarca isoladas).

A telarca precoce consiste na presença isolada de mamas em meninas, sem outros índices puberais, como crescimento e maturação óssea acelerada. Pode ocorrer nos primeiros 2 anos de vida e entre 6 e 8 anos. Frequentemente, ocorre em crianças negras ou com sobrepeso/obesidade. Pode não progredir ou até mesmo regredir; entretanto, a progressão para PP pode ocorrer em 10 a 18% dos casos.

Sua etiologia permanece mal compreendida. Uma teoria é que alguns folículos ovarianos podem produzir pequenas quantidades de estradiol antes de regredir. Contudo, a secreção de estrogênio seria episódica.

A adrenarca ou a pubarca precoce é caracterizada por pelos púbicos e/ou axilares e pelo odor axilar, secundários ao aumento de andrógenos suprarrenais, sem outros sinais de puberdade ou virilização. É mais comum em meninas negras, crianças com obesidade ou que nasceram pequenas para a idade gestacional (PIG). A velocidade de crescimento pode estar acelerada, e a idade óssea pouco avançada, porém, sem repercussão na puberdade fisiológica e na altura final. Estudos laboratoriais geralmente mostram elevação modesta do sulfato de desidroepiandrosterona com testosterona e 17-hidroxiprogesterona normais.

A menarca isolada é muito rara e consiste em sangramento vaginal sem demais sinais e sintomas. Não apresenta repercussão clínica, e, geralmente desaparece após um a três episódios. Exames complementares só deverão ser realizados quando as pacientes apresentarem sangramento vaginal persistente e/ou outros sinais de puberdade.

Na maioria dos casos, vigiar a progressão clínica é apropriado.

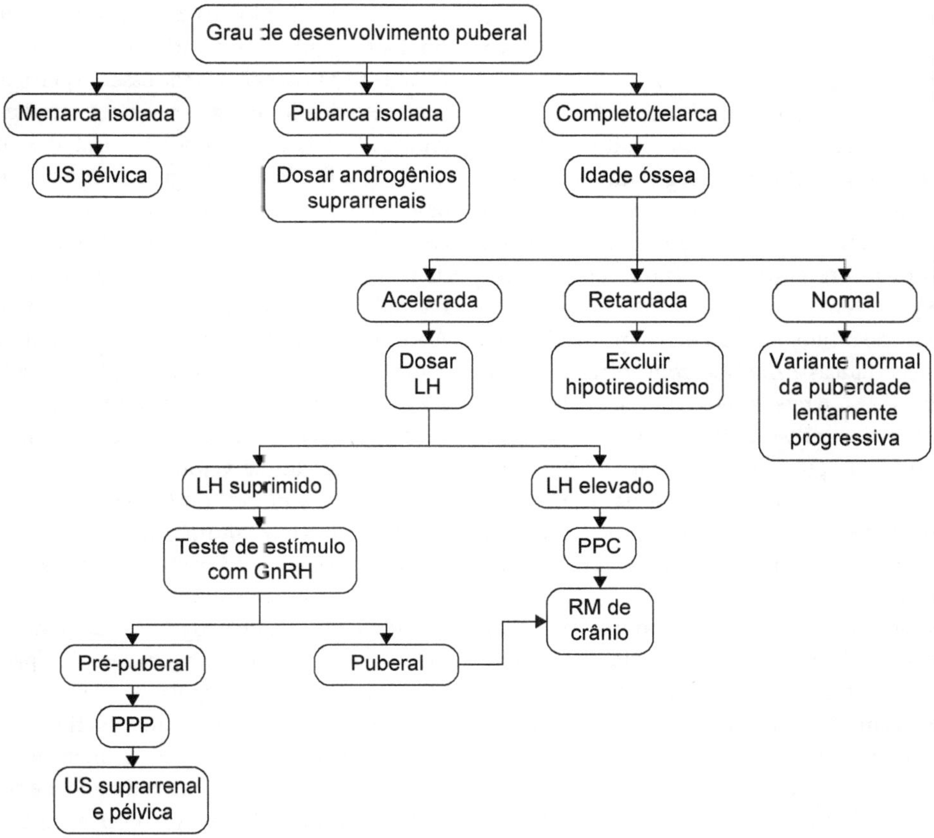


FIGURA 74.2 Diagnóstico de puberdade precoce. GnRH: hormônio liberador de gonadotrofina; LH: hormônio luteinizante; PPC: puberdade precoce central; PPP: puberdade precoce periférica; RM: ressonância magnética; US: ultrassonografia.

## TRATAMENTO

Após a definição etiológica, as características do paciente – como o estágio puberal, o tempo de progressão puberal, a idade óssea avançada, a perda de previsão de estatura final e as alterações em outros exames de imagem – são os principais fatores determinantes do início do tratamento.

### Puberdade precoce central

Na PPC progressiva idiopática, o tratamento com análogos do GnRH (GnRHa) de longa ação é considerado padrão-ouro. O tratamento visa interromper o desenvolvimento sexual até a faixa etária normal para o início da puberdade, bem como desacelerar o crescimento e o avanço da maturação óssea. Além disso, pretende evitar problemas psicossociais na criança, atrasar o início da atividade sexual e reduzir os riscos de violência sexual, gravidez precoce e câncer de mama.

Os GnRHa estimulam continuamente as gonadotrofinas hipofisárias, levando à dessensibilização e reduzindo a liberação do LH e do FSH, com consequente supressão da produção de esteroides sexuais. Estão disponíveis no mercado diversas apresentações de GnRHa na forma *depot*, como acetato de leuprolida, triptorrelina e gosserrelina, com apresentações intramusculares (IM), subcutâneas (SC) ou como implantes transdérmicos. O acetato de leuprolida é o mais usado. Encontrado para administração via IM nas doses de 3,75 a 7,5 mg a cada 28 dias, ou 11,25 mg a cada 3 meses, bem como em sua formulação mais recente (Eligard®), a leuprorrelina na dose de 45 mg, para aplicação semestral via subcutânea em crianças a partir de 2 anos.

A aprovação da formulação semestral foi baseada nos resultados de um estudo multicêntrico, avaliando a eficácia, a segurança e a farmacocinética em 64 crianças com PPC, com o propósito de aumentar a adesão e, dessa maneira, diminuir a interrupção do tratamento e suas consequências.

O estudo alcançou seu objetivo primário com 87% das crianças atingindo concentração sérica de LH < 4 UI/ℓ, 6 meses após a aplicação. Também demonstrou supressão dos hormônios sexuais para o nível pré-puberal e interrompeu ou reverteu a progressão dos sinais clínicos da puberdade. Dentre os eventos adversos, a maioria foi leve ou moderada e nenhum levou à retirada do paciente do estudo.

Os eventos adversos mais comuns foram dor no local da injeção (31%), nasofaringite (22%) e febre (17%). Eventos psiquiátricos também foram relatados em pacientes em uso de GnRHa, porém raros, como labilidade emocional, incluindo choro, irritabilidade, impaciência, raiva e agressão.

De uma forma geral, o efeito colateral mais comum dos GnRHa é o sangramento vaginal que pode decorrer da estimulação inicial. Seu uso contínuo causa regressão ou estabilização dos sintomas puberais, reduzindo a velocidade de crescimento, o que estaciona a idade óssea. A progressão mamária ou testicular sugere falha terapêutica ou diagnóstico incorreto, necessitando de investigação adicional. O controle terapêutico é indicado por níveis pré-púberes de estradiol e testosterona, assim como por níveis reduzidos ou indetectáveis de gonadotrofinas, que devem ser monitorados durante o tratamento. A supressão do LH para valores inferiores a 4,5 U/ℓ é o alvo dos pacientes durante o tratamento. Em casos de dúvidas, o teste de estímulo de gonadotrofinas pode ser realizado antes da próxima dose de administração do GnRHa. Níveis de LH basal e/ou pós-estímulo elevados indicam que a dosagem do GnRHa deve ser aumentada ou o intervalo entre as doses, diminuído. O estágio puberal, os níveis antropométricos e a idade óssea do paciente também devem ser acompanhados durante o tratamento.

A idade cronológica para a descontinuação do tratamento ainda não foi estabelecida. Devem-se considerar a idade óssea, o perfil psicossocial e o desejo do paciente e dos familiares. O tempo ideal para interrupção do tratamento deve associar a idade cronológica com a maturação óssea e com a previsão de estatura final adequada. Os melhores resultados são obtidos com suspensão do tratamento entre idade óssea de 12 e 12,5 anos nas meninas e entre 13 e 13,5 anos nos meninos. Após a suspensão, espera-se que a puberdade evolua espontaneamente. A adição de hormônio do crescimento (GH) ou oxandrolona ao tratamento pode ser benéfica em pacientes que apresentam redução na velocidade de crescimento (inferior a 4 cm/ano) ou quando supõe-se que haverá prejuízo na altura final.

Outras opções a serem consideradas são o acetato de ciproterona ou medroxiprogesterona quando a parada de progressão da puberdade e menstruações for desejada, em geral, em pacientes com deficiência mental grave, enquanto a melhora na estatura adulta não for um objetivo.

Na PPC de causa orgânica, além do uso de GnRHa, o tratamento é direcionado à etiologia. A reposição de LT4 mostrou reverter casos de PP em pacientes com hipotireoidismo juvenil.

## Puberdade precoce periférica

O tratamento da PPP é direcionado à etiologia. Tratamento cirúrgico é indicado nos tumores gonadais, associado ou não à quimioterapia e/ou à radioterapia. Na síndrome de McCune-Albright, têm sido usados inibidores da aromatase, principalmente o letrozol e o anastrozol para inibir a conversão de androgênios em estrógenos, sendo a classe mais usada atualmente. Os moduladores seletivos do receptor estrogênico (SERM) – tamoxifeno – que interferem na ação dos estrogênios também podem ser usados. O cetoconazol tem sido utilizado com sucesso a curto prazo, com redução dos sangramentos vaginais e redução dos níveis de estradiol sem avanço da idade óssea. No entanto, o risco de hepatotoxicidade requer o acompanhamento rigoroso da função hepática. Na testotoxicose familiar, o cetoconazol bloqueia a síntese de androgênios e também pode ser usado como um bloqueador do receptor de androgênios (acetato de ciproterona, espironolactona), além dos inibidores da aromatase. Em caso de exposição a esteroides sexuais exógenos, estes devem ser suspensos.

## LEITURAS SUGERIDAS

Allen NG, Kaplowitz PB. Isolated vaginal bleeding before the onset of puberty. Endocrinol Metab Clin North Am. 2024 Jun;53(2):211-6.

Carel JC, Eugster EA, Rogol A, Ghizzoni L, Palmert MR. ESPE-LWPES GnRH Analogs Consensus Conference Group. Consensus statement on the use of gonadotropin-releasing hormone analogs in children. Pediatrics. 2009;123(4):e752-62.

Fuqua JS. Treatment and outcomes of precocious puberty: an update. J Clin Endocrinol Metab. 2013;98(6):2198-20.

Kaplowitz PB, Lee PA. Females with breast development before three years of age. Endocrinol Metab Clin North Am. 2024 Jun;53(2):195-201.

Kaplowitz PB. Premature pubarche: a pragmatic approach. Endocrinol Metab Clin North Am. 2024 Jun;53(2):203-9.

Klein K, Freire A, Gryngarten M, Kletter G, Benson M, Miller B, et al. Phase 3 trial of a small volume subcutaneous 6-month duration leuprolide acetate treatment for central precocious puberty. J Clin Endocrinol Metab. 2020;105(10):1-12.

Latronico AC, Brito VN, Carel JC. Causes, diagnosis, and treatment of central precocious puberty. Lancet Diabetes Endocrinol [Internet]. 2016;4(3):265.

Schoelwer M, Eugster EA. Treatment of peripheral precocious puberty. Endocr Dev. 2016;29:230-9.

Spaziani M, Tarantino C, Tahani N, Gianfrilli D, Sbardella E, Lenzi A, et al. Hypothalamo-pituitary axis and puberty. Mol Cell Endocrinol. 2021;520:111094.

Stagi S, De Masi S, Bencini E, Losi S, Paci S, Parpagnoli M, et al. Increased incidence of precocious and accelerated puberty in females during and after the Italian lockdown for the coronavirus 2019 (covid-19) pandemic. Ital J Pediatr. 2020 Nov 4;46(1):165.

Wannes S, Maleh M El, Simon D, Zénaty D, Martinerie L, Storey C, et al. High prevalence of syndromic disorders in patients with non- isolated central precocious puberty. Eur J Endocrinol. 2018;(33):1-22.

Capítulo 75

# Puberdade Atrasada

Vanessa Leão de Medeiros ▪ Maria Paula Bandeira ▪ Francisco Bandeira

## DEFINIÇÃO

Puberdade atrasada consiste em ausência de puberdade em meninos a partir de 14 anos (com volume testicular < 4 mℓ) e ausência de telarca (aparecimento do broto mamário) em meninas a partir de 13 anos ou ausência de menarca aos 16 anos, além de parada do desenvolvimento da puberdade (sem progressão de um estágio puberal intermediário por 2 anos).

Puberdade atrasada pode indicar uma condição temporária que se resolve espontaneamente ou uma carência permanente da capacidade de progredir durante a puberdade.

## ETIOLOGIA

Na Tabela 75.1, encontram-se as principais causas de puberdade atrasada.

### Puberdade temporariamente atrasada

#### *Retardo constitucional do crescimento e da puberdade*

Causa mais comum de puberdade atrasada (65% em meninos e 30% em meninas), esta condição é compatível com extrema variação no tempo de início da puberdade, ou seja, é uma variação da normalidade. O aumento da secreção pulsátil do hormônio liberador de gonadotrofina (GnRH) na puberdade é lento, o que atrasa os níveis puberais de esteroides sexuais e seus efeitos no desenvolvimento das características sexuais secundárias e na produção do hormônio do crescimento (GH).

Trata-se de um diagnóstico de exclusão, sendo mais comum no sexo masculino, e o crescimento é lento desde a infância. A criança apresenta bom estado nutricional e, na maioria dos casos, há antecedentes familiares. A estatura é atrasada quando comparada à idade cronológica, mas é compatível com a idade óssea, sem perda de altura final. Os níveis séricos de fator de crescimento semelhante à insulina tipo 1 (IGF-1) e de proteína de ligação do fator de crescimento semelhante à insulina 3 (IGFBP-3) podem ser baixos para a idade cronológica, mas são normais quando comparados aos de meninos no mesmo estágio de desenvolvimento sexual, e os níveis de GH, sem *priming* (estímulo com baixa dose de hormônio sexual), são fisiologicamente insuficientes. No retardo constitucional do crescimento e da puberdade (RCCP), ocorre atraso na adrenarca compatível com o atraso da gonadarca, diferentemente do que ocorre no hipogonadismo hipogonadotrófico isolado, no qual há uma dissociação da adrenarca com a gonadarca, sendo que a adrenarca ocorre em idade normal.

#### *Doenças sistêmicas crônicas, nutricionais e outros distúrbios hormonais*

Doenças crônicas podem afetar o potencial genético subjacente, perturbar a função fisiológica ou limitar a alimentação adequada. Elas podem afetar o crescimento e/ou o desenvolvimento na puberdade, com crescente efeito conforme sua gravidade e duração. O tratamento visa à correção da causa básica.

### Hipogonadismo hipogonadotrófico

#### *Deficiência isolada de gonadotrofinas*

Pode ocorrer esporadicamente ou como um distúrbio hereditário. Os pacientes têm altura normal até a adolescência. Os com mais idade apresentam características eunucoides e, pelo fato de suas epífises não fecharem na idade adequada, eles podem continuar a crescer além da idade em que normalmente ocorre a fusão epifisária e

TABELA 75.1 Causas de puberdade atrasada em homens e mulheres.

| Tipo/doença | Causas |
|---|---|
| **Hipogonadismo hipogonadotrófico** | |
| Congênito | Deficiência isolada de gonadotrofinas (esporádica ou familiar)<br>Deficiência de LH (síndrome do eunuco fértil)<br>Malformações sindrômicas<br>Com anosmia (síndrome de Kallmann)<br>Com outros achados (síndrome de Prader-Willi, displasia septo-óptica)<br>Pan-hipopituitarismo ou deficiências hipofisárias múltiplas (idiopática ou síndrome da sela vazia) |
| Adquirido | Tumores suprasselares (craniofaringioma etc.)<br>Destruição hipofisária (adenomas, cirúrgica, traumática)<br>Hiperprolactinemia (adenomas) |
| **Hipogonadismo hipergonadotrófico** | |
| Congênito | Anomalias do cromossomo sexual<br>Síndrome de Turner<br>Síndrome de Klinefelter (XXY e variantes)<br>Disgenesias gonadais* (X0/XY e variantes)<br>Anomalias da biossíntese hormonal e dos receptores<br>Menopausa prematura<br>Defeitos enzimáticos da biossíntese da testosterona*<br>Deficiência da 5-alfa-redutase*<br>Insensibilidade androgênica parcial*<br>Malformações sindrômicas<br>Síndrome de Noonan etc. |
| **Atraso puberal temporário** | |
| Doenças crônicas | Asma, fibrose cística<br>Sistema digestório (doença inflamatória intestinal) |
| Distúrbios hormonais | Trato urinário (IRC)<br>Hipotireoidismo<br>Doenças hematológicas (hemocromatose, talassemia, deficiência isolada de GH, anemia falciforme)<br>Excesso de GC (síndrome de Cushing) |
| Distúrbios nutricionais | Desnutrição<br>Estados mal-absortivos (doença celíaca)<br>Doenças debilitantes (malignidades etc.)<br>Gasto energético elevado (ginastas) |
| **Outras** | |
| – | Retardo constitucional do crescimento e puberdade |

*Com possível virilização parcial e genitália ambígua.
GC: glicocorticoide; GH: hormônio do crescimento; IRC: insuficiência renal crônica; LH: hormônio luteinizante.

alcançar uma altura adulta normal ou acima do normal. Recomenda-se o tratamento no sexo masculino a partir dos 14 anos.

A síndrome de Kallmann é uma condição herdada, com prevalência entre 1:10.000, em homens, e 1:50.000, em mulheres com deficiência isolada de gonadotrofinas de origem hipotalâmica. A transmissão genética é heterogênea, podendo ser autossômica dominante, ligada ao X do gene *Kal* (no Xp 22,3) e a mutações relacionadas com outros genes, como *FGFR1*, *FGF8*, *PROKR2* e *PROK2*. Os portadores dessa síndrome têm estatura normal até que ocorra uma falha ao passarem pelo estirão do crescimento normal na puberdade. Pacientes com síndrome de Kallmann têm o olfato alterado por causa da disgenesia dos lobos olfatórios. Em algumas famílias, anosmia pode ser a única manifestação da síndrome. A apresentação clínica na síndrome de Kallmann pode ser bastante variada, dependendo do gene afetado. Possíveis anomalias associadas incluem criptorquidismo, micropênis, surdez congênita, defeitos da linha média (p. ex., fenda palatina ou lábio leporino), cegueira para cores, malformações renais e ósseas (p. ex., deslocamento congênito do quadril, anormalidades metacarpais e pé torto). Alguns pacientes podem ter obesidade e leve deficiência mental, mas não é comum.

### *Síndrome de Prader-Willi*

A incidência da doença é de 1:10.000 a 1:15.000 nascimentos. Há ausência de expressão dos genes da região cromossômica 15q11-q13 paterna, caracterizando o processo de *imprinting* genômico. Isso decorre das diferenças na metilação do ácido desoxirribonucleico (DNA), no mesmo lugar, entre os dois cromossomos dos pais, por mecanismos epigenéticos. A síndrome de Prader-Willi (SPW) caracteriza-se por duas fases clínicas. Na primeira, os sintomas cardinais são: hipotonia neonatal, dificuldade de alimentação, letargia, choro fraco e hiporreflexia. A segunda ocorre a partir dos 6 meses; o paciente apresenta melhora gradual da hipotonia, ganho de peso e desenvolvimento progressivo de hiperfagia e obesidade. Alterações genitais, como criptorquidismo, micropênis e bolsa escrotal hipoplásica, são encontradas em crianças do sexo masculino, e hipoplasia dos genitais externos, no sexo feminino. Crianças com obesidade decorrente de outras causas não apresentam complicações respiratórias significativas; já indivíduos com SPW podem ter problemas ventilatórios fatais. Nesses indivíduos, ocorrem diversas alterações de comportamento na infância, na adolescência e na vida adulta.

### *Pan-hipopituitarismo*

É mais facilmente reconhecido pela história ou por demonstração de deficiências coexistentes de gonadotrofinas, GH, hormônio estimulador da tireoide (TSH) e hormônio adrenocorticotrófico (ACTH), em ordem de frequência. Esta condição pode ser demonstrada em testes de avaliação hipofisária ou de imagem anormais. O pan-hipopituitarismo presente na adolescência pode ser congênito ou adquirido. As causas adquiridas mais comuns incluem tumores da região hipotalâmico-hipofisária (craniofaringioma, germinoma, astrocitoma, glioma), sequela de cirurgia e radioterapia e infecções do sistema nervoso central (SNC). Duas características sugerem fortemente o início de um tumor do SNC: início tardio de deficiência hipofisária e a combinação de deficiências hormonais da adeno-hipófise e da neuro-hipófise.

Craniofaringiomas são raros, mas constituem a causa mais comum de tumor do SNC que afeta o funcionamento endócrino no grupo de 6 a 14 anos. Os pacientes caracteristicamente se queixam de cefaleia, perda visual, poliúria e polidipsia. Tais tumores podem ser descobertos durante a investigação de baixa estatura (BE), hipotireoidismo, imaturidade sexual, papiledema e atrofia óptica. Com relação ao tratamento, frequentemente adota-se uma combinação de cirurgia e radioterapia, porque esses tumores são radiossensíveis.

Outras causas de pan-hipopituitarismo são: histiocitose das células de Langerhans, granulomas causados por tuberculose ou sarcoidose pós-infecciosa, lesões vasculares do SNC, traumatismos e hidrocefalia. Defeitos congênitos do SNC, incluindo lesões da linha média, frequentemente causam disfunção hipotalâmico-hipofisária. A displasia septo-óptica é um exemplo dessa condição. Outros defeitos da linha média são achados em associação com deficiências endócrinas; fenda palatina é um exemplo comum.

## Hipogonadismo hipergonadotrófico

### *Síndrome de Turner*

É a principal causa de hipogonadismo em meninas, com incidência de aproximadamente 1:3.000 a 1:5.000 recém-nascidos do sexo feminino. É causada por ausência total ou parcial do segundo cromossomo sexual (XO), o que ocasiona uma variedade de achados clínicos. A perda do gene *SHOX*, presente na região do braço curto do cromossomo X, é responsável pela BE e pelas alterações esqueléticas típicas. É a causa mais comum de falência ovariana primária, que leva à acentuada elevação dos níveis de gonadotrofinas na adolescência. Algumas dessas alterações são diagnosticadas na infância em vista de características dismórficas, problemas clínicos associados (anormalidades congênitas cardíacas ou renais) ou BE. Contudo, algumas meninas, especialmente aquelas com mosaicismo do cromossomo sexual, têm poucas ou repentinas características. Estima-se que talvez apenas 10 a 20% das meninas com síndrome de Turner têm início espontâneo da puberdade, enquanto 90 a 95% necessitam de tratamento com hormônio sexual para que a puberdade seja completada e a menstruação se estabeleça. A maioria situa-se abaixo do segundo percentil de altura. O diagnóstico é confirmado, em muitos casos, por análise cariotípica linfocitária, mas, em meninas com mosaicismo, o diagnóstico pode ser difícil sem a análise das diferentes fontes celulares (biopsia de pele para cultura de fibroblastos).

### *Síndrome de Klinefelter*

Também conhecida como disgenesia tubular seminífera, é relativamente comum, ocorrendo em cerca de 1:6.000 homens, mas poucos casos são diagnosticados antes da puberdade e podem não o ser até a idade adulta. O cariótipo é tipicamente 47,XXY, mas podem ocorrer variações e mosaicismos. Quanto maior o número de cromossomos X, maiores as consequências fenotípicas, tanto gonadais quanto extragonadais.

Nessa síndrome, observa-se aumento do hormônio folículo-estimulante (FSH) e do LH, em virtude da falta do *feedback* negativo. O início da puberdade nem sempre está atrasado, mas a virilização inadequada resulta da síntese diminuída de testosterona pelas células de Leydig. A disgenesia dos túbulos seminíferos resulta em infertilidade e diminuição característica do volume testicular (< 6 mℓ) em relação ao grau de virilização com o decorrer da puberdade. Essa síndrome é causa de infertilidade masculina e de déficit variável de secreção androgênica. A associação de vários achados (p. ex., proporções eunucoides, ginecomastia, micropênis, alta estatura em relação à estatura dos pais e transtornos de comportamento no início da puberdade) pode sugerir o diagnóstico em um menino nesse estágio, antes de o diagnóstico tornar-se mais evidente por causa do volume testicular pequeno. Em geral, o diagnóstico é confirmado por meio do cariótipo de leucócitos periféricos.

O tratamento exige aconselhamento cuidadoso, com reposição de testosterona a longo prazo a fim de proporcionar o surgimento da puberdade e da fusão epifisária e para que, na idade adulta, sejam atingidas as necessidades físicas e psicológicas do indivíduo. A fertilidade pode ser alcançada por meio de reprodução assistida, mas esse procedimento tem importantes implicações genéticas, motivo pelo qual deve haver aconselhamento genético.

### *Síndrome de Noonan*

É diagnosticada em pacientes de ambos os sexos, com incidência similar e fenótipo semelhante ao da síndrome de Turner. O defeito ocorre no cromossomo 12 p. Os meninos apresentam testículos anormais (criptorquidismo, anorquia ou atrofia testicular), além de maturação sexual consistentemente atrasada. Muitos têm falência gonadal primária, sem puberdade espontânea, e é comum serem inférteis. BE também é usual.

### *Defeitos congênitos da síntese de esteroides*

Resultam em puberdade atrasada em associação com anomalias de diferenciação sexual. Exemplos típicos incluem os pacientes XY com deficiência da 17-hidroxiprogesterona (17-OHP), da 5-alfa-redutase, insensibilidade androgênica parcial e insensibilidade androgênica completa (síndrome dos testículos feminilizantes). Essa insensibilidade apresenta fenótipo feminino com desenvolvimento mamário normal, pelos púbicos e axilares ausentes ou esparsos e amenorreia primária.

## DIAGNÓSTICO

A análise da história clínica e do exame físico é fundamental para se estabelecer o diagnóstico (Figura 75.1).

### Estudos radiológicos

A radiografia padrão da sela túrcica tem utilidade limitada. A ressonância magnética (RM) é útil nos casos de alterações morfológicas da hipófise ou na avaliação do bulbo olfatório.

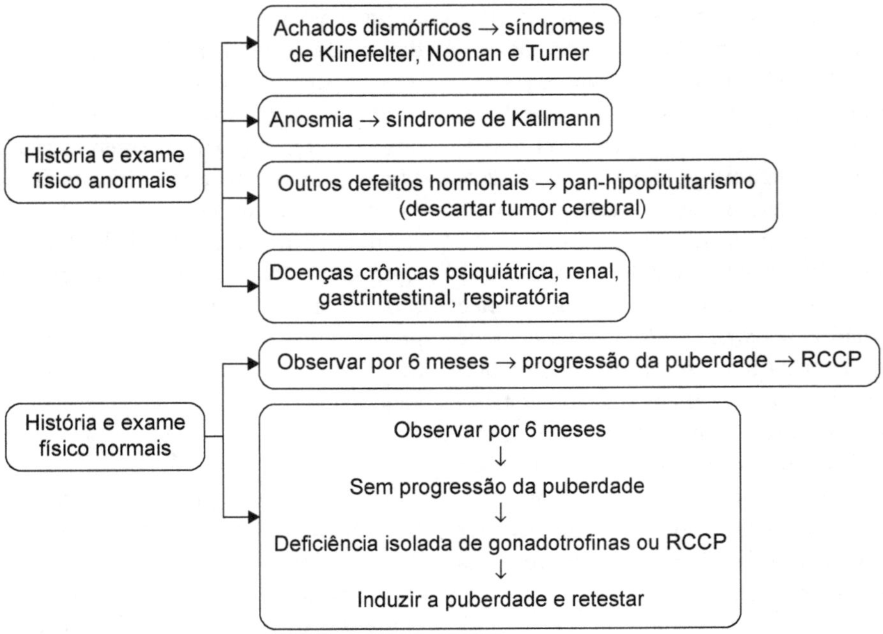


FIGURA 75.1 Avaliação da puberdade atrasada de acordo com suas características. RCCP: retardo constitucional do crescimento e da puberdade.

Radiografias das mãos e dos punhos são utilizadas para avaliar a idade óssea, e é possível prever, ainda durante a puberdade, a estatura final.

### Avaliação endócrina

Valores de LH acima de 0,6 UI/ℓ (por ensaios ultrassensíveis, como a quimioluminescência) são específicos, mas não sensíveis para início da puberdade central. Valores de FSH acima do limite superior de normalidade (LSN) são marcadores de deficiência de inibina B – logo, de falência gonadal primária (altas sensibilidade e especificidade). O teste de estímulo do GnRH não diferencia RCCP de hipogonadismo hipogonadotrófico, pois a resposta puberal do LH ao estímulo do GnRH indica maturação do eixo e início de puberdade central; todavia, em alguns pacientes com RCCP, podem estar presentes respostas pré-puberais, bem como hipogonadismo hipogonadotrófico. A inibina B pode mostrar a diferenciação dessas duas entidades. Em meninos com valores elevados de inibina B, é maior a probabilidade de RCCP. Em pré-púberes, valores acima de 35 pg/mℓ têm sensibilidade e especificidade de quase 100%, mas apenas no diagnóstico de crianças do sexo masculino.

## TRATAMENTO

Em condições ideais, o manejo da puberdade atrasada deve tratar a doença de base, caso alguma tenha sido identificada.

O RCCP exige atenção especial, por ser a situação mais comumente encontrada, sobretudo em meninos. Pode ser tratado apenas com apoio psicológico, visto que o atraso no desenvolvimento não trará prejuízos para a estatura final nem para o desenvolvimento sexual. Entretanto, terapia hormonal por curto período, para início da puberdade, pode ser apropriada quando a idade óssea estiver significativamente atrasada, quando um atraso puberal grave tiver causado disfunção psicossocial ou também na possibilidade de comprometimento no pico de densidade óssea. Estudos realizados em meninos com RCCP e meninas com síndrome de Turner evidenciaram que o início da terapia de reposição hormonal após 14 anos em meninos e 12 anos em meninas, com doses muito baixas de estrogênios ou testosterona, não afeta negativamente a altura final e promove simultaneamente o desenvolvimento natural das características sexuais secundárias.

Terapia com doses baixas de testosterona consiste em 50 a 100 mg de enantato de testosterona por via intramuscular (IM) a cada 4 semanas, durante 3 meses. Em seguida, observa-se por 3 meses para avaliar a ocorrência de qualquer desenvolvimento puberal espontâneo, e, se necessário, pode-se iniciar outro curso de 3 meses. Passado 1 ano, muitos dos pacientes com RCCP terão desenvolvimento espontâneo. É necessário monitorar a idade óssea durante o tratamento e suspender o tratamento se houver avanço. Em alguns casos, pode-se associar um inibidor específico da aromatase (anastrazol, 1 mg/dia; ou letrozol, 2,5 mg/dia) para aumentar a estatura final, visto que a participação do estrogênio no fechamento das epífises é bem conhecida. Nos casos de hipogonadismo permanente, deve-se aumentar a dose de testosterona a cada 3 a 6 meses até a dose adulta de 250 mg/dia, a qual pode variar de acordo com os níveis de testosterona sérica. Se o menino estiver usando GH, a testosterona é dada em doses menores e, mais tardiamente, em regime coordenado com a terapia de GH, para assegurar o máximo crescimento antes do fechamento epifisário.

A testosterona em gel é muito usada em adultos, mas não é bem estudada em crianças. Recentemente, foi lançada a testosterona de uso tópico na axila, que pode ser usada na dose de 30 mg, 1 vez/dia.

A indução da puberdade em meninas geralmente é iniciada com preparações transdérmicas de 17-beta-estradiol, seguidas pelo acréscimo de progesterona após 1 a 2 anos, quando ocorre o completo desenvolvimento mamário ou a menarca. Como o estrogênio é responsável pelo fechamento das epífises ósseas, a idade de início da reposição é mais tardia que a idade fisiológica, pelo risco de fechamento precoce das epífises, com repercussão na estatura final, mas isso pode causar menor pico de massa óssea e problemas psicossociais. O 17-beta-estradiol pode ser iniciado com dose de 3,1 a 6,2 mg/dia [1/4 a 1/8 do adesivo (*patch*) de 25 mg], aumentando-se gradualmente 3,1 a 6,2 mg/dia a cada 6 meses nos 2 anos seguintes, até a dose adulta, de 100 a 200 mg/semana. Se não houver adesivos disponíveis, usar estrogênios conjugados (0,162 mg/dia, com aumento a cada 3 a 6 meses até a dose de 0,325 mg), ou etinilestradiol, 2 mg/dia, aumentando-se a cada 3 a 6 meses até 10 mg/dia.

Deve-se dar preferência à progesterona micronizada ou à di-hidrogesterona e, caso não estejam disponíveis, utilizar acetato de medroxiprogesterona (5 a 10 mg) ao deitar, por 7 a 14 dias, coincidindo com a 2ª e a 3ª semanas de estrogênio. Atingida a altura ideal, a maioria das pacientes prefere mudar para os anticoncepcionais orais (ACO) (de baixa dose).

Em pacientes cuja baixa estatura é preocupação (p. ex., portadoras da síndrome de Turner), devem ser consideradas outras opções terapêuticas antes da reposição estrogênica. O uso do GH tem indicação formal, devendo ser iniciado assim que houver a desaceleração do crescimento e mantido até idade óssea de 14 a 15 anos ou velocidade de crescimento < 2 cm/ano.

## LEITURAS SUGERIDAS


Colvin C, Devineni G, Ashraf AP. Delayed puberty. In: In: Bandeira F, Gharib H, Gilbert A, Griz L, Faria M. Endocrinology and diabetes: a problem-oriented approach. New York: Springer Science; 2014.

Gohil A, Eugster EA. Delayed and precocious puberty: genetic underpinnings and treatments. Endocrinol Metab Clin North Am. 2020;49(4):741-57.

Harrington J, Palmert MR. Distinguishing constitutional delay of growth and puberty from isolated hypogonadotropic hypogonadism: critical appraisal of available diagnostic tests. J Clin Endocrinol Metab. 2012;97(9):3056-67.

Jayasena CN, Devine K, Barber K, Comninos AN, Conway GS, et al. Society for endocrinology guideline for understanding, diagnosing and treating female hypogonadism. Clin Endocrinol (Oxf). 2024;101(5):409-42.

Kumar Yadav R, Qi B, Wen J, Gang X, Banerjee S. Kallmann syndrome: Diagnostics and management. Clin Chim Acta. 2025;565:119994.

Spaziani M, Tarantino C, Tahani N, Gianfrilli D, Sbardella E, Lenzi A, et al. Hypothalamo-pituitary axis and puberty. Mol Cell Endocrinol. 2021;520:111094.

Capítulo 76

# Disfunções Tireoidianas e Câncer de Tireoide na Infância

Thaís Lima da Silva ▪ Vanessa Leão de Medeiros ▪ Maria Paula Bandeira ▪ Gustavo Caldas ▪ Francisco Bandeira

## HIPOTIREOIDISMO

O hipotireoidismo pode ser classificado como: primário, no qual há alteração na glândula tireoide; secundário, em que se observa alteração na hipófise ao produzir hormônio estimulador da tireoide (TSH); e terciário, quando há alteração hipotalâmica na produção do hormônio liberador da tireotrofina (TRH).

Pode ser transitório *versus* permanente. O hipotireoidismo é a doença tireoidiana mais frequente na infância, sendo a tireoidite autoimune crônica, ou de Hashimoto, a causa mais frequente.

## HIPOTIREOIDISMO ADQUIRIDO

### Causas

O hipotireoidismo adquirido tem como causa:

- Tireoidite autoimune crônica: predominância em pessoas do sexo feminino e brancas, com aumento da prevalência durante a puberdade. Entre as pessoas portadoras de síndromes de Down, Turner e Klinefelter, a incidência de hipotireoidismo por causa autoimune é maior que entre a população em geral
- Bócio endêmico
- Uso de fármacos antitireoidianos, sobrecarga de iodo
- Hipotireoidismo adquirido hipotalâmico-hipofisário
- Hipotireoidismo após cirurgia, iodo ou radiação
- Doenças sistêmicas e cromossomopatias.

### Apresentação clínica

A principal manifestação é a baixa velocidade de crescimento, que leva à baixa estatura (BE). Há diminuição do rendimento escolar, letargia, intolerância ao frio, secura na pele, constipação intestinal e mixedema. Ao exame físico, é possível perceber bócio em 40% dos casos, além de aumento do peso, edema na face decorrente do mixedema, bradicardia e alentecimento dos reflexos tendinosos.

### Diagnóstico

Dependendo do tipo de hipotireoidismo, o diagnóstico é feito de diferentes maneiras:

- Primário: níveis de TSH aumentados com níveis de tiroxina livre (T4L) reduzidos
- Secundário e terciário: níveis de TSH normais ou diminuídos, com níveis de T4L reduzidos.

O hipotireoidismo subclínico (TSH entre 4,5 e 10 mUI/ℓ com T4L normal) só deve ser tratado se persistir a alteração em novo exame e se o exame de anticorpo antiperoxidase tireoidiana (anti-TPO) for positivo. Deve-se avaliar a velocidade de crescimento e a idade óssea. Caso a velocidade de crescimento seja baixa com idade óssea atrasada, cogita-se tratamento. Em caso de TSH > 10 mUI/ℓ, inicia-se o tratamento.

É importante atentar para o fato de que níveis de tiroxina (T4) e tri-iodotironina (T3) aumentados e de TSH normais significam aumento da globulina ligadora de tiroxina (TBG) (por uso de estrogênio); e níveis de T4 e T3 diminuídos e de TSH normais indicam hipotireoidismo secundário ou terciário. Para homens, deve-se dosar a TBG pela possibilidade de deficiência.

Por meio de ultrassonografia (US) da tireoide, avalia-se a textura e se há nódulos.

O hipotireoidismo de longa duração pode causar hipertrofia da hipófise, visualizada pela ressonância magnética (RM).

## Tratamento

É feito com a administração de levotiroxina (LT4), e a posologia é estabelecida de acordo com a idade, conforme Tabela 76.1.

Deve-se procurar manter o nível de TSH preferencialmente entre 0,5 e 2 mU/ℓ, e o de T4L entre 1 e 1,8 ng/dℓ. Diante de hipotireoidismo de longa duração, inicia-se o tratamento com doses baixas para evitar aceleração da idade óssea. A proteína da soja e a suplementação com ferro e cálcio diminuem a absorção de LT4. Como consequências do hipertireoidismo iatrogênico, observam-se: se as suturas cranianas estiverem abertas, craniossinostose; e, em crianças maiores, alteração do comportamento e diminuição do rendimento escolar.

# HIPOTIREOIDISMO CONGÊNITO

Trata-se da maior causa de deficiência mental evitável, desde que seja reconhecido e tratado precocemente. A incidência é de 1:2.800 a 1:3.500 nascidos vivos. O rastreamento neonatal visa detectar os casos de hipotireoidismo congênito assintomáticos no início da vida e iniciar tratamento precocemente (< 15 dias de vida) para evitar dano permanente ao cérebro (deficiência mental). O teste do pezinho tem abrangência nacional e é obrigatório. Ainda não há definição sobre os melhores métodos e ponto de corte para o rastreamento (TSH, TSH + T4L).

## Causas

Quando não está definido se o hipotireoidismo é definitivo ou transitório, deve-se suspender a LT4 por 1 mês e dosar o TSH. Caso o nível de TSH comece a subir, cogita-se hipotireoidismo permanente e retorna-se ao tratamento. O hipotireoidismo congênito está associado a anomalias cardíacas, renais e neurológicas, e essas malformações devem ser pesquisadas. O rastreamento para avaliação auditiva é obrigatório.

As principais causas de hipotireoidismo congênito estão dispostas na Tabela 76.2.

Vários genes estão envolvidos na etiologia das formas hereditárias do hipotireoidismo congênito, tais como: peroxidase tireoidiana (NIS), tireoglobulina (Tg), pendrina (SLC26A4 ), *dual oxidase maturation factor-2* (DUOXA2), receptor do TSH (TSHR), *thyroid transcription factor-1* (NKX2), *paired box gene* (PAX8), *thyroid transcription factor-2* (FOXE1). A disfunção tireoidiana, com ou sem bócio, pode expressar-se no nascimento ou durante a infância. Tem herança autossômica recessiva à exceção do NKX2 e do PAX8, que apresentam herança autossômica dominante.

## Apresentação clínica

O quadro clínico varia com a gravidade do quadro e a idade ao diagnóstico. As principais manifestações são:

- Icterícia prolongada
- Fontanelas amplas
- Extremidades frias
- Pele seca e áspera
- Hérnia umbilical

**TABELA 76.1** Posologia da levotiroxina.

| Idade | Levotiroxina (mg/kg/dia) |
|---|---|
| 0 a 3 meses | 10 |
| 3 a 6 meses | 7 a 10 |
| 6 a 12 meses | 6 a 8 |
| 1 a 3 anos | 3 a 5 |
| 3 a 10 anos | 3 a 5 |
| 10 a 16 anos | 2 a 4 |
| > 16 anos | 1,6 |

**TABELA 76.2** Causas de hipotireoidismo congênito.

| Permanente | Transitório |
|---|---|
| Primária: disgenesia tireoidiana (ectopia, agenesia, hipoplasia)<br>Disormonogênese<br>Iatrogênica (radioiodo) | Deficiência de iodo |
| Secundária | Excesso de iodo |
| Terciária | Fármacos antitireoidianos |
| Resistência periférica aos hormônios tireoidianos | Anticorpos bloqueadores do TSH |

TSH: hormônio estimulador da tireoide.

- Atraso do desenvolvimento neuropsicomotor
- Choro rouco
- Letargia
- Anemia
- Sucção débil
- Macroglossia
- Bradicardia.

## Diagnóstico

No Brasil, faz-se dosagem isolada de TSH na primeira semana de vida. As desvantagens são: não é possível identificar os casos de hipotireoidismo congênito central (apesar de serem raros) e podem ocorrer falso-negativos (elevação tardia do TSH). O ideal é dosar T4 e TSH; todavia, em saúde pública, deve-se avaliar a relação entre custo e benefício.

A dosagem deve ser feita a partir de 48 h até 4 dias de vida ou antes da alta hospitalar. Não se deve dosar antes de 48 h de vida, porque, logo após o nascimento, ocorre um pico de TSH.

O ponto de corte do TSH varia. Segundo a maior parte da literatura atual, adota-se o valor de 10 mUI/mℓ. Se TSH < 10 mUI/mℓ, o recém-nascido é considerado normal. Em prematuros, o exame deve ser repetido em 1 mês. Se TSH > 10 mUI/mℓ, a criança é encaminhada para dosagem de TSH e T4L no soro.

Após diagnóstico de hipotireoidismo congênito, deve-se fazer uma US e/ou cintigrafia da tireoide. Caso a enfermidade seja ectópica, o tratamento será mantido indefinidamente. Caso seja tópica, o tratamento deve ser mantido até os 3 anos, idade em que deve ser feita uma reavaliação.

## Tratamento

Ver item "Tratamento" no tópico *"Hipotireoidismo adquirido"*.

## Rastreamento

A Tabela 76.3 apresenta a periodicidade da dosagem de TSH e T4L para rastreamento.

**TABELA 76.3** Periodicidade da dosagem de TSH e T4L.*

| Idade | Periodicidade |
|---|---|
| 0 a 6 meses | Mensalmente |
| 6 a 12 meses | A cada 2 meses |
| 2 anos | A cada 3 meses |
| 3 anos | A cada 4 meses |
| > 3 anos | A cada 6 meses |

*Manter a T4L no limite superior de normalidade.

# HIPERTIREOIDISMO

Consiste em aumento inapropriado da síntese e da secreção dos hormônios tireoidianos pela própria glândula. A tireotoxicose caracteriza-se por altos níveis de hormônios tireoidianos nos tecidos, com manifestações clínicas.

A principal causa de hipertireoidismo na infância e na adolescência é a doença de Graves (que corresponde a 10 a 15% de todas as doenças tireoidianas na infância); rara em menores de 5 anos, a incidência aumenta com o crescimento; o pico ocorre entre 11 e 15 anos.

As causas de tireotoxicose na infância são Hashitoxicose, doença de Plummer, metástases hiperfuncionantes de carcinoma diferenciado da tireoide (CDT), adenoma hipofisário produtor de TSH, síndrome de McCune-Albright e resistência aos hormônios tireoidianos. O hipertireoidismo neonatal, por sua vez, ocorre principalmente em crianças nascidas de mães com doença de Graves (DG). Os anticorpos do receptor de tireotropina transferidos pela mãe, a administração do medicamento antitireoidiano durante a gravidez e o tratamento definitivo anterior da DG (terapia com iodo radioativo ou tireoidectomia) na mãe impactam a função da tireoide fetal/neonatal. O hipertireoidismo autoimune neonatal geralmente é transitório e ocorre em 1,5 a 2,5% dos bebês de mães com DG, mas está associado a um risco aumentado de morbidade e mortalidade a longo prazo.

## Apresentação clínica da tireotoxicose e do hipertireoidismo

A apresentação é semelhante à que se observa no adulto. O paciente não costuma apresentar fibrilação atrial, insuficiência cardíaca e tireotoxicose apática. Em geral, observa-se bócio pequeno, difuso, simétrico e elástico. Oftalmopatia geralmente não aparece na infância e, quando presente, é leve e não requer tratamento. A apresentação clínica da tireotoxicose e do hipertireoidismo inclui:

- Taquicardia
- Intolerância ao calor
- Sudorese

- Tremores
- Nervosismo
- Piora do rendimento escolar
- Hiperatividade
- Mudança de comportamento
- Insônia
- Fadiga.

## Diagnóstico

É estabelecido a partir de altos títulos de T4 e T3 livres e total, TSH suprimido e anticorpo antirreceptor do TSH (TRAb) presente em 90% dos casos de doença de Graves.

## Tratamento

Pode-se usar metimazol (MMI), iodo radioativo ou tireoidectomia.

### *Iodo radioativo*

Indicado para pacientes de 5 a 10 anos, de acordo com a dose calculada (máximo de 10 mCi); pode ser prescrito para pacientes maiores de 10 anos, se a atividade da tireoide for maior que 150 mCi/g de tecido tireoidiano. Pode-se utilizar iodo radioativo nos casos em que não houver cirurgião experiente disponível, quando há contraindicação à cirurgia e em pacientes menores de 5 anos com alergia moderada a grave ao MMI; porém, deve ser evitado nessa população. Embora haja poucos estudos, sabe-se que a chance de câncer de tireoide com o uso de radiação externa é maior em crianças com menos de 5 anos.

### *Tireoidectomia*

Indicada quando requerida terapia definitiva e quando a criança é muito nova para ser submetida à radioiodoterapia. A cirurgia deve ser feita por cirurgião experiente.

### *Fármacos antitireoidianos*

A remissão ocorre em um número pequeno de crianças, e o medicamento mais indicado nesse caso é o MMI. Antes de iniciar o uso da medicação, deve-se fazer hemograma completo, inclusive contagem diferencial de leucócitos, bilirrubinas, transaminases e fosfatase alcalina (FA).

MMI por 1 a 2 anos é considerado a primeira linha de tratamento para a maioria das crianças. Entretanto, boa parte delas requer iodo radioativo ou tireoidectomia. Crianças muito novas para receberem iodo podem usar MMI até atingirem a idade permitida, na dosagem de 0,2 a 0,5 mg/kg/dia, ou conforme se vê na Tabela 76.4.

**TABELA 76.4** Dosagem de metimazol para crianças e adolescentes.

| Idade (anos) | Dosagem (mg/dia) |
|---|---|
| < 1 | 1,25 |
| 1 a 5 | 2,5 a 5 |
| 5 a 10 | 5 a 10 |
| 10 a 18 | 10 a 20 |

Deve-se monitorar o paciente por meio dos níveis séricos de TSH e, em casos graves, a dose pode ser até dobrada. Se não for possível administrar MMI e estiver programada cirurgia, pode-se, enquanto isso, usar betabloqueadores e solução saturada de iodeto de potássio (50 mg de iodeto em gota, 3 a 7 gotas, 3 vezes/dia, durante 10 dias antes da cirurgia) para controle dos sintomas, caso não sejam tão intensos. Outra opção é propiltiouracila por curto tempo, com monitoramento da função hepática.

Em caso de reação cutânea leve ao MMI, pode-se utilizar anti-histamínico ou suspender a medicação e fazer terapia com iodo ou cirurgia. Pode ocorrer reação cruzada com o uso de propiltiouracila.

A taxa de remissão é de 20 a 30%. Há baixa taxa de remissão se o tamanho da glândula for 2,5 vezes acima do normal em crianças < 12 anos ou não caucasianas, TRAb elevado mesmo em terapia e T4L > 4 ng/dℓ ao diagnóstico. O betabloqueador mais utilizado na infância é o propranolol, na dosagem de 1 a 2 mg/kg/dia, fracionados para três doses.

# CÂNCER DE TIREOIDE

O câncer de tireoide é significativamente menos frequente na infância e adolescência, sendo mais comum, nesses casos, o câncer diferenciado – especialmente o carcinoma papilífero da tireoide (CPT). Apesar disso, sua apresentação clínica tende a ser mais agressiva do que em adultos, com maior probabilidade de invasão metastática no momento do diagnóstico.

Há controvérsias e debates sobre o uso dos escores TI-RADS na avaliação ultrassonográfica dos nódulos tireoidianos em crianças, sendo mais prudente proceder à punção aspirativa e análise citológica de nódulos sólidos e hipoecoicos, mesmo daqueles com < 1 cm no maior diâmetro.

Existe ainda uma apresentação rara do CPT que ocorre preferencialmente em crianças e adolescentes: a variante esclerosante difusa. Nesses casos, pode não haver nódulos identificáveis ao exame de imagem, sendo mais comum a presença de calcificações difusas na tireoide.

A avaliação genética por meio da citologia dos tumores de tireoide em crianças e adolescentes é de extrema importância, já que há diferenças significativas em relação ao que se observa em adultos. Além da mutação $BRAF^{V600E}$ – presente em cerca de 20% dos casos – são mais comuns nesse grupo as fusões gênicas, como: fusão do gene *RET* (26 a 30% dos casos); fusão do gene *NTRK* (10 a 18%); e fusão do gene *ALK* (2 a 6%).

Além do tratamento cirúrgico (tireoidectomia total), com ou sem ablação com radioiodo, diversos fármacos com alvos moleculares específicos (inibidores de multiquinases) estão em desenvolvimento para o tratamento da doença avançada, a depender das mutações ou fusões gênicas identificadas. Entre eles:

- Selpercatinibe e pralsetinibe, para fusões do gene *RET*
- Larotrecnibe e entrectinibe, para fusões do gene *NTRK*
- Crizotinibe e ceritinibe, para fusões do gene *ALK*.

## LEITURAS SUGERIDAS


Bahn RS, Burch HB, Cooper DS, Garber JR, Greenlee MC, Klein I, et al. Hyperthyroidism and other causes of thyrotoxicosis: management guidelines of the American Thyroid Association and American Association of Clinical Endocrinologists. The American Thyroid Association and American Association of Clinical Endocrinologists taskforce on hyperthyroidism and other causes of thyrotoxicosis. Thyroid. 2011;21(6):593-646.

Bauer AJ. Papillary and follicular thyroid cancer in children and adolescents: current approach and future directions. Semin Pediatr Surg. 2020 Jun;29(3):150920.

Fatourechi V. Hyperthyroidism and thyrotoxicosis. In: Bandeira F, Gharib H, Golbert A, Griz L, Faria M. Endocrinology and diabetes: a problem-oriented approach. New York: Springer Science; 2014.

Hanley P, Lord K, Bauer AJ. Thyroid disorders in children and adolescents: a review. JAMA Pediatr. 2016;170(10): 1008-19.

Kyriacou A, Tziaferi V, Toumba M. Stress, thyroid dysregulation, and thyroid cancer in children and adolescents: proposed impending mechanisms. Horm Res Paediatr. 2023;96(1):44-53.

Léger J, Olivieri A, Donaldson M, Torresani T, Krude H, Van Vliet G, et al. European Society for Paediatric Endocrinology Consensus guidelines on screening, diagnosis, and management of congenital hypothyroidism. Horm Res Pediatr. 2014;81(2):80-103.

Puga FM, Correia L, Vieira I, Caetano JS, Cardoso R, Dinis I, et al. Differentiated thyroid cancer in children and adolescents: 12-year experience in a single center. J Clin Res Pediatr Endocrinol. 2024 Sep 5;16(3):314-22.

Pyrżak B, Rumińska M, Witkowska-Sędek E, Kucharska A. Follow-up of thyroid function in children with neonatal hyperthyroidism. Front Endocrinol (Lausanne). 2022 May 4;13:877119.

Sapkota S, Karn M, Sapkota S. Pituitary hyperplasia in childhood primary hypothyroidism: a review. Childs Nerv Syst. 2021;37(3):749-62.

Vanderniet JA, Fuentes-Bolanos NA, Cho YH, Chung DKV, Sandler G, et al. Recent advances in diagnostics and therapeutics for paediatric thyroid cancer. J Paediatr Child Health. 2025.

Capítulo 77

# Insensibilidade ao Hormônio do Crescimento

Thaís Lima da Silva ▪ Vanessa Leão de Medeiros ▪
Maria Paula Bandeira ▪ Francisco Bandeira

## DEFINIÇÃO

A insensibilidade ao hormônio do crescimento (IGH) corresponde a um grupo de distúrbios hereditários caracterizados por redução ou ausência dos efeitos biológicos do hormônio do crescimento (GH), mesmo com produção e secreção de GH normal ou aumentada. O modelo clássico de IGH é a síndrome de Laron, causada por mutações no gene do receptor do hormônio do crescimento (GHR). Entretanto, a IGH também pode ser causada por uma variedade de defeitos ao longo do eixo GH/fator de crescimento semelhante à insulina tipo 1 (IGF-1).

### Base molecular

O GH atua no fígado e leva à produção de IGF-1, que, para atuar, precisa fazer parte do complexo ternário, formado por:

- Unidade acidolábil: estabiliza e prolonga a meia-vida do complexo ternário
- Proteína de ligação do fator de crescimento semelhante à insulina (IGFBP): principalmente a IGFBP-3, uma proteína transportadora que modula a ação do IGF, controlando o armazenamento e a liberação de IGF-1 na circulação, o que influencia a ligação com seu receptor e facilita o armazenamento de IGF em matrizes extracelulares
- IGF: o principal é o IGF-1.

O GH atua também de forma parácrina na diferenciação do pré-condrócito em condrócito, na expansão clonal de condrócitos diferenciados e estimula a produção local do IGF-1.

IGH é causada por mutações de perda de função no gene do GHR ou em seus produtos, sendo o IGF-1 o mais importante. Essa síndrome é caracterizada por valores normais ou elevados de GH com baixos níveis de IGF-1 (exceto na mutação do receptor de IGF-1, em que este se encontra normal ou elevado).

A maioria dos fenótipos mais graves tem herança autossômica recessiva e apresenta defeitos moleculares acarretados por mutações homozigóticas ou heterozigóticas.

Todas as mutações que resultam em IGH grave, quando presentes no estado de homozigose ou como um composto heterozigótico, estão associadas ao fenótipo típico de deficiência do hormônio do crescimento (DGH) grave.

### Crescimento intrauterino

O GH exerce pequeno efeito sobre o crescimento em sua fase fetal. Os fatores endócrinos determinantes para o desenvolvimento nesse período são o IGF (principalmente o fator de crescimento semelhante à insulina tipo 2 [IGF-2]) e a insulina. Os níveis de IGF-1 fetais são diretamente relacionados com a nutrição do feto. O eixo glicose-insulina-IGF-1 promove o crescimento do embrião. A placenta transfere glicose para o feto, que secreta insulina, a qual determina a secreção de IGF-1. A IGH costuma apresentar-se com falha no crescimento pós-natal.

O IGF-1 não dependente de GH é necessário para um crescimento normal no útero, tanto do corpo como do cérebro. Os pacientes com mutações no IGF-1 apresentam grave restrição do crescimento intrauterino (RCIU) e microcefalia.

Podem apresentar retardo do desenvolvimento neuropsicomotor, grave retardo do crescimento pós-natal e resistência à insulina durante a adolescência. A microcefalia presente nesses pacientes é capaz de diferenciar da síndrome de Silver-Russell, que também provoca RCIU, mas com relativa macrocefalia.

A velocidade de crescimento diminui rapidamente após o nascimento de crianças com deficiência do receptor do GH (GHRD), demonstrando a necessidade imediata de síntese de IGF-1 estimulada por GH para o crescimento pós-natal. A velocidade de crescimento na ausência do GH é aproximadamente metade do padrão normal.

Formas leves de mutações e polimorfismos no gene do GHR podem causar BE idiopática. Consanguinidade é descrita em alguns casos de IGH.

### Crescimento pós-natal

O crescimento é multifatorial (fatores genéticos, ambientais), e o sistema GH/IGF-1 é o principal determinante e regulador do crescimento linear após o nascimento.

## ETIOLOGIA

A etiologia e as características clínicas referentes à IGH encontram-se na Tabela 77.1 e no Quadro 77.1.

## DIAGNÓSTICO

O GHRD é prontamente diagnosticado em sua forma típica e completa em virtude de falha grave do crescimento, fenótipo clínico da DGH grave, níveis elevados do GH com acentuada redução nas concentrações plasmáticas de IGF-1 e IGFBP-3, e aumento nas concentrações de IGFBP-1 e IGFBP-2.

Em crianças sem o fenótipo clínico de DGH grave, com velocidade de crescimento abaixo do normal e aumento do desvio de estatura na ausência de doença crônica, deficiência nutricional ou função tireoidiana anormal, a concentração plasmática de IGF-1 ou IGFBP-3 < – 1 DP para a idade é uma indicação para se testar DGH.

Se a resposta a dois testes de estimulação do GH for normal, pode-se suspeitar de IGH primária, e um teste de geração de IGF-1 pode ser útil (quatro injeções diárias de GH [0,1 mg/kg de peso corporal/dia], com a medição de IGF-1 na linha de base e 8 a 16 h após a última injeção). Deve haver um aumento de 3 vezes na concentração plasmática de IGF-1 ou equivalente a valores normais ou elevados para a idade.

Várias mutações no gene do GHR são descritas em pacientes brasileiros, inclusive do nosso serviço, sendo dos tipos *splice*, *missense* ou *nonsense*, nos éxons 5, 6 e 7.

## TRATAMENTO

O uso de IGF-1 recombinante humano (mecasermina) foi aprovado pela Food and Drug Administration (FDA) em 2005 para crianças com grave deficiência de IGF-1, para indivíduos que não responderam ao GH humano recombinante (rhGH) em decorrência de defeitos no GHR ou no pós-receptor do GH, ou para aqueles que apresentam anticorpos inativadores do GH após tratamento com rhGH. A definição bioquímica inclui desvio-padrão para altura e nível basal de IGF-1 abaixo de –3, com GH normal ou elevado. Não há benefício para os pacientes com DGH.

A dosagem recomendada é de 60 a 120 mg/kg por via subcutânea (SC), 2 vezes/dia. Lembrar que, em alguns pacientes, a concentração de IGF-1 durante o tratamento pode permanecer abaixo do valor da normalidade ou no limite superior, mas isso deve ser interpretado com cautela, visto que, nesses pacientes, espera-se a ocorrência de anormalidades na IGFBP. Os resultados dos dados do registro EU-IGFD sugerem que o início do tratamento para pacientes pré-púberes sem tratamento prévio ocorre em uma idade média de 6,07 anos para indivíduos com síndrome de Laron e 8,44 anos para aqueles com formas não caracterizadas de IGF. Tais resultados indicam que o início precoce do tratamento é o único fator preditivo significativo de resposta à terapia com rhIGF-1 e que os pacientes pré-púberes sem tratamento prévio foram capazes de atingir uma velocidade média de altura durante o primeiro ano de tratamento com rhIGF-1 de 7,3 cm/ano.

Os efeitos adversos relatados com mais frequência pela FDA foram hipersensibilidade, hipoglicemia, cefaleia e alterações na textura dos

TABELA 77.1 Estados de insensibilidade ao hormônio do crescimento.

| Condição | Falha no crescimento | Fenótipo da GHD | GH | GHBP | IGF-1 | IGFBP-3 |
|---|---|---|---|---|---|---|
| **Congênita** | | | | | | |
| GHRD – formas recessivas | Grave | Presente | Aumentado | Normalmente baixa ou ausente | Muito baixo | Diminuída |
| GHRD – dominante-negativo | Moderada | Ausente ou leve | Aumentado | Normal | Muito baixo | Normal ou baixa |
| Defeito de transdução de sinal (STAT5B*) | Grave | Presente | Aumentado | Normal | Muito baixo | Muito baixa |
| Deleção do gene IGF-1 | Grave | Ausente | Aumentado | Normal | Ausente | Normal |
| Mutação no gene IGF-1 | Grave | Ausente | Aumentado | Normal | Aumentado | Normal |
| Mutação no receptor IGF-1 | Moderada a grave | Ausente | Aumentado | Normal ou aumentada | Aumentado | Normal ou alta |
| Mutação na subunidade acidolábil | Ausente ou leve | Ausente | Normal | Normal | Muito baixo | Muito baixa |
| **Adquirida mais frequentemente** | | | | | | |
| Anticorpos inibidores do GH | Grave | Presente | Ausente | Normal | Muito baixo | Diminuída |
| Desnutrição | Ausente a moderada | Ausente | Aumentado | Diminuída | Variável | Normal/diminuída |
| DM | Ausente a moderada | Ausente | Aumentado | Diminuída | Diminuído | Aumentada |
| Doença renal | Leve a grave | Ausente | Normal | Diminuída | Normal | Aumentada |

*STAT5: sinal produzido a partir da ligação do GH com seu receptor.
DM: diabetes melito; GH: hormônio do crescimento; GHBP: proteínas ligadoras de GH; GHD: deficiência do hormônio do crescimento; GHRD: deficiência do receptor do GH; IGFBP-3: proteína de ligação do fator de crescimento semelhante à insulina 3; IGF-1: fator de crescimento semelhante à insulina tipo 1

QUADRO 77.1 Características clínicas da insensibilidade ao hormônio do crescimento.

| Crescimento |
| --- |
| Peso e comprimento ao nascimento normais |
| Falha de crescimento grave desde o nascimento, com velocidade de crescimento cerca de 50% do normal |
| Desvio na altura relacionado com (baixos) níveis plasmáticos de IGF-1 e IGFBP-3 |
| Idade óssea atrasada, mas avançada para a idade estatural |
| Mãos e pés pequenos (abaixo do percentil 10 para altura; 70%) |
| Relação dos segmentos corporais normal para a idade óssea em crianças e anormal em adultos (redução do segmento superior ou inferior e da envergadura) |
| **Características craniofaciais** |
| Cabelos escassos antes dos 7 anos (70%); recessão frontotemporal na linha de implantação do cabelo em todas as idades |
| Proeminência frontal |
| Hipoplasia da ponte nasal, enoftalmia |
| Diminuição da dimensão vertical da face |
| Sinal do pôr do sol em crianças < 10 anos (25%) |
| Escleras azuis |
| Retenção prolongada na dentição primária; dente permanente comprido; ausência do terceiro molar |
| Queixo esculpido |
| Ptose unilateral, assimetria facial (15%) |
| **Composição corporal e musculoesquelética** |
| Hipomuscularidade com atraso no andar |
| Displasia da costela: necrose avascular da cabeça do fêmur (25%) |
| Voz fina (alta tonalidade) em todas as crianças e na maioria dos adultos |
| Pele fina, prematuramente envelhecida |
| Extensibilidade limitada do cotovelo (adquirida; 85% após 5 anos) |
| Crianças com peso abaixo do normal para a altura, alguns adultos com sobrepeso para a altura; acentuada diminuição da relação entre massa magra e massa gorda, comparada ao normal, para todas as idades |
| Osteopenia |
| **Desenvolvimento sexual** |
| Pênis pequeno na infância; crescimento genital normal na puberdade |
| Puberdade atrasada (50%) |
| Função reprodutiva normal |

IGF-1: fator de crescimento semelhante à insulina tipo 1; IGFBP-3: proteína de ligação do fator de crescimento semelhante à insulina 3.

cabelos. Raros casos apresentaram hemorragia retiniana, aumento da pressão intracraniana, depressão, hipertrofia tonsilar e reações alérgicas. O IGF-1 recombinante pode induzir hipoglicemia, particularmente em crianças pequenas e naquelas que já apresentaram episódios de hipoglicemia anteriormente. Para evitar esse efeito colateral, orienta-se o uso da medicação após uma refeição ou lanche contendo carboidrato.

## LEITURAS SUGERIDAS

Backeljauw PF, Andrews M, Bang P, Dalle Molle L, Deal CL, Harvey J, et al. Challenges in the care of individuals with severe primary insulin-like growth factor-I deficiency (SPIGFD): an international, multi-stakeholder perspective. Orphanet J Rare Dis. 2023 Oct 7;18(1):312.

Bang P, Woelfle J, Perrot V, Sert C, Polak M. Effectiveness and safety of rhIGF1 therapy in patients with or without Laron syndrome. Eur J Endocrinol. 2021;184(2):267-76.

Borges AH, Siqueira CR, Pedro FL, Palma VC, Sakai VT, Volpato LE. Growth hormone insensitivity syndrome: unusual oral manifestations. J Dent Child (Chic). 2013; 80(3):150-3.

Chernausek SD, Backeljauw PF, Frane J, Kuntze J, Underwood LE, GH Insensitivity Syndrome Collaborative Group. Long-term treatment with recombinant insulin-like growth factor (IGF)-I in children with severe IGF-I deficiency due to growth hormone insensitivity. J Clin Endocrinol Metab. 2007;92(3):902-10.

Collett-Solberg PF, Misra M. Drug and Therapeutics Committee of the Lawson Wilkins Pediatric Endocrine Society. The role of recombinant human insulin-like growth factor-I in treating children with short stature. J Clin Endocrinol Metab. 2008;93(1):10.

Feigerlova E, Swinyard M, Derr MA, Farnsworth J, Andrew SF, Rosenfeld RG, et al. A novel GHR intronic variant, c.266+83 G>T, activates a cryptic 5' splice site causing severe GHR deficiency and classical GH insensitivity syndrome. Horm Res Pediatr. 2013;80(6):397-405.

Goswami S, Ghosh S, Chowdhury S. Growth hormone insensitivity syndrome: a sensitive approach. Indian J Endocrinol Metab. 2012;16(5):817-8.

Grimberg A, DiVall SA, Polychronakos C, Allen DB, Cohen LE, Quintos JB, et al. Guidelines for growth hormone and insulin like growth factor-I treatment in children and adolescents: growth hormone deficiency, idiopathic short stature, and primary insulin-like growth factor-I deficiency. Horm Res Paediatr. 2016;86(6):361.

Increlex prescribing information, Revised September 2008. Disponível em: www.increlex.com/pdf/Full_Prescribing_Information.pdf.

Laron Z, Kauli R. Fifty seven years of follow-up of the Israeli cohort of Laron syndrome patients – From discovery to treatment. Growth Horm IGF Res. 2016;28:53-6.

Mecasermin for primary insulin-like growth factor-1 deficiency. Aust Prescr. 2022;45(6):215.

Rosenbloom A, Leão V, Bandeira F. Síndrome de insensibilidade ao hormônio do crescimento. In: Bandeira F, Gharib H, Golbert A, Griz L, Faria M. Endocrinology and diabetes: a problem-oriented approach. New York: Springer Science; 2014.

Savage MO. Phenotypes, investigation and treatment of primary IGF-1 deficiency. Endocr Dev. 2013;24:138-49.

Capítulo 78

# Alta Estatura

Thaís Lima da Silva ■ Mirela Litvin ■ Marcela Resende Sarmento ■ Natalia Rocha da Silva ■ Maria Paula Bandeira ■ Francisco Bandeira

## DEFINIÇÃO

A alta estatura caracteriza-se por altura acima do percentil 97 para idade e sexo ou mais que 2 desvios-padrão (DP) acima da média para uma população definida. Em geral, esta não é uma queixa comum nos consultórios médicos, correspondendo a 2,5% das queixas em consulta especializada (endocrinopediatras).

Esta condição deve ser diferenciada e investigada como um traço genético benigno, decorrente de alterações hormonais e/ou síndromes genéticas que provocam supercrescimento na infância.

As causas mais frequentes são constitucionais (80% dos casos), nutricionais e hormonais.

## CRESCIMENTO PRÉ E PÓS-NATAL

O crescimento fetal é mediado por insulina, fator de crescimento semelhante à insulina tipos 1 (IGF-1) e 2 (IGF-2) e nutrição materna, e é independente da secreção endógena do hormônio do crescimento (GH). A velocidade máxima do crescimento linear ocorre durante o 4º mês de vida intrauterina, em média, 2,5 cm/semana.

Entre 6 e 18 meses, as crianças exibem um crescimento de *catch-up* ou *catch-down* até alcançarem a curva de crescimento geneticamente determinada de acordo com a altura média dos pais. Aos 2 anos, o GH desempenha um papel predominante, e é nessa fase que as crianças devem seguir um percentil.

Durante a puberdade, o surto de crescimento reflete o aumento da produção endógena de esteroides sexuais, associado a um aumento da secreção de GH. No sexo feminino, o surto de crescimento começa 2 anos antes dos meninos, e a aparência coincide com o início do desenvolvimento das mamas. Já no sexo masculino, o surto de crescimento puberal ocorre quando os volumes testiculares atingem de 6 a 10 mℓ.

## DIAGNÓSTICO

Na primeira consulta, é necessário investigar dados médicos anteriores, incluindo altura dos pais, dados pré-natais e de nascimento. Nos exames físico e antropométrico, devem-se verificar altura, peso, medidas dos membros, envergadura, circunferência da cabeça e índice de massa corporal (IMC), aplicando os resultados nas curvas e determinando as respectivas velocidades de crescimento. O desenvolvimento genital deve ser avaliado de acordo com a classificação de Tanner. A soma desses dados demonstra um padrão detalhado do crescimento da criança para diferenciar alta estatura, obesidade e puberdade precoce.

Além disso, uma pesquisa dietética deve ser realizada para quantificar a ingestão calórica atual e dos primeiros anos de vida. Os exames laboratoriais necessários são:

- Hormônio estimulador da tireoide (TSH), tiroxina livre (T4L)
- GH
- IGF-1
- Cortisol sérico
- Sulfato de desidroepiandrosterona (SDHEA), 17-hidroxiprogesterona (17-OHP)
- Hormônio folículo-estimulante (FSH), hormônio luteinizante (LH) e estradiol
- Proteína de ligação do fator de crescimento semelhante à insulina (IGFBP)
- Glicose de jejum (GJ), hemoglobina glicada (HbA1c)
- Hemograma
- Cariótipo
- Homocisteína
- Ionograma
- Radiografia de idade óssea
- Função renal.

A estimativa da idade óssea também é necessária para investigar algumas etiologias específicas e para ajudar a prever a altura final do adulto. Após a exclusão de causas mais comuns de supercrescimento, é necessária uma investigação adicional sobre a velocidade de crescimento: uma aceleração repentina geralmente revela patologia endócrina, como puberdade precoce, hipertireoidismo ou acromegalia. Já uma alta estatura acompanhada de características dismórficas, malformações congênitas e atraso no desenvolvimento pode estar relacionada com distúrbios genéticos, como os exemplificados na Figura 78.1 e na Tabela 78.1.

## ETIOLOGIA

### Alta estatura familiar constitucional

Esta é a razão mais comum para o encaminhamento de alta estatura e, em geral, é evidente aos 4 anos. Há secreção relativamente alta de GH e IGF-1 quando comparado a crianças com menor estatura. É caracterizada por pais altos, velocidade de crescimento normal, achados normais no exame físico e correspondência entre a idade óssea e a idade cronológica. A estatura geralmente permanece na faixa genética alvo. Às vezes, essa condição é caracterizada por uma aceleração na velocidade de crescimento na primeira infância, entre 2 e 4 anos.

### Obesidade

Crianças com obesidade são mais altas que o esperado durante a infância, mas a altura final geralmente não aumenta. A obesidade pode aumentar os níveis de IGF-1 em crianças pré-púberes, que têm uma resposta maior ao GH em comparação com crianças com estatura alta. Existe uma predisposição aumentada para adrenarca, puberdade relativamente precoce, hiperinsulinismo e idade óssea avançada, que contribuem para o aumento da velocidade de estatura, tornando a criança mais alta durante a infância.

### Síndrome de Klinefelter (XXY)

É a aneuploidia do cromossomo sexual mais comum que causa alta estatura. A prevalência é de aproximadamente 1 em 1.000 casos. O fenótipo é variável, mas as características clínicas frequentemente incluem alta estatura, dificuldades de aprendizagem e problemas comportamentais. Os indivíduos geralmente progridem espontaneamente pela puberdade, mas têm testículos relativamente pequenos (< 8 mℓ), com evidências bioquímicas de insuficiência gonadal no fim da adolescência e subsequente infertilidade.

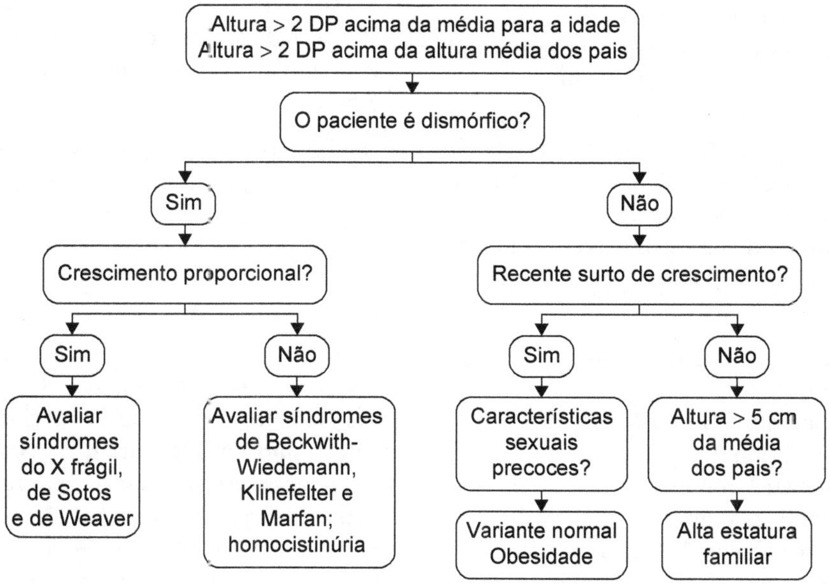


FIGURA 78.1 Avaliação de alta estatura. DP: desvios-padrão.

**TABELA 78.1** Patologias que podem causar alta estatura, e os respectivos exames a serem solicitados para excluir e/ou confirmar a doença.

| Patologia | Exames a serem solicitados |
|---|---|
| Síndrome de Marfan | Critérios de Ghent, sequenciamento do gene *FBN1*, avaliações cardiológica, oftalmológica e genética |
| Síndrome de Klinefelter | Cariótipo |
| Síndrome do X frágil | Avaliação de mutação no gene *FMR1* |
| Homocistinúria | Avaliação dos níveis plasmáticos de homocisteína |
| Síndrome de Sotos | Avaliação do escore de Sotos: idade óssea, sequenciamento de *NSD1*, avaliação do geneticista |
| Outras síndromes | Testes de DNA específicos e avaliação do geneticista |
| Puberdade precoce | LH, FSH, estradiol ou testosterona, teste do GnRH, radiografia para idade óssea |
| Hipertireoidismo | TSH, T4L |
| Acromegalia | GH, IGF-1, IGFBP-3, teste de supressão com GH |
| Deficiência de glicocorticoide familiar | ACTH, cortisol |
| Deficiência/resistência estrogênica | LH, FSH, estradiol, idade óssea |

ACTH: hormônio adrenocorticotrófico; DNA: ácido desoxirribonucleico; FSH: hormônio folículo-estimulante; GH: hormônio do crescimento; GnRH: hormônio liberador de gonadotrofina; IGF-1: fator de crescimento semelhante à insulina tipo 1; IGFBP-3: proteína de ligação do fator de crescimento semelhante à insulina 3; LH: hormônio luteinizante; T4L: tiroxina livre.

## Síndrome de Marfan

Distúrbio autossômico dominante com principais características: alta estatura, ectopia *lentis*, dilatação da raiz da aorta e mutação do gene *FBN1*. O diagnóstico baseia-se nos critérios de Ghent.

Esses critérios são úteis principalmente quando não existe história familiar da doença.

Além da dilatação da raiz aórtica (DRAo) com ectopia *lentis* (EL) fechar o diagnóstico, também são critérios diagnósticos: DRAo + teste genético positivo para mutações no gene *FBN1* e DRAo + escore de envolvimento sistêmico com pontuação igual ou maior que 7 pontos. Este escore leva em conta:

- Aumento da mobilidade do punho e polegar: 3 pontos
- *Pectum escavatum*: 1 ponto
- Pés planos: 1 ponto
- Pneumotórax: 2 pontos
- Ectasia dural: 2 pontos
- Protusão acetabular: 2 pontos
- Escoliose ou cifose dorsal: 1 ponto
- Redução da distensibilidade do cotovelo: 1 ponto
- Alterações faciais (dolicocefalia, hipoplasia malar, enoftalmia e retrognatismo): 1 ponto
- Estrias cutâneas: 1 ponto
- Miopia: 1 ponto
- Prolapso da válvula mitral: 1 ponto
- Redução do segmento superior do corpo com aumento de membros superiores e inferiores: 1 ponto.

Embora a osteoporose não esteja contemplada no escore diagnóstico, deve sempre ser avaliada nos pacientes com síndrome de Marfan e homocistinúria.

## Homocistinúria

Distúrbio autossômico recessivo resultante da mutação no gene da betassintase da cistationina. Esses pacientes têm características clínicas semelhantes à síndrome de Marfan, mas com dificuldades de aprendizagem associadas, predisposição aumentada a transtornos psiquiátricos e tendência a eventos tromboembólicos. Pode ocorrer catarata precoce e os níveis de homocisteína plasmáticos são muito elevados.

## Síndrome de Sotos

Os indivíduos com esta síndrome apresentam fácies distinta – testa proeminente, hipertelorismo, fissuras palpebrais descendentes, queixo pontudo e cabeça dolicefálica –, crescimento excessivo e dificuldades de aprendizagem. Os membros são desproporcionalmente longos, apresentando alta estatura.

## Variante do receptor B do peptídeo natriurético

Estudo realizado com família holandesa, por meio da biopsia de pele, demonstrou nova função para a variante do receptor B do peptídeo natriurético, resultando em alta estatura e macrodactilia de dedos dos pés. O peptídeo C natriurético é um hormônio regulador ósseo que estimula o crescimento endocondral, por ativação específica no receptor B em condrócitos. As variantes da sequência de perda de função no NPR-B causam baixa estatura, enquanto as variantes de ganho levam à alta estatura.

## Causas endócrinas

### *Puberdade precoce*

O excesso de hormônio sexual pode levar a crescimento linear acelerado e alta estatura. Nesse caso, existe maturação esquelética avançada com fusão prematura das epífises e comprometimento da altura final se não houver intervenção.

### *Deficiência ou resistência aos hormônios sexuais*

A deficiência ou a resistência aos hormônios sexuais causam uma fusão tardia das epífises, com crescimento pré-puberal linear prolongado e alta estatura na adolescência. São indivíduos com pernas longas e baixa razão do segmento superior (proporções eunucoides). Algumas causas notáveis de deficiência hormonal incluem o hipogonadismo hipogonadotrófico. Já a resistência aos hormônios sexuais decorrente de deficiência de aromatase ou de mutações no gene *ER-alfa* é extremamente rara.

### *Excesso de hormônio do crescimento*

Patologia rara em crianças e geralmente causada por adenoma hipofisário secretor de GH (somatotropinoma) ou hiperplasia dos somatotróficos. As associações incluem a neoplasia endócrina múltipla tipo 1 (NEM-1), o complexo de Carney e a síndrome de McCune-Albright. A alta estatura e/ou crescimento linear acelerado são observados em crianças antes do fechamento das placas de crescimento epifisário, e características acromegálicas podem ser observadas na adolescência.

### *Hipertireoidismo*

Provoca crescimento linear acelerado e maturação esquelética avançada, levando à alta estatura.

### *Síndrome X-LAG*

Duplicações no cromossomo Xq26.3 envolvendo o gene *GPR101* levam ao acrogigantismo ligado ao X (X-LAG), síndrome do gigantismo hipofisário que começa na primeira infância. Pode tratar-se de um tumor ou hiperplasia da glândula. Clinicamente, apresentam alta estatura e sinais acromegálicos. Laboratorialmente, os níveis de GH podem estar extremamente elevados, e a hiperprolactinemia é quase sempre presente. Quando há tumor, seu tratamento pode ser particularmente difícil devido ao grande tamanho e a idade jovem do paciente.

# TRATAMENTO

A maioria das crianças com alta estatura não necessita de intervenção para limitar essa altura, e uma explicação segura aos pais deve ser suficiente. Contudo, em certos casos, a opção de intervir na estatura final deve ser discutida, pois as crianças podem se tornar tão altas a ponto de isso afetar sua qualidade de vida e adaptação social. Nesse cenário, as expectativas da família devem ser exploradas, e as possíveis complicações advindas da intervenção devem ser discutidas em conjunto.

Atualmente, existem duas estratégias principais no tratamento da alta estatura: a administração de esteroides sexuais em altas doses e a epifisiodese. A primeira consiste em administração de estradiol/testosterona para promover o fechamento epifisário precoce. A terapia hormonal mais comum usa altas doses de esteroides sexuais para acelerar a maturação da placa de crescimento. O tratamento com altas doses de estrogênios (50 mcg de etinilestradiol ou 2 a 4 mg de 17-beta-estradiol, por via oral) mostrou-se eficaz. Os efeitos colaterais durante o tratamento com estrogênio incluem ganho de peso, náuseas, cefaleia, hipertensão arterial sistêmica (HAS) e tromboembolismo venoso (TEV). Nos últimos anos, tornou-se claro que o tratamento com altas doses de estrogênio também tem efeitos colaterais a longo prazo sobre a fertilidade. Um estudo relatou uma probabilidade reduzida de concepção em mulheres submetidas a esse tratamento em comparação com mulheres altas não tratadas.

O tratamento de meninos com testosterona em altas doses (p. ex., enantato de testosterona, 200 a 250 mg por via intramuscular [IM], a cada 2 semanas) é menos eficaz que o tratamento com estrogênio em meninas, e a redução da estatura alcançada depende da idade óssea em que o tratamento é iniciado. Os efeitos colaterais durante o tratamento incluem acne, comportamento agressivo e aumento da frequência de ereções espontâneas.

Já a epifisiodese percutânea bilateral do fêmur distal e da tíbia proximal e fíbula consiste em uma intervenção cirúrgica que destrói as placas de crescimento ao redor do joelho, a fim de evitar um maior crescimento longitudinal do osso. Essa intervenção óssea não pode exceder os 12 anos em meninas e 14 anos em meninos, e antes de uma altura de 170 cm em meninas e 185 cm em meninos. Como o crescimento da perna é limitado, mas o das costas não, esse tratamento altera as proporções do corpo. Danos neurovasculares ou fusão assimétrica são complicações potenciais nesse procedimento.

## LEITURAS SUGERIDAS


Baron J, Sävendahl L, De Luca F, Dauber A, Phillip M, Wit JM, et al. Short and tall stature: a new paradigm emerges. Nat Rev Endocrinol. 2015;11(12):736-46.

Choi K, Huang M, Savige J. Developing a more accurate population frequency of Marfan syndrome from predicted pathogenic FBN1 variants in the gnomAD cohorts. Sci Rep. 2025; 15(1):9292.

Davies JH, Cheetham T. Investigation and management of tall stature. Arch Dis Child. 2014;99(8):772-7.

Derraik GB, Miles HL, Mouat F, Cutfield WS, Savage T, Hofman PL. Birth order progressively affects childhood height. Clin Endocrinol. 2013;79(3):379-85.

Edouard T. Traitement de l'enfant trop grand. Ann Endocrinol. 2017;78(2):104-5.

Hannema SE, Sävendahl L. The evaluation and management of tall stature. Horm Res Paediatr. 2016;85(5):347-52.

Hansen AB, Wøjdemann D, Renault CH, Pedersen AT, Main KM, Raket LL, et al. Diagnosis of endocrine disease: sex steroid action in adolescence: too much, too little; too early, too late. Eur J Endocrinol. 2021;184(1):R17-28.

Kamien B, Ronan A, Poke G, Sinnerbrink I, Baynam G, Ward M, et al. A clinical review of generalized overgrowth syndromes in the era of massively parallel sequencing. Mol Syndromol. 2018;9(2):70-82.

Lauffer P, Miranda-Laferte E, van Duyvenvoorde HA, van Haeringen A, Werner F, Boudin E, et al. An Activating Deletion Variant in the Submembrane Region of Natriuretic Peptide Receptor-B Causes Tall Stature. J Clin Endocrinol Metab. 2020;105(7):dgaa190.

Sada V, Puliani G, Feola T, Pirchio R, Pofi R, Sesti F, et al. Tall stature and gigantism in transition age: clinical and genetic aspects-a literature review and recommendations. J Endocrinol Invest. 2024 Apr;47(4):777-93.

Stalman SE, Pons A, Wit JM, Kam GA, Plötz FB. Diagnostic work-up and follow-up in children with tall stature: a simplified algorithm for clinical practice. JCRPE J Clin Res Pediatr Endocrinol. 2015;7(4):260-7.

Vasilev V, Daly AF, Zacharieva S, Beckers A. Clinical and Molecular Update on Genetic Causes of Pituitary Adenomas, 2020 Apr 16. Horm Metab Res. 2020;52(8):553-61.

Warnink-Kavelaars J, van Oers HA, Haverman L, Buizer AI, Alsem MW, Engelbert RHH, et al. Parenting a child with Marfan syndrome: distress and everyday problems. Am J Med Genet A. 2021;185(1):50-9.

Capítulo 79

# Obesidade Infantil

Thaís Lima da Silva ▪ Karla Camila Marques ▪ Lívia Laeny H. Pontes Farias ▪ Francisco Bandeira ▪ Maria Paula Bandeira

## INTRODUÇÃO

A obesidade infantil tem se mostrado um grave problema de saúde pública em todo o mundo. De acordo com o Centers for Disease Control and Prevention (CDC), a prevalência dessa patologia em crianças na faixa etária entre 6 e 11 anos aumentou mais de 10% no período entre 1980 e 2012. Afeta cerca de 17% das crianças e adolescentes dos EUA, o que ameaça a saúde e a longevidade dos adultos. Crianças com obesidade têm risco 2 vezes maior de se tornarem adultos obesos em comparação com crianças não obesas. A interação entre fatores ambientais e genéticos é a principal responsável pela obesidade pediatrica (Quadro 79.1).

Entre os fatores ambientais, consideram-se estresse psicossocial e emocional, estilo de alimentação dos pais, fatores perinatais, tamanho ao nascimento, *catch-up* (taxa de crescimento mais rápida que o esperado como forma de recuperação de deficiência de crescimento prévia), amamentação, uso de antibiótico, produtos químicos ambientais, microbiota, ambiente "obesogênico", sedentarismo e má qualidade do sono.

Já entre os fatores genéticos, os hereditários são responsáveis por 30 a 50% da variação na adiposidade. Obesidade poligênica é a causa mais comum, mas vários defeitos e síndromes genéticas associadas foram identificados. Crianças com síndromes genéticas associadas geralmente apresentam obesidade extrema de início precoce (antes dos 5 anos), hiperfagia extrema, baixa estatura, características dismórficas, retardo mental ou surdez. A Síndrome de Prader-Willi é a mais comum associada à obesidade. Ao nascer, as crianças apresentam baixo Apgar, dificuldade de sugar e hipotonia importante com desenvolvimento neuropsicomotor retardado, seguidas de hiperfagia e consequente obesidade.

Fatores epigenéticos modificam a interação com o ambiente, a microbiota e a nutrição, promovendo

**QUADRO 79.1** Causas secundárias de obesidade infantil.

| Distúrbios monogênicos |
|---|
| Insuficiência do receptor de melanocortina-4 |
| Deficiência de leptina |
| Deficiência de receptor de leptina |
| Deficiência de POMC |
| **Síndromes genéticas** |
| Prader-Willi |
| Bardet-Biedl |
| Cohen |
| Alström |
| Osteodistrofia hereditária de Albright |
| Beckwith-Wiedemann |
| Carpinteiro |
| **Neurológicas** |
| Tumor cerebral |
| Após irradiação craniana |
| Obesidade hipotalâmica |
| **Endócrinas** |
| Hipotireoidismo |
| Excesso de glicocorticoides (síndrome de Cushing) |
| Deficiência de hormônio do crescimento |
| Pseudo-hipoparatireoidismo |
| **Psicológicas** |
| Depressão |
| Transtornos alimentares |

(continua)

**QUADRO 79.1** Causas secundárias de obesidade infantil. (*Continuação*)

| Fármacos |
|---|
| Antidepressivos tricíclicos |
| Glicocorticoides |
| Medicamentos antipsicóticos |
| Medicamentos antiepilépticos |
| Sulfonilureias |
| **Causas hipotalâmicas** |
| Tumor |
| Cirurgia cerebral/radiação (craniofaringioma) |
| Síndrome de Rohhad/Rohhadnet |

POMC: pró-opiomelanocortina.

ganho ponderal. Transtornos endócrinos correspondem a menos de 1%. A maioria das crianças apresenta crescimento linear ruim, baixa estatura (BE) e/ou hipogonadismo.

## DEFINIÇÃO

As definições baseadas em índice de massa corporal (IMC) e seus percentis de acordo com os gráficos do CDC são usadas para diagnóstico de sobrepeso e obesidade em crianças com 2 anos ou mais e adolescentes:

- Excesso de peso: IMC entre percentil 85 (p85) e percentil 95 (p95) para idade e sexo
- Obesidade: IMC igual ou superior ao p95 para idade e sexo
- Obesidade grave: IMC igual ou superior a 120% do p95 ou IMC igual ou superior a 35 kg/m$^2$ (o que for menor). Isso corresponde, aproximadamente, ao p99.

Crianças menores de 2 anos são diagnosticadas como obesas se o peso específico para sexo e comprimento estiver igual ou superior ao p97 pelo gráfico da Organização Mundial da Saúde (OMS). Alguns especialistas recomendam classificar a obesidade em três grupos:

- Classe I: IMC ≥ que o p95 que < 120% do p95
- Classe II: IMC ≥ que 120% e < 140% do p95
- Classe III: IMC ≥ a 140% do p95 ou IMC ≥ a 40 kg/m$^2$.

## DIAGNÓSTICO

Distúrbios endócrinos e sindrômicos constituem causas raras de sobrepeso/obesidade infantil e estão associados a sintomas adicionais. Pacientes com causas endócrinas da obesidade, como déficit de hormônio do crescimento (DGH), hipotireoidismo ou síndrome de Cushing, apresentam diminuição da velocidade de crescimento. Além disso, a obesidade infantil associa-se à puberdade precoce. Avaliações laboratoriais de rotina para investigação de etiologia endócrina de obesidade infantil não devem ser recomendadas, a menos que o paciente apresente BE e a velocidade de crescimento estiver prejudicada quando comparada ao potencial genético; nesse caso, o paciente deve ser encaminhado para avaliação de endocrinopatia por endocrinologista pediátrico.

O sobrepeso e a obesidade infantis estão associados a comorbidades substanciais. Dessa maneira, crianças e adolescentes com IMC ≥ p85 devem ser avaliadas por meio de testes de triagem quanto a possíveis comorbidades para identificação precoce e, assim, iniciar manejo adequado (Tabela 79.1). Entre as comorbidades, têm-se:

- Cardiometabólicas e cardiovasculares: resistência à insulina, pré-diabetes, diabetes melito tipo 2 (DM2), hipertensão arterial sistêmica (HAS), dislipidemia
- Endócrinas: puberdade precoce, hiperandrogenismo, síndrome dos ovários policísticos (SOP)
- Pulmonares: apneia obstrutiva do sono, asma
- Gastrintestinais: doença hepática esteatótica associada à disfunção metabólica (MASLD) – esteatose hepática (EH)/esteato-hepatite não alcoólica (NASH)/cirrose
- Musculoesqueléticas: aumento de fraturas, dor nas articulações, desalinhamento de membros inferiores, epifisiólise femoral, tíbia vara
- Psicossociais: ansiedade, depressão, baixa autoestima, *bullying*
- Dermatológicas: acantose *nigricans*, intertrigo, hidradenite supurativa, furunculose e estrias
- Neurológicas: hipertensão intracraniana idiopática (pseudotumor cerebral).

Anamnese, história médica e familiar e exame físico completo geralmente são suficientes para reconhecer a causa da obesidade e são cruciais para

TABELA 79.1 Triagem de comorbidades em pacientes com sobrepeso/obesidade infantil.

| Comorbidade | Testes e interpretação |
|---|---|
| Pré-DM | HbA1c 5,7 a 6,5%<br>GJ ≥ 100, mas < 126 mg/dℓ<br>TOTG: glicemia 2 h após ≥ 140, mas < 200 mg/dℓ |
| DM | HbA1c ≥ 6,5%<br>GJ ≥ 126 mg/dℓ<br>TOTG: glicemia 2 h após ≥ 200 mg/dℓ<br>Glicemia plasmática aleatória ≥ 200 mg/dℓ + sintomas clássicos de hiperglicemia |
| Dislipidemia | Triglicerídeos (mg/dℓ):<br>• 0 a 9 anos: < 75 (aceitável); 75 a 90 (limite/alto); ≥ 100 (alto)<br>• 10 a 19 anos: < 90 (aceitável); 90 a 129 (limite/alto); ≥ 130 (alto)<br>LDL-c (mg/dℓ):<br>• < 110 (aceitável); 110 a 129 (limite/alto); ≥ 130 (alto)<br>Colesterol total (mg/dℓ):<br>• < 170 (aceitável); 170 a 199 (limite/alto); ≥ 200 (alto)<br>HDL-c (mg/dℓ):<br>• < 40 (baixo); 40 a 45 (baixo/limite); > 45 (aceitável) |
| Pré-hipertensão e hipertensão | 3 a 11 anos:<br>• PA > p90 a < p95: pré-hipertensão<br>• PA ≥ p95 a < p99 + 5 mmHg: HAS estágio 1<br>• PA ≥ p99 + 5 mmHg: HAS estágio 2<br>12 a 17 anos:<br>• PA > p90 a < p95 ou PA> 120 × 80: pré-hipertensão<br>• PA ≥ p95 a < p99 + 5 mmHg: HAS estágio 1<br>• PA ≥ p99 + 5 mmHg: HAS estágio 2<br>13 a 21 anos:<br>• PA ≥ 120 × 80 a 139 × 89: pré-hipertensão<br>• PA ≥ 140 × 90 a 159 × 99: HAS estágio 1<br>• PA ≥ 160 × 100 a 179 × 109: HAS estágio 2<br>• PA > 180 × 110: HAS estágio 3 |
| MASLD | TGO > 25 U/ℓ (meninos) e > 22 U/ℓ (meninas) |
| SOP | Testosterona total e livre e SHBG |
| AOS | Se história positiva, encaminhar ao pneumologista para polissonografia noturna |
| Psiquiátrico | Se história positiva, consultar especialista em saúde mental |

AOS: apneia obstrutiva do sono; DM: diabetes melito; GJ: glicose de jejum; HAS: hipertensão arterial sistêmica; HbA1c: hemoglobina glicada; HDL-c: lipoproteína de alta densidade; LDL-c: lipoproteína de baixa densidade; MASLD: doença hepática esteatótica associada à disfunção metabólica; PA: pressão arterial; SOP: síndrome dos ovários policísticos; TGO: transaminase glutâmico-oxaloacética; TOTG: teste oral de tolerância à glicose.

avaliação de jovens obesos, uma vez que a obesidade e as comorbidades associadas podem ser assintomáticas e subclínicas, mas têm tendências familiares. A história familiar deve abranger histórico familiar de obesidade, cirurgia bariátrica, DM2, diabetes melito gestacional (DMG) ou eventos cardiovasculares precoces. Deve-se avaliar poliúria ou polidipsia, queixas visuais, vaginite em meninas, fatores que podem ser indicativos de hiperglicemia. Avaliar queixa de cefaleia frequente, que pode aumentar a possibilidade de HAS ou apneia obstrutiva do sono (AOS). Em meninas, atenção ao início e ao padrão da menstruação, bem como a sinais de hiperandrogenismo para rastrear a possibilidade de SOP. Observar histórico de uso de antipsicóticos que podem estar associados a ganho ponderal. Hábitos alimentares e prática de atividade física também devem ser questionados.

A investigação desde a gestação, passando pelas condições perinatais até o desenvolvimento, também são fundamentais, pois podem apontar doenças de causa genética. A triagem psicossocial deve ser abrangente, incluindo atenção à depressão, relacionamento interpessoal e hábitos alimentares desorganizados.

O exame físico deve incluir avaliação antropométrica (peso, altura e cálculo de IMC), avaliação de características dismórficas e aferição da PA. A maioria das crianças com obesidade exógena é alta, enquanto crianças com causas genéticas ou endócrinas tendem a ter baixa estatura. Devem ser avaliadas acantose *nigricans*, acne ou hirsutismo em meninas púberes, edema periférico, exame de tireoide para avaliar bócio e atenção a achados físicos associados à obesidade sindrômica.

Não há padronização nem consenso sobre triagem laboratorial em crianças com obesidade. Em geral, recomenda-se a medida do perfil lipídico em crianças com IMC entre p85 e p95, livres de fatores de risco. A dosagem de glicose de jejum (GJ) ou hemoglobina glicada (HbA1c) e transaminases só deve ser feita para os maiores de 10 anos que apresentem um ou mais dos seguintes fatores de risco: pressão arterial elevada, tabagismo, história familiar de doenças associadas a obesidade e dislipidemia. Crianças maiores de 10 anos com IMC ≥ ao p95, mesmo sem fatores de risco, devem ter o perfil lipídico dosado em jejum, bem como a GJ ou HbA1c e transaminases.

Se os resultados forem normais, a triagem deve ser repetida a cada 2 anos. Se os valores forem limítrofes, os exames devem ser refeitos após 1 ano e, quando alterados, devem ser dosados novamente após 2 semanas a 3 meses.

Embora a obesidade seja associada à resistência à insulina/hiperinsulinemia, a medida da concentração plasmática de insulina em jejum não tem valor diagnóstico.

Na suspeita de doenças de causa genética, exames mais específicos devem ser solicitados. Testes genéticos podem ser realizados em pacientes com obesidade extrema de início precoce (< 5 anos) e que apresentem características clínicas de síndromes genéticas de obesidade (em particular, hiperfagia) e/ou história familiar de obesidade extrema.

Aproximadamente 7% dos pacientes com obesidade grave podem ter anormalidades cromossômicas raras ou mutações genéticas altamente penetrantes que impulsionam sua obesidade. Na atualidade, as síndromes genéticas da obesidade são categorizadas como aquelas com ou sem atraso no desenvolvimento ou dismorfismo, embora o espectro clínico seja bastante variável (Tabela 79.2).

## TRATAMENTO

Múltiplas intervenções estão disponíveis para reduzir o peso corporal de crianças com obesidade. Entre essas opções, incluem-se mudanças comportamentais, tratamentos farmacológicos e cirúrgicos. A orientação deve ser baseada em evidências para que a intervenção seja eficaz e consistente, sempre respeitando os valores e as preferências do paciente e de seus familiares.

### Mudanças comportamentais

O ambiente é o componente principal da gênese e dos resultados no futuro próximo ou em um prazo mais longo. A modificação do consumo de alimentos de alta densidade e o alto consumo de gordura saturada, açúcar e sal, associado aos altos níveis de sedentarismo, são as principais causas da obesidade.

As intervenções devem abranger medidas de incentivo que incluem o estímulo à adoção de um estilo de vida saudável, o suporte no ambiente familiar, disponibilizando opções saudáveis para as crianças, e a proteção à saúde, evitando a exposição desses indivíduos a fatores que estimulem hábitos não saudáveis.

Algumas medidas devem ser encorajadas pela equipe profissional que acompanha a criança ou adolescente obeso. Entre as recomendações mais relevantes, citam-se: diminuir o consumo de *fast-foods* e de açúcar de mesa adicionado; eliminar bebidas açucaradas; evitar alimentos com alto teor de gordura, alto teor de sódio ou processados; estimular o consumo de frutas inteiras em vez de seus sucos; e reduzir o consumo de gorduras saturadas na dieta de crianças > 2 anos e adolescentes.

O papel dos pais é fundamental no combate à obesidade infantil. A inclusão de pais e filhos em intervenções de obesidade apresentou benefícios positivos a curto e longo prazos no IMC.

TABELA 79.2 Síndromes de obesidade genética com e sem atraso no desenvolvimento.

| Síndrome de obesidade genética | Características clínicas |
|---|---|
| **Obesidade com atraso de desenvolvimento** | |
| **Dominante** | |
| síndrome de Prader-Willi | Hipotonia, déficit de crescimento na infância seguido de ganho ponderal, baixa estatura (decorrente de deficit de GH) hiperfagia, hipogonadismo hipogonadotrófico, distúrbios do sono, comportamentos obsessivos |
| Osteodistrofia hereditária de Albright | Baixa estatura em alguns pacientes, defeitos esqueléticos, olfato prejudicado e resistência a hormônios (como hormônio paratireoide), se a mutação for herdada pela mãe |
| Deficiência de gene *single-minded homolog 1* | Hiperfagia com disfunção autonômica, atraso na fala e na linguagem, anormalidades neurocomportamentais, incluindo comportamento autista |
| Deficiência de gene *BDNF/tropomyosin-related kinase B* | Hiperatividade, dificuldade de concentração e atenção, prejuízo em memória a curto prazo |
| **Recessivo** | |
| Síndrome de Bardet-Biedl | Extremidades dismórficas (sindactilia, braquidactilia, polidactilia), distrofia retiniana ou retinopatia pigmentar, hipogonadismo, anormalidades renais |
| Deficiência de *TUB* | Distrofia retiniana, surdez |
| **Obesidade sem atraso de desenvolvimento** | |
| **Dominante** | |
| Síndrome de Alström | Distrofia retiniana, extrema resistência à insulina, surdez, cardiomiopatia dilatada, disfunção pulmonar progressiva, hepática e renal |
| Deficiência de *MC4R* | Hiperfagia, crescimento linear acelerado, hiperinsulinemia desproporcional, pressão arterial baixa ou normal |
| Deficiência de *SH2B1* | Hiperfagia, hiperinsulinemia desproporcional, atraso na fala e na linguagem, problemas comportamentais, incluindo agressão |
| Deficiência de *KSR2* | Hiperfagia leve e taxa metabólica basal reduzida, RI geralmente com acantose *nigricans*, menstruações irregulares, desenvolvimento precoce de diabetes melito tipo 2 |
| **Recessivo** | |
| Deficiência de leptina | Hiperfagia extrema, infecções frequentes, hipogonadismo hipogonadotrófico, hipotireoidismo leve |
| Deficiência do receptor de leptina | Hiperfagia extrema, infecções frequentes, hipogonadismo hipogonadotrófico, hipotireoidismo leve |
| Deficiência de POMC | Hiperfagia, icterícia colestática ou crise suprarrenal decorrente de deficiência de hormônio adrenocorticotrófico, pele pálida e cabelos vermelhos e brancos |
| Deficiência de *PCSK1* | Enteropatia de intestino delgado, hipoglicemia, hipotireoidismo, deficiência de hormônio adrenocorticotrófico, diabetes insípido |

BDNF: fator neurotrófico derivado do cérebro (do inglês *brain-derived neurotrophic factor*); RI: resistência à insulina.

## Tratamento farmacológico

Antes de iniciar a terapia farmacológica, o médico deve avaliar as comorbidades psicossociais e prescrever a avaliação e o aconselhamento quando houver suspeita de problemas psicossociais. Somente após um programa formal de modificação intensiva do estilo de vida não exitoso é que se recomenda o uso de medicações antiobesidade. Vale ressaltar que o uso de medicamentos é contraindicado em menores de 16 anos.

Vários fármacos, como metformina, agonistas dos receptores de GLP-1, bupropiona, topiramato-fentermina e lorcasserina têm sido estudados como agentes antiobesidade pediátricos. Descobertas de estudos clínicos mostraram um efeito modesto, mas significativo, dessas medicações na perda ponderal, mas estudos a longo prazo são necessários para definir melhor seu papel.

Até o presente momento, orlistate e liraglutida estão aprovados para tratamento da obesidade a partir de 12 anos. Entretanto, o uso atual do orlistate é limitado por seus efeitos colaterais gastrintestinais incômodos, como urgência fecal e esteatorreia, além de eficácia relativamente baixa.

Recentemente, no estudo SCALE KIDS realizado entre crianças de 6 a menores de 12 anos com obesidade, o tratamento com liraglutida por 56 semanas mais intervenções no estilo de vida resultou em uma redução maior no IMC do que o placebo mais intervenções no estilo de vida. Igualmente, no STEP KIDS realizado entre adolescentes com obesidade (12 a menores de 18 anos), o tratamento uma vez por semana com uma dose de 2,4 mg de semaglutida mais intervenção no estilo de vida resultou em uma redução maior no IMC do que a intervenção no estilo de vida sozinha.

A eficácia da metformina no tratamento da obesidade e do DM em adultos já foi evidenciada. Entretanto, ainda são escassas as pesquisas realizadas em crianças, e seus efeitos potenciais no desenvolvimento puberal são pouco conhecidos. Evidenciou-se potencial efeito da metformina com redução significativa do escore Z exclusivamente em pré-púberes, na dose de 1 g/dia, mesmo na ausência de significativa mudança no estilo de vida. Sabe-se que a puberdade pode atuar como um potencial modificador do efeito da metformina na infância. Assim, estudos futuros devem considerar doses mais altas para adolescentes, a fim de obter um efeito benéfico, levando em consideração a dose máxima descrita para jovens entre 10 e 16 anos (2.000 mg/dia).

O topiramato é um medicamento também usado na perda ponderal para a faixa etária pediátrica e adolescente. Trata-se de um anticonvulsivante aprovado para tratar a epilepsia em pacientes com idade igual ou superior a 2 anos. Vários estudos mostram que o topiramato pode melhorar alguns sintomas, com o benefício adicional de produzir perda ponderal significativa.

A combinação de fentermina e topiramato é aprovada para perda de peso em adultos. Dados recentes mostram que, entre adolescentes de 12 a 17 anos com histórico documentado de falha em perder peso suficiente ou falha em manter a perda de peso em um programa de modificação de estilo de vida (idade média de 14 anos; IMC médio de 37,8 kg/m$^2$), a mudança percentual do IMC em 56 semanas foi de −10,44 (dose alta; 15 mg/92 mg) e −8,11 (dose média; 7,5 mg/46 mg) em comparação com placebo. O tratamento também melhorou os perfis de HDL-c e TG. A fentermina é aprovada pela Food and Drug Administration (FDA) para terapia de curta duração (3 meses) para adolescentes de 16 anos ou mais. Os efeitos adversos incluem pressão arterial elevada, tontura, dor de cabeça, tremor, boca seca e dor no estômago. Os efeitos adversos são dose-dependentes; no entanto, a eficácia nem sempre aumenta com o aumento da dose.

A lisdexanfetamina é similar em mecanismo à fentermina e é um medicamento de classe estimulante aprovado para crianças de 6 anos ou mais com transtorno do déficit de atenção com hiperatividade (TDAH). Tem indicação para tratamento de transtorno de compulsão alimentar em pacientes de 18 anos ou mais; portanto, seu uso é *off-label* para crianças com obesidade. Embora não aprovado pela FDA para o tratamento da obesidade, o tratamento com hormônio do crescimento (GH) em crianças e adolescentes com síndrome de Prader-Willi (SPW), sobretudo quando iniciado precocemente, diminui o percentual de gordura corporal e aumenta a massa magra, com efeitos que podem ser sustentados a longo prazo.

Agonistas do receptor de melanocortina-4 (MC4R) agem na via MC4R para restaurar a função normal da regulação do apetite, que foi interrompida devido a déficits genéticos a montante do receptor MC4. É o caso da setmelanotida, aprovada pela FDA para pacientes com 6 anos ou mais com deficiência de pró-opiomelanocortina (POMC), deficiência de pró-proteína subtilisina ou kexina tipo 1 e deficiência do receptor de leptina confirmada por teste genético.

Outro fármaco com ação sobre o peso na obesidade secundária é a octreotida. Estudos relataram estabilização do peso, em vez de ganho ponderal significativo, em crianças e adolescentes com obesidade hipotalâmica. Dado o seu perfil de efeitos colaterais, a octreotida parece potencialmente benéfica apenas para esse grupo.

O paciente deve ser acompanhado frequentemente pela equipe multiprofissional. Se ele não apresentar uma redução > 4% no IMC após 12 semanas do uso do fármaco em dose plena, a medicação deve ser descontinuada.

### Tratamento cirúrgico

A cirurgia bariátrica é indicada conforme critérios de elegibilidade (Tabela 79.3), como tratamento para adolescentes extremamente obesos. Além disso, o acompanhamento e o manejo desse grupo devem ser feitos por uma equipe multiprofissional (pediatra, cirurgião pediátrico, psiquiatra e nutricionista).

Atualmente, três técnicas cirúrgicas são comumente usadas: banda gástrica ajustável laparoscópica (BGAL), *bypass* gástrico em Y de Roux (BGYR) e gastrectomia vertical (GV). Não há consenso sobre qual é mais eficaz e segura, em razão do número limitado de evidências sobre a eficácia e a segurança da cirurgia a longo prazo. No entanto, os procedimentos disabsortivos são considerados inadequados na população pediátrica por causa da potencial má-absorção e suas consequentes complicações.

Vale ressaltar que a cirurgia bariátrica só é considerada adequada aos pacientes com maturidade e desenvolvimento físico completo. A escolha pelo procedimento cirúrgico antes disso pode ser precoce, pois seria realizada uma cirurgia antes do término do crescimento e desenvolvimento na maioria dos adolescentes e, dado o potencial de redução da densidade mineral óssea e de deficiências nutricionais que a cirurgia pode acarretar, pode haver prejuízo no crescimento e no desenvolvimento. No entanto, é importante considerar as evidências e definir a idade mais precoce em que os benefícios da cirurgia possam superar os riscos.

## PREVENÇÃO

A população pré-escolar é o grupo pediátrico ideal para atuação dos programas preventivos de obesidade. Nessa faixa etária em particular, os pais têm o poder de atuar nas escolhas alimentares e na oferta de atividades às crianças.

**TABELA 79.3** Critérios de elegibilidade para cirurgia bariátrica em adolescentes.

| Critério | Características |
|---|---|
| IMC ≥ 35 kg/m$^2$ | Além disso, pelo menos uma comorbidade importante entre: DM2, AOS moderada/grave, pseudotumor cerebral, NASH grave |
| IMC ≥ 40 kg/m$^2$ | Além disso, pelo menos uma comorbidade menor entre: AOS leve, RI, hipertensão, GJ alterada, dislipidemia, comprometimento da qualidade de vida |
| Maturidade sexual | Estágio Tanner IV ou V |
| Maturidade esquelética | Crescimento estimado de ≥ 95% |
| Modificações no estilo de vida psicossocial | Ineficaz na perda ponderal significativa nos últimos 6 meses<br>Conscientização do risco e benefícios da cirurgia |
| Critério de exclusão | Psicopatologia não controlada (depressão, distúrbio alimentar), gravidez, endocrinopatias não tratadas |

AOS: apneia obstrutiva do sono; DM2: diabetes melito tipo 2; GJ: glicemia de jejum; IMC: índice de massa corporal; NASH: esteato-hepatite não alcoólica; RI: resistência à insulina.

## LEITURAS SUGERIDAS

Fox CK, Barrientos-Pérez M, Bomberg EM, Dcruz J, Gies I, Harder-Lauridsen NM, et al. SCALE Kids trial group. liraglutide for children 6 to < 12 years of age with obesity - a randomized trial. N Engl J Med. 2024 Sep 10;392(6):555-65.

Hampl SE, Hassink SG, Skinner AC, Armstrong SC, Barlow SE, Bolling CF, et al. Clinical practice guideline for the evaluation and treatment of children and adolescents with obesity. Pediatrics. 2023;151(2):e2022060640.

Han JC, Lawlor DA, Kimm SYS. Childhood obesity. Lancet. 2010;375(9727):1737-48.

Jastreboff AM, Chaplin TM, Finnie S, Savoye M, Stults-Kolehmainen M, Silverman WK, et al. Preventing childhood obesity through a mindfulness-based parent stress intervention: a randomized pilot study. J Pediatr. 2018;202:136-42.

Kumar S, Kelly AS. Review of childhood obesity: from epidemiology, etiology and comorbidities to clinical assessment and treatment. Mayo Clin Proc. 2017;92(2):251-65.

Pastor-Villaescusa B, Cañete MD, Caballero-Villarraso J, Hoyos R, Latorre M, Vázquez-Cobela R, et al. Metformin for obesity in prepubertal and pubertal children: a randomized controlled trial. Pediatrics. 2017;140(1):e20164285.

Rajjo T, Mohammed K, Alsawas M, Ahmed AT, Farah W, Asi N, et al. Treatment of pediatric obesity: an umbrella systematic review. J Clin Endocrinol Metab. 2017;102(3):763-75.

Styne DM, Arslanian SA, Connor EL, Farooqi IS, Murad MH, Silverstein JH, et al. Pediatric obesity – assessment, treatment and prevention: an endocrine society clinical practice guideline. J Clin Endocrinol Metab. 2017;102(3):709-57.

Weghuber D, Barrett T, Barrientos-Pérez M, Gies I, Hesse D, Jeppesen OK, et al.; STEP TEENS Investigators. Once-weekly semaglutide in adolescents with obesity. N Engl J Med. 2022 Dec 15;387(24):2245-57.

Capítulo 80

# Defeitos da Diferenciação Sexual

Sergio Ricardo de Lima Andrade ▪ Francisco Bandeira

## INTRODUÇÃO

Os defeitos da diferenciação sexual (DDS) são um grupo de condições associadas ao desenvolvimento atípico da genitália externa ou interna, ocasionado por variações genéticas, hormonais ou alteração no programa de desenvolvimento sexual. Em geral, os acometidos apresentam genitália externa atípica ao nascimento, virilização pós-natal, puberdade atrasada ou ausente ou infertilidade. Os casos mais representativos desses distúrbios são a genitália atípica (Figura 80.1), acometendo 1:2.000 a 1:4.500 nascidos vivos. Na maioria dos casos, a genitália é atípica, não ambígua. Por isso, recomenda-se o uso dessa nova nomenclatura. Não se configura uma emergência médica, mas social.

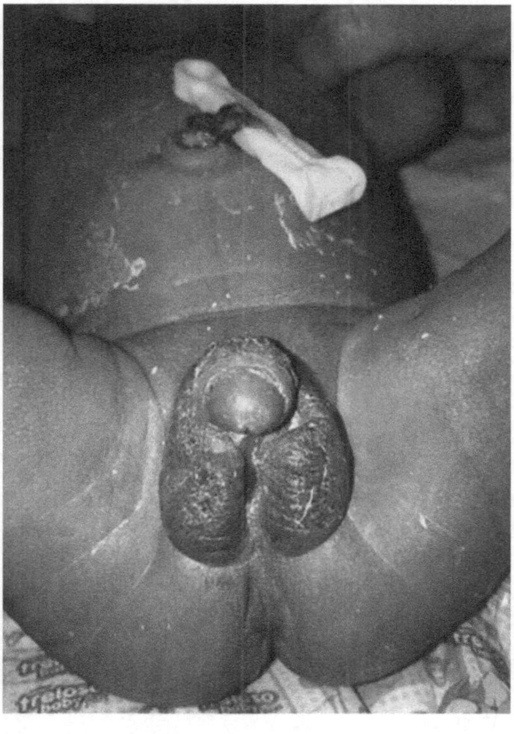

FIGURA 80.1 Genitália externa virilizada em neonato do sexo feminino portadora de hiperplasia adrenal congênita (HAC).

Não temos a intenção de explorar completamente esse assunto tão complexo. Propomo-nos a facilitar o reconhecimento de tal condição para o endocrinologista geral por meio de um guia prático inicial.

## DEFINIÇÕES

Os DDS são classificados em três subclasses:

- DDS cromossomo sexual (que não será escopo deste capítulo)
- 46,XY DDS: marcado por desordens do desenvolvimento testicular, desordens de síntese/ação de andrógenos, síndrome de persistência dos ductos müllerianos ou outras desordens ainda não classificadas
- 46,XX DDS: marcado por desordens do desenvolvimento ovariano, desordens de excesso de andrógenos, síndrome de persistência dos ductos müllerianos ou outras desordens ainda não classificadas.

## CAUSAS

### 46 XX, DDS

É causada por hiperplasia adrenal congênita (HAC), principalmente por deficiência de 21-OH, em 90 a 95% dos casos. Outras causas incluem: distúrbios da esteroidogênese por deficiência de 11-beta-OH e deficiência de aromatase; hiperandrogenismo materno secundário a tumores produtores de andrógenos ou exposição androgênica durante a gestação (Tabela 80.1); disgenesia ovariana e demais mutações para perda de função

TABELA 80.1 Características do 46, XX DDS por excesso de andrógenos.

| | Herança e gene | Genitália | Derivados dos ductos de Wolff | Derivados dos ductos de Müller | Gônadas | Achados típicos | Perfil hormonal |
|---|---|---|---|---|---|---|---|
| Deficiência de 21-OH | Autossômico recessivo, *CYP21A2* | Amplo espectro de genitália atípica | Ausente | Normal | Ovários | Severa insuficiência adrenal na infância com ou sem perda de sal; moderada a severa androgenização ao nascimento | Diminuição de cortisol e/ou mineralocorticoides. Aumento de 17-OHP, 21-deoxicortisol, androstenediona, testosterona e/ou atividade da renina plasmática |
| Deficiência de 11-beta-OH | Autossômico recessivo, *CYP11B1* | Amplo espectro de genitália atípica | Ausente | Normal | Ovários | Insuficiência adrenal na infância; moderada a severa androgenização ao nascimento; hipertensão arterial desenvolvida em diferentes idades | Diminuição de cortisol, corticosterona, aldosterona e/ou atividade da renina plasmática. Aumento de 11-deoxicortisol, 11-deoxicorticosterona, androstenediona e testosterona |
| Deficiência de 3-beta-hidroxiesteroide desidrogenase II | Autossômico recessivo, *HSD3B2* | Comumente clitoromegalia ou leve virilização (também pode ser normal) | Ausente | Normal | Ovários | Severa insuficiência adrenal na infância com ou sem perda de sal; androgenização durante infância e puberdade; pubarca precoce | Aumento de 17-hidroxipregnelonona, DHEA supressível com dexametasona |
| Deficiência de P450 oxidorredutase | Autossômico recessivo, *POR* | Amplo espectro de genitália atípica, incluindo genitália feminina normal | Ausente | Normal | Ovários | Variável androgenização ao nascimento e puberdade, deficiência de glicocorticoide, achados de malformação esquelética. Androgenização materna durante início do segundo trimestre gestacional é possível | Cortisol normal ou baixo com baixa resposta ao estímulo com ACTH. 17-OHP, testosterona, progesterona e corticosterona elevados. Baixo estradiol |
| Deficiência de P450 aromatase | Autossômico recessivo, *CYP19A1* | Amplo espectro de genitália atípica | Ausente | Normal | Ovários | Idade óssea atrasada, desenvolvimento de cistos ovarianos durante infância e puberdade. Androgenização materna durante gestação | Andrógenos elevados em sangue de cordão umbilical Andrógenos podem estar elevados ou normais logo após o nascimento |
| Insensibilidade aos glicocorticoides | Autossômico dominante, GR-alfa | Normal feminina | Ausente | Normal | Ovários | Tipicamente presente em mulheres jovens com sinais de excesso androgênico e fadiga com ou sem excesso de mineralocorticoides, hipertensão e hiperplasia adrenal | ACTH alto/normal e cortisol sérico e urinário altos e falta de supressão com dexametasona |

de genes para fatores ovarianos; e distúrbios do desenvolvimento gonadal (46, XX ovotesticular DDS e 46, XX testicular DDS).

## 46 XY, DDS

As causas incluem defeitos na biossíntese da testosterona, diferenciação testicular anormal e resistência à testosterona.

## INVESTIGAÇÃO DIAGNÓSTICA

A Figura 80.2 apresenta como proceder no diagnóstico diferencial da genitália atípica em neonatos. Deve-se avaliar sinais clínicos externos como simetria da genitália externa, presença de gônadas palpáveis ou massas pélvicas, pigmentação genital, fusão labioescrotal, comprimento e diâmetro do falo, localização do meato uretral e número de aberturas perineais. São sinais clínicos para investigação de DDS em neonatos:

- Hipospadia perineal isolada
- Micropênis isolado (comprimento do pênis esticado < 2 cm)
- Clitoromegalia isolada (comprimento > 8 mm)
- Formas familiares de hipospadia
- Testículos não descendentes bilaterais, isoladamente
- Combinação de anomalias genitais e escala de masculinização externa (EMS) < 11 ou escore de genitália externa (EGS) < 10,5.

A escala de masculinização externa (EMS) ≥ 11 aponta para um diagnóstico clínico de recém-nascido (RN) do sexo masculino, como mostra a Tabela 80.2. Mais recentemente, o escore de genitália externa (EGS) tem sido usado como uma alternativa gênero-neutra; é válido para avaliar a genitália externa em prematuros e crianças até 24 meses e possui alta correlação com a EMS. Na imensa maioria dos casos, EGS ≥ 10,5 sugere criança do sexo masculino (Tabela 80.3).

Atentar para achados de apresentação tardia: virilização progressiva ou massa pélvica palpável em meninas, clitoromegalia, hematúria cíclica em meninos, puberdade atrasada ou incompleta e infertilidade.

Para todos os RN com genitália atípica ou gônadas bilaterais impalpáveis, o primeiro passo diagnóstico é definir o sexo cromossômico,

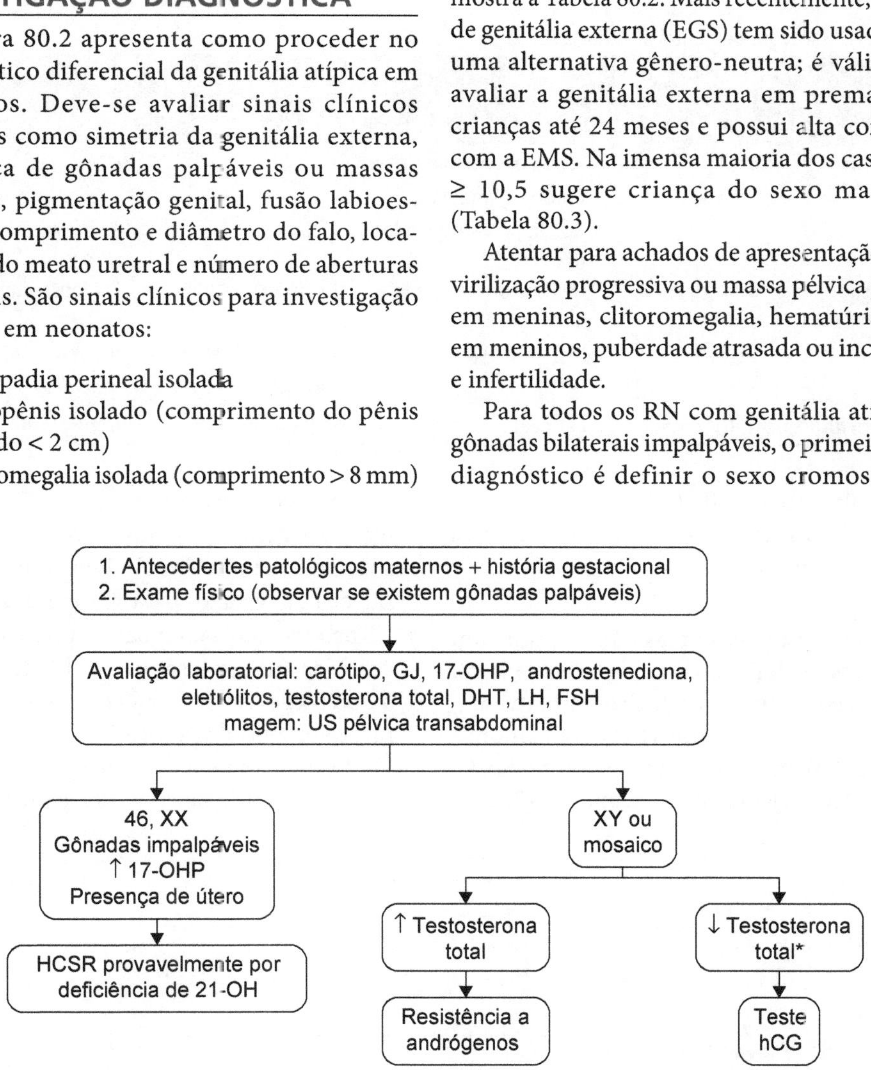


**FIGURA 80.2** Diagnóstico diferencial da genitália atípica (defeitos de diferenciação sexual) em neonatos. ↑ Testosterona total: acima de 2 vezes o LSN ou em níveis pré-puberais. *Alguns serviços utilizam dosagem do hormônio antimülleriano para detectar presença das células de Sertoli. DHT: di-hidrotestosterona; FSH: hormônio folículo-estimulante; GJ: glicemia de jejum; hCG: gonadotrofina coriônica humana; HCSR: hiperplasia congênita da suprarrenal; LH: hormônio luteinizante; LSN: limite superior de normalidade; US: ultrassonografia.

**TABELA 80.2** Escala de masculinização da genitália externa.

| Pontuação | 0 | 0,5 | 1 | 1,5 | 2 | 3 |
|---|---|---|---|---|---|---|
| Fusão escrotal | Não | – | – | – | – | Sim |
| Micropênis | Sim | – | – | – | – | Não |
| Meato uretral | Proximal | – | Medial | – | Distal | Localização normal |
| Localização da gônada direita | Ausente | Abdominal | Inguinal | Labial ou escrotal | – | – |
| Localização da gônada esquerda | Ausente | Abdominal | Inguinal | Labial ou escrotal | – | – |

**TABELA 80.3** Escore de genitália externa (EGS).

| EGS | Fusão labioescrotal | Tamanho do tubérculo genital (em mm) | Meato uretral | Gônada direita | Gônada esquerda |
|---|---|---|---|---|---|
| 3 | Fusão | > 31 | Topo do tubérculo genital | – | – |
| 2,5 | – | 26 a 30 | Coronal glandular | – | – |
| 2 | – | – | Ao longo do tubérculo genital | – | – |
| 1,5 | Fusão posterior | 21 a 25 | Na base do tubérculo genital | Labioescrotal | Labioescrotal |
| 1 | – | 10 a 20 | Labioescrotal | Inguino-labioescrotal | Inguino-labioescrotal |
| 0,5 | – | – | – | Inguinal | Inguinal |
| 0 | Sem fusão | < 10 | Perineal | Impalpável | Impalpável |

solicitar ultrassonografia (US) pélvica e excluir HAC por deficiência de 21-OH. Portanto, devemos solicitar os exames:

- Cariótipo
- Laboratoriais: glicose plasmática em jejum, eletrólitos (mais fidedigno após 4 dias de vida), testosterona total, di-hidrotestosterona, hormônio luteinizante (LH) e hormônio folículo-estimulante (FSH) (Figura 80.3), 17-OHP (dosagem mais fidedigna após 36 h de vida; atentar para falsa elevação em RN prematuros ou enfermos), androstenediona, hormônio antimülleriano (AMH). Inibina B ainda necessita de mais estudos para sua aplicação
- US pélvica transabdominal: é a primeira modalidade de imagem a ser solicitada e tem função de localizar e caracterizar útero, ovários, adrenais, rim, pelve, região inguinal e dobras labioescrotais. Verificar anatomia e drenagem do trato renal é importante. Vale salientar que pode ser difícil

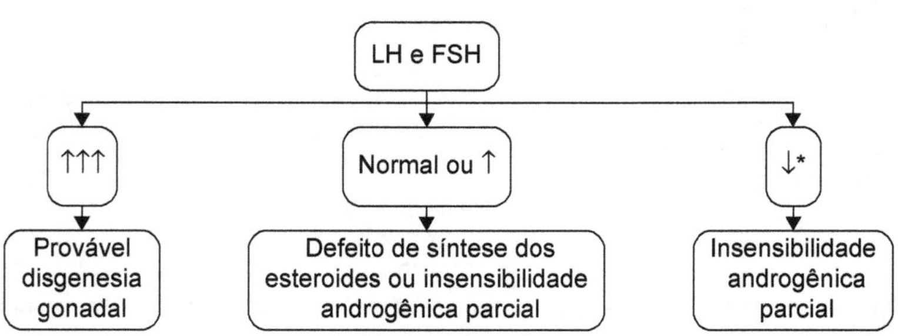


**FIGURA 80.3** Investigação etiológica dos defeitos da diferenciação sexual com base em FSH e LH. *Insensibilidade androgênica parcial pode cursar com LH e FSH baixos. FSH: hormônio folículo-estimulante; LH: hormônio luteinizante.

identificar testículos intra-abdominais e vestígios gonadais por US. Assim, usar ressonância magnética (RM) se US pélvica falhar em reconhecer estruturas müllerianas e anormalidades do trato urinário. RM visualiza melhor testículos extra-abdominais e cordão espermático.

Se houver necessidade de reposição de corticosteroide de imediato por alta suspeição para HAC, coletar amostras de sangue e urina para avaliar 17-OHP, testosterona, androstenediona, atividade de renina plasmática e aldosterona antes do uso de corticosteroide. Lembrar que é difícil avaliar cortisol no RN, principalmente no prematuro, ou se exposição a corticosteroide. Pelo menos uma amostra de urina ou urina de 24 h (pelo menos 5 mℓ) deve ser coletada antes do início do tratamento para estudo do perfil de esteroides urinários (17-OHP, androstenediona), preferencialmente analisados por cromatografia gasosa com espectrometria de massas (GC-MS).

O AMH é útil para detectar atividade das células de Sertoli quando há suspeita de DDS e também pode ter utilidade para investigar condições associadas à deficiência androgênica e à insensibilidade androgênica, quando o AMH poderá estar alto, e em situações de hipogonadismo hipogonadotrófico, nas quais AMH poderá estar baixo. No RN, o AMH é maior nos meninos que nas meninas, e seus níveis aumentam durante a infância até reduzirem gradualmente na puberdade. Se AMH baixo em RN com anorquia bilateral, evita-se a laparoscopia, presumindo a ausência de gônadas masculinas.

A inibina B é um peptídeo hormonal marcador do funcionamento de tecido testicular e ovariano, tal como o AMH, porém, a inibina B representa a atividade das células de Leydig. Talvez possa ter maior utilidade na infância tardia, quando seus níveis serão mais altos, uma vez que o AMH decresce durante a adolescência. Inibina B ainda necessita de mais estudos para aplicação na propedêutica do DDS.

## Situações diagnósticas

Em caso de ausência de gônadas palpáveis e presença de virilização de genitália externa, trata-se provavelmente de RN do sexo feminino portador de HAC forma virilizante, sendo necessário, portanto, investigar tal condição.

Se houver massas labiais em uma genitália simétrica aparentemente feminina e normal, é provável que o RN seja do sexo masculino portador de insensibilidade completa aos andrógenos.

Se genitália externa assimétrica (p. ex., apenas uma massa pélvica palpável), a probabilidade é de RN portador de disgenesia gonadal ou distúrbios ovotesticulares.

Em caso de RN com alta suspeição para sexo masculino ou ausência de cariótipo 46, XX apresentando baixos níveis séricos de testosterona total, indica-se teste de estímulo com gonadotrofina coriônica humana (hCG), que indica o funcionamento das células de Leydig e defeitos na síntese de testosterona: administrar hCG 1.000 a 1.500 U intramuscular (IM), 1 vez/dia, durante 3 dias consecutivos, e dosar testosterona total, DHT e precursores adrenais (iniciar pesquisa de precursores adrenais pela 17-OHP e androstenediona; solicitar demais com base na suspeita clínica) no 4º dia (Figura 80.4).

A maioria dos protocolos no Reino Unido utiliza apenas 3 dias de teste, porém pode-se administrar, após isso, hCG 1.500 U, 2 vezes/semana por 2 semanas e dosar testosterona total, DHT, 17-OHP e androstenediona no 22º dia. Esse protocolo de 3 semanas de hCG está indicado quando há alta suspeita de ausência de função gonadal, como no criptorquidismo bilateral, ou quando há alta suspeita para hipogonadismo hipogonadotrófico, na qual as células de Leydig necessitam de maior estimulação. É considerado testosterona normal após o teste do hCG quando há duplicação do valor inicial ou atinge-se o limite superior de normalidade (LSN) para a faixa pré-púbere. Se pobre resposta da testosterona após hCG, está indicada avaliação adrenal com ACTH sintético, uma vez que há associação entre DDS e insuficiência adrenal primária, especialmente naqueles com precursores esteroides urinários baixos (Figura 80.4). Teste do ACTH sintético também está indicado se suspeita de insuficiência adrenal.

Em neonatos do sexo masculino sem alterações da normalidade, os níveis de testosterona crescem por volta de 30 dias após nascimento, atingindo seu pico 70 dias após nascer e declinando a partir de então para níveis pré-puberais. O teste do hCG não é necessário quando os níveis de testosterona são ascendentes.

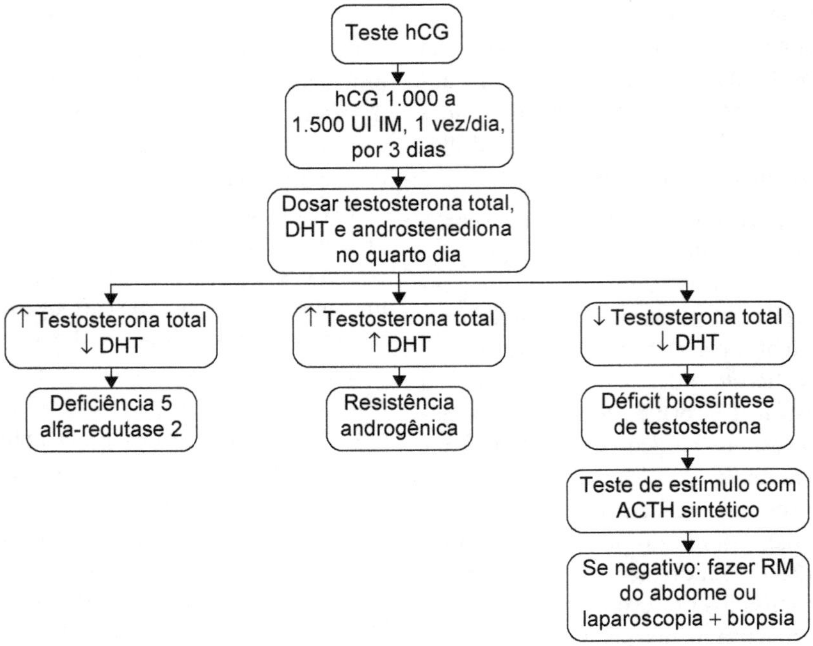


FIGURA 80.4 Teste do hCG para diagnóstico diferencial do DDS, XY. Testosterona total: maior que 2 vezes o LSN ou em níveis pré-puberais. ACTH: hormônio adrenocorticotrófico; hCG: gonadotrofina coriônica humana; IM: intramuscular; LSN: limite superior de normalidade; RM: ressonância magnética.

## TRATAMENTO

Para os acometidos por hiperplasia adrenal congênita, tratar essa condição e proceder a vaginoplastia, clitoroplastia e labioplastia em meninas até o 9º mês. Em portadores de DDS, XY, promover correção de hipospadia e/ou orquidopexia até o 1º ano. Caso haja disgenesia gonadal, indica-se gonadectomia. Em casos de síndromes de insensibilidade aos andrógenos, como a síndrome de Refeinstein (um tipo de insensibilidade parcial), deve-se rastrear o tecido gonadal masculino e promover sua exérese, em virtude do maior risco de neoplasia. Durante a puberdade, ofertar terapia de reposição hormonal, respeitando a identidade de gênero do paciente.

## LEITURAS SUGERIDAS


Ahmed SF, Achermann JC, Alderson J, Crouch NS, Elford S, Hughes IA, et al. Society for Endocrinology UK guidance on the initial evaluation of a suspected disorder of sex development (DSD) (Revised 2021). Clin Endocrinol. 2021;95:818-40.

Ahmed SF, Achermann JC, Arlt W, Balen A, Conway G, Edwards Z, et al. Society for Endocrinology UK guidance on the initial evaluation of an infant or an adolescent with a suspected disorder of sex development (Revised 2015). Clin Endocrinol (Oxf). 2016;84(5):771-88.

Başaran E, Calis P, Karcaaltincaba D. Association between maternal androgen levels and early fetal sex differentiation: anogenital distance and genital tubercle length in the first trimester. Early Hum Dev. 2025; 201:106204.

Bever YV, Brüggenwirth HT, Wolffenbuttel KP, Dessens AB, Groenenberg IAL, Knapen MFCM, et al. Under-reported aspects of diagnosis and treatment addressed in the Dutch-Flemish guideline for comprehensive diagnostics in disorders/differences of sex development. J Med Genet. 2020;57(9):581-9.

García-Acero M, Moreno O, Suárez F, Rojas A. Disorders of sexual development: current status and progress in the diagnostic approach. Curr Urol. 2019;13:169-78.

Lee PA, Nordenström A, Houk CP, Ahmed SF, Auchus R, Baratz A, et al. Global disorders of sex development update since 2006: perceptions, approach and care. Hormone Research in Paediatrics. Horm Res Paediatr. 2016;85(3):158-80.

León NY, Reyes AP, Harley VR. Differences of sex development: the road to diagnosis. Published online February 22, 2019.

Tomlinson C, Macintyre H, Dorrian CA, Ahmed SF, Wallace AM. Testosterone measurements in early infancy. Arch Dis Child Fetal Neonatal Ed. 2004;89(6):F558-9.

Turan V, Yeniel O, Ergenoğlu M, Terek C, Ulukuş M. Incomplete androgen insensitivity (Reifenstein syndrome) – A case report. J Turk Ger Gynecol Assoc. 2010;11(2):110-2.

Van der Straaten S, Springer A, Zecic A, Hebenstreit D, Tonnhofer U, Gawlik A, et al. The External Genitalia Score (EGS): a European multicenter validation study. J Clin Endocrinol Metab. 2020;105(3):dgz142.

Witchel SF. Disorders of sex development. Best Pract Res Clin Obstet Gynaecol. 2018;48:90-102.

# Parte 8

# Miscelânea

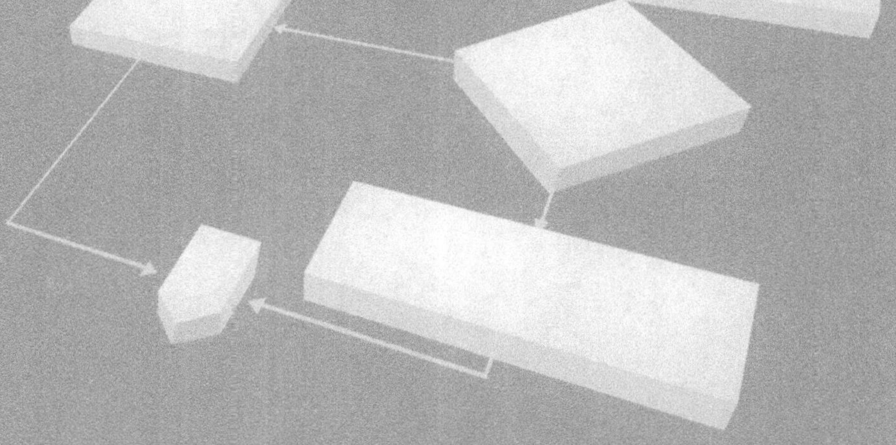

Capítulo 81

# Complicações Endócrinas da Covid-19

Wesdrey Dantas Fernandes ▪ Graziela Batista de Sousa ▪ Victoria Stahlhofer Konze ▪ Francisco Bandeira

## INTRODUÇÃO

As consequências da *coronavirus disease 2019* (covid-19) vão muito além da sua alta transmissibilidade e do seu potencial letal. Autoridades sanitárias previam, desde o início da pandemia, que as repercussões econômicas e o isolamento social, com consequente aumento de ansiedade e depressão, teriam impacto negativo sobre o controle de doenças crônicas, em especial doenças metabólicas. Este capítulo destina-se à abordagem dos distúrbios endócrinos relacionados à covid-19.

## VIROLOGIA

Os coronavírus pertencem à família Coronaviridae e à ordem Nidovirales. A etimologia da alcunha usada para classificação dessa família de vírus foi inspirada pela aparência, à microscopia eletrônica, de coroa solar resultante das proteínas espiculadas localizadas na superfície das partículas virais (vírions). São vírus de RNA, fita única, de sentido positivo, medindo de 65 a 125 nm de diâmetro. A maior parte das espécies da família Coronaviridae que causam infecção em humanos o faz de maneira leve, em indivíduos imunocompetentes, acometendo sobretudo vias respiratórias altas, causando resfriados. São quatro os principais representantes desse grupo: HCoV-NL63, HCoV-229E, HCoV-OC43 e HCoV-HKU1. Entretanto, três espécies catalogadas até o momento, pertencentes ao gênero dos betacoronavírus, podem resultar em infecção grave, com alto potencial para se propagar em todo o mundo. São eles: o SARS-CoV (causador da SARS, *severe acute respiratory syndrome*, pandemia de 2002-2003), o MERS-CoV (causador da MERS, *Middle East respiratory syndrome*, iniciada em 2012 e que ainda continua circulando no Oriente Médio) e o SARS-CoV-2 (*severe acute respiratory syndrome coronavirus-2*), agente etiológico da covid-19.

## FISIOPATOLOGIA DA COVID-19: O PAPEL DO SISTEMA RENINA-ANGIOTENSINA

A patogênese da covid-19 está intimamente correlacionada com componentes, em nível celular, envolvidos na fixação e internalização do SARS-CoV-2 nas células pelas quais ele contém tropismo. O principal receptor celular necessário para infecção pelo SARS-CoV-2 é a enzima conversora de angiotensina tipo 2 (ECA-2), expressa em diversos tecidos e órgãos humanos. É necessário, portanto, revisar o sistema renina-angiotensina (SRA) para a adequada compreensão da fisiopatologia da covid-19 (Figura 81.1). A ECA-2 tem três papéis

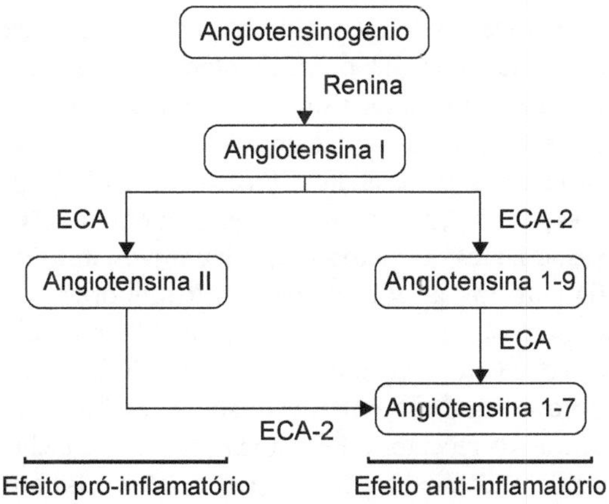


FIGURA 81.1 Sistema renina-angiotensina (excluída a aldosterona para simplificação) e o papel contrarregulador da ECA-2. ECA: enzima conversora de angiotensina; ECA-2: enzima conversora de angiotensina tipo 2.

principais, descritos a seguir, dos quais serão abordados os dois primeiros, que são relevantes à fisiopatologia da covid-19:

- Atua como receptor funcional do SARS-CoV e do SARS-CoV-2, ligando-se à proteína S (*spike protein*) presente na superfície desses vírus
- Realiza atividade enzimática sobre vários substratos, atuando no controle da homeostase cardiovascular e do metabolismo da glicose
- Transporta aminoácidos.

Ela está ancorada na membrana de células de diferentes órgãos (também existe na forma livre, com funções menos conhecidas), como vias respiratórias, pulmões, sistema cardiovascular, intestino, rins, sistema nervoso central, pâncreas exócrino e endócrino, tecido adiposo e células do sistema imune (em especial, linfócitos). Isso explicaria o amplo espectro fenotípico de apresentação da covid-19, que varia desde o estado de portador assintomático, doença respiratória leve e pneumonia à síndrome respiratória aguda grave (SRAG), síndrome da angústia respiratória aguda (SARA) e falência de múltiplos órgãos. Também vêm sendo descritas manifestações gastrintestinais (anosmia, ageusia, náuseas, vômitos, diarreia) e cardiovasculares (miocardite, doença isquêmica do miocárdio, arritmias, acidente vascular encefálico [AVE], embolia pulmonar), como parte do quadro clínico da covid-19. Além de atuar como receptor do SARS-CoV-2, a ECA-2 atua como regulador negativo do SRA, em oposição aos efeitos deletérios desencadeados pela hiperativação do SRA. Como ação catalítica, ela aumenta a conversão de angiotensina I e angiotensina II em angiotensina 1-9 e angiotensina 1-7, respectivamente. A angiotensina 1-7 seria a responsável direta pelos efeitos "protetores" da ECA-2, pois promove, por meio de seu receptor Mas (MasR), vasodilatação e efeitos antiproliferativos, anti-inflamatórios, antifibróticos e antitrombóticos. A angiotensina II, por meio do receptor AT1, estimula efeitos contrários, como vasoconstrição, inflamação, fibrose, trombose, retenção de sódio e arritmias. A função de receptor celular do SARS-CoV-2, facilitando a internalização das partículas virais com consequente ativação da cascata inflamatória da covid-19, levou a pesquisadores postularem, no início da pandemia, que os fármacos inibidores do SRA (inibidores da ECA, bloqueadores do receptor de angiotensina II), poderiam aumentar o risco de infecção pelo SARS-CoV-2, pois estimulam a expressão e a atividade da ECA-2 (evidência de estudos experimentais, ainda não confirmados em humanos). No entanto, dados cada vez mais robustos não têm confirmado essa hipótese, motivo pelo qual, hoje, não se recomenda suspender seu uso profilaticamente, nem diante da hipótese/confirmação de covid-19. Na realidade, a hipótese de que a ECA-2 poderia ser benéfica em pacientes com lesão pulmonar vem se destacando em detrimento à suposição anterior. Uma possível explicação para esse efeito benéfico é elaborada a partir da observação da cascata ativada pela sua deficiência. Ao ser internalizada com a partícula viral, a ECA-2 é degradada e infrarregulada, o que reduziria a conversão de angiotensina II para angiotensina 1-7, deslocando a "balança" para o efeito predominante da angiotensina II, gatilho para a ativação das vias inflamatórias da covid-19. Além da degeneração lisossomal da ECA-2, existe evidência de que a célula infectada pelo SARS-CoV-2 sofre *downregulation* do gene responsável pela produção da ECA-2. Alguns fármacos em estudo – como ECA-2 recombinante, terapia genética para estímulo à produção de ECA-2, análogos de angiotensina 1-7 e agonistas de MasR – são potenciais candidatos ao tratamento de doenças que cursam com ativação do SRA, incluindo a covid-19.

## MORBIMORTALIDADE DA COVID-19 EM PACIENTES COM DIABETES MELITO

A prevalência de diabetes melito (DM) em amostras globais de pacientes com covid-19, ou seja, incluindo casos assintomáticos, casos leves, moderados e graves, tem acompanhado a prevalência populacional geral de DM. Até o momento, o DM, portanto, não parece aumentar a suscetibilidade à infecção por SARS-CoV-2. Desde as primeiras séries de publicados da China, o DM figurava entre os grupos de risco para covid-19 grave e morte. Até meados de fevereiro de 2020, o CDC chinês estimava a taxa global da letalidade de casos de covid-19 em 2,3%. Considerando apenas a população de pacientes com diabetes, essa taxa aumentava para 7,3%. Em um estudo de coorte multicêntrico envolvendo 191 pacientes hospitalizados com covid-19 em Wuhan (China), 19% dos pacientes tinham DM diagnosticado antes da internação. Entre os pacientes que evoluíram para óbito, esse percentual aumentou para 31%. O aumento de risco para piores desfechos fomentado pelo DM preexistente parece ser modulado pelos níveis glicêmicos do paciente à internação. O risco de morte foi de 1,1% em um grupo de pacientes hospitalizados com glicemia < 135 mg/dℓ, risco 10 vezes inferior ao do grupo com diabetes mal controlado (glicemia > 135 mg/dℓ). Até mesmo em pacientes sem diagnóstico prévio de DM, a hiperglicemia de estresse é associada a piores desfechos de pacientes com covid-19. Indivíduos sem diabetes com hiperglicemia de estresse apresentaram níveis aumentados de biomarcadores inflamatórios, hipercoagulopatia, além de leucocitose e neutrofilia, em cifras comparáveis àquelas vistas em pacientes com DM estabelecido (Figura 81.2). São relatados vários mecanismos, em nível celular, que poderiam explicar a influência do DM sobre desfechos adversos na covid-19, seja com relação direta ao DM, seja relacionada com efeitos secundários ao uso de medicações hipoglicemiantes. Modelos experimentais em camundongos evidenciaram que roedores com diabetes têm maior expressão de ECA-2 nos pulmões, rins, coração e pâncreas. Além disso, a síndrome metabólica, por si só, consiste em um estado inflamatório crônico de baixo grau. A obesidade e o DM são associados a concentrações elevadas da leptina (pró-inflamatória) e concentrações baixas de adiponectina (anti-inflamatória). Esse substrato inflamatório basal pode influenciar no atraso da ativação da imunidade celular mediada por linfócitos Th-1 (atividade imunomoduladora por meio da produção de interferons, com propriedades antivirais), com resposta hiperinflamatória tardia desencadeada pela produção desenfreada de citocinas/quimiocinas, sem inibição dos interferons tipo I.

Indiretamente, o DM, quando associado a complicações micro e macrovasculares, estimula incremento adicional do risco de covid-19 grave. A hipertensão arterial, que pode surgir em um cenário de desenvolvimento de doença renal do diabetes, por exemplo, é associada, de modo independente, a maior morbimortalidade.

## DIABETES SECUNDÁRIO À COVID-19: UM NOVO TIPO DE DIABETES?

Como já comentado anteriormente, o SARS-CoV-2 apresenta tropismo por importantes órgãos e tecidos envolvidos no metabolismo da glicose, como células beta pancreáticas, tecido adiposo, intestino delgado e rins. Em adição a esse achado, têm sido publicados relatos de caso de pacientes admitidos por complicações hiperglicêmicas graves (cetoacidose diabética e síndrome hiperglicêmica hiperosmolar), que são mais comuns em pacientes com disfunção e/ou falência significativa de células beta. Em uma população de 453 pacientes com covid-19, 94 pacientes sem história prévia de DM apresentavam critérios laboratoriais de DM à

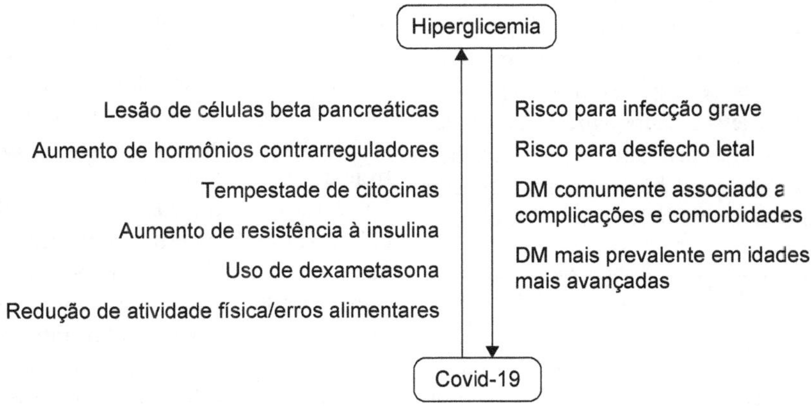


**FIGURA 81.2** Dsfechos da infecção por covid-19 influenciados pela hiperglicemia (à direita das setas) e os mecanismos pelos quais a covid-19 contribui para o descontrole glicêmico (à esquerda das setas). DM: diabetes melito.

admissão hospitalar (diabetes de início recente). Como um todo, essas observações sugerem que a covid-19 tem potencial diabetogênico. Um grupo internacional de pesquisadores em diabetes desenvolveu um projeto denominado CoviDIAB, objetivando caracterizar melhor essa relação entre covid-19 e diabetes. O diabetes de início recente será definido por hiperglicemia, covid-19 confirmada, história negativa de DM prévio e nível de HbA1c prévia normal. Desde que o *trial* RECOVERY demonstrou que a dexametasona, em dose de 6 mg/dia, reduziu mortalidade de pacientes internados por covid-19 recebendo algum suporte respiratório (ventilação mecânica invasiva ou oxigenoterapia suplementar em pacientes com ventilação espontânea), espera-se que esse fármaco esteja cada vez mais presente nas prescrições médicas hospitalares. Isso poderá aumentar o descontrole metabólico de pacientes com diabetes, visto que os glicocorticoides promovem aumento de resistência à insulina, redução da secreção de insulina e interferem nos efeitos de GLP-1, além de estimular o aumento da produção de glucagon.

Ademais, as evidências indicam que os vírus estão associados ao desenvolvimento e progressão do DM1. Possíveis mecanismos de danos às células beta incluem morte celular desencadeada por vírus, perda imunomediada de células beta pancreáticas e danos às células beta devido à infecção de células circundantes. O DM1 pode ser desencadeado pelo SARS-CoV-2 por meio de vários mecanismos autoimunes, incluindo disseminação de epítopos e mimetismo molecular.

Pacientes com sintomas respiratórios leves também podem apresentar altos níveis de glicemia, mesmo na ausência de terapia com glicocorticoide, fortalecendo a hipótese de que o ciclo de replicação viral no pâncreas leva a danos agudos nas células beta. Esse dano pode ser permanente, como mostram alguns estudos em que a hiperglicemia persistiu por 3 anos após a recuperação do SARS-CoV.

## MEDICAÇÕES ANTIDIABÉTICAS E COVID-19

As estratégias de mitigação de risco de covid-19 vigentes, como distanciamento social, *home office*, isolamento domiciliar em caso de síndrome gripal, suspensão de assistência médica ambulatorial, entre outras, terão repercussões negativas no controle glicêmico dos pacientes com diabetes. Atividade física torna-se inviável ou factível com certas limitações. A ansiedade e depressão desencadeadas poderão influenciar no aumento da ingesta calórica e de alimentos com maior índice glicêmico. Por ser associada a piores desfechos da covid-19, a hiperglicemia deve ser tratada precocemente e de maneira otimizada. A Tabela 81.1 resume as recomendações relativas ao uso de hipoglicemiantes por pacientes com DM preexistente diante de surgimento de sintomas gripais durante a pandemia. De modo geral, devem ser seguidas as "regras para os dias de doença" (*sick day rules*).

Os hipoglicemiantes orais podem ser mantidos em casos de covid-19 leve, de acordo com julgamento clínico, desde que o paciente mantenha hidratação e ingesta alimentar adequadas e realize monitoramento glicêmico mais frequente. Em pacientes internados, em geral, os hipoglicemiantes orais devem ser trocados por insulinas. Os inibidores da DPP-4, além de estarem associados a menor risco de hipoglicemia, podem ser usados em pacientes com redução da taxa de filtração glomerular. Além disso, já foi demonstrado que o DPP-4 livre pode atuar como receptor funcional para o MERS-CoV, achado ainda não confirmado para o SARS-CoV-2. Ao bloquear esse receptor, os inibidores da DPP-4 poderiam atenuar a virulência do coronavírus (hipótese ainda não confirmada). Tem-se descrito que pacientes críticos com covid-19 necessitam de doses de insulinas mais altas do que pacientes críticos não covid-19, demonstrando a alta resistência à insulina desses indivíduos. Apesar disso, a insulina consiste em hipoglicemiante de escolha para o tratamento de DM/hiperglicemia em pacientes hospitalizados e de DM tipo 1 (DM1). Pacientes DM1 devem monitorar os níveis de cetonas (capilar ou urinário), em caso de descontrole dos níveis glicêmicos, devido a maior risco de evolução para cetoacidose diabética. Com o objetivo de avaliar o efeito do tratamento intensivo da hiperglicemia à admissão hospitalar (glicemia acima de 180 mg/dℓ) de pacientes com covid-19 moderada, com uso de insulina intravenosa *versus* insulina subcutânea, foram distribuídos 25 pacientes com essas características em dois grupos. Quinze pacientes foram tratados inicialmente com solução de insulina regular intravenosa, até alcançar o alvo

**TABELA 81.1** Medicações hipoglicemiantes e as recomendações em caso de covid-19 suspeita/confirmada.

| Hipoglicemiante | Recomendações em caso de covid-19 leve | Recomendações em caso de covid-19 moderada-grave |
|---|---|---|
| Metformina | Ponderar risco de lesão renal aguda/ acidose láctica | Deve ser descontinuada |
| Inibidores do SGLT-2 | Ponderar risco de desidratação e de cetoacidose euglicêmica | Devem ser suspensos |
| Análogos de GLP-1 | Suspender em caso de náuseas, desidratação e ingesta calórica reduzida | Devem ser suspensos |
| Sulfoniluréias e meglitinidas | Vigilância para hipoglicemias<br>Suspender diante de inapetência, redução de ingesta alimentar | Devem ser suspensas |
| Insulinas | Doses de insulinas rápidas devem ser ajustadas | Devem ser ajustadas/iniciadas conforme diretrizes de tratamento |
| Inibidores da DPP-4 | Podem ser mantidos | Podem ser mantidos. Saxagliptina e alogliptina associadas a maior risco de insuficiência cardíaca |
| Pioglitazona | Pode ser mantida<br>Ponderar risco de hipervolemia | Deve ser descontinuada |

DPP-4: inibidores da dipeptidil peptidase-4; SGLT-2: cotransportador de sódio e glicose 2.

de glicemia entre 140 e 180 mg/dℓ e, após estabilidade dos níveis glicêmicos, receberam insulina subcutânea. Dez pacientes foram tratados desde a admissão com insulina regular subcutânea. A glicemia média, durante a hospitalização, do grupo que recebeu infusão de insulina foi de 138,54 ± 33,33 mg/dℓ, enquanto a do outro grupo foi de 191,87 ± 15,13 mg/dℓ. Os níveis séricos de IL-6 e de D-dímero (marcadores de pior prognóstico para covid-19) foram mais elevados no grupo que recebeu insulina exclusivamente subcutânea. No geral, os pacientes que receberam apenas insulina subcutânea tiveram maior risco de evolução para doença grave e para óbito em relação aos que receberam insulina intravenosa, inicialmente. Potenciais interações farmacodinâmicas entre medicações antidiabéticas e medicações usadas na intenção de combater a covid-19 devem ser levadas em consideração. Não se deve negligenciar o risco de hipoglicemia secundária ao uso de hidroxicloroquina/ cloroquina, potencializado ainda mais quando associadas a sulfonilureias/insulinas. Fármacos antivirais em estudo, como remdesivir, lopinavir, ritonavir, atazanavir e favipiravir, podem piorar o controle glicêmico e devem ser usados com cautela quando o paciente faz uso de estatinas ou é portador de doença hepática esteatótica associada à disfunção metabólica (MASLD), por causa do risco de toxicidade hepática e muscular.

## MORBIMORTALIDADE DA COVID-19 EM PACIENTES COM OBESIDADE

A obesidade é uma doença inflamatória crônica que se associa a diversas outras comorbidades, como diabetes e hipertensão, e que deve ser reconhecida e tratada de maneira adequada. Estudos ao redor do mundo, em número crescente, têm demonstrado sua alta prevalência em pacientes que evoluem com formas graves da covid-19 e/ ou óbito. É crucial entender o efeito da obesidade no curso da infecção para prevenir e amenizar os efeitos na morbidade e mortalidade. Os primeiros relatórios originados da China e da região da Lombardia, na Itália, que evidenciaram comorbidades em indivíduos com a covid-19, não forneceram dados sobre peso corporal e altura, utilizados para estimar a massa de tecido adiposo. Estudo descritivo com uma pequena amostra de 24 pacientes críticos com covid-19 na região de Seattle (63% eram homens) foi um dos primeiros a relatar dados do índice de massa corporal (IMC).

Embora com números ainda muito pequenos para análises estatísticas significativas, 85% dos pacientes com obesidade exigiram ventilação mecânica e 62% morreram. Essas proporções foram maiores do que nos pacientes sem obesidade, nos quais 64% necessitaram de ventilação mecânica e 36% faleceram. Em estudo realizado na França, com pacientes admitidos em um centro de tratamento intensivo, a obesidade (IMC > 30 kg/m$^2$) e a obesidade severa (IMC > 35 kg/m$^2$ ) estiveram presentes em 47,2 e 28,2% dos casos, respectivamente. Além disso, a porcentagem dos pacientes que necessitaram de ventilação mecânica invasiva (VMI) foi mais alta quanto mais alto o valor de IMC. O risco de evolução para VMI em pacientes com IMC > 35 kg/m$^2$ foi 7 vezes maior em comparação com os de IMC < 25 kg/m$^2$, independentemente de fatores como idade, diabetes e hipertensão. Entre indivíduos com menos de 60 anos, na cidade de Nova York, aqueles com IMC entre 30 e 34 kg/m$^2$ e > 35 kg/m$^2$ foram 1,8 e 3,6 vezes, respectivamente, mais internados em unidade de cuidados intensivos do que aqueles com IMC < 30 kg/m$^2$. Além do IMC, aumento do tecido adiposo visceral foi proposto como um preditor da gravidade da covid-19.

Um estudo de base populacional incluindo 12,6 milhões de adultos no Reino Unido mostrou uma associação em forma de J entre IMC e mortalidade, isto é, tanto o IMC alto quanto baixo demonstraram ser fatores de risco para piores desfechos na covid-19. Isso vale para todos os grupos étnicos, porém com uma inclinação mais acentuada para etnias não brancas.

## OBESIDADE E COVID-19: QUAIS OS MECANISMOS?

A obesidade em geral vem acompanhada de um conjunto de doenças que levam à síndrome metabólica, tornando os fatores preditores de mortalidade já confirmados, como hipertensão, diabetes, doenças cardiovasculares e outras comorbidades associadas, como evidências indiretas de que a doença leva a quadros mais graves da covid-19. Indivíduos com obesidade têm alterações em diferentes etapas da resposta imune inata e adaptativa, condicionando um estado de inflamação crônica. Os adipócitos hipertróficos são mais propensos a ativação do retículo endoplasmático e respostas ao estresse mitocondrial, promovendo a ativação de um estado pró-inflamatório crônico. Estresse e inflamação persistentes no tecido adiposo podem levar à apoptose adipocitária e à liberação de mediadores quimiotáticos, que perpetuam ainda mais o estado disfuncional induzido pela hipertrofia. Além disso, o tecido adiposo secreta diversas citocinas inflamatórias, como TNF-alfa, IL-1 e IL-6, que são pré-ativadas na obesidade e, durante a infecção viral, podem ser amplificadas, propiciando uma "tempestade de citocinas". A atuação dos linfócitos B e T também é prejudicada, causando maior suscetibilidade e atraso na resolução da infecção viral. Níveis de leptina cronicamente mais altos e níveis menores de adiponectina proporcionam um ambiente hormonal desfavorável que leva a uma desregulação da resposta imune, contribuindo para a fraca capacidade de resposta aos estímulos da infecção. Em indivíduos com obesidade, a deficiência relativa de leptina e/ou resistência à leptina prejudica a produção e a ativação de células T. A adiponectina, por sua vez, é essencial para a resposta inflamatória, com propriedades anti-inflamatórias e de sensibilidade à insulina. O depósito de gordura visceral (pulmões, coração, rins e intestino) funciona como reservatório do vírus. Parece também haver tropismo viral do epitélio pulmonar e do tecido adiposo, já demonstrado em infecções por outros vírus, como o H5N1, e ocorre um prolongamento significativo da duração do *clearance* viral em indivíduos com obesidade, com ativação prolongada dos sistemas imunológicos locais pré-ativados e das vias de sinalização das citocinas. Do ponto de vista cardiometabólico, já se sabe que o excesso de massa gorda se relaciona de maneira causal a doenças como hipertensão, diabetes, doença coronariana, AVE, fibrilação atrial, doença renal e insuficiência cardíaca. A obesidade potencializa diversos fatores de risco e acelera o desenvolvimento de doenças cardiovasculares nesses indivíduos. Em pacientes com diabetes ou naqueles com alto risco para diabetes, também há comprometimento da resistência à insulina e redução das células beta pancreáticas. Indivíduos com obesidade também apresentam maior risco de trombose, o que é importante devido à relação entre a covid-19 e a disseminação pró-trombótica, coagulação intravascular e tromboembolismo venoso.

Evidências crescentes sugerem que a obesidade pode resultar em mecânica e fisiologia pulmonar prejudicadas, incluindo diminuição topográfica alterada da ventilação, redução do volume expiratório forçado e da capacidade vital forçada e alterações anormais de distribuição de ventilação e perfusão. A massa gorda também está relacionada com menor aptidão cardiorrespiratória, por reduzir a complacência e dificultar a expansão torácica. Ambos os aspectos mecânicos e inflamatórios (tropismo viral pulmonar) tornam o indivíduo com obesidade mais propenso a evoluir para insuficiência respiratória. Com a obesidade mórbida (IMC > 40 kg/m$^2$), o atendimento a indivíduos admitidos em unidades de terapia intensiva muitas vezes é impedido, por problemas na intubação e na ventilação.

É interessante lembrar que os idosos, um dos principais grupo de risco da covid-19, apresentam perda ponderal e redução da massa muscular em idade avançada, mas a massa gorda relativa aumenta, sobretudo naqueles com mais comorbidades.

Além do impacto da obesidade no prognóstico da covid-19, as medidas de "ficar em casa" durante a pandemia resultaram em sedentarismo, inatividade física, estresse, privação de sono e comportamento alimentar pouco saudável, que contribui para o aumento da síndrome metabólica na população.

## TRATAMENTO DA COVID-19 E A OBESIDADE: QUAIS AS CONSIDERAÇÕES?

Com relação ao tratamento de indivíduos obesos com infecção por covid-19, algumas observações são necessárias.

A eficácia dos antivirais e das futuras vacinas pode ser reduzida nesse grupo de pacientes, o que é consequência não apenas da inflamação crônica, mas também do ciclo de vida viral alterado, comprometendo a resposta imune já prejudicada. Ainda não há esclarecimentos se a dosagem de antivirais e vacinas deve ser ajustada em indivíduos com obesidade.

O período de quarentena necessário também pode ser maior, em razão do *clearance* viral prolongado e da facilidade de disseminação do vírus no tecido adiposo.

Durante o tratamento da covid-19, uma dieta balanceada com restrição calórica leve parece ser mais importante que uma dieta excessiva para perda ponderal nesses pacientes. Recomenda-se exercício físico leve a moderado, não somente para perder peso, mas também melhorar rapidamente a modulação imunológica.

## COVID-19 E GLÂNDULAS ADRENAIS

Vários estudos relataram a insuficiência adrenal (IA) como uma complicação significativa da covid-19, podendo apresentar manifestações como episódios hipotensivos agudos, distúrbio eletrolítico, hiperplasia adrenal e convulsão.

Estudos de autópsia de 28 pacientes com SARS-CoV-2 mostraram que lesões adrenais foram observadas sobretudo em pacientes com covid-19 grave, embora o vírus não tenha sido detectado na glândula adrenal. Não foi possível descartar que outras doenças sistêmicas ou relacionadas à idade possam ser consideradas como etiologia de lesões adrenais.

Além disso, o exame retrospectivo da tomografia computadorizada de tórax inicial dos pacientes revelou sinais de infarto adrenal agudo em quase um quarto dos pacientes com covid-19 moderada a grave, com 88% dos casos sendo bilateral. Embora nenhuma informação sobre hipocortisolismo bioquímico/clínico estivesse disponível, pacientes com infarto adrenal tiveram maiores chances de internação na unidade de terapia intensiva (UTI) e mais tempo de hospitalização, mas não mortalidade.

O córtex adrenal humano expressa ACE-2 e TMPRSS2 (serina protease transmembrana 2). O ACE-2 foi altamente prevalente na zona fasciculada e reticular (produção de glicocorticoides e andrógenos), mas não na zona glomerulosa (produção de mineralocorticoides). Além disso, o TMPRSS2 foi expresso de maneira ampla em todas as 3 zonas do córtex adrenal.

A IA deve ser considerada mesmo meses após a infecção pelo SARS-CoV-2, conforme mostrou um relato de caso de um paciente que apresentou hiponatremia, foi diagnosticado com IA e teve covid-19 assintomático havia 5 meses é um exemplo objetivo. Contudo, evidências apontam que essa alteração não costuma perdurar, como mostrado em uma coorte de 70 sobreviventes, em que todos os pacientes tinham reserva adrenal adequada em ≥ 3 meses após a apresentação com covid-19 em testes dinâmicos.

A insuficiência adrenal pode afetar o prognóstico de pacientes com covid-19. Leyendecker et al. mostraram que a admissão na UTI e a duração do internamento foram significativamente maiores no grupo de IA aguda em comparação ao grupo controle, mas a mortalidade foi a mesma em ambos os grupos.

Arlt et al. recomendaram que pacientes com covid-19 com insuficiência adrenal primária usassem 20 mg/dia de hidrocortisona por via oral e, em caso de piora dos sintomas, fizessem 100 mg de hidrocortisona por via intramuscular e 200 mg a cada 24 h.

No entanto, Dhillo et al. evidenciaram que uma quantidade aumentada de cortisol foi um preditor independente de morte aguda em pacientes com covid-19.

Contagem e função reduzidas de glóbulos brancos B, proporção reduzida de $CD4^+$ para $CD8^+$ e função reduzida de células NK são mecanismos que tornam os pacientes com síndrome de Cushing (SC) suscetíveis a infecções graves, incluindo covid-19. Além disso, DM e hipertensão são mais comuns em pacientes com CS, e ambos são considerados fatores de prognóstico ruim em pacientes com covid-19. Por fim, a SC também aumenta o *status* pró-trombótico devido ao aumento da produção de fibrinogênio, fator VIII e fibrinólise prejudicada, o que pode resultar em falência de múltiplos órgãos, eventos trombóticos e desfechos ruins.

Para concluir, de modo geral, a função adrenal permanece preservada na maioria dos pacientes, com níveis aumentados de cortisol nas primeiras 48 h da doença sendo associados ao aumento da mortalidade. Além disso, embora os sintomas da covid longa tenham semelhanças com os da insuficiência adrenal, ainda há pouca evidência de deficiência de glicocorticoide, mesmo em pacientes tratados com dexametasona.

## COVID-19 E GLÂNDULA TIREOIDE

A glândula tireoide expressa a enzima conversora de angiotensina 2 (ECA-2), à qual o SARS-CoV-2 se liga para entrar nas células hospedeiras.

Sabe-se que o sistema imunológico é um dos alvos dos hormônios tireoidianos (HT), modulando respostas imunológicas, incluindo imunidade mediada por células, atividade de células assassinas naturais, ação antiviral do interferon e proliferação de linfócitos T e B. Portanto, é plausível que pacientes com disfunção da tireoide descontrolada estejam em maior risco de complicações devido a essas infecções.

A função anormal da tireoide foi relatada durante a infecção por SARS-CoV-2 ou mesmo várias semanas após sua resolução, incluindo síndrome de doença não tireoidiana (NTIS), tireoidite subaguda (SAT), tireotoxicose e hipotireoidismo, embora uma associação de causa e efeito entre a infecção e o início da disfunção da tireoide ainda não tenha sido demonstrada.

Clinicamente, pacientes com hipotireoidismo grave devido à tireoidite autoimune apresentam uma diminuição drástica na função dos linfócitos, que é restaurada quando o T4 é normalizado pela administração de hormônio exógeno.

Um estudo retrospectivo conduzido em Nova York avaliou 3.703 pacientes com covid-19, dos quais 251 pacientes (6,8%) possuíam hipotireoidismo preexistente. Os autores descobriram que o hipotireoidismo não estava associado ao aumento do risco de hospitalização ou ao aumento do risco de ventilação mecânica ou morte. Apesar disso, estudos mostram que, embora o hipotireoidismo bem controlado não esteja associado ao aumento do risco de infecção, o hipotireoidismo mal controlado pode aumentar a suscetibilidade a infecções.

Já o hipertireoidismo está associado à produção anormal de anticorpos (aumentada ou diminuída), aumento da migração de leucócitos polimorfonucleares, aumento da proliferação de linfócitos e aumento da produção de espécies reativas de oxigênio (ROS) por macrófagos.

De modo geral, estudos mostram que pacientes com hipertireoidismo controlado não são considerados de maior risco de contrair covid-19, exceto pacientes em uso de medicamentos antitireoidianos (risco de neutropenia ou agranulocitose), ou portadores de oftalmopatia de Graves (uso de agentes imunossupressores).

Com relação à síndrome do eutireóideo doente, alguns mecanismos podem estar envolvidos na sua patogênese, mediados por citocinas inflamatórias:

No hipotálamo, a doença promove o *feedback* negativo anormal do hormônio liberador de tireotropina (TRH) induzido por T3; na hipófise, ocorre prejuízo da resposta do hormônio estimulador da tireoide (TSH) a baixos níveis de T3 e T4 circulantes; além disso, em outros tecidos periféricos, a atividade suprimida de D1 e o aumento de D3 podem contribuir para níveis baixos de $T_3$ e altos de $rT_3$ observados em indivíduos doentes. Estudos evidenciam que $T_3$ sérico baixo e NTIS na admissão preveem fortemente resultados ruins nesses pacientes. Gong et al. descobriram que TSH baixo e T4 baixo foram associados a maior mortalidade de pacientes com covid-19 que sofriam de NTIS.

Um estudo pesquisou preditores de mortalidade em 121 pacientes com covid-19 grave admitidos na UTI e detectou que o $fT_3$ foi o segundo melhor preditor de morte, apenas depois da avaliação sequencial de falência de órgãos (SOFA). Embora os dados mostrem que NTIS leva a um prognóstico ruim, a terapia de reposição de hormônios tireoidianos não mostrou benefícios na melhoria do prognóstico, até o momento.

A tireoidite subaguda é um distúrbio inflamatório autolimitado da glândula tireoide cujo gatilho é, em geral, uma infecção viral. Em maio de 2020, um relato de caso italiano forneceu o primeiro caso de tireoidite subaguda potencialmente associada a uma infecção leve prévia por covid-19, tratada com prednisona. Quarenta dias após o diagnóstico, a função da tireoide e os marcadores inflamatórios foram normalizados. Estudos subsequentes também relataram casos isolados adicionais de SAT sintomático durante a covid-19 até 42 dias após a infecção. Um estudo revelou que a prevalência de SAT é 20 vezes maior em pacientes com covid-19 em comparação com pacientes de UTI sem covid-19.

O estudo THYRCOV avaliou em retrospectiva a função tireoidiana em uma coorte de 287 pacientes hospitalizados por covid-19 e descobriu que a tireotoxicose foi o distúrbio tireoidiano com maior prevalência, 20,2% apresentaram TSH baixo ($\leq 0{,}10$ mU/ℓ), dos quais 31 pacientes apresentaram tireotoxicose evidente. Desses 31 pacientes, 10 apresentaram fibrilação atrial.

Por fim, as infecções podem causar lesão celular, resultando na produção de autoanticorpos e desencadeando autoimunidade da tireoide em indivíduos geneticamente suscetíveis. Existem alguns relatos de doença de Graves em provável associação com SARS-CoV-2, nos quais as idades dos pacientes eram entre 21 e 61 anos e todos eram mulheres. O tempo entre o início da infecção por SARS-CoV-2 e o início dos sinais e sintomas de doença de Graves pode variar de 1 semana a 2 meses. Os principais achados laboratoriais incluíram padrão de tireotoxicose, TSH suprimido e T4L e/ou T3L elevados, e anticorpos antirreceptor de TSH positivos.

As evidências existentes sugerem que os testes de função tireoidiana voltam ao normal após a recuperação, e o SARS-CoV-2 não tem efeito a longo prazo nas funções da tiroide.

## COVID-19 E GÔNADAS

O sexo masculino está associado a um risco 1,4 vezes maior de morte relacionada à covid-19 em comparação ao sexo feminino.

Receptores ACE-2 foram encontrados em células germinativas testiculares, células de Leydig e células de Sertoli. A histologia dos testículos de pacientes com covid-19 demonstrou perda significativa de células germinativas, embora de modo surpreendente as células de Sertoli tenham sido poupadas.

Dor testicular foi relatada por 10,9% dos pacientes com covid-19 em um estudo. Cerca de 22,5% de 142 homens com infecção aguda por covid-19 apresentaram evidências ultrassonográficas de orquite ou orquiepididimite até 1 mês após a hospitalização, sendo esse risco maior conforme a gravidade da covid-19 e o avanço da idade.

Embora as evidências sejam mistas quanto à presença do SARS-CoV-2 no sêmen, sabe-se que a covid-19 pode afetar a função testicular, como mostrou um estudo com 18 homens com covid-19, em que aqueles com infecção moderada apresentaram concentração de esperma reduzida em comparação com aqueles com doença leve e controles saudáveis. Outros estudos também relataram que tanto a motilidade quanto a morfologia normal do esperma foram reduzidas em homens com covid-19.

Um grande estudo de coorte alemão relatou que a maioria dos pacientes do sexo masculino com covid-19 que foram transferidos para unidades de terapia intensiva apresentava baixos níveis de testosterona. Rastrelli et al. também relataram que o prognóstico ruim e as altas taxas de mortalidade estavam associados a níveis mais baixos de testosterona total e livre em homens infectados com SARS-CoV-2.

No entanto, 87% dos pacientes com covid-19 com testosterona baixa normalizaram seus níveis 7 meses após a recuperação. No geral, as evidências atuais são insuficientes para concluir se a baixa testosterona nos homens é a causa ou consequência de covid-19 grave.

A disparidade de gênero na gravidade da doença covid-19 não pode ser explicada apenas pelos níveis de andrógeno, mas pela resposta imune menos robusta gerada em homens, bem como uma diminuição na resposta de anticorpos à infecção viral e aumento da produção de fatores de crescimento e interleucinas, como IL-1β, IL-10 e IL-2. Além disso, os andrógenos possuem efeitos também no sistema pulmonar, como mostrou um estudo de Channappanavar et al., em que camundongos machos infectados com SARS-CoV-2 apresentaram títulos de vírus mais altos, aumento da infiltração de células inflamatórias em seus pulmões, além de aumento da permeabilidade vascular pulmonar e edema alveolar em comparação com camundongos fêmeas infectadas da mesma idade.

Outra razão para a desvantagem masculina na covid-19 é que as doenças comórbidas crónicas associadas a resultados desfavoráveis da covid-19 são mais comuns nos homens do que nas mulheres.

Mais recentemente, descobriu-se que a ACE-2 também é expressa em ovários, ovócitos e tecido endometrial, podendo regular a produção de estradiol e progesterona e aumentar a ovulação e a maturação de ovócitos humanos. Além disso, acredita-se que a ACE-2 tenha um efeito nos ciclos menstruais ao regular a regeneração do endométrio. Em uma pesquisa recente com 1.031 mulheres (idade média de 36,7 anos), 46% apresentaram mudança em seu ciclo menstrual desde o início da pandemia, com menorragia, dismenorreia ou maior variabilidade da duração do ciclo. Embora mudanças na saúde psicológica e física (como ganho de peso, redução de exercícios e mau humor) possam ser responsáveis por algumas dessas descobertas, é importante considerar qualquer efeito do SARS-CoV-2 na função ovariana.

Até o momento, muitos estudos diferentes mostraram que o E2 regula a imunidade inata e adaptativa por meio de receptores de estrogênio (ERs), que durante a resposta imune inata, são ativados via estrogênio, levando à liberação de citocinas pró-inflamatórias, quimiocina e interferon. A ativação adicional de linfócitos e macrófagos alveolares leva à diminuição da replicação do vírus, resultando em uma rápida resposta defensiva. Após essa primeira barreira não específica visando invasores e retardando a infecção, a imunidade adaptativa entra em ação. O estrogênio estimula a resposta humoral às infecções virais ativando células produtoras de anticorpos.

A respeito de fertilidade feminina, nenhuma alteração nos níveis basais de hormônio antimülleriano foi observada em mulheres com covid-19 leve. No entanto, a gravidez foi associada a um risco 2,5 a 5 vezes maior de covid-19 grave e um risco 1,7 vezes maior de morte. A ACE-2 é amplamente expressa na placenta humana e no cordão umbilical. A maior parte da literatura sobre gravidez em pacientes com covid-19 abrangeu mulheres em trabalho de parto ou durante o 3º trimestre. Em uma grande coorte de 3.923 mulheres admitidas para parto, nenhum neonato foi positivo para SARS-CoV-2 em 24 h de vida. A maioria das evidências clínicas iniciais sugere que a transmissão vertical do SARS-CoV-2 da mãe para o recém-nascido não ocorre.

## COVID-19 E HIPÓFISE

A glândula pituitária é vulnerável a danos durante a infecção por covid-19, em virtude do rico suprimento vascular; que possui uma alta expressão de receptores ACE-2. Além disso, a apoplexia pituitária pode ser precipitada por condições que alteram a função plaquetária e a coagulação, como doenças graves e sepse, que resultam em um estado pró-trombótico. Embora alguns dos relatos de caso na literatura tenham outros fatores de risco para apoplexia, como gravidez, e a maioria tenha ocorrido em pacientes com macroadenomas hipofisários preexistentes, alguns ocorreram em pacientes com microadenomas, que costumam ser menos associados à apoplexia.

Embora haja escassez de estudos detalhando a função da hipófise após a covid-19, o hipotireoidismo central foi observado em 4,9% dos pacientes de 3 a 6 meses após a SARS, com a maioria dos pacientes retornando ao eutireoidismo 9 meses após a infecção.

Um estudo recente mostrou que o nível de IGF-1 em pacientes com covid-19 grave e não sobreviventes é menor do que em pacientes não gravemente enfermos e sobreviventes. Portanto, o baixo nível de IGF-1 está associado a resultados ruins em pacientes com covid-19.

A hiponatremia, por sua vez, foi observada em 20 a 60% dos pacientes com covid-19 e tem sido associada à gravidade e mortalidade da covid-19. O estudo HOPE avaliou 4.664 pacientes hospitalizados com covid-19 e descobriu que 20,5% apresentavam hiponatremia na admissão. Já a hiponatremia grave (< 120 mmol/ℓ) foi rara, ocorrendo em 0,4% dos pacientes.

Entre as etiologias da hiponatremia na covid-19 estão a síndrome da secreção inapropriada do hormônio antidiurético (SIADH), perdas de fluidos gastrintestinais, depleção de água, uso de terapia diurética e perda urinária de sódio devido a danos renais. Ho et al. relataram o primeiro caso de covid-19 associado a SIADH e novas convulsões, enquanto Yousaf et al. publicaram uma série de três casos de pacientes diagnosticados com covid-19 com hiponatremia aguda grave devido à SIADH. É importante lembrar ainda que outras causas que podem levar ao desenvolvimento de SIADH entre pacientes com covid-19 incluem o uso de antibióticos, corticosteroides e ventilação com pressão positiva.

Além disso, estudos apontam que os sobreviventes da covid-19 apresentam concentrações de prolactina significativamente maiores em comparação ao grupo controle, podendo ser um modo de resposta ao estresse, embora esses dados ainda sejam bastante limitados.

## COVID-19 E METABOLISMO ÓSSEO

Hikmet et al. revelaram a expressão de ACE-2 em glândulas paratireoides em seus estudos de imuno-histoquímica.

A hipocalcemia é um fenômeno patológico comum que foi observado não apenas na covid-19, mas também em outras infecções virais, incluindo o vírus Ebola e SARS, e tem sido relacionado a maior risco de hospitalização, admissão na UTI e morte. Estudos mostraram que 82% dos pacientes com covid-19 apresentavam hipocalcemia. Algumas explicações para isso são a deficiência de vitamina D, hipoalbuminemia, aumento do influxo de cálcio devido à lesão hipóxica, absorção intestinal prejudicada, inibição do paratormônio (PTH) devido ao aumento de citocinas pró-inflamatórias e hipoparatireoidismo causado pelo SARS-CoV-2. Mais estudos são necessários para esclarecer o efeito da infecção por covid-19 na função das glândulas paratireoides.

A vitamina D está envolvida nas respostas imunes inatas e adaptativas a infecções virais e bacterianas. Seu efeito no sistema imunológico adquirido se dá por meio da diminuição de imunoglobulinas e citocinas pró-inflamatórias, incluindo IFN-$\gamma$, TNF-$\alpha$, IL-12, IL-17, IL-6 e IL-1$\beta$. A deficiência de vitamina D aumentou de modo significativo o risco de infecções do trato respiratório, incluindo a covid-19, bem como a sua gravidade.

A deficiência de vitamina D também está associada ao aumento de eventos trombóticos que resultam em lesões em múltiplos órgãos. No entanto, alguns ensaios clínicos randomizados recentes não mostraram efeito na redução da taxa de intubação, mortalidade hospitalar e tempo de internação hospitalar em pacientes que receberam vitamina D em altas doses: 200.000 UI e 300.000 UI. Portanto, a suplementação de vitamina D como terapia para a covid-19 ainda carece de evidências suficientes para estabelecer benefícios e riscos.

O calcifediol, forma ativa da vitamina D resultante da 25-hidroxilação hepática do colecalciferol, fornece rapidamente 25(OH)D ao sistema imune, permitindo sua ativação pelos linfócitos. Em doses de 266 mcg/semana, o calcifediol reduziu a mortalidade intra-hospitalar em pacientes com covid-19, diferentemente do que foi observado com o colecalciferol.

Já com relação à osteoporose, as taxas de fraturas permaneceram quase inalteradas em comparação com anos anteriores. Embora as fraturas vertebrais tenham sido observadas em uma amostra limitada dos pacientes mais velhos com covid-19, eles não pareciam ser diferentes dos pacientes não covid-19. Porém, estudos apontam que a taxa de mortalidade foi dobrada em pacientes fraturados, em relação aos não fraturados, sendo maior naqueles com fraturas vertebrais graves. Na verdade, as fraturas vertebrais estão associadas a um risco aumentado de pneumonia e função respiratória prejudicada também em pacientes sem doenças respiratórias crônicas anteriores.

Por fim, as consequências a longo prazo da pandemia de covid-19 para a osteoporose ainda são desconhecidas, mas pode ser esperado um aumento da sua prevalência, sobretudo em pessoas idosas, visto que hospitalização, repouso no leito e confinamento domiciliar podem ter acelerado a sarcopenia e a perda de massa óssea.

## LEITURAS SUGERIDAS


Abobaker A, Alzwi A. The effect of COVID-19 on parathyroid glands. J Infect Public Health. 2021;14(6):724-5.

Apicella M, Campopiano MC, Mantuano M, Mazoni L, Coppelli A, Del Prato S. COVID-19 in people with diabetes: understanding the reasons for worse outcomes. Lancet Diabetes Endocrinol. 2020;8(9):782-92.

Arlt W, Baldeweg SE, Pearce SHS, Simpson HL. Endocrinology in the time of COVID-19: management of adrenal insufficiency. Eur J Endocrinol. 2020;183(1):25-32.

Asfuroglu Kalkan E, Ates I. A case of subacute thyroiditis associated with covid-19 infection. J Endocrinol Invest. 2020;43(8):1173-4.

Atila C, Sailer CO, Bassetti S, Tschudin-Sutter S, Bingisser R, Siegemund M, et al. Prevalence and outcome of dysnatremia in patients with COVID-19 compared to controls. Eur J Endocrinol. 2021;184(3):409-18.

Bansal R, Gubbi S, Muniyappa R. Metabolic syndrome and COVID-19: endocrine-immune-vascular interactions shapes clinical course. Endocrinology. 2020;161(10):1-15.

Battisti S, Napoli N, Pedone C, Tranchita E, Giordano R, Pozzilli P, et al. Vertebral fractures and mortality risk in hospitalised patients during the COVID-19 pandemic emergency. Endocrine. 2021;74(3):461-9.

Behl T, Kaur I, Bungau S, Kumar A, Uddin MS, Kumar C, et al. The dual impact of ACE2 in COVID-19 and ironical actions in geriatrics and pediatrics with possible therapeutic solutions. Life Sci. 2020;257:118075.

Bilezikian JP, Bikle D, Hewison M, Lazaretti-Castro M, Formenti AM, Gupta A, et al. Mechanisms in endocrinology: vitamin D and COVID-19. Eur J Endocrinol. 2020;183(5):133-47.

Boelaert K, Visser WE, Taylor PN, Moran C, Léger J, Persani L. Endocrinology in the time of COVID-19: management of hyperthyroidism and hypothyroidism. Eur J Endocrinol. 2020;183(1):33-9.

Bordes SJ, Phang-Lyn S, Najera E, Borghei P, Mehra S. Pituitary apoplexy attributed to COVID-19 infection in the absence of an underlying macroadenoma or other identifiable cause. Cureus. 2021;13(2):1-5.

Bornstein SR, Rubino F, Khunti K, Mingrone G, Hopkins D, Birkenfeld AL, et al. Practical recommendations for the management of diabetes in patients with COVID-19. Lancet Diabetes Endocrinol. 2020;8(6):546-50.

Brancatella A, Ricci D, Cappellani D, Viola N, Sgrò D, Santini F, et al. Is subacute thyroiditis an underestimated manifestation of SARS-CoV-2 infection? Insights from a case series. J Clin Endocrinol Metab. 2020;105(10):3742-6.

Brancatella A, Ricci D, Viola N, Sgrò D, Santini F, Latrofa F. Subacute thyroiditis after SARS-CoV-2 infection. J Clin Endocrinol Metab. 2020;105(7):2367-70.

Cariou B, Hadjadj S, Wargny M, Pichelin M, Al-Salameh A, Allix I, et al. Phenotypic characteristics and prognosis of inpatients with COVID-19 and diabetes: the CORONADO study. Diabetologia. 2020;63(8):1500-15.

Caron P. Thyroid disorders and SARS-CoV-2 infection: from pathophysiological mechanism to patient management. Ann Endocrinol. 2020;81(5):507-10.

Caussy C, Wallet F, Laville M, Disse E. Obesity is associated with severe forms of COVID-19. Obesity. 2020;28(7):1175-7.

Chakraborty U, Ghosh S, Chandra A, Ray AK. Subacute thyroiditis as a presenting manifestation of COVID-19: a report of an exceedingly rare clinical entity. BMJ Case Rep. 2020;13(12):e239953.

Channappanavar R, Fett C, Mack M, Ten Eyck PP, Meyerholz DK, Perlman S. Sex-based differences in susceptibility to severe acute respiratory syndrome coronavirus infection. J Immunol. 2017;198(10):4046-53.

Christ-Crain M, Hoorn EJ, Sherlock M, Thompson CJ, Wass JAH. The management of diabetes insipidus and hyponatraemia. Eur J Endocrinol. 2021;185(1):35-42.

Clarke SA, Abbara A, Dhillo WS. Impact of COVID-19 on the endocrine system: a mini-review. Endocrinology. 2022;163(1):1-11.

Clarke SA, Phylactou M, Patel B, Morris B, Stretton E, Stephens K, et al. Normal adrenal and thyroid function in patients who survive COVID-19 infection. J Clin Endocrinol Metab. 2021;106(8):2208-20.

Cromer SJ, Yu EW. Challenges and opportunities for osteoporosis care during the COVID-19 pandemic. J Clin Endocrinol Metab. 2021;106(12):4795-808.

Dessie ZG, Zewotir T. Mortality-related risk factors of COVID-19: a systematic review and meta-analysis of 42 studies and 423,117 patients. BMC Infect Dis. 2021;21(1):855-67.

di Filippo L, Formenti AM, Doga M, Frara S, Rovere-Querini P, Bosi E, et al. Radiological thoracic vertebral fractures are highly prevalent in COVID-19 and predict disease outcomes. J Clin Endocrinol Metab. 2021;106(2):602-14.

Drucker DJ. Coronavirus infections and type 2 diabetes: shared pathways with therapeutic implications. Endocr Rev. 2020;41(3):457-70.

Duntas LH, Jonklaas J. COVID-19 and thyroid diseases: a bidirectional impact. J Endocr Soc. 2021;5(8):1-11.

Ediz C, Tavukcu HH, Akan S, Kizilkan YE, Alcin A, Oz K, et al. Is there any association of COVID-19 with testicular pain and epididymo-orchitis? Int J Clin Pract. 2021;75(3):e13753.

Entrenas-Castillo M, Entrenas-Costa LM, Pata MP, Jurado-Gamez B, Muñoz-Corroto C, et al. Calcifediol or corticosteroids in the treatment of COVID-19: an observational study. Nutrients. 2024; 16(12):1910.

Esmaeilzadeh A, Elahi R, Siahmansouri A, Ghanbari A, Golpour M, Ghaffari H, et al. Endocrine and metabolic complications of COVID-19: lessons learned and future prospects. J Mol Endocrinol. 2022;69(3):125-50.

Fassett MJ, Lurvey LD, Yasumura L, Nguyen M, Colli JJ, Volodarskiy M, et al. Universal SARS-Cov-2 screening in women admitted for delivery in a large managed care organization. Am J Perinatol. 2020;37(11):1110-4.

Foldi M, Farkas N, Kiss S, Zad N, Váncsa S, Szakó L, et al. Visceral adiposity elevates the risk of critical condition in COVID-19: a systematic review and meta-analysis. Obesity. 2021;29(3):521-8.

Frara S, Allora A, Castellino L, di Filippo L, Loli P, Giustina A. COVID-19 and the pituitary. Pituitary. 2021;24(3):465-81.

Freire Santana M, Borba MGS, Baía-da-Silva DC, Val F, Alexandre MAA, Brito-Sousa JD, et al. Case report: adrenal pathology findings in severe COVID-19: an autopsy study. Am J Trop Med Hyg. 2020;103(4):1604-7.

Gheblawi M, Wang K, Viveiros A, Nguyen Q, Zhong JC, Turner AJ, et al. Angiotensin-converting enzyme 2: SARS-CoV-2 receptor and regulator of the renin-angiotensin system. Circ Res. 2020;126(10):1456-74.

Ghosh R, Roy D, Roy D, Mandal A, Dutta A, Naga D, et al. A rare case of SARS-CoV-2 infection associated with pituitary apoplexy without comorbidities. J Endocr Soc. 2021;5(3):1-5.

Guo W, Ran L, Zhu J, Ge Q, Du Z, Wang F, et al. Identifying critically ill patients at risk of death from coronavirus disease. World J Emerg Med. 2021;12(1):18-23.

Güven M, Gültekin H. The effect of high-dose parenteral vitamin D3 on COVID-19-related inhospital mortality in critical COVID-19 patients during intensive care unit admission: a retrospective cohort study. Eur J Clin Nutr. 2021;75(9):1383-8.

Han T, Kang J, Li G, Ge J, Gu J. Analysis of 2019-nCoV receptor ACE2 expression in different tissues and its significance study. Ann Transl Med. 2020;8(17):1077-83.

Hikmet F, Méar L, Edvinsson Å, Micke P, Uhlén M, Lindskog C. The protein expression profile of ACE2 in human tissues. Mol Syst Biol. 2020;16(7):e9610.

Ho KS, Narasimhan B, Kumar A, Flynn E, Salonia J, El-Hachem N, et al. Syndrome of inappropriate antidiuretic hormone secretion and hyponatremia in COVID-19 patients. Am J Physiol Endocrinol Metab. 2020;318(6):882-5.

Hussain A, Mahawar K, Xia Z, Yang W, El-Hasani S. Obesity and mortality of COVID-19: meta-analysis. Obes Res Clin Pract. 2020;14(4):295-300.

Ilias I, Diamantopoulos A, Botoula E, Athanasiou N, Zacharis A, Tsipilis P, et al. Covid-19 and growth hormone/insulin-like growth factor 1: study in critically and non-critically ill patients. Front Endocrinol. 2021;12(1):644055.

Ippolito S, Dentali F, Tanda ML. SARS-CoV-2: a potential trigger for subacute thyroiditis? Insights from a case report. J Endocrinol Invest. 2020;43(8):1171-2.

Jing Y, Run-Qian L, Hao-Ran W, Hao-Ran C, Ya-Bin L, Yang G, et al. Potential influence of COVID-19/ACE2 on the female reproductive system. Mol Hum Reprod. 2020;26(6):367-73.

Jolliffe DA, Camargo CA, Sluyter JD, Aglipay M, Aloia JF, Ganmaa D, et al. Vitamin D supplementation to prevent acute respiratory infections: systematic review and meta-analysis of aggregate data from randomised controlled trials. Lancet Diabetes Endocrinol. 2021;9(5):276-92.

Kaptein EM, Sanchez A, Beale E, Chan LS. Clinical review: thyroid hormone therapy for postoperative nonthyroidal illnesses: a systematic review and synthesis. J Clin Endocrinol Metab. 2010;95(10):4526-34.

Khoo B, Tan T, Clarke SA, Mills EG, Patel B, Modi M, et al. Thyroid function before, during, and after COVID-19. J Clin Endocrinol Metab. 2021;106(2):803-11.

Kim B, Kim J, Jo YH, Kang SH, Lee YJ, Lee JH, et al. Risk of pneumonia after vertebral compression fracture in women with low bone density: a population-based study. Spine. 2018;43(14):830-5.

Kleybolte J, Storek B, Hegner B. SARS-CoV-2-induced SIADH: a novel cause of hyponatremia. Z Gerontol Geriatr. 2021; 54(5):492-6.

Kolanska K, Hours A, Jonquiere L, Mathieu d'Argent E, Dabi Y, Frydman N, et al. Mild COVID-19 infection does not alter the ovarian reserve in women treated with ART. Reprod Biomed Online. 2021;43(6):1117-21.

Krege JH, John R, Fink J, Winters S, Khosla S, Miller PD, et al. Thyroid cancer and thyroidectomy outcomes in the era of COVID-19. J Clin Endocrinol Metab. 2021;106(10): 3817-30.

Lania A, Sandri MT, Cellini M, Mirani M, Lavezzi E, Mazziotti G. Thyrotoxicosis in patients with COVID-19: the THYRCOV study. Eur J Endocrinol. 2020;183(4):381-7.

LaRoy M, McGuire M. Pituitary apoplexy in the setting of COVID-19 infection. Am J Emerg Med. 2021;47(1): 329-32.

Leyendecker P, Ritter S, Riou M, Wackenthaler A, Meziani F, Roy C, et al. Acute adrenal infarction as an incidental CT finding and potential prognostic factor in severe SARS-CoV-2 infection. Eur Radiol. 2021;31(2):895-900.

Luzi L, Radaelli M. Influenza and obesity: its odd relationship and the lessons for COVID-19 pandemic. Acta Diabetol. 2020;57(6):759-64.

Ma L, Xie W, Li D, Shi L, Ye G, Mao Y, et al. Evaluation of sex-related hormones and semen characteristics in reproductive-aged male COVID-19 patients. J Med Virol. 2021; 93(1):456-62.

Ma X, Guan C, Chen R, Wang Y, Feng S, Wang R, et al. Pathological and molecular examinations of postmortem testis biopsies reveal SARS-CoV-2 infection in the testis and spermatogenesis damage in COVID-19 patients. Cell Mol Immunol. 2021;18(2):487-9.

Mandal AKJ, Kho J, Metaxa S, Missouris CG. COVID-19 and late-onset hypertension with hyporeninaemic hypoaldosteronism. Int J Clin Pract. 2021;75(5):e13773.

Martha JW, Wibowo A, Pranata R. Hypocalcemia is associated with severe COVID-19: systematic review and meta-analysis. Diabetes Metab Syndr. 2021;15(1): 337-42.

Mattar SAM, Koh SJQ, Rama Chandran S, Cherng BPZ. Subacute thyroiditis associated with COVID-19. BMJ Case Rep. 2020;13(8):e237336.

Möller-Goede DL, Brändle M, Landau K, Bernays RL, Schmid C. Pituitary apoplexy: re-evaluation of risk factors for bleeding into pituitary adenomas and impact on outcome. Eur J Endocrinol. 2011;164(1):37-43.

Murai IH, Fernandes AL, Sales LP, Pinto AJ, Goessler KF, Duran CSC, et al. Effect of a single high dose of vitamin D3 on hospital length of stay in patients with moderate to severe COVID-19. JAMA. 2021;325(11):1053-60.

Oguz SH, Yildiz BO. Endocrine disorders and COVID-19. Annu Rev Med. 2023;74(1):75-88.

Peckham H, de Gruijter NM, Raine C, Radziszewska A, Ciurtin C, Wedderburn LR, et al. Male sex identified by global COVID-19 meta-analysis as a risk factor for death and ITU admission. Nat Commun. 2020;11(1): 6317-25.

Perez JS, Cohen M, Zapater JL, Eisenberg Y. Primary adrenal insufficiency after COVID-19 infection. Endocr Pract. 2021;27(S1):19-25.

Phelan N, Behan LA, Owens L. The impact of the COVID-19 pandemic on women's reproductive health. Front Endocrinol. 2021;12(1):642755.

Rastrelli G, Di Stasi V, Inglese F, Beccaria M, Garuti M, Di Costanzo D, et al. Low testosterone levels predict clinical adverse outcomes in SARS-CoV-2 pneumonia patients. Andrology. 2020;8(6):1868-78.

Rossetti CL, Cazarin J, Hecht F, Beltrão FEL, Ferreira ACF, Fortunato RS, et al. COVID-19 and thyroid function: what do we know so far? Front Endocrinol. 2022;13(1):1041676.

Rubingh J, Spek A, Fliers E, Boelen A. The role of thyroid hormone in the innate and adaptive immune response during infection. Compr Physiol. 2020;10(4):1277-87.

Rubino F, Amiel SA, Zimmet P, Alberti G, Bornstein S, Eckel RH, et al. New-onset diabetes in COVID-19. N Engl J Med. 2020;383(8):789-90.

Ruggeri RM, Campennì A, Siracusa M, Frazzetto G, Gullo D. Subacute thyroiditis in a patient infected with SARS-COV-2: an endocrine complication linked to the COVID-19 pandemic. Hormones. 2021;20(2):219-21.

Ruiz-Sanchez JG, Núñez-Gil IJ, Cuesta M, Rubio MA, Maroun-Eid C, Arroyo-Espliguero R, et al. Prognostic impact of hyponatremia and hypernatremia in COVID-19 pneumonia. Front Endocrinol. 2020;11(1):599255.

Ryan PM, Caplice NM. Is adipose tissue a reservoir for viral spread, immune activation and cytokine amplification in COVID-19. Obesity. 2020;28(7):1191-4.

Santos CDSE, Filho LMDCL, Santos CAT, Neill JS, Vale HF, Kurnutala LN. Pituitary tumor resection in a patient with SARS-CoV-2 (COVID-19) infection: a case report and suggested airway management guidelines. Braz J Anesthesiol. 2020;70(2):165-70.

Sardu C, D'Onofrio N, Balestrieri ML, Barbieri M, Rizzo MR, Messina V, et al. Outcomes in patients with hyperglycemia affected by COVID-19: can we do more on glycemic control? Diabetes Care. 2020;43(7):1408-15.

Sattar N, McInnes IB, McMurray J. Obesity a risk factor for severe COVID-19 infection: multiple potential mechanisms. Circulation. 2020;142(1):4-6.

Selek A, Güçlü M, Bolu ŞE. COVID-19 pandemic: what about the gonads? Hormones. 2021;20(2):259-68.

Simonnet A, Chetboun M, Poissy J, Raverdy V, Noulette J, Duhamel A, et al. High prevalence of obesity in severe acute respiratory syndrome coronavirus-2 (SARS-CoV-2) requiring invasive mechanical ventilation. Obesity. 2020;28(7):1195-9.

Solorio-Pineda S, Almendárez-Sánchez CA, Tafur-Grandett AA, Ramos-Martínez GA, Huato-Reyes R, Ruiz-Flores MI. Pituitary macroadenoma apoplexy in a severe acute respiratory syndrome-coronavirus-2-positive testing: causal or casual? Surg Neurol Int. 2020;11(1):304-7.

Stanley KE, Thomas E, Leaver M, Wells D. Coronavirus disease-19 and fertility: viral host entry protein expression in male and female reproductive tissues. Fertil Steril. 2020;114(1):33-43.

Stefan N, Birkenfeld AL, Schulze MB, Ludwig DS. Obesity and impaired metabolic health in patients with COVID-19. Nat Rev Endocrinol. 2020;16(7):341-2.

Stroehlein JK, Wallqvist J, Iannizzi C, Mikolajewska A, Metzendorf MI, Benstoem C, et al. Vitamin D supplementation for the treatment of COVID-19: a living systematic review. Cochrane Database Syst Rev. 2021;5(5):CD015043.

Szczerbiński Ł, Okruszko MA, Szabłowski M, Sołomacha S, Sowa P, Kiszkiel Ł, et al. Long-term effects of COVID-19 on the endocrine system - a pilot case-control study. Front Endocrinol. 2023;14(1):1192174.

Tan T, Khoo B, Mills EG, Phylactou M, Patel B, Eng PC, et al. Association between high serum total cortisol concentrations and mortality from COVID-19. Lancet Diabetes Endocrinol. 2020;8(8):659-60.

The RECOVERY Collaborative Group. Dexamethasone in hospitalized patients with COVID-19 - preliminary report. N Engl J Med. 2020;384(8):693-704.

Thomas P, Alexander PE, Ahmed U, Elderhorst E, El-Khechen H, Mammen MJ, et al. Vertical transmission risk of SARS-CoV-2 infection in the third trimester: a systematic scoping review. J Matern Fetal Neonatal Med. 2020;35(7):1588-95.

Vaduganathan M, Vardeny O, Michel T, McMurray JJV, Pfeffer MA, Solomon SD. Renin-angiotensin-aldosterone system inhibitors in patients with COVID-19. N Engl J Med. 2020;382(17):1653-9.

Van der Pas R, Leebeek FW, Hofland LJ, De Herder WW, Feelders RA. Hypercoagulability in Cushing's syndrome: prevalence, pathogenesis and treatment. Clin Endocrinol. 2013;78(4):481-8.

Van Gerwen M, Alsen M, Little C, Barlow J, Naymagon L, Tremblay D, et al. Outcomes of patients with hypothyroidism and COVID-19: a retrospective cohort study. Front Endocrinol. 2020;11(1):565-72.

Wang Z, Xu X. scRNA-sequencing of human testes reveals the presence of the ACE2 receptor, a target for SARS-CoV-2 infection in spermatogonia, leydig and sertoli cells. Cells. 2020;9(4):920-8.

Watanabe R, Shiraki M, Saito M, Okazaki R, Inoue D. Restrictive pulmonary dysfunction is associated with vertebral fractures and bone loss in elderly postmenopausal women. Osteoporos Int. 2018;29(3):625-33.

Weir EK, Thenappan T, Bhargava M, Chen Y. Does vitamin D deficiency increase the severity of COVID-19? Clin Med. 2020;20(4):107-8.

Wiersinga WJ, Rhodes A, Cheng AC, Peacock SJ, Prescott HC. Pathophysiology, transmission, diagnosis, and treatment of coronavirus disease 2019 (COVID-19): a review. JAMA. 2020;324(8):782-93.

Yang JK, Lin SS, Ji XJ, Guo LM. Binding of SARS coronavirus to its receptor damages islets and causes acute diabetes. Acta Diabetol. 2010;47(3):193-9.

Yichen W, Hui G, Gongquan W, Jiawei Z, Bing D. COVID-19 as a trigger for type 1 diabetes. J Clin Endocrinol Metab. 2023;108(9):2176-83.

Yousaf Z, Al-Shokri SD, Al-Soub H, Mohamed MFH. COVID-19-associated SIADH: a clue in the times of pandemic. Am J Physiol Endocrinol Metab. 2020;318(6):882-5.

Zhang T, Mei Q, Zhang Z, Liu Y, Liu H, Yu S, et al. Risk for newly diagnosed diabetes after COVID-19: a systematic review and meta-analysis. BMC Med. 2022;20(1):444-52.

Zhang Y, Leung DY, Richers BN, Liu Y, Remigio LK, Riches DW, et al. Vitamin D inhibits monocyte/macrophage proinflammatory cytokine production by targeting MAPK phosphatase-1. J Immunol. 2012;188(5):2127-35.

Zhu L, She ZG, Cheng X, Qin JJ, Zhang XJ, Cai J, et al. Association of blood glucose control and outcomes in patients with COVID-19 and pre-existing type 2 diabetes. Cell Metab. 2020;31(6):1068-77.

Capítulo 82

# Endocrinopatia Associada ao Tratamento Imunológico

Victoria Stahlhofer Konze ▪ Francisco Bandeira

## INTRODUÇÃO

Os inibidores do *checkpoint* imune (ICI) têm revolucionado o tratamento de diversos cânceres, no entanto, estão associados ao desenvolvimento de endocrinopatias que representam desafios de diagnóstico e tratamento. Esses fármacos são anticorpos monoclonais direcionados à superfície celular de moléculas presentes em vários tipos de células do sistema imunológico, facilitando o reconhecimento imunológico e a destruição de células cancerígenas. Em cânceres altamente agressivos, como melanoma e câncer de pulmão, o tratamento com ICI levou a um drástico aumento da sobrevivência. Hoje, os dois sistemas imunológicos que costumam ser mais visados são o antígeno 4 associado aos linfócitos T citotóxicos (CTLA-4) e a proteína 1 de morte celular programada (PD-1). PD-1 funciona como um receptor de superfície celular pertencente à família das imunoglobulinas e se liga a dois ligantes, ligante de morte programado 1 e 2 (PD-L1 e PD-L2). PD-L1 é expresso em superfícies celulares de vários tecidos e tipos de células, incluindo as tumorais. PD-L2 é principalmente restrito às células hematopoéticas.

O primeiro ICI aprovado para uso humano foi o ipilimumabe, um anticorpo direcionado ao CTLA-4, aprovado para o melanoma metastático em 2011. Mais recentemente, agentes direcionados ao PD-1 (nivolumabe, pembrolizumabe, cemiplimabe) e PD-L1 (atezolizumabe, avelumabe, durvalumabe) demonstraram eficácia, recebendo aprovações em 17 tipos diferentes de câncer, incluindo, entre outros, cânceres do pele, rim, trato digestivo superior e pulmão.

Os eventos endócrinos estão entre as toxicidades mais comuns experimentadas pelo ICI, afetando até 40% dos pacientes tratados, dependendo dos medicamentos utilizados. Os órgãos endócrinos mais comumente afetados pelo ICI, em ordem decrescente, são tireoide (em geral hipotireoidismo, que pode ser precedido por tireotoxicose transitória induzida por tireoidite), hipófise (pan-hipopituitarismo ou hipofisite), adrenal (insuficiência adrenal primária) e células beta das ilhotas pancreáticas (diabetes insulinopênica, semelhante ao diabetes tipo 1).

Na maioria dos casos, os eventos adversos se desenvolvem nas primeiras semanas ou meses, mas também podem se desenvolver a qualquer momento durante a terapia com ICI, até mesmo após a interrupção do tratamento.

## SINTOMAS E DIAGNÓSTICO

Os sintomas surgem em geral dentro de 6 meses após o início do ICI, embora possa surgir a qualquer momento durante a terapia ou mesmo vários meses após a sua descontinuação.

A gravidade desses eventos também é amplamente divergente, enquanto o hipotireoidismo costuma ser acompanhado por sintomas leves, casos de diabetes melito que se apresentam com cetoacidose diabética podem ser fatais. As manifestações inespecíficas, que muitas vezes se sobrepõem aos sintomas da própria doença de base, requerem alto índice de suspeita por parte dos oncologistas, bem como o monitoramento hormonal frequente.

De maneira geral, os sinais e sintomas são diversos e se relacionam ao órgão endócrino afetado. Existem variações e discordâncias entre as diretrizes relacionadas às recomendações sobre a frequência de testes endócrinos. Com base nas diretrizes mais atuais, sugere-se: dosagem do hormônio estimulador da tireoide (TSH), T4L, cortisol (com atenção a qualquer glicocorticoide recente ou atual tratamento), hormônio adrenocorticotrófico (ACTH), hormônio luteinizante (LH), hormônio folículo-estimulante (FSH), estradiol (mulheres na pré-menopausa), testosterona (homens), prolactina, hemoglobina glicada, glicose e eletrólitos (Na, K, Ca). Esses testes devem ser repetidos a cada 4 a 6 semanas, de preferência antes de cada ciclo de tratamento. Para o diagnóstico de endocrinopatias específicas, exames adicionais podem ser indicados.

## TRATAMENTO

A presença de uma endocrinopatia controlada não é uma contraindicação para início e/ou continuação da terapia ICI, visto que o benefício oncológico desse tratamento, em sua maioria, supera o risco relacionado às endocrinopatias. Casos raros (crise adrenal, tireotoxicose grave) podem precisar de controle endócrino primeiro, podendo ser feito dentro de dias a semanas, e não deve parar ou atrasar de modo significativo o tratamento com ICI.

Já em caso de doença ocular grave da tireoide ou hipofisite com compressão do quiasma óptico, sugere-se uma discussão entre oncologia e endocrinologia para avaliar a possível interrupção do ICI; para outras anomalias endócrinas, não há necessidade de interromper o tratamento.

## ENDOCRINOPATIAS ESPECÍFICAS

### Hipófise

A incidência global de hipofisite é de cerca de 17% em pacientes tratados com ICI, com uma proporção mulher:homem de 1:4. A idade média de início é de aproximadamente 60 anos e a média de tempo do início dos sintomas é de 10 semanas para inibidores de CTLA-4 e 27 semanas para inibidores PD-1/PD-L1. As apresentações clínicas da hipofisite variam de acordo com o tipo e a dose de ICI. Quando induzido por anti-CTLA-4, a deficiência de ACTH é mais comum (95%) e é com frequência acompanhada por outras insuficiências hipofisárias. O hipotireoidismo secundário foi descrito em 85%, e o hipogonadismo secundário, em 75% dos casos.

Em contraste com os distúrbios da tireoide, a maioria dos pacientes com disfunção hipofisária apresenta sintomas clínicos, em vez de serem detectados apenas por triagem laboratorial. Esses sintomas são em geral relacionados com a neurocompressão, como dor de cabeça, náuseas, vômitos, diplopia e defeitos de campo visual, ou à insuficiência adrenal secundária, incluindo fadiga e náuseas. Raramente, os casos graves podem apresentar hipotensão ou crise adrenal precipitada por uma doença concomitante.

Cortisol matinal baixo (< 5 mcg/dℓ) com ACTH baixo são indicativos de insuficiência adrenal secundária, assim como TSH e T4L baixos são indicativos de hipotireoidismo secundário e níveis baixos de hormônios sexuais, FSH e LH, de hipogonadismo secundário. Ressonância magnética (RM) hipofisária pode ajudar a confirmar o diagnóstico de hipofisite e excluir outras causas de insuficiência hipofisária, como doença metastática, sendo importante ressaltar que um exame normal não exclui o diagnóstico de hipofisite.

Pacientes com dores de cabeça devem realizar exames de imagem cerebral, de preferência RM da hipófise, podendo ser obervado, no caso da hipofisite induzida por ICI, um aumento inicial da hipófise, que volta ao normal dentro de semanas.

A hipofisite induzida por anti-PD-1 costuma se apresentar com deficiência isolada de ACTH (97%), sendo a hiponatremia um dos achados mais comuns (63%). Envolvimento da hipófise posterior com diabetes insípido (DI) central é raro, descrito em apenas 3% das hipofisites induzidas por anti-PD-1 e anti-CTLA-4.

É importante avaliar o uso de medicamentos que podem interferir na função hipofisária ou nos ensaios hormonais laboratoriais, como glicocorticoides em altas doses, que podem causar supressão de ACTH, TSH, gonadotrofinas, hormônio do crescimento (GH) e vasopressina. Opiáceos, com frequência usado nesses pacientes para aliviar a dor, podem suprimir a secreção de ACTH e gonadotrofinas.

O monitoramento de rotina da disfunção hipofisária é controverso. É recomendado dosar cortisol matinal e ACTH em pacientes que recebem tratamento à base de ipilimumabe a cada ciclo, e, em pacientes em uso de anti-PD-1/PD-L1, apenas na presença de sintomas. Pacientes com insuficiência adrenal devem ser tratados com dose de reposição de glicocorticoides. Pacientes hemodinamicamente estáveis com insuficiência adrenal, mas que estão doentes, devem ser tratados com dose de manutenção 2 a 3 vezes maior de glicocorticoides por via oral até a doença se resolver e, então, retomar a reposição diária de glicocorticoides de manutenção. Se o paciente com insuficiência adrenal não consegue fazer reposição oral de glicocorticoide ou está hemodinamicamente instável, hospitalização e tratamento com doses aumentadas de glicocorticoides via parenteral são necessários. Pacientes com sintomas compressivos graves podem receber prednisona 1 a 2 mg/kg com redução gradual. Além disso, deve-se repor levotiroxina em pacientes com hipotireoidismo central, bem como hormônios sexuais para pacientes com hipogonadismo hipogonadotrófico, salvo as contraindicações já bem esclarecidas na literatura. Não deve-se repor GH nesses casos, em virtude da presença de um câncer em atividade. Por fim, de maneira geral, os pacientes podem continuar a terapia com ICI.

## Tireoide

A disfunção tireoidiana é o evento adverso endócrino mais comum relacionado ao uso de ICI. Ocorre em cerca de 10% dos pacientes tratados com anti-PD-1/PD-L1 e até 15 a 20% daqueles tratados com bloqueio combinado PD-1/CTLA-4.

Hipotireoidismo é mais frequente, ocorrendo em média de 8 a 12 semanas após o início do tratamento. Pacientes com anticorpos antitireoidianos preexistentes possuem maior risco em comparação com pacientes sem esses anticorpos. Tireotoxicose, em geral precedendo o hipotireoidismo, tem uma incidência menor estimada em 0,2 a 5,2% (anti-CTLA-4), 0,6 a 3,7% (anti-PD-1/PD-L1) e 8,0 a 11,1% (tratamento combinado), apresentando um início rápido, tipicamente 4 a 6 semanas após o início do ICI e durando cerca de 6 semanas. O hipotireoidismo costuma ser permanente, em especial quando clinicamente evidente. O risco de disfunção tireoidiana parece não ser dependente do subtipo de câncer, dosagem de ICI ou idade. Ao contrário da hipofisite, que é mais comum em homens, a disfunção tireoidiana ocorre com mais frequência em mulheres. Além disso, pacientes com hipotireoidismo conhecido podem precisar de doses maiores de levotiroxina após o início do ICI.

A fisiopatologia subjacente é de uma inflamação aguda imunomediada seguida pela destruição da glândula tireoide. Acredita-se que alguns pacientes podem apresentar uma tireoidite autoimune crônica latente, que torna-se evidente com o tratamento com ICI.

Como a disfunção tireoidiana é leve na maioria dos casos, e muitas vezes os sintomas se confundem com aqueles relacionados com o distúrbio maligno subjacente ou outros efeitos colaterais do tratamento, o diagnóstico depende da dosagem de TSH e T4L. Os testes laboratoriais de função tireoidiana podem ser influenciados por outros fatores, como medicamentos, doenças não tireoidianas e agentes de contraste à base de iodo. As diretrizes aconselham triagem da função tireoidiana antes do início do ICI, e depois de forma mensal durante os primeiros 6 meses, após os quais o intervalo pode ser prolongado para cada 2 a 3 meses durante 6 meses e a cada 6 meses após. Em caso de hipotireoidismo, a dosagem de anticorpos antiperoxidase tireoidiana é recomendada, pois indica etiologia autoimune. A maioria das diretrizes não recomenda teste de anticorpos antitireoglobulina. Além disso, em casos de hipertireoidismo, dosagem do T3, cintilografia da tireoide e a ultrassonografia são úteis. É importante ressaltar, ainda, que o TSH não é uma avaliação precisa naqueles com doença hipofisária ou hipofisite.

A maioria dos casos de tireotoxicose pode ser tratada com betabloqueadores para alívio sintomático. Não é recomendado o uso de altas doses de glicocorticoides para tratamento de tireoidite, exceto em casos raros de tempestade tireoidiana e doença ocular grave da tireoide. Doença de Graves requer tratamento com medicamentos antitireoidianos, e de modo mais raro, iodoterapia ou cirurgia. O hipotireoidismo primário é tratado com levotiroxina, sendo a dose inicial padrão de 1,0 mcg/kg diariamente, com novo teste a cada 6 semanas para ajuste de dose. Em idosos ou pacientes com comorbidade cardiovascular, uma dose inicial mais baixa deve ser usada (25 μg/d). O nível de TSH é útil para ajustar doses no hipotireoidismo primário, mas não deve ser usado para monitorar a adequação da reposição no hipotireoidismo secundário. Em pacientes em uso de dose baixa, deve-se considerar a redução gradual e a interrupção da levotiroxina periodicamente para avaliar se a função da tireoide se recuperou. Após a cessação do tratamento com ICI, recomenda-se o monitoramento periódico da função tireoidiana por pelo menos 2 anos.

## Adrenal

A insuficiência adrenal primária é uma complicação rara da terapia com ICI. A apresentação clínica é semelhante ao hipocortisolismo secundário, com mal-estar, fadiga e náuseas, mas difere por estar mais associada à hipotensão e/ou crise adrenal, devido à deficiência de mineralocorticoides em combinação com deficiência grave de glicocorticoides.

O diagnóstico segue as diretrizes da Endocrine Society. Os exames laboratoriais revelam um cortisol matinal baixo e ACTH superior a 2 vezes o limite da normalidade, sendo importante destacar que o uso de estrogênios aumentará os níveis de cortisol total e pode dar resultados falsamente normais. Se as células produtoras de mineralocorticoides são afetadas, acidose metabólica e hipercalemia também podem estar presentes. Recomenda-se ainda a triagem de autoanticorpos contra a 21-hidroxilase, por ser um agente específico marcador de autoimunidade contra o córtex adrenal, além de uma tomografia computadorizada da região adrenal para detectar quaisquer tumores primários ou metástases.

Em virtude da natureza potencialmente fatal da insuficiência adrenal, o tratamento deve ser iniciado de pronto, enquanto se aguardam os testes confirmatórios. O tratamento consiste em reposição de glicocorticoides (hidrocortisona 15 a 25 mg em duas ou três doses diárias), podendo ser necessária a suplementação de mineralocorticoides (fludrocortisona 0,05 a 0,15 mg, além de dieta sem restrição de sal). Tal como acontece com a hipofisite, os pacientes podem continuar o ICI após a estabilização aguda. Por fim, é recomendado que os pacientes recebam treinamento sobre o gerenciamento de seus glicocorticoides durante o período de doença.

## Paratireoides

O hipoparatireoidismo primário é um efeito colateral raro da imunoterapia, com poucos casos relatados na literatura, os quais se apresentavam com hipocalcemia sintomática, além de fadiga intensa, parestesia, náuseas e fraqueza generalizada. No diagnóstico, pode-se evidenciar cálcio sérico baixo, com níveis inapropriadamente normais ou baixos de paratormônio (PTH). A natureza autoimune do hipoparatireoidismo relacionado com ICI foi baseado na descoberta da ativação de autoanticorpos do receptor sensível ao cálcio (CaSR) em três casos na literatura.

Hipercalcemia também tem sido relatada, mas parece não ser mediada pelo PTH. Até o presente momento, não há evidências de efeito da terapia com ICI no metabolismo ósseo. No entanto, suplementos de cálcio e vitamina D devem ser administrados a todos os pacientes tratados com ICI. Além disso, agentes antirreabsortivos devem ser administrados aos pacientes tratados com glicocorticoides em altas doses.

Quando a hipocalcemia é detectada, magnésio, fosfato, 25(OH)D e o PTH devem ser avaliados. Não é recomendado o uso de glicocorticoides em altas doses no tratamento do hipoparatiroidismo, sendo aconselhado o mesmo tratamento usado no hipoparatireoidismo por outras causas, com suplementação de cálcio e vitamina D em sua forma ativa, não sendo recomendado o uso de PTH recombinantes. O objetivo principal do tratamento é corrigir os sintomas de hipocalcemia e evitar as complicações como parestesia, distúrbios neuropsiquiátricos e calcinose renal.

## Diabetes melito

A incidência global de diabetes melito (DM) induzida por ICI varia de 0,9 a 2%, e a idade média de início é de cerca de 60 anos. A maioria dos pacientes desenvolve DM ICI durante a terapia, embora existam casos na literatura em que o início da doença ocorreu vários meses após a cessação do ICI. Cetoacidose diabética no diagnóstico é muito frequente e ocorre em até 70% dos casos, inclusive com elevações leves da hemoglobina A1C, sugerindo início rápido e declínio abrupto da secreção da insulina. Até 76% daqueles que desenvolveram DM receberam anti-PD-1, 8% anti-PD-L1, enquanto apenas 4% receberam anti-CTLA-4. O DM induzido por ICI desenvolve-se com rapidez, muitas vezes com a presença de autoanticorpos e genótipos HLA que estão associados com DM tipo 1. O que ocorre, na maioria dos casos, é uma destruição imunomediada das ilhotas pancreáticas. Exacerbação de diabetes tipo 2 subjacente ou DM induzido por glicocorticoides deve ser sempre considerada.

Quantos aos exames de triagem, HbA1c não é um bom parâmetro devido ao quadro tipicamente agudo do início da hiperglicemia no DM induzido por ICI, embora possa revelar DM prévio não diagnosticado, sendo preferível, portanto, a avaliação da glicemia aleatória e do painel metabólico básico dos pacientes. Autoanticorpos antidescarboxilase do ácido glutâmico, anti-ilhota-2 (IA2), anti-insulina (IAA) e o transportador de zinco são altamente específicos para DM autoimune e também são relatados em casos de DM induzido por ICI. Os níveis de peptídeo C podem auxiliar na avaliação da reserva de insulina endógena. Além disso, deve-se ficar atento aos sintomas clássicos de poliúria, polidipsia e fadiga, bem como dor abdominal e náuseas.

É recomendado, portanto, que o tratamento seja baseado em insulinoterapia. Não há evidências de que altas doses de glicocorticoides resgatam a função das células beta, além de contribuírem para o aumento da glicemia de maneira substancial. A probabilidade de recuperação espontânea e remissão do diabetes é baixa. Como o DM induzido por ICI se desenvolve de modo rápido, pode-se assumir que não há complicações a longo prazo no momento do diagnóstico, embora os pacientes devam ser inseridos em um programa de triagem depois. Por fim, é recomendado que esses pacientes recebam a mesma educação e treinamento em autogestão da doença que pacientes com DM tipo 1 recebem.

## Poliendocrinopatia

A poliendocrinopatia é comum após o tratamento com ICI, assim como as doenças endócrinas autoimunes em geral. De 15 a 30% dos pacientes com DM tipo 1 apresentam outra doença autoimune, sobretudo doenças da tireoide. A poliendocrinopatia induzida por ICI é observada de modo mais rotineiro na combinação de tireoidopatias com outra endocrinopatia como hipofisite, DM tipo 1 ou insuficiência adrenal primária. É portanto necessário que se mantenha, por parte dos profissionais médicos, um alto índice de suspeição para esses efeitos colaterais comuns dos ICI, que podem acarretar importante morbidade aos pacientes.

## LEITURAS SUGERIDAS


Alvin C, Jordan J, Douglas B. Endocrine toxicities of immune checkpoint inhibitors. Nat Rev Endocrinol. 2021;17(7): 389-99.

Arima H, Iwama S, Inaba H, Ariyasu H, Makita N, Otsuki M, et al. Management of immune-related adverse events in endocrine organs induced by immune checkpoint inhibitors: clinical guidelines of the Japan Endocrine Society. Endocr J. 2019;66(7):581-6.

Bollerslev J, Rejnmark L, Marcocci C, Shoback DM, Sitges-Serra A, van Biesen W, et al. European Society of Endocrinology Clinical Guideline: treatment of chronic hypoparathyroidism in adults. Eur J Endocrinol. 2015; 173(2):G1-20.

Bornstein SR, Allolio B, Arlt W, Barthel A, Don-Wauchope A, Hammer GD, et al. Diagnosis and treatment of primary adrenal insufficiency: an Endocrine Society clinical practice guideline. J Clin Endocrinol Metab. 2016;101(2): 364-89.

Brahmer JR, Lacchetti C, Schneider BJ, Atkins MB, Brassil KJ, Caterino JM, et al. Management of immune-related adverse events in patients treated with immune checkpoint inhibitor therapy: American Society of Clinical Oncology clinical practice guideline. J Clin Oncol. 2018;36(17): 1714-68.

Castinetti F, Albarel F, Archambeaud F, Bertherat J, Bouillet B, Buffier P, et al. French Endocrine Society Guidance on endocrine side effects of immunotherapy. Endocr Relat Cancer. 2019;26(2):G1-18.

de Filette J, Andreescu CE, Cools F, Bravenboer B, Velkeniers B. A systematic review and meta-analysis of endocrine-related adverse events associated with immune checkpoint inhibitors. Horm Metab Res. 2019;51(3):145-56.

Delivanis DA, Gustafson MP, Bornschlegl S, Merten MM, Kottschade L, Withers S, et al. Pembrolizumab-induced thyroiditis: comprehensive clinical review and insights into underlying involved mechanisms. J Clin Endocrinol Metab. 2017;102(8):2770-80.

Di Dalmazi G, Ippolito S, Lupi I, Caturegli P. Hypophysitis induced by immune checkpoint inhibitors: a 10-year assessment. Expert Rev Endocrinol Metab. 2019;14(6):381-98.

Eystein S, Frederik C, Sherwin C, Luca C, Sophie B, Marie-Christine V. Endocrine-related adverse conditions in patients receiving immune checkpoint inhibition: an ESE clinical practice guideline. Eur J Endocrinol. 2022; 187(6):G1-21.

Girotra M, Hansen A, Farooki A, Byun DJ, Min L, Creelan BC, et al. The current understanding of the endocrine effects from immune checkpoint inhibitors and recommendations for management. JNCI Cancer Spectr. 2018;2(2):pky021.

Higham CE, Olsson-Brown A, Carroll P, Cooksley T, Larkin J, Lorigan P, et al. Society for Endocrinology Endocrine Emergency Guidance: acute management of the endocrine complications of checkpoint inhibitor therapy. Endocr Connect. 2018;7(7):G1-7.

Iwama S, Kobayashi T, Arima H. Management, biomarkers and prognosis in people developing endocrinopathies associated with immune checkpoint inhibitors. Nat Rev Endocrinol. 2025.

Iyer PC, Cabanillas ME, Waguespack SG, Hu MI, Thosani S, Lavis VR, et al. Immune-related thyroiditis with immune checkpoint inhibitors. Thyroid. 2018;28(10):1243-51.

Kotwal A, Haddox C, Block M, Kudva YC. Immune checkpoint inhibitors: an emerging cause of insulin-dependent diabetes. BMJ Open Diabetes Res Care. 2019;7(1):e000591.

Lupi I, Brancatella A, Cetani F, Latrofa F, Kemp EH, Marcocci C. Activating antibodies to the calcium-sensing receptor in immunotherapy-induced hypoparathyroidism. J Clin Endocrinol Metab. 2020;105(5):1581-8.

Paragliola RM, Corsello A, Papi G, Melfa E, Urbani A, Pontecorvi A, et al. Immunoassay interference on thyroid function tests during treatment with nivolumab. Thyroid. 2020;30(7):1091-4.

Pardoll DM. The blockade of immune checkpoints in cancer immunotherapy. Nat Rev Cancer. 2012;12(4):252-64.

Piranavan P, Li Y, Brown E, Kemp EH, Trivedi N. Immune checkpoint inhibitor-induced hypoparathyroidism associated with calcium-sensing receptor-activating autoantibodies. J Clin Endocrinol Metab. 2019;104(3):550-6.

Puzanov I, Diab A, Abdallah K, Bingham CO, Brogdon C, Dadu R, et al. Managing toxicities associated with immune checkpoint inhibitors: consensus recommendations from the Society for Immunotherapy of Cancer (SITC) Toxicity Management Working Group. J Immunother Cancer. 2017;5(1):95.

Ribas A, Wolchok JD. Cancer immunotherapy using checkpoint blockade. Science. 2018;359(6382):1350-5.

Stamatouli AM, Quandt Z, Perdigoto AL, Clark PL, Kluger H, Weiss SA, et al. Collateral damage: insulin-dependent diabetes induced with checkpoint inhibitors. Diabetes. 2018;67(8):1471-80.

Stelmachowska-Banas M, Czajka-Oraniec I. Management of endocrine immune-related adverse events of immune checkpoint inhibitors: an updated review. Endocr Connect. 2020;9(7):R207-28.

Tsang VHM, McGrath RT, Clifton-Bligh RJ, Scolyer RA, Jakrot V, Guminski AD, et al. Checkpoint inhibitor-associated autoimmune diabetes is distinct from type 1 diabetes. J Clin Endocrinol Metab. 2019;104(11):5499-506.

Wei SC, Duffy CR, Allison JP. Fundamental mechanisms of immune checkpoint blockade therapy. Cancer Discov. 2018;8(9):1069-86.

Wright JJ, Salem JE, Johnson DB, Lebrun-Vignes B, Stamatouli A, Thomas JW, et al. Increased reporting of immune checkpoint inhibitor-associated diabetes. Diabetes Care. 2018;41(12):e150-1.

Capítulo 83

# Obesidade, Diabetes e Insuficiência Cardíaca

Lucian Batista de Oliveira ▪ Francisco Bandeira

## INTRODUÇÃO

A insuficiência cardíaca é uma síndrome clínica complexa e prevalente, caracterizada pela inaptidão do coração em bombear sangue de maneira efetiva para suprir as demandas tissulares, o que ocasiona pressões de enchimento elevadas ou débito cardíaco inadequado.

Tal entidade clínica está associada a uma vasta gama de distúrbios metabólicos inflamatórios e adipogênicos, os quais se potencializam de modo mútuo. Nesse contexto, destacam-se a obesidade e o diabetes melito (DM), considerados componentes dos estágios pré-clínicos da insuficiência cardíaca, sendo relevantes fatores de risco para o seu desenvolvimento e sua progressão.

## ESTÁGIOS DA INSUFICIÊNCIA CARDÍACA

A classificação da insuficiência cardíaca segundo a fração de ejeção do ventrículo esquerdo (FEVE) (com fração de ejeção preservada [ICFEp], quando FEVE ≥ 50%; com fração de ejeção levemente reduzida [ICFElr], em que FEVE 41 a 49%; com fração de ejeção reduzida [ICFEr], se FEVE ≤ 40%) e quanto à sintomatologia (classes funcionais New York Heart Association [NYHA] de I a IV) são amplamente utilizadas na prática clínica. No entanto, há pouco tempo, a American College of Cardiology e a American Heart Association (ACC/AHA) adotaram a divisão da insuficiência cardíaca em quatro diferentes estágios, que enfatizam o desenvolvimento e a progressão da doença (Figura 83.1). Nos estágios A e B, os indivíduos não manifestam sinais e sintomas típicos da insuficiência cardíaca, mas já apresentam importantes fatores de risco para o seu desenvolvimento (estágio A), ou evidências de alterações estruturais/funcionais cardíacas (estágio B).

Nesse cenário, a obesidade e o DM estão entre as condições que caracterizam o estágio A da insuficiência cardíaca, somadas a outros fatores de risco, como hipertensão arterial, doença cardiovascular aterosclerótica, exposição a agentes cardiotóxicos e a presença de fatores hereditários associados à cardiomiopatia.

A obesidade também ganha destaque no diagnóstico da ICFEp, que, muitas vezes, é desafiador, diante da ausência de prejuízo significativo da atividade do ventrículo esquerdo (VE), sendo necessárias evidências de aumento das pressões de enchimento ou alterações estruturais cardíacas, junto aos sinais clínicos característicos da insuficiência cardíaca. Nos pacientes que apresentam dispneia ou fadiga não esclarecidas, recomenda-se a aplicação de escores que reúnem parâmetros clínicos, ecocardiográficos e laboratoriais, como o HFA-PEFF e o $H_2$FPEF. O $H_2$FPEF tem entre as variáveis preditivas a obesidade (Tabela 83.1). Pontuações no $H_2$FPEF ≥ 6 indicam alta probabilidade de ICFEp, enquanto pontuações < 2 refletem baixa probabilidade. Pontuações entre 2 e 5 requerem avaliação adicional, como ecocardiograma de esforço ou cateterismo.

## DIABETES E A OBESIDADE NA FISIOPATOLOGIA DA INSUFICIÊNCIA CARDÍACA

Múltiplos mecanismos explicam como a obesidade, a resistência à insulina (RI) e o DM contribuem para o desenvolvimento da insuficiência cardíaca, por meio de alterações morfológicas e funcionais no músculo cardíaco. Essa relevante relação fez surgir termos como "cardiomiopatia da obesidade" e "cardiomiopatia metabólica".

A obesidade proporciona uma resposta exacerbada do VE ao aumento da carga hemodinâmica,

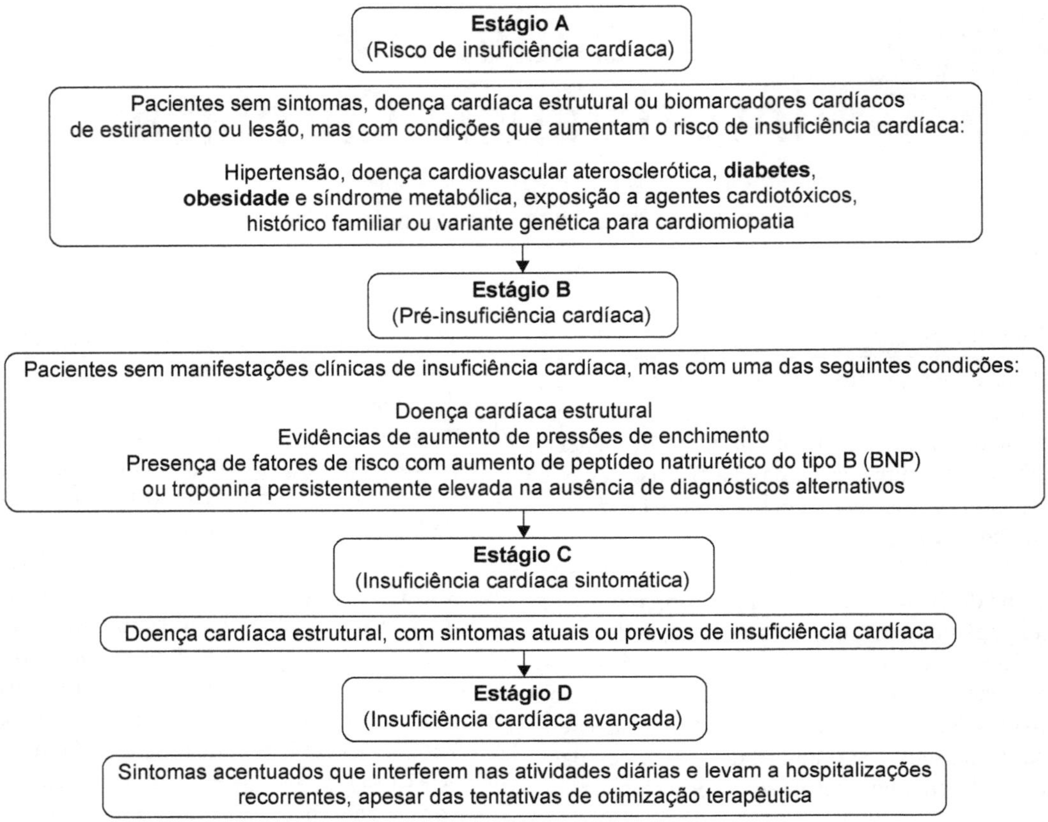


**FIGURA 83.1** Estágios da insuficiência cardíaca, conforme classificação ACC/AHA. Diabetes e obesidade são alguns dos componentes do estágio A. (Adaptada de Heidenreich et al., 2022.)

**TABELA 83.1** Escore $H_2$FPEF utilizado no diagnóstico de insuficiência cardíaca com fração de ejeção preservada (ICFEp). Obesidade é uma das variáveis clínicas incluídas na pontuação.

| Variável clínica e pontos de corte | | Pontos |
|---|---|---|
| Obesidade (***H**eavy*) | IMC > 30 kg/m$^2$ | 2 |
| **H**ipertensão | Uso de 2 ou mais anti-hipertensivos | 1 |
| **F**ibrilação atrial | Paroxística ou persistente | 3 |
| Hipertensão **p**ulmonar | PSAP > 25 mmHg ao Ecodoppler | 1 |
| Idade avançada (***E**lderly*) | Idade > 60 anos | 1 |
| Pressões de enchimento (***F**illing pressure*) | Razão E/e' > 9 (ao Ecodoppler) | 1 |

Adaptada de Reddy et al., 2018.

contribuindo para o remodelamento cardíaco, o que parece estar associado ao excesso de massa gorda e à obesidade visceral. A disfunção do tecido adiposo e a inflamação crônica subclínica da obesidade promovem deposição de gordura ectópica, destacando-se, nesse contexto, o acúmulo de gordura epicárdica, que contribui para hipertrofia, inflamação e fibrose do músculo cardíaco, com dilatação atrial esquerda, aumento da rigidez miocárdica e disfunção diastólica. Tais componentes podem levar ao desenvolvimento de ICFEp e de ICFEr, contudo, os prejuízos morfofuncionais tendem a desenvolver mais precocemente e com maior prevalência a ICFEp nos pacientes com obesidade. Essas mesmas alterações metabólicas também estão associadas à disfunção endotelial, microangiopatia, ao aumento da resistência vascular periférica e à hiperativação do sistema renina-angiotensina-aldosterona (SRAA). O aumento da lipólise e dos ácidos graxos livres, além de prejudicar o metabolismo energético do miocárdio, retroalimenta a inflamação sistêmica e piora o perfil lipídico e glicêmico.

A Figura 83.2 sumariza os principais processos fisiopatológicos que explicam como a obesidade, a RI e o DM podem levar à insuficiência cardíaca.

Os indivíduos com obesidade apresentam menores níveis de peptídeos natriuréticos quando comparados a indivíduos com peso normal, o que aparenta estar associado à síntese reduzida

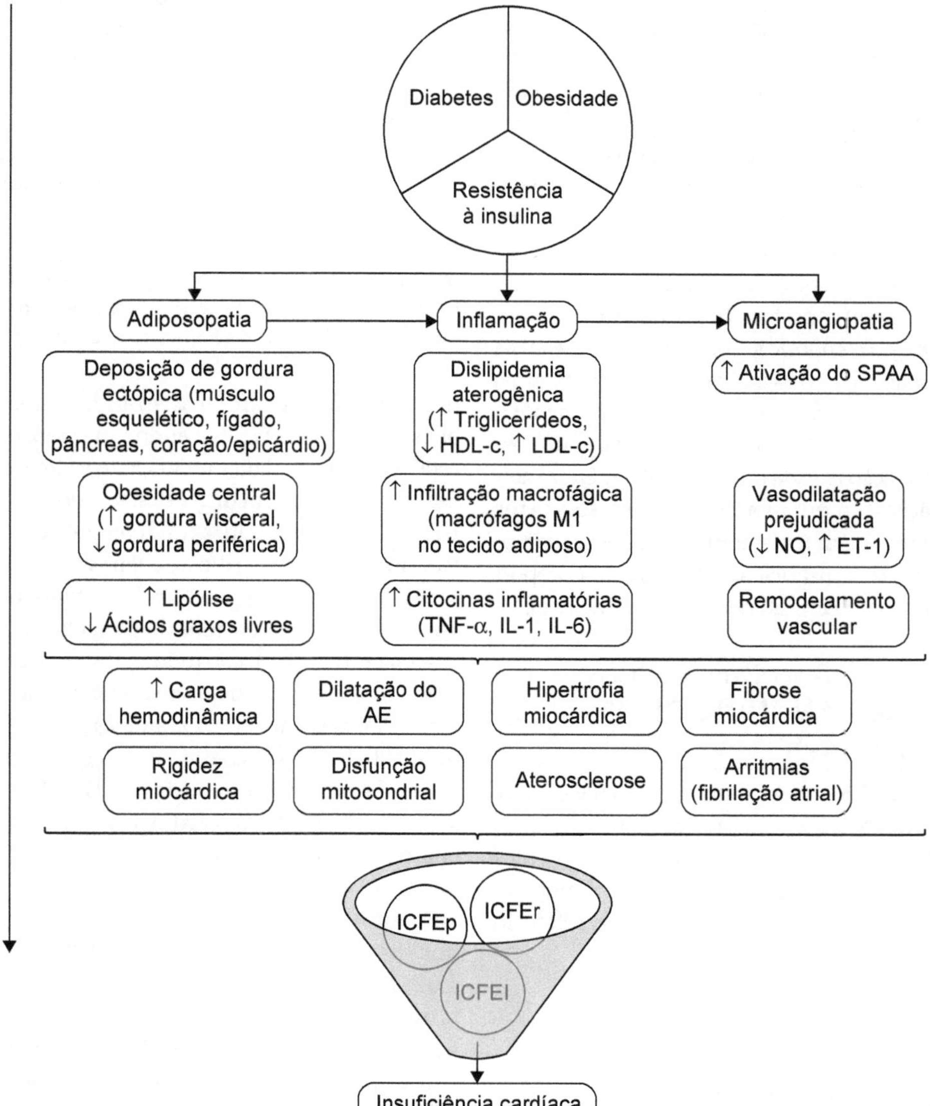


**FIGURA 83.2** Resumo dos componentes relacionados à obesidade, resistência à insulina e ao diabetes melito na fisiopatologia da insuficiência cardíaca. AE: átrio esquerdo; ET-1: endotelina 1; HDL-c: lipoproteína de alta densidade; ICFEp: insuficiência cardíaca com força de bombeamento preservada; ICFEr: insuficiência cardíaca com força de bombeamento reduzida; ICFElr: insuficiência cardíaca com força de bombeamento levemente reduzida; IL-1: interleucina-1; IL-6: interleucina-6; LDL-c: lipoproteína de baixa densidade; NO: óxido nítrico; TNF-α: fator de necrose tumoral alfa.

e à depuração aumentada. Um dos mecanismos que parecem explicar a redução desses biomarcadores é a presença de níveis mais altos de neprisilina, importante endopeptidase envolvida na degradação dos peptídeos natriuréticos, em indivíduos com obesidade. Isso deve ser levado em consideração na dosagem de BNP/NT-proBNP.

## PARADOXO DA OBESIDADE

Dentro dessa temática, é importante ressaltar o denominado "paradoxo da obesidade", achado frequente em diferentes estudos epidemiológicos, caracterizado pelo melhor prognóstico de portadores de insuficiência cardíaca que apresentavam índice de massa corporal (IMC) mais elevado. Isso pode ser explicado pela utilização apenas do IMC para categorizar a obesidade na maioria desses dados, não levando em consideração parâmetros de adiposidade, como composição corporal e circunferência abdominal. Além disso, a perda de peso extrema da caquexia cardíaca piora consideravelmente o prognóstico da insuficiência cardíaca, fazendo com que a avaliação isolada do IMC tenha menor valor na predição de morbimortalidade. Por isso, a perda de gordura é uma meta amplamente buscada nos indivíduos com insuficiência cardíaca, por proporcionar melhora clínica, metabólica e funcional.

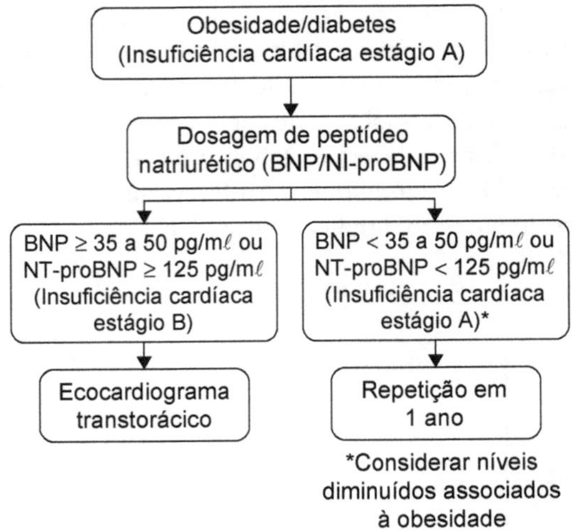


FIGURA 83.3 Triagem de insuficiência cardíaca sugerida para pacientes com diabetes e/ou obesidade. NT-proBNP: fragmento N-terminal do peptídeo natriurético tipo B. (Adaptada de ADA, 2024 e Pop-Busui et al., 2022.)

## TRIAGEM DA INSUFICIÊNCIA CARDÍACA EM INDIVÍDUOS ASSINTOMÁTICOS

Na Figura 83.3, apresentamos uma sugestão de triagem da insuficiência cardíaca em indivíduos com DM e/ou obesidade, baseando-se nas recomendações das últimas diretrizes da American Diabetes Association (ADA) e do seu relatório de consenso.

## MANEJO CLÍNICO DO DIABETES E DA OBESIDADE NA PREVENÇÃO E NO TRATAMENTO DA INSUFICIÊNCIA CARDÍACA

Estratégias terapêuticas para perda de gordura corporal e para melhora dos níveis glicêmicos são essenciais em pacientes com insuficiência cardíaca e também para prevenir o surgimento de insuficiência cardíaca em indivíduos com obesidade e/ou DM2, havendo um importante e estabelecido papel da mudança de estilo de vida nesse contexto. Além disso, destaca-se estratégias farmacológicas específicas que comprovadamente trazem benefícios cardiovasculares.

Fármacos antidiabéticos mais antigos, desenvolvidos antes dos ensaios de desfechos cardiovasculares (CVOTs), não foram prospectivamente avaliados para desfechos específicos relacionados à insuficiência cardíaca. Quanto às novas classes de antidiabéticos, os ensaios clínicos com inibidores da dipeptidil peptidase 4 (iDPP-4) não apontaram benefícios cardiovasculares quando comparados ao placebo, com o estudo SAVOR-TIMI 53 demonstrando que a saxagliptina aumentou a probabilidade de hospitalização por insuficiência cardíaca (HR 95%; IC 95%: 1,07–1,51), achado não encontrado com outros fármacos da mesma classe, que tiveram efeito neutro para esse desfecho. Já os inibidores do cotransportador de sódio e glicose 2 (iSGLT-2) reduziram esse risco, tanto em pacientes com DM2 (como apontado inicialmente no EMPA-REG Outcome, CANVAS Program, DECLARE-TIMI 58 e CREDENCE), quanto em pacientes com doença renal com ou sem DM (DAPA-CKD) e em pacientes com ICFEr (DAPA-HF e EMPEROR-Reduced) e ICFEp (DELIVER e EMPEROR-Preserved). Os agonistas dos receptores de GLP-1 (arGLP-1) não aumentaram o risco de hospitalização por insuficiência cardíaca. Essa classe, ademais, demonstrou melhora dos desfechos cardiovasculares em diferentes cenários. Usados no tratamento de DM2 e de obesidade, os arGLP-1 proporcionaram um novo panorama, tendo em vista que durante muitos anos a terapia medicamentosa antiobesidade trouxe preocupações quanto a efeitos adversos cardiovasculares. Os achados dos estudos LEADER (com liraglutida subcutânea), SUSTAIN-6 (semaglutida subcutânea) e REWIND (dulaglutida subcutânea) demonstraram redução do desfecho cardiovascular composto (morte cardiovascular, infarto do miocárdio ou acidente vascular encefálico) em pacientes com DM2. Em indivíduos sem DM, o estudo SELECT, que avaliou pacientes com doença cardiovascular e sobrepeso ou obesidade, também demonstrou redução do mesmo desfecho cardiovascular composto com o uso da semaglutida subcutânea (dose de 2,4 mg/semana), reforçando os benefícios cardiovasculares da classe.

O ensaio STEP-HFpEF demonstrou que a semaglutida SC 2,4 mg/semana proporcionou, além de perda de peso mais intensa, redução dos sintomas e das limitações físicas em pacientes com ICFEp e obesidade sem DM. Achados semelhantes foram encontrados em indivíduos com ICFEp, obesidade e DM2 no STEP-HFpEF DM. Por fim, uma análise conjunta de quatro ensaios clínicos randomizados (SELECT, FLOW, STEP-HFpEF e STEP-HFpEF DM) reforçou os benefícios da semaglutida em indivíduos com ICFEp, ao demonstrar redução do desfecho composto de morte cardiovascular ou piora da insuficiência cardíaca (caracterizada pela necessidade de hospitalização ou visita à emergência) e de sua piora isoladamente. Esses dados reforçam o importante papel da semaglutida no tratamento de indivíduos com obesidade e ICFEp, com ou sem DM.

Além disso, os agonistas duplos dos receptores de GIP/GLP-1, hoje representados pela tirzepatida, proporcionam intensa perda de peso e demonstram segurança cardiovascular, sendo relevante opção no manejo do DM2 e da obesidade. Dados do ensaio clínico de fase 3 SUMMIT, divulgados previamente à publicação do estudo, apontam que a tirzepatida reduziu em 38% o desfecho combinado de internações por insuficiência cardíaca, intensificação de diureticoterapia ou morte cardiovascular, em pacientes com ICFEp.

Dados sobre cirurgia bariátrica são escassos em populações com insuficiência cardíaca, porém existem apontamentos de melhora clínica, além de redução da incidência de insuficiência cardíaca em portadores de obesidade submetidos a cirurgia.

Recentemente, o estudo FINEARTS-HF (*FINErenone trial to investigate Efficacy and sAfety superioR to placebo in paTientS with Heart Failure*) demonstrou que a finerenona, um bloqueador seletivo do receptor mineralocorticoide (ARM), reduziu significativamente a mortalidade cardiovascular e os desfechos relacionados à insuficiência cardíaca em pacientes (40% com DM2) com fração de ejeção do ventrículo esquerdo ≥ 40%.

A Figura 83.4 reúne as principais opções terapêuticas nos tratamentos de obesidade, insuficiência cardíaca e DM2, denotando a tendência à utilização das classes terapêuticas com benefícios múltiplos: iSGLT-2 e arGLP-1 ou arGIP/GLP-1.

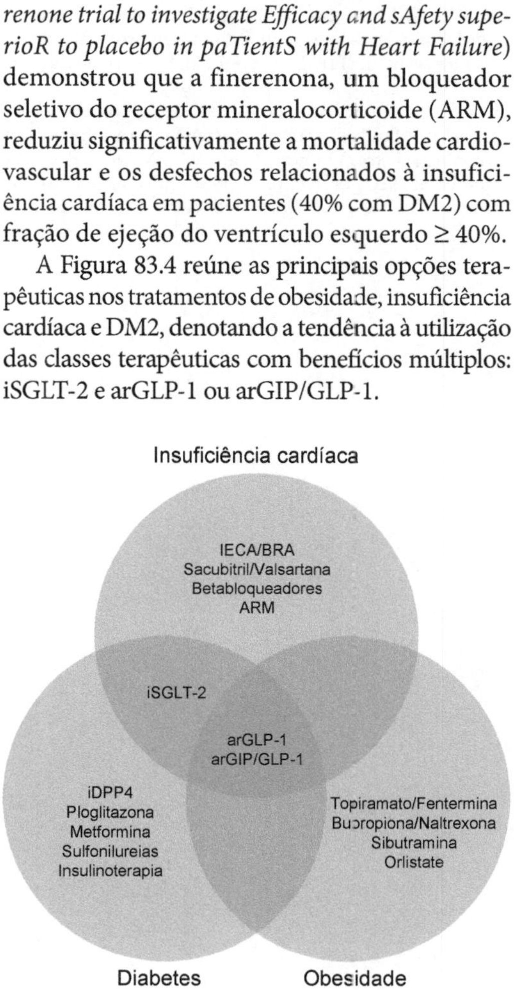


**FIGURA 83.4** Opções terapêuticas mais bem estabelecidas nos tratamentos de insuficiência cardíaca, obesidade e diabetes melito tipo 2, com destaque para as classes com efeitos em mais de uma das entidades clínicas. ARM: antagonista do receptor mineralocorticoide: BRA: bloqueador de receptor de angiotensina; IECA: inibidor da enzima conversora de angiotensina.

## LEITURAS SUGERIDAS

American Diabetes Association Professional Practice Committee. 10. Cardiovascular disease and risk management: standards of care in diabetes-2024. Diabetes Care. 2024;47(Suppl 1):S179-218.

Borlaug BA, Jensen MD, Kitzman DW, et al. Obesity and heart failure with preserved ejection fraction: new insights and pathophysiological targets. Cardiovasc Res. 2023;118(18):3434-50.

Heidenreich PA, Bozkurt B, Aguilar D, et al. 2022 AHA/ACC/HFSA guideline for the management of heart failure: a report of the American College of Cardiology/American Heart Association Joint Committee on Clinical Practice Guidelines. Circulation. 2022;145(18):e895-1032.

Desai AS, Vaduganathan M, Claggett BL, Kulac IJ, Jhund PS, et al. Finerenone in patients with a tecent worsening heart failure event: the FINEARTS-HF Trial. J Am Coll Cardiol. 2025; 85(2):106-16.

Docherty KF, Henderson AD, Jhund PS, Claggett BL, Desai AS, et al. Efficacy and safety of finerenone across the ejection fraction spectrum in heart failure with Mildly reduced or preserved ejection fraction: a prespecified analysis of the FINEARTS-HF Trial. Circulation. 2025; 151(1):45-58.

Kosiborod MN, Deanfield J, Pratley R, et al. Semaglutide *versus* placebo in patients with heart failure and mildly reduced or preserved ejection fraction: a pooled analysis of the SELECT, FLOW, STEP-HFpEF, and STEP-HFpEF DM randomised trials. Lancet. 2024;404(10456):949-61.

Lembo M, Strisciuglio T, Fonderico C, et al. Obesity: the perfect storm for heart failure. ESC Heart Fail. 2024; 11(4):1841-60.

Lilly Investors. Lilly's tirzepatide successful in phase 3 study showing benefit in adults with heart failure with preserved ejection fraction and obesity. 2024. [Cited 2024 Nov 3]. Available from: https://investor.lilly.com/news-releases/news-release-details/lillys-tirzepatide-successful-phase-3-study-showing-benefit.

Pop-Busui R, Januzzi JL, Bruemmer D, et al. Heart failure: an underappreciated complication of diabetes. A consensus report of the American Diabetes Association. Diabetes Care. 2022;45(7):1670-90.

Reddy YNV, Carter RE, Obokata M, et al. A simple, evidence-based approach to help guide diagnosis of heart failure with preserved ejection fraction. Circulation. 2018;138(9):861-70.

Ren J, Wu NN, Wang S, et al. Obesity cardiomyopathy: evidence, mechanisms, and therapeutic implications. Physiol Rev. 2021;101(4):1745-807.

Capítulo 84

# Lipedema na Prática Clínica

Marcela Pitaluga ▪ Marcela Resende Sarmento ▪ Thiago Morais ▪ Fábio R. Trujilho ▪ Francisco Bandeira

## INTRODUÇÃO

O lipedema foi descrito pela primeira vez pelos americanos Allen e Hines, da Mayo Clinic, e pelo alemão Moncorps, em meados de 1940. É uma doença crônica, dolorosa, caracterizada pela deposição desproporcional, bilateral e simétrica de tecido adiposo anormal (gordura subcutânea nodular dolorosa) sobretudo em quadris, nádegas, membros inferiores e braços, poupando tronco, mãos e pés. É uma patologia prioritária do sexo feminino, com início durante estágios de mudança hormonal como puberdade, gravidez, fertilização *in vitro* ou menopausa, sendo rara no sexo masculino.

Hoje, cerca de 11% das mulheres adultas nos EUA possuem diagnóstico de lipedema, e propõe-se que a prevalência de lipedema seja de quase 1 em cada 72.000 habitantes. No Brasil, cerca de 12,3% das mulheres convivem com lipedema, sendo ainda com frequência subdiagnosticado. Embora o diagnóstico de lipedema não exclua a presença de obesidade e linfedema, é essencial o diagnóstico correto para controle dos sintomas já nos estágios iniciais da doença.

A causa do lipedema ainda não está bem estabelecida, mas estudos sugerem uma predisposição genética com padrão autossômico dominante. O tecido subcutâneo, onde ocorre o lipedema, é formado por células adiposas brancas, que contêm receptores em sua parede celular que desempenham um papel central para a doença. O tecido adiposo é capaz de sintetizar e liberar hormônios, sendo sensível ao estrogênio e à insulina. No lipedema, observa-se má distribuição de receptores de estrogênio das regiões afetadas, alterações vasculares e aumento de peso oriundos da resistência à insulina e à leptina. Assim, é indiscutível que o tecido adiposo do lipedema se comporte de maneira específica e diferente do tecido adiposo normal.

## MORFOLOGIA

O tecido adiposo é composto por adipócitos maduros, células tronco, células imunes, células sanguíneas e capilares linfáticos. O crescimento, a expansão e a função do tecido adiposo branco são controlados pela comunicação cruzada entre cada um de seus componentes celulares, com papel central para o endotélio vascular que reveste os vasos sanguíneos. No lipedema, o tecido adiposo subcutâneo passa por alterações patológicas, incluindo comprometimento da vasculatura adiposa, envolvimento do fluido intersticial e do sistema linfático, além da remodelação das proteínas da matriz extracelular e da deposição de colágeno. Esses processos ocorrem de maneira sincronizada, resultando em edema do tecido afetado.

No lipedema, o tecido adiposo subcutâneo apresenta adipócitos hipertróficos e hiperplásicos, aumento de fibrose intercelular com estruturas semelhantes a "coroas", e níveis elevados de macrófagos, com elevada reprogramação estrutural e funcional. O aumento da pressão capilar dos membros, as alterações na estrutura do tecido, a permeabilidade excessiva dos vasos sanguíneos e o aumento da área e do fluxo linfático são fatores que contribuem para a acumulação de fluido no lipedema. O acúmulo do fluido intersticial permite a palpação de lóbulos de gordura individuais, como nódulos, com fluxo sanguíneo e linfático mais lento.

## FISIOPATOLOGIA

A lipo-hipertrofia é um distúrbio multifatorial, com distribuição desproporcional de gordura. O lipedema se desenvolve a partir da lipo-hipertrofia, diferenciando-se pela presença de dor ao repouso, à pressão ou ao toque. A disfunção microvascular ocasionada pelo aumento do volume das células adiposas gera um suprimento insuficiente de oxigênio para o tecido, formando novos vasos com malformação, o que explica a tendência ao aparecimento de hematomas no lipedema. Já o edema é gerado pelo distúrbio do sistema linfático e vascular. Não há evidência científica ainda conhecida para o sintoma de dor do linfedema.

A etiologia do lipedema ainda é pouco conhecida, mas, até o momento, fatores como influências genéticas, sistema linfático e vascular prejudicados, estilo de vida e desequilíbrios hormonais são mecanismos que sustentam o excesso de gordura dessa patologia. O estrogênio e os receptores de estrogênio (RE) definem a distribuição corporal feminina. As proteínas dos receptores de estrogênio alfa, beta e acoplados à proteína G são expressas diferencialmente na gordura corporal superior e inferior em mulheres com sobrepeso ou obesidade. Isso sugere que o estrogênio influencia a distribuição do tecido adiposo subcutâneo.

O estrogênio também regula os genes da leptina e da lipoproteína lipase, além de aumentar a angiogênese e a expressão do fator de crescimento endotelial vascular – evento observado no tecido adiposo subcutâneo de pacientes com lipedema. O receptor de estrogênio acoplado à proteína G (GPER) foi, ainda, associado à regulação do peso corporal, do metabolismo, da inflamação e da dor.

O ciclo de eventos no lipedema se dá com o aumento da expressão de genes (aumento dos genes *LEP*, *PPARG*, *ZNF423*, *CCND1*, *CDC20*, *CENPF*, *BIRC5*, *KIF14*, *BUB1*, *VEGFR-3*, *CD11c* e *CYP19A1*, e redução de genes *miR 4543p*, *miR165p*, *miR29a3p*, *CDH5*, *KLF4*, *NCOR2*, *CFD*) associados à expansão clonal mitótica e à proliferação celular, resultando em hiperplasia celular. Esse processo é seguido pelo acúmulo de lipídios dentro das células de gordura, levando à hipertrofia dos adipócitos. Como consequência, ocorre um suprimento de oxigênio e a remodelação da matriz extracelular. No lipedema, essa remodelação é marcada pela concentração de sódio, o que compromete a função da barreira do glicocálice, tornando o tecido mais propenso à inflamação, à deposição de colágeno e ao desequilíbrio de proteoglicanos e glicosaminoglicanos. Essas alterações culminam em microangiopatia e fibrose. O afrouxamento das junções entre as células endoteliais aumenta a permeabilidade endotelial, deteriorando ainda mais o comprometimento vascular e causando inflamação.

Além disso, é reduzida a capacidade dos capilares linfáticos em absorver fluido intersticial, levando ao vazamento desse fluido e promovendo disfunção linfática e expansão do espaço intersticial. Esse excesso de fluido intersticial ao redor das células de gordura atua como fonte de nutrientes e contribui ainda mais para a expansão patológica dos adipócitos, remodelação do tecido adiposo subcutâneo.

Em condições fisiológicas, o fluido intersticial que circunda o tecido adiposo flui para os capilares linfáticos e termina nos vasos linfáticos. O edema nos estágios iniciais no lipedema aponta para uma incapacidade do sistema linfático de absorver o fluido. Embora pesquisas existentes tenham confirmado o papel da disfunção linfática do lipedema, ainda não está claro se a proliferação excessiva de adipócitos é responsável pelo comprometimento linfático, ou se o comprometimento é uma etiologia subjacente para o lipedema, considerando que os defeitos no sistema linfático são um fator causal da expansão do tecido adiposo.

## LIPEDEMA × LINFEDEMA

Linfedema é uma doença progressiva caracterizada pelo acúmulo de fluido linfático devido à capacidade excessiva de drenagem linfática fisiológica, resultando em inchaço em diferentes partes do corpo, sobretudo nas extremidades. Em geral, inicia se apresentando como um inchaço indolor e emborrachado que pode continuar no dorso do pé e dos dedos. Nos EUA, a causa mais comum de linfedema é a ressecção cirúrgica dos linfonodos após tratamento do câncer.

## SINAIS E SINTOMAS

São apresentados no Quadro 84.1.

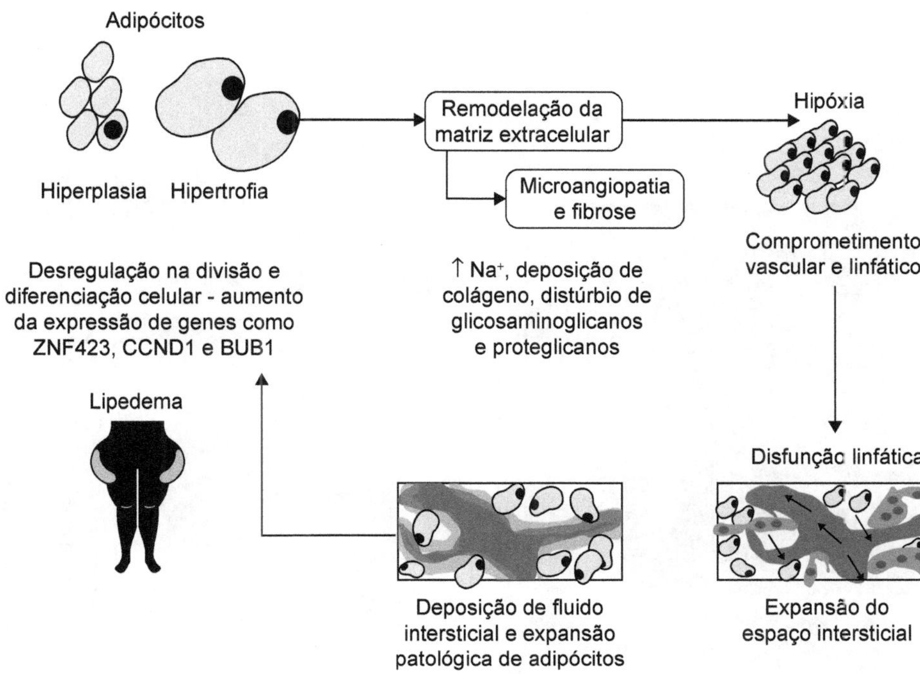


FIGURA 84.1 Ciclo do lipedema. (Adaptada de Jandali et al., 2022.)

QUADRO 84.1 Sinais e sintomas do lipidema.

| Externos |
|---|
| Hematomas sem explicação e presença de telangectasias, desproporcionalidade entre membro superior e inferior, joelhos volumosos, nódulos duros, tornozelos inchados e doloridos, perda da elasticidade da pele |
| **Internos** |
| Dor aguda (espontânea), dor à pressão, sensibilidade ao toque, pernas pesadas e doloridas, dor nas articulações |

## ESTÁGIOS

Em termos de gravidade, quatro estágios foram descritos, conforme Figura 84.2.

Contudo, também podemos classificar o lipedema quanto à distribuição da lesão:

- Tipo I: o tecido adiposo do lipedema se acumula ao redor dos quadris e nádegas
- Tipo II: o acúmulo envolve a região dos quadris aos joelhos
- Tipo III: observa-se um fenótipo de quadril a tornozelo
- Tipo IV: há envolvimento adicional dos braços. Cerca de 80% das mulheres afetadas apresentam esse subtipo de modo isolado ou em associação com outro que afeta membros inferiores
- Tipo V: é mais raro apresentar-se de modo isolado. Nesse tipo, a gordura é preponderante apenas na região da panturrilha.

## EXAME CLÍNICO

O lipedema é identificado pelo exame clínico, incluindo história familiar, presença ou não de dor local, fadiga e/ou declínio da qualidade de vida do paciente. Deve-se questionar o paciente sobre a presença de lesões arroxeadas e dolorosas nos membros, biótico em forma de pêra (*pear shape* em mulheres e *apple shape* em homens) e ganho de peso excessivo. Até o presente momento, não existe marcador clínico algum ou teste diagnóstico que seja patognomônico da doença.

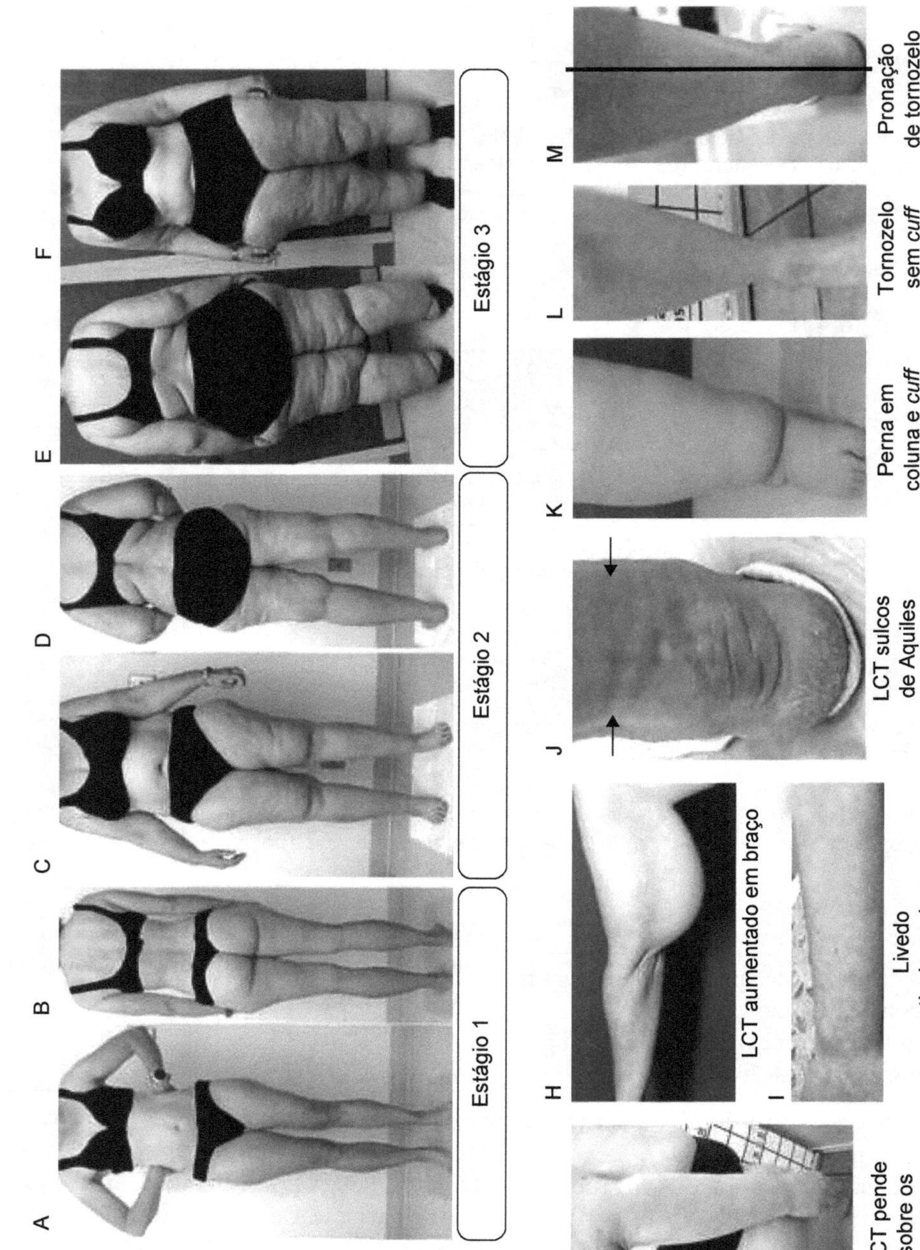


**FIGURA 84.2** Estágios de lipedema. (Adaptada de Herbst et al., 2021.)

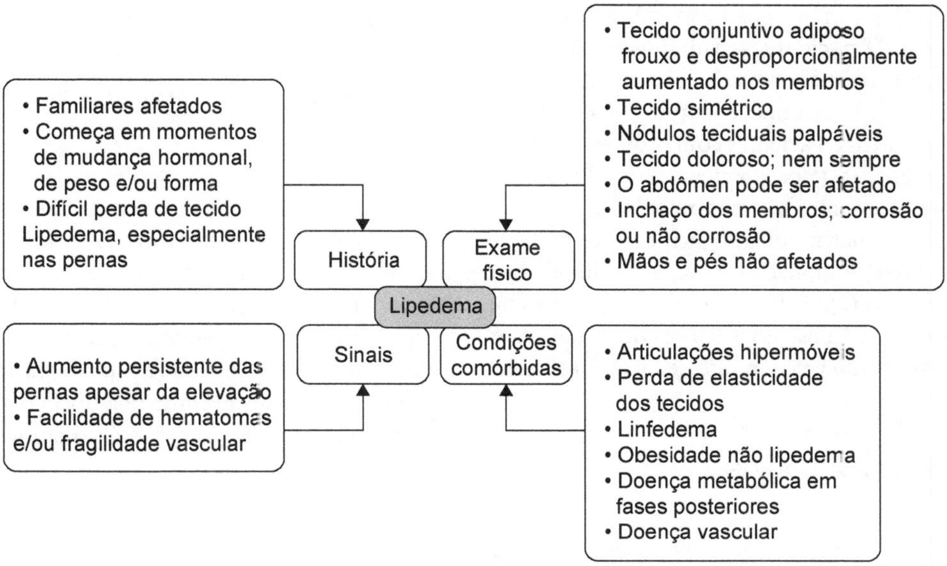


**FIGURA 84.3** Características do lipedema. (Adaptada de Herbst et al., 2021.)

No geral, a progressão da doença é heterogênea e bastante variável de um indivíduo para o outro. De fato, algumas mulheres desenvolvem lipedema menor, estabilizando com o tempo, enquanto outras exibem progressão gradual da doença com exacerbação súbita induzida por estresse.

O exame físico deve incluir palpação e inspeção dos pulsos nos membros inferiores. A palpação do pulso em pessoas com lipedema pode ser difícil e dolorosa devido ao tamanho do membro. Importante palpar a presença de nódulos de gordura nos segmentos.

É importante diferenciar a dor nas pernas causada pelo lipedema daquela associada à doença arterial periférica. A doença arterial periférica é uma condição comum, sobretudo quando os principais fatores de risco estão presentes. Já o lipedema, em especial em estágios mais avançados, está associado a múltiplas condições comórbidas que aumentam o risco de tromboembolia venosa, incluindo tromboflebite superficial, trombose venosa profunda e embolia pulmonar.

## Exames laboratoriais e histopatologia

Atualmente, não há testes laboratoriais específicos para o diagnóstico de lipedema. No entanto, é importante investigar fatores que possam contribuir para uma melhor compreensão da doença. Entre esses fatores estão a dosagem de vitamina D (cujos níveis tendem a diminuir com o aumento do índice de massa corporal [IMC]), a avaliação de predominância estrogênica, resistência à insulina, diabetes melito tipo 2 (DM2), hipotireoidismo, disfunção renal, hepática e dislipidemia. Também é relevante investigar possíveis alterações hormonais associadas.

Análises histopatológicas do tecido lipedematoso demonstram hiperplasia moderada, além de detectar a falta de componentes fibróticos. Concomitantemente, pode existir a presença de mastócitos e macrófagos ao redor de adipócitos lipedematosos. Outro estudo demonstrou aumento da espessura da epiderme com hipertrofia de adipócitos, metabolismo lipídico diferenciado nas citocinas IL-6, IL-8, lipocalina-2 e leptina. É importante frisar que não existe uma padronização para confirmar o diagnóstico de lipedema.

# DIAGNÓSTICO

O diagnóstico costuma ser feito levando em consideração critérios clínicos após a exclusão de diagnósticos concorrentes. A avaliação diagnóstica básica consiste em coleta de histórico, inspeção e palpação, com atenção especial aos sinais e sintomas da paciente: sensibilidade do tecido, sensação de aperto e tendência excessiva à formação de hematoma, com piora dos sintomas ao longo do dia. Pacientes com proliferação bilateral simétrica e desproporcional de tecido adiposo nos membros, mas não nas mãos/pés.

Para auxiliar no diagnóstico correto do lipedema, há o Questionário de Avaliação Sintomática do Lipedema (QuASIL) – (Tabela 84.1), que segue as normas do Conselho Nacional de Saúde, além de ser aprovado pelo Comitê de Ética Brasileiro.

## Diagnóstico diferencial

Apresentado na Tabela 84.2.

## Exames de imagem que auxiliam no diagnóstico de lipedema

Os exames que podem auxiliar no diagnóstico do lipedema são:

- Linfocintilografia: método de imagem minimamente invasivo usado para mapear o sistema linfático e eficaz na identificação de linfedema. Embora seja usada sobretudo para diagnosticar linfedema, ela é incapaz de distinguir entre linfedema e lipedema. Alterações linfáticas também foram vistas no lipedema, impedindo a sua exclusão como diagnóstico. Além disso, não pode avaliar o estágio clínico e o grau do lipedema

**TABELA 84.1** Questionário para diagnóstico de lipedema.

**Questionário de Avaliação Sintomática do Lipedema (QuASIL)**

Nome: ______________________________ Data: ____________

Gradue seus sintomas de 0 (não) a 10 (muito). Se o critério for variável, selecione a intensidade máxima que você sente.

| | 0 | 1 | 2 | 3 | 4 | 5 | 6 | 7 | 8 | 9 | 10 |
|---|---|---|---|---|---|---|---|---|---|---|---|
| As áreas afetadas são dolorosas? | | | | | | | | | | | |
| As áreas afetadas são sensíveis ao toque e à pressão? | | | | | | | | | | | |
| Você tende a ter manchas roxas facilmente e frequente nas pernas? (Hematomas, esquimoses) | | | | | | | | | | | |
| Você sente "pressão" ou "tensão" nas pernas? | | | | | | | | | | | |
| Sente as pernas "quentes" ou sensação de "queimação"? | | | | | | | | | | | |
| Sente suas pernas frias? | | | | | | | | | | | |
| Tem câimbras musculares? | | | | | | | | | | | |
| Sente peso nas pernas? | | | | | | | | | | | |
| Sente cansaço nas pernas? | | | | | | | | | | | |
| Sente inchaço nas pernas? | | | | | | | | | | | |
| Tem "irritações" na pele? | | | | | | | | | | | |
| Sente coceira? | | | | | | | | | | | |
| Tem dificuldade para caminhar? Alguma limitação de movimento? | | | | | | | | | | | |
| Como a condição afeta sua qualidade de vida? | | | | | | | | | | | |
| Está satisfeita com a aparência das pernas? (Atenção: 0 muito satisfeita/ 10 insatisfeita) | | | | | | | | | | | |

Adaptada de Amato et al., 2000.

**TABELA 84.2** Diagnóstico diferencial de lipedema.

| | Lipedema | Linfedema | Obesidade |
|---|---|---|---|
| Aumento de gordura | +++ | (+/+++) | +++ |
| Desproporção | +++ | + | (+) |
| Edema | +/+++ | +/+++ | (+) |
| Dor à pressão digital | +++ | – | – |
| Hematomas espontâneos ou ao mínimo trauma | +++ | – | – |
| Pele | Normal | Alterada/espessada | |

+ a +++: presente; (+): possível; +/+++: gravidade variável; –: não presente.
Adaptada de Câmara, 2024.

- Ressonância magnética (RM): serve para diagnosticar e diferenciar linfedema e lipedema, fornecendo informações anatômicas e funcionais detalhadas, incluindo a detecção de anormalidades linfáticas, avaliação de desarranjos nas extremidades, quantificação de alterações no linfedema e auxílio no diagnóstico precoce e planejamento do tratamento
- Ultrassom: serve para diagnosticar e diferenciar linfedema e lipedema, detectando variações na espessura do tecido subcutâneo e ecogenicidade. É um método não invasivo e econômico para avaliação clínica e diagnóstico. Como vantagem, o ultrassom não tem limitação de abertura ou peso como a tomografia computadorizada (TC) e a RM, tornando o equipamento mais acessível e confortável para pacientes com obesidade
- Tomografia computadorizada (TC): útil para diagnosticar e avaliar linfedema, lipedema e edema de extremidades inferiores, demonstrando alta especificidade e sensibilidade para linfedema, além de fornecer informações valiosas sobre mudanças estruturais e medições de volume em cenários pós-tratamento para pacientes oncológicos

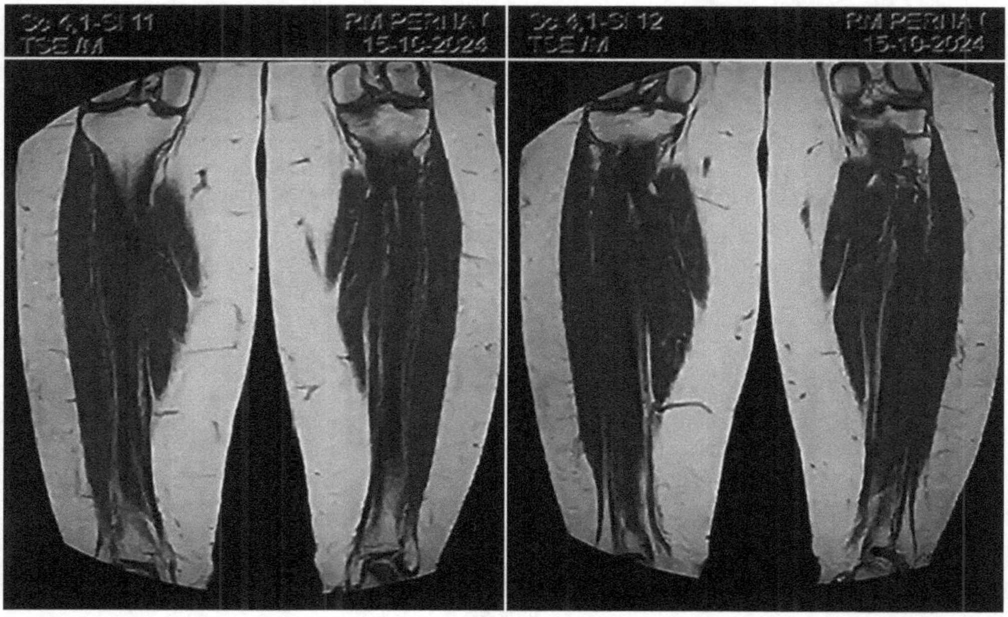

FIGURA 84.4 Imagem por ressonância magnética das pernas de uma paciente com 45 anos e lipedema. Índice de massa corpórea: 34,3 kg/m². (Imagem cedida pelo Prof. Francisco Bandeira.)

- Densitometria de corpo inteiro: mede a composição corporal regional, fornecendo informações de quantificação e distribuição sobre gordura total e regional, massa magra e massa óssea. Útil para diagnóstico, estadiamento e acompanhamento da doença. O valor de corte ideal para massa de gordura da perna por IMC para diagnosticar lipedema foi considerado 0,46. Essa referência pode ser útil para um diagnóstico diferencial em casos duvidosos.

## TRATAMENTO

### Tratamento clínico

O tratamento clínico visa melhorar o aspecto da pele do paciente, ao alívio da dor local, à melhora do edema e da mobilidade. Essa estratégia deve ser avaliada individualmente de acordo com o estágio da doença, as comorbidades presentes e o bem-estar geral dos indivíduos. Outros aspectos do tratamento incluem suporte psicossocial, como psicoterapia, aconselhamento dietético e educação em autogestão. Vale ressaltar que não existe cura para a doença.

### Tratamento conservador

- Drenagem linfática e dispositivos de compressão pneumática: melhora do estímulo do fluxo linfático e circulação vascular, promovendo melhora da dor local e do edema. Diminui o risco de trombose após procedimentos cirúrgicos
- Atividade física regular: os exercícios devem ser personalizados e incluir natação, exercícios subaquáticos e que ativem grandes grupos musculares nas extremidades inferiores, como caminhada, ciclismo e corrida. Já o treinamento de resistência se destaca como um modulador potente da função mitocondrial, contribuindo para melhorar o metabolismo lipídico e aumentando a lipólise, com diminuição nos marcadores inflamatórios circulantes. Problemas psicológicos associados a pacientes com lipedema, como depressão e ansiedade, também podem ser controlados com atividade física. Exercícios aeróbicos induzem maior tolerância à pressão e dor
- Dietas anti-inflamatórias: as abordagens dietéticas atuais são, em geral, baseadas em dados empíricos e visam à redução do peso corporal por meio de uma dieta de baixa caloria, integrais, *plant-bases* e com baixo teor de carboidratos, para inibir a

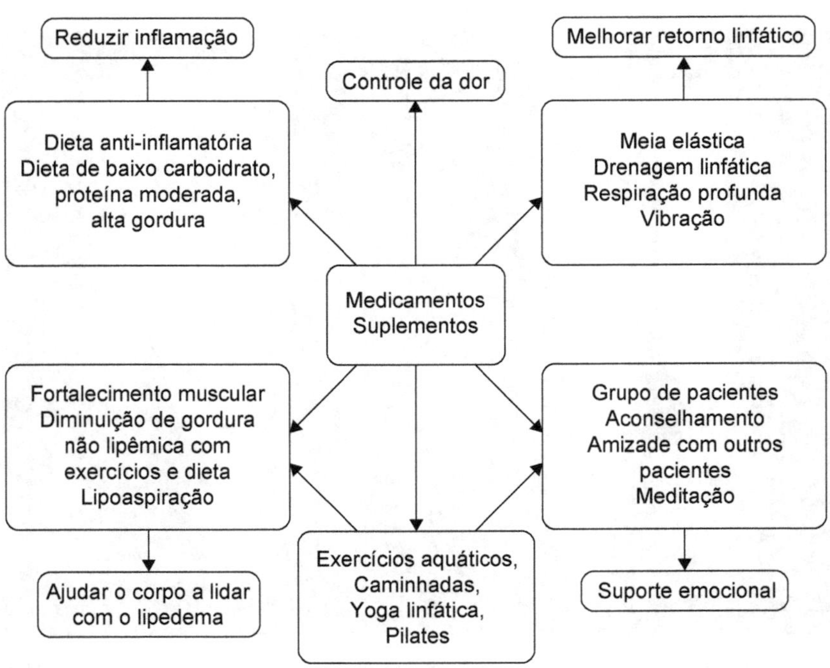


FIGURA 84.5 Estratégias terapêuticas para lipedema. (Adaptada de Alexandre et al. apud Câmara, 2024.)

inflamação sistêmica com componentes antioxidantes e anti-inflamatórios, reduzindo a retenção de água. A dieta mediterrânea demonstrou ser um tanto eficaz, enquanto intervalos maiores entre as refeições e várias dietas anti-inflamatórias também foram sugeridas. Em um estudo recente com dieta cetogênica, mostrou-se eficaz não apenas para perda rápida de peso, mas também para melhorar os sintomas de dor e a qualidade de vida em indivíduos com lipedema.

## Tratamento medicamentoso e suplementos

- Medicações simpaticomiméticas: substâncias que imitam os efeitos do hormônio epinefrina (adrenalina) e do hormônio/neurotransmissor norepinefrina (noradrenalina) contraem arteríolas e diminuem a pressão intracapilar. Exemplo: cafeína e suplementos termogênicos (ácido linoleico conjugado, chá verde, cromo, carnitina)
- Suplementos de proteína/aminoácidos: utilizados para criar e manter um balanço positivo de nitrogênio durante o dia sem elevar severamente a ingestão calórica. A proteína de soro de leite é relatada como auxiliar na construção de músculos, aumentando a força, controlando o apetite, melhorando a resistência, ajudando na perda de peso e elevando os níveis de energia
- Metformina: consegue tratar complicações metabólicas, inibindo a fibrose induzida por hipóxia no tecido adiposo
- Levotiroxina: pacientes com hipotireoidismo subclínico/clínico e lipedema devem ser tratados, deixando o TSH/T4L dentro dos valores de referência (o hipotireoidismo foi encontrado em 27 a 36% das mulheres com lipedema)
- Flavonoides (diosmina/hesperidina): redução dos marcadores de estresse oxidativo, redução da permeabilidade microvascular e edema. Promove melhora da elasticidade venosa e das dores vascular, neuropática e radicular
- Suplementos: chá verde, cafeína, cromo, carnitina e CLA. Também podem incluir estimulantes de ervas, como efedrina, piruvato, ioimbina e quitosana. O *whey protein* também exerce um papel auxiliar na melhora do lipedema, auxiliando na perda de gordura, melhorando a massa muscular e saciedade precoce
- Estrogênios: esse hormônio exerce múltiplos efeitos no tecido adiposo, contribuindo para a distribuição de gordura corporal e remodelação do depósito de gordura. Influenciam de modo positivo a função mitocondrial e controlam a inflamação, atuando como mediadores centrais para a ingestão de alimentos e o consumo de energia no hipotálamo. A terapia de reposição hormonal, quando bem indicada, auxilia na melhora do lipedema, reduzindo a obesidade central.

Deve-se ter bastante atenção às medicações a serem evitadas: tiazolidinedionas (aumentam o tecido adiposo subcutâneo) e diuréticos de uso prolongado (não tratam a principal causa do edema no lipedema – a inflamação).

## Tratamento cirúrgico

Embora hoje não exista cura definitiva para o lipedema, estão disponíveis tratamentos que proporcionam alívio sintomático e previnem a progressão da doença. Mesmo que o tratamento clínico (medicações e terapia descongestiva combinada [TDC]) seja eficaz na interrupção da progressão da doença e na interrupção do edema, muitas vezes não consegue prevenir o aumento da gordura subcutânea, com o agravamento dos sintomas em muitos pacientes.

Desse modo, com o objetivo de diminuição da gordura subcutânea, o tratamento cirúrgico envolvendo a lipoaspiração tecnológica deve ser considerado para todos os pacientes com lipedema, independentemente da faixa etária, em associação com a abordagem conservadora.

Os dois principais efeitos da lipoaspiração são a diminuição do edema nas extremidades, como consequência da redução do espaço subcutâneo, e a diminuição da gordura, que pode servir de alvo para a inflamação. Ao reduzir o tecido adiposo, que muitas vezes é local de processos inflamatórios, a lipoaspiração pode atuar diminuindo o *status* inflamatório da doença, com efeitos benéficos em vários sintomas clínicos do lipedema, entre eles a dor, um dos fatores mais debilitantes para a população afetada.

O lipedema se comporta como uma doença do tecido conjuntivo, cursando com alterações inflamatórias na pele, na gordura e no tecido muscular do segmento corporal afetado, que impacta de modo considerável a mobilidade e a força muscular dos pacientes. Levando em consideração esse envolvimento global, a cirurgia, para ser efetiva, deve abordar multiplanos (atuar na pele, gordura e massa muscular), com associação de tecnologias.

O conceito multiplanos envolve:

- Tratamento da gordura com lipoaspiração, associando as tecnologias ultrassônica (emulsificação da gordura, com diminuição do sangramento e aumento na segurança do procedimento) e *power assisted liposuction* (PAL), com o uso adjuvante da vibração para a aspiração da gordura
- Tratamento da pele com as tecnologias de retração de pele e estímulo para a neocolagênese. Estão disponíveis no mercado várias tecnologias, como plasmas de retração (plasmas de hélio ou argônio), radiofrequências monopolares e bipolares e *lasers*
- Tratamento da musculatura, com lipoenxertias musculares guiadas por ultrassom.

A lipoaspiração tem um impacto estatisticamente significativo na melhora da qualidade de vida de pacientes com lipedema, uma vez que reduz o edema clínico, as equimoses e a dor espontânea, além de promover um aumento importante na mobilidade dos pacientes. Além disso, a remoção da gordura afetada pode influenciar o *status* inflamatório, contribuindo de maneira relevante para o tratamento clínico e o controle da patologia a longo prazo.

A cirurgia não deve ser considerada uma cura para o lipedema, mas uma terapia adjuvante fundamental, em associação com o tratamento clínico.

## LEITURAS SUGERIDAS


Al-Ghadban S, Isern SU, Herbst KL, Bunnell BA. The expression of adipogenic marker is significantly increased in estrogen-treated lipedema adipocytes differentiated from adipose stem cells in vitro. Biomedicines. 2024;12(5): 1042.

Amato AC, Amato JL, Benitti D. Efficacy of liposuction in the treatment of lipedema: a meta-analysis. Cureus. 2024;16(2):e55260.

Amato ACM, Amato FCM, Benitti DA, Santos RV. Translation, cultural adaptation and validation of the lipedema symptom assessment questionnaire (QuASiL). J Vasc Bras. 2020;19:e20200049.

Amato ACM, Amato FCM, Amato JLS, Benitti DA. Prevalence and risk factors of lipedema in Brazil. J Vasc Bras. 2022;21:e20220011.

Annunziata G, Paoli A, Manzi V, Camajani E, Laterza F, Verde L, et al. The role of physical exercise as a therapeutic tool to improve lipedema. Curr Obes Rep. 2024;13(4):667-79.

Bonetti G, Herbst KL, Dhuli K, Kiani AK, Michelini S, Michelini S, et al. Dietary supplements for lipedema. J Prev Med Hyg. 2022;63(2 Suppl 3):E169-73.

Câmara A. Lipedema: avaliação, diagnóstico e manejo do paciente [Internet]. Sanar. 2024 [cited 2024 Nov 7]. Available from: https://sanarmed.com/lipedema/

Herbst KL, Kahn LA, Iker E, Ehrlich C, Wright T, McHutchison L, et al. Standard of care for lipedema in the United States. Phlebology. 2021;36(10):779-96.

Jandali Z, Liga LP, Campisi C, editors. Lipedema: a practical guidebook. Berlin: Springer; 2022.

Kruppa P, Georgiou I, Biermann N, Prantl L, Klein-Weigel P, Ghods M. Lipedema-pathogenesis, diagnosis, and treatment options. Dtsch Arztebl Int. 2020;117(22-23):396-403.

Paula ACP, Oliveira J. Lipedema: clinical characteristics, complications, and the importance of evidence-based practice. Rev Assoc Med Bras. 2024;70(9):e20240801.

Poojari A, Dev K, Rabiee A. Lipedema: insights into morphology, pathophysiology, and challenges. Biomedicines. 2022;10(12):3081.

Sørlie V, Soysa AK, Hyldmo AA, Retterstøl K, Martins C, Nymo S. Effect of a ketogenic diet on pain and quality of life in patients with lipedema: the LIPODIET pilot study. Obes Sci Pract. 2022;8(4):483-93.

Szolnoky G, Varga E, Varga M, Tuczai M, Dósa-Rácz E, Kemény L. Lymphedema treatment decreases pain intensity in lipedema. Lymphology. 2011;44(4):178-82.

Toro C, Moreira K, Polam S, Mathew N, Mayrovitz HN. Assessment modalities for lower extremity edema, lymphedema, and lipedema: a scoping review. Cureus. 2024;16(3):e55906.

Verde L, Camajani E, Anunziata G, Sojat A, Marina LV, Colao A, et al. Ketogenic diet: a nutritional therapeutic tool for lipedema? Curr Obes Rep. 2023;12(4):529-43.

Vyas A, Adnan G. Lipedema. In: StatPearls [Internet]. Treasure Island (FL): StatPearls Publishing; 2024.

Witte T, Dadras M, Heck FC, Heck M, Habermalz B, Welss S, et al. Water-jet-assisted liposuction for the treatment of lipedema: standardized treatment protocol and results of 63 patients. J Plast Reconstr Aesthet Surg. 2020;73(9):1637-44.

# Casos Clínicos

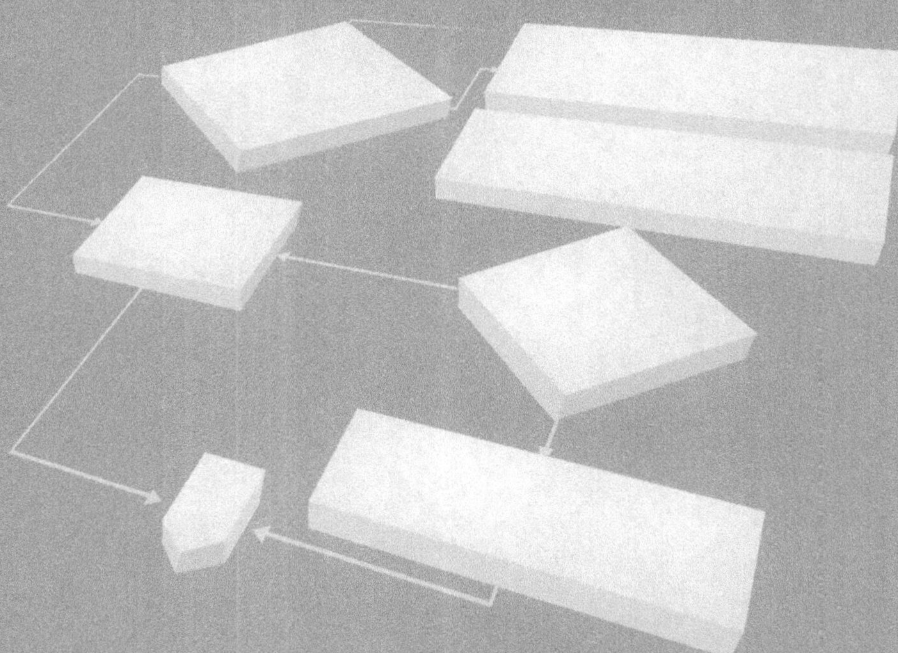

# Caso Clínico 1

Marilia Martins Guimarães

## HISTÓRIA CLÍNICA

Paciente de 15 anos, sexo feminino, estudante. Queixa principal: acne, pelos e problemas menstruais. Relata que seus pelos vêm aumentando progressivamente e que menstrua de maneira irregular, cerca de 3 vezes/ano, com dismenorreia. Dos 13 aos 15 anos, apresentou quadro de acne intensa, que melhorou após tratamento dermatológico, mas notou, nos últimos 2 meses, reaparecimento da acne tanto no rosto quanto na região dorsal, onde não havia anteriormente. Durante a gestação, sua mãe apresentou risco de abortamento no terceiro mês e precisou manter repouso. A paciente nasceu de parto cesáreo a termo, com 3.400 g e 50 cm, chorando ao nascer. Desenvolvimento psicomotor normal Esquema vacinal em dia. Pubarca aos 6 anos, telarca aos 8 anos e menarca aos 11 anos; desde então, apresenta ciclos esparsos, com períodos de amenorreia de até 4 meses. Ainda não teve relações sexuais. Tem alimentação qualitativa boa, mas não ingere legumes e verduras. Com 1 ano, apresentou alguns episódios de diarreia e crise convulsiva, tratada com fenobarbital por 3 anos. Manifestou também parotidite aos 3 anos. Nega alergias.

Pai saudável que refere ter entrado na puberdade aos 12 anos. Mãe saudável que menstruou aos 12 anos e nega pelos em excesso. Irmã saudável de 8 anos impúbere.

Avós falecidos de doenças cardíacas e "derrame". Nega enfermidades crônicas na família. O pai é mecânico; a mãe, comerciária. Moradia mostra boas condições de higiene e saneamento.

A paciente cursa o segundo ano do ensino médio, tem boa escolaridade; porém, no momento, relaciona-se mal com os colegas por sentir vergonha dos pelos e da acne.

## EXAME FÍSICO

- Altura: 1,60 m
- Peso: 70 kg
- Índice de massa corporal (IMC): 24 kg/m$^2$
- Pressão arterial (PA): 130 × 80 mmHg
- Frequência cardíaca: 76 bpm
- Ectoscopia (Figura 1):
  - Acne esparsa na face e no dorso de média intensidade
  - Pelos:
    - Discretos nas regiões masseterina e mentoniana
    - Poucos nas regiões periareolares (retira com pinça)
    - Abundantes na linha alba e na raiz das coxas

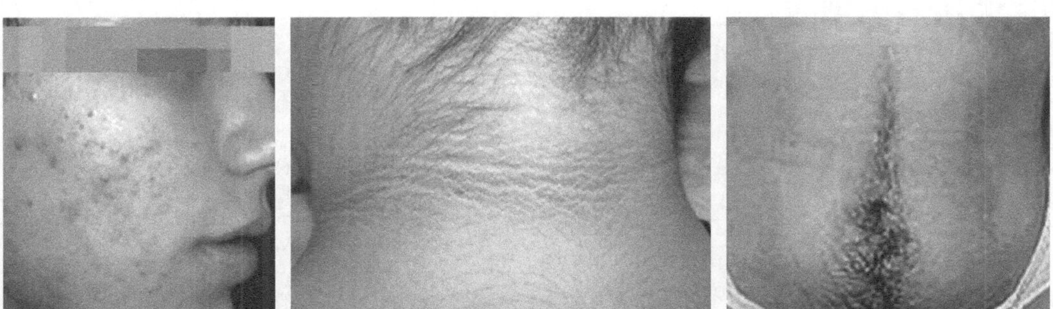

FIGURA 1 Paciente apresentando hirsutismo, irregularidade menstrual, acne e acantose *nigricans* sem sinais de virilização.

- Acantose *nigricans* no pescoço e nas axilas
- Mamas normais e sem galactorreia
- Tireoide palpável normal
- O restante do exame físico resultou normal.

## PERGUNTA E COMENTÁRIOS

- Quais são as hipóteses diagnósticas?
  - Síndrome dos ovários policísticos (SOP)
  - Hiperplasia suprarrenal congênita forma não clássica (HSRCNC)
  - Resistência à insulina
  - Tumor ovariano
  - Tumor suprarrenal.

## SÍNDROME DOS OVÁRIOS POLICÍSTICOS

Segundo os critérios de Rotterdam, as causas seriam hiperandrogenismo, irregularidade menstrual e ovário policístico. A SOP ocorre em 18 a 22% das mulheres em idade reprodutiva.

Dois critérios são suficientes para o diagnóstico. A paciente costuma apresentar hirsutismo (60% dos casos), disfunção ovariana (70%) e acantose *nigricans* (50 a 80%).

## HIPERPLASIA SUPRARRENAL CONGÊNITA FORMA NÃO CLÁSSICA

Ocorre em 0,1% da população. Na infância, costuma apresentar-se como pubarca (em até 92% dos casos) e evolui para distúrbios menstruais (54%), hirsutismo (59%) e acne (33%), como na paciente deste caso. O hirsutismo decorre tanto de defeito da 21-hidroxilase quanto da 3-desidrogenase.

## RESISTÊNCIA INSULÍNICA

A paciente apresenta acantose *nigricans*, sinal de hiperinsulinismo. Na SOP, a resistência à insulina ocorre em 40 a 70% dos casos.

## TUMORES OVARIANOS E SUPRARRENAIS

Raros, tanto os tumores hilares ovarianos quanto os do córtex suprarrenal promovem hirsutismo; no entanto, vêm geralmente acompanhados de virilização em decorrência da hiperprodução de androgênios.

## DIAGNÓSTICO

Entre os exames solicitados, relacionar quais são necessários para esclarecer cada hipótese diagnóstica:

- SOP: hormônio folículo-estimulante (FSH), hormônio luteinizante (LH), estradiol, testosterona, di-hidrotestosterona, prolactina, 17-OH-progesterona, androstenediona, globulina ligadora de hormônios sexuais (SHBG e US) pélvica
- HSRCNC: sulfato de desidroepiandrosterona (SDHEA), 17-hidroxiprogesterona (17-OHP), androstenediona, testosterona
- Resistência à insulina: glicose e insulina, teste oral de tolerância à glicose (TOTG)
- Tumor da suprarrenal: SDHEA, US abdominal
- Tumor ovariano: estradiol, testosterona, di-hidrotestosterona, US pélvica.

### LEITURAS SUGERIDAS


Bremer AA. Polycystic ovary syndrome in the pediatric population. Metab Syndr Relat Disord. 2010;8(5): 375-94.

Dantas WS, Gualano B, Rocha MP, Barcellos CR, dos Reis VY, Marcondes JA. Metabolic disturbance in PCOS: clinical and molecular effects on skeletal muscle tissue. Sci World J. 2013;178364.

Hagg L, McFarlane J, Dieberg G, Smart N. Effect of lifestyle intervention on the reproductive endocrine profile in women with polycystic ovarian syndrome: a systematic review and meta-analysis. Endocr Connect. 2014;3(1):36-46.

Lakkakula BV, Thangavelu M, Godla UR. Genetic variants associated with insulin signaling and glucose homeostasis in the pathogenesis of insulin resistance in polycystic ovary syndrome: a systematic review. J Assist Reprod Genet. 2013;30(7):883-95.

Mourad A, Haber RM. Drug-induced acanthosis nigricans: a systematic review and new classification. Dermatol Ther. 2021:e14794.

Nandi A, Chen Z, Patel R, Poretsky L. Polycystic ovary syndrome. Endocrinol Metab Clin N Am. 2014;43(1):123-47.

Ojaniemi M, Tapanainen P, Morin-Papunen L. Management of polycystic ovary syndrome in childhood and adolescence. Horm Res Pediatr. 2010;74(5):372-5.

Witchel SF. Non-classic congenital adrenal hyperplasia. Steroids. 2013;78(8):747-50.

# Caso Clínico 2

Cesar Luiz Boguszewski

## HISTÓRIA CLÍNICA

Paciente de 34 anos, sexo feminino, apresenta quadro progressivo de hiperidrose, prognatismo, artralgias e aumento no tamanho das mãos e dos pés há 5 anos. Nega alterações visuais. Confirmou-se laboratorialmente diagnóstico de acromegalia há 3 meses, causada por macroadenoma hipofisário intrasselar (3,3 × 1,6 × 1,9 cm), insinuando-se para cisterna suprasselar e seios cavernosos (Figura 1). Há 20 dias, a paciente foi submetida a cirurgia transesfenoidal, retornando para avaliação sem exames.

Apresenta hipertensão arterial sistêmica (HAS) há 3 anos. A mãe faz tratamento para diabetes e HAS. Ex-tabagista há 1 ano, fumou por 13 anos – em média, um maço por dia. Seus ciclos menstruais são regulares. Gesta IV Abo III Ces I. Em revisão de sistemas, indica acne.

## EXAME FÍSICO

- Frequência cardíaca (FC): 84 bpm
- Pressão arterial (PA): 140 × 90 mmHg
- Índice de massa corporal (IMC): 26,3 kg/m$^2$
- Circunferência abdominal: 83 cm
- Fácies acromegálica com prognatismo, macroglossia discreta e aumento nasal
- Tireoide: normal
- Tórax: campos pleuropulmonares livres, ritmo cardíaco sinusal, discreta hipofonese de bulhas cardíacas
- Abdome: sem particularidades
- Membros: diâmetro do dedo anular da mão direita é 19,20 mm, equivalente ao aro 23
- Pele: acne grau II na face
- Campo visual (teste de confrontação): normal.

## PERGUNTAS E COMENTÁRIOS

Com relação à avaliação do resultado do tratamento cirúrgico, responda:

1. Quais exames laboratoriais você solicitaria?

Para controle da doença: hormônio do crescimento (GH) com teste oral de tolerância à glicose (TOTG) e fator de crescimento semelhante à insulina tipo 1 (IGF-1).

Para avaliar deficiências pós-cirúrgicas: hormônio estimulador da tireoide (TSH), tiroxina livre (T4L),

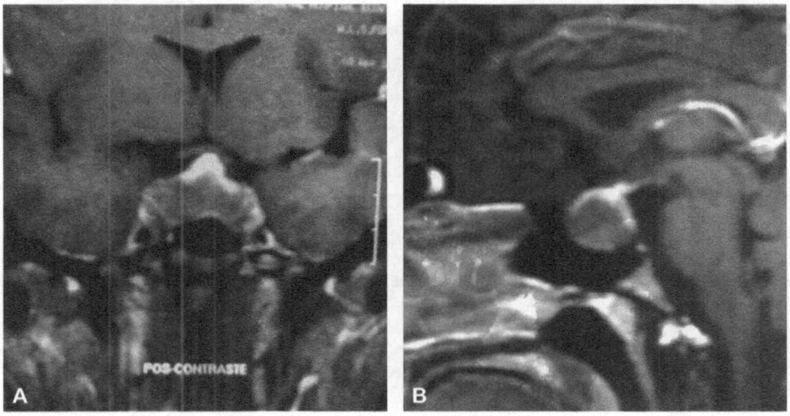


FIGURA 1 Ressonância de hipófise. A. Pré-operatório, corte coronal. B. Pré-operatório, corte sagital.

tri-iodotironina (T3), hormônio folículo-estimulante (FSH), hormônio luteinizante (LH), estradiol, cortisol basal e prolactina.

2. Quais resultados dos exames laboratoriais você aguardaria antes de definir que a paciente apresenta "doença controlada" com a cirurgia? Em qual momento do pós-operatório solicitaria nova ressonância magnética (RM) de hipófise?

A paciente seria considerada com doença controlada quando os níveis de GH permanecessem < 1 ng/mℓ e IGF-1 normal para idade e sexo.

Uma nova RM de hipófise deveria ser solicitada após 3 meses de pós-operatório.

## EVOLUÇÃO CLÍNICA

A paciente manteve a hiperidrose, as artralgias e a sensação de inchaço nas mãos e nos pés após a cirurgia. O exame imuno-histoquímico do tumor foi positivo (+++) para GH e negativo para os demais hormônios hipofisários. Os exames laboratoriais demonstraram que não houve controle da doença, com níveis hormonais bastante alterados, embora a imagem não mostre remanescente tumoral (Figura 2).

- Qual a conduta terapêutica recomendada e como você faria a prescrição?
  - Análogos da somatostatina, como a octreotida (Sandostatin®) por via subcutânea (SC), 8/8 h, na dose inicial de 0,05 a 0,1 mg por injeção, ajustada conforme níveis de GH mensais
  - Octreotida de liberação lenta (Sandostatin LAR®), que pode ser administrada na dose de 20 a 30 mg a cada 4 semanas, por via intramuscular (IM), na região glútea, a depender do controle do GH e do IGF-1
  - Lanreotida autogel SC profunda (região glútea), na dose de 90 a 120 mg a cada 28 dias
  - Uma possibilidade consiste em associação de um agonista dopaminérgico, como a cabergolina, visto que alguns adenomas têm receptores D2, com melhor resposta nos tumores cossecretores de prolactina.

## LEITURAS SUGERIDAS

Kaimal N, Trainer PJ. Acromegaly. In: Bandeira F, Gharib H, Golbert A, Griz L, Faria M (eds.). Endocrinology and diabetes: a problem-oriented approach. New York: Springer Science; 2014. p. 65-76.

Melmed S, Casanueva FF, Klibanski A, Bronstein MD, Chanson P, Lamberts SW, et al. A consensus on the diagnosis and treatment of acromegaly complications. Pituitary. 2013;16(3):294-302.

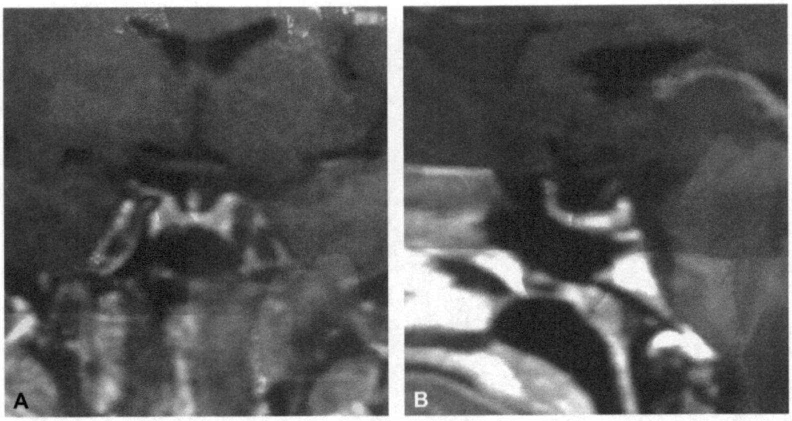


FIGURA 2 Imagens pós-operatórias da hipófise por ressonância magnética. A. Pós-operatório, corte coronal. B. Pós-operatório, corte sagital.

# Caso Clínico 3

Josivan Gomes de Lima

## HISTÓRIA CLÍNICA

Paciente de 84 anos, sexo feminino, nunca fez tratamento específico para osteoporose. Comparece à consulta com o resultado de duas densitometrias ósseas: uma de 2 anos atrás; outra atual (Figura 1). Menarca aos 14 anos, gesta 0, menopausa aos 50 anos. Nega etilismo e tabagismo. Não faz atividade física regular e apresenta artrose no joelho. Teve trombose venosa profunda (TVP) e usa anticoagulante (varfarina) há 3 anos.

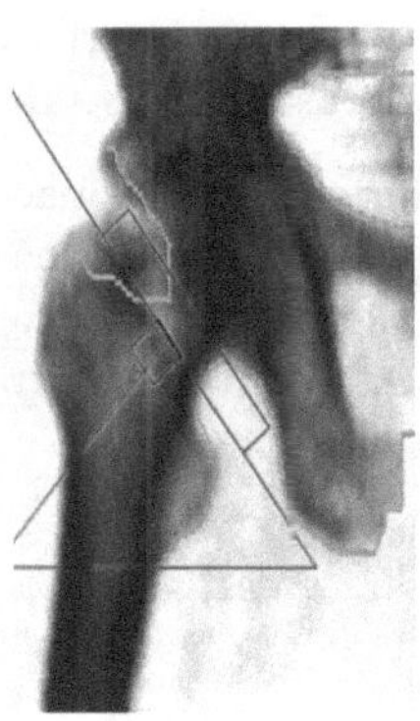

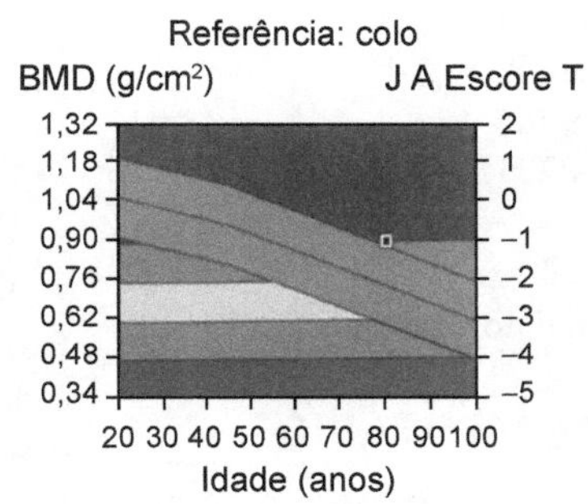


| Região | DMO (g/cm²) [1,6] | Jovem adulto (%) [2] | Escore T | Corr. etária (%) [3] | Escore Z |
|---|---|---|---|---|---|
| Colo | 0,896 | 86 | −1,0 | 121 | 1,1 |
| Wards | 0,706 | 78 | −1,6 | 119 | 0,9 |
| Trocanter | 0,748 | 88 | −0,9 | 116 | 0,9 |
| Diáfise | 0,958 | – | – | – | – |
| Total | 0,875 | 87 | −1,1 | 116 | 0,9 |

A

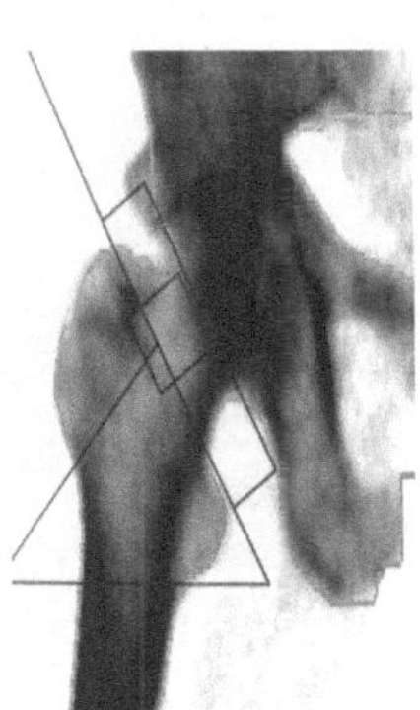

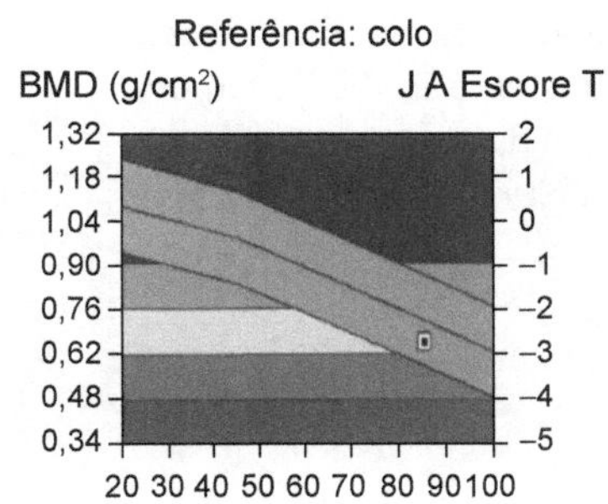


| Região | DMO (g/cm²) [1,6] | Jovem adulto (%) [2] | Escore T | Corr. etária (%) [3] | Escore Z |
|---|---|---|---|---|---|
| Colo | 0,658 | 63 | −2,7 | 91 | −0,5 |
| Wards | 0,533 | 59 | −2,9 | 91 | −0,4 |
| Trocanter | 0,627 | 74 | −1,9 | 99 | −0,1 |
| Diáfise | 0,734 | – | – | – | – |
| Total | 0,690 | 68 | −2,5 | 94 | −0,4 |

B

FIGURA 1 A. Densitometria de 2 anos atrás. B. Densitometria atual.

## EXAMES FÍSICO E COMPLEMENTARES

- Peso: 70,5 kg
- Altura: 1,50 m
- Índice de massa corporal (IMC): 31,3 kg/m²
- Pressão arterial (PA): 130 × 80 mmHg
- Frequência cardíaca (FC): 87 bpm
- Palpações da tireoide e do abdome normais, auscultas cardíaca e pulmonar também normais
- Exames séricos:
  - Cálcio: 9,3 mg/ℓ
  - Fósforo: 3,9 mg/dℓ
  - Albumina: 4,1 mg/dℓ
  - Creatinina: 0,9 mg/dℓ
  - Glicemia de jejum: 93 mg/dℓ
  - 25(OH)D: 29,2 ng/dℓ
  - Paratormônio (PTH): 48 pg/mℓ (10 a 65 pg/mℓ)
- Hemograma: normal
- Relação internacional normalizada (INR): 2,1.

## PERGUNTAS E COMENTÁRIOS

1. A paciente desenvolveu osteoporose nos últimos 2 anos?

Não. Provavelmente, o exame atual (ver Figura 1 B) está mais correto. A paciente já devia apresentar osteopenia importante ou osteoporose à época do primeiro exame (ver Figura 1 A). Na Figura 1 A, a paciente está mal posicionada para avaliação adequada da densidade mineral óssea (DMO). O alinhamento da diáfise femoral (sem adução ou abdução da coxa), a visualização de partes moles abaixo do ísquio e acima do grande trocanter, o aparecimento apenas parcial do pequeno trocanter, que deve estar parcialmente escondido pela rotação interna do membro inferior examinado, e o ângulo formado entre o fêmur e o ísquio devem mostrar o encaixe do "retângulo" de identificação do colo do fêmur que, sempre que possível, deverá estar perpendicular ao colo e conter apenas partes moles em todos os seus ângulos.

2. Como explicar a ausência de critérios para osteoporose na densitometria da coluna?

Pela existência de osteófitos nos corpos vertebrais, pela artrose das articulações interapofisárias, pelas calcificações nos ligamentos longitudinais e pela ateromatose aortoilíaca que podem falsear a densitometria.

3. A varfarina pode ter interferido na evolução para osteoporose? Em caso afirmativo, como?

Sim, a varfarina inibe a gamacarboxilação dos fatores de coagulação de vitamina K-dependentes e, de maneira similar, a da osteocalcina (formação óssea), que, se não carboxilada, não consegue se ligar ao cálcio de modo eficaz.

## LEITURAS SUGERIDAS

Mesquita PN, Maia JM, Bandeira F. Postmenopausal osteoporosis. In: Bandeira F, Gharib H, Golbert A, Griz L, Faria M (eds.). Endocrinology and diabetes: a problem-oriented approach. New York: Springer Science; 2014. p. 305-21.

Rezaieyazdi Z, Falsoleiman H, Khajehdaluee M, Saghafi K, Mokhtari-Amirmajdi E. Reduced bone density in patients on long-term warfarin. Int J Rheum Dis. 2009;12(2): 130-5.

Signorelli SS, Scuto S, Marino E, Giusti M, Xourafa A, Gaudio A. Anticoagulants and osteoporosis. Int J Mol Sci. 2019;20(21):5275.

# Caso Clínico 4

Marcio C. Mancini

## HISTÓRIA CLÍNICA

Paciente do sexo masculino, 17 anos, com história de ganho de peso desde a idade pré-escolar. Nasceu com 4.100 g. Não gosta de frutas e hortaliças, prefere doces e frituras, principalmente nos fins de semana. Passa muitas horas por dia em frente à televisão e ao computador. Praticava atividade física apenas nas aulas de educação física na escola; atualmente, está prestando vestibular. Fez vários tratamentos clínicos com endocrinologistas desde os 10 anos, com perda de 10 a 20 kg e ganho de peso posterior. Usou sibutramina, o que causou muita cefaleia, e não quer tentar orlistate em decorrência da esteatorreia. Mãe e pai são obesos, com péssimos hábitos alimentares. O pai tem diabetes melito tipo 2 (DM2) e antecedente de doença arterial coronariana. Os avós paternos também têm DM e são obesos; a avó materna é obesa. Mãe hipertensa, submetida a cirurgia bariátrica há 2 anos.

## EXAME FÍSICO

- Bom estado geral, corado, hidratado
- Peso: 142 kg
- Altura: 1,70 m
- Índice de massa corporal (IMC): 49 kg/m$^2$
- Região cervical: tireoide não palpável; lesão acinzentada com engrossamento e aspecto aveludado da pele que se estende da região posterior até a anterior do pescoço, com pequenos pólipos escurecidos (Figura 1)
- Pressão arterial (PA): 140 × 95 mmHg (medida com manguito adequado)
- Frequência cardíaca (FC): 72 bpm
- Sem outras alterações dignas de nota ao exame físico.

## PERGUNTAS E COMENTÁRIOS

1. Qual é o nome da lesão de pele do paciente?

   Acantose *nigricans* e acrocórdons.

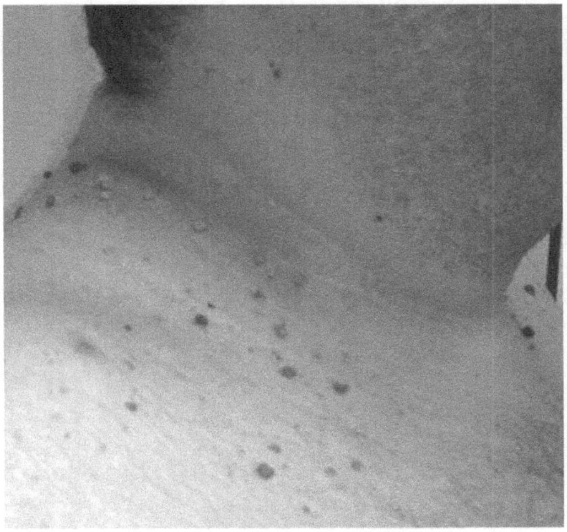

FIGURA 1 Região cervical.

2. Qual é a fisiopatologia da lesão de pele do paciente?

A insulinorresistência causa hiperinsulinemia compensatória que, ao agir sobre os receptores de insulina ou de fator de crescimento similar à insulina (IGF), tem ação proliferativa sobre os queratinócitos e os fibroblastos da pele.

A hiperinsulinemia também leva à redução da proteína de ligação do fator de crescimento similar à insulina (IGFPB), o que aumenta o fator de crescimento similar à insulina tipo 1 (IGF-1) livre, contribuindo para o efeito proliferativo similar à insulina. O melhor tratamento é a redução da hiperinsulinemia com a perda de peso, ainda que outros tratamentos tenham sido propostos.

Acrocórdons (*skin tags*) são pápulas pedunculadas, macias, de cor acastanhada, mais observadas no pescoço, nas axilas e na virilha, frequentemente associadas à acantose *nigricans*. Estão mais associadas ao DM que à obesidade. A fisiopatologia está relacionada com hiperinsulinemia e excesso de IGF-1, motivo pelo qual essas lesões também são observadas na acromegalia. O tratamento consiste em excisão e em eletro ou criocauterização.

## EVOLUÇÃO CLÍNICA

Os pais do paciente perguntaram sobre a possibilidade de o filho ser submetido a cirurgia bariátrica, pois a mãe foi operada com excelente resultado e o filho já fez vários tratamentos prolongados com endocrinologistas e não tolera bem os medicamentos. Além disso, está hipertenso e engordando cada vez mais, também sofrendo *bullying* no ambiente escolar.

Nesse caso, o paciente apresenta indicação de cirurgia bariátrica? Sim, apresenta IMC > 40, associado a comorbidades como hipertensão arterial sistêmica, resistência à insulina, alteração no convívio social e consultas e tratamentos sucessivos e falhos com endocrinologistas para tentativas de perda de peso. A cirurgia pode ser realizada em menores de 18 anos que apresentem doenças associadas à obesidade que impactem na qualidade de vida.

## LEITURAS SUGERIDAS

Hirt PA, Castillo DE, Yosipovitch G, Keri JE. Skin changes in the obese patient. J Am Acad Dermatol. 2019;81(5):1037-57.

Mundi M, Collazo-Clavell M. Bariatric surgery in treatment of the obese patient with type 2 diabetes. In: Bandeira F, Gharib H, Golbert A, Griz L, Faria M (eds.). Endocrinology and diabetes: a problem-oriented approach. New York: Springer Science; 2014. p. 521-9.

# Caso Clínico 5

Marisa Helena César Coral ▪ Alexandre Hohl

## HISTÓRIA CLÍNICA

Paciente de 54 anos, sexo masculino, com história de ganho de peso desde os 40 anos. Nos últimos 2 anos, relata sentir cansaço progressivo, dificuldade para realizar atividades físicas, insônia, irritabilidade, queda de libido e edema leve em membros inferiores (MMII). No último ano, notou piora da qualidade da ereção. Associado a este quadro, refere noctúria e ronco excessivo. Há 5 anos, é hipertenso e usa valsartana 160 mg + anlodipino 5 mg; para controlar a dislipidemia, utiliza atorvastatina 10 mg. Caminha por 30 min, 2 vezes/semana irregularmente. Nega ingesta de álcool ou tabagismo.

## EXAME FÍSICO

- Altura: 1,78 m
- Peso: 105 kg
- Índice de massa corporal (IMC): 33,1 kg/m$^2$
- Circunferência abdominal: 108 cm
- Pressão arterial (PA): 133 × 82 mmHg
- Frequência cardíaca (FC): 72 bpm
- Bom estado geral, acantose *nigricans* em região cervical posterior, ausculta cardiopulmonar sem particularidades. Tireoide fibroelástica, sem nódulos
- MMII: edema +/++++
- Exame genital com varicocele à esquerda, testículos com 25 cm$^3$ cada. Sem galactorreia. Lipomastia bilateral (Figura 1).

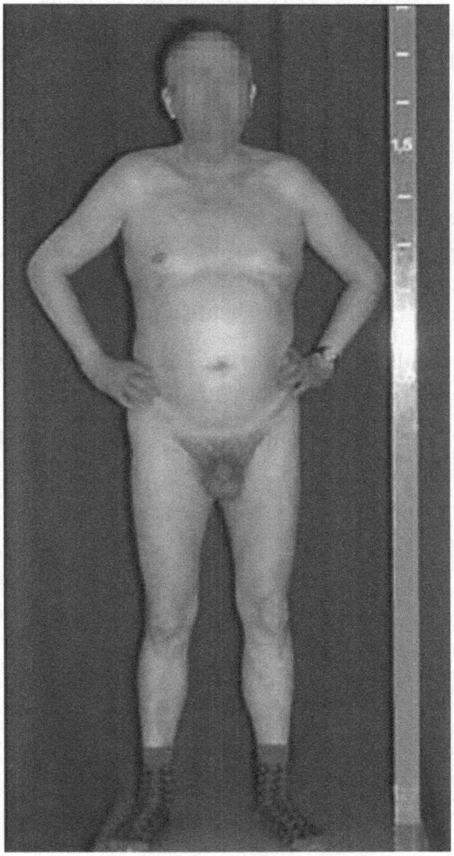

FIGURA 1 Apresentação física do paciente.

## EXAMES COMPLEMENTARES

- Glicemia de jejum (GJ): 120 mg/dℓ
- Hemoglobina glicada (HbA1c): 6,3%
- Colesterol total: 190 mg/dℓ
- Lipoproteína de alta densidade (HDL-c): 48 mg/dℓ
- Triglicerídeos: 178 mg/dℓ
- Lipoproteína de baixa densidade (LDL-c): 106 mg/dℓ
- Creatinina: 0,9 mg/dℓ
- Aspartato aminotransferase (AST): 59 U/ℓ
- Alanina aminotransferase (ALT): 61 U/ℓ
- Ácido úrico: 8,1 mg/dℓ
- Proteína C reativa ultrassensível (PCR-US): 2,9 mg/dℓ
- Antígeno prostático específico (PSA): 1,3 ng/dℓ
- Prolactina: 16 ng/mℓ
- Testosterona total: 255 ng/dℓ.

## PERGUNTAS E COMENTÁRIOS

1. São necessários mais exames complementares para estabelecer o diagnóstico de hipogonadismo masculino tardio? Se a resposta for afirmativa, quais?

Sim. Devem ser dosados hormônio folículo-estimulante (FSH), hormônio luteinizante (LH), hormônio estimulador da tireoide (TSH), tiroxina livre (T4L) e globulina ligadora de hormônios sexuais (SHBG) para diagnóstico diferencial e uma segunda dosagem de testosterona total para definir reposição hormonal. O paciente também apresenta síndrome metabólica, com sobrepeso/obesidade, hipertensão arterial sistêmica, GJ alterada, esteato-hepatite, ácido úrico e PCR elevados, situação que, por si só, pode prejudicar a qualidade de vida e causar disfunção erétil.

2. Quais tratamentos podem ser feitos com o diagnóstico de hipogonadismo?

Controle das comorbidades, atividade física regular e reposição de testosterona preferencialmente por via intramuscular (IM) (undecanoato de testosterona) ou transdérmica, solução tópica a 2% (Axeron® 30 mg/1,5 mℓ, 1 vez/dia, em uma das axilas). Pode-se fazer o teste da ereção com um inibidor da fosfodiesterase tipo 5 por via oral (VO) e avaliar a resposta clínica.

3. Como fazer o monitoramento?

Toque retal semestral no primeiro ano, PSA total antes do toque retal, ultrassonografia de próstata semestral e colesterol total e frações, bem como hematócrito, 3 meses após início do tratamento.

## LEITURAS SUGERIDAS

Biundo B. Low testosterone in older men: a discussion and review of literature on health consequences of hypogonadism in the aging male. Int J Pharm Compd. 2009; 13(6):494-6.

Gibb FW, Strachan MW. Androgen deficiency and type 2 diabetes mellitus. Clin Biochem. 2014;47(10-11):940-9.

Hohl A, Ronsoni MF. Male hypogonadism. In: Bandeira F, Gharib H, Golbert A, Griz L, Faria M (eds.). Endocrinology and diabetes: a problem-oriented approach. New York: Springer; 2014. p. 173-92.

# Caso Clínico 6

Francisco Victor Bandeira ▪ Isabel Oliveira ▪ Francisco Bandeira

## HISTÓRIA CLÍNICA

Paciente do sexo feminino, 31 anos, hipertensa, apresenta quadro de fraqueza muscular generalizada há cerca de 9 meses. Os episódios duram, em média, 3 dias, associados a câibras e parestesias nos membros inferiores, com resolução espontânea. Na ocasião da admissão, relatou ser este o terceiro episódio. Dada a piora da sintomatologia, procurou assistência e foi internada na enfermaria de uma clínica médica. Evidenciou-se hipopotassemia, e a paciente foi transferida à endocrinologia para investigação e compensação do quadro. As medicações utilizadas são:

- Atenolol 100 mg/dia
- Clortalidona 25 mg/dia
- Anlodipino 10 mg/dia
- Diazepam 10 mg
- Omeprazol 20 mg.

## EXAME FÍSICO

- Bom estado geral, normocorada, hidratada, eupneica
- Tireoide: normopalpável
- Sistema cardiovascular (SCV): ritmo cardíaco regular (RCR) em 2 tempos, bulhas normofonéticas (BNF) sem sopros
- Frequência cardíaca (FC): 82 bpm
- Pressão arterial (PA): 110 × 70 mmHg
- AR: MV + nos dois hemitórax sem RA
- Abdome: plano, flácido, indolor sem visceromegalias
- Altura: 1,62 m
- Peso: 61,2 kg
- Índice de massa corporal (IMC): 23,3 kg/m²
- Circunferência abdominal: 90 cm
- Circunferência do quadril: 100 cm.

## EXAMES LABORATORIAIS E DE IMAGEM

- Hemograma e bioquímica, de acordo com a Tabela 1
- Aldosterona plasmática: 18 ng/dℓ (valor normal [VN]: 12 a 15 ng/dℓ)
- Atividade plasmática de renina (APR): < 0,1 ng/mℓ/h
- Tomografia computadorizada do abdome com contraste: imagem nodular hipoatenuante na topografia de glândula suprarrenal esquerda medindo 1,5 × 0,8 cm, relacionada com o corpo e a porção lateral esquerda da glândula. Atenuação na sequência pré-contraste: 8 UH.

## PERGUNTAS E COMENTÁRIOS

1. Qual é o diagnóstico diferencial?

Paciente com massa suprarrenal < 4 cm, com atenuação < 10 HU, características mais sugestivas de adenoma suprarrenal. Sintomática, com hipopotassemia, câibras e fraqueza muscular,

**TABELA 1** Hemograma e bioquímica.

| Leuco | Neut (%) | Linf (%) | Mono | Eos | Baso | Hb | PLQ |
|---|---|---|---|---|---|---|---|
| 7.230 | 78 | 17 | 4 | 1,0 | 0 | 12 | 215.000 |

| Na | K | Ur | Cr | AST | ALT |
|---|---|---|---|---|---|
| 144 | 2,0 | 20 | 0,6 | 49 | 33 |
| **Na** | **K** | **Ur** | **Cr** | **Ca** | **P** |
| 143 | 3,0 | 24 | 0,7 | 8,4 | 3,3 |

chama atenção para adenoma funcionante produtor de aldosterona (hiperaldosteronismo primário). Deve ser feito diagnóstico diferencial, principalmente com síndrome de Cushing, feocromocitoma e hiperplasia suprarrenal congênita na forma não clássica. A relação da concentração de aldosterona plasmática com APR > 40 é bastante sugestiva, e > 50 é praticamente patognomônica de hiperaldosteronismo primário. No caso desta paciente, a relação é de 180, e a APR é baixa mesmo usando diurético.

2. Quais são as opções terapêuticas?

A adrenalectomia unilateral está indicada nos casos de adenoma unilateral. O cateterismo de veias adrenais, com coleta de amostras para dosagem de aldosterona e cortisol, pode auxiliar na localização da lesão culpada quando os exames de imagem não evidenciam nódulos nas adrenais ou nos casos com nodulações adrenais bilaterais. Como alternativa à cirurgia, existe o tratamento clínico com altas doses de bloqueadores dos receptores de mineralocorticoides (MRAs), como a espironolactona ou a eplerenona – esta última mais apropriada para homens por apresentar menor efeito antiandrogênico. Em caso de hipercalemia, a associação com ciclossilicato de zircônio permite o controle do potássio sérico, geralmente sem necessidade de reduzir a dose do MRA. A finerenona, um MRA seletivo e específico, ainda é pouco estudada no contexto do hiperaldosteronismo primário.

3. Qual é a evolução esperada para cada modalidade terapêutica escolhida?

No pós-operatório, espera-se que praticamente todos os pacientes apresentem melhora na PA; porém, a longo prazo, observa-se uma taxa de reversão menor, com necessidade de manutenção do tratamento farmacológico. Fatores no pré-operatório, como idade avançada, hipertensão arterial sistêmica mais acentuada, menor resposta à ação da espironolactona e grande elevação na relação aldosterona/APR implicam resposta menos favorável. Os pacientes que respondem clinicamente à espironolactona podem manter PA controlada com associação de hipotensores a longo prazo. É importante manter a renina desbloqueada como critério para boa resposta terapêutica: concentrações da renina direta > 8 mcUI/mℓ ou atividade de renina plasmática > 1 ng/mℓ/h.

## LEITURAS SUGERIDAS

Boguszewski CL, Alessi A, Carvalho M. Endocrine hypertension. In: Bandeira F, Gharib H, Golbert A, Griz L, Faria M (eds.). Endocrinology and diabetes: a problem-oriented approach. New York: Springer Science; 2014. p. 127-43.

Boscaro M, Ronconi V, Turchi F, Giacchetti G. Diagnosis and management of primary aldosteronism. Curr Opin Endocrinol Diabetes Obes. 2008;15(4):332-8.

Kintscher U, Bakris GL, Kolkhof P. Novel non-steroidal mineralocorticoid receptor antagonists in cardiorenal disease. Br J Pharmacol. 2022; 179(13):3220-34.

Herndon J. Primary aldosteronism: Screening, diagnosis, and management. JAAPA. 2025; 38(4):37-40.

# Caso Clínico 7

Francisco Bandeira ■ Isabel Oliveira

## HISTÓRIA CLÍNICA

Paciente do sexo feminino, 27 anos, relata aumento dos pelos corporais iniciado na adolescência, com rápida progressão há aproximadamente 1 ano. Alega estar em amenorreia há 2 anos, mas ter apresentado, anteriormente, ciclos menstruais irregulares. Iniciou a investigação em um serviço de ginecologia há 1,5 ano, quando começou a usar anticoncepcional oral na tentativa de regularizar os ciclos. Entretanto, após suspender por conta própria o uso do medicamento, voltou a apresentar amenorreia. A menarca ocorreu aos 12 anos e os ciclos posteriores foram irregulares.

## EXAME FÍSICO

- Peso: 62 kg
- Altura: 1,54 m
- Índice de massa corporal (IMC): 26,1 kg/m$^2$
- Circunferência abdominal: 100 cm
- Circunferência do quadril: 104 cm
- Escore de Ferriman: 26; sem sinais de virilização (clitoromegalia, alteração da voz)
- Sistema cardiovascular (SCV): ritmo cardíaco regular (RCR) em tempos, bulhas normofonéticas (BNF) sem sopros
- Pressão arterial (PA): 120 × 80 mmHg
- Frequência cardíaca (FC): 80 bpm
- Ausência de pletora facial, fácies de lua, fraqueza muscular e estrias violáceas (Figura 1).

## EXAMES LABORATORIAIS

A paciente trouxe exames laboratoriais realizados em outra instituição (Tabela 1). Os exames basais da admissão incluem:

- Cortisol: 13,4 mg/dℓ
- Sulfato de desidroepiandrosterona (SDHEA): 1.612 mg/dℓ (60 a 430)
- Testosterona: 223 ng/dℓ

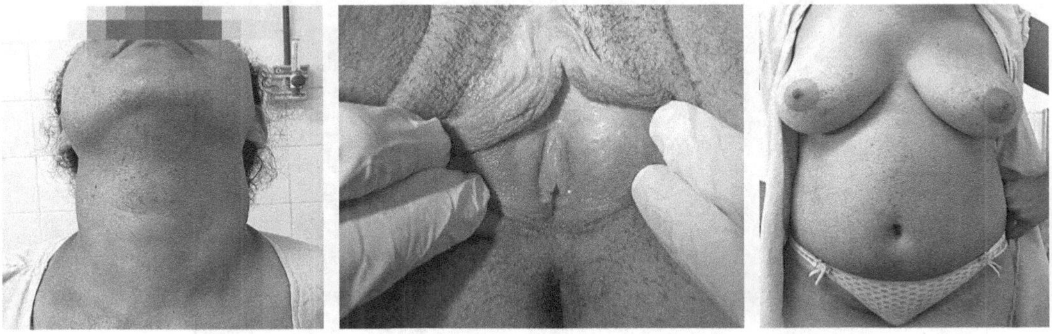

FIGURA 1 Apresentação física da paciente.

TABELA 1 Exames basais e pós-dexametasona (0,5 mg, a cada 6 h, por 4 dias).

| Basal | 4º dia |
|---|---|
| Testosterona: 535 ng/dℓ | Testosterona: 368 ng/dℓ |
| | 17-hidroxiprogesterona: 0,4 ng/mℓ |
| | Cortisol: 21,3 mg/dℓ |
| | SDHEA: 531 mg/dℓ (50 a 380) |

- Androstenediona: 463 ng/dℓ (80 a 300)
- Hormônio folículo-estimulante (FSH): 4,32
- Hormônio luteinizante (LH): 5,99
- Hormônio estimulador da tireoide (TSH): 1,17
- Prolactina (PRL): 2,38
- Cortisol salivar à meia-noite: 8 nmol/ℓ (0,5 a 1,2).

A tomografia computadorizada (TC) exibe lesão expansiva heterogênea e bem definida em topografia de glândula suprarrenal esquerda, apresentando realce heterogêneo e progressivo pelo contraste, com 15 UH na fase sem contraste, 32 UH na fase arterial e 37 UH nas fases portal e de excreção, medindo 6,5 × 6,4 cm (Figura 2).

## PERGUNTAS E COMENTÁRIOS

1. Qual é a etiologia mais provável para explicar as alterações hormonais?

Os tumores virilizantes suprarrenais são raros, mas graves, e seu quadro clínico tem início abrupto e progressão rápida, por isso sem sinais clássicos da síndrome de Cushing e da virilização. A etiologia mais provável para explicar as alterações hormonais é um carcinoma adrenocortical decorrente do tamanho da lesão e da produção de androgênios.

Aproximadamente 60% dos pacientes com tumores adrenocorticais funcionantes apresentam síndromes endócrinas resultantes da secreção de cortisol e seus precursores, dos androgênios suprarrenais e seus precursores ou, raramente, de estrogênios ou mineralocorticoides. Cerca de 60% dos carcinomas adrenocorticais são suficientemente secretores para apresentarem síndrome clínica do excesso de hormônio. Adultos com esses carcinomas costumam se apresentar com síndrome de Cushing isolada (45%) ou virilização e síndrome de Cushing, com excesso de produção de ambos os glicocorticoides e androgênios (25%). Menos de 10% dos pacientes apresentam apenas virilização, mas essa sintomatologia em um paciente com neoplasia suprarrenal sugere carcinoma adrenocortical, em vez de adenoma. Em geral, são grandes quando diagnosticados e bilaterais em até 10% dos casos. O carcinoma adrenocortical manifesta-se inicialmente à TC como massa

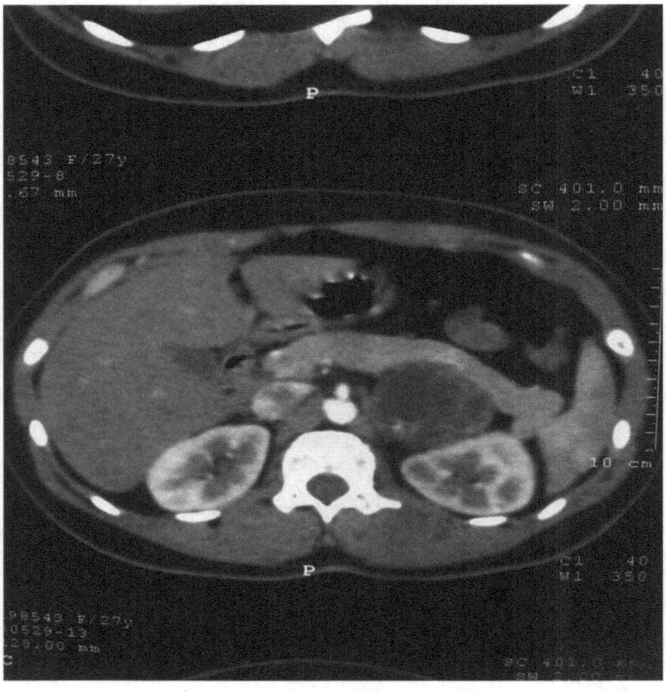

FIGURA 2 Exame de tomografia computadorizada.

grande (em 90% das lesões, > 6 cm). Quando grandes, essas massas têm margens irregulares e textura heterogênea.

2. Por que existe dissociação entre as alterações hormonais e clínicas, como ausência de virilização e sinais clássicos de síndrome de Cushing?

O início abrupto e a progressão rápida podem ser responsáveis pelo não aparecimento dos sinais clássicos da síndrome de Cushing e da virilização. O diagnóstico precoce em adultos é particularmente difícil, pois, muitas vezes, sinais de excesso de hormônio podem não se manifestar. Por outro lado, aproximadamente 90% das crianças acometidas podem ser reconhecidas por excesso desses hormônios, o que possibilita o diagnóstico precoce.

Os genes mutantes mais encontrados em tecidos de carcinomas corticoadrenais são: TP53 e CTNNB1. O TP53 associa-se a pior prognóstico.

## LEITURAS SUGERIDAS


Alexandraki KI, Grossman AB. Cushing's syndrome. In: Bandeira F, Gharib H, Golbert A, Griz L, Faria M (eds.). Endocrinology and diabetes: a problem-oriented approach. New York: Springer Science; 2014. p. 99-111.

Bledsoe MB, Cobin RH, Futterweit W, Goldzieher JW, Petak SM, Smith KD, et al. American Association of Clinical Endocrinologists Medical Guidelines for clinical practice for the diagnosis and treatment of hyperandrogenic disorders. Endocr Pract. 2001;7(2):120-34.

Darabi S, Braxton DR, Eisenberg BL, Demeure MJ. Molecular genomic profiling of adrenocortical cancers in clinical practice. Surgery. 2021;169(1):138-44.

Lacroix A. Clinical presentation and evaluation of adrenocortical tumors. UpToDate [Internet]. Disponível em: http://www.uptodate.com/contents/clinical-presentation-and-evaluation-of-adrenocortical-tumors. Acesso em: 15 abr. 2014.

# Caso Clínico 8

Marisa Helena César Coral ▪ Alexandre Hohl

## HISTÓRIA CLÍNICA

Paciente de 48 anos, sexo feminino, com história de ganho de peso a partir dos 45 anos. Relata pouca disposição para suas atividades habituais de trabalho, com dificuldades de concentração, alterações de humor, diminuição da libido, insônia e dores articulares difusas. Há 1 ano apresenta fogachos, que se acentuaram nos últimos 6 meses. Refere que seus ciclos menstruais ainda estão presentes, mas que fica até 2 meses sem menstruar. Faz atividade física com regularidade, 4 vezes/semana. Pai com diabetes melito tipo 2 (DM2), mãe e avó materna com osteoporose, prima materna de segundo grau com câncer de mama curado. Menarca aos 12 anos, genitália em estágio 2, pelos pubianos em estágio 2 e pelos axilares em estágio 0.

## EXAME FÍSICO

- Altura: 1,55 m
- Peso: 56 kg
- Índice de massa corporal (IMC): 23,3 kg/m$^2$
- Pressão arterial (PA): 110 × 70 mmHg
- Tireoide diminuída à palpação, indolor, fibroelástica
- Ausculta cardiopulmonar normal
- Mamas densas sem nódulos palpáveis
- Circunferência abdominal: 79 cm
- Pele ressecada nos braços e nas pernas.

## EXAMES COMPLEMENTARES

- Glicemia de jejum (GJ): 98 mg/dℓ
- Hemoglobia glicada (HbA1c): 5,3%
- Colesterol total: 190 mg/dℓ
- Lipoproteína de alta densidade (HDL-c): 59 mg/dℓ
- Triglicerídeos: 120 mg/dℓ
- 25(OH)D: 30 ng/mℓ
- Creatinina: 0,9 mg/dℓ
- Aspartato aminotransferase (AST): 59 U/ℓ
- Alanina aminotransferase (ALT): 61 U/ℓ
- Ácido úrico: 8,1 mg/dℓ
- Hormônio estimulador da tireoide (TSH): 3,1 mUI/ℓ
- Hormônio folículo-estimulante (FSH): 50 mUI/mℓ
- Estradiol: 30 pg/mℓ
- Prolactina: 16 ng/mℓ
- Mamografia digital e ultrassonografia (US) mamária: BI-RADS 1
- Ultrassonografia (US) transvaginal: útero sem miomas, ovários sem alterações e endométrio 4 mm.

## PERGUNTAS E COMENTÁRIOS

1. Esta paciente já está na menopausa? Justifique.

Não. A paciente está no climatério, que envolve todo o período de transição dos ciclos ovulatórios para anovulatórios até a completa ausência dos ciclos menstruais por 12 meses seguidos, quando se dá, então, a denominação de menopausa. Esse período de alterações hormonais, com irregularidades menstruais, com ou sem sintomas, pode ser chamado de perimenopausa.

2. Qual é a opção ideal de terapia de reposição hormonal para esta paciente e como deve ser feito seu monitoramento?

A terapia de reposição hormonal pode ser realizada nos 5 primeiros anos do climatério para mulheres com sintomatologia desconfortável, desde que não tenham familiares de primeiro grau com câncer de mama ou endométrio ou risco aumentado para tromboses, doenças cardiovasculares ou cerebrovasculares. A via transdérmica de administração tem sido preferida por não apresentar os efeitos adversos da metabolização hepática, e deve ser usada na menor dose necessária para alívio dos sintomas (adesivos de 25 mg, 2 vezes/semana, ou gel 1 a 2 mg/dia). Em mulheres com útero, associar progesterona natural micronizada durante 10 a 12 dias no ciclo. As pacientes em terapia de reposição hormonal devem fazer US mamária e mamografia, assim como US endovaginal a cada 6 meses ou 1 ano, a depender de histórias pregressa e familiar.

## LEITURAS SUGERIDAS

Burger HG. Unpredictable endocrinology of the menopause transition: clinical, diagnostic and management implications. Menopause Int. 2011;17(4):153-4.

Harlow SD, Gass M, Hall JE, Lobo R, Maki P, Rebar RW, et al. Executive summary of the Stages of Reproductive Aging Workshop +10: addressing the unfinished agenda of staging reproductive aging. Menopause. 2012;19(4):387-95.

Santen RJ, Allred DC, Ardoin SP, Archer DF, Boyd N, Braunstein GD, et al. Postmenopausal hormone therapy: an Endocrine Society scientific statement. J Clin Endocrinol Metab. 2010;95(7 Suppl 1):s1-s66.

# Caso Clínico 9

Osmar Monte

## HISTÓRIA CLÍNICA

Homem branco, 15 anos, encaminhado para avaliação de hipodesenvolvimento genital. Nasceu de parto normal a termo, com peso de 3.530 g e comprimento de 49 cm. Apresentou desenvolvimento neuropsicomotor adequado. Passou por postectomia aos 2 anos e orquiopexia aos 4 anos, em virtude de criptorquidia bilateral. Mãe com estatura de 1,78 m, peso de 66 kg e menarca aos 13 anos. Pai com estatura de 1,74 m e peso de 68 kg. Dois irmãos (18 e 22 anos) sem problemas semelhantes.

## EXAME FÍSICO

- Fácies incaracterística, bom estado geral e nutricional
- Peso: 49 kg (P10 a 25)
- Altura: 1,55 m (P < 3)
- Envergadura: 159 cm
- Tanner: G1 P2
- Genital masculino: testículos de 2 $cm^3$, pênis de 2,5 cm (< 3 desvio-padrão [DP] da média)
- Ausência de malformações
- Idade óssea: 11 anos e 6 meses
- Testosterona total: < 10 ng/dℓ
- Hormônio luteinizante (LH) basal < 0,6 UI/ℓ
- Hormônio folículo-estimulante (FSH) basal < 1 UI/ℓ.

## PERGUNTAS E COMENTÁRIOS

1. Qual é o diagnóstico mais provável?

Hipogonadismo hipogonadotrófico por provável síndrome de Kallmann.

2. Quais aspectos clínicos e de imagem deveriam ser pesquisados para o diagnóstico etiológico?

O exame clínico deveria ser avaliado para hiposmia ou anosmia, alterações no palato e sindactilia; nos exames de imagem, deveriam ser investigadas aplasia dos bulbos olfatórios (mostrada nas imagens por ressonância magnética; Figura 1) e anomalias no trato urogenital. Pode ocorrer, ainda, déficit de aprendizagem e deficiência mental.

### LEITURAS SUGERIDAS


Ribeiro RS, Abucham J. Síndrome de Kallmann: uma revisão histórica, clínica e molecular. Arq Bras Endocrinol Metab. 2008;52(1):8-17.

Ribeiro RS, Vieira TC, Abucham J. Reversible Kallmann syndrome: report of the first case with a KAL-1 mutation and literature review. Eur J Endocrinol. 2007;156(3):285-9.

Trarbach EB, Baptista MT, Garmes HM, Hackel C. Molecular analysis of KAL-1, GnRH-R, NELF and EBF2 genes in a series of Kallmann syndrome and normosmic hypogonadotropic hypogonadism patients. J Endocrinol. 2005;187(3):361-8.


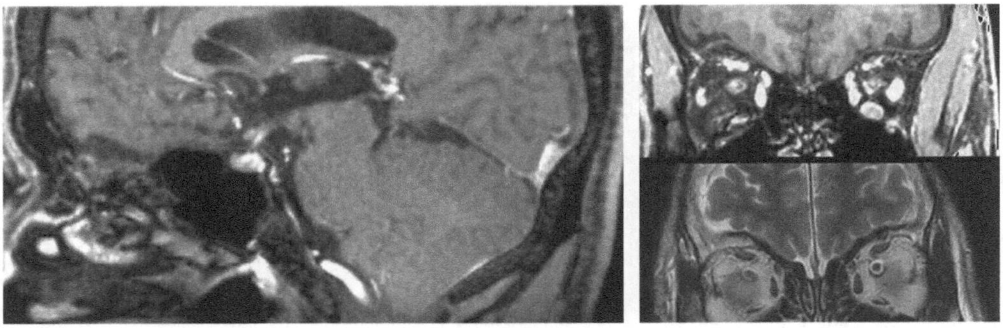

FIGURA 1 Imagens do crânio por ressonância magnética.

# Caso Clínico 10

Marcio C. Mancini

## HISTÓRIA CLÍNICA

Paciente de 18 anos, sexo masculino, relata dois episódios prévios de pancreatite aguda, tendo o último ocorrido há 15 dias – motivo da internação do paciente.

## EXAME FÍSICO

Corado, hidratado, com xantomas eruptivos nos braços (Figura 1) e na região dorsal, sem outras alterações dignas de nota.

## EXAMES LABORATORIAIS

Na admissão:

- Amilase elevada
- Triglicerídeos: 5.700 mg/dℓ
- Colesterol total: 205 mg/dℓ
- Lipoproteína de alta densidade (HDL-c): 15 mg/dℓ
- Glicemia de jejum (GJ): 70 mg/dℓ.

Após 5 dias de internação, mantido em jejum e com aporte hidreletrolítico por via intravenosa (IV), observaram-se os seguintes resultados:

- Amilase normal
- Triglicerídeos: 240 mg/dℓ
- Colesterol total: 120 mg/dℓ
- HDL-c: 27 mg/dℓ
- GJ: 90 mg/dℓ.

## PERGUNTAS E COMENTÁRIOS

1. Qual é a causa mais provável da hipertrigliceridemia?

Dislipidemia familiar tipo I ou V, associada a xantomas eruptivos e aumento dos quilomícrons por deficiência primária da lipoproteína lipase ou da apolipoproteína (Apo) C-II.

A centrifugação do soro ajuda na diferenciação por apresentar infranadante claro na dislipidemia tipo I e infranadante turvo (lipoproteína de muito baixa densidade [VLDL-c]) na dislipidemia tipo V.

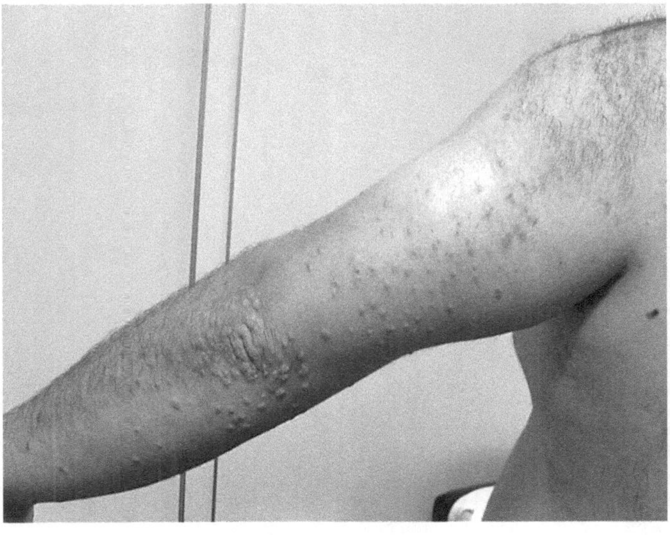

FIGURA 1 Xantomas eruptivos.

2. Qual é o melhor tratamento para a hipertrigliceridemia?

Trata-se de tratamento dietético, com restrição da gordura total, do álcool e de açúcares. Podem ser usados triglicerídeos de cadeia média. Os ácidos graxos ômega-3, contendo EPA sintético (Icosapent etil), recentemente aprovados para uso clínico em pacientes com hipertrigliceridemia grave, têm maior biodisponibilidade do que as formas convencionais (esterificadas), por não requererem ingestão concomitante de gordura na dieta e apresentarem absorção intestinal independente das enzimas pancreáticas. A dose diária é de 2 a 4 g.

## LEITURAS SUGERIDAS

Diniz ET, Bandeira F. Dyslipidemia. In: Bandeira F, Gharib H, Golbert A, Griz L, Faria M (eds.). Endocrinology and Diabetes: a Problem-oriented Approach. New York: Springer Science; 2014. p. 489-502.

National Cholesterol Education Program (NCEP) Expert Panel on Detection, Evaluation, and Treatment of High Blood Cholesterol in Adults (Adult Treatment Panel III). Third Report of the National Cholesterol Education Program (NCEP) Expert Panel on Detection, Evaluation, and Treatment of High Blood Cholesterol in Adults (Adult Treatment Panel III). Final report. Circulation. 2002;106(25):3143-421.

Peterson BE, Bhatt DL, Steg PG, Miller M, Brinton EA, Jacobson TA, et al. REDUCE-IT Investigators. Reduction in Revascularization With Icosapent Ethyl: Insights From REDUCE-IT Revascularization Analyses. Circulation. 2021 Jan 5;143(1):33-44.

Quintao ECR, Nakandakare ER, Passarelli M. Lípides: do metabolismo à aterosclerose. São Paulo: Sarvier; 2011.

# Caso Clínico 11

Marcio C. Mancini

## HISTÓRIA CLÍNICA

Paciente de 35 anos, sexo masculino, obeso desde a infância. A partir da adolescência, fez vários tratamentos de até 2 anos de duração com endocrinologistas, com interrupção e/ou intolerância a medicamentos e dieta, recebendo indicação para cirurgia bariátrica. Ganhou peso progressivamente (no momento, pesa 200 kg). Relata roncos e sonolência diurna, nega engasgos ou sufocação noturna, bem como outras doenças ou uso de medicamentos. Mãe e pai são obesos. Filho único.

## EXAME FÍSICO

- Bom estado geral, corado, hidratado, acianótico, ausência de acantose *nigricans*
- Peso: 199,5 kg
- Altura: 1,77 m
- Índice de massa corporal (IMC): 62 kg/m$^2$
- Circunferência abdominal: 158 cm
- Circunferência do quadril: 160 cm
- Relação cintura/quadril: 0,98
- Circunferência cervical: 40 cm
- Pressão arterial (PA): 111 × 60 mmHg
- Frequência cardíaca (FC): 66 bpm
- Frequência respiratória (FR): 18 irpm
- Saturação de oxigênio ($SatO_2$): 98% em ar ambiente
- Sem outras alterações dignas de nota ao exame físico.

## EXAMES LABORATORIAIS

Foram realizados exames que revelaram:

- Glicemia de jejum (GJ): 75 mg/dℓ
- Hemoglobina glicada (HbA1c): 4,5%
- Insulina: 12 mU/mℓ
- Colesterol total: 190 mg/dℓ (lipoproteína de baixa densidade [LDL-c] 90 mg/dℓ, lipoproteína de alta densidade [HDL-c] 70 mg/dℓ)
- Triglicerídeos: 100 mg/dℓ
- Ácido úrico: 4 mg/dℓ
- PCR-US: 0,1 mg/ℓ
- Alanina aminotransferase (ALT): 12 UI/ℓ
- Aspartato aminotransferase (AST): 13 UI/ℓ
- Gamaglutamil transferase (GGT): 18 UI/ℓ
- Ferritina: 60 ng/dℓ
- Ultrassonografia (US) abdominal: normal, mas com qualidade diminuída em virtude do aumento da espessura da camada de gordura subcutânea
- Endoscopia normal.

Solicitou-se uma tomografia computadorizada (TC) de abdome. A Figura 1 ilustra um corte tomográfico no nível da quinta vértebra lombar.

## PERGUNTAS E COMENTÁRIOS

1. Qual aspecto anatômico do corte da TC pode ajudar a explicar por que o paciente, apesar de ter um IMC > 60 kg/m$^2$, tem um perfil cardiometabólico saudável?

Nível de L4/L5, a TC pode ser usada para medir a área de tecido adiposo visceral (normal < 100 cm$^2$). Embora não tenha sido relatado, é possível notar

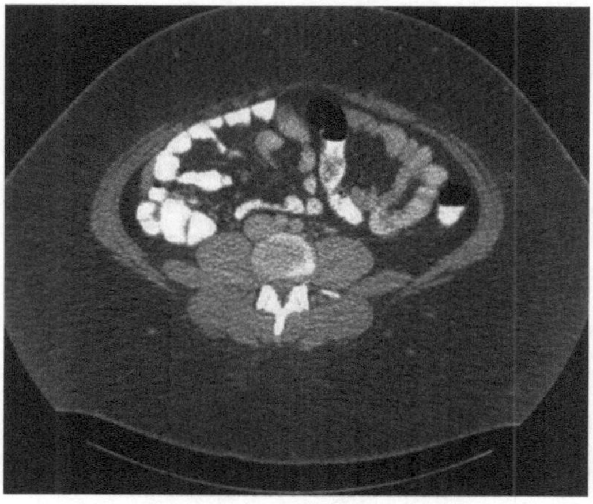

FIGURA 1 Tomografia computadorizada de abdome no nível de L5.

abundância de tecido adiposo subcutâneo em relação ao tecido adiposo visceral, presente em quantidade bem menor.

2. Cite uma das teorias fisiopatológicas que podem estar envolvidas nesse quadro clínico.

Teoria portal. O tecido adiposo subcutâneo é mais sensível à insulina e apresenta maior atividade da lipase lipoproteica (LPL), maior expressão de receptores adrenérgicos alfa-2; o tecido adiposo visceral é menos sensível à insulina, tem menor atividade de LPL e maior expressão de receptores beta-adrenérgicos, com maior atividade lipolítica, o que ocasiona mais mobilização de ácidos graxos para o fígado. Isso promove redução do *clearance* hepático de insulina com hiperinsulinemia, resistência à insulina e síntese de partículas ricas em lipoproteína de muito baixa densidade (VLDL-c). Além disso, o aumento de ácidos graxos circulantes no tecido visceral promove aumento do fator nuclear kappa-B (NF-κB), inflamatório.

Tecido adiposo como órgão endócrino (produção de adipocitocinas). A expressão de fator de necrose tumoral alfa, IL-10 e IL-6 (associada a distúrbios metabólicos, resistência à insulina, inflamação vascular e aumento de proteína C reativa [PCR]) e de angiotensinogênio (associada à hipertensão) é maior no tecido adiposo visceral. A expressão de leptina é maior no tecido adiposo subcutâneo. Há mais expressão de genes envolvidos em recrutamento de macrófagos *macrophage chemotaxic protein-1* (MCP-1) para o tecido adiposo visceral.

Deposição ectópica de gordura. O tecido adiposo subcutâneo apresenta adipócitos maiores, com capacidade aumentada de armazenamento de triglicerídeos, o que limita o acúmulo destes no compartimento visceral/muscular/cardíaco.

Falha na angiogênese. Aumento do número e do tamanho de adipócitos extrapola a capacidade local de suprimento de oxigênio, gerando hipoxia e ativação de vias de estresse e inflamação (no caso, o paciente tem boa angiogênese do adiposo subcutâneo).

## LEITURAS SUGERIDAS

Bastard JP, Maachi M, Lagathu C, Kim MJ, Caron M, Vidal H, et al. Recent advances in the relationship between obesity, inflammation, and insulina resistance. Eur Cytokine Netw. 2006;17(1):4-12.

Bluher M. Clinical relevance of adipokines. Diabetes Metab J. 2012;36(5):317-27.

Mancini MC, Geloneze B, Salles JEN, Lima JG, Carra MK. Tratado de obesidade. São Paulo: AC Farmacêutica; 2010.

# Caso Clínico 12

Cesar Luiz Boguszewski

## HISTÓRIA CLÍNICA

Paciente de 40 anos, sexo feminino, há 8 anos apresenta quadro progressivo de prognatismo e aumento no tamanho das mãos e dos pés. Nega alterações visuais e doenças crônicas pregressas. Sem outras comorbidades. História familiar sem particularidades. Há 3 meses, teve diagnóstico de acromegalia.

## EXAMES LABORATORIAIS E DE IMAGEM

- Fator de crescimento similar à insulina 1 (IGF-1): 1.630 ng/mℓ (valor de referência [VR] para idade: 109 a 284 ng/mℓ)
- Hormônio do crescimento (GH) basal: 118 ng/mℓ
- Função hipofisária normal, prolactina de 148 ng/mℓ (VR: até 25 ng/mℓ)
- Campimetria normal.

A Figura 1 mostra a condição da hipófise.

## PERGUNTA E COMENTÁRIO

Considere todas as modalidades terapêuticas atualmente disponíveis para o tratamento da acromegalia e responda:

- De acordo com as diretrizes atuais da Sociedade Brasileira de Endocrinologia e Metabologia (SBEM), quais modalidades terapêuticas devem ser usadas no tratamento inicial desse caso?
  - Recomenda-se a cirurgia para pacientes com micro e macroadenomas intrasselares, cuja chance de cura é alta (em torno de 75%) ou, ainda, para aqueles com comprometimento visual. No caso de tumores com baixa chance de cura cirúrgica (níveis muito elevados de GH, tumores volumosos e existência de expansão parasselar) ou em pacientes com elevado risco cirúrgico ou que recusem a se submeter ao procedimento, a melhor opção é o tratamento medicamentoso primário com análogo da somatostatina. Em pacientes não controlados com tratamento medicamentoso isoladamente ou em combinação com cabergolina, a cirurgia de *debulking* pode ser uma opção. Em pacientes resistentes à terapia com análogos da somatostatina, pode ser associado pegvisomanto (antagonista do receptor do GH).

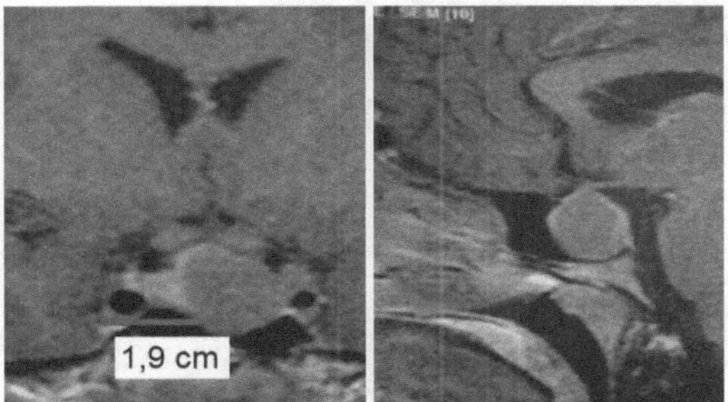


**FIGURA 1** Ressonância magnética de hipófise.

## EVOLUÇÃO CLÍNICA

Depois de 3 anos do tratamento inicial, a paciente usa dose máxima de análogo de somatostatina, com queda dos níveis de IGF-1 em relação ao início da terapia. Entretanto, nesse período, não menstruou mais e foi diagnosticada laboratorialmente com hipopituitarismo. Atualmente, faz tratamento de reposição com levotiroxina (LT4) 50 mg/dia e prednisona 10 mg/dia. Relata ganho de 5 kg no último ano, associado a astenia, sonolência e cefaleia. O exame físico revelou, além das características fenotípicas da acromegalia:

- Peso: 84 kg
- Altura: 1,60 m
- Pressão arterial (PA): 150 × 90 mmHg
- Frequência cardíaca (FC): 66 bpm (com hipofonese de bulhas)
- Tireoide palpável, de consistência normal e sem nódulos e discreto edema de tornozelos.

A investigação laboratorial também revelou:

- GH: 0,9 ng/mℓ
- IGF-1: 258 ng/mℓ (101 a 267)
- Prolactina: 14 ng/mℓ (2,8 a 29,2)
- Hormônio estimulador da tireoide (TSH): 0,2 mUI/mℓ (0,4 a 5)
- Tiroxina livre (T4L): 0,65 ng/dℓ (0,7 a 1,5)
- Hormônio folículo-estimulante (FSH): 3 UI/ℓ
- Hormônio luteinizante (LH): 1,4 UI/ℓ
- Estradiol: 8 pg/mℓ
- Cortisol sérico: 1,5 mg/dℓ (5,4 a 25 mg/dℓ)
- Hormônio adrenocorticotrófico (ACTH) < 5 pg/mℓ (até 46 pg/mℓ).

A Figura 2 mostra a evolução clínica da hipófise.

## PERGUNTA E COMENTÁRIO

Considere os exames atuais da paciente e responda:

- Qual seria sua conduta terapêutica com relação ao tratamento de reposição hormonal desta paciente?

- Paciente apresenta obesidade, hipertensão arterial sistêmica, ganho de peso e T4L diminuída nos exames laboratoriais, além de usar uma dose maior que a fisiológica de corticosteroide. Assim, seria adequado diminuir a prednisona para níveis próximos dos fisiológicos (5 mg) e aumentar LT4 para 75 mg/dia.

## LEITURAS SUGERIDAS


Melmed S. Treatment of acromegaly. UpToDate. [Internet]. Disponível em: http://www.uptodate.com/contents/treatment-of-acromegaly. Acesso em: 7 nov. 2016.

Melmed S, Casanueva FF, Klibanski A, Bronstein MD, Chanson P, Lamberts SW, et al. A consensus on the diagnosis and treatment of acromegaly complications. Pituitary. 2013;16(3):294-302.

Vieira Neto L, Abucham J, Araujo LA, Boguszewski CL, Bronstein MD, Czepielewski M, et al. Recomendações do Departamento de Neuroendocrinologia da Sociedade Brasileira de Endocrinologia e Metabologia para o diagnóstico e tratamento da acromegalia no Brasil. Arq Bras Endocrinol Metab. 2011;55(2):91-105.


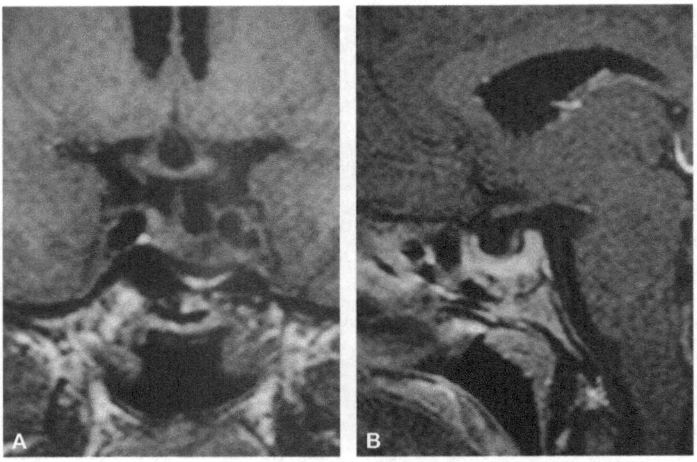


FIGURA 2 Ressonância magnética de hipófise nos planos coronal (A) e sagital (B).

# Caso Clínico 13

Marisa Helena César Coral

## HISTÓRIA CLÍNICA

Paciente de 44 anos, sexo masculino, é internado na emergência com queixas de dores musculares intensas em membros inferiores, sem irradiação, e cãibras difusas. Há 3 dias passou a ter dificuldade para deambular. Hipertenso há 5 anos, usa hidroclorotiazida, atenolol e anlodipino. Informa episódio de isquemia cerebral transitória ocorrido há 1 mês. Fuma 10 cigarros por dia. Etilista com ingesta aumentada nas últimas semanas. Trabalha com limpeza de terrenos nos fins de semana. Tem pai e irmão com diabetes.

## EXAME FÍSICO

- Altura: 1,75 m
- Peso: 85 kg
- Índice de massa corporal (IMC): 27,4 kg/m$^2$
- Circunferência abdominal (CA): 98 cm
- Pressão arteria (PA) em pé e deitado: 170 × 110 mmHg
- Auscultas cardíaca e pulmonar normais, abdome sem massas palpáveis, membros inferiores sem edemas, panturrilhas dolorosas à palpação
- Exame neurológico: diminuição da força muscular e hiporreflexia patelar à esquerda.

## EXAMES LABORATORIAIS E DE IMAGEM

- Hemograma normal
- Glicemia casual: 123 mg/dℓ
- Hemoglobina glicada (HbA1c): 5,5%
- Creatinina: 1,7 mg/dℓ
- Ureia: 48 mg/dℓ
- Magnésio: 0,9 mg/dℓ (1,8 a 2,4)
- Potássio: 1,6 mEq/ℓ (3,5 a 5,1)
- Sódio: 144 mEq/ℓ (136 a 145)
- Cálcio: 7,7 mg/dℓ (8,5 a 10,1 mg/dℓ)
- Creatinoquinase (CK): 5.058 U/ℓ (35 a 232 U/ℓ)
- CK-MB: 88 U/ℓ (até 6 U/ℓ)
- Troponina: 0,01 mg/dℓ (até 0,1 mg/dℓ)
- Sorologias para leptospirose: negativas
- Exame de urina: proteinúria positiva ++++, hemoglobina positiva +++
- Eletrocardiograma: bloqueio do ramo direito com D2 longo
- Nódulo heterogêneo hipodenso em suprarrenal esquerda com margens bem definidas, medindo 17 × 16 mm com valor de atenuação de 5 UH. Cisto renal à esquerda (Figura 1).

## PERGUNTAS E COMENTÁRIOS

1. Qual é a suspeita diagnóstica?

A primeira é hiperaldosteronismo primário, uma vez que o paciente tem hipertensão arterial sistêmica (HAS), com hipopotassemia grave e nódulo suprarrenal. É importante lembrar que pacientes com sobrepeso e HAS devem ser rastreados para essa condição clínica.

Hipercortisolismo (síndrome de Cushing) e, nesse caso, massa suprarrenal. O aumento do cortisol livre promove ação nos receptores de glicocorticoides e de mineralocorticoides, retenção de sódio e água, bem como HAS. Existe, ainda, alterações nas funções glomerular, que leva à proteinúria, e tubular, que provoca hipocalcemia e alcalose. Com a perpetuação da doença, pode ocorrer deterioração da função renal em ambas as situações.

2. Quais exames confirmariam seu diagnóstico?

Relação da concentração da aldosterona plasmática com atividade plasmática de renina. Em casos típicos como este, que cursa com hipopotassemia, se a relação for maior que 40, é possível solicitar testes de supressão confirmatórios (teste da infusão de solução salina ou estímulo da renina com diuréticos). Requisitar também teste de supressão com dexametasona 1 ou 2 mg, cortisol livre urinário e cortisol salivar da meia-noite.

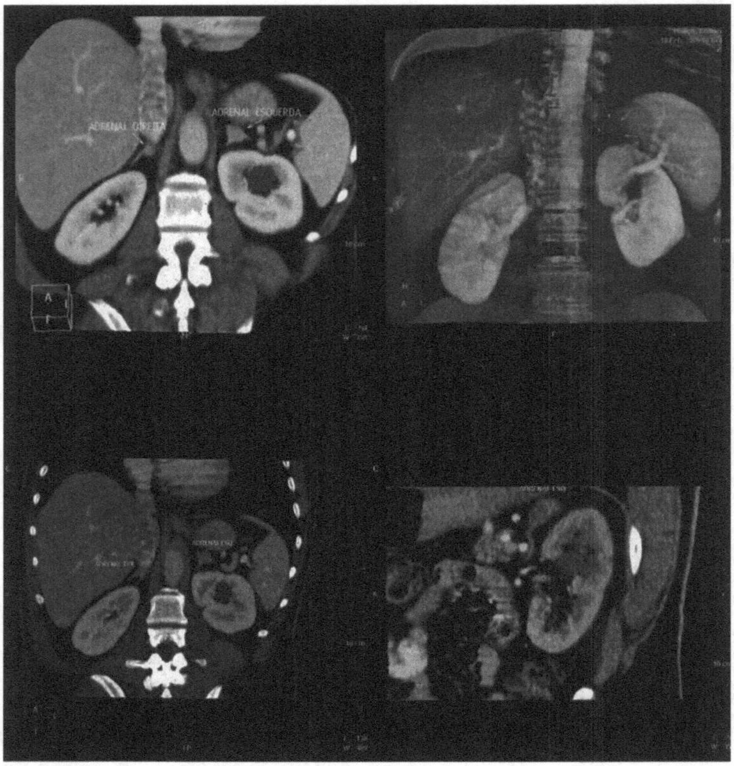


FIGURA 1 Tomografia computadorizada: nódulo em suprarrenal esquerda.

Em centros de referência, se o paciente tolerar 3 dias de dieta rica em sódio (150 mEq/dia), a dosagem de aldosterona em urina de 24 h acima de 12 microgramas, confirmará o diagnóstico de hiperaldosteronismo primário.

## LEITURAS SUGERIDAS

Boguszewski CL, Alessi A, Carvalho M. Endocrine hypertension. In: Bandeira F, Gharib H, Golbert A, Griz L, Faria M (eds.). Endocrinology and diabetes: a problem-oriented approach. New York: Springer Science; 2014. p. 127-43.

Boscaro M, Ronconi V, Turchi F, Giacchetti G. Diagnosis and management of primary aldosteronism. Curr Opin Endocrinol Diabetes Obes. 2008;15(4):332-8.

Funder J. Primary aldosteronism: treatment of the disease, and new therapeutic approaches. Best Pract Res Clin Endocrinol Metab. 2020;34(2):101368.

Nieman LK, Biller BM, Findling JW, Newell-Price J, Savage MO, Stewart PM, et al. The diagnosis of Cushing's syndrome: an Endocrine Society Clinical Practice Guideline. J Clin Endocrinol Metab. 2008;93(5):1526-40.

Smets P, Meyer E, Maddens B, Daminet S. Cushing's syndrome, glucocorticoids and the kidney. Gen Comp Endocrinol. 2010;169(1):1-10.

# Caso Clínico 14

Francisco Bandeira ■ Isabel Oliveira ■ Mirna Alves de Sá

## HISTÓRIA CLÍNICA

Paciente de 68 anos, sexo feminino, com diagnóstico de diabetes melito tipo 2 (DM2) há 8 anos. Como tratamento inicial, usou metformina 1.500 mg associada à glimepirida 8 mg/dia. Há 1 ano, usa insulina pré-misturada (asparte/asparte protamina 30/70; 30 UI antes do desjejum e 8 UI antes do jantar). Relata ganho de peso progressivo e dificuldade de controle glicêmico. Apresenta apetite exacerbado, especialmente para carboidratos. Não pratica exercícios físicos.

## EXAME FÍSICO

- Bom estado geral
- Peso: 77 kg
- Altura: 1,55 m
- Índice de massa corporal (IMC) : 32 kg/m$^2$
- Pressão arterial (PA): 140 × 80 mmHg
- Circunferência abdominal (CA): 92 cm
- Fundoscopia: microaneurismas esparsos.

## EXAMES LABORATORIAIS E SEGUIMENTO

- Glicemia de jejum (GJ): 190 mg/dℓ
- Glicemia pós-prandial (GPP): 320 mg/dℓ
- Creatinina: 0,9 mg/dℓ
- Colesterol total: 360 mg/dℓ
- Lipoproteína de alta densidade (HDL-c): 38 mg/dℓ
- Triglicerídeos: 270 mg/dℓ
- Hormônio estimulador da tireoide (TSH): 1,5 mU/ℓ
- Tiroxina (T4): 9 mg/dℓ
- K+: 4,5 mEq/ℓ
- Cálcio: 9,2 mg/dℓ
- 25-OHD: 32 ng/mℓ
- Hemoglobina glicada (HbA1c): 10,4%.

A paciente foi orientada a manter dieta hipocalórica, e o esquema terapêutico foi substituído para metformina 1.000 mg/dia + insulina 28 UI à noite. Dez semanas depois, os resultados foram:

- Peso: 78 kg
- GJ: 160 mg/dℓ
- GPP: 270 mg/dℓ
- HbA1c: 9,8%.

Iniciou-se exenatina 5 mg, 2 vezes/dia (30 min antes do desjejum e do jantar) + insulina glargina 24 UI à noite (Tabelas 1 e 2).

## PERGUNTAS E COMENTÁRIOS

1. Por que foi difícil controlar a doença nos primeiros anos?

A dieta da paciente era inadequada, e os fármacos adotados precocemente no curso da doença, bem como a dose prescrita, aumentavam o ganho de peso (glimepirida 8 mg associada à

**TABELA 1** Esquema terapêutico inicial, resultando na perda de 3 kg de peso corporal.

| Visita | Manhã | GCJ | Noite | GPP |
|---|---|---|---|---|
| 10 semanas | Exenatida 5 mg | 160 | Glargina 24 U + exenatida 5 mg | 270 |
| 11 semanas | | 149 | | 188 |
| 12 semanas | | 116 | | 155 |
| 13 semanas | | 141 | | 137 |
| 14 semanas | Exenatida 10 mg | 122 | Glargina 24 U + exenatida 10 mg | 105 |

Paciente pesava 78 kg, perdeu 3 kg. GCJ: glicemia capilar antes do jantar; GPP: glicemia pós-prandial.

**TABELA 2** Esquema terapêutico posterior, resultando na perda total de 16 kg de peso corporal.

| Visita | Antes do café da manhã | GJ | Antes do jantar | GPP |
|---|---|---|---|---|
| 15 semanas | Exenatida 10 mg | 87 | Exenatida 10 mg + glargina 24 U | - |
| 16 semanas | | 122 | | 171 |
| 17 semanas | | 128 | | - |
| 18 semanas | | 124 | Exenatida 10 mg + glargina 20 U | - |
| 19 semanas | | 127 | Exenatida 10 mg + lantus 20 U | - |
| 20 semanas | | 126 | Exenatida 10 mg + glargina 20 U | 141 |
| 10 meses | | 82 | Exenatida 10 mg + metformina XR 1.000 mg | - |

Peso: 61 kg (perda de 16 kg); hemoglobina glicada (HbA1c): 6,8%; GJ: glicemia de jejum; GPP: glicemia pós-prandial.

alta dose total de insulina 38 UI). Como a insulina tem ação anabólica, pode haver aumento ponderal significativo.

2. O que foi importante para melhorar o controle após as modificações terapêuticas?

Obter melhor controle alimentar, facilitado pela modificação do esquema terapêutico para uma insulina basal de perfil mais estável durante 24 h, sem picos, e em dose menor, associada a um agonista do receptor de GLP-1. Esses medicamentos estimulam a secreção de insulina de forma glicose-dependente, com menor risco de hipoglicemia, retardam o esvaziamento gástrico, causando sensação de plenitude gástrica, reduzem o apetite, com consequente perda de peso, o que é fundamental para melhorar o controle do diabetes.

## LEITURAS SUGERIDAS

Balena R, Hensley IE, Miller S, Barnett AH. Combination therapy with GLP-1 receptor agonists and basal insulin: a systematic review of the literature. Diabetes Obes Metab. 2013;15(6):485-502.

Bandeira F, Moura F, Costi BB. GLP-1 Receptor agonists for the treatment of type 2 diabetes. In: Bandeira F, Gharib H, Golbert A, Griz L, Faria M (eds.). Endocrinology and diabetes: a problem-oriented approach. New York: Springer Science; 2014. p. 385-94.

Inzucchi SE, Bergenstal RM, Buse JB, Diamant M, Ferrannini E, Nauck M, et al. American Diabetes Association (ADA); European Association for the Study of Diabetes (EASD). Management of hyperglycemia in type 2 diabetes: a patient-centered approach: position statement of the American Diabetes Association (ADA) and the European Association for the Study of Diabetes (EASD). Diabetes Care. 2012;35(6):1364-79.

Kumar A. Insulin degludec/liraglutide: innovation-driven combination for advancement in diabetes therapy. Expert Opin Biol Ther. 2014;14(6):869-78.

Scheen AJ, Van Gaal LF. Combating the dual burden: therapeutic targeting of common pathways in obesity and type 2 diabetes. Lancet Diabetes Endocrinol. 2014;2(11):911-22.

# Caso Clínico 15

Francisco Bandeira ■ Isabel Oliveira ■ Mirna Alves de Sá

## HISTÓRIA CLÍNICA

Paciente de 53 anos, sexo feminino, relata que há cerca de 1 ano apresentou quadro de rouquidão e aumento discreto do volume cervical. Nega perda de peso, disfagia, dispneia ou febre. Há 23 anos, foi submetida a cirurgia na tireoide para retirada de "provável nódulo". Não fez tratamento complementar e não sabe o resultado do exame histopatológico.

## EXAME FÍSICO

- Bom estado geral, orientada, consciente, eupneica, afebril, corada, hidratada
- Peso: 54 kg
- Altura: 1,50 m
- Índice de massa corporal (IMC): 24 kg/m²
- Pressão arterial (PA): 120 × 80 mmHg
- Frequência cardíaca (FC): 80 bpm
- Abdome e extremidades: sem alterações
- Circunferência cervical: 29 cm
- Tireoide: aumentada de volume à custa de lobo esquerdo (LE; Figura 1), limites imprecisos, consistência firme, aderida aos planos profundos, indolor (Figura 2). Cicatriz cirúrgica na região cervical anterior.

## EXAMES LABORATORIAIS E DE IMAGEM

- Hormônio estimulador da tireoide (TSH): 2,2 UI/mℓ (0,4 a 4 UI/mℓ)
- Tiroxina livre (T4L): 1,05 ng/dℓ (0,8 a 1,9 ng/dℓ)
- Tireoglobulina (Tg): 35 ng/mℓ
- Anticorpos antitireoglobulina (anti-Tg): 160 U/mℓ
- Cálcio: 9,9 mg/dℓ
- Albumina: 4 g/dℓ
- Creatinina: 0,8 mg/dℓ
- Aspartato aminotransferase (AST): 25 U/ℓ
- Alanina aminotransferase (ALT): 22 U/ℓ
- Fosfatase alcalina (FA): 72 U/ℓ (até 110 U/ℓ).

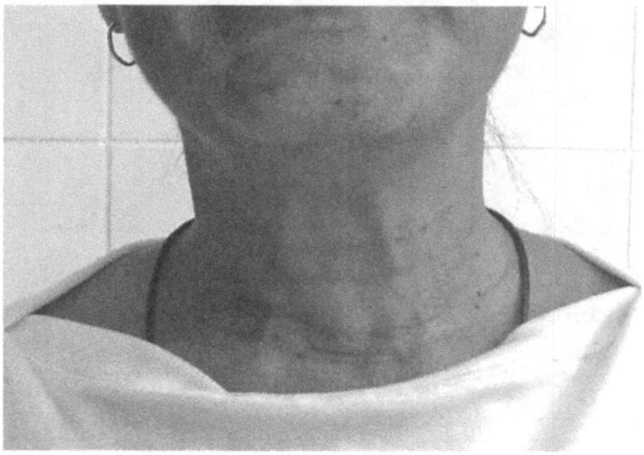

FIGURA 1 Tumoração de limites imprecisos entre istmo e lobo esquerdo de tireoide. Presença de cicatriz cirúrgica.

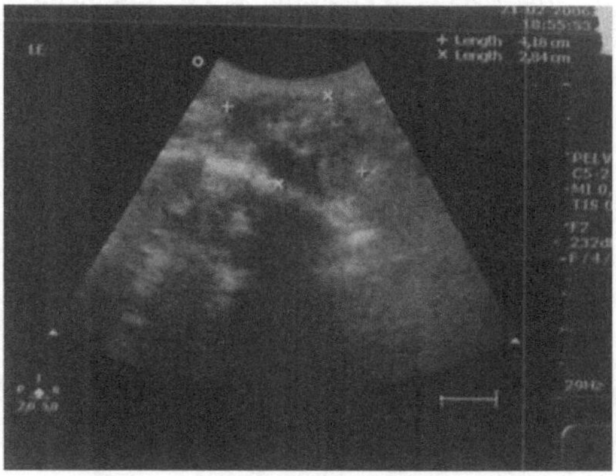

FIGURA 2 Lobo esquerdo de tireoide com parênquima de contornos imprecisos e irregulares (4,2 × 2,8 × 3,3 cm) encontrando-se em sua maior projeção nódulo hipoecoico, com calcificações e contornos mal definidos (3,5 × 2,7 cm).

### Tomografia computadorizada do pescoço

Processo expansivo localizado em topografia do LE da tireoide. Limites imprecisos, com calcificações grosseiras que promovem efeitos compressivos sobre a traqueia (Figura 3). Não se identificam linfonodomegalias.

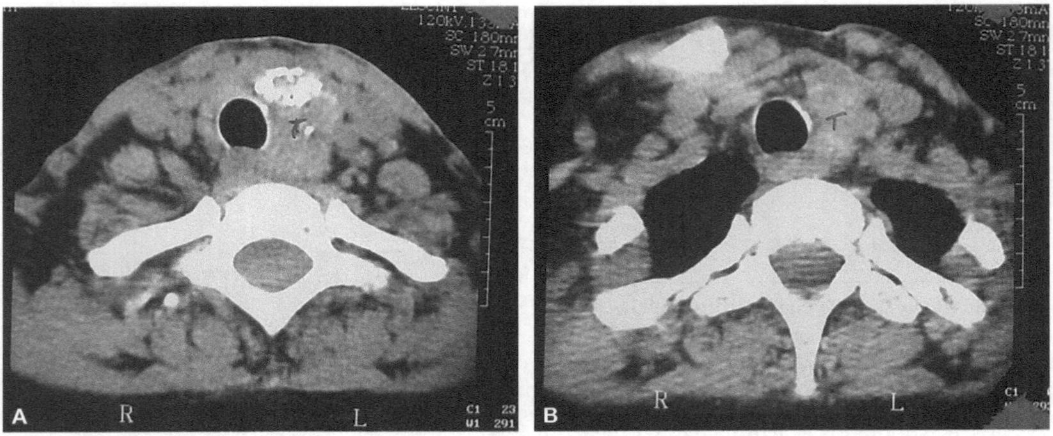


FIGURA 3 Tomografia computadorizada do pescoço mostrando volumosa massa cervical anterior com calcificações, correspondente à recidiva local de carcinoma papilífero.

## PERGUNTAS E COMENTÁRIOS

1. Diante da evolução da paciente, qual é a hipótese diagnóstica mais plausível?

Carcinoma papilífero da tireoide, que, dentre os tumores dessa glândula, é o de maior incidência. Provavelmente, evoluiu mais lentamente, com invasão local e linfonodal. Apresenta melhor prognóstico, considerando-se o tempo que a doença permaneceu sem tratamento.

2. Qual é a conduta mais adequada?

Punção aspirativa com agulha fina (PAAF) para confirmar diagnóstico e programar ressecção cirúrgica com tireoidectomia total, seguida de dose terapêutica com iodo radioativo.

## Evolução pós-operatória

O diagnóstico foi confirmado após tireoidectomia total e linfadenectomia cervical, e a paciente apresentava histologicamente carcinoma papilífero, variante clássica, multifocal, com acometimento linfonodal. A cintigrafia pós-dose terapêutica com 150 mCi de radioiodo mostrou captação apenas em região cervical.

Oito linfonodos acometidos tinham entre 0,9 e 1,8 cm de diâmetro. Vale salientar que a extensão extratireoidiana do carcinoma papilífero (mesmo em proporções menores do que visto no presente caso) reduz a sobrevida, além de aumentar a chance do aparecimento de metástases a distância.

## LEITURAS SUGERIDAS

Bortz MD, Kuchta K, Winchester DJ, Prinz RA, Moo-Young TA. Extrathyroidal extension predicts negative clinical outcomes in papillary thyroid cancer. Surgery. 2021; 169(1):2-6.

Griebeler ML, Gharib H. Thyroid nodules and cancer. In: Bandeira F, Gharib H, Golbert A, Griz L, Faria M (eds.). Endocrinology and diabetes: a problem-oriented approach. New York: Springer Science; 2014. p. 35-44.

Jonklaas J, Nogueras-Gonzalez G, Munsell M, Litofsky D, Ain KB, Bigos ST, et al. The impact of age and gender on papillary thyroid cancer survival. J Clin Endocrinol Metab. 2012;97(6):E878-87.

Kloos RT. Papillary thyroid cancer: medical management and follow-up. Curr Treat Options Oncol. 2005;6(4): 323-38.

Mazzaferri EL, Jhiang SM. Long-term impact of initial surgical and medical therapy on papillary and follicular thyroid cancer. Am J Med. 1994;97(5):418-28.

Mazzaferri EL, Massoll N. Management of papillary and follicular (differentiated) thyroid cancer: new paradigms using recombinant human thyrotropin. Endocr Relat Cancer. 2002;9(4):227-47.

# Caso Clínico 16

Danielle Leal M. F. Lima ▪ Marilia Martins Guimarães

## HISTÓRIA CLÍNICA

Criança do sexo feminino, branca, 2 anos e 5 meses. Queixa principal: sangramento. A mãe relata que a criança apresentou sangramento vaginal aos 9 meses e, desde então, novos episódios repetiram-se a cada 3 meses, com duração de 2 a 3 dias. Refere, também, aparecimento de pelos pubianos desde o nascimento, secreção vaginal, aumento da velocidade de crescimento, odor axilar e surgimento de telarca aos 2 anos. A mãe levou a filha ao ginecologista, que solicitou idade óssea e ultrassonografia (US) pélvica. Com o resultado dos exames, foi encaminhada ao endocrinologista. A mãe relata ter usado "medicação" para parar o sangramento durante os primeiros meses de gestação devido à implantação baixa da placenta. O parto foi cesáreo, a termo, e a criança apresentou peso ao nascimento de 3.750 g e estatura de 52 cm. Evolução pós-natal sem intercorrências, desenvolvimento psicomotor normal, vacinada. Aleitamento materno até os 2 anos. A mãe nega uso de drogas durante a amamentação. Filha única, pais saudáveis com puberdade em época normal. Avó paterna sofre de tireoide e toma remédio, mas a mãe não sabe dizer qual.

## EXAME FÍSICO

- Função intestinal: normal
- História pessoal pregressa (HPP): sem outras intercorrências até o momento
- Altura: 106,1 cm
- Peso: 18,8 kg
- Fácies atípica: aparentando mais idade; manchas café com leite pelo corpo (membro superior esquerdo e hemitórax esquerdo; Figura 1)
- Tireoide: lobo esquerdo (LE) > lobo direito (LD), superfície irregular

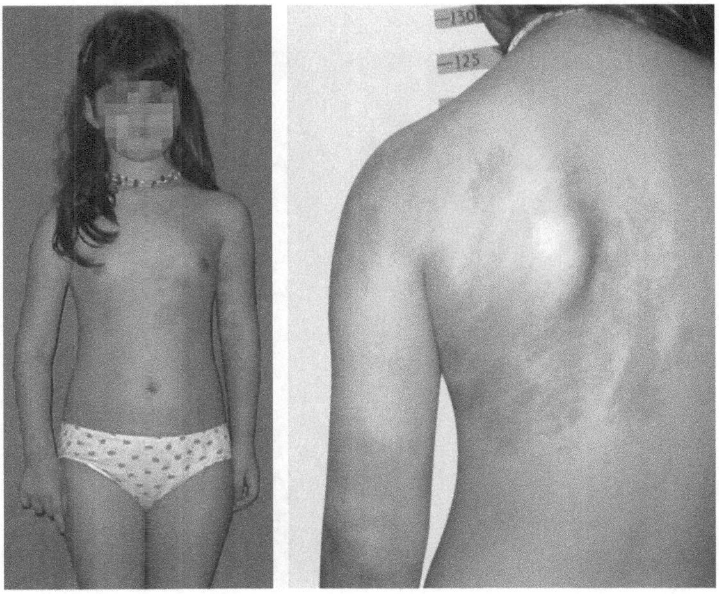

FIGURA 1 Apresentação física da paciente.

- Sistema cardiovascular (SCV)
  - Frequência cardíaca (FC): 80 bpm. Bulhas normorrítmicas e normofonéticas
- Sistema respiratório (SR): sem alterações
- Sistema digestório (SD): ausência de visceromegalias
- Sistema geniturinário: mamas 3; pelos pubianos 3 (estágios de Tanner); pelos axilares ausentes (Figura 2)
- Restante do exame físico sem alterações (Figuras 3 e 4).

## PERGUNTAS E COMENTÁRIOS

1. Quais outros exames devem ser solicitados?

- Dosagens hormonais são necessárias para tentar estabelecer o diagnóstico, pois essas alterações são descritas na síndrome de McCune-Albright, caracterizada pela tríade displasia fibrosa poliostótica, manchas café com leite e puberdade precoce.

Como outras endocrinopatias podem estar presentes, como hiperfunção tireoidiana ou

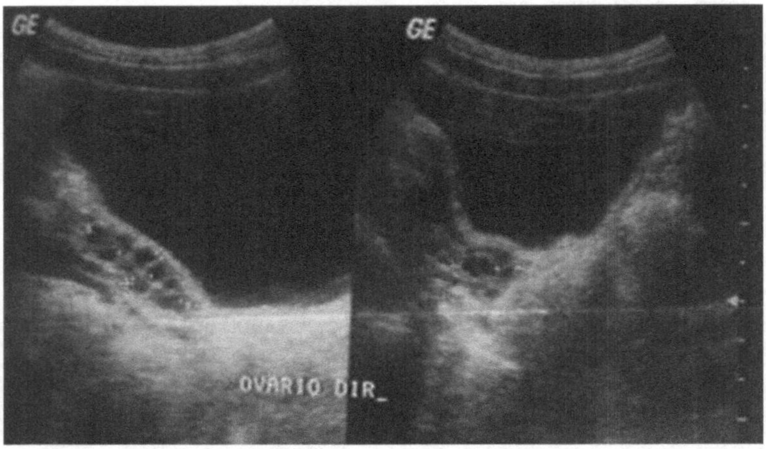


FIGURA 2 Ultrassonografia pélvica: o volume uterino é de 6 cm$^3$, eco endometrial presente. Ovários micropolicísticos. Ovário direito = 1,7 cm$^3$; ovário esquerdo = 0,7 cm$^3$.

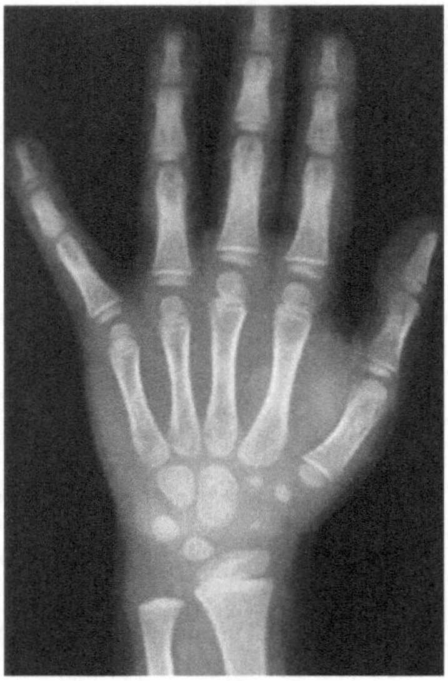

FIGURA 3 Idade óssea: 4 anos e 6 meses.

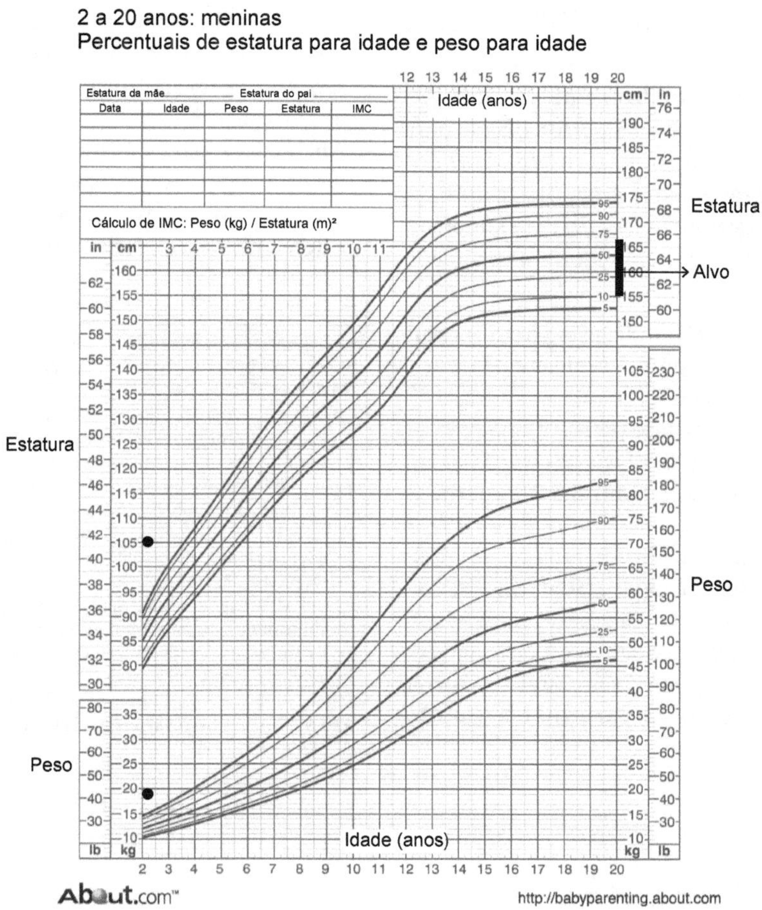


FIGURA 4 Gráfico de estatura e peso para meninas.

adrenal, hipertireoidismo, acromegalia, síndrome de Cushing, entre outras, deve-se realizar investigação com os seguintes exames:

- Hormônio estimulador da tireoide (TSH)
- Tiroxina livre (T4L)
- Tri-iodotironina (T3)
- Paratormônio (PTH)
- Prolactina
- Hormônio do crescimento (GH) basal e IGF-1, se houver suspeita de acromegalia
- Hormônio luteinizante (LH) e hormônio folículo-estimulante (FSH)
- Estradiol em meninas
- Testosterona em meninos
- Cortisol e ACTH, se houver suspeita de síndrome de Cushing
- Radiografias dos ossos longos: utilizadas para identificar áreas de displasia fibrosa nos ossos. As radiografias podem revelar lesões ósseas típicas, que são frequentemente encontradas no crânio, fêmur, costelas e pelve
- Ressonância magnética (RM) ou tomografia computadorizada (TC): oferecem uma avaliação mais detalhada das lesões ósseas e podem ser usadas para monitorar a extensão e a progressão da displasia fibrosa
- Análise molecular: embora a mutação GNAS associada à síndrome de McCune-Albright seja somática e geralmente não esteja presente no DNA do sangue, testes genéticos podem ser realizados em tecidos afetados (como biopsias de pele ou tecido ósseo) para detectar a mutação.

2. Cite uma ou mais opções terapêuticas neste caso.

O tratamento da síndrome de McCune-Albright é complexo e deve ser personalizado para cada criança, considerando a variabilidade dos sintomas e a gravidade das manifestações. As opções terapêuticas visam controlar os sintomas, prevenir complicações e melhorar a qualidade de vida.

- Análogos do GnRH: utilizados para suprimir a produção de hormônios sexuais e retardar o desenvolvimento puberal
- Inibidores de aromatase (letrozol): podem ser usados para reduzir os níveis de estrogênio em meninas, ajudando a controlar a puberdade precoce
- Antitireoidianos: medicamentos como metimazol podem ser usados para tratar o hipertireoidismo
- Terapia com iodo radioativo ou cirurgia: em casos refratários, pode ser necessário recorrer a essas opções para controlar a função tireoidiana
- Inibidores da produção de cortisol: medicamentos como cetoconazol ou mitotano podem ser usados para controlar a produção excessiva de cortisol
- Analgésicos: para controle da dor óssea
- Bisfosfonatos: medicamentos que podem ajudar a reduzir a atividade das lesões ósseas e melhorar a dor, embora a eficácia possa variar.

## LEITURAS SUGERIDAS

Atta I, Laghari TM, Khan YN, Lone SW, Ibrahim M, Raza J. Precocious puberty in children. J Coll Physicians Surg Pak. 2015 Feb;25(2):124-8. PMID: 25703757.

Bhansali A, Sharma BS, Sreenivasulu P, Singh P, Vashisth RK, Dash RJ. Acromegaly with fibrous dysplasia: McCune-Albright Syndrome – clinical studies in 3 cases and brief review of literature. Endocr J. 2003;50(6):793-9.

Fudge E. Precocious puberty. In: Bandeira F, Gharib H, Golbert A, Griz L, Faria M (eds.). Endocrinology and diabetes: a problem-oriented approach. New York: Springer Science; 2014. p. 219-33.

Legrand MA, Bagouet F, Merle B, Gensburger D, Chapurlat R. Value of rare diseases reference centers: impact on diagnosis and access to specialized care in fibrous dysplasia of bone. Eur J Med Genet. 2023 Nov;66(11):104849.

Salenave S, Boyce AM, Collins MT, Chanson P. Acromegaly and McCune-Albright syndrome. J Clin Endocrinol Metab. 2014;99(6):1955-69.

# Caso Clínico 17

Danielle Leal M. F. Lima ▪ Josivan Gomes de Lima

## HISTÓRIA CLÍNICA

Paciente do sexo masculino, 62 anos, não apresentava nenhuma sintomatologia até 2 anos atrás, quando passou a apresentar mialgia proximal, que dificulta deambulação, além de dor óssea e diminuição da estatura (10 cm em 2 anos). Nega história familiar de fraturas ou outras doenças ósseas.

## EXAME FÍSICO

Ao exame, a marcha é lenta e difícil em função da mialgia, e o tórax é deformado devido a fraturas confirmadas em radiografia (Figura 1).

## EXAMES LABORATORIAIS

- Hemograma:
  - Cálcio: 10 mg/dℓ (8 a 10,2)
  - Fósforo: 2 mg/dℓ (2,5 a 3,5)
  - Paratormônio (PTH): 26 pg/mℓ (11 a 65)

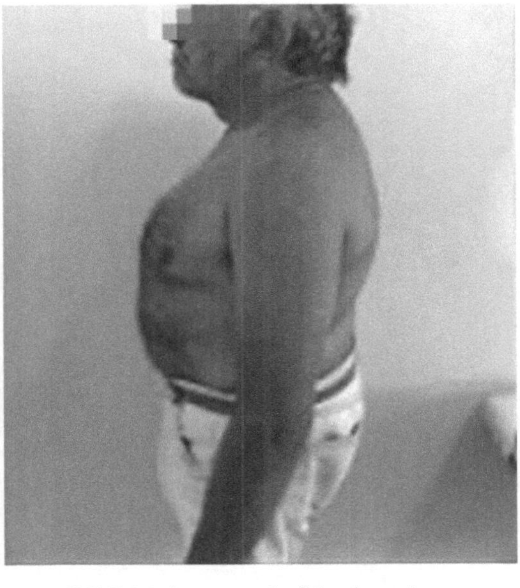

FIGURA 1 Apresentação física do paciente.

- Urinálise de 24 h:
  - Cálcio: 81 mg (até 250)
  - Fósforo: 964 mg (340 a 1.000).

**OBSERVAÇÃO.** A radiografia simples de tórax também mostra zonas de Looser em duas costelas, além das fraturas vertebrais compressivas.

## PERGUNTAS E COMENTÁRIOS

1. Na fisiopatologia desta doença, qual é o mecanismo da hiperfosfatúria, tendo em vista que o fosfato sérico é baixo?

O metabolismo do fósforo é regulado pelo conjunto de hormônios. O PTH e a 1,25$(OH)_2D_3$ são os mais bem estudados. As fosfatoninas ou fosfoproteínas, cujo representante principal é o fator de crescimento de fibroblastos-23 (FGF-23), regulam não apenas o metabolismo do fósforo, como também o do calcitriol. Por meio da inibição da enzima 1-alfa-hidroxilase, as fosfatoninas promovem menor conversão renal de 25(OH)D em 1,25$(OH)_2D_3$. Essa ação determina queda nos níveis de calcitriol a despeito de baixos níveis de fósforo. Independentemente do PTH, também inibem a reabsorção de fosfato, por meio da inativação do cotransportador sódio-fósforo (NaPT-2) no túbulo renal, com consequente hiperfosfatúria e espoliação de seus níveis plasmáticos.

2. Como confirmar o diagnóstico etiológico?

Em virtude da idade de início da hipofosfatemia, o diagnóstico de osteomalacia oncogênica hipofosfatêmica (OOH) torna-se o mais provável. Esta é uma síndrome paraneoplásica induzida por tumor, de tecidos moles ou ósseo, os quais secretam o FGF-23. Os sintomas são dor e fraturas, acompanhadas de hipofosfatemia, hiperfosfatúria e concentrações plasmáticas de 1,25$(OH)_2D_3$ inapropriadamente normais/diminuídas. Métodos de imagens, como a cintilografia de corpo inteiro com sestamibi ou a tomografia com emissão de pósitrons (PET-TC) com fluorodesoxiglicose, tornam-se necessários para rastreamento do tumor. Em geral, são tumores benignos, de pequenas dimensões. Quando o rastreamento de corpo inteiro mostra alguma captação anômala, a avaliação por tomografia computadorizada e ressonância magnética é recomendada. Nos casos duvidosos, o cateterismo de 15 a 20 segmentos venosos da região cervical até as extremidades inferiores pode ser realizado. As amostras sanguíneas são processadas para dosagem do FGF-23, para verificar gradientes entre o afluente venoso e a veia periférica.

3. Qual é o tratamento proposto para este paciente?

Na osteomalacia oncogênica induzida por tumor ósseo ou de tecidos moles, a retirada do tumor reverteria os sintomas. Quando o tumor não pode ser encontrado ou retirado, devem ser repostos fosfatos de potássio e sódio (1 a 4 g de fósforo elementar/dia), associados a calcitriol 0,25 a 0,5 mg/dia. Outra alternativa seria o tratamento com octreotida, uma vez que alguns tumores apresentam receptores para a somatostatina.

O burosumabe, um anticorpo monoclonal anti-FGF23, pode ser utilizado quando houver doença residual significativa pela retirada cirúrgica incompleta, ou quando não houver resposta ao tratamento convencional naqueles pacientes em que o tumor não for localizado.

## LEITURAS SUGERIDAS


Christodoulou S, Goula T, Ververidis A, Drosos G. Vitamin D and bone disease. Biomed Res Int. 2013;2013:396541.

Fukumoto S. Phosphate metabolism and vitamin D. Bon Rep. 2014;5(3):497.

Holick MF. Vitamin D deficiency. New Engl Med. 2007; 357(3):266-8.

Jan de Beur SM, Miller PD, Weber TJ, Peacock M, Insogna K, Kumar R, et al. Burosumab for the treatment of tumor-induced osteomalacia. J Bone Miner Res. 2020 Dec. 18.

Sahoo J, Balachandran K, Kamalanathan S, Das AK, Patro DR, Halanaik D, et al. Tumor(s) induced osteomalacia – a curious case of double trouble. J Clin Endocrinol Metab. 2014;99(2):395-8.

# Caso Clínico 18

Josivan Gomes de Lima

## HISTÓRIA CLÍNICA

Paciente do sexo feminino, 22 anos, relata perda de peso, palpitações, tremores, intolerância ao calor, aumento do globo ocular. A menarca foi aos 12 anos, gesta 0. Nega etilismo e tabagismo. Não faz atividade física regular. A mãe tem hipotireoidismo e a irmã, hipertireoidismo.

## EXAME FÍSICO

- Peso: 48 kg
- Altura: 1,50 m
- Índice de massa corporal (IMC): 21,3 kg/m$^2$
- Frequência cardíaca (FC): 105 bpm
- Tireoide aumentada difusamente, sem nódulos
- Pele quente e sudorética, tremores finos de extremidades.

Exames mostraram hormônio estimulador da tireoide (TSH) suprimido e tiroxina livre (T4L) elevada; foi iniciado metimazol (MTZ) 30 mg/dia. Um mês após o início da medicação, a paciente retorna com dor de garganta e quadro compatível com gengivite necrosante (Figura 1).

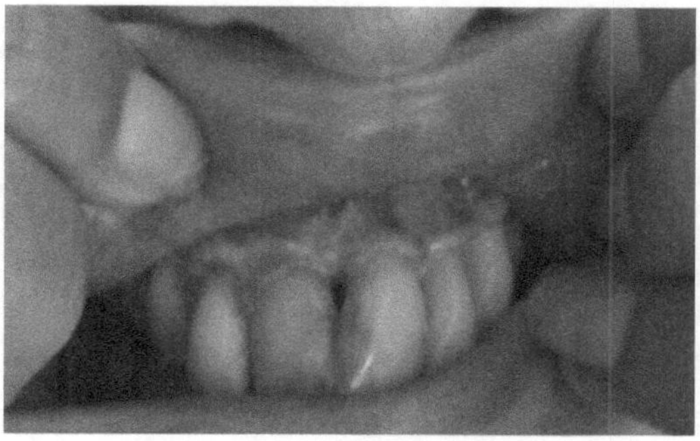

FIGURA 1 Gengivite necrosante.

## PERGUNTAS E COMENTÁRIOS

1. Qual é a principal hipótese diagnóstica para a dor de garganta e a gengivite necrosante da paciente?

A paciente apresentou agranulocitose, que costuma se manifestar como infecção das vias respiratórias superiores. A gengivite necrosante é uma infecção aguda oportunística que pode ocorrer em virtude da agranulocitose.

2. Foi escolhido o MTZ para tratamento da paciente. Descreva as vantagens dessa medicação em relação à propiltiouracila (PTU).

O MTZ alcança mais rapidamente o eutireoidismo. A posologia é 1 vez/dia e tem menor efeito na terapia com iodo-131 (I-131), além de menos toxicidade.

## LEITURAS SUGERIDAS


David S, Cooper MD. Antithyroid drugs. N Engl J Med. 2005;352:905-17.

Fatourechi V. Hyperthyroidism and thyrotoxicosis. In: Bandeira F, Gharib H, Golbert A, Griz L, Faria M (eds.). Endocrinology and Diabetes: a Problem-oriented Approach. New York: Springer Science; 2014. p. 9-21.

Ito S, Fujiwara SI, Murahashi R, Nakashima H, Matsuoka S, Ikeda T, et al. Clinical association between thyroid disease and immune thrombocytopenia. Ann Hematol. 2021;100(2):345-52.

Ross D. Pharmacology and toxicity of tionamides. [Internet] UpToDate. Disponível em: http://www.uptodate.com/contents/pharmacology-and-toxicity-of-thionamides. Acesso em: 19 jan. 2014.

# Caso Clínico 19

Francisco Bandeira ▪ Marcela Corrêa ▪ Isabel Oliveira

## HISTÓRIA CLÍNICA

Paciente do sexo feminino, 53 anos, procurou assistência médica para avaliação geral. Tem hipotireoidismo há vários anos e usa levotiroxina 50 mcg/dia. A menopausa foi há 2 anos, e não há sintomas específicos. Gesta 3 para 0 (cesarianas).

## EXAME FÍSICO

- Peso: 76,2 kg
- Altura: 1,56 m
- Circunferência abdominal (CA): 94 cm
- Índice de massa corporal (IMC): 31,3 kg/m²
- Pressão arterial (PA): 120 × 70 mmHg
- Frequência cardíaca (FC): 72 bpm
- Tórax e abdome sem alterações
- Tireoide palpável, apresentando nódulo móvel no lobo direito.

## EXAMES LABORATORIAIS E DE IMAGEM

- Hormônio estimulador da tireoide (TSH): 6,14
- 25(OH)D: 20,4
- Tiroxina livre (T4L): 1 ng/dℓ (até 1,7)
- Tireoperoxidase tireoidiana (TPO): 34 UI/mℓ (até 35)
- Paratormônio (PTH): 26 pg/mℓ
- Telopeptídeo C-terminal tipo 1 (CTX): 546 pg/mℓ
- Glicemia de jejum (GJ): 98 mg/dℓ
- Creatinina (Cr): 0,7 mg/dℓ
- Colesterol total (CT): 216 mg/dℓ
- Lipoproteína de alta densidade (HDL-c): 45 mg/dℓ
- Triglicerídeos: 166 mg/dℓ
- Cálcio: 9,5 mg/dℓ
- Plano: aumentar a dose da T4L para 75 mg/dia
- Vitamina $D_3$: 2.000 UI/dia
- Ultrassonografia (US) com punção aspirativa com agulha fina (PAAF) + citologia (Figuras 1 e 2).

## PERGUNTAS E COMENTÁRIOS

1. Explique as Figuras 1 e 2, e as hipóteses diagnósticas.

A US mostra nódulo hipoecoico de contornos irregulares e fluxo intranodal, 1,7 × 1,6 cm, com microcalcificações e íntima relação com a cápsula tireoidiana. Citologia compatível com carcinoma diferenciado da tireoide (CDT), do tipo papilífero.

2. Explique a conduta terapêutica inicial e o seguimento.

A tireoidectomia total é o procedimento cirúrgico mais recomendável em pacientes com CDT. Em indivíduos com ressecção tumoral incompleta ou metástases aparentes após a tireoidectomia e não candidatos à reintervenção cirúrgica, o tratamento com iodo-131 (I-131) é indicado. Em pacientes com ressecção tumoral aparentemente completa, mas classificados como de risco alto ou intermediário para doença persistente, a terapia adjuvante com I-131 tem impacto no prognóstico, e é recomendada. Já em indivíduos considerados de muito baixo risco, a ablação com I-131 pode não ser indicada. Nos demais pacientes, de baixo risco para doença persistente/recorrente, a ablação é controversa. Nesses, a administração do I-131 traria benefícios adicionais, como melhora da especificidade da tireoglobulina (Tg) no seguimento. A pesquisa de corpo inteiro (PCI) por cintilografia após radioiodo pós-dose, realizada aproveitando a mesma atividade e preparo da ablação/terapia com radioiodo, tem maior sensibilidade e é capaz de identificar metástases não suspeitadas. Dosagens séricas de Tg e anticorpo antitireoglobulina (anti-Tg) devem ser solicitadas imediatamente antes da administração do I-131. Dosagens séricas de Tg, anti-Tg e uma US cervical devem ser solicitadas 6 meses pós-ablação. Pacientes que alcançam remissão completa (Tg estimulada < 1 ng/mℓ ou em supressão do TSH < 0,2 ng/mℓ associada à queda progressiva

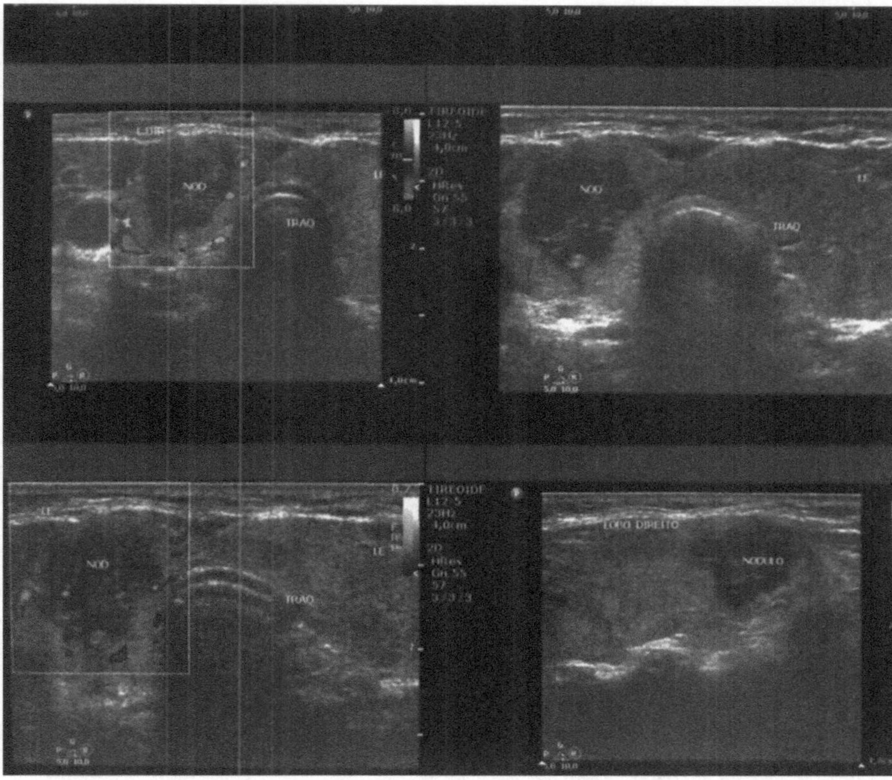

FIGURA 1 Ultrassonografia da tireoide.

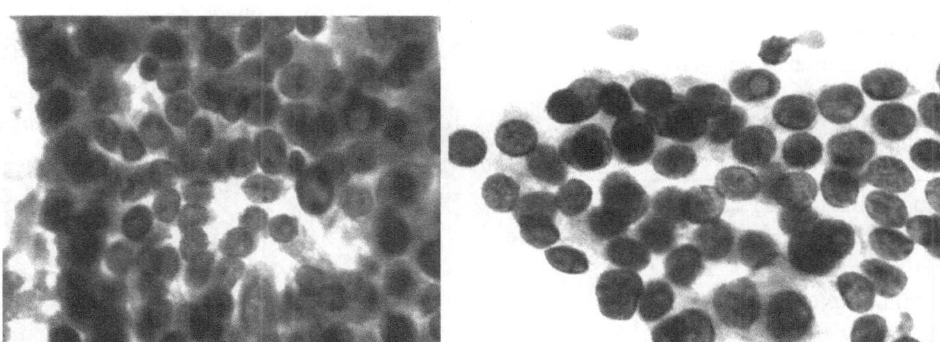

FIGURA 2 Células epiteliais foliculares exibindo citoplasma mal definido, núcleos arredondados a angulados, por vezes claros, eventuais fendas e pseudoinclusões.

dos anticorpos antitireoglobulina e US do pescoço sem linfonodos suspeitos) depois da terapia exibem baixo risco de recidiva a longo prazo.

## LEITURAS SUGERIDAS

Biscolla RPM, Maciel RMB. Carcinomas diferenciados da tireoide. In: Bandeira F, Mancini M, Graf H, Faria M, Lazaretti-Castro M (eds.). Endocrinologia e diabetes. 3. ed. Rio de Janeiro: Medbook; 2015. p. 230-40.

Davies L, Hoang JK. Thyroid cancer in the USA: current trends and outstanding questions. Lancet Diabetes Endocrinol. 2021;9(1):11-2.

Griebeler ML, Gharib H. Thyroid nodules and cancer. In: Bandeira F, Gharib H, Golbert A, Griz L, Faria M (eds.). Endocrinology and diabetes: a problem-oriented approach. New York: Springer Science; 2014. p. 35-44.

# Caso Clínico 20

Francisco Bandeira ▪ Amanda de Souza Barros ▪ Isabel Oliveira

## HISTÓRIA CLÍNICA

Paciente do sexo feminino, 82 anos, em tratamento para osteoporose pós-menopausa há 10 anos com alendronato oral, ingestão de cálcio de aproximadamente 1.000 mg/dia em derivados do leite e suplementação de vitamina $D_3$, 2.000 U/dia. Tem diabetes melito tipo 2 (DM2) diagnosticado há 8 anos e apresenta glicemias capilares controladas. Em uso de liraglutida 1,8 mg/dia, metformina 1.000 mg/dia e insulina detemir 18 unidades por via subcutânea (SC) à noite. Administra também: candesartana 8 mg/dia e sinvastatina 20 mg/dia.

## EXAME FÍSICO

- Peso: 76 kg
- Altura: 1,62 m
- Índice de massa corporal (IMC): 29 kg/m$^2$
- Pressão arterial (PA): 130 × 75 mmHg
- Fundoscopia: sem sinais de retinopatia diabética
- Sensibilidade vibratória, tátil e termodolorosa preservada. Reflexos aquileus normais.

## EXAMES LABORATORIAIS E DE IMAGEM

- Hemoglobina (Hb): 12,3 g/dℓ
- Leucócitos: 6.200 mm$^3$, com contagem diferencial normal
- Glicemia de jejum (GJ): 105 mg/dℓ
- Glicemia pós-prandial (GPP): 114 mg/dℓ
- Hemoglobina glicada (HbA1c): 6,8%
- Creatinina: 0,9 mg/dℓ
- Colesterol total (CT): 180 mg/dℓ
- Lipoproteína de alta densidade (HDL-c): 62 mg/dℓ
- Tireoglobulina (Tg): 124 mg/dℓ
- Lipoproteína de baixa densidade (LDL-c): 93 mg/dℓ
- Cálcio: 9,3 mg/dℓ
- Paratormônio (PTH): 38 pg/mℓ
- 25(OH)D: 34 ng/mℓ
- Telopeptídeo C-terminal tipo 1 (CTX): 112 pg/mℓ
- Densidade mineral óssea (DMO) (escore T):
  - Coluna lombar: –0,5 (Figuras 1 e 2)
  - Colo do fêmur: –2,3.

## PERGUNTAS E COMENTÁRIOS

1. Explique a divergência da DMO em coluna lombar e colo do fêmur.

Existem artefatos que podem falsear o resultado da DMO na coluna lombar, como osteófitos (espondiloartrose) e calcificações de artéria aorta.

2. Explique as mudanças na DMO da coluna lombar no último ano.

As mudanças positivas foram mais evidentes em L3 e L4, em que existe uma área de maior calcificação da aorta adjacente à coluna, evidente na radiografia e na DMO, que está falsamente elevada por esse artefato.

3. Quais as próximas opções terapêuticas?

Como a paciente já faz uso de bisfosfonato há 10 anos, uma opção seria a pausa (*drug holiday*)

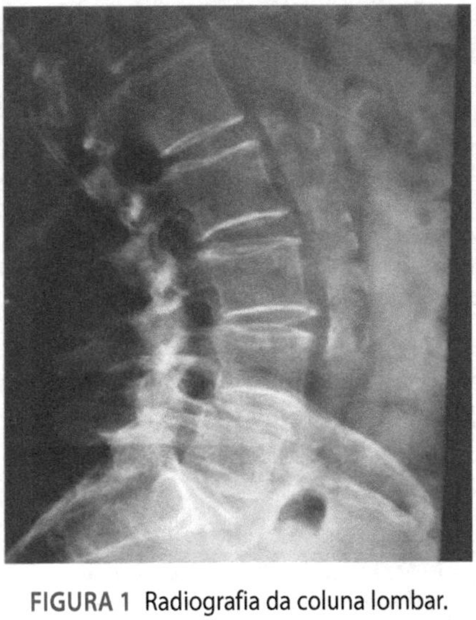

FIGURA 1 Radiografia da coluna lombar.

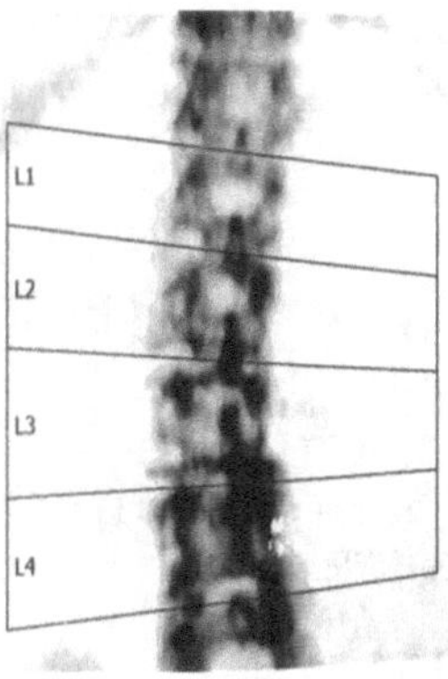


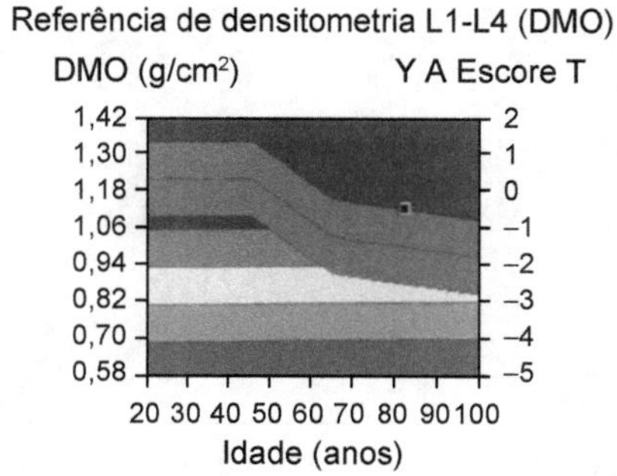


| Região | DMO (g/cm²) | Jovem adulto (%) | Jovem adulto Escore T | Corr. etária (%) | Corr. etária Escore Z |
|---|---|---|---|---|---|
| L1 | 0,891 | 79 | −2,0 | 94 | −0,5 |
| L2 | 1,020 | 85 | −1,5 | 100 | 0,0 |
| L3 | 1,191 | 99 | −0,1 | 117 | 1,4 |
| L4 | 1,320 | 110 | 1,0 | 129 | 2,5 |
| L1-L4 | 1,124 | 95 | −0,5 | 112 | 1,0 |

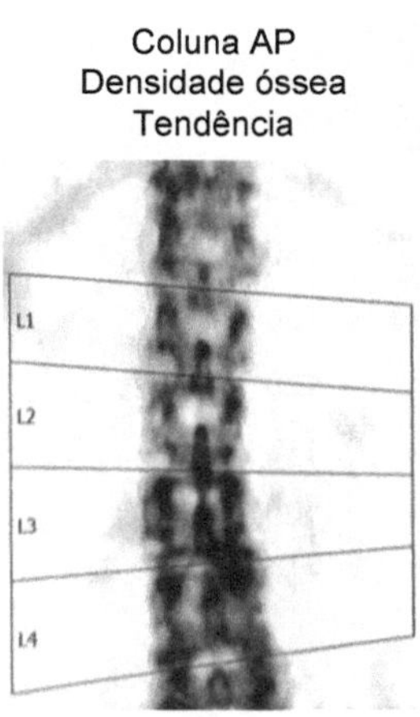


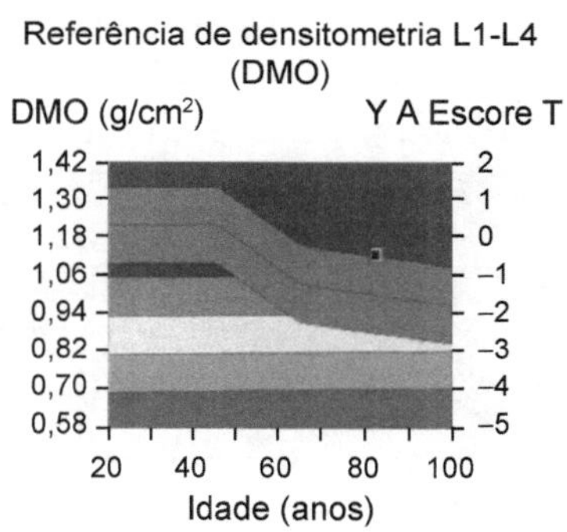


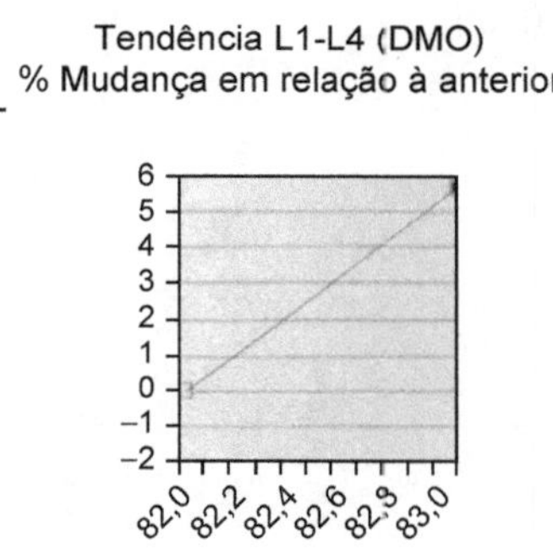


| Região | DMO (g/cm²) | Jovem adulto (%) | Jovem adulto Escore T | Corr. etária (%) | Corr. etária Escore Z |
|---|---|---|---|---|---|
| L1 | 0,940 | 83 | −1,6 | 99 | −0,1 |
| L2 | 1,024 | 85 | −1,5 | 101 | 0,0 |
| L3 | 1,384 | 115 | 1,5 | 136 | 3,0 |
| L4 | 1,340 | 112 | 1,2 | 132 | 2,7 |
| L1-L4 | 1,188 | 101 | 0,1 | 119 | 1,6 |

**Tendência: L1-L4**

| Medido Data | Idade (anos) | DMO (g/cm²) | Mudar *versus* Anterior (g/cm²) | Mudar *versus* Anterior (%) |
|---|---|---|---|---|
| 28/11/2013 | 83,0 | 1,188 | 0,064 | 5,7 |

FIGURA 2 Evolução da densidade mineral óssea (DMO) em coluna lombar.

no tratamento com alendronato e acompanhamento com dosagem de CTX e determinação da DMO após 1 ano.

## LEITURAS SUGERIDAS

Bandeira F, Dantas W, Bilezikian JP. Controversies in the treatment of postmenopausal osteoporosis: how long to treat with bisphosphonates? Arch Endocrinol Metab. 2020;64(4):331-6.

Black DM, Bauer DC, Schwartz AV, Cummings SR, Rosen CJ. Continuing bisphosphonate treatment for osteoporosis – For whom and for how long? N Engl J Med. 2012;366(22):2051-3.

Mesquita PN, Maia JMC, Bandeira F. Postmenopausal osteoporosis. In: Bandeira F, Gharib H, Golbert A, Griz L, Faria M (eds.). Endocrinology and diabetes: a problem-oriented approach. New York: Springer Science. 2014. p. 305-21.

# Caso Clínico 21

Marilia Martins Guimarães

## HISTÓRIA CLÍNICA

Paciente do sexo feminino, 11 anos, com história de ganho de peso progressivo desde os 2 anos, apresentando comportamento extremamente compulsivo. Houve várias tentativas de tratamento com nutricionistas e endocrinologistas, sem sucesso. Tem mau desenvolvimento na escola, e é a criança mais baixa da turma. Ainda não se alfabetizou.

## EXAMES FÍSICO E LABORATORIAIS

- Peso: 50 kg
- Altura: 1,25 m (Figura 1)
- Índice de massa corporal (IMC): 32 kg/m$^2$
- Acantose *nigricans*
- Estágio de Tanner 1
- Exames laboratoriais realizados em outro serviço documentaram aumento dos níveis de leptina e de grelina.

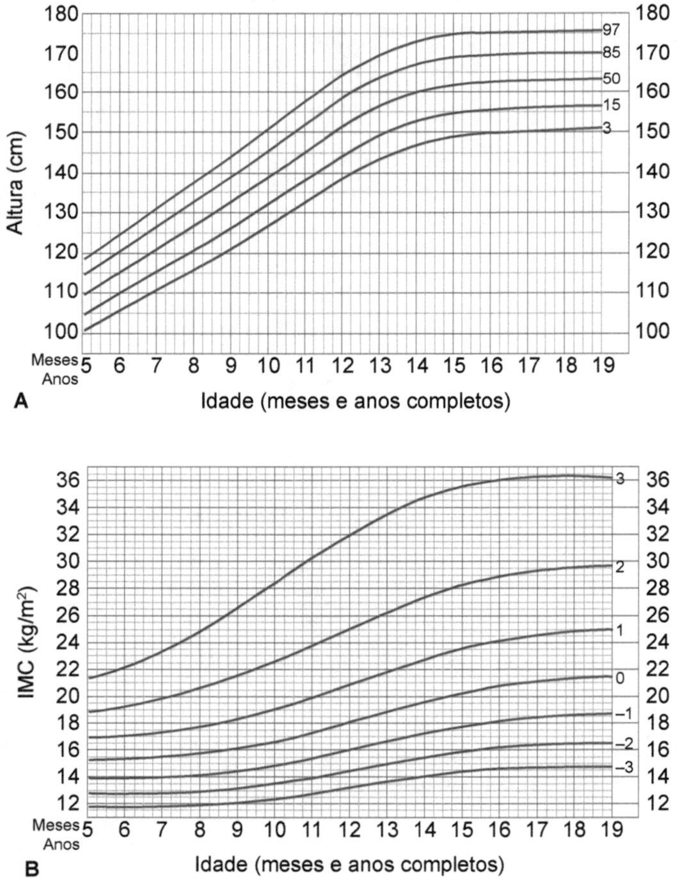


FIGURA 1 A. Gráfico de altura para meninas. B. Gráfico de índice de massa corporal para meninas. IMC: índice de massa corporal. (Adaptada de WHO, 2007.)

Na Figura 1, constam os gráficos de referência para acompanhamento de altura e IMC, de acordo com a faixa etária da criança do sexo feminino.

## PERGUNTAS E COMENTÁRIOS

1. Com base nas características apresentadas, qual é o diagnóstico clínico mais provável?

   Síndrome de Prader-Willi.

2. Qual exame poderia confirmar o diagnóstico?

   Exame genético.

3. Qual é a alteração genética encontrada no diagnóstico?

Deleção do segmento 15q11-13 de origem paterna, em 75% dos casos. Podem ocorrer: dissomia materna do cromossomo 15 (ambos os cromossomos 15 são de origem materna) ou translocações.

## LEITURAS SUGERIDAS

Gunay-Aygun M, Schwartz S, Heeger S, O'Riordan MA, Cassidy SB. The changing purpose of Prader-Willi syndrome clinical diagnostic criteria and proposed revised criteria. Pediatrics. 2001;108(5):E92.

Harris RM, Stafford DEJ. Prader-Willi syndrome: endocrine updates and new medical therapies. Curr Opin Endocrinol Diabetes Obes. 2020;27(1):56-62.

Jiang YH, Wauki K, Liu Q, Bressler J, Pan Y, Kashork CD, et al. Genomic analysis of the chromosome 15q11-q13 Prader-Willi syndrome region and characterization of transcripts for GOLGA8E and WHCD1 L1 from the proximal breakpoint region. BMC Genomics. 2008; 9:50.

# Caso Clínico 22

Marcio C. Mancini

## HISTÓRIA CLÍNICA

Paciente do sexo masculino, 18 anos, procura assistência médica devido ao aparecimento de nódulos nas mãos, cotovelos, joelhos e tornozelos há cerca de 5 anos. O pai faleceu aos 35 anos por causa desconhecida. A mãe é aparentemente saudável.

## EXAME FÍSICO

- Peso: 68 kg
- Altura: 1,72 m
- Índice de massa corporal (IMC): 23 kg/m$^2$
- Nódulos cutâneos de tonalidade avermelhada e núcleos amarelados distribuídos em ambas as mãos. Sem sinais inflamatórios (Figura 1 A)
- Nódulos subcutâneos à altura do terço superior das tíbias, indolores (Figura 1 B).

## EXAMES LABORATORIAIS

- Colesterol total: 452 mg/dℓ
- Lipoproteína de baixa densidade (LDL-c): 387 mg/dℓ
- Lipoproteína de baixa densidade (HDL-c): 45 mg/dℓ
- Triglicerídeos: 102 mg/dℓ
- Glicemia: 86 mg/dℓ
- Aspartato aminotransferase (AST): 21 U/ℓ
- Alanina aminotransferase (ALT): 23 U/ℓ
- Hormônio estimulador da tireoide (TSH): 1,5 UI/mℓ
- Tiroxina livre (T4L): 1,2 ng/dℓ
- Creatinina: 0,7 mg/dℓ
- Ureia: 22 mg/dℓ
- Creatinofosfoquinase (CPK): 171 U/ℓ.

## PERGUNTAS E COMENTÁRIOS

1. Qual é o diagnóstico das lesões cutâneas?

   Xantomas eruptivos e xantomas tendinosos.

2. Qual é o diagnóstico e as prováveis causas da doença do paciente?

Hipercolesterolemia familiar primária ou genética. Causas: mutações nos genes do receptor de LDL-c, ou da apoliproteína B (apo-B), ou da

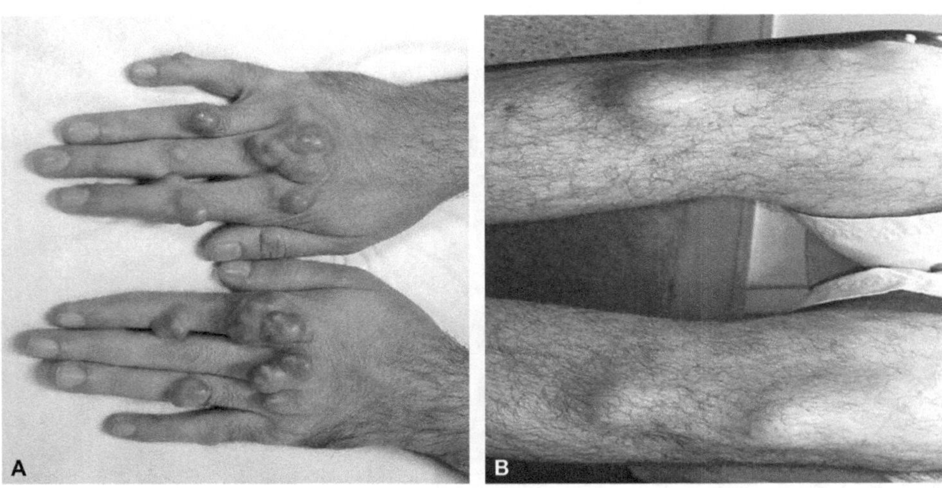

FIGURA 1 A. Nódulos cutâneos. B. Nódulos subcutâneos.

pró-proteina-convertase-subtilisina/kexina tipo 9 (PCSK9) (ganho de função).

3. Quais são as medidas terapêuticas mais adequadas?

Tratamento com estatina associada ou não com ezetimiba e inibidor da PCSK9.

4. Quais são os riscos para o paciente, se não for tratado?

Desenvolvimento precoce de doença aterosclerótica e doença cardiovascular.

## LEITURAS SUGERIDAS

Diniz ET, Bandeira F. Dyslipidemia. In: Bandeira F, Gharib H, Golbert A, Griz L, Faria M (eds.). Endocrinology and diabetes: a problem-oriented approach. New York: Springer Science; 2014. p. 489-502.

Mancini MC. Tratado de obesidade. Rio de Janeiro: Guanabara Koogan; 2010.

# Caso Clínico 23

Cesar Luiz Boguszewski

## HISTÓRIA CLÍNICA

Paciente do sexo feminino, 37 anos, há 2 anos com galactorreia bilateral, com dosagem de prolactina na ocasião de 89 ng/mℓ (valor de referência [VR]: até 24 ng/mℓ) e ressonância magnética (RM) mostrando lesão selar com 13 × 10 mm. Recebeu diagnóstico de prolactinoma e iniciou tratamento com agonista dopaminérgico (AD), que vem usando regularmente desde então, sem apresentar efeitos colaterais. Há 3 anos, foi submetida a histerectomia por mioma volumoso.

Alguns meses após iniciar o tratamento, a paciente referiu resolução da galactorreia e as dosagens de prolactina normalizaram, mas foi solicitada avaliação pelo endocrinologista, porque, em exame de imagem feito após 3 anos de terapia, o tumor apresentou crescimento, passando para 16 × 12 mm e com extensão suprasselar aproximando a lesão do quiasma óptico.

## EXAMES FÍSICO, LABORATORIAIS E DE IMAGEM

O exame físico era normal e os exames complementares (Figura 1) nessa ocasião, com 3 anos de tratamento, mostraram:

- Prolactina: 7,2 ng/mℓ
- Hormônio do crescimento (GH): 1,8 ng/mℓ
- Fator de crescimento similar à insulina 1 (IGF-1): 290 ng/mℓ (VR: 101 a 303)
- Cortisol: 9,17 mg/dℓ
- Tiroxina livre (T4L): 1 mg/dℓ
- Hormônio estimulador da tireoide (TSH): 2,27 mUI/mℓ
- Hormônio folículo-estimulante (FSH): 63,8 mUI/mℓ
- Subunidade alfa dos hormônios glicoproteicos: 1,02 mUI/mℓ (VR: 0,05 a 0,9).

## PERGUNTAS E COMENTÁRIOS

1. Qual seria a explicação para a dissociação entre as respostas clínica e hormonal, e a resposta radiológica (crescimento tumoral) ao tratamento com agonista AD?

Nos prolactinomas, a eficácia terapêutica dos AD é avaliada por meio das respostas clínica, laboratorial (normalização ou redução da prolactina) e tumoral. A dissociação na resposta terapêutica apresentada pela paciente deve levar ao diagnóstico diferencial de pseudoprolactinomas (lesões que causam hiperprolactinemia

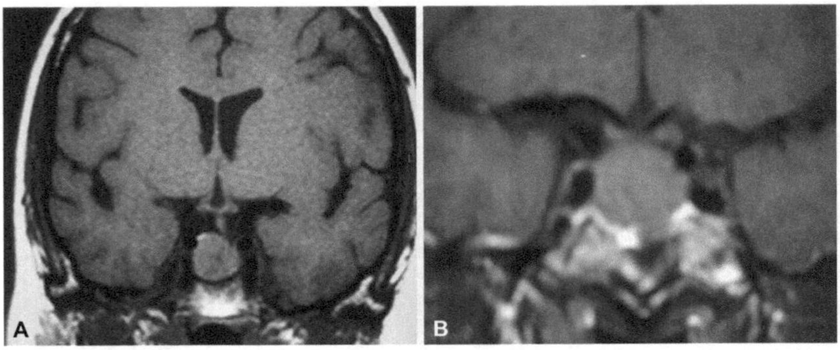


FIGURA 1 A. Ressonância magnética inicial (pré-tratamento) mostra massa selar de 13 × 10 mm. B. Ressonância magnética após 3 anos de tratamento com agonista dopaminérgico mostra massa selar de 16 × 12 mm, com evidente extensão suprasselar.

por compressão de haste hipofisária). Essas lesões não costumam expressar receptores D2 em suas células e, portanto, não regridem de tamanho em resposta aos AD. Entretanto, o fármaco pode agir nos lactotrofos normais da adeno-hipófise, bloqueando a secreção aumentada de prolactina e resultando em melhoras clínica e laboratorial. A elevação do FSH (paciente histerectomizada, fora da idade de menopausa e sem sintomas climatéricos), e da subunidade alfa dos hormônios glicoproteicos sugere, nesses casos, o diagnóstico de adenoma produtor de gonadotrofinas (gonadotropinoma).

2. Qual seria sua conduta terapêutica?

   Encaminhar a paciente para a cirurgia.

**OBSERVAÇÃO.** A paciente foi operada e a imuno-histoquímica confirmou o diagnóstico de gonadotropinoma.

## LEITURAS SUGERIDAS

Chanson P. Gonadotroph pituitary adenomas. Ann Endocrinol (Paris). 2000;61(3):258-68.

Chanson P, Salenave S. Diagnosis and treatment of pituitary adenomas. Minerva Endocrinol. 2004;29(4):241-75.

Todd B, Nippoldt F. Evaluation of sellar masses. In: Bandeira F, Gharib H, Golbert A, Griz L, Faria M (eds.). Endocrinology and diabetes: a problem-oriented approach. New York: Springer Science; 2014. p. 45-55.

# Caso Clínico 24

Marisa Helena César Coral

## HISTÓRIA CLÍNICA

Paciente do sexo feminino, 20 anos, grávida de 25 semanas, internou-se na unidade de gestação de alto risco com crise hipertensiva. Na investigação inicial, foi observado nódulo da suprarrenal esquerda à ultrassonografia (US).

A paciente se queixava de episódios frequentes de hipertensão acompanhados de taquicardia, rubor facial, cefaleia e escotomas. Há 3 anos, foi submetida a cirurgia para retirada de tumor em suprarrenal. Informou ter uma irmã que fez tireoidectomia total havia 6 meses.

## EXAME FÍSICO

- O exame físico não mostrou alterações de pele nem edemas
- Pressão arterial (PA): 130 × 85 mmHg
- Frequência cardíaca (FC): 88 bpm e aumento difuso da tireoide
- Exames laboratoriais de rotina normais.

## EXAME DE IMAGEM

O exame de imagem evidenciou uma massa na glândula suprarrenal esquerda, conforme apresentado na Figura 1.

## PERGUNTAS E COMENTÁRIOS

1. Qual é o diagnóstico provável e quais exames laboratoriais devem ser solicitados para confirmar?

Paciente com diagnóstico provável de feocromocitoma. Devem-se dosar catecolaminas plasmáticas e metanefrinas (metanefrina plasmática preferível). Metanefrina e normetanefrina urinárias representam a segunda opção, além de outros hormônios para investigar endocrinopatias associadas, como atividade plasmática de renina, aldosterona plasmática, hormônio estimulador da tireoide (TSH), tiroxina livre (T4L), tri-iodotironina (T3; paciente tem bócio), cortisol salivar da meia-noite, cortisol livre urinário, hormônio adrenocorticotrófico (ACTH), paratormônio (PTH), cálcio iônico.

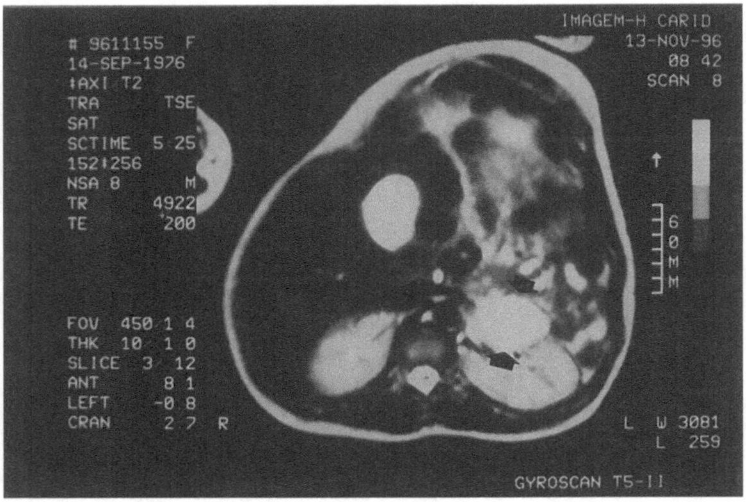


FIGURA 1 Ressonância magnética: massa na glândula suprarrenal esquerda de 10 × 6 × 5 cm, sem invasão de tecidos vizinhos. Suprarrenal direita ausente.

2. Quais endocrinopatias poderiam estar associadas a este caso?

Apesar de raros, pode haver casos em que a massa pode ser secretora de outros hormônios, como cortisol (síndrome de Cushing associada) e aldosterona (hiperaldosteronismo). O feocromocitoma também pode fazer parte de uma neoplasia endócrina múltipla do tipo II, associada a carcinoma medular da tireoide e hiperparatireoidismo.

## LEITURAS SUGERIDAS

Boguszewsky CL, Alessi A, Carvalho M. Endocrine hypertension. In: Bandeira F, Gharib H, Golbert A, Griz L, Faria M (eds.). Endocrinology and diabetes: a problem-oriented approach. New York: Springer Science; 2014. p. 127-43.

Granberg D, Juhlin CC, Falhammar H. Metastatic pheochromocytomas and abdominal paragangliomas. J Clin Endocrinol Metab. 2021:dgaa982.

Maia AL, Gross JL, Puñales MK. Neoplasia endócrina múltipla tipo 2. Arq Bras Endocrinol Metab. 2005;49(5): 725-34.

# Caso Clínico 25

Francisco Bandeira ▪ Rafael Rabelo ▪ Isabel Oliveira

## HISTÓRIA CLÍNICA

Paciente do sexo feminino, 36 anos, procurou assistência médica com queixas de aumento do volume cervical há aproximadamente 1 ano, além de hiperglicemia (glicemia de jejum chegou a 300 mg/dℓ). Ao exame físico, foram identificados prognatismo, aumento de partes moles em mãos e pés, escassez de tecido gorduroso e aparente hipertrofia muscular (Figura 1).

## EXAMES FÍSICO E LABORATORIAIS

- Aumento de extremidades, pele espessa, prognatismo, panículo adiposo reduzido com aparente hipertrofia muscular
- GJ: 169 mg/dℓ
- Peptídeo C: 2,45 ng/mℓ (1,1 a 4,4)
- Tireoglobulina: 189 mg/dℓ
- Colesterol total (CT): 106 mg/dℓ
- Lipoproteína de alta densidade (HDL-c): 45 mg/dℓ
- Tiroxina livre (T4L): 1,25 ng/dℓ (até 1,7) com hormônio estimulador da tireoide (TSH) < 0,004 mcU/mℓ
- Anticorpos antiperoxidase tireoidiana (anti-TPO) e antirreceptor do TSH (TRAb) negativos
- Hormônio luteinizante (LH): 13,8 mU/mℓ
- Hormônio folículo-estimulante (FSH): 4,67 mU/mℓ
- Prolactina (PRL): 14,8 ng/mℓ
- Cortisol: 17,4 mg/dℓ
- Testosterona < 20 ng/dℓ
- Hormônio do crescimento (GH): 1,55 ng/mℓ (0,02 a 3,61)
- Fator de crescimento similar à insulina 1 (IGF-1): 315 ng/mℓ (117 a 321).

## EXAMES DE IMAGEM

- Ressonância magnética (RM) de sela túrcica sem alterações
- Cintilografia de tireoide com áreas focais de hipo e hipercaptação em ambos os lobos e captação 24 h de iodo de 26,3%
- Ultrassonografia (US) de tireoide com nódulos hipoecoicos em lobo direito de 2 × 1,5 cm e em lobo esquerdo de 1,9 × 1,1 cm com sinais de calcificação em terço inferior

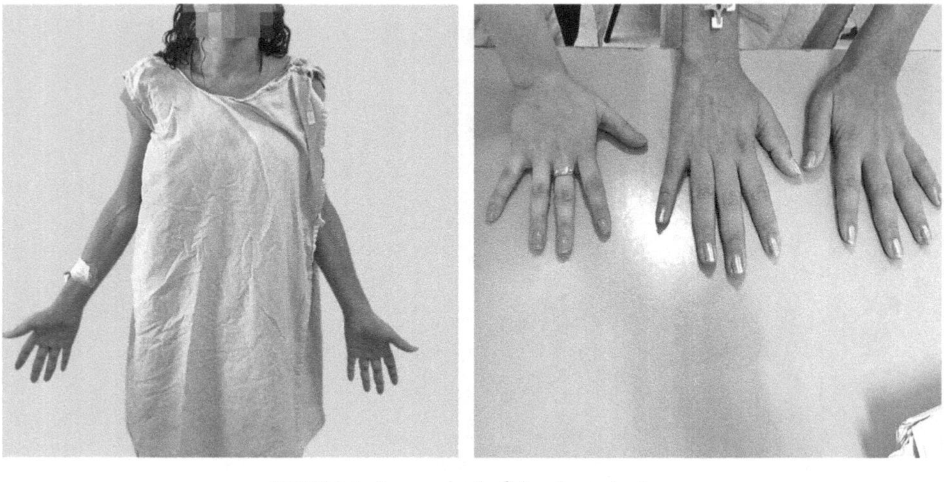

FIGURA 1 Apresentação física da paciente.

- Citologia por punção aspirativa de agulha fina (PAAF) sugestiva de bócio adenomatoso
- Composição corporal (na absorciometria por dupla emissão de raios-X [DXA]):
  - Densidade mineral óssea (DMO) (corpo total): 1,098 com escore T +0,1
  - Conteúdo mineral ósseo: 3,8%
  - Massa magra: 83%
  - Massa gorda: 13,1%
  - Índice de massa corporal (IMC): 7,4 kg/m$^2$.

## PERGUNTA E COMENTÁRIO

- Quais são as hipóteses diagnósticas?
  - Lipodistrofia hereditária (diabetes melito [DM] secundário à síndrome de Berardinelli-Seip) e bócio multinodular (BMN) tóxico. A síndrome de Berardinelli-Seip, ou lipodistrofia congênita generalizada, caracteriza-se clinicamente pela redução extrema da quantidade de tecido adiposo, cursando com fácies grosseira, hipertrofia muscular, mãos e pés grandes, acantose *nigricans*, hepatomegalia, hipertrigliceridemia, esteatose hepática, grave resistência à insulina, tolerância alterada à glicose ou DM e aterosclerose de início precoce. Com relação ao bócio multinodular tóxico, esta é uma condição mais comum em mulheres e que geralmente evolui lentamente de BMN atóxico ou pré-tóxico (BMN com hipertireoidismo subclínico [SC]). A paciente apresentou as principais características da doença: US de tireoide com nódulos (2 > 1 cm) e TSH < 0,1. A ausência de oftalmopatia + anti-TPO e TRAb negativos ajuda a excluir doença de Graves como causa do hipertireoidismo. A cintilografia de tireoide também foi típica da doença, com áreas de hipercaptação (nódulos) em volta de áreas de hipocaptação (tecido normal) e com captação de 24 h de iodo um pouco acima de 25%. Por fim, a PAAF foi sugestiva de natureza adenomatosa, também comum em nódulos autônomos.

## EVOLUÇÃO CLÍNICA

A paciente recebeu alta em uso de metformina 850 mg, 2 vezes/dia, insulina *Neutral Protamine Hagedorn* (NPH) 26 U antes do desjejum e 20 U ao deitar, associada à insulina regular 10 U antes de desjejum e jantar. Paciente retornou para acompanhamento ambulatorial com os seguintes resultados:

- Hemoglobina glicada (HbA1c): 9,82%
- GJ: 235 mg/dℓ
- Glicemia pós-prandial (GPP): 230 mg/dℓ
- Tireoglobulina: 406 mg/dℓ
- Colesterol total (CT): 138 mg/dℓ
- HDL-c: 30 mg/dℓ.

## Quais as opções terapêuticas a seguir?

Essa condição também é caracteristicamente associada à resistência periférica à insulina, DM e hipertrigliceridemia, em geral de início na infância ou adolescência e de difícil manejo terapêutico. Os exames da paciente evidenciam esses distúrbios metabólicos, inclusive com peptídeo C normal, revelando DM por resistência à insulina e não por insulinopenia. Com base nessas informações, foi iniciada pioglitazona 30 mg/dia (grave resistência à insulina), com resposta favorável e controle glicêmico adequado, redução da HbA1c para 6,35% e GJ de 127 mg/dℓ em exames de controle, após 4 meses de tratamento.

**OBSERVAÇÃO.** A metreleptina, um análogo da leptina, está indicada (na dose de 10 mg/dia, por via subcutânea) para pacientes (a partir de 12 anos) com lipodistrofias parciais ou generalizadas, que não respondem ao tratamento convencional, em relação ao controle metabólico.

## LEITURAS SUGERIDAS

Garg A. Lipodystrophies: genetic and acquired body fat disorders. J Clin Endocrinol Metab. 2011;96(11):3313-25.

Prieur X, Dollet L, Takahashi M, Nemani M, Pillot B, Le May C, et al. Thiazolidinediones partially reverse the metabolic disturbances observed in Bscl2/seipin-deficient mice. Diabetologia. 2013; 56(8):1813-25.

Rêgo AG, Mesquita ET, Faria CA, Rêgo MA, Baracho MF, Santos MG, et al. Anormalidades cardiovasculares e metabólicas em pacientes com a síndrome de Berardinelli-Seip. Arq Bras Cardiol. 2010;94(1):109-18.

Sollier C, Vatier C, Capel E, Lascols O, Auclair M, Janmaat S, et al. Lipodystrophic syndromes: from diagnosis to treatment. Ann Endocrinol (Paris). 2020;81(1):51-60.

# Caso Clínico 26

Osmar Monte

## HISTÓRIA CLÍNICA

Paciente do sexo feminino, 15 anos, natural e procedente de São Paulo, com diagnóstico de diabetes melito tipo 1 (DM1) há 3 anos, em tratamento com insulina NPH 32 U às 8 h e 20 U às 22 h. Queixa-se de hipoglicemia de madrugada, conferida por medidas da glicemia capilar, geralmente abaixo de 40 mg/dℓ, de 2 a 3 vezes/semana.

## EXAME FÍSICO

- Bom estado geral
- Hidratada, corada
- Peso: 48,5 kg
- Altura: 1,56 m
- Ausculta pulmonar, cardíaca e exame do abdome normais.

## EXAMES LABORATORIAIS

- O monitoramento da glicemia capilar mostra valores altos no jejum (entre 150 e 280 mg/dℓ), pré-almoço entre 90 e 140 mg/dℓ, pós-almoço entre 180 e 260 mg/dℓ, pré-jantar entre 40 e 240 mg/dℓ, pós-jantar entre 60 e 160 mg/dℓ
- Hemoglobina glicada (HbA1c): 7,2%
- Colesterol total: 184 mg/dℓ
- Triglicerídeos: 56 mg/dℓ
- Lipoproteína de alta densidade (HDL-c): 45 mg/dℓ
- Creatinina: 0,8 mg/dℓ
- Microalbuminúria em amostra isolada: negativa.

## PERGUNTA E COMENTÁRIO

- Qual seria a conduta para melhorar o controle glicêmico da paciente? Explique o motivo da escolha e como colocá-la em prática. Como explicar o valor da HbA1c se os controles das glicemias capilares estão alterados?
  - Pode-se optar por dois esquemas de tratamento: passar para o esquema basal/*bolus*, usando análogos, de perfil mais estável, agindo nas 24 h, com os *bolus* de insulina rápida corrigindo as refeições, ou esquema de três doses de NPH + insulina regular para tentar doses menores, com menos picos, abrangendo as 24 h. A HbA1c quase normal deve-se às hipoglicemias frequentes relatadas pela paciente, que podem falsear um controle adequado. As insulinas basais degludeca e glargina U300 reduzem o risco de hipoglicemias quando comparadas à glargina U100, que, por sua vez, apresenta menor risco do que a NPH. O análogo ultrarrápido (asparte-rápida) leva a melhor controle da glicemia pós-prandial e da HbA1c em comparação aos análogos rápidos.

### LEITURAS SUGERIDAS


Genhth S. Insights from the diabetes control and complications trial/epidemiology of diabetes interventions and complications study on the use of intensive glycemic treatment to reduce the risk of complications of type 1 diabetes. Endocr Pract. 2006;12(1):34-41.

Little SA, Leelarathna L, Barendse SM, Walkinshaw E, Tan HK, Lubina Solomon A, et al. Severe hypoglycaemia in type 1 diabetes mellitus: underlying drivers and potential strategies for successful prevention. Diabetes Metab Res Rev. 2014;30(3):175-90.

Pal R, Banerjee M, Bhadada SK. Glycaemic efficacy and safety of mealtime faster-acting insulin aspart administered by injection as compared to insulin aspart in people with diabetes mellitus: a meta-analysis of randomized controlled trials. Diabet Med. 2021:e14515.

Wróbel MP, Wystrychowski G, Psurek A, Szymborska-Kajanek A, Strojek K. Association between hypoglycemia and the type of insulin in diabetic patients treated with multiple injections: an observational study. Pol Arch Med Wewn. 2014;124(4):173-9.

# Caso Clínico 27

Francisco Bandeira ▪ Isabel Oliveira

## HISTÓRIA CLÍNICA

Paciente do sexo feminino, 55 anos, com diagnóstico de diabetes melito (DM) aos 32 anos. Na ocasião, apresentou poliúria e sede sem perda ponderal (índice de massa corporal [IMC]: 21,2 kg/m²). Gesta 2 para 0 (cesarianas; recém-nascidos eutróficos). Apresentou episódios de hipoglicemia com doses baixas de insulina e manteve bom controle glicêmico por aproximadamente 2,5 anos, com glipizida 5 mg, 2 vezes/dia. Nessa ocasião, os anticorpos antidecarboxilase do ácido glutâmico (anti-GAD) foram positivos e o peptídeo C sérico foi de 3,4 ng/mℓ (normal de 1 a 3,5 ng/mℓ). A hemoglobina glicada (HbA1c) foi de 8,8%.

## EVOLUÇÃO CLÍNICA

Após 2,5 anos do diagnóstico, as glicemias de jejum elevaram-se para valores acima de 180 mg/dℓ (HbA1c: 10,2%), e insulina NPH ao deitar foi iniciada; em 4 meses, a glipizida foi substituída por insulina regular antes das três principais refeições. Com o advento da insulina lispro, a paciente continuou com o esquema basal/*bolus* (NPH ao deitar e lispro antes das refeições), e a HbA1c manteve-se entre 6,2 e 7%.

A paciente manteve controle glicêmico adequado até 2 anos atrás, quando a HbA1c subiu para 7,8%, resultado associado ao aumento progressivo do peso corporal. A adição de pramlintida ao esquema terapêutico proporcionou um melhor controle, porém foi suspenso pelo alto custo. Na sequência, foram tentados exenatida e liraglutida, ambos não tolerados mesmo em doses baixas (náuseas persistentes).

## EXAME FÍSICO

- Sem queixas, exceto tosse e regurgitações por refluxo gastresofágico (RGE) (melhoraram com o uso de pantoprazol, 40 mg/dia)
- Pressão arterial (PA): 120 × 70 mmHg
- Frequência cardíaca (FC): 68 bpm
- Peso: 71 kg
- Altura: 1,61 m
- IMC: 27,4 kg/m²
- Abdome normal
- Extremidades: redução da sensibilidade tátil, dolorosa e vibratória. Percepção ao monofilamento preservada. Reflexos aquileus normais.

## EXAMES LABORATORIAIS

- Peptídeo C sérico: 0,07 ng/mℓ (1,2 a 4,4)
- Anti-GAD: 1,4 U/mℓ (até 1)
- Hemograma normal
- Glicemia de jejum (GJ): 174 mg/dℓ
- Glicemia pós-prandial (GPP): 210 mg/dℓ
- HbA1c: 8,2%
- Colesterol total (CT): 239 mg/dℓ
- Lipoproteína de alta densidade (HDL-c): 63 mg/dℓ
- Tireoglobulina: 64 mg/dℓ
- Cálcio: 9,2 mg/dℓ
- Albumina: 4,1 g/ℓ
- Hormônio estimulador da tireoide (TSH): 1,7 mU/ℓ
- Tiroxina livre (T4L): 1,2 ng/dℓ
- 25(OH)D: 22 ng/mℓ
- Creatinina: 0,8 mg/dℓ
- Microalbuminúria: 5 mg/g de Cr.

## MEDICAMENTOS

- Pantoprazol: 40 mg/dia
- Sinvastatina: 40 mg/dia
- Estradiol: 1 mg dia
- Noretisterona: 0,34 mg/dia
- Insulina detemir: 8 U antes do desjejum e 16 U às 21 h
- Insulina lispro antes das principais refeições, de acordo com os resultados das glicemias capilares pré-prandiais
- Dose total de insulina: em torno de 50 U/dia
- Início de vildagliptina: 50 mg, 2 vezes/dia (Figuras 1 e 2).

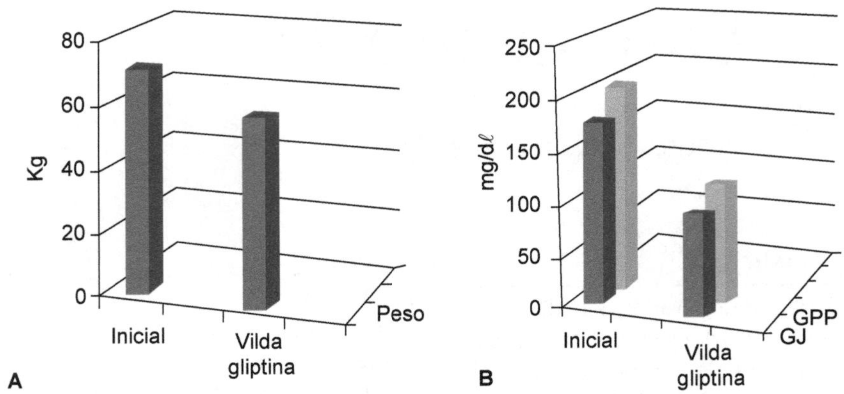


FIGURA 1 Evolução do peso corporal (A) e da GJ e da GPP (B), 1 ano após a adição de vildagliptina. GJ: glicemia de jejum; GPP: glicemia pós-prandial.

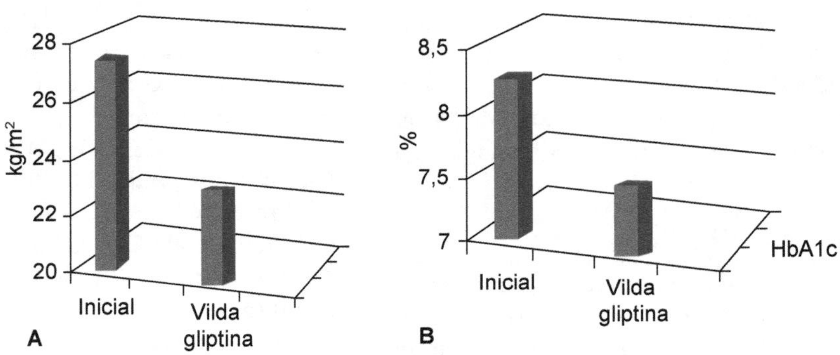


FIGURA 2 Evolução do IMC (A) e da HbA1c (B), 1 ano após a adição de vildagliptina. HbA1c: hemoglobina glicada; IMC: índice de massa corporal.

## PERGUNTAS E COMENTÁRIOS

1. Considerando a classificação atual do DM, qual o tipo que provavelmente mais se enquadraria no caso dessa paciente?

Diabetes latente autoimune do adulto (LADA) de progressão mais lenta, em idade mais tardia que o tipo 1.

2. Explique os mecanismos de ganho ponderal progressivo com deterioração do controle glicêmico.

Pacientes com DM1 em tratamento insulínico intensivo têm facilidade para ganhar peso, pois o processo assemelha-se a um regime de excessiva ingestão calórica.

3. Explique a excessiva sensibilidade aos agonistas do receptor de GLP-1 e a boa resposta à adição de um inibidor da dipeptidil peptidase-4 (DPP-4).

Gastroparesia subclínica e RGE mais intenso. A queda do glucagon constitui-se no principal mecanismo de melhora do controle glicêmico, promovendo redução da dose de insulina e menor ingestão calórica. A perda de peso é incomum com os inibidores da DPP-4, mas seu uso no LADA inicial pode retardar a falência da célula beta, por sua ação no sistema imune.

## LEITURAS SUGERIDAS

Davis H, Jones Briscoe V, Dumbadze S, Davis SN. Using DPP-4 inhibitors to modulate beta cell function in type 1 diabetes and in the treatment of diabetic kidney disease. Expert Opin Investig Drugs. 2019;28(4):377-88.

Shui BS, Duncan T. Classification and laboratory diagnosis of diabetes mellitus. In: Bandeira F, Gharib H, Golbert A,

Griz L, Faria M (eds.). Endocrinology and diabetes: a problem-oriented approach. New York: Springer Science; 2014. p. 347-59.

Zhao Y, Yang L, Xiang Y, Liu L, Huang G, Long Z, et al. Dipeptidyl peptidase 4 inhibitor sitagliptin maintains b-cell function in patients with recent-onset latent autoimmune diabetes in adults: one year prospective study. J Clin Endocrinol Metab. 2014;99(5):E876-80.

Zhou Z, Xiang Y, Ji L, Jia W, Ning G, Huang G, et al. LADA China Study Group. Frequency, immunogenetics, and clinical characteristics of latent autoimmune diabetes in China (LADA China study): a nationwide, multicenter, clinic-based cross-sectional study. Diabetes. 2013;62(2):543-50.

# Caso Clínico 28

Marcela Pitaluga ▪ Francisco Bandeira

## HISTÓRIA CLÍNICA

Paciente do sexo feminino, 75 anos, com diagnóstico de diabetes melito tipo 2 (DM2) há 10 anos, em tratamento atual com glimepirida 4 mg/dia. Queixa-se de dor de forte intensidade em coluna lombar associada à parestesia de membros inferiores, com início nos últimos 2 meses, e vertigem posicional ocasional. Nega sintomas neurológicos, gastrintestinais ou respiratórios. Menopausa cirúrgica aos 46 anos. Gesta 3 para 3.

## EXAME FÍSICO

- Bom estado geral
- Peso: 85 kg
- Altura: 1,55 m
- Índice de massa corporal (IMC): 35,4 kg/m$^2$
- Circunferência abdominal (CA): 115 cm
- Pressão arterial (PA): 160 × 85 mmHg
- Frequência cardíaca (FC): 84 bpm
- Tireoide palpável, de consistência normal
- Tórax e abdome: ausência de alterações
- Aumento de cifose dorsal
- Extremidades: redução da sensibilidade vibratória nas extremidades inferiores. Exame com monofilamento alterado. Reflexos aquileus ausentes. Sinal de Lasègue negativo.

## EVOLUÇÃO CLÍNICA

Para adequação de parâmetros, foi proposto o seguinte esquema terapêutico: suspensão da glimepirida. Iniciada dieta hipocalórica e prescritos: dapagliflozina 10 mg/dia, losartana 50 mg/dia, sinvastatina 40 mg/dia e metformina 2 g/dia. Solicitada ressonância magnética (RM) de coluna, exames laboratoriais e avaliação de escore trabecular ósseo nas imagens da DMO.

## EXAMES DE IMAGEM E LABORATORIAIS

São apresentados na Figura 1 e na Tabela 1, respectivamente.

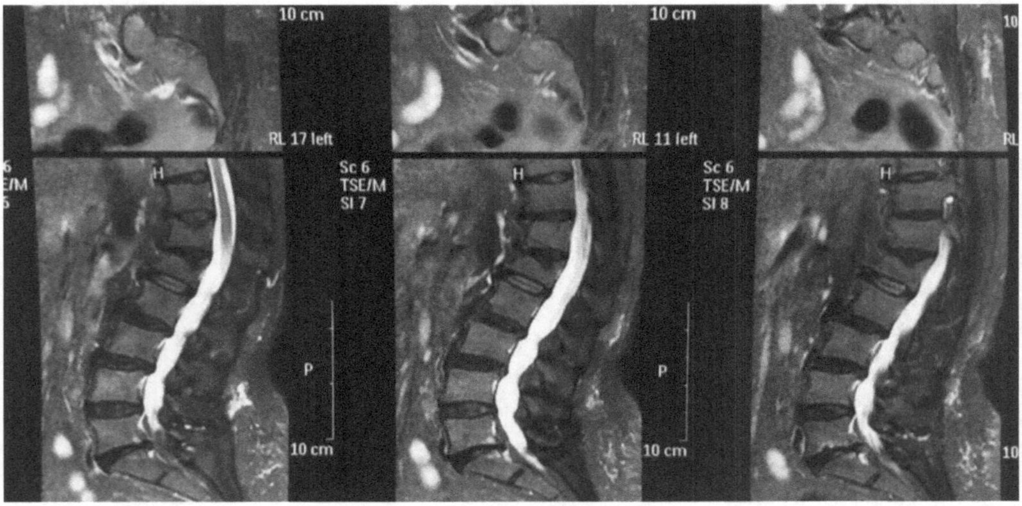

FIGURA 1 Ressonância magnética mostrando colapsos vertebrais em T12 e L1.

**TABELA 1** Comparativo de exames iniciais e após 1 mês.

| Exames iniciais | Exames em reavaliação (após 1 mês) |
|---|---|
| GJ: 182 mg/dℓ | GCJ: 187, 168, 154, 142 (mg/dℓ) |
| HbA1c: 8,6% | GCPP: 207, 190, 180, 160 (mg/dℓ) |
| Colesterol total: 247 mg/dℓ | TSH: 3,3 mU/mℓ |
| Triglicerídeos: 169 mg/dℓ | 25(OH)D: 12,6 ng/mℓ |
| Creatinina: 0,9 mg/dℓ (MDRD = 86 mℓ/min) | Cálcio: 9 mg/dℓ |
| Densitometria óssea – GE/Lunar<br>Coluna lombar: DMO: 1.044 (g/cm$^2$)/escore T = –0,1<br>Colo do fêmur: DMO: 0,850 (g/cm$^2$)/escore T = –1,4 | Potássio 4,6 mEq/ℓ |
| | PTH: 64 pg/mℓ |
| | TBS: 0,998 |
| | CTX: 258 pg/mℓ |
| | Gamaglobulina: 1,1 g/dℓ |
| | Albumina sérica: 4,1 g/dℓ |
| | Albumina urinária: 20 mg/g Cr |
| | US: tireoide difusa<br>Exame físico:<br>Peso = 80 kg; circunferência abdominal = 110 cm;<br>PA = 50 × 90 mmHg |

CA: circunferência abdominal; CTX: telopeptídeo C-terminal do colágeno tipo 1; DMO: densidade mineral óssea; GCJ: glicemia capilar em jejum; GCPP: glicemia capilar pré-prandial; GJ: glicemia de jejum; HbA1c: hemoglobina glicada; MDRD: modificação dietética na doença renal; PA: pressão arterial; PTH: paratormônio; TBS: escore ósseo trabecular; TSH: hormônio estimulador da tireoide; US: ultrassonografia.

## PERGUNTAS E COMENTÁRIOS

1. Quais são as próximas opções terapêuticas?

Considerando os benefícios glicêmicos e extraglicêmicos (perda ponderal, redução de PA e dislipidemia), associar liraglutida. Suplementar vitamina D, com dose de ataque de 50.000 UI/semana, durante 4 a 8 semanas, e reavaliar em 6 meses: paratormônio (PTH) e 25(OH)D. Prescrever fosfato tricálcico 600 a 400 mg/dia. Por fim, iniciar o uso de risedronato oral. O paciente com diabetes apresenta melhor resposta ao uso de bisfosfonatos, que atuam como potentes inibidores da reabsorção óssea, por meio da redução de recrutamento e ativação dos osteoclastos e pelo aumento de sua apoptose. O risedronato tem maior distribuição na matriz óssea do que o alendronato; porém, com menor permanência no tecido ósseo e, portanto, menor efeito residual. Pode ser prescrito com TFG até 30 mℓ/min, desde que não haja doença renal adinâmica.

2. Por que existe dissociação entre DMO, telopeptídeo C-terminal do colágeno tipo 1 (CTX) e escore ósseo trabecular (TBS) na paciente com DM2?

A divergência desses exames ocorre devido à fisiopatologia do DM2 no metabolismo ósseo, em que há risco aumentado de fraturas, mesmo com valores maiores à DMO, *turnover* ósseo normal e microarquitetura preservada na tomografia computadorizada quantitativa periférica de alta resolução (HRpQCT). Justifica-se pela ação da glicosilação não enzimática do colágeno, que afeta a matriz orgânica do osso, levando a um colágeno defeituoso. No DM2, o aumento da porosidade cortical é relacionado com a fragilidade do osso. A microindentação, exame realizado com uma sonda óssea (OsteoProbe®), consegue verificar as propriedades da matriz pela profundidade atingida por meio de sua penetração na face anterior da tíbia. Com isso, verifica-se a firmeza óssea, comprometida no DM2, e inversamente correlacionada com a fluorescência cutânea, marcador de glicosilação não enzimática de colágeno.

3. Qual é a melhor maneira de avaliar o risco de fraturas em paciente com DM2?

A adição do TBS à ferramenta FRAX® é considerada o melhor preditor de fratura nos pacientes com DM2. Espera-se que, em um futuro próximo, a microindentação seja aprovada para uso clínico.

## LEITURAS SUGERIDAS

Farr JN, Khosla S. Determinants of bone strength and quality in diabetes mellitus in humans. Bone. 2016;82:28-34.

Furst J, Bandeira L, Fan W, Agarwal S, Nishiyama KK, McMahon DJ, et al. Advanced glycation endproducts and bone material strength in type 2 diabetes. J Clin Endocrinol Metab. 2016;101(6):2502-10.

Sihota P, Yadav RN, Dhaliwal R, Bose JC, Dhiman V, Neradi D, et al. Investigation of mechanical, material and compositional determinants of human trabecular bone quality in type 2 diabetes. J Clin Endocrinol Metab. 2021:dgab027.

# Caso Clínico 29

Alyne Layane Pereira Lemos ▪ Thyciara Fontenele Marques ▪
Francisco Bandeira

## HISTÓRIA CLÍNICA

Paciente do sexo masculino, 20 anos, previamente hígido há mais ou menos 6 anos quando apresentou ganho ponderal progressivo, apesar de ter mantido os mesmos hábitos alimentares e esforço físico. Não procurou atendimento médico. Há 4 meses passou a apresentar ganho expressivo de peso (não sabe quantificar) associado a hiperfagia e fraqueza muscular, com dificuldade para subir escadas e segurar objetos mais pesados. Atualmente, apresenta dificuldade até para deambulação, mialgia generalizada, surgimento de equimoses não relacionadas com trauma, escurecimento da pele em região cervical, axilas e raiz das coxas, labilidade emocional com episódios de ansiedade e até agressividade, surgimento de edema em extremidades inferiores e estrias abdominais. Nos últimos dias, afirma surgimento de lombalgia de forte intensidade, sem irradiação nem alívio após uso de analgésicos comuns, bem como dispneia aos mínimos esforços, sem dispneia paroxística noturna. Nega uso de corticosteroide - oral, injetável ou tópico. Tabagista há 10 anos. Há 4 meses procurou atendimento; foram identificados níveis pressóricos elevados e foi iniciado uso de losartana.

## EXAME FÍSICO

- Peso: 77 kg
- Altura: 1,47 m
- Índice de massa corporal (IMC): 35,6 kg/m²
- Bom estado geral, anictérico, acianótico, afebril, corado, hidratado, fácies cushingoide, obesidade central, gibosidade
- Sistema cardiovascular (SCV): ritmo cardíaco regular, em 2 tempos, bulhas normofonéticas sem sopro
- Frequência cardíaca (FC): 98 bpm
- Pressão arterial (PA): 150 × 90 mmHg
- Sistema respiratório: murmúrio vesicular (MV) positivo em ambos os hemitórax, sem ruídos adventícios
- Abdome: globoso, depressível, com equimoses em hipogástrio, indolor à palpação
- Extremidades: edema de membros inferiores (3+/4+), panturrilhas livres
- Pele e fâneros: adelgaçamento de pele, livedo reticular, estrias violáceas em abdome e acantose *nigricans*
- Sistema musculoesquelético: fraqueza muscular em cinturas pélvica e escapular, hipotrofia de coxas e braços.

## EXAMES COMPLEMENTARES

Nas Tabelas 1 e 2 são apresentados os exames complementares e seus resultados.

Outros exames não contemplados nas Tabelas 1 e 2 e seus resultados foram:

- Cortisol pós-supressão com 2 mg de dexametasona: 34,17 mg/dℓ
- Hormônio adrenocorticotrófico (ACTH): 78 pg/mℓ
- Testosterona: 1,22 ng/dℓ
- 25(OH)D: 19 ng/mℓ
- Glicemia de jejum (GJ): 277 mg/dℓ
- Hemoglobina glicada (HbA1c): 7,9%
- Metanefrinas urinárias (em uso de atensina): metanefrina – 43 mg/g de creatinina (20 a 150)/ normetanefrina – 89 mg/g de creatinina (70 a 335)/total – 132 mg/g de creatinina (110 a 480).

## EXAMES DE IMAGEM

- DXA (18/11/15):
  - Coluna lombar: DMO (0,683); T: –3,7; Z: –3,7
  - Colo do fêmur: 0,551; T: –2,8; Z: –2,8
- Ressonância magnética (RM) de sela túrcica: sela túrcica de volume e configuração normais.

**TABELA 1** Exames laboratoriais.

| Data | 1ª visita | 2ª visita | 3ª visita | 4ª visita | 5ª visita | 6ª visita | 7ª visita |
|---|---|---|---|---|---|---|---|
| HB (g/dℓ) | – | – | – | 13,3 | 13,5 | 14,5 | 14,1 |
| HT (%) | – | – | – | – | 40,9 | 42,9 | 40,9 |
| Leuco (cél./mℓ) | – | – | – | 13.300 | 13.000 | 16.100 | 14.300 |
| Plaq (cél./mℓ) | – | – | – | 147.000 | 171.000 | 158.000 | 211.000 |
| Sódio (mEq/ℓ) | – | – | 140 | 139 | – | 137 | 144 |
| Potássio (mEq/ℓ) | 3,2 | 2,7 | 3,5 | 3,1 | 3,3 | – | 4,6 |
| UR (mg/dℓ) | – | 28 | – | 28 | – | 33 | 49 |
| Cr (mg/dℓ) | – | 0,3 | – | 0,3 | – | 0,1 | 0,3 |
| AST (U/ℓ) | 54 | 49 | – | 55 | 52 | 63 | 47 |
| ALT (U/ℓ) | 201 | 153 | – | 164 | 203 | 170 | 118 |
| FA (U/ℓ) | 254 | 204 | – | 227 | 285 | 315 | 292 |
| GGT (U/ℓ) | 1.400 | 2.938 | – | 2.884 | 3.460 | 4.259 | 4.465 |
| BT (mg/dℓ) | – | – | – | 1,26 | 1,3 | 1,19 | 1,08 |
| BD (mg/dℓ) | – | – | – | – | 1,2 | 1,19 | – |
| ALB (g/dℓ) | – | – | – | 3,3 | – | 3,8 | – |
| Cálcio (mEq/ℓ) | – | – | – | 9 | – | 9,9 | – |
| Fósforo (mEq/ℓ) | – | – | – | 3,1 | – | 3,2 | – |
| PCR (mg/dℓ) | – | – | – | – | – | 0,6 | – |

ALB: albumina; ALT: alanina aminotransferase; AST: aspartato aminotransferase; BD: bilirrubina direta; BT: bilirrubina total; Cr: creatinina; FA: fosfatase alcalina; Hb: hemoglobina; Ht: hematócrito; Leuco: leucócitos; PCR: proteína C reativa; Plaq: plaquetas; UR: ureia.

**TABELA 2** Dosagem de cortisol durante infusão de etomidato.

| Infusões de etomidato | Respostas do cortisol plasmático (mg/dℓ) |
|---|---|
| 1ª (0,15 mg/kg/h por 4 h) | 77 |
| 2ª (0,3 mg/kg/h por 4 h) | 29,7 |
| 3ª | 38,9 |
| 4ª | 25,8 |
| 5ª | 19,8 |
| 6ª | 34,6 |
| 7ª | 42,8 |
| 8ª | 29,2 |
| 9ª | 18,9 |
| 10ª | 25,6 |
| 11ª | 40,9 |
| 12ª | 59,9 |
| 13ª | 22,6 |
| 14ª | 23,5 |

Glândula hipofisária de volume preservado com intensidade de sinal habitual, sem evidências de lesões focais intrasselares, detectáveis ao método. Haste hipofisária centrada de espessura normal; quiasma óptico de aspecto anatômico; cisterna suprasselar livre; seios cavernosos simétricos apresentando *flow void* habitual das artérias carótidas internas. Neuro-hipófise tópica com intensidade de sinal habitual. Seio esfenoidal com transparência normal

- Tomografia computadorizada (TC) de tórax e abdome total (Figura 1): consolidações parenquimatosas no lobo médio, de provável natureza inflamatória/infecciosa inespecífica. Estrias fibroatelectásicas na língula e em segmento basal posterior direito, de provável natureza residual. Espessamento pleural basal bilateral. Fígado apresentando extensas áreas de esteatose, notadamente no lobo direito. Pequeno baço

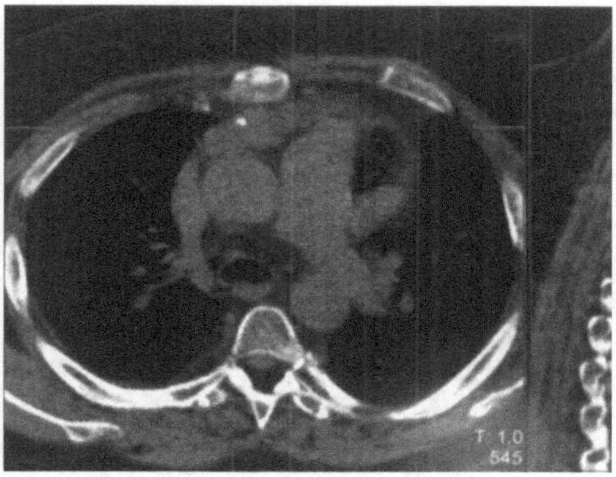


FIGURA 1 Tomografia computadorizada de tórax.

acessório. Suprarrenais (adrenais) espessadas. Nódulo sólido, com forte realce pós-contraste venoso, na suprarrenal direita, medindo 1,4 × 1,4 cm nos maiores diâmetros axiais. Pequena hérnia umbilical, com anel herniário medindo 2 cm, observando-se passagem de material gorduroso pelo referido anel. Colapsos parciais de vários corpos vertebrais dorsais e lombares

- Cintigrafia com análogo da somatostatina (Figura 2): observa-se área focal de hipercaptação moderada do traçador em massa com atenuação de partes moles e pequenas calcificações de permeio, localizada no mediastino anterior (na topografia do timo) e medindo cerca de 3,4 × 2,1 cm. Nota-se também discreta captação do traçador na cauda do pâncreas, sem alterações anatômicas à TC sem contraste. Não foi identificada captação do traçador nas suprarrenais. As demais regiões apresentam distribuição fisiológica do traçador, sem outras áreas de captação anormal.

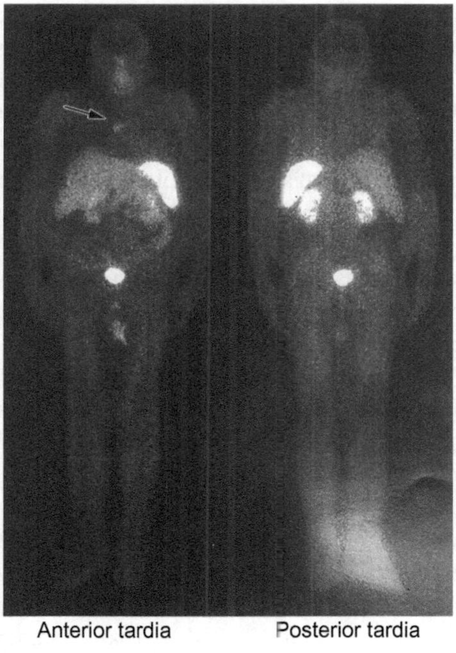


FIGURA 2 Cintigrafia com análogo da somatostatina.

## EXAME HISTOPATOLÓGICO (FIGURA 3 E TABELA 3)

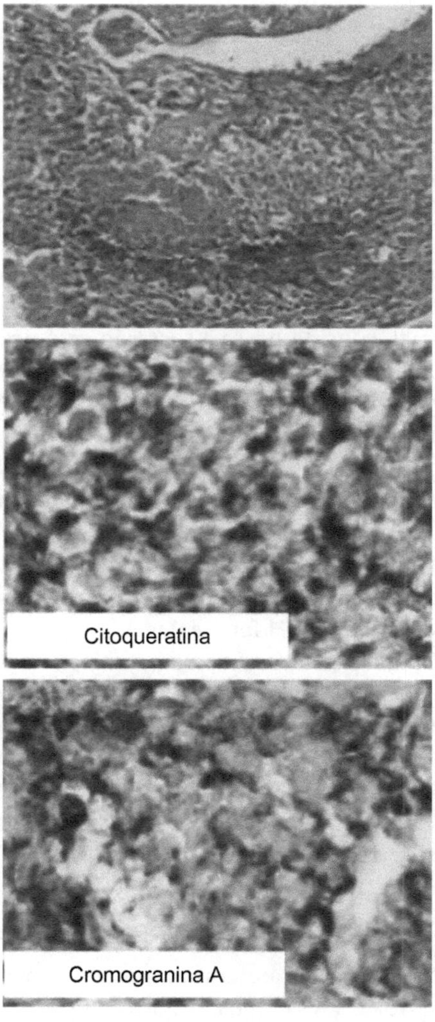


FIGURA 3 Exame histopatológico.

**TABELA 3** Marcadores tumorais na imuno-histoquímica. Tumor no mediastino: neoplasia neuroendócrina moderadamente diferenciada consistente com tumor carcinoide atípico.

| Anticorpo | Clone | Resultado |
|---|---|---|
| CD3-receptor de linfócitos T (cadeia épsilon) | Policlonal | Negativo |
| Citoqueratinas de 40, 48, 50, 50,6 kDa | *AE1/AE3* | Positivo |
| Proteína P63 (epitélio escamoso/transicional; células mioepiteliais) | *Dak-p63* | Positivo |
| TdT | *EP2-66* | Negativo |
| ACTH | *02A3* | Negativo |
| PTH (MQR-31) | *3B3* | Negativo |
| Cromogranina A | *DAK-A3* | Positivo |
| K1-67 (antígeno de proliferação celular) | *SP6* | Positivo |
| Sinaptofisina | *DAK-SYNAP* | Positivo |

ACTH: hormônio adrenocorticotrófico; PTH: paratormônio; TdT: desoxinucleotidil-transferase.

## PERGUNTAS E COMENTÁRIOS

1. Como explicar os achados à tomografia e à cintigrafia?

Paciente com quadro de doença de Cushing ACTH-dependente. Realizou-se a RM de sela túrcica com o objetivo de investigar adenoma hipofisário, que corresponde de 80 a 90% dos casos de Cushing ACTH-dependente. Com a RM normal, considerou-se a secreção ectópica de ACTH, e a TC de tórax foi solicitada. Nas imagens, é possível identificar lesão em anatomia tímica, sem nenhum achado pulmonar que justifique o quadro clínico. Para esclarecimento, a cintigrafia com análogo da somatostatina foi solicitada e identificou-se área de hipercaptação em mediastino anterior, na anatomia do timo. A possibilidade de doença de Cushing secundária a tumor produtor de ACTH foi aventada.

Os tumores neuroendócrinos tímicos são raras neoplasias que se manifestam por massa em topografia de mediastino anterior. Os carcinoides tímicos estão relacionados com a produção de ACTH ectópica. São tumores raros, com incidência de 0,2 a 1,5% de todos os tumores malignos. A sobrevida global em 5 anos é variável, de 28 a 75%, a depender da biologia do tumor.

2. Qual é a conduta nesses casos?

Nos casos de carcinomas tímicos, a medida adequada é a ressecção cirúrgica completa associada ou não à radioterapia. O tratamento é avaliado conforme a biologia do tumor, de modo que a presença de um índice Ki-67 < 55% corrobora para um tumor de crescimento lento e biologia mais favorável. Nem sempre é possível realizar uma ressecção completa devido à invasão de estruturas adjacentes, como vasos sanguíneos, pericárdio e nervo frênico. Não está claro se a ressecção de grandes tumores confere benefício na sobrevivência. Às vezes, a cirurgia paliativa é indicada nos casos de Cushing grave. Os pacientes com doença refratária podem precisar de ablação de órgãos-alvo, como adrenalectomia. Por se tratar de uma neoplasia rara, os estudos são escassos e com baixo nível de evidência. Nesse contexto, os estudos disponíveis apontam que os pacientes parecem se beneficiar da terapia neoadjuvante. Resultado semelhante foi observado com uso de quimioterapia.

Há necessidade de controlar o hipercortisolismo e seus efeitos. Neste paciente, tentou-se controlar o hipercortisolismo após completada a investigação laboratorial, e as infusões foram realizadas.

Estudos fase III levaram a aprovação de terapias dirigidas por radiofármacos para os tumores neuroendócrinos metastáticos ou que tiveram resecções cirúrgicas incompletas. No estudo NETTER-1 foi utilizado o lutécio-177 (177Lu-DOTATATE ou Lutathera) no tratamento dos tumores gastropancreáticos positivos para receptores de somatostatina, e no estudo IB12B, a meta-[131I] iodobenzilguanidina (I131-MIBG) para tratamento de feocromocitomas e paragangliomas.

## LEITURAS SUGERIDAS

Chin RI, Wu FS, Menda Y, Kim H. Radiopharmaceuticals for neuroendocrine tumors. Semin Radiat Oncol. 2021;31(1): 60-70.

Dixon JL, Borgaonkar SP, Patel AK, Reznik SI, Smythe WR, Rascoe PA. Thymic neuroendocrine carcinoma producing ectopic adrenocorticotropic hormone and cushing syndrome. Ann Thorac Surg. 2013;96(4):e81-3.

Falk NK, Weissferdt A, Habra MA, Roy-Chowdhuri S. Adrenocorticotropic hormone-producing neuroendocrine carcinoma with oncocytic features: a case report and review of literature. Diagn Cytopathol. 2015;43(4):329-34.

Falkson CB, Vella ET, Ellis PM, Maziak DE, Ung YC, Yu E. Surgical, radiation, and systemic treatments of patients with thymic epithelial tumors: a systematic review. Journal of Thoracic Oncology. 2023 ;18(3): 299-312.

Shah MH, Goldner WS, Benson AB, Bergsland E, Blaszkowsky LS, Brock P et al. Neuroendocrine and adrenal tumors, version 2.2021, NCCN clinical practice guidelines in oncology. Journal of the National Comprehensive Cancer Network, 2021;19(7): 839-68.

Treglia G, Giovanella L, Lococo F, Bertagna F. An unusual case of thymic carcinoid causing cushing's syndrome due to ectopic ACTH secretion detected by F-FDG PET/CT. Rev Esp Med Nucl Imagen Mol. 2014;33(4):253-4.

# Caso Clínico 30

Ellyda Duarte ▪ Francisco Bandeira

## HISTÓRIA CLÍNICA

Paciente do sexo feminino, com 50 anos. Há 2 anos, iniciou quadro de dor progressiva em porção lateroproximal de coxa direita contínua que piorava com a deambulação. Após 1 ano da admissão em enfermaria, paciente apresentou sintoma de dorsalgia à direita com irradiação para região sacral em peso, contínua, que piorava à movimentação, associada à dor em região de costelas bilateralmente. Paciente portadora de vírus da imunodeficiência humana (HIV; diagnosticada aos 33 anos), em esquema com antirretrovirais há 8 anos. Tinha como antecedente pessoal tuberculose, candidíase orofaríngea e herpes-zóster, consequentes à imunodeficiência.

## MEDICAÇÃO EM USO

Efavirenz 600 mg/dia + lamivudina 300 mg/dia + tenofovir 300 mg/dia.

## EXAMES FÍSICO E LABORATORIAIS

- Bom estado geral, consciente, orientada, emagrecida, eupneica, desidratada (+/4+), sem edema de membros inferiores (MMII)
- Peso: 45 kg
- Altura: 1,50 m
- Índice de massa corporal (IMC): 20 kg/m$^2$
- Pressão arterial (PA): 110 × 70 mmHg
- Frequência cardíaca (FC): 86 bpm.

Os exames laboratoriais e seus resultados constam na Tabela 1.

**TABELA 1** Exames laboratoriais.

| Exame | 1ª visita | 2ª visita | 3ª visita | 4ª visita |
|---|---|---|---|---|
| Hb/Ht (g/dℓ)/(%) | – | 13,9/44,4 | – | 12,8/38,8 |
| Leuco (/mℓ) | – | 8.500 | – | 5.400 |
| Plaquetas (/mℓ) | – | 242.000 | – | 138.000 |
| Ureia (mg/dℓ) | – | 54,8 | 46 | 42,3 |
| Creatinina (mg/dℓ) | – | 1,4 | 1,2 | 2,7 |
| Sódio (mEq/ℓ) | – | 145 | 138 | 141 |
| Potássio (mEq/ℓ) | – | 4,2 | 4 | 3,2 |
| Cloro (mEq/ℓ) | – | – | – | 99 |
| Cálcio (mg/dℓ) | 8,1 | 9,9 | – | 9,3 |
| Fósforo (mg/dℓ) | – | 2,7 | – | 1,7 |
| Magnésio (mg/dℓ) | – | – | – | 2,0 |
| Albumina (g/dℓ) | – | 4,6 | – | 4,6 |
| GJ (mg/dℓ) | – | 79 | – | 90 |
| HbA1c (%) | – | – | – | 5,2 |
| Colesterol total (mg/dℓ) | – | – | – | 131 |

*(continua)*

TABELA 1 Exames laboratoriais. (*Continuação*)

| Exame | 1ª visita | 2ª visita | 3ª visita | 4ª visita |
|---|---|---|---|---|
| HDL-c/LDL-c (mg/dℓ) | - | - | - | 23/75 |
| Triglicerídeos (mg/dℓ) | - | - | - | 167 |
| TGO/TGP (UI/ℓ) | - | 28/27 | - | 26/28 |
| DHL (U/ℓ) | - | - | - | 400 |
| CK (U/ℓ) | - | - | - | 34 |
| FA (U/ℓ) | 344 | - | - | 165 |
| GGT (UI/ℓ) | - | 45 | - | 10 |
| FA óssea (U/ℓ) | - | 228 | - | - |
| PTH (pg/mℓ) | 88 | - | - | 5,9 |
| Calciúria 24 h (mg)/volume urinário (mℓ) | - | - | - | 261/2840 |
| Calcio urinário (mg/ℓ) | - | 59 | - | - |
| Creatinina na amostra urinária (mg/ℓ) | - | 420 | - | - |
| Relação cálcio/creatinina | - | 0,14 (VN: < 0,2) | - | - |
| Fósforo urinário (mg/ℓ) | - | 415 | - | - |
| Relação fósforo/creatinina | - | 0,99 (VN: 0,18 a 0,62) | - | - |
| CTX (pg/mℓ) | - | 1,040 | - | - |
| TSH (microUI/mℓ) | - | - | - | 0,86 |
| T4L (ng/dℓ) | - | - | - | 0,92 |
| Gasometria arterial | - | pH: 7,38; $PCO_2$: 30,5; $HCO_3$: 17,7 | - | - |
| 25(OH)D (ng/mℓ) | - | 8 | - | 26 |

CK: creatinoquinase; CTX: telopeptídeo C-terminal do colágeno tipo 1; FA: fosfatase alcalina; GGT: gamaglutamil transferase; GJ: glicemia de jejum; Hb/Ht: hemoglobina/hematócrito; HbA1c: hemoglobina glicada; HDL-c/LDL-c: lipoproteína de alta densidade/lipoproteína de baixa densidade; $PCO_2$: pressão parcial de $CO_2$; PTH: paratormônio; T4L: tiroxina livre; TGO/TGP: transaminase glutâmico-oxaloacética/transaminase glutâmico-pirúvica; TSH: hormônio estimulador da tireoide.

## EXAMES DE IMAGEM

- Tomografia computadorizada (TC) de pelve/bacia: fraturas com ossificação viciosa nos ramos isquiopúbico e iliopúbico à esquerda. Fratura transversal no colo femoral esquerdo. Fraturas sacroilíacas bilaterais sem inclinação significativa. Relações articulares preservadas. Partes moles sem particularidades. Ausência de derrame articular (Figura 1)
- Radiografia de coluna: colapsos vertebrais múltiplos em D5-D8
- Radiografia dos pés: diminuição da mineralização óssea com pequena fissura no calcâneo direito. Ausência de fraturas. Contornos articulares de aspecto normal, com espaços articulares íntegros. Partes moles sem alterações
- Radiografia das mãos: diminuição da mineralização óssea com estruturas ósseas conservadas. Ausência de sinais de fraturas. Contornos articulares íntegros. Partes moles sem alterações
- Densitometria Hologic:
  - Coluna lombar (L1-L4): 0,527: T: –4,7; Z: –4,0
  - Colo do fêmur: 0,263: T: –5,3; Z: –4,6
- Cintigrafia óssea: aumento da remodelação óssea nos arcos costais anteriores e posteriores à direita e à esquerda, vértebras torácicas e

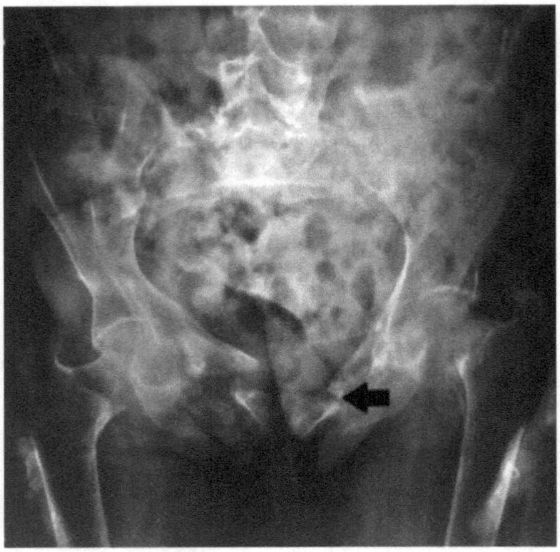

FIGURA 1 Fraturas de ramos isquiopubianos.

lombares difusamente, sacro e sacroilíacas e nos troncanteres femorais, cujos aspectos cintilográficos mais sugerem áreas de traumatismos/fraturas, em remodelação.

## PERGUNTAS E COMENTÁRIOS

1. Qual é a provável etiologia da doença óssea da paciente?

Osteomalacia, condição em que se revela mineralização inadequada ou atrasada do osteoide em osso cortical e trabecular maduro. A mineralização óssea depende da concentração adequada de íons cálcio e fósforo, bem como de elementos que possibilitem sua absorção, como a vitamina D. As causas da osteomalacia são diversas, podendo estar relacionada com deficiência de vitamina D, causas hipofosfatêmicas, deficiência de cálcio e medicamentosa. As principais manifestações clínicas e radiológicas são semelhantes nos diversos tipos de osteomalacia. Anamnese, antecedentes familiares e exames laboratoriais são necessários para se estabelecer essa diferenciação. Em casos específicos, faz-se necessário o estudo histológico e até mesmo o molecular.

2. Qual é a relação entre essa doença óssea e o HIV?

Uma série de doenças ósseas, incluindo osteoporose, osteonecrose e mesmo osteomalacia, embora rara, tem sido descrita em pacientes com HIV devido à infecção em si, às comorbidades associadas ao vírus ou à toxicidade dos antirretrovirais.

O tenofovir é um inibidor nucleosídio da transcriptase reversa, amplamente prescrito em combinação com a terapia antirretroviral por causa da dosagem conveniente e do bom perfil de segurança. No entanto, existe uma preocupação sobre sua nefrotoxicidade potencial, tendo sido associada a tubulopatia renal proximal e perda de densidade mineral óssea. Disfunção tubular renal proximal mínima ocasionando hipofosfatúria, além de redução da atividade da 1-alfa-hidroxilase, com consequente deficiência de vitamina D e osteomalacia clínica foram encontradas em cerca de 1,6 a 22% dos pacientes tratados com tenofovir.

O efavirenz, inibidor da transcriptase reversa não análogo dos nucleosídios, está associado à diminuição dos níveis de 25(OH)D, aumentando o risco de deficiência de vitamina D e osteomalacia.

**OBSERVAÇÃO.** Entre a segunda e a quarta visitas, efavirenz e lamivudina foram substituídos por ritonavir/atazanavir, e a paciente recebeu 50.000 UI de vitamina $D_3$ por via oral semanalmente.

## LEITURAS SUGERIDAS

Bandeira F, Mancini M, Graf H, Faria M, Lazaretti-Castro M. Endocrinologia e Diabetes. 3. ed. Rio de Janeiro: Medbook; 2015.

De Socio GL, Fabbriciani G, Massarotti M, Messina S, Cecchini E, Marasini B. Hypophosphatemic osteomalacia associated with tenofovir: a multidisciplinary approach is required. Mediterr J Hematol Infect Dis. 2012;4(1):e2012025.

Guo F, Song X, Li Y, Guan W, Pan W, Yu W, et al. Longitudinal change in bone mineral density among Chinese individuals with HIV after initiation of antiretroviral therapy. Osteoporos Int. 2021;32(2):321-32.

Saeedi R, Jiang SY, Holmes DT, Kendler D. Fibroblast growth factor 23 is elevated in tenofovir-related hypophosphatemia. Calcif Tissue Int. 2014;94(6):665-8.

# Caso Clínico 31

Laís Mendes ▪ Elba Bandeira ▪ Francisco Bandeira

## HISTÓRIA CLÍNICA

Paciente do sexo masculino, 24 anos, obeso (índice de massa corporal [IMC]: 36,3 kg/m²), procurou atendimento no pronto-socorro com quadro de astenia, perda de peso, poliúria, polidipsia e evidenciando lesão hiperemiada, com calor, rubor e dor localizada em região abdominal, sugerindo furunculose há 15 dias. Nega comorbidades e uso de medicamentos. Antecedente familiar: pai diabético.

## EXAME FÍSICO

- Peso: 116,3 kg
- Altura: 1,79 m
- IMC: 36,3 kg/m²
- Pressão arterial (PA): 130 × 80 mmHg
- Frequência cardíaca (FC): 90 bpm
- Auscultas cardíaca e pulmonar normais
- Acantose *nigricans* em região do pescoço
- Estado geral regular, consciente, desidratado (+3/+4), corado, eupneico e afebril.

## EXAMES COMPLEMENTARES

- Ionograma:
  - Sódio: 142 mmol/ℓ
  - Cloro: 111 mmol/ℓ
  - Potássio: 3,9 mmol/ℓ
- Função renal:
  - Ureia: 37 mg/dℓ
  - Creatinina: 0,9 mg/dℓ
- Controle glicêmico:
  - Glicose plasmática: 490 mg/dℓ
  - Hemoglobina glicada (HbA1c): 14%
- Gasometria arterial:
  - pH: 7,13
  - Pressão de dióxido de carbono ($PCO_2$): 13,1
  - $PO_2$: 155
  - Bicarbonato ($HCO_3^-$): 3,8
  - Lactato: 1,1
  - *Base excess* (BE): –22,9
- Hemograma:
  - Hemoglobina: 14,1 g/dℓ
  - Hematócrito: 40,6%
  - Plaquetas: 236.000 céls./mℓ
  - Leucócitos: 9.730 (segmentados 68%; linfócitos 15%; eosinófilos 0,3%; monócitos 14,4%; basófilos 1,5%)
- Sumário de urina:
  - pH: 5,5
  - Densidade: 1.030
  - Glicosúria (+3)
  - Cetonúria (+3)
  - Nitrito: negativo.

## EVOLUÇÃO

Após a resolução da cetoacidose diabética, o paciente evoluiu com melhora marcante no controle glicêmico, recebendo alta hospitalar com insulina basal-*bolus* (0,45 UI/kg/dia). No seguimento ambulatorial, observou-se redução progressiva na necessidade de insulinas com controle glicêmico adequado e, após 3 meses, redução da HbA1c (6,2%). Constatados peptídeo C sérico aumentado (6,4 ng/mℓ) e anticorpo antidescarboxilase do ácido glutâmico (anti-GAD) negativo, foi iniciado tratamento com antidiabético oral (metformina XR 2 g/dia e dapagliflozina 10 mg/dia) e redução até suspensão do esquema de insulinas.

## PERGUNTAS E COMENTÁRIOS

1. Qual é a fisiopatologia da cetoacidose diabética (CAD) no paciente com diabetes melito tipo 2 (DM2) e como tratar? Quais são as características incomuns deste caso?

A CAD não é sinônimo de diabetes melito tipo 1 (DM1) e destruição autoimune permanente de células beta. Pode também ocorrer no paciente com DM2 sob condições de extremo estresse:

infecções graves, traumatismo, emergências cardiovasculares ou, menos frequentemente, circulante de insulina.

CAD é caracterizada por uma tríade: concentração aumentada de corpos cetônicos totais, acidose metabólica e hiperglicemia descontrolada. A deficiência de insulina associada a níveis circulantes aumentados de glucagon e outros hormônios contrarreguladores (catecolaminas, cortisol e hormônio do crescimento [GH]) se opõe à ação de qualquer resíduo circulante de insulina. Esse ambiente hormonal aumenta a sensibilidade dos tecidos à insulina e a atividade da lipase no tecido adiposo, com consequente degradação de triglicerídeos em ácidos graxos, oxidados a corpos cetônicos (ácidos fortes), predominantemente estimulados pelo glucagon. Tanto a hiperglicemia quanto a cetonemia favorecem a diurese osmótica, aumentando a hipovolemia e a redução da filtração glomerular, criando um ciclo vicioso.

A abordagem terapêutica, como em qualquer paciente com CAD, é realizar reposição hídrica, insulinoterapia e correção dos distúrbios hidreletrolíticos. Deve-se considerar a introdução da metformina (redução da resistência periférica à insulina) e reduzir a dose de insulina somente após o controle glicêmico ter sido restaurado e os distúrbios metabólicos totalmente resolvidos.

O presente caso mostrou características atípicas, considerando-se que a CAD em paciente com menos de 30 anos sugeria tratar-se de DM1 em obeso. O aumento da incidência de obesidade em adolescentes e adultos jovens tem elevado a ocorrência de DM2 nessa faixa etária com apresentações variadas.

2. Qual é a importância dos exames laboratoriais para a diferenciação entre o DM1 e o DM2 na prática clínica?

O diagnóstico do tipo de diabetes é mais difícil em algumas ocasiões, sendo necessária a utilização de exames laboratoriais para estabelecer a possível causa, como a dosagem de autoanticorpos relacionados com a destruição das células betapancreáticas (os marcadores de autoimunidade) e a dosagem do peptídeo C (avaliar a reserva pancreática de insulina).

A dosagem dos anticorpos é indicada principalmente para definir o tipo de diabetes em um paciente já com o diagnóstico estabelecido, com o objetivo de evitar o início de tratamento equivocado com agentes orais em pacientes com DM1. Também é útil em familiares de 1º grau para identificar os indivíduos com maior risco de desenvolverem diabetes, porém não há tratamento estabelecido para impedir a evolução para o diabetes franco em indivíduos com autoanticorpos positivos e sem alterações da glicemia. Para familiares portadores de dois ou mais anticorpos, o risco de desenvolver diabetes em 5 anos é de aproximadamente 70%. O acompanhamento mais próximo desses pacientes possibilita identificar o aparecimento do diabetes precocemente, a fim de evitar episódio de cetoacidose.

Os autoanticorpos dosados clinicamente são: anticorpos anti-ilhota (ICA), anti-insulina (IAA), antidesidrogenase do ácido glutâmico (GAD65) e antitirosina fosfatase (IA2).

Os ICA são anticorpos policlonais do tipo IgG que reagem com todos os componentes das ilhotas e o anti-GAD65 e IA2 são subfrações do ICA. Os ICA foram os primeiros relacionados com DM1 autoimune e estão presentes em cerca de 70 a 80% dos pacientes logo após o diagnóstico, mas tendem a desaparecer após 2 a 3 anos de duração da doença.

O anti-GAD65 é encontrado em cerca de 80% dos pacientes com DM1 de instalação recente e são ainda detectados em 50% dos pacientes após 10 anos de diagnóstico. A especificidade do teste é em torno de 98%. A dosagem dos anticorpos anti-GAD65 é mais reprodutível e mais simples de ser realizada do que a dos ICA. Em pacientes considerados inicialmente com DM2, a quantidade dos anticorpos anti-GAD65 foi superior à dos ICA na identificação correta de pacientes com diabetes autoimune lentamente progressivo (diabetes latente autoimune do adulto: LADA). Portanto, o anticorpo anti-GAD65 parece ser o exame de escolha para confirmar o diagnóstico do DM1.

Os IAA são os únicos específicos da célula beta e devem ser dosados antes de iniciar o tratamento com insulina. Em crianças com menos de

10 anos, a aparição dos anticorpos IAA pode preceder os outros e, nesses casos, a sua dosagem deve ser incluída.

Os anticorpos anti-IA2 são direcionados contra uma proteína da família da fosfatase da tirosina, um grupo de enzimas relacionadas com a função de receptor e de sinalização intracelular. Estão presentes em 60% dos pacientes no diagnóstico, e a avaliação de um subclone do IA2 denominado ICA512 está disponível.

A avaliação da reserva pancreática de insulina também ajuda a diferenciar o tipo de diabetes. O peptídeo C é secretado na circulação porta em concentrações equimolares com a insulina, sendo ambos originados da clivagem da proinsulina. O método mais utilizado é a medida plasmática do peptídeo C no basal e após 6 min da injeção intravenosa de 1 mg de glucagon. Os pacientes com DM1 apresentam valores médios de 0,35 ng/mℓ no basal e 0,5 ng/mℓ após estímulo; os pacientes com DM2 têm valor médio de 2,1 ng/mℓ no tempo zero e 3,3 ng/mℓ após estímulo. Como ponto de corte para classificar os pacientes, deve ser considerado que valores de peptídeo C acima de 0,9 ng/mℓ no basal e acima de 1,8 ng/mℓ após a injeção de glucagon evidenciam reserva de insulina compatível com DM2, e valores inferiores confirmam o diagnóstico de DM2.

## LEITURAS SUGERIDAS

Towns R, Pietropaolo M. GAD65 autoantibodies and its role as biomarker of type 1 diabetes and latent autoimmune diabetes in adults (LADA). Drugs Future. 2011;36:847.

Vallon V, Verma S. Effects of SGLT2 inhibitors on kidney and cardiovascular function. Annu Rev Physiol. 2020 Nov. 16.

Victor F, Andrade S, Bandeira F. Diabetic ketoacidosis and hyperglycemic hyperosmolar state. In: Bandeira F, et al. (Ed.). Endocrinology and diabetes: a problem-oriented approach. 2. ed. New York: Springer (in press).

# Caso Clínico 32

Sergio Ricardo de Lima Andrade ▪ Francisco Bandeira

## HISTÓRIA CLÍNICA

F.M.O., usuária de nome social, 38 anos, iniciou quadro de disforia de gênero aos 5 anos e, a partir dos 19, fez uso irregular e sem orientação médica de enantato de estradiol 10 mg, associado à algestona 150 mg por via intramuscular (IM) mensal, além de anticoncepcionais orais dispensados em unidade de atenção primária à saúde. Optou por mamoplastia aos 20 anos e cirurgia de afirmação sexual aos 22 anos, continuando a terapia hormonal cruzada sem acompanhamento especializado até os 28 anos, quando cessou o uso terapêutico desses medicamentos.

## EXAME FÍSICO

- Pressão arterial (PA): 110 × 70 mmHg
- Peso: 57 kg
- Altura: 1,71 m
- Índice de massa corporal (IMC): 19,49 kg/m$^2$
- Tanner M5 após implante de prótese de silicone.

## EXAMES COMPLEMENTARES

- Densitometria óssea após 10 anos da ausência de esteroides sexuais:
  - Coluna lombar: DMO 1,112 g/cm$^2$, escore T –0,7 e escore Z –0,4 (Figura 1)
  - Colo de fêmur: DMO 0,912 g/cm$^2$, escore T –0,9 e escore Z 0,1 (Figura 2)
- Telopeptídeo C-terminal (CTX): 0,222 ng/mℓ
- Radiografia dorsal sem evidências de fraturas
- 25(OH)D: 31,2 ng/mℓ
- Albumina: 4,3 g/dℓ
- Cálcio sérico: 8,9 mg/dℓ
- Fósforo: 3,9 mg/dℓ
- Fosfatase alcalina (FA): 48 U/ℓ
- Hormônio folículo-estimulante (FSH): > 150 mUI/mℓ
- Hormônio luteinizante (LH): 30,19 mUI/mℓ
- Testosterona total: 9 ng/dℓ
- Estradiol: < 10 pg/mℓ
- Progesterona: 0,2 ng/mℓ.

Coluna AP
Densidade óssea

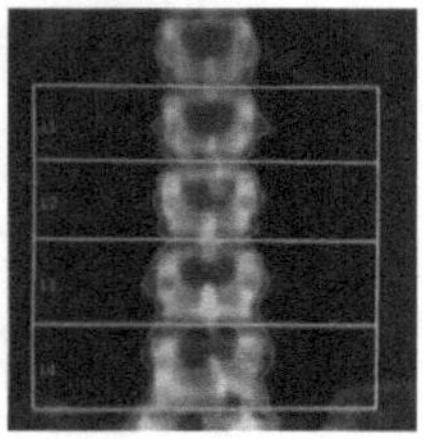

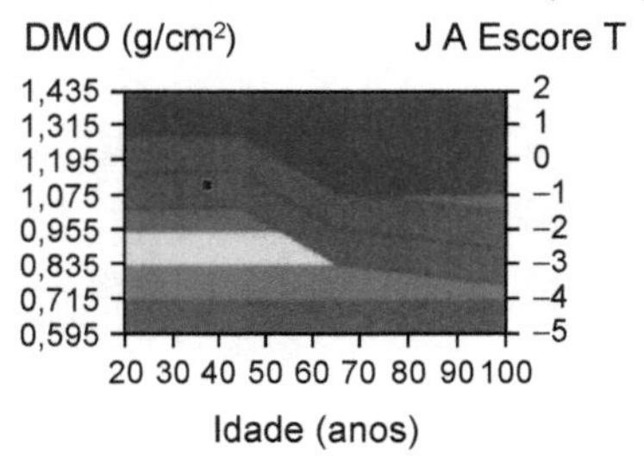


| | 1 | 2 | | 3 | |
|---|---|---|---|---|---|
| Região | DMO (g/cm$^2$) | Jovem adulto (%) | Escore T | Corr. etária (%) | Escore Z |
| L1 | 1,010 | 89 | –1,1 | 92 | –0,8 |
| L2 | 1,173 | 97 | –0,3 | 100 | 0,0 |
| L3 | 1,162 | 96 | –0,4 | 99 | 0,1 |
| L4 | 1,094 | 90 | –1,0 | 93 | –0,7 |
| L1-L4 | 1,112 | 93 | –0,7 | 96 | –0,4 |

FIGURA 1 Densitometria mineral óssea (DMO) da coluna lombar.

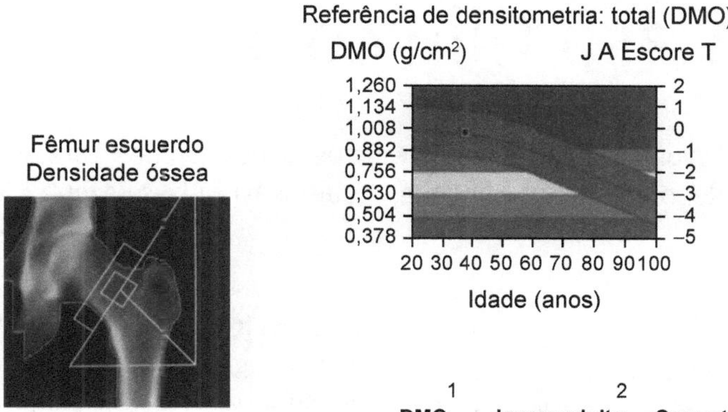


| | 1 | 2 | | 3 | |
|---|---|---|---|---|---|
| Região | DMO (g/cm²) | Jovem adulto (%) | Escore T | Corr. etária (%) | Escore Z |
| Colo | 0,912 | 88 | −0,9 | 95 | −0,4 |
| Wards | 0,750 | 82 | −1,2 | 88 | −0,8 |
| Total | 0,970 | 96 | −0,3 | 101 | 0,1 |

FIGURA 2 Densitometria mineral óssea (DMO) do fêmur proximal.

## PERGUNTAS E COMENTÁRIOS

1. Como fazer o seguimento de uma paciente mulher transgênero após cirurgia de afirmação sexual?

Deve-se utilizar reposição de estrógeno e, se baixa libido, associar à pequena dose de testosterona.

2. Como se explica a ausência de fraturas após 10 anos de hipogonadismo?

Esta é uma situação muito pouco frequente, uma vez que hipogonádicos após castração nessa idade sofrem osteoporose grave em alguns anos. É possível que, em pacientes transgênero, a ação concomitante e sequencial de hormônios sexuais femininos e masculinos previamente à gonadectomia propicie uma manutenção duradoura na DMO e ausência de fraturas, fato pouco conhecido até o momento.

## LEITURAS SUGERIDAS

Greene DN, Schmidt RL, Winston-McPherson G, Rongitsch J, Imborek KL, Dickerson JA, et al. Reproductive endocrinology reference intervals for transgender women on stable hormone therapy. J Appl Lab Med. 2021;6(1):15-26.

Hembree WC, Cohen-Kettenis PT, Gooren L, Hannema SE, Meyer WJ, Murad MH, et al. Endocrine treatment of gender-dysphoric/gender-incongruent persons: an endocrine society clinical practice guideline. J Clin Endocrinol Metab. 2017;102(11):3869-903.

Tangpricha V, Hannema SE, Irwig MS, Meyer WJ, Safer JD, Hembree WC. 2017 American Association of Clinical Endocrinologists/Endocrine Society Update on Transgender Medicine: case discussions. Endocr Pract [Internet]. 2017;23(12):1430-6.

# Caso Clínico 33

Leydiane Lima ▪ Aline Alves Lopes Albuquerque ▪ Luiz Griz ▪ Daniella Rego ▪ Francisco Bandeira ▪ Louise Rayra Alves Bezerra ▪ Mariana Vieira

## HISTÓRIA CLÍNICA

Paciente do sexo masculino, 65 anos, foi internado com quadro de síndrome respiratória aguda grave (SRAG), secundária à covid-19, inicialmente apresentando sintomas respiratórios leves e, posteriormente, quadro de redução da ingesta alimentar, hipoxemia e necessidade de internamento. Paciente ex-tabagista, hipertenso e portador de transtorno bipolar do humor, em uso de losartana (100 mg/dia) e carbonato de lítio (900 mg/dia) – este há 7 anos em uso regular, sem relatos prévios de hipercalcemia, e litemia sempre abaixo da faixa terapêutica (< 0,5 mEq/ℓ), mas com controle da bipolaridade.

Inicialmente, retiradas as medicações de uso contínuo, mas após agitação psicomotora, reintroduzido lítio e iniciados antipsicóticos. Seguiu confuso, com alteração de força, mobilidade e necessidade de dispositivo para alimentação. Paciente foi transferido para o Hospital Agamenon Magalhães, apresentando episódios de agitação psicomotora, além de insuficiência renal (creatinina [Cr] 2,1 mg/dℓ) associada à hipercalcemia (13 mg/dℓ). Realizadas hidratação vigorosa e suspensão do lítio, e iniciada investigação para etiologia da hipercalcemia. Nessa avaliação, evidenciou-se aumento de paratormônio (PTH) sérico (146 pg/mℓ), vitamina D (25(OH)D) baixa (16 ng/mℓ) e manutenção da hipercalcemia, mas em menor valor. Subsequentemente, realizada ultrassonografia (US) cervical, que mostrou nódulo intratireoidiano misto (Figura 1), sem halo de permeio, e ovoide, em terço inferior do lobo direito, medindo 1,2 × 0,8 cm (TIRADS-2). A cintigrafia de paratireoides com sestamibi-Tc-99 mostrou retenção de traçador no polo inferior direito, inferindo adenoma (Figura 2).

## EVOLUÇÃO

Paciente seguiu com progressivas melhoras clínica e neurológica, recuperação da função renal (Cr 0,7 mg/dℓ), mantendo estabilização do humor. Realizada investigação complementar para complicações do hiperparatireoidismo primário,

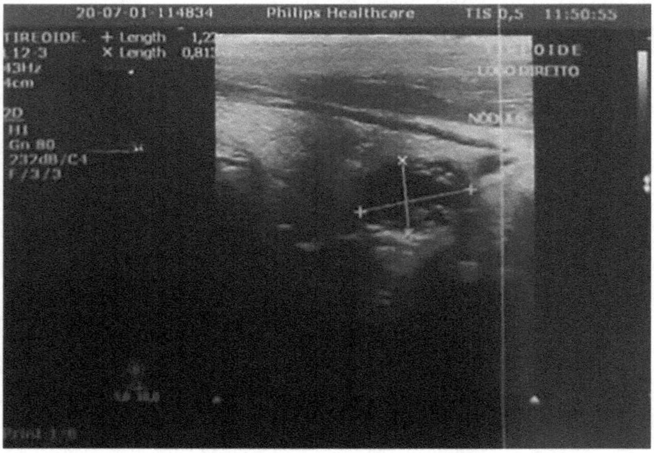


FIGURA 1 Ultrassonografia cervical.

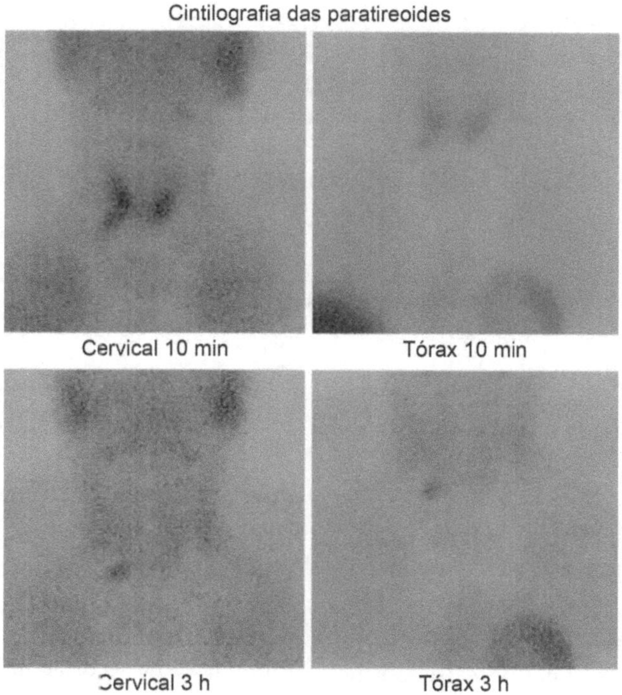


FIGURA 2 Cintigrafia de paratireoides.

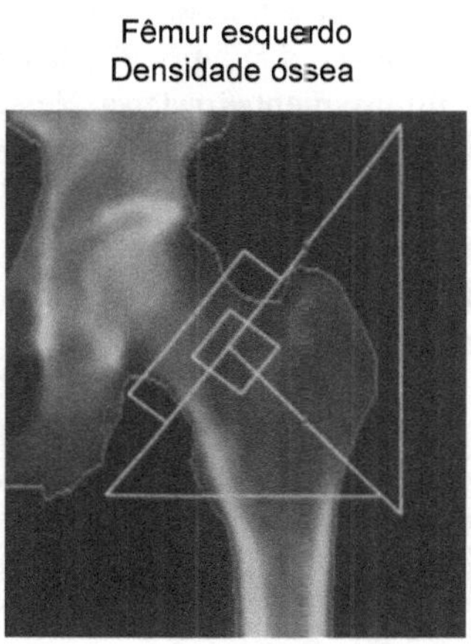


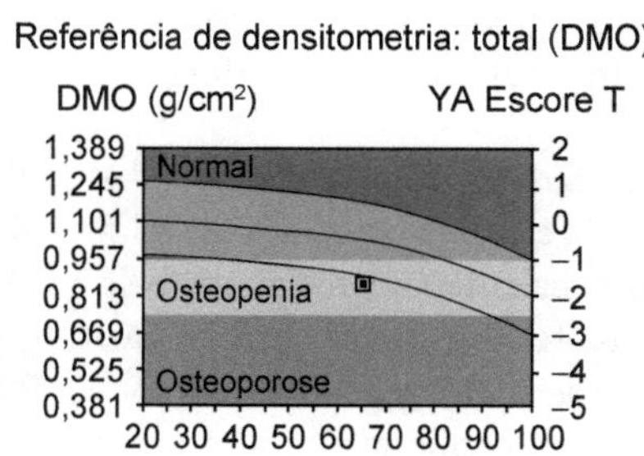


| Região | DMO ($g/cm^2$) | Jovem adulto (%) | Escore T | Corr. etária (%) | Escore Z |
|---|---|---|---|---|---|
| Colo | 0,845 | 79 | −1,7 | 89 | −0,8 |
| *Wards* | 0,648 | 67 | −2,4 | 84 | −0,9 |
| Total | 0,862 | 78 | −1,7 | 83 | −1,3 |

FIGURA 3 Densitometria mineral óssea (DMO).

apresentando US de vias urinárias com nefrocalcinose e DMO (DXA) (Figura 3) com osteopenia em colo de fêmur (escore T −1,7). Recebeu alta com níveis de cálcio no limite superior da normalidade (corrigido: 10,3 mg/dℓ) e programação de dosagem de PTH intranodal pela punção aspirativa com agulha fina (PAAF) e ressecção cirúrgica eletiva.

## EXAME FÍSICO

- Bom estado geral, consciente, orientado
- Peso: 85 kg
- Altura: 1,78 m
- Índice de massa corporal (IMC): 26,8
- Cervical: sem nódulos ou linfonodos palpáveis
- Auscultas respiratória e cardíaca normais

**TABELA 1** Exames laboratoriais.

| | Albumina (g/dℓ) | Cálcio (mg/dℓ) | Cálcio corrigido (mg/dℓ) | PTH (pg/mℓ) | 25OH D (ng/mℓ) | FA (U/ℓ) | Creatinina (mg/dℓ) | TSH (mUI/ℓ) | T4L (ng/dℓ) | Lítio (mEq/ℓ) |
|---|---|---|---|---|---|---|---|---|---|---|
| 26/06/20 | 3 | 12,1 | 13,1 | - | - | - | 2,1 | - | - | - |
| 29/06/20 | 2,5 | 10,3 | 11,8 | 146 | 16 | - | - | 0,6 | 1,12 | - |
| 09/07/20 | 2,9 | 9,7 | 10,3 | - | - | 112 | 0,8 | - | - | - |
| 14/07/20 | 3,7 | 10,3 | 10,5 | 140 | - | - | - | - | - | 0,2 |

PTH: paratormônio; T4L: tiroxina livre; TSH: hormônio estimulador da tireoide.

## EXAMES COMPLEMENTARES

A Tabela 1 relaciona os exames laboratoriais complementares.

## PERGUNTAS E COMENTÁRIOS

1. Qual poderia ser o fator precipitante deste quadro clínico?

Paciente com relato de uso crônico de carbonato de lítio, cursando com infecção aguda por covid-19. Na literatura, há casos relatados sobre a toxicidade de lítio, em casos confirmados dessa doença. Diante do exposto, pelo relato de caso, deve-se pensar em intoxicação por lítio, visto que é comum em pacientes com infecções agudas.

Até o momento, das complicações relacionadas com a hipercalcemia e com a covid-19, foi relatado a ocorrência de calcifilaxia precipitada pelo uso de anticoagulantes. Nessas circunstâncias, pode ocorrer extensa calcificação vascular com necrose tissular. Como manifestações comuns às duas situações (hipercalcemia e Covid-19), podem ocorrer sintomas de comprometimento corneano, como: visão borrada, lacrimejamento, dor ocular, fotossensibilidade e hiperemia ocular.

2. Qual é a fisiopatologia do hiperparatireoidismo ocasionado pelo uso de carbonato de lítio?

A dinâmica da paratireoide é agudamente alterada, mesmo com valores de litemias em faixas de intervalo terapêutico. Está associada aos níveis séricos elevados de cálcio, magnésio, PTH e diminuição da excreção urinária de cálcio nas 24 h e dos níveis cíclicos de adenosina monofosfato. Experiências *in vivo* revelam que o lítio aumenta o limiar do receptor sensível ao cálcio, alterando, assim, os pontos de ajuste, resultando na liberação excessiva de PTH.

3. Qual a conduta mediante tal situação?

Os calcimiméticos podem ser utilizados no tratamento com ou sem descontinuação do lítio. Eles ativam os receptores sensíveis de cálcio, que foram antagonizados pelo lítio, resultando em diminuição na secreção de PTH e impedindo a hiperplasia da glândula paratireoide. No entanto, em pacientes com hiperparatireoidismo primário associado à nefrocalcinose, como nesse caso, a paratireoidectomia é indicada. A localização prévia da lesão paratireoidiana possibilita a adoção da cirurgia minimamente invasiva. Nesse caso, por se tratar de provável adenoma intratireoidiano, optou-se por confirmar a dosagem do PTH intranodal por meio da PAAF. Isso porque nódulos tireoidianos podem ocasionalmente exibir retenção do sestamibi-Tc-99.

## LEITURAS SUGERIDAS


Abutaki FH, Alfaraj D, Alshahrani A, Elsharkawy T. Warfarin-induced calciphylaxis in a COVID-19 patient. Cureus. 2020;12(12):e12249.

Meehan AD, Wallin G, Jarhult J. Characterization of calcium homeostasis in lithium-treated patients reveals both hypercalcemia and hypocalcemia. World J Surg. 2020;44(2):517-25.

Pamathy G, Jayarajah U, Wangmo T. Lithium-induced symptomatic hypercalcemia and hyperparathyroidism in a patient with bipolar affective disorder: a case report and review of literature. Indian J Psychol Med. 2018;40(4):378-80.

Shah R, Amador C, Tormanen K, Ghiam S, Saghizadeh M, Arumugaswami V, et al. Systemic diseases and the cornea. Exp Eye Res. 2021:108455.

Suwanwongse K, Shabarek N. Lithium toxicity in two coronavirus disease 2019 (COVID-19) Patients. Cureus. 2020;12(5):e8384.

# Caso Clínico 34

Aiany Sabriny ▪ Francisco Victor Bandeira ▪ Francisco Bandeira

## HISTÓRIA CLÍNICA

Paciente do sexo masculino, 42 anos, sem comorbidades prévias, com quadro de fadiga crônica, mialgia, infecções urinárias de repetição e hematúria foi admitido em um hospital terciário para investigação. Em seu histórico, consta que, entre 2007 e 2011, ele fez uso abusivo de esteroides anabolizantes e aplicou, para fins estéticos, óleo mineral em áreas musculares, incluindo antebraço, bíceps, trapézio, peitoral, quadríceps e panturrilha.

## EXAME FÍSICO

- Altura: 1,63 m
- Peso: 72 kg
- Pressão arterial: 130 × 70 mmHg
- Ausculta cardiopulmonar normal
- Pele: abaulamentos em regiões de aplicação de óleo mineral, com impressão de representarem nódulos cutâneos calcificados em algumas regiões; nas demais, apresentava abaulamentos móveis e não endurecidos.

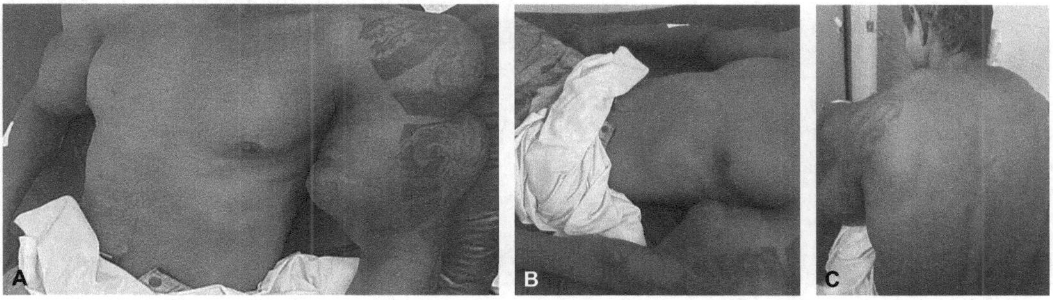


FIGURA 1 Paciente fez uso abusivo de óleo mineral e esteroides anabolizantes.

TABELA 1 Evolução dos exames laboratoriais durante internamento hospitalar do paciente.

| | 05/04 | 08/04 | 09/04 | 10/04 | 13/04 | 15/04 |
|---|---|---|---|---|---|---|
| Hb/Ht | 9/27,4 | 9,1/26,3 | 8,9/26,8 | 8,9/26,6 | 10,3/30,8 | 9,6/27,6 |
| Leuco | 10.640 | 10.090 | 11.980 | 9.660 | 13.180 | 10.910 |
| Plaq | – | 597.000 | 551.000 | – | – | – |
| Cr/Ur | 5,19/127 | 4,5/100 | 4,5/91 | 4,28/91 | 3,65/95 | 4,6/161 |
| Na/K | 127 /3,7 | 141/4,1 | 140/3,8 | /3,6 | /4,4 | /4,1 |
| Ca | 11,2 | 10,9 | 11,7 | 11,6 | 11,9 | – |
| P/Mg | –/2,4 | 5,1/– | 5,2/– | –/2 | –/– | 7,3/– |
| PTH | – | – | – | 8,54 | – | – |
| 25(OH)D | – | 20,97 | – | 21,19 | – | – |
| D(1,25)DiOH (VR 19,9 a 79,3 pg/mℓ) | – | – | – | – | 86,3 | – |

25(OH)D: 25-hidroxivitamina D; Ca: cálcio; Cr/Ur: creatinina/ureia; D(1,25)DiOH: 1,25-di-hidroxivitamina D; Hb/Ht: hemog obina/hematócritos; Leuco: leucócitos; Na/K: sódio/potássio; P/Mg: fósforo/magnésio; Plaq: plaquetas; PTH: paratormônio; VR: valor de referência.

**TABELA 2** Exames hormonais do paciente.

| | 11/04 |
|---|---|
| Testosterona | 4,36 (VR 2,8-8 ng/mℓ) |
| Prolactina | 21,46 (VR 4-15,2 ng/mℓ) |
| LH | 13,34 (VR 1,7-8,6 mUI/mℓ) |
| Estradiol | 46,75 (VR 7,63-42,6 pg/mℓ) |
| FSH | 6,82 (VR 1,5-12,4 mℓU/mℓ) |
| TSH | 2,3 (VR 0,27-5,5 mUI/mℓ) |
| T4L | 1,46 (VR 0,93-1,7 ng/dℓ) |
| HbA1c/GJ | 5,9%/104 |
| Cortisol | 14,42 (VR 4,82-19,5 mg/dℓ) |
| FA | 48 (36-126 U/ℓ) |

FA: fosfatase alcalina; FSH: hormônio folículo-estimulante; HbA1c/GJ: hemoglobina glicada/glicemia de jejum; LH: hormônio luteinizante; TSH: hormônio estimulador da tireoide; VR: valor de referência.

## EXAMES LABORATORIAIS E DE IMAGEM

Ultrassonografia (US) de rins e vias urinárias com nefrocalcinose e achados sugestivos de doença renal crônica, além de litíase vesical, com um cálculo de aproximadamente 3 cm em bexiga.

## PERGUNTAS E COMENTÁRIOS

1. Quais os mecanismos de hipercalcemia nesse paciente?

Nesse caso, a hipercalcemia, está relacionada com aumento dos níveis de calcitriol. O granuloma formado a partir da injeção de óleo mineral é rico em células inflamatórias, e essas citocinas levam a uma reação que estimula a produção extrarrenal de 1,25(OH)2 D3, gerando, a partir disso, a elevação dos níveis séricos de cálcio.

2. Quais as consequências da hipercalcemia nesse paciente?

Entre as complicações estão distúrbios hidroeletrolíticos, calcificação de vasos, nefrolitíase levando à insuficiência renal.

3. Qual o tratamento de hipercalcemia nesse caso?

O tratamento segue as recomendações de tratamento para doença granulomatosa, com o uso de corticosteroide (prednisona 20 a 40 mg, via oral), inibindo a produção de calcitriol e, consequentemente, reduzindo os níveis de cálcio. Medidas de correções para distúrbios hidroeletrolíticos (hipercalcemia, hiperfosfatemia, hipercalemia) e hemodiálise podem ser necessárias em casos mais avançados.

## LEITURAS SUGERIDAS

Alizadeh Pahlavani H, Veisi A. Possible consequences of the abuse of anabolic steroids on different organs of athletes. Arch Physiol Biochem. 2025.

Mian H, Visram A. Hypercalcemia in MGUS: keep the differential diagnosis broad. Blood. 2025; 145(9):904-5.

Sadiq NM, Anastasopoulou C, Patel G, Badireddy M. Hypercalcemia. [Updated 2024 May 7]. In: StatPearls [Internet]. Treasure Island (FL): StatPearls Publishing; 2024 Jan-. Available from: https://www.ncbi.nlm.nih.gov/books/NBK430714/.

Tonon CR, Silva TA, Pereira FW, Queiroz DA, Favero EL Jr., Martins D, et al. A review of current clinical concepts in the pathophysiology, etiology, diagnosis, and management of hypercalcemia. Med Sci Monit. 2022;28:e935821.

# Apêndices

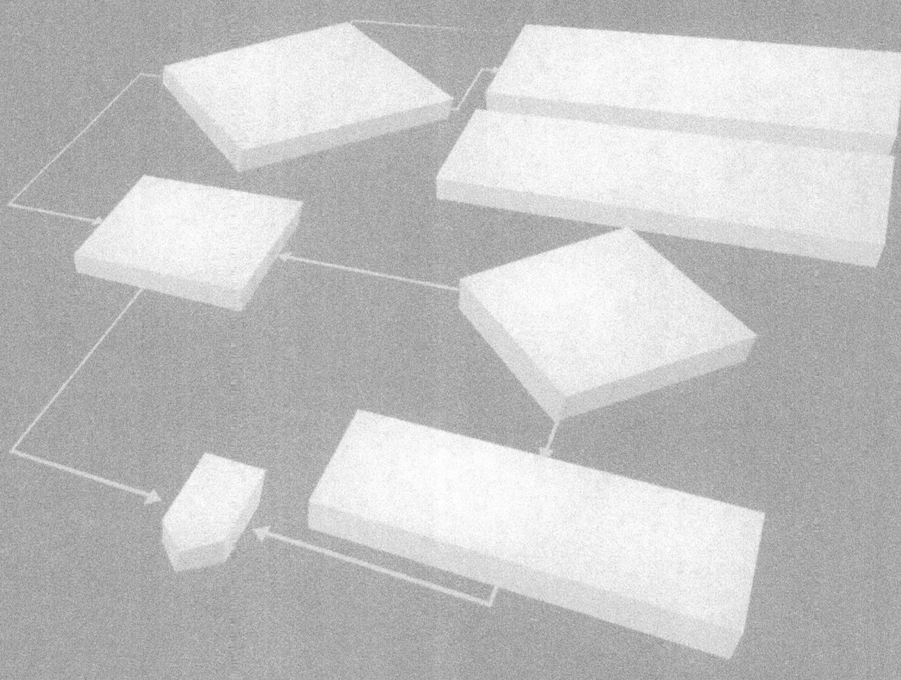

Apêndice 1

# Diagnóstico, Complicações e Prevenção da Obesidade

Francisco Victor Bandeira ▪ Francisco Bandeira

**QUADRO 1** Indicadores antropométricos no diagnóstico da obesidade.

| |
|---|
| **Interpretação clínica do IMC:** quando elevado, indica excesso de adiposidade, levando-se em consideração idade, sexo, musculatura, hidratação, edema, grandes massas tumorais, acúmulo de líquidos no terceiro espaço e sarcopenia |
| **Circunferência abdominal, se IMC < 35:** acrescenta informações sobre o risco de doença cardiovascular usando parâmetros de acordo com sexo e etnia |
| **Métodos adicionais de avaliação da composição corporal:** densitometria óssea com dupla emissão de raios X, impedância bioelétrica, pletismografia |

IMC: índice de massa corporal.
Adaptado de Garvey WT, Mechanick JI, Brett EM, Garber AJ, Hurley DL, Jastreboff AM, et al. American Association of Clinical Endocrinologists and American College of Endocrinology Clinical Practice Guidelines for Comprehensive Medical Care of Patients with Obesity. 2016.

**QUADRO 2** Complicações causadas ou exacerbadas pelo excesso de peso.

- Diabetes melito tipo 2
- Síndrome metabólica/pré-diabetes
- Dislipidemia
- Hipertensão arterial sistêmica
- Doença cardiovascular
- Doença hepática esteatótica associada à disfunção metabólica (MASDL)
- Síndrome dos ovários policísticos
- Osteoartrite
- Incontinência urinária por estresse
- Doença do refluxo gastresofágico
- Depressão
- Hipogonadismo masculino
- Apneia obstrutiva do sono
- Asma ou doença reativa das vias respiratórias
- Infertilidade feminina

**TABELA 1** Prevenção e tratamento das complicações da obesidade.

| Diagnóstico | | | Tratamento | |
|---|---|---|---|---|
| **Prevenção** | **Antropometria** | **Componente clínico** | **Percentual de perda de peso recomendado** | **Objetivos** |
| **Primária** | | | | |
| Prevenção essencial | IMC ≤ 25 | Ambiente que estimula a obesidade | Educação pública<br>Modificações no ambiente<br>Acesso à alimentação saudável | Reduzir incidência de sobrepeso e obesidade |
| Prevenção primária | IMC ≤ 25 | Alto risco para indivíduos ou subgrupos com base em estilo de vida, etnia, história familiar, componente genético | Rastreamento anual com IMC<br>Reeducação alimentar<br>Aumento de atividade física | Reduzir incidência de sobrepeso e obesidade nos indivíduos de alto risco e subgrupos identificados |
| **Secundária** | | | | |
| Sobrepeso | IMC de 25 a 29,9 | Sem alterações clínicas relacionadas com excesso de peso significativas ou detectáveis | Prevenir ganho progressivo de peso ou favorecer perda de peso | Prevenir progressão para obesidade<br>Prevenir o aparecimento de complicações relacionadas com excesso de peso |

(continua)

TABELA 1 Prevenção e tratamento das complicações da obesidade. (*Continuação*)

| Diagnóstico | | | Tratamento | |
|---|---|---|---|---|
| **Prevenção** | **Antropometria** | **Componente clínico** | **Percentual de perda de peso recomendado** | **Objetivos** |
| Obesidade | IMC ≥ 30 | Sem alterações clínicas relacionadas com excesso de peso significativas ou detectáveis | Perder peso ou prevenir ganho progressivo de peso | Prevenir o aparecimento de complicações relacionadas com excesso de peso |
| **Terciária** | | | | |
| Sobrepeso ou obesidade | IMC ≥ 25 | Síndrome metabólica | Perda de 10% do peso corporal | Prevenir DM2 |
| | | Pré-diabetes | Perda de 10% do peso corporal | Prevenir DM2 |
| | | DM2 | Perda de 5 a 20% do peso corporal | Reduzir HbA1c<br>Reduzir a quantidade e/ou as doses de medicações utilizadas<br>Induzir remissão da doença, principalmente se manifestada há pouco tempo |
| | | Dislipidemia | Perda de 5 a 20% do peso corporal | Reduzir triglicerídeos<br>Aumento de HDL-c<br>Reduzir o colesterol não HDL-c |
| Sobrepeso ou obesidade | IMC ≥ 25 | Hipertensão | 5 a 15% ou mais | Reduzir a pressão sistólica e diastólica<br>Reduzir a quantidade e/ou as doses de medicações |
| | | MASDL | | |
| | | Esteatose | ≥ 5% | Reduzir a esteatose hepática |
| | | Esteato-hepatite | 10 a 40% | Reduzir a inflamação e a fibrose |
| | | Síndrome dos ovários policísticos | 5 a 15% ou mais | Induzir ovulação<br>Regularizar os ciclos<br>Diminuir o hirsutismo<br>Melhorar a sensibilidade à insulina<br>Reduzir os níveis androgênicos |
| | | Infertilidade feminina | ≥ 10% | Induzir ovulação e gestação |
| | | Hipogonadismo masculino | 5 a 10% ou mais | Aumentar a testosterona sérica |
| | | Apneia obstrutiva do sono | 7 a 11% ou mais | Melhorar os sintomas<br>Reduzir o índice de apneia-hipopneia |

(*continua*)

TABELA 1 Prevenção e tratamento das complicações da obesidade. (*Continuação*)

| Diagnóstico | | | Tratamento | |
|---|---|---|---|---|
| **Prevenção** | **Antropometria** | **Componente clínico** | **Percentual de perda de peso recomendado** | **Objetivos** |
| | | Asma/doença reativa das vias respiratórias | 7 a 8% ou mais | Melhorar os sintomas<br>Melhorar o VEF-1 |
| | | Osteoartrite | ≥ 10%<br>5 a 10% ou mais quando associado a exercício | Melhorar os sintomas<br>Melhorar a funcionalidade |
| | | Incontinência urinária por estresse | 5 a 10% ou mais | Reduzir a frequência e os episódios de incontinência |
| | | Doença do refluxo gastresofágico | ≥ 10% | Reduzir os sintomas |
| | | Depressão | Não definido | Reduzir os sintomas |

DM2: diabetes melito tipo 2; HbA1c: hemoglobina glicada; HDL-c: lipoproteína de alta densidade; IMC: índice de massa corporal; MASDL: doença hepática esteatótica associada à disfunção metabólica; VEF-1: volume expiratório forçado no primeiro segundo. Adaptada de Garvey WT, Mechanick JI, Brett EM, Garber AJ, Hurley DL, Jastreboff AM, et al. American Association of Clinical Endocrinologists and American College of Endocrinology Clinical Practice Guidelines for Comprehensive Medical Care of Patients with Obesity. 2016.

TABELA 2 Proposta para nova classificação da obesidade.

| IMC (kg/m$^2$) | Até 24,9 | 25 a 29,9 | 25 a 29,9 | ≥ 30 | ≥ 30 | ≥ 30 |
|---|---|---|---|---|---|---|
| **% gordura corporal*** | Normal | Normal | Excessivo | Normal | Excessivo | Excessivo |
| **Sinais e Sintomas** | – | – | – | – | – | + |
| **Classificação vigente** | Sem obesidade | Sobrepeso | Sobrepeso | Obesidade | Obesidade | Obesidade |
| **Nova classificação** | Sem obesidade | Sem obesidade | Obesidade pré-clínica | Sem obesidade | Obesidade pré-clínica | Obesidade clínica |

*> 25% para homens e > 35% para mulheres.
– indica ausência e + indica presença de sintomas que limitem as atividades diárias, principalmente relacionados a dificuldades respiratórias e/ou musculoesqueléticas, como levantar-se, deambular, artralgias, lombalgia etc. IMC: índice de massa corporal.

## LEITURA SUGERIDA

Rubino F, Cummings DE, Eckel RH, et al. Definition and diagnostic criteria of clinical obesity. Lancet Diabetes Endocrinol. 2025; 13(3):221-62.

Apêndice 2

# Dietas para Controle do Peso

Francisco Victor Bandeira ■ Francisco Bandeira

**TABELA 1** Cardápio fundamentado na dieta paleolítica.

| Item | Calorias (kcal) | Carboidratos (g) | Proteínas (g) | Gorduras (g) | Fibras (g) | Cálcio (mg) |
|---|---|---|---|---|---|---|
| **Café da manhã** | | | | | | |
| 1 fatia de melão | 26,1 | 6,75 | 0,63 | – | 0,27 | – |
| 2 fatias de pão integral | 121 | 22 | 4,30 | 1,8 | 1,6 | – |
| 1 ovo cozido | 146 | 0,6 | 13,3 | 9,5 | – | 49 |
| 100 g de frango grelhado | 159 | – | 32 | 2,5 | – | 5 |
| **Almoço** | | | | | | |
| Acelga + alface-americana + brócolis + couve-flor (50 g de cada) | 37 | 7,3 | 2,65 | 0,5 | – | 62 |
| 3 unidades de castanha-do-pará | 75 | 1,56 | 1,68 | 7,94 | 0,41 | – |
| 50 g de batata-doce cozida | 38,5 | 9,1 | 0,3 | 0,05 | 1,1 | 8,5 |
| 100 g de salmão | 116 | 0 | 19,8 | 3,46 | – | – |
| Azeite de oliva | 76 | – | – | 12 | – | – |
| **Jantar** | | | | | | |
| Sopa de legumes e macarrão | 182 | 28,44 | 4,16 | 5,82 | 4,37 | – |
| **Lanche** | | | | | | |
| 10 amêndoas | 64 | 1,73 | 2,1 | 5,49 | – | – |

Alta ingestão de legumes, frutas, nozes, ovos, peixe e carne magra; exclui açúcar refinado, sal, produtos lácteos e grãos.
Compõe-se de 30% de proteínas, 30% de carboidratos e 40% de gorduras poli-insaturadas e monossaturadas.
Este cardápio constitui-se de 37% de carboidratos, 39% de proteínas e 23% de gorduras. Calorias totais: 1.040,6 kcal.

**TABELA 2** Principais resultados da comparação das diversas intervenções dietéticas para controle do peso.

| Dieta | Características | Perda de peso em 24 meses (p = 0,001) | Circunferência abdominal (p = 0,03) | Pressão sistólica (p = 0,64) | Pressão diastólica (p = 0,43) | Avaliação metabólica |
|---|---|---|---|---|---|---|
| Dieta com baixo teor de carboidratos | Percentual calórico diário não foi limitado 20 g de carboidratos/dia por 2 meses, com aumento gradual até 120 g/dia | –47 ± 6,5 kg | –3,8 ± 5,2 cm | –3,9 ± 12,8 mmHg | –0,8 ± 8,7 mmHg | Significativa elevação de HDL-c, redução dos triglicerídeos, redução da PCR de alta sensibilidade, elevação da adiponectina e redução da leptina |
| Dieta com baixo teor lipídico | ♀: 1.500 kcal/dia<br>♂: 1.800 kcal/dia<br>30% de gorduras<br>10% de gorduras saturadas<br>300 mg de colesterol/dia | –2,9 ± 4,2 kg | –2,8 ± 4,3 cm | –4,3 ± 11,8 mmHg | –0,9 ± 8,1 mmHg | Significativa elevação da adiponectina e redução da leptina |
| Dieta do Mediterrâneo | ♀: 1.500 kcal/dia<br>♂: 1.800 kcal/dia<br>Até 35% de gorduras (35 a 40 g de azeite de oliva e < 20 g de nozes/dia) | –4,4 ± 6 kg | –3,5 ± 5,1 cm | –5,5 ± 14,3 mmHg | –2,2 ± 9,5 mmHg | Significativa redução da PCR de alta sensibilidade, elevação da adiponectina, reduções da leptina e da glicemia de jejum em pacientes com diabetes |

HDL-c: lipoproteína de alta densidade; PCR: proteína C reativa.
Adaptada de Shai I, Schwarzfuchs D, Henkin Y, et al. Dietary Intervention Randomized Controlled Trial (DIRECT) Group. Weight loss with a low-carbohydrate, Mediterranean or low-fat diet. New Engl J Med. 2008;359(3):229-41.

**TABELA 3** Dieta com 1.000 kcal diárias.

| Item | Calorias (kcal) | Carboidratos (g) | Proteínas (g) | Gorduras T/S (g) | Fibras (g) | Cálcio (mg) |
|---|---|---|---|---|---|---|
| **Café da manhã** | | | | | | |
| 1 copo de leite desnatado | 69 | 10 | 6,7 | – | – | 500 |
| 1 fatia de melão | 26,1 | 6,75 | 0,63 | – | 0,27 | 17 |
| 3 torradas integrais *light* | 105 | 16 | 2,5 | T: 1,8 | 1,8 | – |
| 1 colher de geleia de morango *light* | 25 | 9 | – | – | – | 5 |
| **Almoço** | | | | | | |
| Salada:<br>Alface<br>1 tomate pequeno<br>3 fatias de pepino<br>3 colheres de cenoura ralada | 22,4 | 4,53 | 1,42 | T: 0,33 | 2,69 | 77,5 |
| 1 colher de azeite de oliva | 108 | – | – | T: 12<br>S: 1,7 | – | – |
| 3 colheres de feijão-verde | 26,06 | 0,8 | 0,2 | T: 2,57<br>S: 0,37 | 0,36 | 51 |
| 3 colheres de arroz integral | 74,4 | 15,48 | 1,56 | T: 0,6<br>S: 0,18 | 1,62 | – |
| 1 posta pequena de salmão | 116 | – | 19,8 | T: 3,46<br>S: 0,56 | – | – |
| 1 tangerina | 50 | 10,9 | 0,8 | T: 0,3 | – | 41 |
| **Jantar** | | | | | | |
| 3 fatias pequenas de batata-doce | 92,4 | 22,08 | 0,72 | T: 0,12 | 2,64 | 60 |
| 1 fatia de queijo minas *light* | 24,8 | 0,74 | 2,6 | T: 1,28<br>S: 0,8 | – | 213 |
| 1 copo de iogurte *light* | 43 | 6,1 | 4,7 | – | – | 181 |
| 1 pera | 66 | 16,5 | – | – | 2,2 | 15 |
| **Lanche** | | | | | | |
| 5 nozes | 162,75 | 4,63 | 3,7 | T: 16 | 0,53 | 40 |
| Total | 1.010,91 kcal | 123,51 g<br>494,04 kcal<br>(49,4%) | 45,33 g<br>181,32 kcal<br>(18,1%) | T: 38,46 g<br>346,14 kcal<br>(34,6%)<br>S: 3,61 g<br>32,49 kcal (9%) | 12,11 | 1.200 |

S: saturada; T: total.

**TABELA 4** Dieta com aproximadamente 800 kcal.

| Item | Calorias (kcal) | Carboidratos (g) | Proteínas (g) | Gorduras T/S (g) | Fibras (g) | Cálcio (mg) |
|---|---|---|---|---|---|---|
| **Café da manhã*** | | | | | | |
| 2 colheres de sopa de leite Molico® Total Cálcio | 69 | 10 | 6,7 | – | – | 500 |
| 1 iogurte natural desnatado | 79 | 10,9 | 7,7 | 0,59/0,2 | – | 240 a 500 |
| 1 coalhada desnatada sem açúcar | 12,3 | 5,01 | 5,49 | | – | 240 |
| + | | | | | | |
| 1 fatia pequena de queijo coalho *light* | 42 | 0,26 | 3,48 | 3,03/0 | – | – |
| 2 colheres de sopa queijo *cottage* | 36 | 1,37 | 6,2 | 0,52/0,2 | – | – |
| 1 fatia pequena de ricota | 35 | 0,61 | 2,26 | 2,6/1,66 | – | – |
| Ovo pochê | 64,9 | 0,55 | 5,58 | 4,5/1,39 | – | – |
| + | | | | | | |
| 1 rodela média de inhame | 69,6 | 16,55 | 0,89 | 0,08 | 2,34 | – |
| 1 fatia de pão integral | 60,5 | 11 | 2,15 | 0,9 | 1,6 | – |
| 1 colher de sopa de aveia (papa – adicionar ao leite ou frutas) | 52 | 8,5 | 2,15 | 1,1 | 1,45 | – |
| 2 colheres de sopa de cuscuz de milho cozido | 56,5 | 12,65 | 1,1 | 0,35 | 1,05 | – |
| + | | | | | | |
| 1 fatia média de melão | 26,1 | 6,75 | 0,63 | – | 0,27 | – |
| 1 fatia média de abacaxi | 36 | 9,53 | 0,68 | 0,08 | 0,75 | – |
| 8 unidades de uva-rubi | 31,36 | 8,13 | 0,38 | 0,13 | 0,58 | – |
| Suco de fruta ou polpa sem açúcar (p. ex., acerola) | 40 | 6,6 | – | – | – | – |

*(continua)*

**TABELA 4** Dieta com aproximadamente 800 kcal. (*Continuação*)

| Item | Calorias (kcal) | Carboidratos (g) | Proteínas (g) | Gorduras T/S (g) | Fibras (g) | Cálcio (mg) |
|---|---|---|---|---|---|---|
| **Almoço** | | | | | | |
| Vegetal A (100 g – 4 colheres de sopa): acelga, alface, tomate, cebola, repolho, espinafre, pepino, couve (folha), pimentão, brócolis cozidos, couve-flor cozida, agrião | 10 a 20 | 3 a 4 | 0 a 1 | – | – | – |
| Vegetal B (100 g – 4 colheres de sopa): vagem, cenoura, beterraba, berinjela, quiabo, maxixe | 20 a 30 | 5 a 6 | 1,2 a 1,4 | – | – | – |
| Azeite de oliva | 76 | – | – | 12/1,7 | – | – |
| + | | | | | | |
| 1 filé médio de peixe cozido | 123 | – | 28,35 | 1,08/0,2 | – | – |
| 1 filé médio de salmão | 116 | – | 19,8 | 3,46/0,84 | – | – |
| 1 filé médio de frango grelhado | 159 | – | 32 | 2,5/0,9 | – | – |
| 3 colheres de sopa de proteína de soja | 168 | 12 | 28,8 | – | 12 | – |
| + | | | | | | |
| 2 colheres de sopa de arroz integral | 49,6 | 10,32 | 1,04 | 0,4/0,06 | 1,08 | – |
| 1 colher de sopa de purê de batata | 48 | 7,18 | 0,87 | 1,94/0,5 | 0,44 | – |
| 1 colher de sopa de macarrão integral | 49,6 | 10,62 | 2,13 | 0,220,1 | 1,12 | – |
| 1 colher de sopa de farinha de linhaça | 75 | 5 | 2,1 | 1,2/0,3 | 3,99 | – |
| + | | | | | | |
| 2 colheres de sopa de feijão-de-corda cozido | 25 | 4,6 | 1,63 | 0,17 | 2,89 | – |
| 3 colheres de sopa de feijão-verde | 26 | 0,8 | 0,2 | 2,57/0,12 | 0,36 | – |
| 1 colher de sopa de grão-de-bico | 35 | 6,03 | 1,95 | 0,57/0,06 | 1,08 | – |
| 2 colheres de sopa de lentilha | 29 | 8,26 | 2,02 | 0,16/0 | 2,53 | – |

*(continua)*

TABELA 4 Dieta com aproximadamente 800 kcal. (*Continuação*)

| Item | Calorias (kcal) | Carboidratos (g) | Proteínas (g) | Gorduras T/S (g) | Fibras (g) | Cálcio (mg) |
|---|---|---|---|---|---|---|
| **Jantar**** | | | | | | |
| Sopa de legumes e macarrão | 182 | 28,44 | 4,16 | 5,82 | 4,37 | - |
| **Lanche** | | | | | | |
| Barra de cereal *light* | 65 | 12 | 1,5 | - | 2,3 | - |
| 3 unidades de castanha-do-pará | 75 | 1,56 | 1,68 | 7,94/0 | 0,41 | - |
| 10 unidades de amêndoas | 64 | 1,73 | 2,1 | 5,49/0 | - | - |
| 3 castanhas-de-caju | 51 | 2,58 | 0,94 | 4,17/0 | 0,05 | - |
| 2 unidades de nozes | 65 | 1,85 | 1,48 | 6,4/0 | 0,21 | - |
| 1 porção de frutas (ver café da manhã) | - | - | - | - | - | - |
| **Percentual diário por refeição** | | | | | | |
| Café da manhã | 200 | 38 | 10 | 4 | 2 | 500 |
| Almoço | 330 | 30 | 20 | 17 | 4 | - |
| Jantar | 200 | 30 | 10 | 4 | 2 | 500 |
| Lanche | 70 | 2 | 1 | 6 | - | - |
| Total (aproximado) | 800 | 90 | 40 | 33/2,7 | 8 | 1.000 |

S: saturada; T: total. Proporção de macronutrientes:
Carboidratos (1 g; 4 kcal) = 50% = 400 kcal = 100 g.
Proteínas (1 g; 4 kcal) = 15% = 120 kcal = 30 g. Dieta com este valor calórico deve apresentar maior percentual de proteínas, de 25 a 30% do valor calórico total. Essa suplementação pode ser feita com a ingestão de proteína do soro de leite (*whey protein*) isolada, na dose de 1 a 2 g/kg/dia, preferencialmente nos dias em que o paciente praticar atividade física, antes ou após o treino.
Gorduras (1 g; 9 kcal) = 35% = 280 kcal = 31 g/3 g de gordura saturada (< 10% de gordura saturada).
*Em cada refeição, há três ou quatro opções, e deve ser escolhida apenas uma. **Outra opção é seguir as sugestões do café da manhã.

Apêndice 3

# Farmacoterapia da Obesidade

Francisco Victor Bandeira ▪ Francisco Bandeira

**TABELA 1** Estudos com liraglutida e combinações orais para tratamento da obesidade.

| Fármacos | Estudos | Nº de pacientes | Semanas | Perda de peso (subtraído o placebo; %) |
|---|---|---|---|---|
| Fentermina + topiramato | EQUIP (fase 3)<br>CONQUER (fase 3) | 1.267<br>2.487 | 56<br>56 | 9,4<br>8,6 |
| Tesofensina | TIPO-1 (fase 2) | 203 | 24 | 9,2 (0,5 mg) |
| Liraglutida | SCALE (fase 3) | 3.662 | 56 | 5,4 (3 mg) |
| Cetilistate | STEP 1 a 5 | 612 | 12 | 1,3 (120 mg) |
| Bupropiona + naltrexona | COR-I (fase 3)<br>COR-II (fase 3) | 5.000<br>1.496 | 68<br>60 | Em andamento<br>5,2 |
| Bupropiona + zonisamida | STEP 1 a 5 | 320 | 24 | 6,1 |

Adaptada de Tchang BG, Saunders KH, Igel LI. Best practices in the management of overweight and obesity. Med Clin North Am. 2021;105(1):149-74.

**TABELA 2** Tratamento farmacológico da obesidade em situações especiais.

| Características clínicas e doenças coexistentes | Liraglutida (3 mg) | Naltrexona/bupropiona | Fentermina/topiramato | Lorcaserina | Orlistate |
|---|---|---|---|---|---|
| Síndrome metabólica e pré-diabetes | Redução de 71% na incidência de DM2 em pacientes obesos ou com sobrepeso e comorbidades tratados com liraglutida (estudo SCALE)<br>Em pacientes com pré-diabetes, redução da incidência de DM2 (2%) após 160 semanas de seguimento em comparação com placebo (6%; estudo SCALE Obesity and Pre-diabetes) | Evidência insuficiente para prevenção de DM2 | Redução de 70,5% (fentermina 7,5 mg/ topiramato 46 mg) e 78,7% (fentermina 15 mg/ topiramato 92 mg) na incidência anual de DM2 ($p < 0{,}05$) *versus* placebo em pacientes com pré-diabetes e/ou com síndrome metabólica (estudo SEQUEL – extensão do estudo CONQUER) | Redução do risco de progressão para DM2 de 19% em pacientes com pré-diabetes com sobrepeso ou obesidade | Associado a MEV, houve redução de 45% de risco de progressão de pré-diabetes para DM2 (estudo XENDOS) |
| HAS | Monitorar FC | Monitorar FC e PA (contraindicada em caso de HAS descontrolada) | Monitorar FC | – | – |
| **Doença cardiovascular** | | | | | |
| DAC | Monitorar FC | Monitorar FC e PA | Monitorar FC | – | – |
| Arritmia | Monitorar FC e ritmo | Monitorar FC, PA e ritmo | Monitorar FC e ritmo | Monitorar bradicardia | – |
| Insuficiência cardíaca | Dados insuficientes | Dados insuficientes | Dados insuficientes | Dados insuficientes | Dados insuficientes |
| **Doença renal crônica** | | | | | |
| 30 a 49 mℓ/min | – | Não exceder 8 mg/90 mg 2 vezes/dia | Não exceder 7,5 mg/46 mg/ dia | – | – |
| < 30 mℓ/min | Evitar se houver vômitos ou depleção de volume (usar com cautela) | Evitar uso | Evitar uso | Evitar uso | Usar com cautela para nefropatia por oxalato |
| Nefrolitíase | – | – | Cálculos de fosfato | – | Cálculos de oxalato |

(*continua*)

**TABELA 2** Tratamento farmacológico da obesidade em situações especiais. (*Continuação*)

| Características clínicas e doenças coexistentes | Liraglutida (3 mg) | Naltrexona/bupropiona | Fentermina/topiramato | Lorcaserina | Orlistate |
|---|---|---|---|---|---|
| **Doença hepática** | | | | | |
| Child-Pugh 5 a 9 | Precaução para colelitíase | Não exceder 8 mg/90 mg pela manhã | Não exceder 7,5 mg/46 mg/dia | Metabolismo hepático do fármaco (usar com cautela) | Precaução para colelitíase |
| Child-Pugh > 9 | Não recomendado | Não recomendado | Não recomendado | Não recomendado | Não recomendado |
| Depressão | – | Poucos dados sobre segurança<br>Evitar em adolescentes e adultos jovens | Evitar dose máxima: 15 mg/92 mg/dia | Poucos dados sobre segurança<br>Evitar combinação com fármacos serotoninérgicos | – |
| Ansiedade | – | – | Evitar dose máxima: 15 mg/92 mg/dia | – | – |
| Compulsão alimentar | Dados insuficientes | Dados insuficientes<br>Possível benefício com base em estudos com bupropiona (evitar em pacientes com bulimia) | Dados insuficientes<br>Possível benefício com base em estudos com topiramato | Dados insuficientes<br>Possível benefício em caso de ansiedade referente à alimentação | |
| Glaucoma | – | Pode causar fechamento angular | Pode causar fechamento angular (contraindicado) | – | – |
| Epilepsia | – | Bupropiona reduz o limiar convulsivo | Na dose de 15 mg/92 mg, reduzir progressivamente se for suspender o uso | – | – |

(*continua*)

**TABELA 2** Tratamento farmacológico da obesidade em situações especiais. (*Continuação*)

| Características clínicas e doenças coexistentes | Liraglutida (3 mg) | Naltrexona/bupropiona | Fentermina/topiramato | Lorcaserina | Orlistate |
|---|---|---|---|---|---|
| Pancreatite | Monitorar sintomas (evitar o uso se doença prévia ou atual) | – | – | – | Monitorar sintomas |
| Uso de opioides | – | Antagoniza os opioides ou opiáceos | – | – | – |
| Mulher em idade fértil | – | – | – | – | – |
| Gravidez | Usar método contraceptivo e suspender o uso na gravidez | Usar método contraceptivo e suspender o uso na gravidez | Usar método contraceptivo e suspender o uso na gravidez | Usar método contraceptivo e suspender o uso na gravidez | Usar método contraceptivo e descontinuar uso na gravidez |
| Amamentação | Não é recomendado | Não é recomendado | Não é recomendado | Não é recomendado | Não é recomendado |
| Idade ≥ 65 anos | Poucos dados disponíveis | Dados insuficientes | Poucos dados disponíveis | Dados insuficientes | Poucos dados disponíveis |
| Etilismo | – | Evitar o uso em virtude do risco de convulsão e redução do limiar convulsivo com bupropiona | Dados insuficientes Topiramato pode trazer algum benefício no tratamento | Potencial de uso abusivo em decorrência da euforia, se em altas doses | – |
| Pós-cirurgia bariátrica | Estudos com dose de 1,8 a 3 mg/dia | Dados insuficientes | Poucos dados disponíveis | Dados insuficientes | Dados insuficientes |

DAC: doença arterial coronariana; DM2: diabetes melito tipo 2; FC: frequência cardíaca; HAS: hipertensão arterial sistêmica; MEV: mudanças no estilo de vida; PA: pressão arterial.
Adaptada de Garvey WT, Mechanick JI, Brett EM, Garber AJ, Hurley DL, Jastreboff AM, et al. American Association of Clinical Endocrinologists and American College of Endocrinology Clinical Practice Guidelines for Comprehensive Medical Care of Patients with Obesity. 2016.

**TABELA 3** Principais estudos com semaglutida e tirzepatida.

| Medicação | Estudos | Número de participantes | Semanas | Perda de peso |
|---|---|---|---|---|
| Semaglutida | STEP 1<br>STEP 2<br>STEP 3<br>STEP 4 | 1.961<br>1.210<br>614<br>803 | 68<br>68<br>68<br>68 | 14,9%<br>9,6%<br>16%<br>10,3% |
| Tirzepatida | SURPASS-2<br>SURMOUNT 1<br>SURMOUNT 2<br>SURMOUNT 3<br>SURMOUNT 4 | 1.878<br>2.539<br>938<br>806<br>670 | 40 semanas<br>72 semanas<br>72 semanas<br>72 semanas<br>36 | 11%<br>15 a 20%<br>12 a 22%<br>Perda de peso adicional significativa após perda de peso inicial bem-sucedida > 5%<br>20% |

**TABELA 4** Tratamento farmacológico da obesidade em situações especiais.

| | Semaglutida | Tirzepatida |
|---|---|---|
| **Síndrome metabólica e pré-diabetes** | Redução de HbA1c entre 1,5 e 2%, dependendo da população estudada e da dose utilizada além da melhora à resistência à insulina | Redução média de HbA1c de cerca de 2,4% após 40 semanas. (SURPASS-2) e melhora da sensibilidade à insulina |
| **HAS** | – | – |
| **Doença cardiovascular** | Estudo SELECT evidenciou redução em 20% do risco de eventos cardiovasculares | Estudos em andamento |
| **DAC** | – | – |
| **Arritmia** | – | – |
| **Insuficiência cardíaca** | Redução do risco de hospitalização por insuficiência cardíaca (SUSTAIN 6) | – |
| **DRC** | Estudo FLOW usando semaglutida 1mg reduziu desfechos cardiovasculares e renais com redução da queda da TFG em pacientes com nefropatia diabética e alto risco cardiovascular | Estudos sobre proteção renal em andamento |
| **30 a 49** | – | – |
| **< 30** | Uso sob cautela | – |
| **Nefrolitíase** | – | – |

Pancreatite: semaglutida – contraindicação em histórico de pancreatite prévia.
Gravidez: semaglutida – não recomendado; tirzepatida – não recomendado.
Amamentação: semaglutida – não recomendado; tirzepatida – não recomendado.

Apêndice 4

# Avaliação Pré e Pós-Cirurgia Bariátrica

Francisco Victor Bandeira ▪ Francisco Bandeira

**QUADRO 1** Avaliação pré-operatória de pacientes candidatos à cirurgia bariátrica.

| |
|---|
| **1.** História clínica e exame físico: comorbidades, história de perda de peso, adesão a MEV, peso, IMC, medidas antropométricas |
| **2.** Rotina laboratorial: GJ, perfil lipídico, função renal, perfil hepático, sumário de urina, tempo de protrombina/INR, tipagem sanguínea |
| **3.** Rastreamento para deficiência nutricional: estudo do ferro, vitamina $B_{12}$, ácido fólico, 25(OH)D (vitaminas A e E, homocisteína e ácido metilmalônico são opcionais). Considerar investigação mais extensa em pacientes submetidos a procedimentos disabsortivos e com base em sintomas e riscos individuais |
| **4.** Avaliação cardiopulmonar com rastreamento de apneia obstrutiva do sono: ECG, radiografia de tórax, ecocardiograma se suspeita de doença cardíaca ou hipertensão pulmonar, avaliação para TVP, se indicado |
| **5.** Avaliação gastrintestinal: rastreamento para *Helicobacter pylori* em áreas de alta prevalência; avaliação de doença biliar, se sintomas presentes. No caso de elevação de AST/ALT (2 a 3 vezes o limite superior da normalidade), fazer US de abdome e sorologias para hepatites virais |
| **6.** Avaliação endócrina: HbA1c nos casos suspeitos ou diagnosticados de diabetes ou pré-diabetes; TSH em caso de sintomas ou risco aumentado de doença tireoidiana; androgênios se suspeita de SOP (testosterona total/livre, SDHEA, androstenediona); rastreamento para síndrome de Cushing em caso de suspeita clínica (cortisol após 1 mg de dexametasona, cortisol livre urinário ou salivar às 23 h) |
| **7.** Densitometria óssea: avaliação de rotina não indicada, mas pode ser realizada |
| **8.** Avaliação nutricional |
| **9.** Avaliação psicossocial/comportamental |
| **10.** Consentimento informado |
| **11.** Otimização do controle glicêmico:<br>• HbA1c ≤ 6,5 a 7%, GJ ≤ 110 mg/dℓ e GPP ≤ 140 mg/dℓ<br>• HbA1c ≤ 7 a 8% (se complicações micro ou macrovasculares, comorbidades ou DM de longa duração) |
| **12.** Aconselhamento acerca de gravidez:<br>• Evitar engravidar por 12 a 18 meses após a cirurgia bariátrica<br>• Evitar ACO no caso de cirurgias disabsortivas |
| **13.** Interrupção do ACO por um ciclo e da terapia hormonal por 3 semanas antes da cirurgia bariátrica |
| **14.** Cessação do tabagismo (ao menos 6 semanas antes da cirurgia) |
| **15.** Rastreamento para câncer (endométrio, bexiga, rins, mama, cólon, pâncreas, esôfago); ainda não há consenso para indicação formal e seu achado não contraindica a cirurgia bariátrica |

ACO: anticoncepcionais orais; ALT/AST: alanina aminotransferase/aspartato aminotransferase; DM: diabetes melito; ECG: eletrocardiograma; GJ: glicemia de jejum; GPP: glicemia pós-prandial; HbA1c: hemoglobina glicada; IMC: índice de massa corporal; INR: relação internacional normalizada; MEV: mudanças no estilo de vida; SDHEA: sulfato de desidroepiandrosterona; SOP: síndrome dos ovários policísticos; TSH: hormônio estimulador da tireoide; TVP: trombose venosa profunda; US: ultrassonografia.
Adaptada de AACE/TOS/ASMBS/OMA/ASA 2019 Guidelines. Endocr Pract.

**TABELA 1** Avaliação pós-operatória de pacientes submetidos a cirurgia bariátrica.

| *Check-list* pós-operatório | LAGB | Gastrectomia vertical (*sleeve*) | BGYR | BPDDS |
|---|---|---|---|---|
| **1.** Intervalo das consultas médicas<br>• Inicialmente<br>• Consultas posteriores até estabilização do peso<br>• Após estabilização do peso | <br>1 mês<br>1 a 2 meses<br>12 meses | <br>1 mês<br>3 a 6 meses<br>12 meses | <br>1 mês<br>3 meses<br>6 a 12 meses | <br>1 mês<br>3 meses<br>6 meses |
| **2.** Dieta: progressão supervisionada<br>• Posteriormente: três refeições pequenas por dia, com cinco porções diárias de frutas e vegetais<br>• Ingesta proteica mínima: 60 g/dia (até 1,5 g/kg de peso ideal)<br>• Evitar doces concentrados (risco de *dumping* – RYGB) | + | + | + | + |
| **3.** Atividade física<br>• Exercício aeróbico: 150 a 300 min/semana<br>• Exercícios de resistência: 2 a 3 vezes/semana | + | + | + | + |
| **4.** Micronutrientes – comprimidos/dia (a depender da composição)<br>• Tiamina (vitamina $B_1$): 50 mg/dia<br>• Zinco: 8 a 15 mg/dia para cada 1 mg de cobre<br>• Vitamina K: 90 a 120 mcg/dia<br>• Vitamina E: 100 a 400 UI/dia<br>• Cálcio elementar: 1.500 a 3.000 mg/dia<br>• Vitamina $D_3$: 3.000 UI/dia a 50.000 UI 3 vezes/semana; manter 25(OH)D > 30 ng/mℓ<br>• Vitamina $B_{12}$: 1.000 mg/dia<br>• Ferro elementar : 1.000 mcg/dia<br>• Ácido fólico: 400 mg/dia<br>• Cobre: 2 mg/dia (normalmente já disponível nos polivitamínicos) | + | + | + | + |
| **5.** Avaliação dos lipídios (com base no risco e na terapia) | 6 meses | 6 meses | 6 meses | 6 meses |
| **6.** Densitometria óssea – basal (opcional) e após 2 anos | + | + | + | + |
| **7.** Calciúria 24 h (6 meses e depois anualmente) | + | + | + | + |
| **8.** Vitamina $B_{12}$: anualmente e, em caso de tratamento, avaliar de 3 a 6 meses | + | + | + | + |
| **9.** Ácido fólico, estudo do ferro, 25(OH)D, PTH | × | × | + | + |
| **10.** Vitamina A: logo no início e, posteriormente, de 6 a 12 meses | × | × | Opcional | + |
| **11.** Rastreamento para deficiência de selênio em caso de:<br>• Anemia ou fadiga inexplicada por outras causas<br>• Diarreia persistente<br>• Cardiomiopatia<br>• Doença osteometabólica | × | × | + | + |
| **12.** Rastreamento para deficiência de zinco em caso de:<br>• Queda de cabelo<br>• Disgeusia<br>• Homens com hipogonadismo e disfunção erétil | × | × | + | Sempre suplementar |

(*continua*)

**TABELA 1** Avaliação pós-operatória de pacientes submetidos a cirurgia bariátrica. (*Continuaçõo*)

| *Check-list* pós-operatório | LAGB | Gastrectomia vertical (*sleeve*) | BGYR | BPDDS |
|---|---|---|---|---|
| **13.** Rastreamento para cobre em caso de:<br>• Anemia<br>• Neutropenia<br>• Mieloneuropatia<br>• Alteração na cicatrização de feridas | × | × | + | + |
| **14.** Rastreamento ou suplementação empírica de tiamina em caso de:<br>• Perda rápida de peso<br>• Vômito prolongado<br>• Nutrição parenteral<br>• Uso excessivo de álcool<br>• Neuropatia ou encefalopatia<br>• Insuficiência cardíaca | + | + | + | + |
| **15.** Ajustar doses de hipoglicemiantes orais e insulina conforme monitoramento glicêmico e quando houver sintomas de hipoglicemia | + | + | + | + |
| **16.** Ajustar dose dos anti-hipertensivos a cada consulta | + | + | + | + |

BGYR: *bypass* gástrico em Y de Roux; BPDDS: derivação biliopancreática com *switch* duodenal; LAGB: banda gástrica ajustável; PTH: paratormônio; +: realizar; ×: não realizar.
Adaptada de AACE/TOS/ASMBS/OMA/ASA 2019 Guidelines. Endocr Pract.

Apêndice 5

# Estruturas dos Análogos de Insulina

Fernanda Cazzetta ▪ Francisco Bandeira

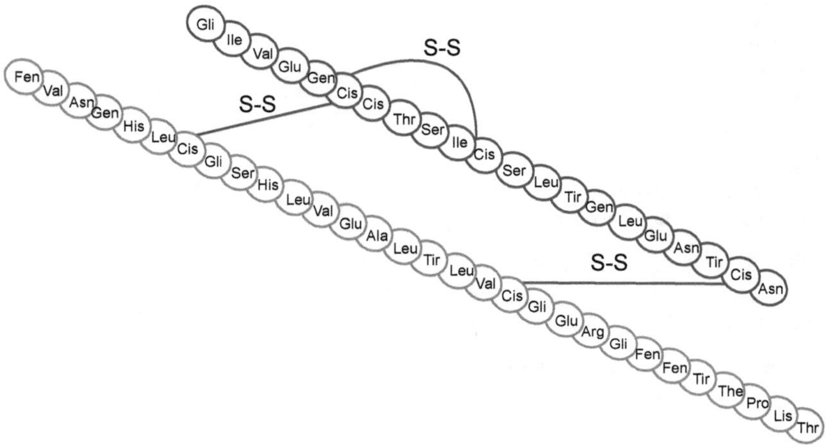


**FIGURA 1** Insulina humana. Ala: alanina; Arg: arginina; Asn: asparagina; Cis: cisteína; Fen: fenilalanina; Gen: glutamina; Gli: glicina; Glu: ácido glutâmico; His: histidina; Ile: isoleucina; Leu: leucina; Lis: lisina; Pro: prolina; Ser: serina; S-S: ponte dissulfídica; Thr: treonina; Tir: tirosina; Val: valina.

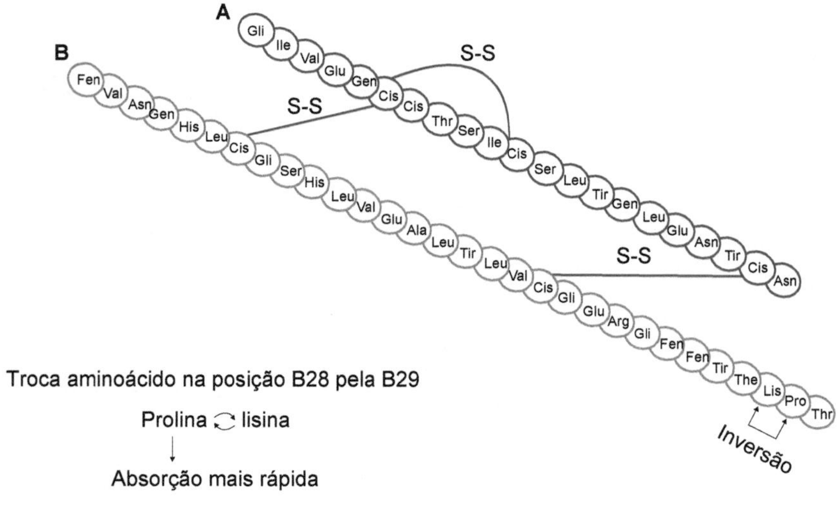


**FIGURA 2** Insulina lispro.

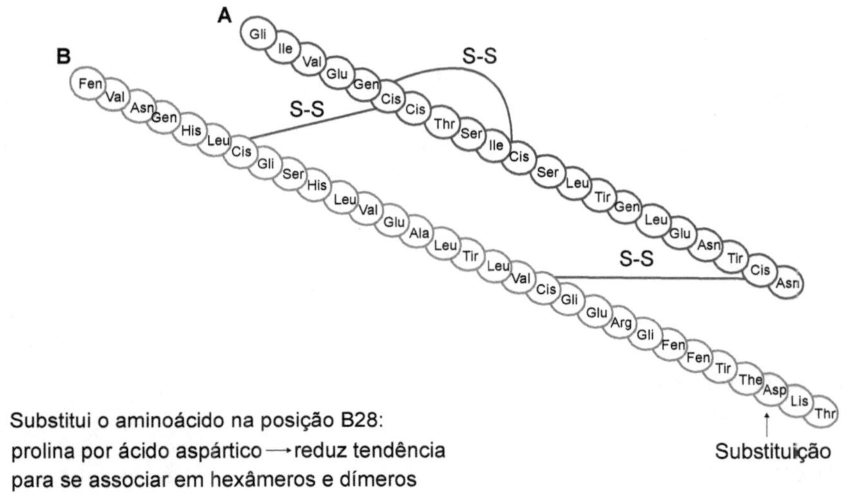


FIGURA 3 Insulina asparte.

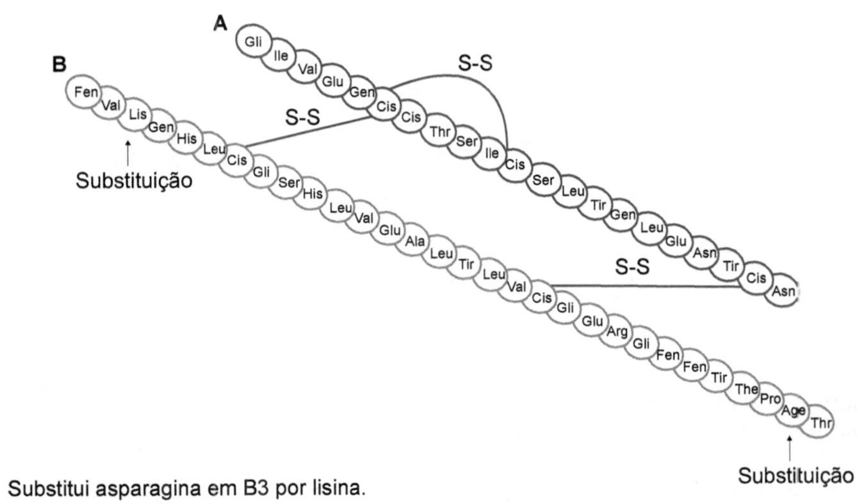


FIGURA 4 Insulina glulisina.

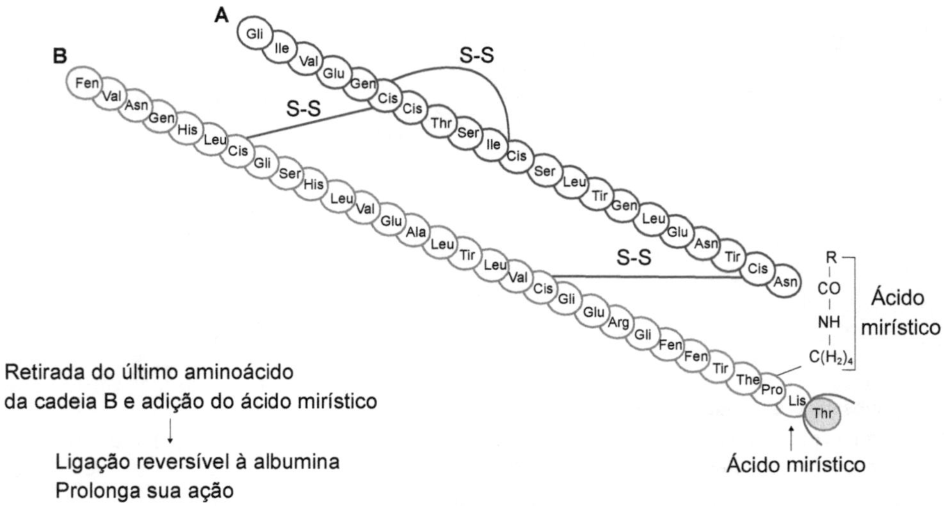


FIGURA 5 Insulina detemir.

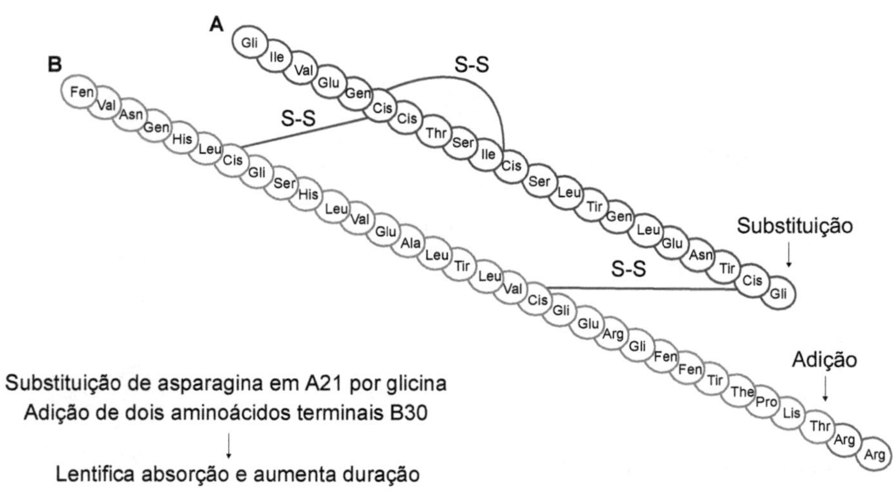


FIGURA 6 Insulina glargina.

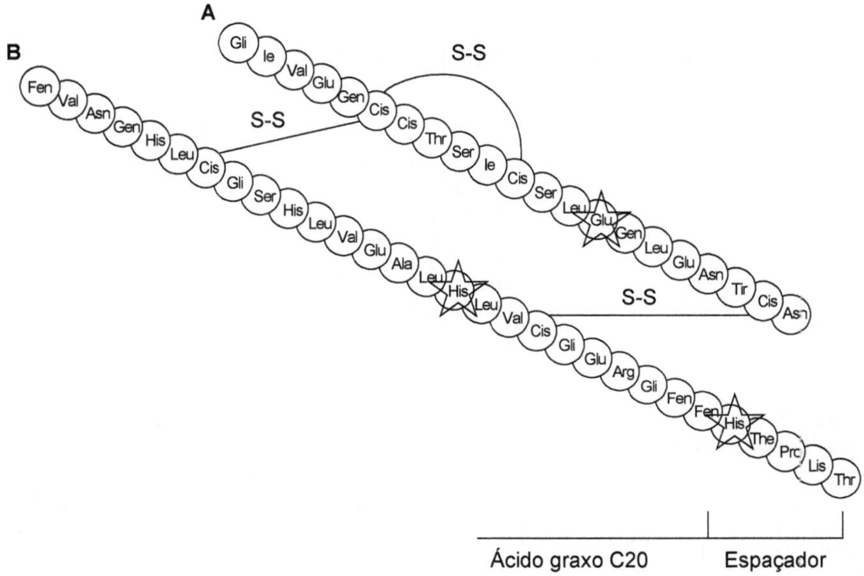


FIGURA 7 Insulina ICODEC.

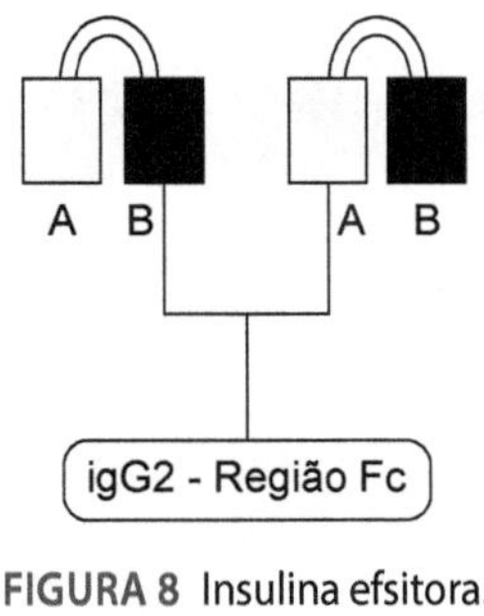


FIGURA 8 Insulina efsitora.

Apêndice 6

# Controle Glicêmico Hospitalar

Francisco Victor Bandeira ▪ Francisco Bandeira

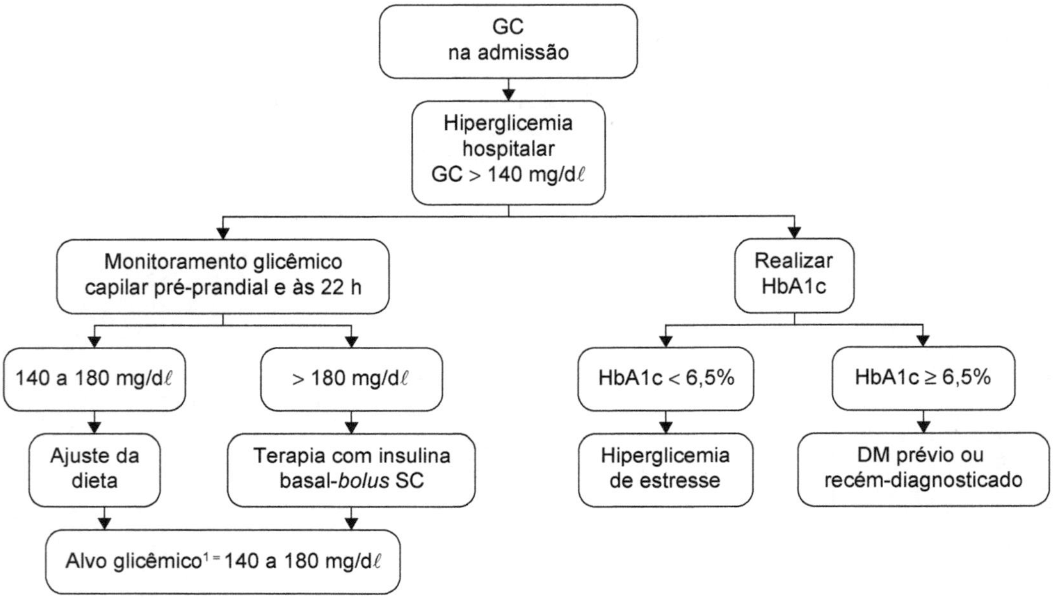


[1]Níveis mais rigorosos, como 110 a 140 mg/dℓ, podem ser apropriados para pacientes selecionados, se isso puder ser alcançado sem hipoglicemia significativa. Em pacientes terminais e com comorbidades graves, níveis menos rigorosos são aceitáveis.

**FIGURA 1** Controle glicêmico do paciente em estado não crítico. DM: diabetes melito; GC: glicemia capilar; HbA1c: hemoglobina glicada; SC: subcutânea.

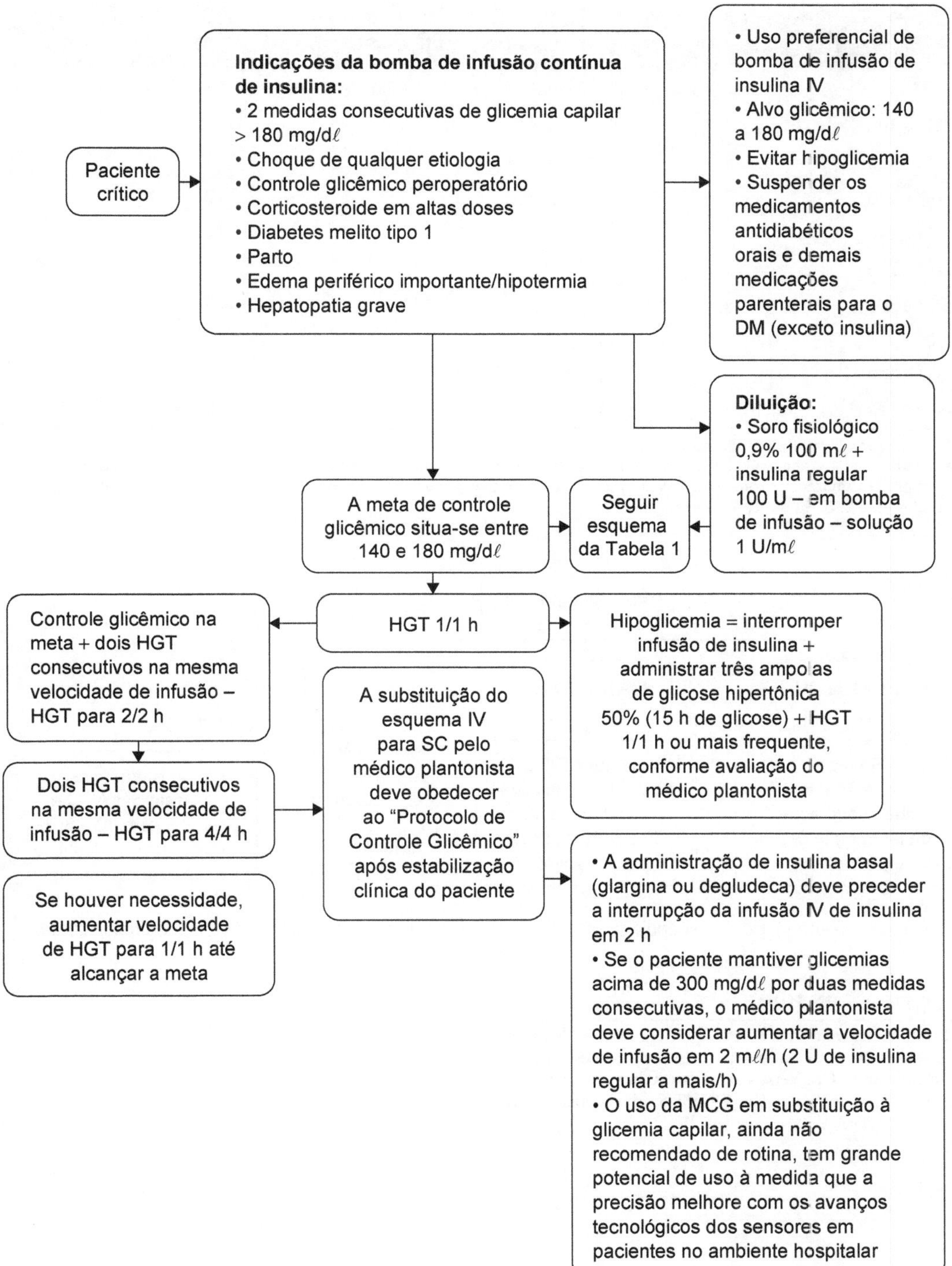


**FIGURA 2** Controle glicêmico do paciente em estado crítico. HGT: hemoglicoteste; IV: intravenoso; MCG: monitorização contínua da glicose; SC: subcutâneo.

**TABELA 1** Controle glicêmico de acordo com o estado de saúde do paciente.

| Glicemia | U/h | | | |
|---|---|---|---|---|
| | Sem DM | DM, DRC e idosos | DM durante sepse | DM no pós-operatório |
| < 110 | Desligada | Desligada | Desligada | Desligada |
| 111 a 140 | 2 | 4 | 5 | 6 |
| 141 a 180 | 3 | 5 | 6 | 8 |
| 181 a 210 | 4 | 6 | 8 | 10 |
| 211 a 240 | 5 | 8 | 10 | 12 |
| 241 a 270 | 6 | 10 | 12 | 16 |
| 271 a 300 | 7 | 12 | 14 | 20 |
| 301 a 330 | 8 | 14 | 16 | 24 |
| 331 a 360 | 9 | 16 | 18 | 28 |
| > 360 | 10 | 18 | 20 | 30 |

DRC: doença renal crônica; DM: diabetes melito.
Adaptada de Joslin Diabetes Center. Guideline for inpacient management of surgical and ICU patients with diabetes. Disponível em: https://joslin-prod.s3.amazonaws.com/www.joslin.org/assets/2019-08/clinical-guidelines-inpatient-management-of-surgical-patients-with-diabetes-rev4-22-2019.pdf. Acesso em: 27 mar 2019.

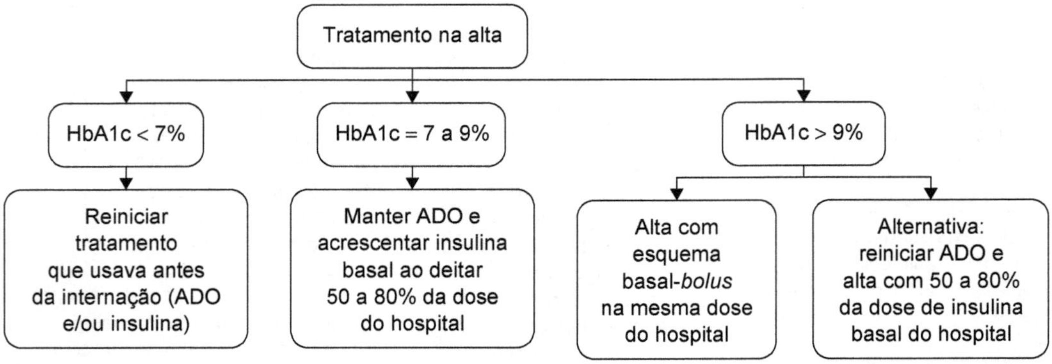


**FIGURA 3** Controle glicêmico depois da alta do paciente. ADO: antidiabético oral; HbA1c: hemoglobina glicada.

## LEITURA SUGERIDA

Hirsch IB, Draznin B, Buse JB, et al. TIGHT RCT Study Group. Results from a randomized trial of intensive glucose management using CGM Versus usual care in hospitalized adults with type 2 diabetes: The TIGHT Study. Diabetes Care. 2025; 48(1):118-24.

Apêndice 7

# Valores Referenciais e Fatores de Conversão para Testes Laboratoriais Hormonais

Francisco Victor Bandeira ■ Francisco Bandeira

**TABELA 1** Valores referenciais e de conversão.

| Exames | Valores referenciais | Condição de coleta |
|---|---|---|
| Acetilcolina, anticorpo antirreceptor | Normal: 0 a 0,2 nmol/ℓ<br>Miastênicos: 0 a 1.500 nmol/ℓ<br>Outras doenças autoimunes: 0 a 0,5 nmol/ℓ | Jejum de 8 h<br>Soro sem hemólise e lipemia |
| Ácido fólico | 3 a 17 ng/mℓ | Jejum de 8 h<br>Soro sem hemólise e lipemia |
| ACTH hipersensível | 0 a 46 pg/mℓ | Jejum de 8 h<br>Plasma (EDTA ou heparina) |
| AMP cíclico | Homem: 1,5 a 4,5 nmol/mg de creatinina<br>Mulher: 2 a 5 nmol/mg de creatinina | Urina de 24 h |
| Aldosterona (soro) | Dieta rica em sódio: até 4 ng/mℓ<br>Dieta pobre em sódio: 30 a 130 ng/mℓ<br>Dieta normossódica: 4 a 19 ng/mℓ<br>Deitado (repouso): 3 a 10 ng/mℓ<br>Crianças de 1 a 11 meses: 6,5 a 90 ng/mℓ | Jejum de 8 h<br>Soro<br>Urina de 24 h |
| Aldosterona (urina) | Dieta pobre em sódio: 20 a 80 µg/24 h<br>Dieta normossódica: 2 a 26 µg/24 h<br>Dieta rica em sódio: 2 a 12 µg/24 h | Urina de 24 h |
| Androstenediona | Homem: 0,4 a 2 ng/mℓ<br>Mulher: 0,4 a 3 ng/mℓ<br>Pré-puberais (ambos os sexos): 0,2 a 0,5 ng/mℓ | Jejum de 8 h<br>Soro |
| Anti-Tg | 0 a 100 U/mℓ | Jejum de 8 h |
| Anti-TPO | 0 a 34 UI/mℓ | Jejum de 8 h<br>Soro |
| Anticorpo antiendomísio | Não reagente | Soro |
| AGA | Não reagente | Soro |
| ICA | Negativo | Soro |
| Anti-GAD | < 1 U/mℓ | Soro |
| Apoproteína B | Desejável < 100 mg/dℓ<br>Elevada > 120 mg/dℓ | Jejum de 12 h |

(continua)

**TABELA 1** Valores referenciais e de conversão. (*Continuação*)

<table>
<tr><th>Exames</th><th>Valores referenciais</th><th>Condição de coleta</th></tr>
<tr><td>Cálcio</td><td>Crianças: 8 a 11 mg/dℓ<br>Adultos: 8,5 a 10,5 mg/dℓ</td><td>Jejum de 8 h<br>Soro</td></tr>
<tr><td>Calcitonina</td><td>Até 50 pg/mℓ<br>Suspeito de CMT: entre 50 e 100 pg/mℓ<br>Sugestivo de CMT: ≥ 100 pg/mℓ</td><td>Jejum de 8 h<br>Plasma (heparina)</td></tr>
<tr><td>Catecolaminas livres<br>N: norepinefrina<br>E: epinefrina</td><td><table><tr><th colspan="4">Feocromocitoma</th></tr><tr><th></th><th>Improvável</th><th>Possível</th><th>Provável</th></tr><tr><td>N (nmol/ℓ)</td><td>< 3</td><td>3 a 7,70</td><td>> 7,70</td></tr><tr><td>E (nmol/ℓ)</td><td>< 0,45</td><td>0,45 a 1,20</td><td>> 1,20</td></tr></table></td><td>Jejum de 8 h<br>Plasma – EDTA</td></tr>
<tr><td>Catecolaminas livres urinárias (24 h)<br>N: norepinefrina<br>E: epinefrina</td><td><table><tr><th colspan="4">Feocromocitoma</th></tr><tr><th></th><th>Improvável</th><th>Possível</th><th>Provável</th></tr><tr><td>N (nmol/ℓ)</td><td>< 500</td><td>500 a 1.180</td><td>> 1.180</td></tr><tr><td>E (nmol/ℓ)</td><td>< 100</td><td>100 a 170</td><td>> 170</td></tr></table></td><td>Urina de 24 h</td></tr>
<tr><td>Colesterol total</td><td>Desejável: < 200 mg/dℓ<br>Limítrofe: 200 a 239 mg/dℓ<br>Alto: ≥ 240 mg/dℓ</td><td>Jejum de 8 h</td></tr>
<tr><td>Cortisol</td><td>6,2 a 19,4 μg/dℓ</td><td>Jejum de 8 h<br>Soro</td></tr>
<tr><td>Cortisol livre urinário</td><td>10 a 110 μg/24 h</td><td>Urina de 24 h</td></tr>
<tr><td>Cortisol salivar</td><td>< 4 nmol/ℓ</td><td>Amostras devem ser obtidas entre 23 h e meia-noite</td></tr>
<tr><td>CTX</td><td>59 a 679 pg/mℓ<br>25º percentil pg/mℓ: 195 pg/mℓ<br>50º percentil pg/mℓ: 264 pg/mℓ<br>75º percentil pg/mℓ: 433 pg/mℓ</td><td>Jejum de 8 h<br>Soro</td></tr>
<tr><td>DHEA</td><td>Crianças: 0,5 a 5,1 ng/mℓ<br>Homem: 1,4 a 12,5 ng/mℓ<br>Mulher 0,8 a 10,5 ng/mℓ<br>Menopausa: 1,4 a 5 ng/mℓ</td><td>Jejum de 8 h<br>Soro</td></tr>
<tr><td>SDHEA</td><td>Mulher: 195 a 507 μg/dℓ<br>• Menopausa: 7 a 348 μg/dℓ<br>Homem:<br>• 17 a 50 anos: 281 a 606 μg/dℓ<br>• > 50 anos: 117 a 342 μg/dℓ<br>Crianças: 2 a 63 μg/dℓ</td><td>Jejum de 12 h<br>Soro</td></tr>
<tr><td>DHT</td><td>Crianças: < 3 ng/dℓ<br>Mulher: 4 a 22 ng/dℓ<br>Homem: 30 a 85 ng/dℓ</td><td>Jejum de 8 h<br>Soro</td></tr>
<tr><td>E2</td><td>Fase folicular: 24,5 a 195 pg/mℓ<br>Meio do ciclo: 66,1 a 411 pg/mℓ<br>Fase lútea: 40 a 261 pg/mℓ<br>Pós-menopausa: 0 a 39,5 pg/mℓ<br>Homem: 13,5 a 59,5 pg/mℓ</td><td>Jejum de 8 h<br>Soro</td></tr>
</table>

(*continua*)

**TABELA 1** Valores referenciais e de conversão. (*Continuação*)

<table>
<tr><th>Exames</th><th>Valores referenciais</th><th>Condição de coleta</th></tr>
<tr><td>E3</td><td>Normais: não grávidas – 0 a 10 ng/mℓ<br>Grávidas até a 16ª semana: < 14 ng/mℓ<br>Da 16ª a 24ª semana: 14 a 75 ng/mℓ<br>Da 25ª a 32ª semana: 29 a 175 ng/mℓ<br>Da 33ª a 36ª semana: 60 a 210 ng/mℓ<br>Da 37ª a 40ª semana: 90 a 325 ng/mℓ</td><td>Não necessita de jejum<br>Soro</td></tr>
<tr><td>E1</td><td>Fase folicular: 10 a 95 pg/mℓ<br>Menopausa: 30 a 180 pg/mℓ<br>Homem: até 50 pg/mℓ<br>Crianças: até 25 pg/mℓ</td><td>Jejum de 8 h<br>Soro</td></tr>
<tr><td>Ferritina</td><td>Mulher: 13 a 150 ng/mℓ<br>Homem: 13,5 a 59,5 ng/mℓ</td><td>Jejum de 8 h<br>Soro</td></tr>
<tr><td>FSH</td><td>Fase folicular: 3,5 a 12,5 mUI/mℓ<br>Meio do ciclo: 4,7 a 21,5 mUI/mℓ<br>Fase lútea: 1,7 a 7,7 mUI/mℓ<br>Pós-menopausa: 25,8 a 134,8 mUI/mℓ<br>Homem: 1,5 a 12,4 mUI/mℓ</td><td>Jejum de 4 h<br>Soro/plasma (heparina)</td></tr>
<tr><td>FA</td><td>39 a 117 U/ℓ</td><td>Jejum de 8 h<br>Soro</td></tr>
<tr><td>Gastrina</td><td>Normal: 0 a 100 pg/mℓ<br>Intermediário: 100 a 200 pg/mℓ<br>Patológico: > 200 pg/mℓ</td><td>Jejum obrigatório de 8 a 12 h<br>Soro</td></tr>
<tr><td>Glicose</td><td>Normal: 70 a 99 mg/dℓ<br>Pré-DM: 100 a 125 mg/dℓ<br>Diabetes: ≥ 126 mg/dℓ</td><td>Jejum de 8 h<br>Plasma</td></tr>
<tr><td>SHBG</td><td>Homem: 13 a 72 nmol/ℓ<br>Mulher: 18 a 144 nmol/ℓ</td><td>Jejum de 8 h<br>Soro</td></tr>
<tr><td>Glucagon</td><td>50 a 150 pg/mℓ</td><td>Jejum obrigatório de 8 h<br>Tubo e seringa gelada para coleta<br>Plasma (heparina)<br>Centrífuga refrigerada</td></tr>
<tr><td>hCG</td><td>Até 4 mUI/mℓ: negativo</td><td>Não necessita de jejum<br>Soro</td></tr>
<tr><td>HDL-c</td><td><table>
<tr><th colspan="3">Incidência de DAC de acordo com os níveis de HDL-c</th></tr>
<tr><th>HDL-c (mg/dℓ)</th><th>Homens (%)</th><th>Mulheres (%)</th></tr>
<tr><td>< 25</td><td>18</td><td>–</td></tr>
<tr><td>25 a 34</td><td>10</td><td>17</td></tr>
<tr><td>35 a 44</td><td>10</td><td>5</td></tr>
<tr><td>45 a 54</td><td>5</td><td>5</td></tr>
<tr><td>55 a 64</td><td>6</td><td>4</td></tr>
<tr><td>65 a 74</td><td>2,5</td><td>1,4</td></tr>
<tr><td>> 74</td><td>0</td><td>2</td></tr>
</table></td><td>Jejum de 8 h<br>Soro</td></tr>
</table>

(*continua*)

**TABELA 1** Valores referenciais e de conversão. (*Continuação*)

<table>
<tr><th>Exames</th><th>Valores referenciais</th><th>Condição de coleta</th></tr>
<tr><td>HbA1c</td><td>Normal: < 5,7<br>Pré-diabetes: 5,7 a 6,4<br>DM: ≥ 6,5</td><td>Jejum de 8 h<br>Tubo EDTA</td></tr>
<tr><td>GH</td><td>0,09 a 7,02 ng/mℓ</td><td>Jejum obrigatório de 8 h<br>Soro</td></tr>
<tr><td>$IA_2$-Ab</td><td>> 1 UI/mℓ: positivo</td><td>Jejum de 8 h<br>Soro</td></tr>
<tr><td>ICA (anticorpo anti-ilhota de Langerhans)</td><td>Negativo</td><td>Jejum de 8 h<br>Soro</td></tr>
<tr><td>IGFBP-3</td><td>2 a 23 meses: 0,7 a 2,3 µg/mℓ<br>2 a 7 anos: 0,9 a 4,1 µg/mℓ<br>8 a 11 anos: 1,5 a 6,8 µg/mℓ<br>12 a 18 anos: 2,2 a 5,8 µg/mℓ<br>19 a 55 anos: 2 a 4 µg/mℓ<br>56 a 82 anos: 0,9 a 3,7 µg/mℓ</td><td>Jejum de 8 h<br>Soro</td></tr>
<tr><td>IGF-2</td><td>288 a 736 ng/mℓ</td><td>Jejum de 8 h<br>Soro/plasma</td></tr>
<tr><td>Insulina</td><td>5 a 25 µUI/mℓ<br>Na vigência de hipoglicemia (glicose plasmática < 50 mg/dℓ) < 3 µUI/mℓ (ensaios ultrassensíveis; por exemplo, quimioluminescência)</td><td>Jejum obrigatório de 8 h<br>Soro</td></tr>
<tr><td>Irisina</td><td>0,2 a 2 µg/mℓ</td><td>Soro/plasma</td></tr>
<tr><td>LDL-c</td><td>Não se recomendam metas para o LDL-c no soro, visto que a intensidade de sua redução é o mais importante. Exceção inclui pacientes de muito alto risco, em que a intensificação do tratamento além de estatinas deve ser instituída naqueles com LDL-c acima de 70 mg/dℓ</td><td>Jejum de 8 h</td></tr>
<tr><td>LH</td><td>Fase folicular: 2,4 a 12,6 mUI/mℓ<br>Meio do ciclo: 14 a 95,6 mUI/mℓ<br>Fase lútea: 1 a 11,4 mUI/mℓ<br>Pós-menopausa: 7,7 a 58,5 mUI/mℓ<br>Homem: 1,7 a 8,6 mUI/mℓ</td><td>Jejum de 4 h<br>Soro/plasma (heparina)</td></tr>
<tr><td>Metanefrinas<br>N: normetanefrina<br>M: metanefrina</td><td><table>
<tr><th colspan="4">Feocromocitoma</th></tr>
<tr><th></th><th>Improvável</th><th>Possível</th><th>Provável</th></tr>
<tr><td>N (nmol/ℓ)</td><td>< 0,60</td><td>0,60 a 1,40</td><td>> 1,40</td></tr>
<tr><td>M (nmol/ℓ)</td><td>< 0,30</td><td>0,32 a 0,42</td><td>> 0,42</td></tr>
</table></td><td>Jejum de 8 h<br>Plasma – EDTA</td></tr>
<tr><td>Metanefrinas urinárias<br>N: normetanefrina<br>M: metanefrina</td><td><table>
<tr><th colspan="4">Feocromocitoma</th></tr>
<tr><th></th><th>Improvável</th><th>Possível</th><th>Provável</th></tr>
<tr><td>N (nmol/24 h)</td><td>< 3.000</td><td>3.000 a 6.550</td><td>> 6.550</td></tr>
<tr><td>M (nmol/24 h)</td><td>< 1.000</td><td>1.000 a 2.880</td><td>> 2.880</td></tr>
</table></td><td>Urina de 24 h</td></tr>
</table>

(*continua*)

**TABELA 1** Valores referenciais e de conversão. (*Continuação*)

| Exames | Valores referenciais | Condição de coleta |
|---|---|---|
| Metanefrinas urinárias totais | Normal < 12 nmol/24 h (2 mg) | Urina de 24 h |
| Osteocalcina | Pré-puberal: 10 a 80 ng/mℓ<br>Homem até 40 anos: 2,5 a 15 ng/mℓ<br>Acima de 41 anos: 2,5 a 15 ng/mℓ<br>Acima de 50 anos: 3 a 22 ng/mℓ | Jejum de 8 h<br>Soro |
| P1NP | 15 a 58 ng/mℓ<br>Ótima resposta ao tratamento com antirreabsortivo: redução de pelo menos 10 ng/mℓ, chegando ao nível abaixo de 35 ng/mℓ<br>Resposta ideal ao tratamento com teriparatida: > 25% de elevação após 1 a 3 meses de uso | Soro |
| Peptídeo C | 1 a 3,5 ng/mℓ | Jejum de 8 h<br>Soro |
| Pró-BNP | Até 125 pg/mℓ | Plasma – EDTA<br>Útil como exame de emergência |
| Progesterona | Pré-puberal < 60 ng/dℓ<br>Homens < 60 ng/dℓ<br>Fase folicular: < 315 ng/dℓ<br>Fase lútea: 1.000 a 2.500 ng/dℓ | Jejum de 8 h<br>Soro |
| PRL | Mulher: 3,4 a 24,1 ng/mℓ<br>Homem: 4,1 a 18,4 ng/mℓ | Jejum de 8 h<br>Repouso (não obrigatório) de 30 min<br>Soro/plasma (heparina) |
| PTH | 15 a 65 pg/mℓ | Jejum de 8 h<br>Soro<br>Congelar imediatamente a amostra |
| PTHrP | < 1,5 pmol/ℓ | Não necessita de jejum<br>Plasma (heparina) |
| PCR ultrassensível (como fator de risco cardiovascular) | Baixo risco: < 2 mg/ℓ | Soro |
| RAIU/24 h<br>Captação de radioiodo nas 24 h | 15 a 30% | – |
| Renina direta | Valores referenciais entre 6 e 30 μU/mℓ, variando conforme a ingestão de sódio e a postura do paciente<br>No hiperaldosteronismo primário, considera-se diagnóstica a relação aldosterona plasmática-renina direta (ng/d –μU/mℓ) > 2,5. | Jejum de 8 h<br>Plasma – EDTA<br>Soro |

(*continua*)

TABELA 1 Valores referenciais e de conversão. (*Continuação*)

| Exames | Valores referenciais | Condição de coleta |
|---|---|---|
| Renina (atividade plasmática) | Dieta normal de sódio, deitado: 0,3 a 1,6 ng/mℓ/h<br>2 h em pé: 1,5 a 3,5 ng/mℓ/h<br>Em uso de furosemida: 1,5 a 8,5 ng/mℓ/h<br>Restrição de sódio, deitado: 1,9 a 4,3 ng/mℓ/h<br>2 h em pé: 3 a 7,6 ng/mℓ/h | Jejum de 8 h<br>Plasma (EDTA) |
| SHBG | Mulher: 18 a 114 nmol/ℓ<br>Homem: 13 a 72 nmol/ℓ | Jejum de 8 h<br>Soro |
| Somatomedina C (IGF-1) | Idade entre 16 e 24 anos: 182 a 780 ng/mℓ<br>Idade entre 25 e 39 anos: 114 a 492 ng/mℓ<br>Idade entre 40 e 54 anos: 90 a 360 ng/mℓ<br>Idade > 55 anos: 71 a 290 ng/mℓ | Jejum obrigatório de 8 h<br>Tubo e seringa gelados<br>Centrífuga refrigerada<br>Plasma – EDTA |
| T3 total | 80 a 200 ng/dℓ | Jejum de 4 h<br>Soro |
| T3 livre | 1,8 a 4,6 pg/mℓ | Jejum de 4 h<br>Soro |
| T3 reverso | 0,09 a 0,35 ng/mℓ | Jejum de 4 h<br>Soro |
| T4 total | 4,8 a 12,7 μg/dℓ | Jejum de 4 h<br>Soro |
| T4L | 0,93 a 1,7 ng/dℓ | Jejum de 4 h<br>Soro |
| TBG | 13,6 a 227,2 mg/ℓ | Jejum de 4 h<br>Soro |
| Testosterona total | Homem: 280 a 800 ng/dℓ<br>Mulher: 6 a 82 ng/dℓ | Jejum de 8 h<br>Soro |
| Testosterona livre | Homem: 9 a 47 pg/mℓ<br>Mulher: 0,7 a 3,6 pg/mℓ | Jejum de 8 h<br>Soro |
| TRAb | Negativo < 1,22 UI/ℓ > 1,75 UI/ℓ (95% sensibilidade e 97% especificidade para o diagnóstico de doença de Graves) | Jejum de 8 h<br>Soro |
| Triglicerídeos | Ótimo: < 150 mg/dℓ<br>Limítrofe: 150 a 199 mg/dℓ<br>Alto: > 200 mg/dℓ | Jejum de 12 h<br>Soro |
| TSH | 0,3 a 5 μU/mℓ | Jejum de 8 h<br>Soro |
| Vasopressina (ADH) | < 0,8 pg/mℓ | Jejum de 8 h<br>Seringa gelada<br>Centrífuga refrigerada<br>Soro/plasma – EDTA |
| $1,25(OH)_2D$ | 16 a 65 pg/mℓ | Jejum de 8 h<br>Soro/plasma (heparina) |
| 25(OH)D | 20 a 50 ng/mℓ | Jejum de 8 h<br>Soro/plasma – EDTA |

(*continua*)

**TABELA 1** Valores referenciais e de conversão. (*Continuação*)

| Exames | Valores referenciais | Condição de coleta |
|---|---|---|
| 17-alfa-hidroxiprogesterona | Mulher:<br>Fase folicular: 0,4 a 1,02 ng/mℓ<br>Fase lútea: 1,26 a 4,28 ng/mℓ<br>Menopausa: 0,23 a 1,36 ng/mℓ<br>Homem adulto: 0,61 a 3,34 ng/mℓ<br>Criança:<br>1 mês a 1 ano: 1,06 a 40,4 ng/mℓ<br>1 a 13 anos: 0,007 a 1,55 ng/mℓ | Jejum de 8 h<br>Soro |

ADH: hormônio antidiurético; AGA: anticorpo antigliadina; Anti-GAD: anticorpo antidescarboxilase do ácido glutâmico; Anti-Tg: anticorpo antireoglobulina; Anti-TPO: anticorpo tireoperoxidase tireoidiana; CMT: carcinoma medular da tireoide; CTX: telopeptídeo C-terminal do colágeno tipo 1; DAC: doença arterial coronariana; DHEA: desidroepiandrosterona; DHT: di-hidrotestosterona; EDTA: ácido etilenodiamino tetra-acético; E1: estrona; E2: estradiol; E3: estriol; FA: fosfatase alcalina; FSH: hormônio folículo-estimulante; GH: hormônio do crescimento; HbA1c: hemoglobina glicada; hCG: gonadotrofina coriônica humana; HDL-c: lipoproteína de alta densidade; IA2-Ab: tirosina fosfatase; ICA: anticorpo anti-ilhota; IGF-1: fator de crescimento semelhante à insulina tipo 1; IGF-2: fator de crescimento semelhante à insulina tipo 2; IGFBP-3: proteína de ligação do fator de crescimento semelhante à insulina 3; LDL-c: lipoproteína de baixa densidade; LH: hormônio luteinizante; P1NP: propeptídeo N-terminal do procolágeno tipo 1; PCR: proteína C reativa; PRL: prolactina; Pró-BNP: propeptídeo natriurético tipo B; PTH: paratormônio; PTHrP: proteína relacionada ao paratormônio; RAIU: captação de iodo radioativo; SDHEA: sulfato de desidroepiandrosterona; SHBG: globulina ligadora de hormônios sexuais; T3: tri-iodotironina; T4: tiroxina; TRAb: anticorpo antirreceptor do TSH; TSH: hormônio estimulador da tireoide.

**TABELA 2** Fatores de conversão para dosagens hormonais: do sistema convencional para o sistema internacional.

| Dosagens hormonais | Fator de conversão | Sistema convencional para o internacional |
|---|---|---|
| 17-hidroxiprogesterona | × 3,03 | ng/mℓ para nmol/ℓ |
| Androstenediona | × 3,49 | ng/mℓ para nmol/ℓ |
| Aldosterona | × 27,7 | ng/dℓ para pmol/ℓ |
| Atividade de renina plasmática | × 0,77 | ng/mℓ/h para pmol/mℓ/h |
| ACTH | × 0,22 | pg/mℓ para pmol/ℓ |
| ADH | × 0,92 | pg/mℓ para pmol/ℓ |
| Cortisol (soro) | × 27,8 | µ/dℓ para nmol/ℓ |
| Cortisol (livre urinário) | × 2,78 | µ/24 h para nmol/24 h |
| Di-hidrotestosterona | × 34,4 | ng/dℓ para pmol/ℓ |
| Estradiol | × 3,67 | pg/mℓ para pmol/ℓ |
| GH | × 2,6 | ng/mℓ para mUI/ℓ |
| Progesterona | × 0,0318 | ng/dℓ para nmol/ℓ |
| PRL | × 21 | ng/mℓ para mUI/ℓ |
| PTH | × 0,1061 | pg/mℓ para pmol/ℓ |
| SDHEA | × 0,0027 | ng/mℓ para µmol/ℓ |
| Testosterona | × 0,0346 | ng/dℓ para nmol/ℓ |
| T4L | × 12,87 | ng/dℓ para pmol/ℓ |
| T3L | × 1,54 | pg/mℓ para pmol/ℓ |
| T4 total | × 12,87 | µ/dℓ para nmol/ℓ |
| T3 total | × 0,0154 | ng/dℓ para nmol/ℓ |
| 25(OH)D | × 2,599 | ng/mℓ para nmol/ℓ |

ACTH: hormônio adrenocorticotrófico; ADH: hormônio antidiurético; PRL: prolactina; PTH: paratormônio; SDHEA: sulfato de desidroepiandrosterona; T3: tri-iodotironina; T4: tiroxina.

# Índice Alfabético

## A



## B

## I

## L



## M

## P



## Q



## R

## U



## V



## W



## X



## Z

1 2 3 4 5 6 7 8 9 10
2025